中国神经系统疾病报告
2024

首 都 医 科 大 学 宣 武 医 院
国 家 神 经 疾 病 医 学 中 心

科 学 出 版 社
北 京

内 容 简 介

本报告共分14章，涵盖脑血管病、痴呆与认知障碍疾病、运动障碍疾病、癫痫、神经系统罕见病、周围神经疾病、神经-肌肉接头和肌肉疾病、多发性硬化、头痛和疼痛综合征、创伤性颅脑损伤、脊柱脊髓疾病、中枢神经系统肿瘤、发作性睡病、神经系统疾病护理。报告收录的文献包括基于中国人群的大样本横断面研究、队列人群流行病学调查、随机对照试验及注册登记研究等具有代表性的高质量研究结果。作为中国神经系统疾病信息权威发布平台，本报告为公众和专业人士提供全面了解我国神经系统疾病现状的有效路径，为政策制订、临床实践和科研发展提供科学依据。

本书内容图文并茂，实用性强，适合神经内科、神经外科及相关专业的临床医师、护士、技术人员及医学院校师生参考使用。

图书在版编目（CIP）数据

中国神经系统疾病报告 . 2024 / 首都医科大学宣武医院，国家神经疾病医学中心主编 . -- 北京 : 科学出版社 , 2025. 7. -- ISBN 978-7-03-082906-1

Ⅰ. R741

中国国家版本馆 CIP 数据核字第 2025YL5074 号

责任编辑：路　弘 / 责任校对：张　娟
责任印制：师艳茹 / 封面设计：龙　岩

科 学 出 版 社 出版
北京东黄城根北街16号
邮政编码：100717
http://www.sciencep.com

三河市春园印刷有限公司印刷

科学出版社发行　各地新华书店经销

*

2025年7月第　一　版　开本：889×1194　1/16
2025年7月第一次印刷　印张：20 1/2
字数：600 000

定价：230.00 元

（如有印装质量问题，我社负责调换）

《中国神经系统疾病报告2024》编委会

前 言

神经系统疾病是我国面临的重大公共卫生挑战。随着我国老龄化社会的到来，脑血管病、神经退行性疾病等已成为我国城乡居民致死和致残的主要疾病，给社会经济发展带来了沉重负担。在党和国家的高度重视下，我国神经系统疾病防治体系不断完善，在预防管理、诊疗技术和科研创新等方面取得显著进展。本报告基于最新流行病学调查数据和临床研究成果，系统梳理我国神经系统疾病的流行趋势、防治策略及规范化管理现状，旨在为政策制定、临床实践和科研发展提供科学依据。

在国家卫生健康委员会的指导下，《中国神经系统疾病报告2024》经学术委员会多位知名专家审稿和讨论审议，历时10个月完成编撰工作。新增检索文献15 000余篇，包括中文7000余篇及英文8000余篇；涵盖脑血管病、痴呆与认知障碍疾病、运动障碍疾病、癫痫、神经系统罕见病、周围神经疾病、神经－肌肉接头和肌肉疾病、多发性硬化、头痛和疼痛综合征、创伤性颅脑损伤、脊柱脊髓疾病、中枢神经系统肿瘤、发作性睡病和神经系统疾病护理。报告收录的文献包括基于中国人群的大样本横断面研究、队列人群流行病学调查、随机对照试验及注册登记研究等具有代表性的高质量研究结果。作为中国神经系统疾病信息权威发布平台，本报告为公众和专业人士提供全面了解我国神经系统疾病现状的有效路径。

本报告在编写过程中得到了国家卫生健康委员会、国家神经疾病医学中心、中国国际神经科学研究所、国家老年疾病临床医学研究中心、《中国神经系统疾病报告2024》专家咨询组和编写委员会专家学者的倾力支持和帮助，特别是首都医科大学宣武医院、复旦大学附属华山医院、首都医科大学附属北京天坛医院的专家学者的大力支持。在此，谨向所有为本报告编写付出心血的专家学者和工作人员致以最诚挚的谢意！

尽管我们在编写过程中力争精益求精，但疏漏之处在所难免，恳请广大读者提出批评和改进意见。作为国家神经疾病医学中心，我们将坚决按照党中央、国务院的部署，把人民健康放在优先发展的战略地位，进一步深化医药卫生改革，以踏石留印、抓铁有痕的劲头将神经系统疾病的研究与诊疗工作不断推进，持续提升我国在该领域的防治和诊疗水平，为实现中华民族伟大复兴的中国梦打下坚实的健康基础！

首都医科大学宣武医院
国家神经疾病医学中心
中国国际神经科学研究所
2025年7月

目　录

第一章 脑血管病

关键数据

1.脑卒中已成为我国成人致死、致残的首位病因。每5位死亡者中至少有1位死于脑卒中，我国因脑卒中死亡人数约占全球脑卒中患者死亡总数的1/3。

2. 2019年，我国394万例脑卒中发病病例中有287万例为缺血性脑卒中，约占72.8%。缺血性脑卒中的年龄标化发病率呈上升趋势，约为145/10万，年龄标化死亡率为56.5/10万。缺血性脑卒中发病4.5 h内静脉溶栓率为24.2%，入院至给药的时间中位数为44 min，直接介入取栓占比77.4%，桥接取栓占比22.6%。

3.我国出血性脑卒中的年龄标化发病率呈下降趋势，约为56/10万，年龄标化死亡率为65.1/10万。

4.颅内动脉瘤是颅内动脉壁的局限性病理性扩张，颅内动脉瘤破裂是自发性蛛网膜下腔出血（subarachoid hemorrhage，SAH）最常见的病因。在35～75岁中国人群中，磁共振血管造影检出的颅内未破裂动脉瘤（unruptured intracranial aneurysm，UIA）患病率高达7.0%。UIA破裂率为1.0%，SAH患者28d内病死率约为19%。

5.脑动静脉畸形是一种少见的血管病变，发病率约为每年1.3/10万。脊髓动静脉畸形罕见，发病率为（1～2.5）/100万。

脑血管病（cerebral vascular disease，CVD）是指脑部血管病变导致脑功能障碍的一类疾病，主要包括血管闭塞或狭窄、血管破裂、血管畸形、血管壁损伤或通透性改变等脑组织的缺血或出血性意外，从而引起的局限性或弥漫性脑功能障碍。CVD是当前最为重要的神经系统疾病，位居中国居民死因顺位的第3位，仅次于恶性肿瘤和心脏病。随着我国人口老龄化的加剧，CVD的危害日益严重。2020年，我国40岁及以上成年人脑卒中的估计患病率、发病率和死亡率分别为2.6%、505.2/（10万人·年）和343.4/（10万人·年）。针对危险因素的预防和发病后及时有效的治疗，是现阶段降低CVD社会危害的主要措施。缺血性脑卒中、出血性脑卒中及脑静脉血栓形成是当前我国最主要的3种脑血管疾病，本章将就其最新的流行病学概况、可干预危险因素、临床表现及治疗方法等方面进行报告。

一、缺血性脑卒中

缺血性脑卒中（ischemic stroke）是指各种脑血管病变所致脑部血液供应障碍，导致脑组织缺血、缺氧性坏死，而迅速出现相应神经功能缺损的一类临床综合征。脑卒中已成为导致我国成人致死、致残的首位病因，每5位死亡者中至少有1位死于脑卒中，我国因脑卒中死亡人数约占全球脑卒中患者死亡总数的1/3，而缺血性脑卒中是脑卒中最常见的一种类型。2019年，中国394万例脑卒中发病病例中有287万例为缺血性脑卒中，约占72.8%。缺血性脑卒中是一种可防可治的疾病，绝大多数缺血性脑卒中可以通过危险因素的控制进行早期预防。其中，主要且可干预的危险因素包括高血压、血脂异常、糖尿病、肥胖、吸烟、缺乏锻炼、不健康饮食习惯等。积极筛查缺血性脑卒中高风险人群，并对危险因素进行有效干预不仅能够预防或推迟脑卒中的发生，而且能够有效降低缺血性脑卒中的复发风险。

1.1 流行病学

1.1.1 流行病学指标

1.1.1.1 发病率

2019年全球疾病负担研究（global burden of disease，GBD）数据分析显示，我国1990—2019年缺血性脑卒中发病率上升了226.5%，而年龄标化发病率则上升了34.7%。缺血性脑卒中的年龄标化发病率由2005年的117/10万升高至2019年的145/10万（图1-1-1）。据估算，在2020—2030年，我国缺血性脑卒中年龄标化发病率的增速位居世界第六。

1.1.1.2 患病率

我国缺血性脑卒中患病率整体呈上升趋势。GBD数据分析显示，1990—2019年我国缺血性脑卒中的患病率增加了195.2%，年龄标化患病率增加了33.5%。我国缺血性脑卒中年龄标化患病率由2005年的1044/10万升高至2019年的1256/10万（图1-1-2）。

1.1.1.3 复发率

根据国家脑血管病大数据平台登记数据，国家脑防委2017—2018年组织了一项专项调查，对来自30个省、自治区、直辖市222家脑卒中基地医院的304 935例首发脑卒中患者进行调查随访。结果显示，发病3个月内，

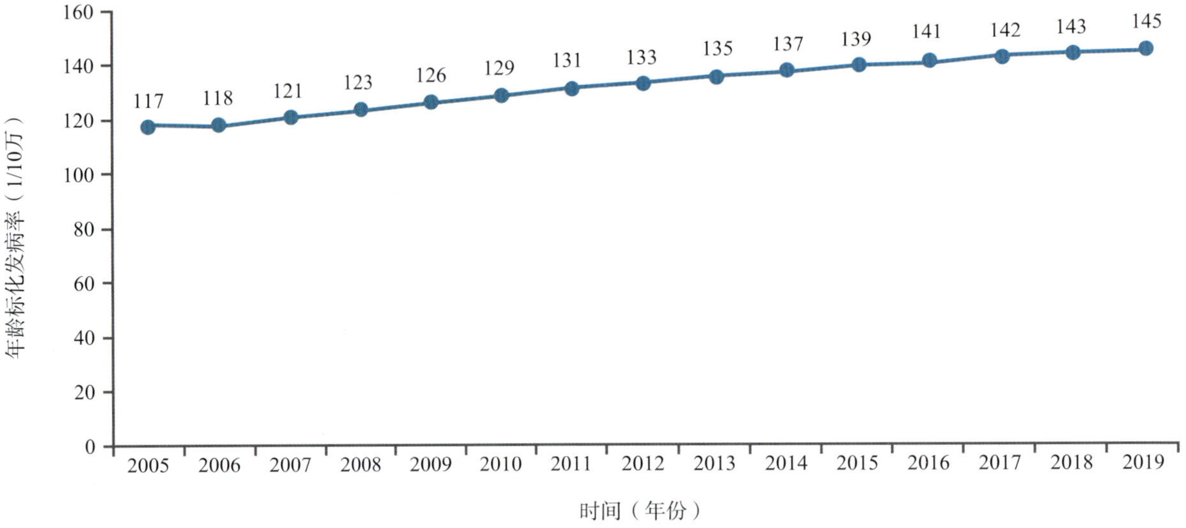

图1-1-1　2005—2019年中国缺血性脑卒中年龄标化发病率

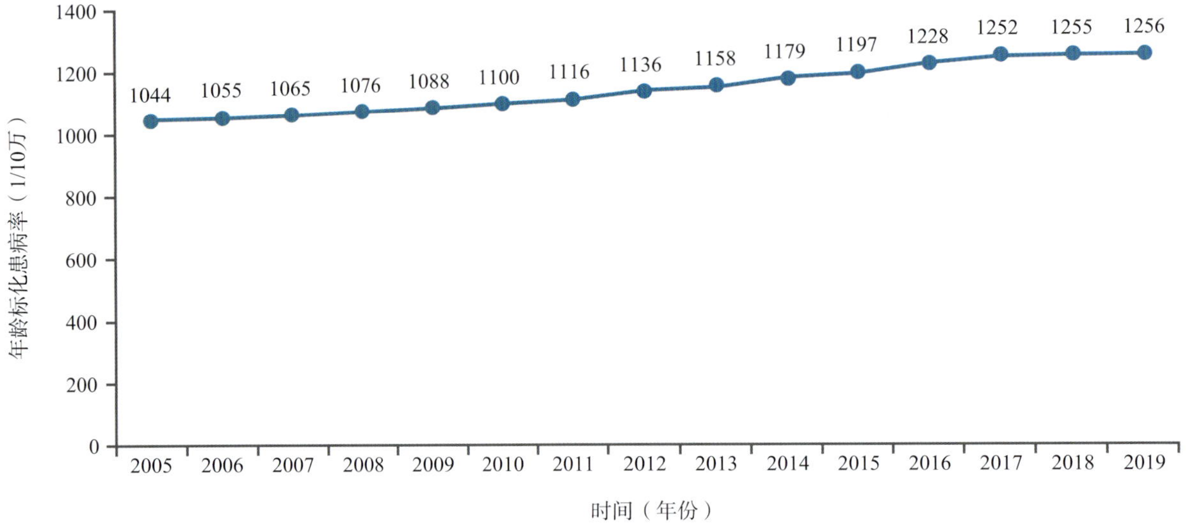

图1-1-2　2005—2019年中国缺血性脑卒中年龄标化患病率

缺血性脑卒中的复发率为2.81%；发病1年内，缺血性脑卒中的复发率为5.59%。中国国家脑卒中登记中心数据显示，在校正了年龄、性别和入院NIHSS评分后，2015—2018年缺血性脑卒中患者出院后3个月、6个月和12个月的复发率较2007—2008年分别下降了2.2%、2.9%和3%。

1.1.1.4　死亡率

中国脑卒中流行病学调查（National Epidemiological Survey of Stroke in China，NESS-China）结果显示，在年龄≥20岁的人群中，缺血性脑卒中的年龄标化死亡率为56.5/（10万人·年）。GBD数据显示，2019年我国缺血性脑卒中死亡人数较1990年增加了171.1%，而年龄标化死亡率自2005年至2009年总体呈下降趋势（图1-1-3）。由此可见，缺血性脑卒中死亡人数的上升可能与我国持续人口老龄化相关，而年龄标化死亡率下降可能与医疗体系逐步完善、全民健康素养逐步提升及脑卒中普及宣教工作的全面开展相关。

1.1.1.5　疾病经济负担

随着社会老龄化加剧及国民生活方式的改变，我国缺血性脑卒中发病率总体呈现持续攀升态势，缺血性脑卒中疾病负担出现爆发增长趋势。根据《2020中国卫生健康统计年鉴》，2005—2019年，中国缺血性脑卒中的出院人数及人均医药费用均呈持续性增长。2020年，由于受到新冠肺炎疫情的影响，出院人数较2019年有所下降，但相比2008年仍增长了8倍，人均住院费用相比2008年增长了62%（图1-1-4）。来自北京市某三甲医院的分析显示，缺血性脑卒中患者的住院费用呈现逐年上升趋势，相关的化验、检查费用也呈现出明显上升趋势。整体而言，缺血性脑卒中患者患病1年内的经济负担沉重。

1.1.2　流行病学特征

我国缺血性脑卒中流行病学特征主要表现如下。①年龄特征：稳定波动；②性别差异：发病率女性高于男性，死亡率男性高于女性；③地域差异：北高南低，

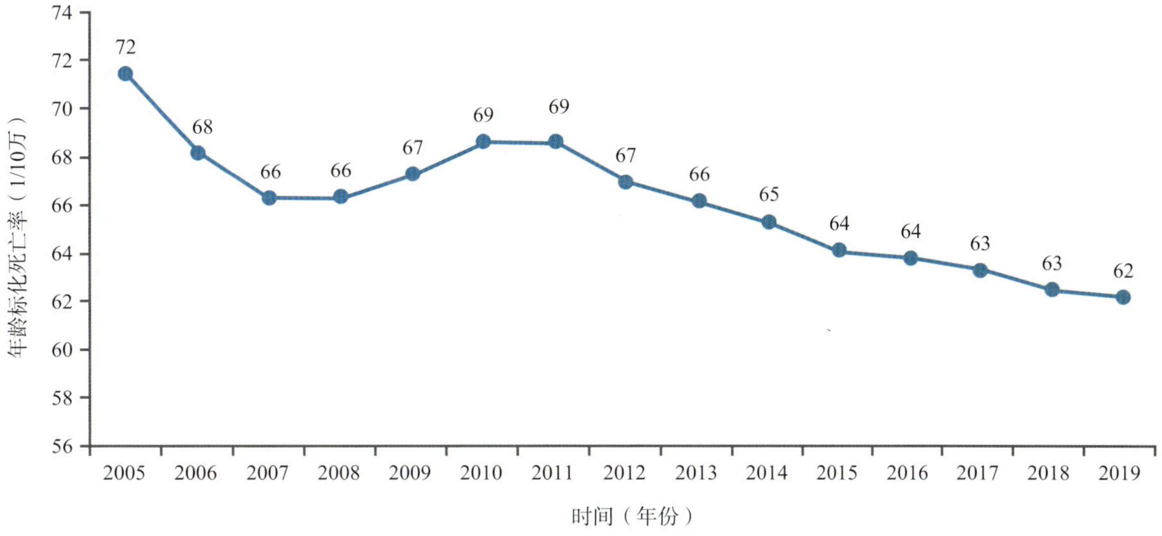

图 1-1-3　2005—2019 年中国缺血性脑卒中年龄标化死亡率

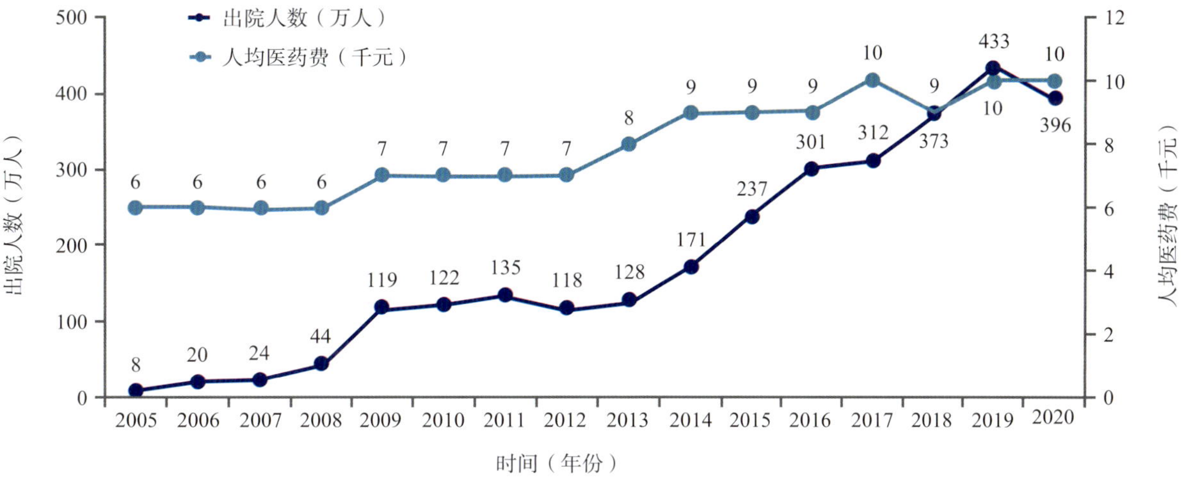

图 1-1-4　2005—2020 年中国缺血性脑卒中出院人数及平均住院医药费用

中部突出；④城乡差异：农村高于城市；⑤类型特征：小血管闭塞型多见。

1.1.2.1　年龄特征

我国缺血性脑卒中年龄特征表现为发病年龄呈稳定性波动。一项天津农村地区长达22年（1992—2014年）的脑卒中监测结果发现，缺血性脑卒中患者发病年龄从1995年之后总体呈稳定性波动趋势（图1-1-5）。GBD数据显示，2005—2019年中国缺血性脑卒中人群中，发病年龄70岁以下患者比例趋于平稳，在57.0%上下波动（图1-1-6）。

1.1.2.2　性别特征

我国缺血性脑卒中性别特征表现为女性发病率高于男性，但死亡率为男性高于女性。GBD数据显示，2019年中国缺血性脑卒中发病人群中，女性占53.6%，高于男性的46.4%；在缺血性脑卒中死亡人群中，男性占56.3%，高于女性的43.7%，男性患者的死亡人数和死亡率都远高于女性。NESS-China研究结果显示，在年龄≥20岁的人群中，男性缺血性脑卒中的年龄标化死亡率明显高于女性，男性为60.6/（10万人·年），女性为52.4/（10万人·年）。

1.1.2.3　地域特征

我国缺血性脑卒中地域分布呈“北高南低，中部突出”特点。一份基于2013年NESS-China数据的研究显示，中国缺血性脑卒中的地域分布既存在区域差异，又存在省际差异。在按地理位置划分的3个地区中，黄河以北缺血性脑卒中的年龄标化患病率（1/10万）为900.8（95%CI：867.0～934.6），中部为703.1（95%CI：673.2～733.0），长江以南为438.7（95%CI：415.1～462.4）；在按经济水平划分的3个地区中，东部缺血性脑卒中的年龄标化患病率（1/10万）为592.5（95%CI：565.0～619.9），中部为883.9（95%CI：850.4～917.4），西部为543.2（95%CI：516.9～569.5）。而在省际差异上，黑龙江省（1541.7，95%CI：1497.7～1585.8）缺血性脑卒中的年龄标化患病率最高，其次是河南省

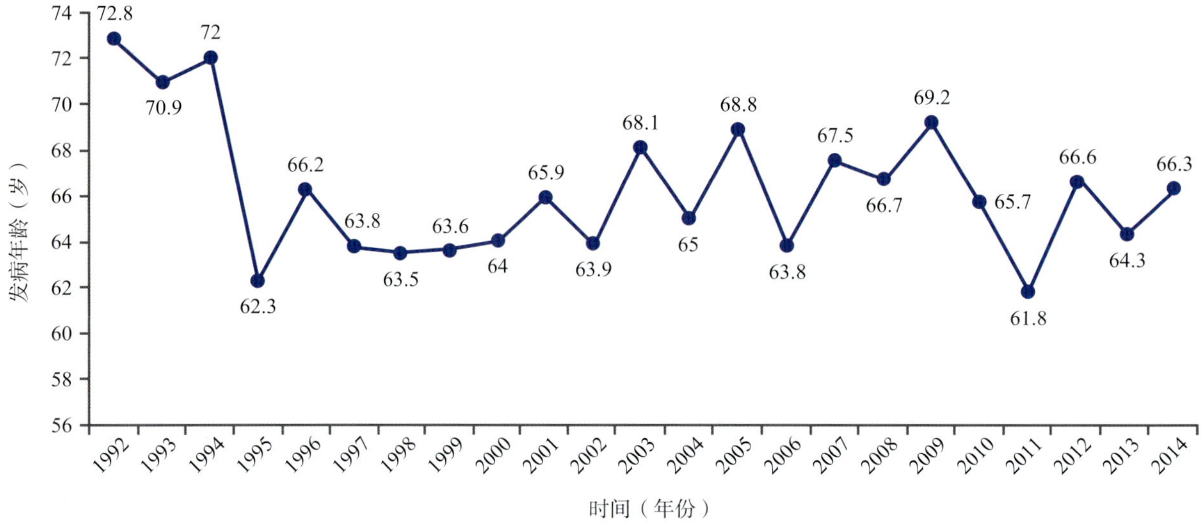

图1-1-5 1992—2014年缺血性脑卒中发病年龄的变化趋势

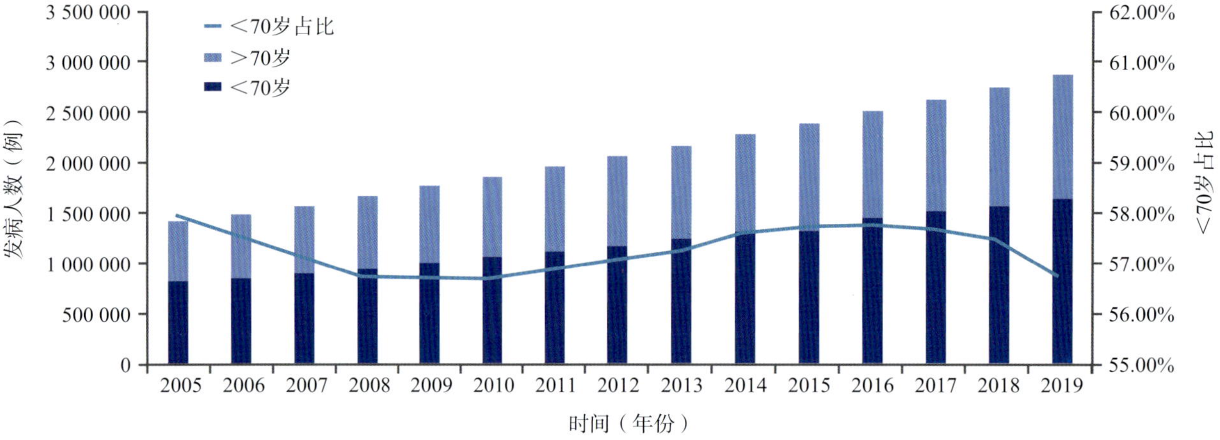

图1-1-6 2005—2019年中国缺血性脑卒中发病人数及70岁以下人群占比

（1313.0，95%CI：1272.3～1353.7）和天津市（1181.5，95%CI：1142.8～1220.1）。西藏自治区（93.5，95%CI：82.0～104.5）的缺血性脑卒中患病率最低，其次是四川省（138.2，95%CI：124.9～151.5）。在最高和最低的省级地区之间，缺血性脑卒中患病率的差异超过16倍。

1.1.2.4 城乡特征

我国缺血性脑卒中城乡特征表现为农村高于城市。根据《2019中国卫生健康统计提要》和《2021中国卫生健康统计年鉴》，自2005年开始，农村地区的缺血性脑卒中死亡率持续超过城市地区，两者之间的差距呈现波动性增大。

1.1.2.5 类型特征

TOAST分型将缺血性脑卒中分为5种亚型：①大动脉粥样硬化型；②心源性栓塞型；③小血管闭塞型；④其他明确原因型；⑤不明原因型。一项纳入了来自中国台湾大学医院脑卒中登记处的4953例急性缺血性脑卒中患者的前瞻性研究显示，小血管闭塞型是TOAST分型中最常见的亚型，占27.5%，心源性栓塞型、不明原因型、大动脉粥样硬化型和其他明确原因型分别占24.3%、22.1%、21.1%和5.0%。各亚型之间存在显著的年龄和性别差异，心源性栓塞型患者年龄最大（平均72.5岁±13.2岁），而大动脉粥样硬化型中男性患者比例最高（67%）。在OCSP分型中，完全前循环梗死型患者的平均年龄较大（69.6岁±15.0岁），而后循环梗死型患者的平均年龄较小（66.7岁±13.9岁）；后循环梗死型中男性患者比例最高（63%），而完全前循环梗死型的男性患者比例最低（51%）。

1.2 可干预危险因素

缺血性脑卒中的危险因素分为可干预与不可干预两种。不可干预因素主要包括年龄、性别、种族、遗传因素等。可干预因素包括疾病因素（高血压、糖尿病、血脂异常、心房颤动、卵圆孔未闭、高同型半胱氨酸血症）、社会因素（吸烟、饮酒、不良饮食习惯、缺乏锻炼、超重或肥胖）及环境因素（空气污染）等。

1.2.1 疾病因素

1.2.1.1 高血压

高收缩压是指在未使用抗高血压药物的情况下，非同日3次测量诊室血压，收缩压（systolic blood pressure，SBP）≥140mmHg。2012—2015年中国≥18岁居民高血压患病率为23.2%，以此推算，全国高血压患者人数达2.45亿。根据GBD数据，2019年中国可归因于高收缩压的缺血性脑卒中死亡人数达到了48.62万，占到了缺血性脑卒中总死亡人数的47.25%，是中国人群中缺血性脑卒中的重要危险因素。

根据2015—2025年中国心血管病政策模型预测，对1、2级高血压患者进行治疗，每年将减少脑卒中事件69.0万例，获得120万质量调整生命年（quality-adjusted life years，QALY）。一项2010—2020年纳入9136例高血压患者的前瞻性队列研究发现，其中418人在研究期间首次发生缺血性脑卒中，高血压患者累积平均动脉压升高是缺血性脑卒中的独立危险因素。

1.2.1.2 糖尿病

近30年来，我国糖尿病患病率显著增加。1980年，我国18岁及以上居民糖尿病的患病率为0.67%。2015—2017年，在中国31个省、自治区、直辖市对75 880名18岁以上成人的横断面调查显示，中国成人糖尿病患病率为11.2%。以此推算，目前中国成人糖尿病患者总数达1.298亿（男性为0.704亿，女性为0.594亿）。

2015—2019年在中国卒中中心联盟（CSCA）的1476家医院开展的一项质量改进研究结果显示，在838 229例急性缺血性脑卒中患者中，286 252例（34.1%）患有糖尿病或可能糖尿病，女性患病率高于男性（37.6% vs.32.1%）。一项纳入51万余人的前瞻性研究显示，糖尿病显著增加缺血性脑卒中的风险，随着糖尿病病史的延长，心脑血管疾病风险逐年增加，且患有糖尿病的缺血性脑卒中患者有更高的不良预后发生率。对2型糖尿病患者进行以降血糖治疗为主的一级预防，可明显降低缺血性脑卒中事件的发生概率。

1.2.1.3 血脂异常

血脂主要包括血清总胆固醇（total cholesterol，TC）、甘油三酯（triglyceride，TG）、低密度脂蛋白胆固醇（low density lipoprotein cholesterol，LDL-C）和高密度脂蛋白胆固醇（high density lipoprotein cholesterol，HDL-C）。2015年中国成人慢性病与营养监测项目（CANCDS）对179 728名≥18岁居民的调查结果显示，中国居民TC、LDL-C、非高密度脂蛋白胆固醇（非HDL-C）、TG水平均较2002年升高。

GBD数据显示，缺血性脑卒中死亡人群中高LDL-C占比达17.75%。一项来自50万名中国社区人群的研究显示，总胆固醇每升高1mmol/L，缺血性脑卒中的发病风险增加17%；HDL-C每升高0.3mmol/L，缺血性脑卒中的风险减少7%；甘油三酯水平每增加30%，缺血性脑卒中的风险增加2%。

1.2.1.4 心房颤动

约20%的缺血性脑卒中是由心源性栓子的栓塞造成的，约40%的不明原因脑卒中可能是心源性脑卒中。相比非心源性脑卒中，心源性脑卒中患者入院时神经功能缺损更严重，且出院时及发病6个月后的预后也更差，其中心房颤动为心源性脑卒中的主要因素。2014—2016年中国心房颤动流行病学调查数据显示，中国≥45岁人群的心房颤动加权患病率为1.8%，其中城市地区居民为2.1%，农村地区居民为1.4%。据此推断，我国可能有790万例心房颤动患者，但仅有6.0%的高危心房颤动患者接受了抗凝治疗。

中国国家卒中登记Ⅱ（CNSR Ⅱ）研究连续纳入2012年6月—2013年1月219家城市医院收治的19 604例急性缺血性脑卒中患者，将患者分为脑卒中前诊断心房颤动组（495例）、脑卒中后诊断心房颤动组（1382例）和窦性心律组（17 727例）三组。随访1年后，分别有54例（10.9%）脑卒中前诊断心房颤动组患者、182例（13.2%）脑卒中后诊断心房颤动组患者和1008例（5.7%）窦性心律组患者再次发生缺血性脑卒中。脑卒中前诊断心房颤动组患者的死亡率为22.0%，脑卒中后诊断心房颤动组患者为22.1%，窦性心律组患者为7.0%。脑卒中前诊断心房颤动组患者调整后缺血性脑卒中复发风险高于窦性心律组患者（HR＝1.61，95%CI：1.29～2.01），但与脑卒中后诊断心房颤动组患者无差异（HR＝1.12，95%CI：0.87～1.45）。脑卒中前诊断心房颤动组患者调整后1年死亡风险也高于窦性心律组患者（HR＝1.70，95%CI：1.37～2.12），与脑卒中后诊断心房颤动组无差异。

一项来自西安的脑卒中登记研究连续纳入2015年1～12月4家三级甲等医院确诊的首发缺血性脑卒中患者（1564例），其中心房颤动组113例（7.2%），非心房颤动组1451例（92.8%）。结果显示，心房颤动组1年预后不良风险（OR＝2.25，95%CI：1.10～5.23）和死亡风险（OR＝3.28，95%CI：1.48～7.28）均较非心房颤动组升高，但两组脑卒中复发风险差异无统计学意义（OR＝1.14，95%CI：0.34～3.85）。

1.2.1.5 卵圆孔未闭

卵圆孔未闭（patent foramen ovale，PFO）是一种先天性心脏病，见于约25%的健康成人。近年来，越来越多的研究表明PFO与隐源性脑卒中关系密切。存在PFO的患者具有较高的大血管区域脑卒中风险（RR＝3.14，95%CI：2.21～4.48）及更严重的脑卒中相关神经功能缺陷。经皮PFO封堵术能够降低合并PFO的隐源性脑卒中患者的脑卒中复发率，PFO封堵术在预防缺血性脑卒中复发方面明显优于单纯药物治疗。

1.2.1.6 高同型半胱氨酸血症

高同型半胱氨酸血症是指血清同型半胱氨酸（homocysteine，HCY）≥15.0μmol/L，其与国人的缺血性脑卒中发生风险密切相关，且HCY水平与缺血性脑卒中发病率之间存在剂量-反应关系。一项对中国深圳市60个社区5935名受试者进行的前瞻性队列研究结果显示，高同型半胱氨酸血症是缺血性脑卒中的独立危险因素，其风险比HR（95%CI）在总受试者、男性和女性中分别为2.18（95%CI：1.65～2.89）、2.40（95%CI：1.56～3.67）和2.73（95%CI：1.83～4.08）。

1.2.2 社会因素

1.2.2.1 吸烟

一项针对15～49岁男性的病例对照研究发现，与从不吸烟者相比，吸烟者发生缺血性脑卒中的OR值为1.88（95%CI：1.44～2.44），提示吸烟是缺血性脑卒中的危险因素。此外，按每天吸烟数量分层时，吸烟与缺血性脑卒中的发生存在剂量-反应关系，每天吸烟＜11支者，其OR值为1.46（95%CI：1.041～2.06）；每天吸烟＞40支时，其OR值达到5.66（95%CI：2.14～14.95）；每天吸烟11～20支和21～39支的OR值（95%CI）分别为1.74（1.21～2.49）和4.29（2.09～8.80）。中国慢性病前瞻性研究项目发现，与从不吸烟者相比，每天吸烟＜15支、15～24支和≥25支，发生缺血性脑卒中的RR（95%CI）分别为1.17（95%CI：1.11～1.23）、1.22（95%CI：1.16～1.29）和1.22（95%CI：1.13～1.31）。有研究分析了2007—2016年深圳市脑卒中登记系统约1200万人的发病率数据，结果发现无烟法规的实施显著降低了该地区缺血性脑卒中的发病率。

1.2.2.2 饮酒

适量饮酒是否是缺血性脑卒中的保护因素尚无明确定论，但大量饮酒被证实为缺血性脑卒中的危险因素。一项病例对照研究发现，与从不饮酒或戒酒者相比，女性饮酒≤14标准饮酒单位/周，男性≤21标准饮酒单位/周发生缺血性脑卒中的OR值为1.07（95%CI：0.93～1.23）。女性饮酒＞14标准饮酒单位/周，男性＞21标准饮酒单位/周发生缺血性脑卒中的OR值为2.14（95%CI：1.62～2.82）。

1.2.2.3 不良饮食习惯

2019年GBD数据显示，与缺血性脑卒中有关的不良饮食主要是高钠饮食，其归因死亡人数高达15.34万，占缺血性脑卒中总死亡人数的14.9%。值得欣喜的是，我国高钠相关的缺血性脑卒中年龄标化死亡率和脑卒中风险在过去30年间有所下降。其他与缺血性脑卒中相关的不良饮食习惯还包括高红肉饮食（7.33万，7.12%）和低谷物饮食（4.26万，4.13%）。一项队列研究发现，与不吃新鲜水果者相比，每天食用新鲜水果人群的缺血性脑卒中风险降低25%（HR＝0.75，95%CI：0.72～0.79），且事件发生率与新鲜水果的消费量之间存在强对数线性剂量-反应关系。

1.2.2.4 缺乏锻炼

来自我国10个地区约48万名30～79岁成年队列人群经7.5年的随访发现，日常总身体活动每增加4个代谢当量（metabolic equivalent，MET）（4MET/d，相当于慢跑1h），缺血性脑卒中的风险下降5%。2010年中国慢性病监测项目显示，我国成年人群参加有效体育锻炼的比例仅为11.9%。与其他年龄组相比，25～44岁和75岁以上人群参加体育锻炼的比例最低。我国青中年人群面临身体活动不足与静坐时间过长的双重问题。

1.2.2.5 超重或肥胖

在我国，肥胖已经成为一个愈发严重的社会问题。目前体重分类多根据体重指数（body mass index，BMI），即体重（kg）/身高的平方（m^2）。依据世界卫生组织（World Health Organization，WHO）针对亚洲人群的推荐，BMI 23.0～27.4kg/m^2为超重，BMI≥27.5kg/m^2为肥胖。从1990年到2019年，因高BMI导致的脑卒中死亡率在全球范围内有所下降，但在中国却有所上升。一项研究在2004—2008年招募了来自国内10个地区的51 291名30～79岁成年人，结果显示，16.5%的缺血性脑卒中患者存在超重或肥胖。

1.2.3 环境因素

基于中国国家环境监测中心的数据，研究人员发现每小时暴露于$PM_{2.5}$、PM_{10}、NO_2和SO_2与缺血性脑卒中的住院风险增加有关。此外，短期暴露于$PM_{2.5}$环境中也与缺血性脑卒中的死亡率增加有关。2019年GBD数据显示，大气污染是中国缺血性脑卒中患者死亡的第五大危险因素，造成30.2万例的缺血性脑卒中患者死亡，占缺血性脑卒中总死亡人数的29.36%。因此，实施有针对性的污染减排措施对控制及减轻脑卒中负担具有重要的公共卫生意义。

1.2.4 其他

除上述危险因素外，包括睡眠呼吸障碍、情绪障碍等在内的其他因素可能也在缺血性脑卒中的发生、发展中起到了重要作用，但其间的关系尚未得到广泛一致的认可。

1.3 临床表现

1.3.1 好发部位

前循环脑梗死占缺血性脑卒中的75%～80%，其中，大脑中动脉（middle cerebral artery，MCA）供血区是发生梗死的常见区域，而大脑前动脉（anterior cerebral artery，ACA）供血区梗死的发生率较低，仅占缺血性脑卒中的3%左右。首都医科大学附属北京天坛医院一项研究共纳入了926例发病7d内的MCA分布区非心源性缺血性脑卒中患者，结果显示责任MCA狭窄≥70%的患者（447例）常见多发梗死灶（338例，75.6%）和分水岭梗死（317例，70.9%），而责任MCA无狭窄或狭窄程度＜70%患者（479例）常见MCA穿支分布区单发梗死灶（247例，51.6%）。

缺血性脑卒中病因不同，好发部位也具有相应特点。动脉到动脉栓塞或心源性栓塞引起的梗死常发生在大脑中动脉或大脑前动脉供血区，多呈多灶性，病灶多位于皮质。低灌注引起的梗死通常影响大脑前动脉和大脑中动脉的分水岭区（皮质前型分水岭）、大脑中动脉和大脑后动脉（皮质后型分水岭）或深部和表面穿通支（皮质下层分水岭）。载体动脉堵塞穿支和小动脉闭塞引起的脑梗死好发部位为基底核区和丘脑区，也可发生在脑干、小脑等区域。

1.3.2　临床症状

缺血性脑卒中多呈急性起病，常出现局灶性神经功能缺损症状，根据责任血管及梗死灶部位及大小的不同，相应的临床症状也各有不同。前循环梗死通常表现为对侧偏身和面部表情肌的无力和（或）麻木、对侧同向性偏盲和同侧偏视，以及优势半球病变的失语和非优势半球病变的忽视；后循环梗死的常见症状包括偏身无力和（或）麻木、复视、构音障碍、吞咽困难、共济失调、视野缺损、眩晕、恶心、呕吐、步态平衡障碍及意识改变等。

1.3.3　并发症

缺血性脑卒中后的诸多并发症亦是造成患者高病死率、高疾病负担的重要原因，识别这些并发症的危险因素可有效减少缺血性脑卒中后并发症的发生，从而改善患者预后。一项前瞻性研究结果显示，在256例大脑半球大面积梗死（large hemisphere infarction，LHI）患者中，共有194例（75.8%）至少发生一种并发症，最常见的神经系统并发症是恶性脑水肿，约占31.2%，其次为出血转化（27.7%）和脑卒中后癫痫（7.0%）；最常见的内科并发症是肺炎，约占53.5%。校正混杂因素后，恶性脑水肿（OR＝19.76，95%CI：4.73 ～ 82.45）和肺炎（OR＝2.45，95%CI：1.11 ～ 5.40）与LHI患者3个月的不良预后独立相关。

1.3.3.1　脑水肿

恶性脑水肿是缺血性脑卒中患者早期死亡的主要原因，发生在10% ～ 78%的缺血性脑卒中患者中。发生恶性脑水肿的LHI患者在接受标准治疗的情况下病死率为40% ～ 80%。研究显示，年龄较小、入院时NIHSS评分高、初始CT上较大的实质低密度影（OR＝5.33，95%CI：2.93 ～ 9.68）是缺血性脑卒中患者发病后恶性脑水肿的早期预测指标，但血管再通（OR＝0.37，95%CI：0.24 ～ 0.57）可降低恶性脑水肿的风险。然而即便如此，机械取栓后仍有约40%的缺血性脑卒中患者发生脑水肿。研究显示，颈内动脉闭塞和侧支循环较差是机械取栓术后发生恶性脑水肿的独立预测因素。

1.3.3.2　出血转化

出血转化（hemorrhagic transformation，HT）属于缺血性脑卒中患者的并发症，但并非所有发生HT的缺血性脑卒中患者均会产生症状，故根据症状变化情况可分为症状性颅内出血及非症状性颅内出血；根据出血部位的影像学表现及占位效应又可分为出血性梗死1型、2型和脑实质出血1型、2型及远隔部位出血。一项来自中国国家脑卒中登记数据研究的结果显示，自发性HT在缺血性脑卒中急性期的发生率为0.92%，女性（OR＝2.29，95%CI：1.52 ～ 3.44）、酗酒（OR＝2.17，95%CI：1.2 ～ 3.94）、心房颤动（OR＝2.15）、发病至首次影像时间延长（1 ～ 7d：OR＝1.64，95%CI：1.11 ～ 2.42；7 ～ 14d：OR＝3.12，95%CI：1.53 ～ 6.4）是自发性HT的危险因素。

1.3.3.3　脑卒中后癫痫

脑卒中后癫痫（post-stroke epilepsy，PSE）是指脑卒中后一定时间内出现癫痫发作，且脑卒中前无癫痫病史，并排除脑部及全身系统性疾病，脑电监测到癫痫样放电与脑卒中病变部位一致。大脑中动脉供血区梗死引起的PSE风险最高，其次为大脑前动脉梗死，而后循环梗死和腔隙性梗死引起的PSE风险相对较低。

1.3.3.4　肺部感染

脑卒中相关性肺炎（stroke-associated pneumonia，SAP）是指非机械通气的脑卒中患者在发病7d内新出现的肺炎。中国国家脑卒中登记中心的资料显示，缺血性脑卒中患者SAP发病率达到11.4%。肺炎不仅增加了患者的医疗费用及住院时间，而且还是缺血性脑卒中患者预后不良甚至死亡的重要影响因素。SAP在住院治疗的缺血性脑卒中患者中发生率为7.6%，＜50岁、50 ～ 59岁、60 ～ 69岁和≥70岁年龄组SAP的发生率分别为1.8%、6.5%、7.1%和16.4%。相关研究结果表明，SAP与侵入性操作、吞咽功能障碍、入院时NIHSS评分＞14分等因素有关，其感染病原菌主要为革兰阴性菌。

1.3.3.5　深静脉血栓形成

一项回顾性研究结果显示，急性缺血性脑卒中患者发生深静脉血栓形成（deep vein thrombosis，DVT）的平均时间是10.5（4 ～ 14）d，肾衰竭（OR＝57.421，95%CI：5.792 ～ 569.314）、住院时间（OR＝1.148，95%CI：1.071 ～ 1.232）是发生DVT的独立危险因素。

1.4　治疗

缺血性脑卒中急性期应在时间窗内尽早实现血管再通，包括溶栓及介入治疗。同时应在脑卒中单元的框架下，积极进行抗血小板、降脂、血压管理等内科治疗，早期开展康复训练，必要时需要外科干预，如脑室外引流、去骨瓣减压等。

1.4.1　脑卒中单元

脑卒中单元（stroke unit，SU）是指在医院的一定区域，由神经专科医师、专业护士、物理治疗师、心理医师、语言康复师和社会工作者组成的有机整体，对脑卒中患者进行全面的药物治疗、肢体功能康复、语言训练、心理康复和健康教育，是可改善住院脑卒中患者医疗管理模式、提高疗效的系统。

近期一项研究纳入了全国16个省份的20家医院，其中21 349例缺血性脑卒中患者接受传统病房治疗（非SU组），18 953例缺血性脑卒中患者接受SU治疗（SU

组）。研究显示，SU组患者相较非SU组患者接受溶栓治疗（3.9% vs.2.1%）和血管内治疗（1.2% vs.0.7%）的概率更大。SU组患者住院死亡率低于非SU组（2.93% vs.4.58%），OR值为0.72（95%CI：0.61 ～ 0.82）。SU组患者出院死亡率也低于非SU组（5.07% vs.6.72%），OR值为0.75（95%CI：0.68 ～ 0.84）。在校正混杂因素后，SU组患者预后不良的发生率低于非SU组患者（36.20% vs.44.33%），OR值为0.78（95%CI：0.80 ～ 0.85）。

1.4.2 溶栓治疗

对2018年中国31个省、自治区、直辖市纳入的269 428例缺血性脑卒中住院患者分析发现，发病3.5h内静脉溶栓率为24.2%。2020年，全国高级脑卒中中心静脉溶栓74 187例，入院至给药时间中位数为43min，较2019年度在静脉溶栓例数明显增加的情况下，入院至给药的中位时间继续缩短。

我国普遍采用美国及欧洲国家指南推荐，以0.9mg/kg的阿替普酶作为静脉溶栓治疗的标准药物。近年来，国内学者进一步探索其他静脉溶栓治疗药物的疗效，结果发现，替奈普酶在对缺血性脑卒中患者的静脉溶栓治疗方面不劣于阿替普酶，且对发病4.5 ～ 24h未接受血管内治疗的大血管闭塞缺血性脑卒中患者同样有益。

1.4.3 血管内治疗

血管内治疗包括动脉溶栓、机械取栓、导管抽吸、支架置入等。对于急性前循环大血管闭塞缺血性脑卒中患者，血管内治疗的疗效早已获得认可。近年来，国内学者针对急性后循环大血管闭塞缺血性脑卒中患者，以及大面积梗死缺血性脑卒中患者接受血管内治疗的有效性和安全性方面做出了贡献。全国多中心随机对照临床试验证明，急性后循环大血管闭塞缺血性脑卒中患者及大面积梗死的缺血性脑卒中患者同样可以从血管内治疗中获益。

2020年，急性缺血性脑卒中的血管内治疗例数较2019年增加，高级卒中中心单纯取栓及桥接取栓总计完成40 778例（图1-1-7）。

颈内动脉内膜剥脱术（carotid endarterectomy，CEA）和颈动脉支架置入术（carotid artery stenting，CAS）是脑卒中防治工程重点推广的适宜技术，在高级卒中中心建设标准中也有明确要求。在卒中中心建设工作的推动下，这两项技术近年已取得快速发展，手术例数明显增加。2020年度CEA手术共开展6788例。CAS在我国已开展较为广泛，2020年开展CAS共21 796例（图1-1-8）。

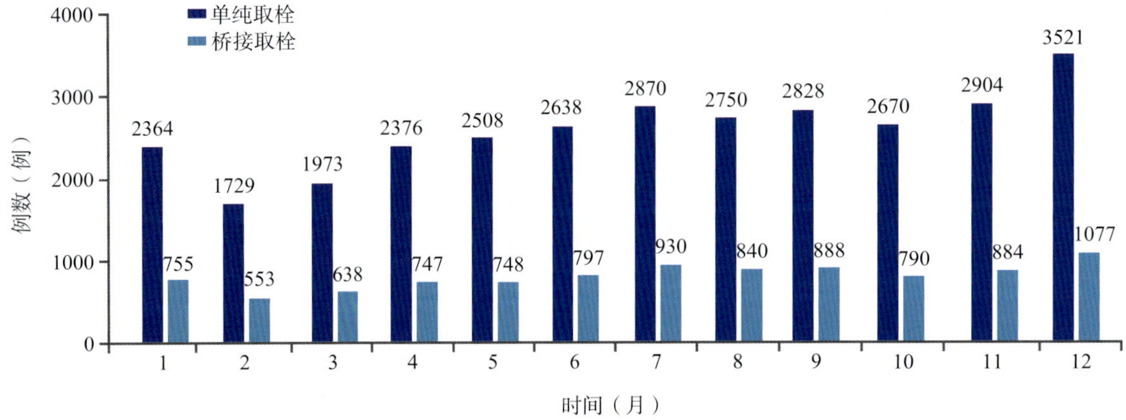

图1-1-7　2020年度全国高级卒中中心急性缺血性脑卒中机械取栓开展情况

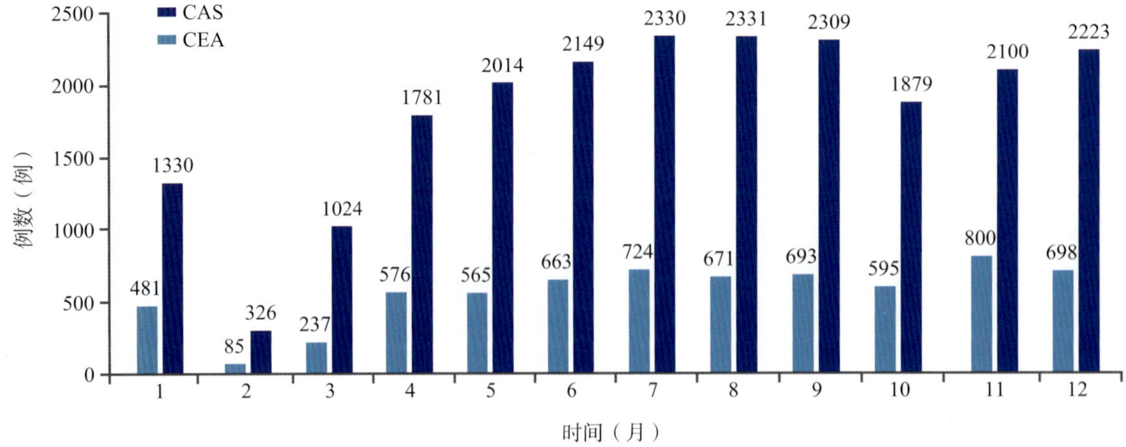

图1-1-8　2020年度高级卒中中心颈动脉内膜切除术（CEA）、颈动脉支架置入术（CAS）开展例数

1.4.4　内科治疗

1.4.4.1　抗血小板治疗

抗血小板治疗是非心源性缺血性脑卒中治疗的基石。单一抗血小板疗法（single antiplatelet therapy，SAPT）可降低非心源性缺血性脑卒中患者的复发风险。与安慰剂相比，阿司匹林可将缺血性脑卒中复发的相对风险降低约22%。研究显示，约60%的亚洲人携带*CYP2C19*失活等位基因，尤其是东亚人群，提示氯吡格雷可能对于中国人群疗效不佳。对阿司匹林、氯吡格雷不耐受或存在抵抗时，可考虑应用替格瑞洛或西洛他唑等替代。一项对随机对照试验的系统回顾和荟萃分析结果显示，与安慰剂、阿司匹林或氯吡格雷相比，西洛他唑减少缺血性脑卒中复发、死亡和全身出血的发生率，其OR值分别为0.68（95%CI：0.57 ～ 0.81）、0.64（95%CI：0.49 ～ 0.83）、0.73（95%CI：0.54 ～ 0.99），但头痛、心悸及停药率增加。长期服用西洛他唑（＞6个月）与短期服用相比不增加出血风险。

研究表明，阿司匹林联合氯吡格雷或替格瑞洛的双联抗血小板治疗（dual antiplatelet therapy，DAPT）在轻度急性非心源性缺血性脑卒中患者中比SAPT更有效。而对于DAPT的选择，需要综合考虑不同药物联合的有效性、安全性及患者个体对药物的耐受性、抵抗性。2021年发表的CHANCE-2研究纳入了6412例患者（阿司匹林联合替格瑞洛组3205例，阿司匹林联合氯吡格雷组3207例）。结果表明，对于轻型缺血性脑卒中和短暂性脑缺血发作且携带*CYP2C19*失活等位基因的患者，替格瑞洛联合阿司匹林预防脑卒中复发的疗效优于氯吡格雷联合阿司匹林，前者比后者90d内脑卒中复发率降低了23%。关于DAPT的出血风险，随访期间共报告250例（3.9%），主要发生在DAPT后的21d内（200例，3.1%），最常见的是皮肤轻微出血、鼻出血和牙龈出血。与氯吡格雷联合阿司匹林相比，替格瑞洛联合阿司匹林增加出血风险（HR＝2.21，95%CI：1.68 ～ 2.89），并且在年龄＜65岁的患者（HR＝2.87，95%CI：1.95 ～ 4.22）和非糖尿病患者（HR＝2.65，95%CI：1.88 ～ 3.73）中出血风险更高。

研究表明，与SAPT相比，长期使用DAPT不能减少缺血性脑卒中复发风险，且出血风险更高。对于未接受静脉溶栓治疗的轻型缺血性脑卒中患者（NIHSS≤3分），应在发病后尽早启动DAPT并维持21d，之后改为SAPT维持治疗。对于发病30d内伴有症状性颅内动脉重度狭窄（狭窄率70% ～ 99%）的缺血性脑卒中患者，应尽早给予DAPT治疗90d，此后SAPT作为长期的二级预防用药。

1.4.4.2　抗凝治疗

对大多数急性缺血性脑卒中患者，不推荐无选择地早期接受抗凝治疗。对少数伴有心脏机械瓣膜等特殊情况的急性缺血性脑卒中患者，需要综合评估病灶、个体功能和生理状态等情况，如出血风险较小，而脑栓塞致残风险高，可在充分沟通后谨慎选择使用。常用的抗凝药物包括普通肝素、低分子肝素、类肝素、阿加曲班及口服抗凝剂（如华法林、达比加群、利伐沙班、阿哌沙班、艾多沙班）等。

对伴有心房颤动（包括阵发性）的缺血性脑卒中患者，推荐使用适当剂量的华法林口服抗凝治疗，其目标剂量是维持国际标准化比值（international normalized ratio，INR）在2.0 ～ 3.0。除机械性心脏瓣膜和风湿性心脏瓣膜病中重度二尖瓣狭窄合并心房颤动的患者外，对于其他非瓣膜性心房颤动患者的抗凝治疗，新型口服抗凝剂可作为华法林的替代药物，但应考虑个体化因素。关于抗凝时机的选择，建议在出现神经功能缺损症状的14d内启动抗凝治疗以预防脑卒中的复发；对于出血风险高的患者，应适当延缓。颅外颈动脉和椎动脉夹层的缺血性脑卒中患者，可进行3 ～ 6个月的抗凝治疗。

1.4.4.3　血压管理

早期降压治疗并不能降低缺血性脑卒中患者发病90d时重残或死亡的可能。《中国急性缺血性脑卒中诊治指南2023》中指出，对缺血性脑卒中后24h内血压升高的患者应谨慎处理。应先处理紧张焦虑、疼痛、恶心、呕吐及颅内压增高等情况；血压持续升高至收缩压≥200mmHg或舒张压≥110mmHg，或伴有严重心功能不全、主动脉夹层、高血压脑病的患者，可予降压治疗，并严密观察血压变化。避免使用引起血压急剧下降的药物。若病情稳定且血压持续≥140/90mmHg，可于起病数天后恢复使用发病前服用的抗高血压药物或开始启动降压治疗。

对于准备接受静脉溶栓或血管内机械取栓者，血压应控制在180/100mmHg以下。在血管内治疗术后，应根据血管开通情况控制术后血压水平，避免过度灌注或低灌注。对于术后血管完全再通的患者，目标血压尚未确定，维持术后收缩压在140 ～ 180mmHg可能是合理的，应避免将收缩压控制在120mmHg以下。对于术后血管未完全再通的患者，不建议控制血压至较低水平。

在二级预防中，普通高血压患者应将血压降至140/90mmHg以下；伴心力衰竭、心肌梗死、糖尿病或肾病的高血压患者依据其危险分层及耐受性还可进一步降低血压。老年人（≥65岁）血压可根据具体情况降至150/90mmHg以下，但如能耐受（无头晕等脑血流灌注不足症状），可进一步降低血压。

1.4.4.4　强化降脂治疗

非心源性缺血性脑卒中患者（属于极高危患者）的降脂目标值为LDL-C＜1.8mmol/L；若符合超高危患者标准（并存以下任意情况之一：①既往脑卒中史；②颅内动脉狭窄≥70%或颈动脉狭窄≥50%；③颈动脉内膜剥脱术/支架成形术后；④冠心病；⑤外周动脉疾病；⑥糖尿病），降脂目标值应为LDL-C＜1.4mmol/L。若极高危及超高危患者的LDL-C值较高不能立即达标者，则前4周LDL-C水平应至少较基线降低50%。心源性脑卒中及其他原因的脑卒中患者，除外动脉粥样硬化性心血管疾病的相关高危因素后，可考虑以LDL-C＜2.6mmol/L作为靶目标进行血脂管理。若单纯使用他汀类药物不能达标，也可考虑加用其他降脂治疗，如联合PCSK9抑制剂或依折麦布治疗。对于肝功能异常（肝酶＞5倍上限）或者肌酶升高等不能耐受他汀类药物治疗的患者，可考虑使用非他汀类药物治疗，如PCSK9抑制剂或依折麦布（图1-1-9）。

1.4.4.5　其他治疗

对于合并颅内高压的患者，可使用甘露醇等脱水、降颅压治疗。对于合并糖尿病的患者，应改善生活方式，口服降糖药或应用胰岛素治疗。对于合并高同型半胱氨酸血症的患者，应给予叶酸、维生素B_6、甲钴胺治疗。缺血性脑卒中的神经保护和免疫调节治疗目前尚无定论，其在临床试验中的转化结果欠佳，仍需样本量更大、设计更加完善的随机对照临床研究来验证其有效性和安全性。中医药在缺血性脑卒中领域的应用也需进一步开展高质量的临床研究，并完善循证医学证据。

1.4.5　康复治疗

缺血性脑卒中患者在病情稳定后于24～48h即可开始康复治疗。缺血性脑卒中患者康复治疗主要包括康复护理、意识和吞咽功能管理、良肢位摆放、体位转换、保持关节活动度和肢体被动活动等，部分病情稳定患者可以进行床旁站立、行走训练等。

1.4.6　心理治疗

脑卒中患者常面临多种心理健康挑战。心理治疗的目的是通过多种干预手段帮助患者管理情绪和认知问题。脑卒中后抑郁的发生率为15%～20%，而焦虑的发生率约为20%。此外，情绪不稳（如情感性失控）也较为常见，20%～25%的患者在脑卒中后6个月内会出现此问题，其中10%～15%可能持续1年以上。常用的心理治疗方法包括认知行为疗法、正念和放松技术、支持小组和家庭疗法、艺术和音乐疗法及药物治疗。脑卒中患者的心理治疗需高度个性化，应考虑患者的神经心理表现和个人病史，尤其是认知和身体损伤可能影响治疗效果。

1.5　住院管理

1.5.1　关键绩效指标

中国脑卒中中心联盟2019年的数据纳入了来自全国1337家医院的294 573例缺血性脑卒中患者，分析了脑卒中关键绩效指标。缺血性脑卒中复合指标评分为（0.78±0.20）分，复合指标完全执行率为25.5%（25.4%～25.7%）。根据医院治疗监测系统对2019年的手术/操作治疗数据进行分析，缺血性脑卒中最常采用的两个手术/操作治疗方法是颅内动脉取栓术［三级公立医院：15 602例（55.4/万）；二级公立医院/民营医院：1022例（3.7/万）］和颈动脉支架置入术［三级公立医院：7794例（27.7/万）；二级公立医院/民营医院：457例（1.7/万）］。

1.5.2　住院结局

研究显示，约有90%的缺血性脑卒中住院患者按计划出院［三级公立医院：2 535 735例（90.0%）；二级公立医院/民营医院：2 520 211例（90.7%）］。三级公立医院和二级公立医院/民营医院分别有6.0%（169 014例）和5.3%（148 065例）的患者非计划出院，包括未遵医嘱出院或住院期间死亡。缺血性脑卒中患者平均住院时间分别为10.9 d±8.0 d（三级公立医院）和9.9 d±7.3d（二级公立医院/民营医院），中位数（四分位数间距）分别为10.0（7.0～13.0）d（三级公立医院）和9.0（6.0～12.0）d（二级公立医院/民营医院）。缺血性脑卒中患者平均护理费用约为14 493元（三级公立医院）和7455元（二级公立医院/民营医院），平均自付费用为4492元（三级公立医院）和2194元（二级公立医院/民营医院）（表1-1-1）。

1.6　指南与共识

见表1-1-2。

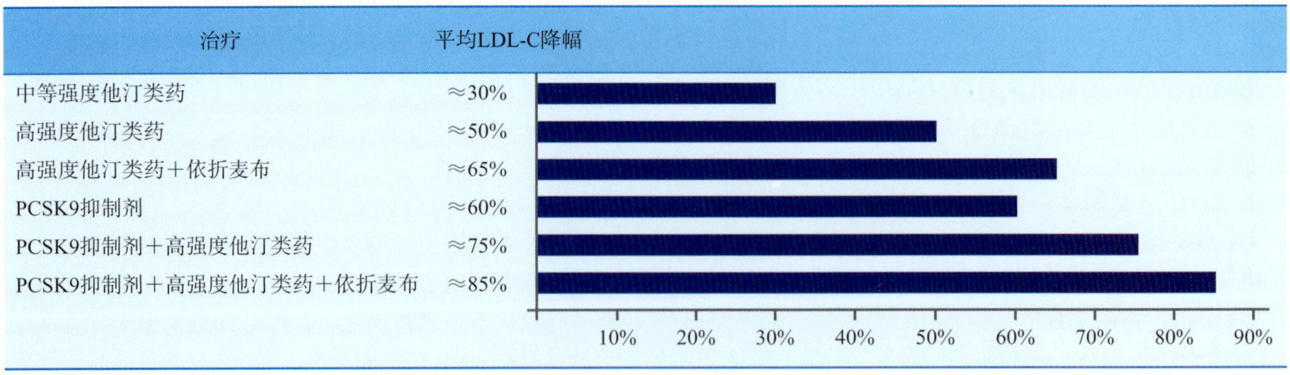

图1-1-9　不同降脂治疗方案对未接受降脂药物治疗患者预计LDL-C的降低幅度

表 1-1-1　2019 年医院质量监测系统中缺血性脑卒中患者住院结局

变量	三级公立医院			二级公立医院/私立医院		
	合计 2 818 875 （100%）	男性 1 679 026 （59.6%）	女性 1 139 849 （40.4%）	合计 2 777 421 （100%）	男性 1 515 609 （54.6%）	女性 1 261 812 （45.4%）
院内结局［例（%）］						
出院	2 535 735（90.0）	1 509 972（90.0）	1 025 763（90.0）	2 520 211（90.7）	1 370 935（90.5）	1 149 276（91.1）
转院	53 635（1.9）	32 632（1.9）	21 003（1.8）	42 346（1.5）	25 214（1.7）	17 132（1.4）
非医嘱离院/死亡	169 014（6.0）	99 663（5.9）	69 351（6.1）	148 065（5.3）	82 060（5.4）	66 005（5.2）
非医嘱离院	148 152（5.3）	87 498（5.2）	60 654（5.3）	137 910（5.0）	76 266（5.0）	61 644（4.9）
死亡	20 862（0.7）	12 165（0.7）	8 697（0.8）	10 155（0.4）	5 794（0.4）	4 361（0.3）
不详	60 491（2.1）	36 759（2.2）	23 732（2.1）	66 799（2.4）	37 400（2.5）	29 399（2.3）
住院时长（d）						
均数 ± 标准差	10.9±8.0	11.0±8.2	10.7±7.7	9.9±7.3	10.0±7.6	9.7±6.9
中位数 （四分位数间距）	10.0（7.0 ～ 13.0）	10.0（7.0 ～ 13.0）	9.0（7.0 ～ 13.0）	9.0（6.0 ～ 12.0）	9.0（6.0 ～ 12.0）	9.0（6.0 ～ 12.0）
总费用（元）						
均数 ± 标准差	14 493.4±19 974.9	15 229.6±21 220.4	13 409.0±17 928.7	7 455.2±8 897.2	7 732.5±9 519.0	7 122.0±8 074.8
中位数 （四分位数间距）	9 739.5 （6 485.9 ～ 15 300.6）	10 096.3 （6 704.6 ～ 15 904.1）	9 237.4 （6 197.3 ～ 14 399.9）	5 552.5 （3 827.6 ～ 8 369.9）	5 709.4 （3 901.2 ～ 8 648.8）	5 377.5 （3 753.9 ～ 8 036.7）
自付费用（元）						
均数 ± 标准差	4 492.8±10 436.7	4 679.1±11 086.8	4 218.3±9 390.7	2 194.4±4 306.2	2 240.9±4 618.0	2 138.5±3 898.2
中位数 （四分位数间距）	1 732.9 （0.0 ～ 5 287.6）	1 662.9 （0.0 ～ 5 393.7）	1 827.5 （0.0 ～ 5 152.9）	1 149.4 （0.0 ～ 2 904.5）	1 097.4 （0.0 ～ 2 905.7）	1 211.6 （0.0 ～ 2 903.3）

表 1-1-2 缺血性脑卒中相关指南及专家共识

年份	名称
2024	中医适宜技术治疗脑卒中后偏瘫的循证临床实践指南
2024	脑梗死急性期中西医结合诊疗专家共识
2024	脑卒中中西医结合康复临床循证实践指南
2023	中国脑血管病临床管理指南（第2版）
2023	急性缺血性脑卒中静脉溶栓护理指南
2023	急性缺血性卒中血管内治疗中国指南
2023	缺血性脑卒中（大动脉粥样硬化型）治未病干预指南
2023	中国急性缺血性卒中诊治指南
2022	急性缺血性卒中替奈普酶静脉溶栓治疗中国专家共识
2022	脑卒中后跌倒风险评估及综合干预专家共识
2022	老年缺血性脑卒中慢病管理指南
2022	卒中后失语临床管理专家共识
2022	儿童动脉缺血性脑卒中诊疗专家共识
2022	急性缺血性脑卒中侧支循环评估与干预中国急诊专家共识
2022	中国缺血性卒中和短暂性脑缺血发作二级预防指南
2022	中国急性缺血性卒中早期血管内介入诊疗指南
2022	心源性卒中治疗中国专家共识
2022	中国老年患者围术期缺血性脑卒中防治专家共识
2022	基层冠心病与缺血性脑卒中共患管理专家共识
2022	新型冠状病毒肺炎疫情时期卒中绿色通道管理专家共识
2022	动脉粥样硬化性缺血性卒中/短暂性脑缺血发作合并冠心病诊治中国专家共识
2021	卒中后认知障碍管理专家共识
2021	远隔缺血适应防治缺血性脑血管病中国专家共识
2021	脑卒中防治科普宣教专家共识
2021	阿加曲班治疗急性缺血性卒中中国专家共识
2021	急性后循环缺血性卒中早期识别与评估专家共识
2021	中国脑卒中防治指导规范
2021	急性脑梗死缺血半暗带临床评估和治疗中国专家共识
2021	缺血性卒中基层诊疗指南

续表

年份	名 称
2021	中医康复临床实践指南·缺血性脑卒中（脑梗死）
2020	血小板活化因子受体拮抗剂治疗缺血性卒中的中国专家共识
2020	卒中临床诊疗和疾病管理核心数据元及定义专家共识
2020	心源性卒中诊断中国专家共识
2020	中国卒中营养标准化管理专家共识
2019	中国脑血管病一级预防指南
2019	卒中相关性肺炎诊治中国专家共识
2019	中国高龄脑卒中患者康复治疗技术专家共识
2019	移动卒中单元技术规范中国专家共识
2019	“移动卒中单元”中国专家共识
2018	急性缺血性脑卒中急诊急救中国专家共识
2017	急性缺血性卒中血管内治疗影像评估中国专家共识
2017	大脑半球大面积梗死监护与治疗中国专家共识
2017	中国脑卒中早期康复治疗指南
2017	急性脑梗死溶栓治疗急诊绿色通道构建专家共识
2016	中国缺血性脑卒中风险评估量表使用专家共识
2015	中国卒中中心建设指南

参 考 文 献

[1] Tu WJ, Zhao Z P, Yin P, et al. Estimated burden of stroke in China in 2020. JAMA Netw Open, 2023, 6: e231455.

[2] Ma Q F, Li R, Wang L J, et al. Temporal trend and attributable risk factors of stroke burden in China, 1990-2019: An analysis for the global burden of disease study 2019. Lancet Public Health, 2021, 6: e897-e906.

[3] 王陇德，彭斌，张鸿祺，等.《中国脑卒中防治报告2020》概要. 中国脑血管病杂志，2022，19：136-144.

[4] Pu L, Wang L, Zhang R, et al. Projected global trends in ischemic stroke incidence, deaths and disability-adjusted life years from 2020 to 2030. Stroke, 2023, 54: 1330-1339.

[5] Xu J, Zhang X, Jin A, et al. Trends and risk factors associated with stroke recurrence in China, 2007-2018. JAMA Netw Open, 2022, 5: e2216341.

[6] Chen Z, Jiang B, Ru X, et al. Mortality of stroke and its subtypes in China: Results from a nationwide population-based survey. Neuroepidemiology, 2017, 48: 95-102.

[7] 张华纲，王小倩，张晨，等. 急性脑梗死患者住院费用的趋势及其影响因素的研究——基于北京市某三甲医院的分析. 中华脑血管病杂志（电子版），2023，17.

[8] Lv W, Wang A, Wang Q, et al. One-year direct and indirect costs of ischaemic stroke in China. Stroke Vasc Neurol, 2024, 9: 380-389.

[9] Wang J, Bai L, Shi M, et al. Trends in age of first-ever stroke following increased incidence and life expectancy in a low-income Chinese population. Stroke, 2016, 47: 929-935.

[10] Ru X, Wang W, Sun H, et al. Geographical difference, rural-urban transition and trend in stroke prevalence

in China：Findings from a national epidemiological survey of stroke in China. Sci Rep，2019，9：17330.
[11] Tsai CF，Sudlow CLM，Anderson N，et al. Variations of risk factors for ischemic stroke and its subtypes in Chinese patients in Taiwan. Sci Rep，2021，11：9700.
[12] Wang Z，Chen Z，Zhang L，et al. Status of hypertension in China：Results from the China hypertension survey，2012-2015. Circulation，2018，137：2344-2356.
[13] 马丽媛，王增武，樊静，等.《中国心血管健康与疾病报告2021》概要. 中国介入心脏病学杂志，2022，30：481-496.
[14] Wang D，Wang J，Liu J，et al. The role of cumulative mean arterial pressure levels in first stroke events among adults with hypertension：A 10-year prospective cohort study. Clin Epidemiol，2022，14：665-676.
[15] Hu G，Gu H，Jiang Y，et al. Prevalence and in-hospital outcomes of diabetes among acute ischemic stroke patients in China：Results from the Chinese stroke center alliance. J Neurol，2022，269：4772-4782.
[16] Bragg F，Li L，Yang L，et al. Risks and population burden of cardiovascular diseases associated with diabetes in China：A prospective study of 0.5 million adults. PLoS Med，2016，13：e1002026.
[17] Song PK，Man QQ，Li H，et al. Trends in lipids level and dyslipidemia among Chinese adults，2002-2015. Biomed Environ Sci，2019，32：559-570.
[18] Sun L，Clarke R，Bennett D，et al. Causal associations of blood lipids with risk of ischemic stroke and intracerebral hemorrhage in Chinese adults. Nat Med，2019，25：569-574.
[19] Yang XM，Rao ZZ，Gu HQ，et al. Atrial fibrillation known before or detected after stroke share similar risk of ischemic stroke recurrence and death. Stroke，2019，50：1124-1129.
[20] 逯青丽，王静，刘仲仲，等. 西安地区伴心房颤动的首发脑梗死患者临床特征及1年预后分析. 中国卒中杂志，2021，16：1131-1136.
[21] Ng PY，Ng AK，Subramaniam B，et al. Association of preoperatively diagnosed patent foramen ovale with perioperative ischemic stroke. JAMA，2018，319：452-462.
[22] Mojadidi MK，Zaman MO，Elgendy IY，et al. Cryptogenic stroke and patent foramen ovale. J Am Coll Cardiol，2018，71：1035-1043.
[23] Zhang P，Zhang Y. Association of homocysteine with acute stroke and its subtypes in the Chinese population. Neuropsychiatr Dis Treat，2023，19：1435-1442.
[24] Zhou F，Liu C，Ye L，et al. The relative contribution of plasma homocysteine levels vs. traditional risk factors to the first stroke：A nested case-control study in rural China. Front Med（Lausanne），2021，8：727418.
[25] Han L，Wu Q，Wang C，et al. Homocysteine，ischemic stroke，and coronary heart disease in hypertensive patients：A population-based，prospective cohort study. Stroke，2015，46：1777-1786.
[26] Markidan J，Cole JW，Cronin CA，et al. Smoking and risk of ischemic stroke in young men. Stroke，2018，49：1276-1278.
[27] Shi Y，Peng J，Liu L，et al. Effect of a two-phase tobacco control regulation on incidence from ischemic stroke and hemorrhagic stroke，Shenzhen，China，2007-2016. Tob Induc Dis，2023，21：100.
[28] Smyth A，O'Donnell M，Rangarajan S，et al. Alcohol intake as a risk factor for acute Stroke：The interstroke study. Neurology，2023，100：e142-e153.
[29] O'Donnell MJ，Chin SL，Rangarajan S，et al. Global and regional effects of potentially modifiable risk factors associated with acute stroke in 32 countries（INTERSTROKE）：A case-control study. Lancet，2016，388：761-775.
[30] Wang Y，Wang J，Chen S，et al. Different changing patterns for stroke subtype mortality attributable to high sodium intake in China during 1990 to 2019. Stroke，2023，54：1078-1087.
[31] Du H，Li L，Bennett D，et al. Fresh fruit consumption and major cardiovascular disease in China. N Engl J Med，2016，374：1332-1343.
[32] Gao Y，Liu K，Fang S. Trend analysis of stroke subtypes mortality attributable to high body-mass index in China from 1990 to 2019. BMC Public Health，2024，24：2155.
[33] Chen Z，Iona A，Parish S，et al. Adiposity and risk of ischaemic and haemorrhagic stroke in 0.5 million Chinese men and women：A prospective cohort study. Lancet Glob Health，2018，6：e630-e640.
[34] Lv X，Shi W，Yuan K，et al. Hourly air pollution exposure and emergency hospital admissions for stroke：A multicenter case-crossover study. Stroke，2023，54：3038-3045.
[35] Feng H，Yang Y，Ye H，et al. Associations between PM（2.5）components and mortality of ischemic stroke，chronic obstructive pulmonary disease and diabetes in Beijing，China. Toxics，2024，12
[36] 张长青，王伊龙，王春雪，等. 大脑中动脉分布区缺血性卒中患者的临床和影像学特征及复发危险因素. 中国卒中杂志，2018，13：226-231.
[37] Li J，Zhang P，Wu S，et al. Stroke-related complications in large hemisphere infarction：Incidence and influence on unfavorable outcome. Ther Adv Neurol Disord，2019，12：1756286419873264.

[38] Wu S, Yuan R, Wang Y, et al. Early prediction of malignant brain edema after ischemic stroke. Stroke, 2018, 49: 2918-2927.

[39] Kimberly WT, Dutra BG, Boers AMM, et al. Association of reperfusion with brain edema in patients with acute ischemic stroke: A secondary analysis of the MR CLEAN trial. JAMA Neurol, 2018, 75: 453-461.

[40] Huang X, Yang Q, Shi X, et al. Predictors of malignant brain edema after mechanical thrombectomy for acute ischemic stroke. J Neurointerv Surg, 2019, 11: 994-998.

[41] Yaghi S, Willey JZ, Cucchiara B, et al. Treatment and outcome of hemorrhagic transformation after intravenous alteplase in acute ischemic stroke: A scientific statement for healthcare professionals from the American Heart Association/American Stroke Association. Stroke, 2017, 48: e343-e361.

[42] Chen G, Wang A, Zhao X, et al. Frequency and risk factors of spontaneous hemorrhagic transformation following ischemic stroke on the initial brain CT or MRI: Data from the China National Stroke Registry (CNSR). Neurol Res, 2016, 38: 538-544.

[43] 王拥军，陈玉国，吕传柱，等. 卒中相关性肺炎诊治中国专家共识（2019更新版）. 中国卒中杂志，2019，14：1251-1262.

[44] Ji R, Shen H, Pan Y, et al. Novel risk score to predict pneumonia after acute ischemic stroke. Stroke, 2013, 44: 1303-1309.

[45] de Montmollin E, Ruckly S, Schwebel C, et al. Pneumonia in acute ischemic stroke patients requiring invasive ventilation: Impact on short and long-term outcomes. J Infect, 2019, 79: 220-227.

[46] 杨洋，拱忠影，汪志云，等. 急性脑梗死继发肺部感染病原菌及危险因素. 中华医院感染学杂志，2023，33.

[47] 梁瑛，陈义彤，张润华，等. 急性脑梗死并发深静脉血栓的发生时间及危险因素分析. 中国医师杂志，2021，23：1477-1480，1486.

[48] Tu WJ, Yan F, Chao BH, et al. Stroke-unit care for stroke patients in China: The results from bigdata observatory platform for stroke of China. J Neurol, 2021, 268: 4213-4220.

[49] Wang Y, Li S, Pan Y, et al. Tenecteplase versus alteplase in acute ischaemic cerebrovascular events (TRACE-2): A phase 3, multicentre, open-label, randomised controlled, non-inferiority trial. Lancet, 2023, 401: 645-654.

[50] Meng X, Li S, Dai H, et al. Tenecteplase vs alteplase for patients with acute ischemic stroke: The ORIGINAL randomized clinical trial. JAMA, 2024, 332 (17): 1437-1445.

[51] Xiong Y, Campbell BCV, Schwamm LH, et al. Tenecteplase for ischemic stroke at 4.5 to 24 hours without thrombectomy. N Engl J Med, 2024, 391: 203-212.

[52] Jovin TG, Li C, Wu L, et al. Trial of thrombectomy 6 to 24 hours after stroke due to basilar-artery occlusion. N Engl J Med, 2022, 387: 1373-1384.

[53] Tao C, Nogueira RG, Zhu Y, et al. Trial of endovascular treatment of acute basilar-artery occlusion. N Engl J Med, 2022, 387: 1361-1372.

[54] Huo X, Ma G, Tong X, et al. Trial of endovascular therapy for acute ischemic stroke with large infarct. N Engl J Med, 2023, 388: 1272-1283.

[55] Wang Y, Meng X, Wang A, et al. Ticagrelor versus clopidogrel in CYP2C19 loss-of-function carriers with stroke or TIA. N Engl J Med, 2021, 385: 2520-2530.

[56] McHutchison C, Blair GW, Appleton JP, et al. Cilostazol for secondary prevention of stroke and cognitive decline: Systematic review and meta-analysis. Stroke, 2020, 51: 2374-2385.

[57] Wang A, Meng X, Tian X, et al. Bleeding risk of dual antiplatelet therapy after minor stroke or transient ischemic attack. Ann Neurol, 2022, 91: 380-388.

[58] 中华医学会，中华医学会杂志社，中华医学会全科医学分会，等. 缺血性卒中基层诊疗指南（实践版·2021）. 中华全科医师杂志，2021，20：947-958.

[59] Liu L, Xie X, Pan Y, et al. Early versus delayed antihypertensive treatment in patients with acute ischaemic stroke: Multicentre, open label, randomised, controlled trial. BMJ, 2023, 383: e076448.

[60] 中华医学会神经病学分会，中华医学会神经病学分会脑血管病学组. 中国急性缺血性卒中诊治指南2023. 中华神经科杂志，2024，57：523-559.

[61] 董漪. 缺血性脑卒中强化血脂管理上海专家建议. 中国临床神经科学，2022，30：121-128.

[62] Wang YJ, Li ZX, Gu HQ, et al. China stroke statistics: An update on the 2019 report from the National Center for Healthcare Quality Management in Neurological Diseases, China National Clinical Research Center for Neurological Diseases, the Chinese Stroke Association, National Center for Chronic and Non-communicable Disease Control and Prevention, Chinese Center for Disease Control and Prevention and Institute for Global Neuroscience and Stroke Collaborations. Stroke Vasc Neurol, 2022, 7: 415-450.

二、出血性脑卒中

出血性脑卒中（hemorrhagic stroke）是非外伤引起的脑部血管破裂，血液积聚造成脑组织损伤的急性脑血管疾病，包括脑出血（intracerebral hemorrhage，ICH）及蛛网膜下腔出血（subarachnoid hemorrhage，SAH）两大类。ICH发病率为（60～80）/（10万人·年），其发病率低于缺血性脑卒中，但其致死率却高于后者，急性期病死率为30%～40%。研究表明，在我国出血性脑卒中占全部脑卒中的20%～30%，远高于西方国家的15%，提示我国的出血性脑卒中形势更为严峻。但出血性脑卒中是一种可防可治的疾病，超过85%的出血性脑卒中可以通过危险因素的控制进行早期预防。其中，主要的可干预危险因素包括高收缩压、不良饮食、空气污染、烟草依赖、高体重指数、高血糖、脑血管畸形等，对危险因素进行有效干预不仅能够预防或推迟出血性脑卒中的发生，还能够有效降低出血性脑卒中复发风险。

2.1 流行病学

2.1.1 流行病学指标

2.1.1.1 发病率

全球疾病负担研究（global burden of disease，GBD）数据显示，近年来出血性脑卒中的年龄标化发病率已有缓慢下降的趋势，由2005年的110/10万下降至2021年的69/10万（图1-2-1）。其中，ICH的年龄标化发病率下降是引起该变化的主要原因，而SAH的年龄标化发病率则相对稳定。

2.1.1.2 患病率

得益于ICH年龄标化患病率的逐年下降，出血性脑卒中的年龄标化患病率也呈现出缓慢下降趋势，由2005年的360/10万下降至2021年的291/10万（图1-2-2）。

2.1.1.3 复发率

尽管当前的医疗水平已有了较大的进步，出血性脑卒中仍有较高的复发率水平。国家卫生健康委脑卒中防治工程委员会在2017—2018年组织了一项专项调查，对来自30个省份、222家脑卒中基地医院的304 935例首发脑卒中患者进行随访。结果显示，在发病3个月内，ICH和SAH的复发率分别为5.05%和4.72%；而在发病1年内，ICH和SAH的复发率分别为11.65%和10.25%。

2.1.1.4 死亡率

GBD数据显示，2021年我国有141万人死于出血性脑卒中，粗死亡率为99.43/10万，较1990年相比增加了6.1%；而年龄标化死亡率为74/10万，较1990年相比下降了55.9%。由此可见，人口构成比的改变，尤其是人口老龄化，可能在一定程度上影响了我国出血性脑卒中死亡率的准确判读。事实上，由于预防护理、急性护理及康复水平的提高，我国出血性脑卒中的年龄标化死亡率已经有了较为明显的下降（图1-2-3）。

2.1.1.5 疾病经济负担

随着出血性脑卒中发病率的提升，以及获取医疗服务途径的增加，加之医疗保健意识的提高，我国出血性

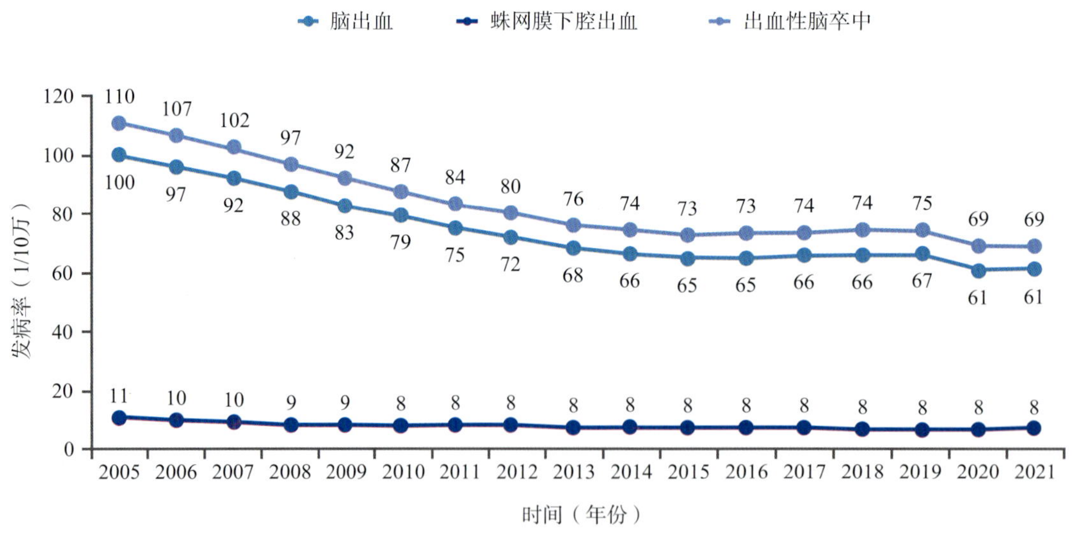

图1-2-1 2005—2021年中国出血性脑卒中年龄标化发病率

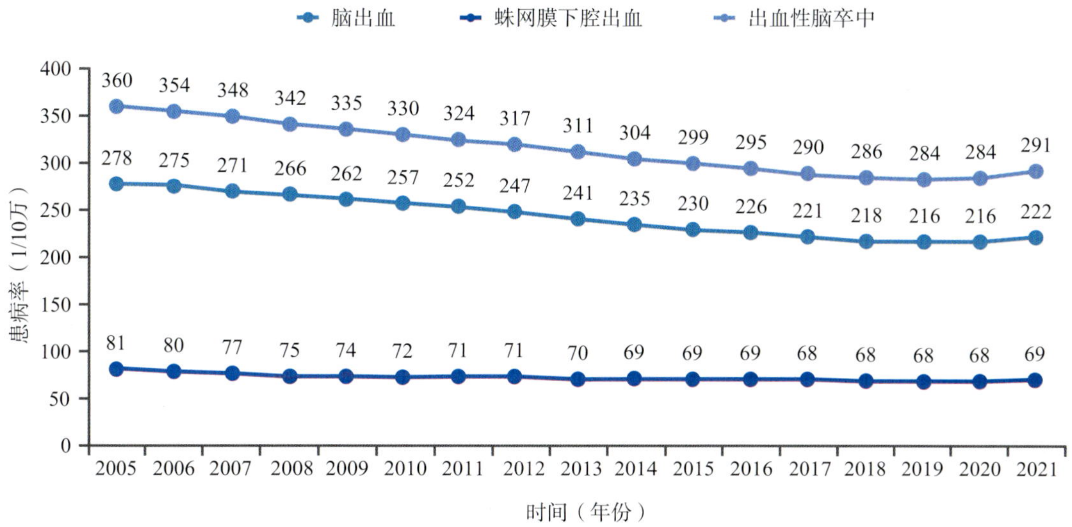

图1-2-2 2005—2021年中国出血性脑卒中年龄标化患病率

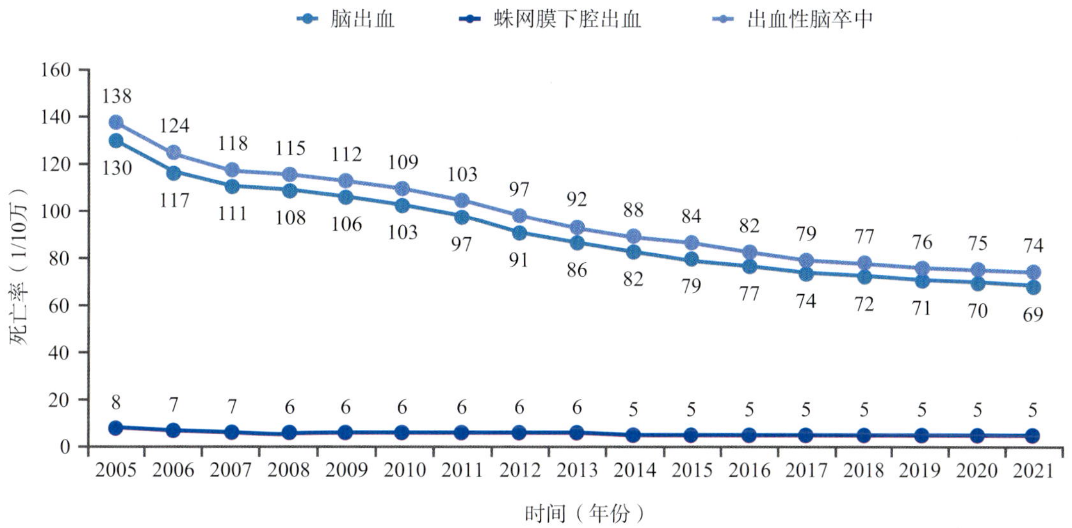

图1-2-3 2005—2021年中国出血性脑卒中年龄标化死亡率

脑卒中的住院医疗费用明显升高，带来了巨大的疾病经济负担。根据《2022中国卫生健康统计年鉴》，2005—2021年中国ICH出院人数及人均医药费用总体呈现增长趋势。我国2021年统计公立医院部分病种平均住院医药费用显示，ICH患者人均医药费达到了26 087.9元，相比2005年增长达2.3倍（图1-2-4）。

2.1.2 流行病学特征

我国出血性脑卒中流行病学特征主要表现为：①年龄特征：发病年轻化；②性别差异：男性高于女性；③地域差异：北高南低，中部突出；④城乡差异：农村高于城市；⑤变化趋势差异：ICH呈减少趋势，SAH较为平稳。

2.1.2.1 年龄特征

我国出血性脑卒中发病呈现年轻化趋势，患者平均发病年龄在63岁左右，与发达国家70岁左右相比较低。GBD数据显示，在中国出血性脑卒中人群中，发病年龄70岁以下患者比例由2005年的52.75%逐渐下降，至2021年降至44.95%（图1-2-5）。

2.1.2.2 性别特征

我国出血性脑卒中患者中男性明显多于女性。GBD数据显示，在2021年的中国出血性脑卒中发病人群中，男性占57.56%，明显高于女性，在年龄标化后，男性的发病率高达83.50/10万，明显高于女性的55.16/10万；而在出血性脑卒中死亡人群中，男性亦占到了58.75%，明显高于女性，在年龄标化后，男性的死亡率高达98.52/10万，明显高于女性的55.13/10万。

2.1.2.3 地域特征

我国出血性脑卒中地域分布特征为“北高南低，

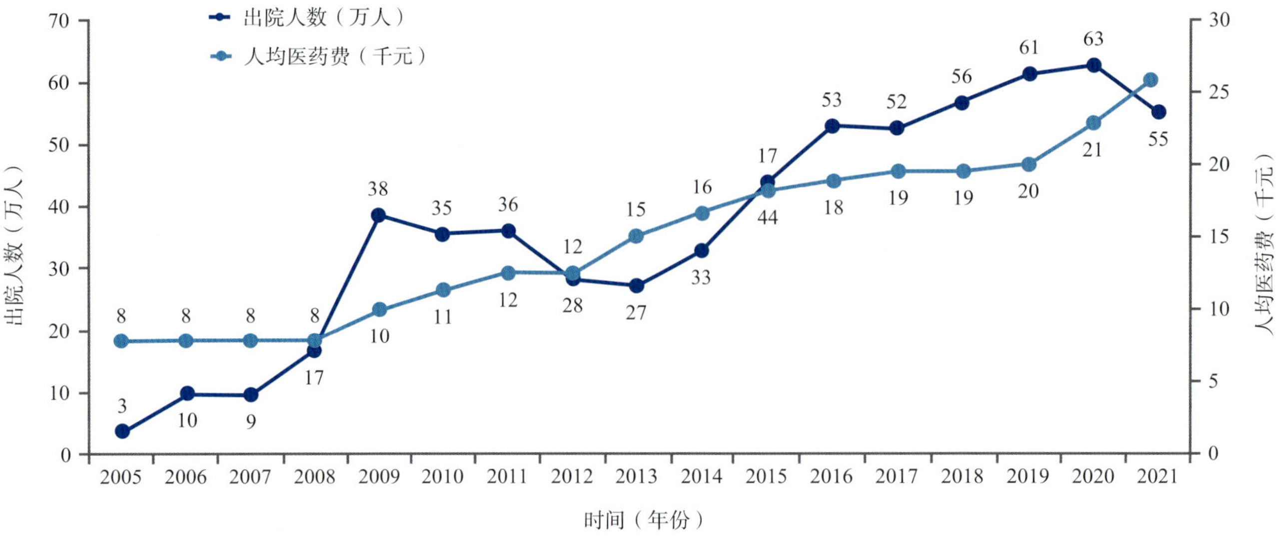

图1-2-4　2005—2021年中国ICH出院人数及平均住院医疗费用

中部突出”。一份基于2013年NESS-China数据的研究显示，中国出血性脑卒中的地域分布既存在区域差异，又存在省际差异。在按地理位置划分的3个地区中，黄河以北出血性脑卒中的年龄标准化患病率（1/10万）为181.6（95%CI：166.4～196.9），中部为190.6（95%CI：175.1～206.3），长江以南为163.2（95%CI：148.8～177.7）；在按经济水平划分的3个地区中，东部出血性脑卒中的年龄标准化患病率（1/10万）为146.6（95%CI：132.9～160.3），中部为223.9（95%CI：207.0～240.8），西部为163.9（95%CI：149.4～178.3）。而在省际差异上，河南省（311.7，95%CI：291.7～331.6）的年龄标准化出血性脑卒中患病率最高，其次是内蒙古（259.8，95%CI：241.6～278.0）和西藏自治区（249.2，95%CI：231.4～267.0）。海南省（38.4，95%CI：31.4～45.4）和四川省（73.0，95%CI：63.4～82.7）的出血性脑卒中的患病率最低。

2.1.2.4　城乡特征

我国出血性脑卒中城乡特征表现为农村高于城市。根据近几年的《中国卫生健康统计年鉴》，2013—2021年农村居民ICH死亡率持续超过城市地区。但可喜的是，农村和城市居民ICH死亡率均呈现下降趋势，且城乡之间差距呈现波动性缩小。至2021年，农村居民和城市居民的ICH死亡率分别为62.46/10万和44.91/10万（图1-2-6）。

2.1.2.5　类型特征

ICH占出血性脑卒中的绝大部分，我国ICH发病率

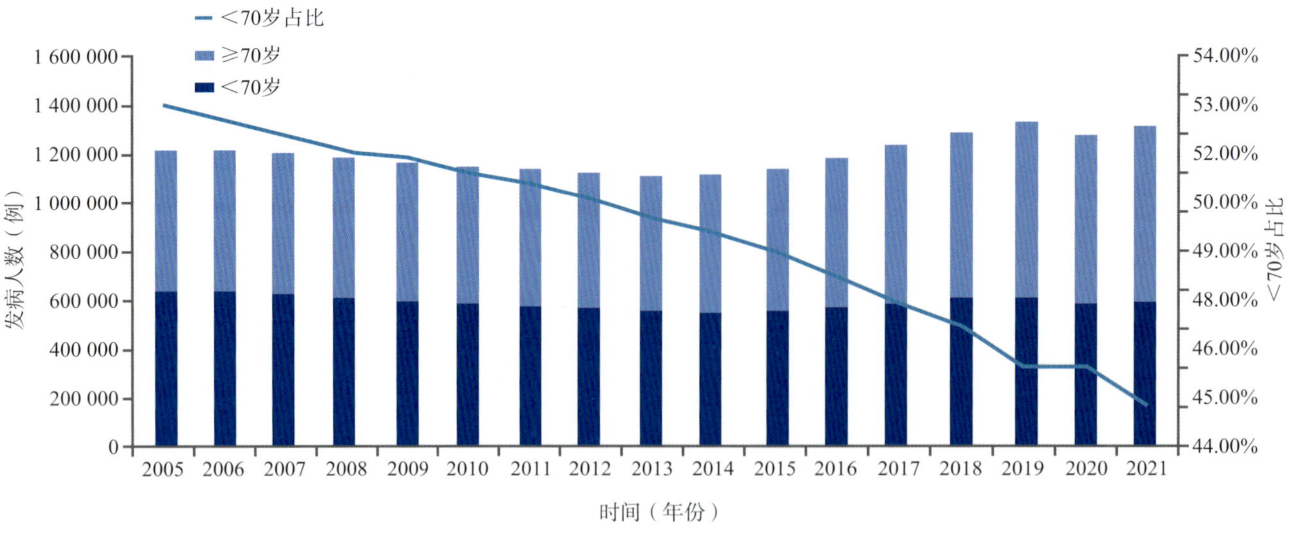

图1-2-5　2005—2021年中国出血性脑卒中发病人数及70岁以下人群占比

在2014年前有缓慢下降的趋势，2014—2021年则趋于平稳；而SAH发病率则一直处于相对稳定状态。GBD数据显示，2005—2021年我国ICH的伤残调整寿命年（disability-adjusted life year，DALY）呈现先下降后上升的趋势，而SAH的DALY则相对稳定（图1-2-7）。

2.2 可干预危险因素

根据2021年GBD数据，除年龄、性别、种族、遗传因素等不可干预危险因素外，疾病因素（高血压、糖尿病、脑血管畸形）、社会因素（吸烟、饮酒、不良饮食习惯）及环境因素（空气污染）是目前出血性脑卒中最主要的可干预危险因素。

2.2.1 疾病因素

2.2.1.1 高血压

我国高血压人群多伴有高收缩压。高血压性脑出血（hypertensive intracerebral hemorrhage，HICH）是我国最为常见的出血性脑卒中类型。根据GBD数据，2021年中国可归因于高收缩压的出血性脑卒中死亡人数达80.98万，占出血性脑卒中总死亡人数的57.22%，是中国人群中出血性脑卒中最主要的心脑血管危险因素。

2.2.1.2 糖尿病

糖尿病（diabetes mellitus，DM）是一组因胰岛素

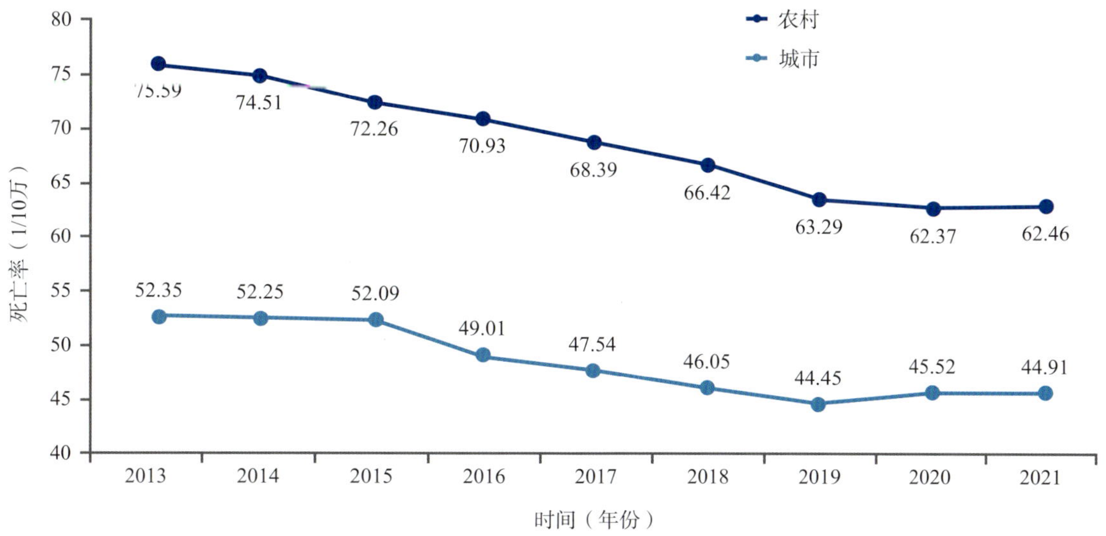

图1-2-6 2013—2021年中国城乡居民ICH死亡率

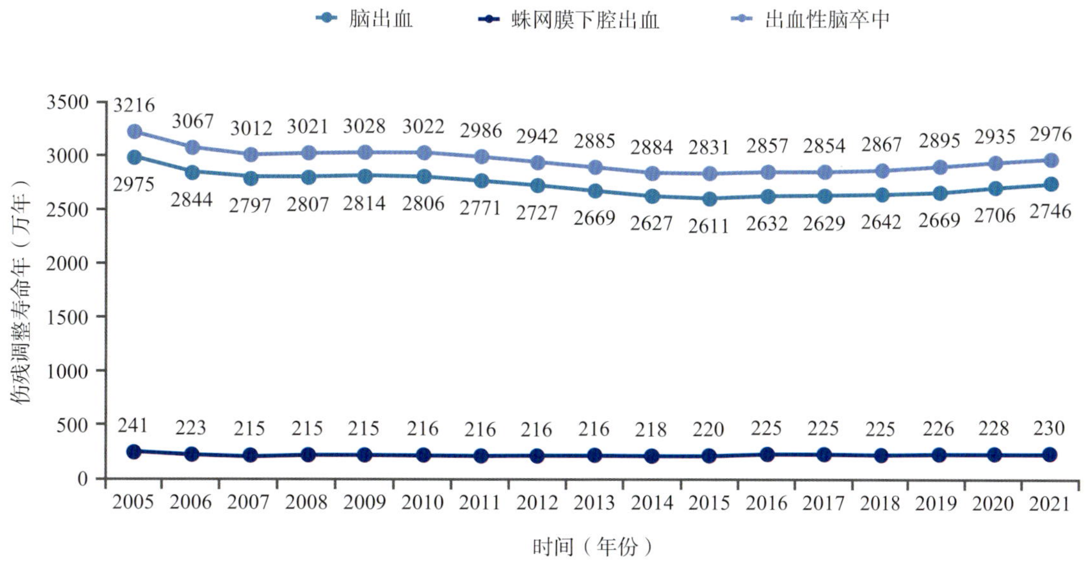

图1-2-7 2005—2021年中国出血性脑卒中伤残调整寿命年

绝对或相对分泌不足和（或）胰岛素利用障碍引起的碳水化合物、蛋白质、脂肪代谢紊乱性疾病，高血糖是其主要标志。自20世纪80年代以来，我国DM患病率显著提升。虽然DM对出血性脑卒中的影响远小于缺血性脑卒中，但仍是不可忽视的危险因素。一项2013—2021年对126例非创伤性非动脉瘤性蛛网膜下腔出血患者的调查显示，有30.2%的非动脉瘤性SAH组患者存在DM。一项纳入了2004—2008年51余万中国人的前瞻性研究显示，DM可增加ICH的风险，其HR为1.24（95%CI 1.07～1.44），但随着DM病史的延长，ICH的风险并没有出现逐年增加的趋势。

2.2.1.3　脑血管畸形

脑血管畸形（cerebrovascular malformation，CVM）是脑血管先天性、非肿瘤性发育异常。临床中常见与出血性脑卒中相关的CVM包括颅内动静脉畸形、颅内动脉瘤和颅内海绵状血管瘤。

2.2.2　社会因素

2.2.2.1　不良饮食习惯

根据2021年GBD数据，与出血性脑卒中有关的不良饮食主要是高钠饮食，其归因死亡人数高达23.49万，占出血性脑卒中总死亡人数的16.58%，其次是少水果饮食（6.96万，占4.91%）。

高钠饮食对出血性脑卒中的作用可能与高血压有关。研究显示，高钠饮食可通过水钠潴留增加全身血管充盈，并扰乱血管内皮细胞代谢，影响其舒缩功能，从而导致血压升高。一项2016—2017年针对我国北方13个省、自治区、直辖市的统计结果显示，乡镇ICH患者合并高血压的比例达到了80.2%，高于城市的77.7%，这与乡镇ICH患者平均食盐量（7.64g/d）明显高于城市患者（6.60g/d）的结果相符合。

在一项2004—2008年对3523例出血性脑卒中的随访中发现，出血性脑卒中风险与水果消费水平呈显著负相关。每日水果消费水平对出血性脑卒中的HR为0.69（95%CI：0.59～0.81），证明包含水果的饮食可能是出血性脑卒中的保护因素。

2.2.2.2　吸烟

WHO已将烟草依赖作为一种疾病列入国际疾病分类第10版（international classification of diseases，ICD-10），其本质是尼古丁依赖。目前研究证据显示，经常吸烟不仅可明显增加动脉硬化及高血压风险，而且是出血性脑卒中重要的独立危险因素。2021年GBD研究显示，吸烟是影响中国出血性脑卒中死亡的第三大危险因素，其归因死亡人数高达34.41万，占出血性脑卒中总死亡人数的24.33%。

一般认为吸烟是SAH的重要危险因素，且与动脉瘤性SAH患者的不良预后相关。然而在对动脉瘤人群的研究中，动脉瘤破裂而导致SAH的风险并不受吸烟影响，因此吸烟对SAH的作用可能与动脉瘤的形成有关。吸烟对ICH的影响尚不十分明确。中国2004—2015年一项分析成年人吸烟与不同心脑血管疾病发病风险关系的研究发现，吸烟对ICH的发病影响较小，其HR仅为1.07（95%CI：1.00～1.10）。与不吸烟相比，每天吸烟＜10支、10～20支和≥20支的受试者ICH发病率无显著区别，表明ICH的发生与吸烟量之间无明显关联。开始吸烟年龄＜20岁、20～25岁和≥25岁的受试者，发生ICH的HR分别是1.12（95%CI：1.03～1.22）、1.02（95%CI：0.94～1.11）和1.05（95%CI：0.97～1.14），提示在吸烟年龄＜20岁的人群中，吸烟是ICH的危险因素。

2.2.2.3　饮酒

一般认为，轻到中度饮酒与提高HDL-C水平、减少血小板聚集、降低纤维蛋白原浓度及增加胰岛素敏感性和葡萄糖代谢相关，而大量饮酒能够导致高血压、高凝状态、减少脑血流量及增加心房颤动风险，从而导致出血性脑卒中的发生。但最新的研究显示，不同于既往“适量饮酒可降低心脑血管疾病”的认知，酒精摄入量与ICH可能存在线性关系。在一项对中国51万余名成年人近10年的跟踪调查中，研究应用遗传流行病学方法，按照不同基因型分析，从16万人的随访数据和遗传学数据中得出，ICH发病风险随酒精摄入量的增加持续上升，提示适量饮酒并没有对ICH起到保护作用。

一项对我国2005—2018年各省份成年人饮酒行为及变化趋势的研究显示，我国各省份男性出血性脑卒中归因于饮酒的标化死亡率呈下降趋势，女性出血性脑卒中归因于饮酒的标化死亡率呈先上升后下降的趋势，全国的标化死亡率年变化率为-1.7%，但各省份变化趋势有所不同，除华北地区外，出血性脑卒中归因于饮酒的标化死亡率在我国大部分地区均呈下降趋势。

2.2.3　环境因素

2021年GBD研究显示，环境颗粒物污染已成为中国出血性脑卒中死亡的第二大危险因素，导致出血性脑卒中死亡34.41万例，占出血性脑卒中总死亡人数的24.33%。一项对华东地区人群进行8年的前瞻性队列研究显示，长期暴露于空气颗粒物污染与脑卒中之间存在显著关联，其中发生出血性脑卒中的风险高于缺血性脑卒中的风险。3年的平均$PM_{2.5}$浓度每增加10μg/m^3，可使发生出血性脑卒中的HR增加1.79（95%CI：1.36～2.34），而3年的平均PM_{10}浓度每增加10μg/m^3，可使发生出血性脑卒中的HR增加1.51（95%CI：1.28～1.79）。

2.2.4　其他因素

除以上的几个主要危险因素外，还有一些危险因素与出血性脑卒中的关系尚未得到广泛认可，如高脂血症、偏头痛、脑白质疏松、血液透析、肠道菌群、基因突变、雌激素、同型半胱氨酸、尿酸、胱氨酸蛋白酶抑制剂C等。这些因素可能也在出血性脑卒中的发生、发展中起到了重要的作用，是未来出血性脑卒中的研究方向之一。

2.3 临床表现及诊断

2.3.1 好发部位

高血压合并细小动脉硬化是导致ICH的首要原因，而HICH多发生于基底核的壳核及内囊区。四川大学华西医院的一项对2018—2019年557例HICH临床资料的回顾性分析显示（图1-2-8），HICH患者颅内出血部位主要以基底节区（32.0%）为主，其次是脑叶（18%）、脑干（15%）、丘脑（15%）、小脑（9%）、多发（8%）及脑室（3%）。其中脑叶出血则多为混合性。

颅内动脉瘤则是导致SAH的最主要原因，而动脉瘤多位于Willis环及其主要分支血管。一项纳入2006—2008年来自中国32个神经外科中心的2562例非创伤性SAH患者临床数据的评估显示，共有2085例（81.4%）SAH病例归因于颅内动脉瘤破裂，其中比较常见的有前交通动脉（anterior communicating artery，AComA）动脉瘤734例（30.1%），后交通动脉（posterior communicating artery，PComA）动脉瘤700例（28.7%）和大脑中动脉（middle cerebral artery，MCA）动脉瘤386例（15.9%）。

2.3.2 临床症状

多数自发性ICH患者发病迅速，但缺乏确切诱因，可于休息、睡眠等静止状态时发病，典型者于情绪波动或体力劳动时发病。首发症状通常为颅内高压表现，表现为头晕、头痛，甚至意识障碍，其次为神经功能缺损症状，包括肢体感觉运动功能障碍及言语障碍。

SAH的主要症状是严重的头痛，往往伴有恶心、呕吐、颈部疼痛、畏光和意识丧失。体格检查多可见视网膜出血，局部神经体征与破裂动脉瘤的位置有关（表1-2-1）。动眼神经麻痹可见于大多数SAH病例，系由高颅压引起。

表1-2-1 动脉瘤性SAH的局部神经体征

动脉瘤位置	局部神经体征
后交通动脉（PComA）动脉瘤	动眼神经（Ⅲ）麻痹
前交通动脉（AComA）动脉瘤	双下肢无力、意志缺乏症
大脑中动脉（MCA）动脉瘤	偏瘫、失语、视觉空间忽视

2.3.3 并发症

出血性脑卒中后的诸多并发症亦是造成患者高病死率、高疾病负担的重要原因。ICH的主要并发症包括肺部感染、脑疝、电解质紊乱、肾功能不全、心力衰竭、呼吸衰竭、静脉血栓、贫血、血小板减少症、继发性癫痫、颅内感染、消化道出血、尿路感染、应激性溃疡等，其中肺部感染是出血性脑卒中最常见的并发症。而再出血、脑血管痉挛和脑积水则是SAH的三大主要并发症。早期识别这些并发症的危险因素，可以有效减少出血性脑卒中后并发症的发生，改善患者预后。

2.3.3.1 肺部感染

肺部感染是ICH最常见的并发症，革兰阴性菌为其主要致病菌，严重的肺部感染可延长患者住院时间，提高病死率。一项纳入1333例急性ICH患者的研究显示，265例（19.88%）ICH患者合并脑卒中相关性肺炎（stroke associated pneumonia，SAP）。列线图预测模型显示，年龄（OR＝1.037）、男性（OR＝1.824）、多脑叶受累（OR＝1.851）、破入脑室（OR＝2.164）、吞咽困难（OR＝3.626）、意识障碍（OR＝2.113）和患侧的总肌力（OR＝0.930）是急性ICH后并发SAP的危险因素。

在一项对重症监护病房（intensive care unit，ICU）内351例动脉瘤性SAH患者住院期间情况的研究中，96例（27.4%）动脉瘤性SAH患者出现医院获得性肺炎。WFNS评分（OR＝1.677），中性粒细胞计数偏高（OR＝1.300），红细胞输注（OR＝3.035）和气管切开术的使

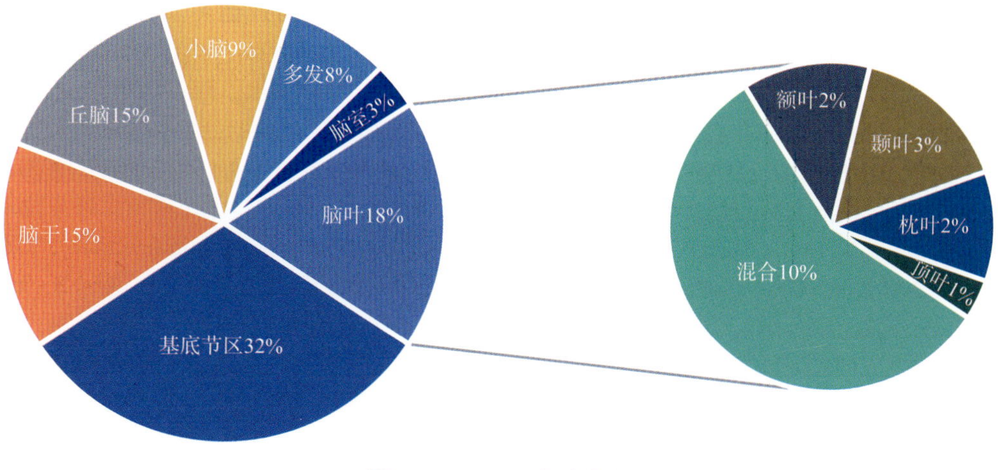

图1-2-8 HICH好发部位

用（OR＝7.645）是动脉瘤性SAH患者肺炎的4个独立危险因素。而一项纳入2015—2018年457例SAH患者的研究显示，男性（OR＝2.31）、吞咽障碍（OR＝6.06）及Barthel指数0～20分（OR＝15.58）是SAH患者发生肺炎的独立危险因素，但发生肺炎与院内死亡风险、住院天数和住院总费用增加无关。

2.3.3.2　高颅压

颅内压（intracranial pressure，ICP）是指颅腔内容物对颅腔壁所产生的压力，一般以ICP＞15mmHg为颅内高压的标准，而当ICP＞20mmHg时则认为存在神经外科的手术指征。

在一项对2014—2016年122例SAH患者的分析中，有54例（44.3%）出现高颅压（＞20mmHg），而在21例携带APOE ε4等位基因的患者中，则有14例（66.7%）出现高颅压。研究表明，APOE ε4等位基因可能是SAH并发高ICP的重要危险因素（OR＝4.780），而较高的Hunt-Hess分级则是另一个危险因素（OR＝3.742）。

2.3.3.3　脑积水

脑积水（hydrocephalus）是ICH后常见的并发症。研究显示，脑积水多发于ICH发生的3d内，其原因可能与脑内血肿引起的持续性铁超载和侵入性手术引起的脑内感染有关。而晚期脑积水的发生则可能与脑室炎、手术并发症、水肿引起的占位效应、复发性ICH或脑室纤维化有关。脑积水可显著增加ICH患者的病死率，影响长期临床预后。

一项对2010—2016年1342例ICH患者的回顾性研究显示，120例患者（8.9%）并发了脑积水，其危险因素存在明显的时间差异，在发病的前3d为幕下出血、破入脑室、脑内高出血量和血肿扩张；第4～13天为破入脑室；第14天后为破入脑室、开颅减压术和颅内感染。

2.3.3.4　下肢深静脉血栓形成

下肢深静脉血栓形成（deep vein thrombosis，DVT）是指静脉血液在下肢深静脉血管内的凝结，临床上常表现为一侧肢体的突然肿胀，伴有疼痛或沉重感。Virchow曾提出，静脉血流滞缓、静脉壁损伤和血液高凝状态是造成DVT的三大因素。出血性脑卒中患者长期卧床导致的静脉血流滞缓和血液高凝状态，是其发生下肢DVT的高危因素。

一项纳入了2018—2020年ICU内547例出血性脑卒中患者的研究显示，25.1%的患者存在下肢DVT，其中年龄（OR＝1.063）、镇静镇痛药物（OR＝5.115）、降温毯物理降温（OR＝34.991）、高血压病史（OR＝2.671）、血浆D-二聚体水平（OR＝7.026）是出血性脑卒中患者发生下肢DVT的危险因素。ICH-DVT评分是基于北京脑出血登记开发的风险评分量表，可能是预测ICH后院内DVT的有效工具。

2.3.3.5　癫痫发作

一项纳入2010—2020年1571例ICH患者的回顾性研究中，88例（5.6%）患者出现了ICH后晚期癫痫发作。多变量分析显示，Rad评分（OR＝1.52，95%CI：1.30～1.82）、皮质受累（OR＝3.35，95%CI：1.63～7.24）、NIHSS评分（OR＝1.08，95%CI：1.04～1.12）和早期癫痫发作（OR＝11.76，95%CI：5.05～27.41）都与ICH后晚期癫痫发作的发生显著相关。

一项2015年8月1日—2019年7月31日纳入CSCA项目的11 210例SAH患者的回顾性研究显示，228例（2.0%）出现了SAH继发性癫痫。多因素Logistic回归模型控制混杂因素后的结果显示，继发症状性癫痫患者院内死亡风险是无继发症状性癫痫患者的1.71倍（OR＝1.71，95%CI：0.96～3.05），缺血性脑卒中风险是4.21倍（OR＝4.21，95%CI：2.70～6.56），脑出血风险是3.87倍（OR＝3.87，95%CI：2.81～5.33），肺炎风险是2.96倍（OR＝2.96，95%CI：2.26～3.86）。因此，如何做好SAH后继发癫痫的预防，以及降低继发癫痫的发生率亟待关注。进一步的分析指出，年龄可能为SAH继发癫痫的保护性因素，年龄每增加5岁，继发癫痫的风险可降低8%（OR＝0.92，95%CI：0.87～0.97），而既往脑卒中/短暂性脑缺血发作（transient ischemic attack，TIA）史（OR＝1.61，95%CI：1.20～2.17）、颈动脉狭窄（OR＝3.17，95%CI：1.27～10.85）、心房颤动（OR＝2.64，95%CI：1.12～6.24）、脂代谢紊乱（OR＝1.79，95%CI：1.03～3.13）及脑室外分流术（OR＝2.30，95%CI：1.31～4.02）则可能是继发癫痫的危险因素。

2.3.3.6　消化道出血

消化道出血（gastrointestinal bleeding，GIB）为出血性脑卒中常见且严重的并发症之一，其临床表现可从轻症的便血、呕血，到重症的消化道穿孔、失血性休克，甚至危及生命。GIB的高发可能与出血性脑卒中起病急、病情进展迅速，引起强烈的应激性溃疡有关。研究表明，出血性脑卒中组并发GIB的风险是缺血性脑卒中组的3.34倍，病变位于丘脑组并发GIB的风险是病变位于其他部位组的3.34倍，提示出血性脑卒中较缺血性脑卒中更容易并发GIB。

一项对2019—2021年神经外科收治1232例ICH患者的回顾性研究显示，高心率-血压乘积（OR＝1.738，95%CI：1.056～2.861）、低格拉斯哥评分（OR＝1.943，95%CI：1.201～3.144）和尿激酶使用（OR＝2.109，95%CI：1.192～3.734）是GIB的独立危险因素，而质子泵抑制剂（proton pump inhibitors，PPI）的使用是GIB的保护因素（OR＝0.506，95%CI：0.318～0.806）。

2.3.3.7　急性肾损伤

急性肾损伤（acute kidney injury，AKI）是ICU中常见且严重的疾病之一，与出血性脑卒中患者住院时间的延长及不良预后的发生有密切联系。研究表明，出血性脑卒中可能通过肾交感神经系统的激活和抗利尿激素的释放，影响肾血流及肾小球滤过，并进一步导致机体的水钠失衡。

一项对2016—2020年ICU内337例ICH患者的回顾性研究显示，65例ICH患者（19.3%）并发了AKI。多因素回归分析显示，APACHE Ⅱ评分（OR＝1.846，95%CI：1.319～2.585）、糖尿病（OR＝3.609，95%CI：1.596～8.163）和甘露醇使用量（OR＝3.495，95%CI：1.910～3.395）是ICH后AKI的独立危险因素。

2.3.3.8 脑血管痉挛

脑血管痉挛（cerebrovascular spasm，CVS）是一种颅内动脉的收缩状态，按临床症状的有无分为无症状血管痉挛和症状性血管痉挛。无症状血管痉挛是指仅在血管造影时发现血管处于痉挛状态，而患者没有出现相应的神经功能缺损症状，经颅多普勒超声（transcranial Doppler，TCD）是常用检查脑血管狭窄的影像学方法，其定义为主要脑血管中的平均血流速度＞120cm/s，因此又称血管造影性血管痉挛，是较为常见的CVS类型。而症状性血管痉挛则是指患者出现了脑缺血带来的神经功能缺损症状，又称迟发性缺血性神经功能障碍。CVS是动脉瘤性SAH后最常见的神经系统并发症，目前研究推测其可能是血管壁的一种炎症反应，多发生于SAH后的第4～12天。

一项纳入了2021—2023年103名动脉瘤性SAH患者的研究表明，32例（31.1%）患者术后发生CVS。进一步多因素回归分析研究显示，年龄≥50岁（OR＝1.875，95%CI：1.109～3.149）、高Hunt-Hess分级（OR＝1.822，95%CI：1.163～2.905）、高改良Fisher分级（OR＝4.052，95%CI：1.822～9.658）是动脉瘤性SAH患者术后发生CVS的高危因素和独立危险因素，使用尼莫地平则是保护性因素（OR＝0.244，95%CI：0.061～1.124）。另一项对2019—2022年407名动脉瘤性SAH患者的回顾性研究显示，CVS是影响动脉瘤性SAH患者短期生存预后的重要危险因素（HR＝2.59，95%CI：1.58～4.25）。

2.4 治疗

出血性脑卒中的治疗原则包括安静卧床、降低ICP、调整血压、加强护理、防治再出血等并发症，以达到挽救生命，降低死亡率、残疾率和复发率的诊疗效果。内科治疗和外科治疗是其主要治疗方法，大多数患者均可以内科治疗为主，而病情危重或发现有继发原因，且有手术适应证者，则应当给予外科治疗。

2.4.1 脑卒中单元

脑卒中单元（stroke unit，SU）模式的应用也对出血性脑卒中患者的治疗及康复效果有着重要意义。一项纳入131例急性ICH患者的临床研究显示，SU病房组出院时NIHSS评分（4.3±3.5）明显低于普通病房组（7.9±5.0），且前者住院期间的肺部感染率、尿路感染率、病死率均低于后者，一定程度上减少了人均住院费用，缩短了平均住院时间（表1-2-2），因此SU模式下的治疗更有利于脑出血患者的恢复。

2.4.2 内科治疗

ICH患者在发病后的最初几天病情多不稳定，宜卧床休息2～4周，予以监测生命体征及神经功能变化。

2.4.2.1 血压管理

对于收缩压超过150mmHg、无急性降压治疗禁忌证的ICH患者，在出血性脑卒中急性期将收缩压降至140mmHg是安全的，并且很可能改善患者的功能预后，减少血肿扩大或有减少血肿扩大的趋势。目前急性脑出血的强化降压系列试验（intensive blood pressure reduction in acute intracerebral hemorrhage trials，INTERACT）显示，ICH患者在发病6h内启动强化降压方案（收缩压＜140mmHg）相对于标准降压方案（收缩压＜180mmHg），尤其是在发病2h内超早期启动强化降压，能减少血肿体积增长，并在一定程度上改善功能预后，而不增加肾功能损害、缺血性脑血管病等不良事件。非急性期血压管理也是预防出血性卒中再发的重要措施。

表1-2-2 SU病房组与普通病房组ICH患者的疗效观察及治疗费用比较

	SU病房组	普通病房组	t值	χ^2值
出院时NIHSS评分	4.3±3.5	7.9±5.0	-3.211	-
出院时ADL Barthel指数评分	85.9±29.6	67.1±37.1	3.194	-
肺部感染率	8.06%	15.94%	-	3.901
尿路感染率	6.45%	11.59%	-	4.138
病死率	4.84%	7.25%	-	4.351
人均住院费用（元）	17 506.9±954.1	21 096.5±923.5	-20.786	-
平均住院时间（d）	20.5±7.0	31.4±8.1	-8.196	-

2.4.2.2　止血治疗

对ICH患者应用止血药物可能会引起血栓栓塞事件，因此止血治疗应针对患者的一般情况、病因等加以个体化。对于凝血功能正常的患者，常规应用止血药物对其预后的影响尚不明确，而对于合并有冠心病、心房颤动、既往栓塞史等具有较高血栓形成倾向的患者，则不推荐应用止血药物。

重组活化的第Ⅶ凝血因子（rFⅦa）是外源性凝血途径的重要成分之一，可与暴露的组织因子（FⅢ）相结合，增强局部止血效果，rFⅦa的半衰期很短，可以快速定位至出血部位发挥止血作用。一项2013—2014年对80例ICH的研究显示，rFⅦa组的预后明显优于对照组，治疗总有效率达到92.5%，高于对照组的72.5%，提示脑出血患者发病早期采用rFⅦa止血有助于抑制血肿增大，提高临床疗效，全面改善神经功能及日常生活活动能力。然而，此研究样本量过小，rFⅦa对ICH预后的真实影响还有赖于今后的大样本研究，目前暂不推荐ICH患者早期使用rFⅦa。

氨甲环酸（tranexamic acid，TXA）在ICH早期有助于限制血肿体积扩大和降低病死率，但长期获益尚不确定。一项在2015—2020年招募了171例ICH患者的随机对照试验研究显示，尽管TXA组24h内血肿增大（6.6±16.5）ml，低于安慰剂组的（7.6±15.6）ml，但在24h血肿扩大、90d高mRS评分及90d内死亡率的对比上，两组的差异并没有明显的统计学意义。STOP-MSU是一项随机双盲Ⅱ期国际临床研究，将201名ICH患者随机分配接受静脉注射TXA或安慰剂治疗，结果显示，TXA并不能减少血肿增长（OR＝1.31，95%CI：0.72～0.40），对90d死亡率也没有影响（OR＝1.61，95%CI：0.65～3.98）。

2.4.2.3　预防和治疗CVS

SAH的药物治疗旨在预防CVS及症状性脑缺血。以尼莫地平（nimodipine）为代表的二氢吡啶类钙离子通道拮抗剂（dihydropyridine calcium channel blocker，DHP-CCB），可以通过血脑屏障并引起血管平滑肌舒张，从而预防SAH后CVS及继发脑缺血的风险。以扩容、血液稀释、升高血压为主的“3H”疗法，可有效提高收缩压及脑内灌注压，增加心排血量并降低血液黏度，从而降低血管痉挛引起的脑缺血损害，是治疗脑血管痉挛的首选措施。

2.4.2.4　其他治疗

对于合并高颅压的患者，可使用甘露醇等脱水、降颅压治疗。依达拉奉可能改善患者神经功能，中药制剂在ICH方面的作用较复杂且尚缺乏定性研究，以上两者的临床作用有待更多高质量临床试验进一步证实。部分ICH由脑血管结构异常引起，应根据挽救患者生命和治疗原发病因的相对风险和获益对治疗策略进行权衡。

2.4.3　ICH的外科治疗

外科治疗清除血肿，能够减轻血肿占位压迫，改善局部血液循环，同时较好地预防血肿分解可能产生的氧自由基等容易损害神经的有毒物质。外科治疗ICH主要适应证如下：①小脑幕下出血量＞10ml，血肿直径＞3cm；②中青年患者且GCS≥6分；③患者神经系统症状呈进行性加重、颅内压进行性升高、小脑幕上血肿量30～80ml；④壳核出血≥30ml、丘脑出血≥15ml或合并较为严重的脑积水。手术禁忌证则主要是深度昏迷、呼吸不规则、心搏骤停及极度虚弱等濒死状态。

2.4.3.1　开颅血肿清除术

开颅血肿清除术（craniotomy evacuation of hematoma）可在直视条件下快速清除血肿、缓解颅内高压、解除机械压迫，是ICH主要的传统治疗方式之一。一般认为对出血表浅，出血量大，中线移位＞10mm，脑池受压、脑疝形成者，可开展开颅血肿清除术。但鉴于其手术时间长，患者创伤大，术后并发症多，现逐渐被小骨窗血肿清除术、微创手术等新型疗法取代。

2.4.3.2　小骨窗血肿清除术

小骨窗血肿清除术是传统开颅手术的改进，通过2.5～3.5cm的较小骨窗减少术中损伤、缩短手术时间，是治疗脑出血的主要外科手段之一。临床研究表明，该术式有效率高于常规开颅手术，患者术后恢复快、住院时间短，且并发症和致残率较低。但小骨窗的视野较小，对深部血肿的清除能力有限，依赖显微镜操作，是该手术的主要局限性。

2.4.3.3　立体定向穿刺引流术

立体定向穿刺引流术是一种最微创的脑出血手术，使用计算机技术将患者术前头颅影像资料与术中实时定位结合起来，能动态显示手术部位与病灶的三维关系，实时为神经外科医师提供动态导航信息，有利于及时评估与调整手术，从而极大降低手术损伤及并发症。手术操作简单、时间短，可在局部麻醉下进行。其优点包括创伤小、易于操作，但也存在盲穿操作的准确度较低、再出血率高、血肿清除率低、残余血肿毒性大等局限。尤其对于大血肿和脑疝患者，其降压效果不佳，因此更适用于少量、稳定血肿的治疗。通过机器人辅助技术的应用可能进一步提升立体定向手术疗效，并降低治疗成本。

2.4.3.4　神经内镜血肿清除术

神经内镜血肿清除术作为微创神经外科的重要技术，具有术中可视、手术可控、安全性高、创伤小、术后恢复快等优势。该技术提供了优异的手术视野和较高的血肿清除率，有效减少再出血和术后并发症，适用于多种类型的血肿。但其微创程度不及立体定向穿刺引流，尤其在快速减压方面存在劣势。此外，内镜操作需要较高技术水平，手术空间有限，骨窗减压效果不如开颅术。因此，神经内镜血肿清除术在伴有脑疝的大量血肿治疗中仍存争议。

2.4.3.5　脑室穿刺引流术

脑室穿刺引流术主要用于治疗原发性或继发性脑室出血，具有手术时间短、操作简单、能有效降低颅内压并持续引流血肿的特点。然而，由于引流管易堵塞，单纯脑室外引流效果可能不佳，通常需要联合使用重组组织型纤溶酶原激活剂（recombinat tissue plasminogen activator，rt-PA）、降纤、Ommaya球囊或神经内镜以提高引流效率。在机器人引导脑室分区下进行穿刺引流术，是一种较安全有效的重型脑室内出血手术方式。

2.4.4　SAH的外科治疗

SAH的外科治疗主要是对动脉瘤的治疗，包括开颅夹闭术及血管内介入栓塞术。外科夹闭术（surgical clipping）是指开颅后将小金属夹放置在颅内动脉瘤颈部或基底区进而阻断血流，现已逐渐被血管内栓塞术取代。血管内治疗是指从动脉系统内而非外科暴露治疗颅内动脉瘤的方法，包括球囊辅助栓塞术、支架辅助栓塞（stent-assisted coiling，SAC）及血流导向装置（flow diversion，FD）等，拥有较传统外科夹闭术更安全、更易耐受的特点，是目前临床上常用的SAH治疗方法。一项纳入了2016—2017年的66例动脉瘤性SAH患者的研究显示，相比开颅夹闭术，对高分级动脉瘤性SAH采取血管内介入栓塞治疗可以缩短住院时间（19.52d±5.41d vs.25.71d±6.54d），并减少CVS、颅内感染等并发症。

2.4.5　康复治疗

规范化康复治疗是一种集合了辅助运动、助力运动、主动运动、负重运动、牵张方法、医疗体操训练、悬挂训练、日常生活能力训练及一些其他康复内容的新型康复治疗方法。2020—2022年，一项纳入84例立体定向个体化术后脑干ICH患者的随机对照研究显示，早期康复训练可改善脑干出血患者运动、神经功能及日常生活能力，提高康复效果，调节脑血流动力学和神经因子水平，降低并发症发生率。

2.5　住院管理

2.5.1　关键绩效指标

国家指南利用中国卒中中心联盟2019年数据，纳入来自全国1337家医院的29 028例出血性卒中患者（ICH 26 026例和SAH 3002例），分析了出血性卒中的关键绩效指标。该项研究得出，ICH和SAH的综合得分分别为0.69分±0.27分和0.60分±0.31分，复合指标完全执行率分别为29.1%（28.5%～29.6%）和23.7%（22.2%～25.2%）。根据医院治疗监测系统对2019年的手术/操作治疗数据进行的分析结果显示，ICH最常采用的两个手术/操作治疗方法是颅内血肿清除术和钻孔引流术，而SAH最常采用的两个预防措施是颅内动脉瘤栓塞术和颅内动脉支架置入（辅助线圈栓塞）术，最常采用的手术/操作治疗方法是颅内动脉瘤夹闭术（表1-2-3）。

表1-2-3　出血性脑卒中的常用预防措施/手术/操作治疗方法

手术/操作治疗方法	三级公立医院	二级公立医院/私立医院
ICH		
颅内血肿清除术	50 191例，10.3%	17 539例，5.2%
钻孔引流术	22 007例，4.5%	9812例，2.9%
SAH		
颅内动脉瘤栓塞术	19 386例，18.1%	1394例，3.5%
颅内动脉支架置入术（辅助线圈栓塞）	5845例，5.5%	408例，1.0%
颅内动脉瘤夹闭术	5171例，4.8%	528例，1.3%

2.5.2　住院结局

研究显示，约74.7%的出血性脑卒中住院患者按计划出院；19.6%的患者非计划出院，包括未遵医嘱出院或住院期间死亡。按出血性脑卒中类型分析，SAH患者虽然比ICH有更短的住院时间，但却有着更高的花费。按患者就诊的医院类型分析，二级公立医院/私立医院比三级公立医院有更高的转院率，提示二级公立医院/私立医院收治的患者多为病情较轻者，因此也有更低的住院期间死亡率、更短的住院时间和更少的花费。按性别分析，与男性出血性脑卒中患者相比，女性出血性脑卒中患者中ICH患者的花费较低，但SAH患者的花费较高（表1-2-4、表1-2-5）。

2.6　指南与共识

见表1-2-6。

表 1-2-4　2019 年医院质量监测系统中 ICH 患者住院结局

项目	三级公立医院			二级公立医院/私立医院		
	合计 485 474（100%）	男性 310 726（64.0%）	女性 174 748（36.0%）	合计 336 929（100%）	男性 204 501（60.7%）	女性 132 428（39.3%）
院内结局［例（%）］						
出院	356 604（73.5）	226 510（72.9）	130 094（74.4）	249 299（74.0）	149 596（73.2）	99 703（75.3）
转院	14 290（2.9）	9322（3.0）	4968（2.8）	13 428（4.0）	8584（4.2）	4844（3.7）
非医嘱离院/死亡	99 332（20.5）	65 162（21.0）	34 170（19.5）	60 997（18.1）	38 241（18.7）	22 756（17.2）
非医嘱离院	75 590（15.6）	48 630（15.7）	26 960（15.4）	50 114（14.9）	30 848（15.1）	19 266（14.5）
死亡	23 742（4.9）	16 532（5.3）	7210（4.1）	10 883（3.2）	7393（3.6）	3490（2.6）
不详	15 248（3.1）	9732（3.1）	5516（3.2）	13 205（3.9）	8080（4.0）	5125（3.9）
住院时长（d）						
均数 ± 标准差	17.5±16.4	17.5±16.8	17.4±15.9	15.5±15.6	15.4±15.9	15.6±15.2
中位数（四分位数间距）	14.0（8.0 ~ 22.0）	14.0（7.0 ~ 22.0）	14.0（8.0 ~ 22.0）	13.0（5.0 ~ 20.0）	13.0（5.0 ~ 20.0）	13.0（6.0 ~ 21.0）
总费用（元）						
均数 ± 标准差	36 652.3±48 513.0	37 848.8±50 590.1	34 524.7±44 502.2	20 371.2±28 466.3	20 823.1±29 739.2	19 673.3±26 365.1
中位数（四分位数间距）	19 122.2（9696.2 ~ 43 587.4）	19 323.9（9710.6 ~ 45 152.3）	18 791.3（9668.3 ~ 40 982.8）	11 120.3（5676.1 ~ 22 804.7）	11 035.6（5616.7 ~ 23 030.0）	11 254.6（5778.0 ~ 22 448.9）
自付费用（元）						
均数 ± 标准差	12 079.1±26 096.0	12 501.2±27 373.4	11 328.6±23 636.3	6 179.3±14 168.5	6 326.7±14 867.9	5 951.7±13 011.8
中位数（四分位数间距）	3019.5（0.0 ~ 12 563.3）	2996.7（0.0 ~ 12 741.5）	3062.2（0.0 ~ 12 256.0）	1658.8（0.0 ~ 6 285.0）	1627.0（0.0 ~ 6 242.5）	1708.2（0.0 ~ 6 352.8）

表 1-2-5 2019 年医院质量监测系统中 SAH 患者住院结局

项目	三级公立医院			二级公立医院/私立医院		
	合计 106 819 （100%）	男性 44 387 （41.6%）	女性 62 432 （58.4%）	合计 40 094 （100%）	男性 17 352 （43.3%）	女性 22 742 （56.7%）
院内结局［例（%）］						
出院	77 624（72.7）	32 362（72.9）	45 262（72.5）	26 190（65.3）	11 544（66.5）	14 646（64.4）
转院	3971（3.7）	1581（3.6）	2390（3.8）	4489（11.2）	1845（10.6）	2644（11.6）
非医嘱离院/死亡	22 048（20.6）	9156（20.6）	12 892（20.6）	7739（19.3）	3251（18.7）	4488（19.7）
非医嘱离院	17 407（16.3）	7074（15.9）	10 333（16.6）	6413（16.0）	2699（15.6）	3714（16.3）
死亡	4641（4.3）	2082（4.7）	2559（4.1）	1326（3.3）	552（3.2）	774（3.4）
不详	3176（3.0）	1288（2.9）	1888（3.0）	1676（4.2）	712（4.1）	964（4.2）
住院时长（d）						
均数 ± 标准差	14.6±14.4	14.4±14.6	14.7±14.3	10.4±13.3	10.2±13.1	10.5±13.5
中位数（四分位数间距）	12.0（5.0 ~ 19.0）	12.0（5.0 ~ 19.0）	13.0（5.0 ~ 19.0）	6.0（1.0 ~ 15.0）	6.0（1.0 ~ 14.0）	6.0（1.0 ~ 15.0）
总费用（元）						
均数 ± 标准差	78 998.2±81 242.7	73 346.2±80 164.6	83 016.7±81 763.9	24 683.3±46 632.7	21 695.9±42 147.5	26 962.8±49 664.0
中位数（四分位数间距）	51 899.40（13 010.9 ~ 127 093.1）	39 720.70（11 888.2 ~ 117 721.6）	61 200.40（14 010.4 ~ 132 907.4）	7519.2（3160.0 ~ 19 133.3）	7033.9（3088.6 ~ 16 967.7）	7950.2（3237.6 ~ 20 942.3）
自付费用（元）						
均数 ± 标准差	29 652.0±5 1436.1	27 964.3±50 089.7	30 851.9±52 339.6	7705.3±22 112.1	7036.4±20 174.1	8215.7±23 471.2
中位数（四分位数间距）	5171.4（0.0 ~ 38 718.7）	4891.8（0.0 ~ 34 564.3）	5410.0（0.0 ~ 41 738.6）	1162.1（0.0 ~ 5 049.1）	1182.1（0.0 ~ 4 881.1）	1150.1（0.0 ~ 5 222.9）

表 1-2-6　出血性脑卒中指南及专家共识

年份	名称
2023	中国脑血管病临床管理指南（第2版）（节选）——第6章蛛网膜下腔出血临床管理推荐意见
2023	中国脑血管病临床管理指南（第2版）（节选）——第5章脑出血临床管理
2022	原发性脑干出血诊治中国神经外科专家共识
2021	自发性大容积脑出血监测与治疗——中国专家共识
2021	出凝血功能障碍相关性脑出血中国多学科诊治指南
2020	高血压性脑出血中国多学科诊治指南
2020	2020神经内镜下高血压性脑出血手术治疗中国专家共识

参 考 文 献

[1] Tu W J，Zhao Z P，Yin P，et al. Estimated burden of stroke in China in 2020. JAMA Netw Open，2023，6（3）：e231455.

[2] Ru X，Wang W，Sun H，et al. Geographical difference，rural-urban transition and trend in stroke prevalence in China：findings from a national epidemiological survey of stroke in China. Sci Rep，2019，9（1）：17330.

[3] 吴琼，王晨冉，赵燕，等. 1990—2019年中国卒中危险因素的归因负担及变化趋势［J］. 中华疾病控制杂志，2022，26（1）：28-33，79.

[4] 王陇德.《中国脑卒中防治报告2021》概要. 中国脑血管病杂志，2023，20（11）：783-792.

[5] Yuan Y，Chen J，Zhang Y，et al. Exploration of risk factors for poor prognosis of non-traumatic non-aneurysmal subarachnoid hemorrhage. Biomolecules，2022，12（7）：948.

[6] Bragg F，Li L，Yang L，et al. Risks and population burden of cardiovascular diseases associated with diabetes in China：a prospective study of 0.5 million adults. PLoS Med，2016，13（7）：e1002026.

[7] Wang J G，Zhang W，LI Y，et al. Hypertension in China：epidemiology and treatment initiatives. Nat Rev Cardiol，2023，20（8）：531-545.

[8] 朱姝，刘亭亭，余凯，等. 中国北方城乡居民脑出血危险因素分析. 中国神经精神疾病杂志，2019，45（7）：407-411.

[9] Du H，Li L，Bennett D，et al. Fresh fruit consumption and major cardiovascular disease in China. N Engl J Med，2016，374（14）：1332-1343.

[10] 范丹洁，韩斌，冯善刚，等. 动脉瘤性蛛网膜下腔出血患者短期生存预后的影响因素分析. 中华神经外科杂志，2024，40（5）：500-504.

[11] Ma J，Zheng Y，Li P，et al. Risk factors for the rupture of intracranial aneurysms：a systematic review and meta-analysis. Front Neurol，2023，14：1268438.

[12] 申倩，祝楠波，余灿清，等. 中国成年人吸烟与心血管疾病发病风险的关联及其性别差异分析. 中华流行病学杂志，2018，39（1）：8-15.

[13] Millwood I Y，Walters R G，Mei X W，et al. Conventional and genetic evidence on alcohol and vascular disease aetiology：a prospective study of 500 000 men and women in China. Lancet，2019，393（10183）：1831-1842.

[14] 房玥晖，何宇纳，连怡遥，等. 中国出血性卒中和高血压性心脏病归因于饮酒的疾病负担研究. 中华流行病学杂志，2023，44（3）：393-400.

[15] Yang L，Wang M，Xuan C，et al. Long-term exposure to particulate matter pollution and incidence of ischemic and hemorrhagic stroke：A prospective cohort study in Eastern China. Environ Pollut，2024，358：124446.

[16] 侯尚妍，黄渝茹，杨高明，等. 557例高血压脑出血流行病学特征及临床诊疗分析. 中国继续医学教育，2021，13（32）：154-158.

[17] Song J P，Ni W，Gu Y X，et al. Epidemiological features of nontraumatic spontaneous subarachnoid hemorrhage in China：A nationwide hospital-based multicenter study. Chin Med J（Engl），2017，130（7）：776-781.

[18] 孟艳举，王路，王献清，等. 青年自发性脑出血的病因及临床特点分析. 中华神经外科疾病研究杂志，2016，15（6）：490-492.

[19] Wang Y，Chen Y，Chen R，et al. Development and validation of a nomogram model for prediction of stroke-associated pneumonia associated with intracerebral hemorrhage. BMC Geriatr，2023，23（1）：633.

[20] Wang R，Zhang J，He M，et al. A novel risk score for predicting hospital acquired pneumonia in aneurysmal subarachnoid hemorrhage patients. Int Immunopharmacol，2022，108：108845.

[21] 邓永梅，李子孝，苗亚杰，等. 蛛网膜下腔出血相关性肺炎发生的危险因素分析及对住院结局的影响. 中国卒中杂志，2020，15（6）：626-630.

[22] Peng J H，Qin X H，Pang J W，et al. Apolipoprotein

E ε4: A possible risk factor of intracranial pressure and white matter perfusion in good-grade aneurysmal subarachnoid hemorrhage patients at early stage. Front Neurol, 2017, 8: 150.
[23] Hu R, Zhang C, Xia J, et al. Long-term outcomes and risk factors related to hydrocephalus after intracerebral hemorrhage. Transl Stroke Res, 2021, 12 (1): 31-38.
[24] 陈慧娇，孙晓红，张喆，等. 出血性卒中患者下肢深静脉血栓形成风险预测模型的构建与验证. 中华神经外科杂志，2021，37（3）：255-259.
[25] Ji R, Wang L, Liu X, et al. A novel risk score to predict deep vein thrombosis after spontaneous intracerebral hemorrhage. Front Neurol, 2022, 13: 930500.
[26] Lin R, Lin J, Xu Y, et al. Development and validation of a novel radiomics-clinical model for predicting post-stroke epilepsy after first-ever intracerebral haemorrhage. Eur Radiol, 2023, 33 (7): 4526-4536.
[27] 谷鸿秋，杨昕，王春娟，等. 蛛网膜下腔出血继发症状性癫痫的发生率、危险因素及院内结局：来自中国卒中联盟登记数据库的分析. 中国卒中杂志，2020，15（6）：620-625.
[28] 李朝晖，谭诚，时景伟. 脑血管疾病患者并发消化道出血的危险因素的Meta分析 [J]. 中华实验外科杂志，2019，36（3）：568-570.
[29] Gu Q, Zhu C, Huang J. Risk factors for gastrointestinal bleeding in patients with intracerebral hemorrhage: A propensity score matching analysis. J Clin Neurosci, 2024, 127: 110772.
[30] Dai H, Ding F, MA J, et al. Risk factors for acute kidney injury after intracranial hemorrhage. Neuro Endocrinol Lett, 2022, 43 (5): 257-264.
[31] Bender M, Richter E, Schwarm F P, et al. Transcranial Doppler sonography defined vasospasm, ischemic brain lesions, and delayed ischemic neurological deficit in younger and elderly patients after aneurysmal subarachnoid hemorrhage. World Neurosurg, 2020, 138: e718-e724.
[32] 王林茹，李正伟，王璐. 动脉瘤性蛛网膜下腔出血患者术后发生脑血管痉挛的危险因素分析. 临床医学，2024，44（1）：42-45.
[33] 程忻，仲伟逸，董漪，等. 中国脑血管病临床管理指南（第2版）（节选）——第6章蛛网膜下腔出血临床管理推荐意见. 中国卒中杂志，2023，18（9）：1024-1029.
[34] 张谦，冀瑞俊，赵萌，等. 中国脑血管病临床管理指南（第2版）（节选）——第5章脑出血临床管理. 中国卒中杂志，2023，18（9）：1014-1023.
[35] 王志敏，王雷，徐程华. 卒中单元超早期康复治疗对急性脑出血患者的疗效观察及治疗费用评价. 中华老年医学杂志，2009（11）：908-911.
[36] Pan C, Hu Y, Liu N, et al. Aggressive blood pressure lowing therapy in patients with acute intracerebral hemorrhage is safe: A systematic review and meta-analysis. Chin Med J (Engl), 2015, 128 (18): 2524-2529.
[37] Li G, Lin Y, Yang J, et al. Intensive ambulance-delivered blood-pressure reduction in hyperacute stroke. N Engl J Med, 2024, 390 (20): 1862-1872.
[38] Anderson C S, Heeley E, Huang Y, et al. Rapid blood-pressure lowering in patients with acute intracerebral hemorrhage. N Engl J Med, 2013, 368 (25): 2355-2365.
[39] 刘正清，郭立丽. 重组活化凝血因子Ⅶ对脑出血的疗效. 中国实用神经疾病杂志，2015，18（1）：11-13.
[40] Liu J, Nie X, Gu H, et al. Tranexamic acid for acute intracerebral haemorrhage growth based on imaging assessment (TRAIGE): a multicentre, randomised, placebo-controlled trial. Stroke Vasc Neurol, 2021, 6 (2): 160-169.
[41] Yassi N, Zhao H, Churilov L, et al. Tranexamic acid versus placebo in individuals with intracerebral haemorrhage treated within 2 h of symptom onset (STOP-MSU): an international, double-blind, randomised, phase 2 trial. Lancet Neurol, 2024, 23 (6): 577-587.
[42] 林振飞，陈世洁. 立体定向穿刺引流术治疗基底节区脑出血的价值探究. 中华神经创伤外科电子杂志，2022，8（1）：34-38.
[43] 谭可，李锦平，彭玉涛，等. 机器人辅助立体定向血肿引流术治疗自发性脑出血疗效及卫生经济学评价. 中华脑科疾病与康复杂志（电子版），2023，13（4）：205-214.
[44] 孙向，刘永生，郭士琨，等. 传统开颅血肿清除术和神经内镜血肿清除术对高血压性基底节脑出血的术后炎症、神经功能以及治疗效果影响. 中华实验外科杂志，2024，41（8）：1844-1847.
[45] 刘志，林斌斌，倪永丰. 脑出血神经内镜血肿清除术患者预后的多因素分析. 中华保健医学杂志，2023，25（6）：634-637.
[46] 廖长品，李忠华，李廷阳，等. 机器人引导脑室分区穿刺引流术治疗重型脑室内出血研究. 中华神经医学杂志，2023，22（8）：786-793.
[47] 陈永军. 动脉瘤介入栓塞术与颅内动脉瘤夹闭术治疗高分级动脉瘤性蛛网膜下腔出血的效果比较. 中华肿瘤防治杂志，2018，25（S1）：14-15，7.
[48] 张圆，王晓琪，刘楠，等. 研究规范化康复治疗在脑出血后遗症患者对其语言、肢体能力的治疗作用价值. 世界复合医学，2020，6（5）：3.
[49] Wang Y J, Li Z X, Gu H Q, et al. China stroke statistics: an update on the 2019 report from the National Center for Healthcare Quality Management in Neurological

Diseases, China National Clinical Research Center for Neurological Diseases, the Chinese Stroke Association, National Center for Chronic and Non-communicable Disease Control and Prevention, Chinese Center for Disease Control and Prevention and Institute for Global Neuroscience and Stroke Collaborations. Stroke Vasc Neurol, 2022, 7 (5): 415-450.

三、脑静脉血栓形成

脑静脉血栓形成（cerebral venous thrombosis, CVT）是指由各种病因引起的颅内静脉或静脉窦血栓形成，使血液回流受阻或脑脊液循环障碍，导致颅内高压和局灶性脑损害的一类脑血管病，是一种少见的卒中类型，占所有卒中的0.5%～1%，常见于年轻个体，女性多见。目前，国内缺少相关流行病学数据。导致CVT的危险因素复杂多样，且CVT的临床表现缺乏特异性，易漏诊及误诊，需引起临床医师的关注。影像学检查是确诊的主要手段，抗凝治疗是目前首选的治疗方案。

3.1 流行病学

CVT在各年龄组均可发病，但多见于20～40岁的年轻患者，女性较男性多见。对我国1998—2006年文献报道的461例CVT患者进行的回顾性分析显示，发病年龄集中分布在20～40岁，占总发病人群的68.9%，平均发病年龄为35岁，男女比例为1∶1.43。一项正在进行的中国人群颅内静脉血栓登记研究，将有望弥补我国CVT流行病学数据的空白。

3.2 可干预危险因素

与脑动脉系统血栓栓塞性疾病不同，CVT发病年龄通常较轻，一般无高血压、糖尿病、心脏病或高脂血症等传统脑血管病的危险因素。目前认为，CVT与Virchow三要素有关，即血流淤滞、血管壁的变化及血液组成的变化。目前研究发现，85%以上的CVT患者存在一种或多种危险因素。除Ⅴ因子Leiden突变、凝血酶G20210A突变、遗传性抗凝血酶Ⅲ缺乏、原发性蛋白C或蛋白S缺乏等先天性疾病之外，感染、脱水、高同型半胱氨酸血症、肾病综合征、抗磷脂综合征、性激素变化、肿瘤、血液系统疾病、自身免疫性疾病、机械刺激等危险因素也与CVT相关，但仍有少量患者原因不明。

3.2.1 感染

抗生素问世之后，感染性CVT的发生率明显下降，但有研究显示感染仍是CVT发生最常见的危险因素。感染性因素可因感染的来源不同，从而引起不同部位的静脉窦血栓。

3.2.2 脱水

脱水是CVT常见的危险因素，多见于婴幼儿，可能与摄水不足，以及腹泻、呕吐所致的液体、电解质紊乱有关。另外，长时间、过量应用脱水药如甘露醇会引起血容量减少、血液浓缩，进而导致颅内静脉的血流缓慢和血管内皮损伤，促使血栓形成。但有研究指出脱水相关标志物比如尿比重、渗透压等与CVT之间无任何相关性。

3.2.3 抗磷脂综合征

抗磷脂综合征（antiphospholipid syndrome, APS）占CVT病例的6%～17%，可表现为反复动脉和静脉血栓形成、自发性流产和血小板减少，伴抗磷脂抗体（antiphospholipid antibodies, APL）阳性。APS相关CVT的机制尚不完全清楚，但推测APL通过激活内皮细胞、血小板和单核细胞来促进CVT形成。此外，抗β_2GP-1抗体和补体激活也在其中发挥重要作用。

3.2.4 性激素变化

3.2.4.1 妊娠及产褥期

非感染性CVT患者中女性大多与妊娠相关因素有关。妊娠相关CVT患者较正常孕妇合并高凝状态及贫血的比例更高，更易首发出现较严重的临床症状，多发生于产褥期，以上矢状窦血栓多见，严重危及妊娠妇女及胎儿生命。妊娠高血压、合并有脑出血、首发症状为癫痫是妊娠合并CVT患者预后不良的独立危险因素。妊娠期间感染、行剖宫产等因素可能会增加妊娠相关CVT的发病风险。

3.2.4.2 其他引起性激素变化的情况

口服避孕药、卵巢过度刺激综合征（ovarian hyperstimulation syndrome, OHSS）、多囊卵巢综合征等也可通过影响性激素水平导致血液高凝状态或增加血液黏稠度等机制引起血栓形成。

3.2.5 高同型半胱氨酸血症

高同型半胱氨酸血症是一种同型半胱氨酸代谢过程中相关基因突变［如亚甲基四氢叶酸还原酶C677T（MTHFR C677T）］或维生素（如叶酸、维生素B_{12}、维生素B_6）摄入不足所致血浆中同型半胱氨酸浓度升高的疾病。高同型半胱氨酸血症是男性的首要非感染性危险因素，伴有高同型半胱氨酸血症的CVT患者预后不良。

3.2.6 恶性肿瘤

CVT已被报道与各种类型的肿瘤相关，包括颅内肿瘤和实体瘤等，其或可通过机械压迫、阻塞脑静脉回流，或可通过导致血液高凝状态而引起CVT。

3.2.7 其他因素

除以上因素外，自身免疫性疾病活动期（如白塞病、系统性红斑狼疮、炎症性肠病）、血液系统疾病（如缺铁性贫血、免疫性血小板减少症等）、肾病综合征、机械刺激（如颅脑外伤、神经外科手术等）、自发性低颅压、药物使用（如门冬酰胺酶、糖皮质激素）等也被报道与CVT相关。

3.3 临床表现

脑静脉血栓累及范围、侧支循环差异、继发性脑损害程度等因素导致其临床表现复杂多样，可从无临床症状到病情危重，甚至死亡。头痛是CVT患者最常见的临床表现，主要是亚急性发作和弥漫性疼痛，高血压、意识障碍、颅内出血和脑梗死与临床预后不良相关。根据神经功能障碍的机制，CVT的临床表现通常分为两大类：①静脉回流障碍及脑脊液吸收减少引起的颅内高压和其他全脑损害；②静脉性梗死或出血引起的局灶性脑损害。CVT可为急性、亚急性或慢性起病，约80%的CVT病例为急性至亚急性发作。

3.3.1 不同部位CVT的临床表现

3.3.1.1 静脉窦血栓形成

静脉窦血栓多发生于上矢状窦和横窦，约2/3的患者血栓累及多条脑静脉或静脉窦。上矢状窦受累早期表现为颅内压增高症状，如累及皮质静脉，可表现为癫痫或神经功能缺损症状。横窦及乙状窦血栓形成主要表现为颅内压增高症状。直窦血栓常表现为无感染征象的高热、头痛、癫痫，可迅速丧失意识、脑疝甚至死亡。大脑实质病变位置与相应静脉窦血栓形成相关，额叶、颞叶病变以上矢状窦及横窦血栓形成多见，颞叶和小脑病变以乙状窦血栓形成多见，基底节区和丘脑病变以直窦血栓形成多见，见表1-3-1。

脑深静脉血栓形成发病率低，约占脑静脉系统血栓形成的10%。脑深静脉血栓形成以大脑内静脉和大脑大静脉受累多见，大脑大静脉因为侧支循环相对较少，所以其病变更易导致严重的临床症状。深部静脉病变易累及丘脑、基底节等部位。单纯脑深静脉血栓形成较少见，多合并皮质静脉或静脉窦血栓，其中最多见的合并部位为上矢状窦及横窦。脑深静脉血栓临床表现多样，头痛（81%）及意识障碍（72%）是其最常见的临床表现。

3.3.1.2 脑皮质静脉血栓形成

脑皮质静脉血栓形成以Labbe和Trolard等吻合静脉受累多见，以头痛、癫痫发作和局灶性神经功能缺损为常见临床表现。血栓也可进展至静脉窦而出现相应静脉窦受累表现，临床易误诊为肿瘤、血管畸形等病变。一项包含325例皮质静脉血栓形成患者的系统综述显示，单纯皮质静脉血栓形成易发生出血性梗死，而合并静脉窦血栓者易发生缺血性梗死。

3.3.2 特殊人群CVT

3.3.2.1 儿童CVT

CVT最早可在出生前通过胎儿彩色多普勒超声发现。儿童CVT的发病率较低，在感染性致病因素中最常见的是中耳乳突炎，故儿童CVT以横窦、乙状窦血栓形成发生率最高，多有发热、耳痛、外耳道流脓等的前驱表现。非感染性因素范围较广，其临床表现常缺乏特异性，常见症状为癫痫发作、意识状态改变、局灶性神经功能障碍（脑神经麻痹、偏瘫、偏身感觉障碍）和弥漫性神经症状（头痛、恶心、呕吐）等。

3.3.2.2 老年CVT

相较于儿童和中青年，CVT在老年人中并不常见，

表1-3-1 脑静脉、静脉窦血栓形成部位与脑实质受累的关系（例，%）

脑实质受累部位	血栓部位			
	上矢状窦	横窦	乙状窦	直窦
额叶	44（83.0%）	27（50.9%）	22（41.5%）	13（24.5%）
顶叶	42（64.6%）	44（67.7%）	31（47.7%）	13（20.0%）
颞叶	11（36.7%）	29（96.7%）	26（86.7%）	8（26.7%）
枕叶	16（53.3%）	24（80.0%）	17（56.7%）	7（23.3%）
小脑	2（33.3%）	6（100%）	6（100%）	5（83.3%）
脑干	1（33.3%）	3（100%）	2（66.7%）	2（66.7%）
内囊	1（33.3%）	2（66.7%）	2（66.7%）	1（33.3%）
基底节	3（33.3%）	7（77.8%）	6（66.7%）	7（77.8%）
丘脑	4（30.8%）	9（69.2%）	7（53.8%）	7（53.8%）

老年患者颅内高压症状不典型或程度较轻，但意识障碍和精神情感障碍更多见、更严重，预后较差。

3.4 治疗

CVT的治疗主要包括病因治疗，辅以抗感染、抗癫痫、降颅内压等对症治疗。虽然CVT的血管内治疗是否优于单纯抗凝治疗尚有待于进一步研究验证，但对于抗凝治疗无效的CVT患者，可考虑接受局部溶栓、机械取栓、支架置入等血管内治疗。

3.4.1 内科治疗

3.4.1.1 抗感染治疗

对于感染性血栓，应及早、足量使用敏感抗生素治疗，在未查明致病菌前，可使用广谱抗生素治疗。疗程宜长，一般2～3个月，或在局部和全身症状消失后再继续用药2～4周。在抗生素应用的基础上，可行外科治疗，彻底清除原发部位化脓性病灶。

3.4.1.2 颅内压增高治疗

轻度脑水肿无须特殊处理，严重颅内压增高可给予头高足低位、过度换气、甘露醇、呋塞米等降颅压治疗。高颅内压的CVT患者可合并有视盘水肿，导致视力进行性丧失。视神经减压术能减轻CVT患者视盘的水肿程度，改善其视野缺损，是缓解CVT患者视力进行性丧失的重要途径，尤其是药物治疗无效的中、重度视盘水肿患者。严重颅内高压患者经积极脱水等治疗后仍出现脑疝或者脑疝前期表现时，去骨瓣减压术可作为一种挽救生命的治疗措施。有脑积水并脑室系统扩大者，可行脑脊液分流术。

3.4.1.3 抗癫痫治疗

国内一项纳入151例CVT患者的研究显示，与无癫痫发作的患者相比，癫痫发作的患者在出院时的预后较差（$P=0.02$，图1-3-1），这与年龄、性别、临床表现、血栓负荷和脑实质病变无关。对于伴有癫痫发作的患者，应尽早启用抗癫痫药物控制发作。

3.4.1.4 抗凝治疗

抗凝治疗可以防止血栓扩展、促进血管再通，是CVT的一线治疗方案。脑静脉血栓形成的患者经抗凝治疗后的再通率约为85%，再通过程可持续一年，但主要在脑静脉血栓形成的1个月内。一项纳入20例CVT继发脑出血的回顾性研究显示，抗凝治疗组总有效率90%，死亡0例，血肿增大0例，而常规治疗组总有效率50%，死亡2例（20%），血肿增大3例（30%）。因此，CVT患者应尽早接受抗凝治疗，颅内出血不是CVT接受抗凝治疗的禁忌证。

急性期CVT的常用抗凝药物包括普通肝素（unfractioned heparin，UFH）和低分子肝素（low moleculan weight heparin，LMWH）。与UFH相比，LMWH可能更为安全有效。急性期抗凝治疗后应继续口服抗凝药物，口服抗凝治疗持续时间应综合考虑个体遗传因素、诱因、复发、随访情况及可能的出血风险等，常用药物为华法林。

有研究表明，直接口服抗凝药物（direct oral anticoagulants，DOAC），包括直接凝血酶抑制剂达比加群酯和Ⅹa因子抑制剂利伐沙班等，治疗CVT的安全性及有效性与华法林相当，但使用更为方便，无须常规监测凝血指标，临床依从性良好。有学者进行了一项系统评价和meta分析，以评估DOAC与维生素K拮抗药用于治疗脑静脉血栓形成患者的有效性和安全性，该研究显示，与维生素K拮抗药治疗相比，DOAC具有相似的复发性静脉血栓栓塞、严重出血、颅内出血和死亡风险及完全静脉再通率，证明DOCA和维生素K拮抗药在CVT患者的治疗中有可比的有效性和安全性。有研究表明利伐沙班在促进CVT再通和预防CVT复发方面的疗效可能与华法林相同或更强，且在中国人群中出血发生率低于华法林。其有望成为更安全更方便的维生素K拮抗药的替代物，用以血栓的预防。

另有研究表明，妊娠期及产褥期CVT患者行抗凝

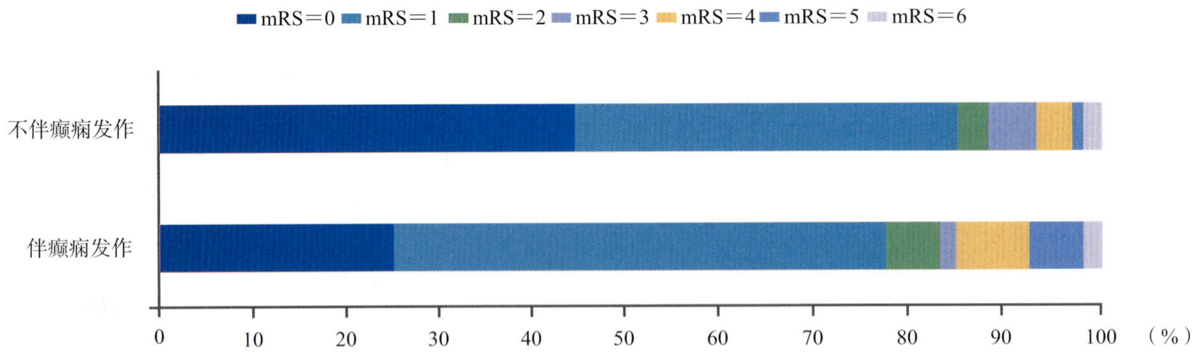

图1-3-1 伴或不伴癫痫发作的CVT患者出院时预后的比较

治疗亦是安全有效的。但华法林因为可通过胎盘导致胎儿畸形、胎儿死亡和胎儿出血等情况，通常不用于妊娠相关CVT患者，相对而言，低分子肝素是一个较好的选择，其不通过胎盘，而且在使用低分子肝素的妊娠妇女中出血并不常见。

3.4.1.5 降纤治疗

越来越多的证据表明CVT患者使用巴曲酶可以获得益处。在一项真实世界的研究中，研究者发现巴曲酶可以抑制血小板聚集，降解不溶性纤维蛋白原，溶解可溶性纤维蛋白，延长凝血酶时间和活化部分凝血活酶时间，形成其抗血栓作用的主要机制，并且与使用次数有关。此外，它还可以调节抗凝药物引起的凝血指标变化，使其药理作用不引起凝血系统的突变或诱发出血事件。与单独抗凝相比，巴曲酶联合抗凝可显著降低外周血炎症水平，且并不会增加颅内出血的风险，提示其是一种潜在安全有效的辅助治疗剂。

3.4.2 血管内治疗

虽然抗凝治疗CVT安全有效，且不增加颅内外出血风险，还能减少致死率及重残率，但仍有9%～13%的患者出现恶化，甚至死亡。当CVT患者对抗凝治疗反应不佳，病情迅速恶化，或发生广泛的窦血栓形成时，血管内机械取栓术（endorascular mechanical thrombectomy，EVT）可能是一种安全有效的治疗方法。随着神经介入放射技术的快速发展，局部溶栓、机械取栓、支架置入等血管内治疗逐渐应用于临床。

3.4.2.1 局部溶栓

尿激酶和rt-PA是常用的溶栓药物。对于重症CVT患者，局部溶栓可能是一种有效的治疗手段，即通过将溶栓药物直接输送到血栓形成部位，以溶解血栓、恢复血管通畅。国内一项纳入156名重症CVT患者的回顾性研究显示，经局部溶栓治疗后，92.3%的患者静脉窦完全或部分再通，76.9%的患者出院时预后良好，7名（4.5%）患者在住院期间死亡。对于妊娠相关的CVT患者，在危及生命的情况下，溶栓药物也是一个可以考虑的选择，有研究表明孕妇溶栓治疗的并发症发生率似乎并不高于非孕妇。

新发颅内出血或原有颅内出血加重是局部溶栓治疗的最常见和最严重的并发症。一项研究显示，在17例局部溶栓前即有颅内出血的患者中，有3例（17.6%）患者出现进行性出血，最终死亡。另一项回顾性研究表明，在41例接受局部溶栓治疗的CVT患者中，4例（9.8%）患者发生出血加重，其中2例（4.9%）死亡。

3.4.2.2 EVT

对于部分重症及急症CVT患者，要求快速开通静脉窦，降低颅内压以减小脑疝的风险。一项荟萃分析显示，在接受EVT治疗的严重CVT患者中，85%的患者有良好的功能结果，62%的患者有完全再通，37%的患者有不完全再通，4%的患者有新的血肿或血肿扩大，3%的患者有导管相关并发症，患者全因死亡率为5%。尽管存在很大的异质性，但结果表明EVT可以被认为是严重CVT患者安全有效的挽救性治疗。

3.4.2.3 静脉窦内支架置入术

静脉窦内支架置入术可即刻恢复血流，快速实现血管再通，尤其适用于单纯规范化药物抗凝治疗6个月以上临床症状仍无明显改善，其他血管内治疗效果欠佳且存在局限性狭窄的CVT患者。在一项回顾性研究中，17例抗凝治疗失败的合并静脉窦狭窄的CVT患者接受了静脉窦内支架置入术，支架置入后所有患者的静脉窦狭窄在血管造影上均有明显改善，且狭窄段的平均压力梯度和腰穿脑脊液平均压力均显著降低。在随访期间，分别有78%和92%的患者头痛和视觉障碍完全缓解或改善。然而，有2例（11.8%）患者出现并发症，1例为双侧硬膜外血肿（非手术治疗后顺利出院），另一例因右侧小脑血肿而死亡。

3.5 指南与共识

见表1-3-2。

表1-3-2 脑静脉血栓指南及专家共识

年份	名称
2023	中国脑血管病临床管理指南（第2版）（节选）——第7章脑静脉血栓形成临床管理
2020	中国卒中学会脑血管病临床管理指南：脑静脉窦血栓形成临床管理执行摘要及2019年更新
2019	中国脑血管病临床管理指南（节选版）——脑静脉系统血栓形成临床管理
2019	中国颅内静脉血栓形成诊断和治疗指南
2015	中国颅内静脉系统血栓形成诊断和治疗指南
2013	颅内静脉和静脉窦血栓形成诊治的中国专家共识
2012	中国颅内静脉系统血栓形成诊断和治疗指南

参考文献

[1] 魏东宁，陈玉萍．中国人脑静脉及静脉窦血栓形成的临床特点．中国卒中杂志，2007（9）：729-733．

[2] 叶伟，张超．脑静脉窦血栓形成患者临床及MRI/MRV特征与抗凝治疗预后的相关性分析．中国CT和MRI杂志，2024，22（1）：7-10．

[3] Ding J，Lan D，Zhang X，et al．Dehydration in cerebral venous sinus thrombosis．CNS Neurosci Ther，2024，30（5）：e14760．

[4] 梁竹巍，冯力民，高婉丽．妊娠合并颅内静脉窦血栓形成的临床特征及其预后相关因素研究．中国卒中杂志，2023，18（7）：805-810．

[5] Zuo D，Wang J. Cerebral venous sinus thrombosis as the first manifestation of systemic lupus erythematosus [J]. J Clin Rheumatol，2024，30（5）：e150-e151.

[6] Wang Y，Zhang G，Ding J. An obvious antinomy，superior sagittal sinus thrombosis in a patient with immune thrombocytopenia：case report and a review of literatures. Medicine（Baltimore），2023，102（13）：e33412.

[7] Zhou Y，Jiang H，Wei H，et al. Cerebral venous thrombosis in patients with autoimmune disease，hematonosis or coronavirus disease 2019：many familiar faces and some strangers. CNS Neurosci Ther，2023，29（10）：2760-2774.

[8] Lu X，Yan C，Chen H，et al. Analysis of 6 pediatric nephrotic syndrome cases with complications of cerebral sinovenous thrombosis and literature review. Front Pediatr，2023，11：1226557.

[9] 马青峰，利高，许二赫，等. 低颅压综合征合并颅内静脉血栓2例并文献回顾分析. 中风与神经疾病杂志，2010，27（1）：53-56.

[10] 魏会霞，李白，杨凤东，等. 门冬酰胺酶相关儿童脑静脉窦血栓形成8例分析. 中华儿科杂志，2022，60（6）：567-572.

[11] 沈吉林，谢兴宇. 大剂量糖皮质激素引起颅内静脉窦血栓形成1例. 中国现代医药杂志，2017，19（10）：66-67.

[12] Chen Y C，Chang C W，Wu H C，et al. Clinical characteristics and prognostic factors of non-infectious cerebral venous sinus thrombosis. J Clin Med，2022，11（20）：6096.

[13] 吉康祥，吴川杰，吴隆飞，等. 美国卒中协会/美国心脏协会脑静脉窦血栓形成诊断和管理指南. 中国脑血管病杂志，2019，16（8）：443-448.

[14] Luo Y，Tian X，Wang X. Diagnosis and treatment of cerebral venous thrombosis：a review. Front Aging Neurosci，2018，10：2.

[15] 吴大号，王常贞，林涛. 脑静脉、静脉窦血栓形成的临床特征. 中国临床神经外科杂志，2023，28（1）：43-45.

[16] 周雁，倪俊，朱以诚，等. 脑深静脉血栓形成12例临床及影像分析 [J]. 中国卒中杂志，2014，9（10）：814-818.

[17] Song S Y，Lan D，Wu X Q，et al. The clinical characteristic，diagnosis，treatment，and prognosis of cerebral cortical vein thrombosis：a systematic review of 325 cases. J Thromb Thrombolysis，2021，51（3）：734-740.

[18] 张献礼，邱德智，何俊平，等. 儿童颅内静脉窦血栓形成的临床特点及抗凝疗效. 中华神经外科杂志，2023，39（10）：1015-1019.

[19] 关经纬，丁佳悦，孟然. 老年人颅内静脉系统血栓形成研究进展. 中华老年心脑血管病杂志，2020，22（1）：109-110.

[20] Li Z，Cheng L，Xu Y，et al. Optic nerve sheath fenestration for progressive visual loss in cerebral venous sinus thrombosis：a long-term retrospective observational study. Neurol Ther，2023，12（2）：441-457.

[21] 陈瑶，薛潇，刘凤军，等. 视神经减压术与药物治疗对颅内静脉血栓性视乳头水肿的效果比较. 中华医学杂志，2023，103（4）：259-264.

[22] Ding H，Xie Y，Li L，et al. Clinical features of seizures after cerebral venous sinus thrombosis and its effect on outcome among Chinese Han population. Stroke Vasc Neurol，2017，2（4）：184-188.

[23] 罗世炜，郑晓琼. 非感染性颅内静脉窦血栓形成继发脑出血应用低分子肝素治疗的临床观察. 中国医药指南，2012，10（32）：114-115.

[24] 李宏建. 直接口服抗凝药与维生素K拮抗药治疗脑静脉血栓形成的有效性和安全性比较. 国际脑血管病杂志，2023，31（2）：121.

[25] Ma H，Gu Y，Bian T，et al. Dabigatran etexilate versus warfarin in cerebral venous thrombosis in Chinese patients（CHOICE-CVT）：an open-label，randomized controlled trial. Int J Stroke，2024，19（6）：635-644.

[26] Chen X，Guo L，Lin M. Efficacy and safety of direct oral anticoagulants in cerebral venous thrombosis：meta-analysis of randomized clinical trials. Clin Appl Thromb Hemost，2024，30：10760296241256360.

[27] 张丽娜，王敏，刘晓庆，等. 围生期颅内静脉血栓的发病机制及治疗的研究现状. 中风与神经疾病杂志，2022，39（5）：454-457.

[28] Lan D，Zhang X，Huang X，et al. Anti-inflammatory effect of batroxobin combined with anticoagulation in patients with cerebral venous thrombosis. Clin Appl Thromb Hemost，2024：10760296241264516.

[29] Lan D，Jiao B，Song S，et al. Effects of batroxobin on the antithrombotic system in patients with cerebral venous thrombosis：clues to mechanisms. CNS Neurosci Ther，2024，30（8）：e14861.

[30] Hu Y，Zhang S，Wang G，et al. Clinical characteristics and risk factors for in-hospital death due to cerebral venous sinus thrombosis in three medical centers over a 10-year period. Am J Transl Res，2023，15（4）：2773-2782.

[31] Peng T，Dan B，Zhang Z，et al. Efficacy of stent thrombectomy alone or combined with intermediate catheter aspiration for severe cerebral venous sinus thrombosis：a case-series. Front Neurol，2021，12：783380.

[32] Guo X，Sun J，Lu X，et al. Intrasinus thrombolysis for cerebral venous sinus thrombosis：single-center expe-

rience. Front Neurol，2019，10：1185.

[33] Sousa Gomes M，Guimarães M，Montenegro N. Thrombolysis in pregnancy：a literature review. J Matern Fetal Neonatal Med，2019，32（14）：2418-2428.

[34] Guo X B，Liu S，Guan S. The clinical analysis and treatment strategy of endovascular treatment for cerebral venous sinus thrombosis combined with intracerebral hemorrhage. Sci Rep，2020，10（1）：22300.

[35] Nepal G，Kharel S，Bhagat R，et al. Safety and efficacy of endovascular thrombectomy in patients with severe cerebral venous thrombosis：a meta-analysis. J Cent Nerv Syst Dis，2022，14：11795735221131736.

[36] 王红光，范一木. 颅内静脉窦血栓形成治疗研究进展. 中国现代神经疾病杂志，2020，20（6）：472-475.

[37] Li K，Ren M，Meng R，et al. Efficacy of stenting in patients with cerebral venous sinus thrombosis-related cerebral venous sinus stenosis. J Neurointerv Surg，2019，11（3）：307-312.

四、颅内动脉瘤

颅内动脉瘤是颅内动脉壁的局限性病理性扩张，存在破裂倾向。颅内动脉瘤破裂是自发性蛛网膜下腔出血最常见的病因。对于瘤体无破裂或瘤体体积较小的患者，通常可无症状；若瘤体破裂或压迫周围组织可导致脑出血、脑缺血及脑动脉痉挛，进而产生头痛、颈强直、脑神经麻痹、意识模糊、昏迷等表现，严重者可有生命危险。

4.1 流行病学

4.1.1 患病率

颅内未破裂动脉瘤（unruptured intracranial aneurysm，UIA）患病率较高。一项基于上海社区人群的横断面研究结果表明，在35～75岁中国人群中，磁共振血管造影（magnetic resonance angiography，MRA）检出的UIA患病率高达7.0%（336/4813，95%CI：6.3%～7.7%）。其中，男性患病率为5.5%（130/2368，95%CI：4.6%～6.4%），女性患病率为8.4%（206/2445，95%CI：7.3%～9.5%），患病率在55～64岁时达到峰值。

4.1.2 发病率

目前国际上尚缺乏高质量中国人群整体UIA破裂率研究。2021年发表的基于1087例直径＜7mm的UIA的我国前瞻性人群队列研究指出，UIA破裂率为1.0%（11/1087）；2020年发表的关于276例中国未破裂巨大动脉瘤（直径≥25mm）人群（66.7%集中在颈内动脉段）远期预后的观察性研究中，非手术治疗的45个巨大动脉瘤患者在长达7年的平均随访期内，年破裂率为7.3%。

4.1.3 死亡率

颅内动脉瘤破裂会导致蛛网膜下腔出血（subarachnoid hemorrhage，SAH），具有较高的致残、致死风险。2008年1月—2017年1月的脑卒中随访研究显示，中国SAH患者28d内病死率约为19%，而28d内SAH幸存者中有22%的患者在第5年随访时再次出血，第5年随访时患者死亡率仍有16%。

4.2 临床表现、危险因素

4.2.1 颅内未破裂动脉瘤的临床表现和体征

UIA分为有症状性和无症状性。无症状性UIA通常在健康体检或其他原因需接受颅脑影像学检查时发现。动脉瘤性SAH的患者在接受影像学检查和治疗时，有时会发现未破裂的非责任动脉瘤（属多发动脉瘤）。

UIA可引起的常见症状包括头痛、头晕、视力障碍、复视、眼部疼痛、上睑下垂和癫痫等。小脑后下动脉瘤若压迫后组脑神经可出现声音嘶哑、饮水呛咳、吞咽困难等症状。瘤体较大的动脉瘤可引起占位效应，表现为头痛、恶心、呕吐等类颅内高压症状。巨大的床突旁动脉瘤可引起视力下降；颈内动脉海绵窦段巨大动脉瘤可引起海绵窦综合征；基底动脉瘤可能引起眩晕和脑干症状。

在未破裂巨大动脉瘤的中国人群中，头痛和脑神经功能缺损是最常见的临床表现，发生率分别为27.2%（75/276）和46.0%（127/276）。表现为头晕的患者占10.1%（28/276），运动障碍及失语为2.2%（6/276），仅14.5%（40/276）的患者无症状。视力障碍是最常见的脑神经功能缺损症状，占全部脑神经功能缺损的64.6%（82/127）。由此可见，除健康体检中偶然发现动脉瘤外，颅内动脉瘤最常见的诊断线索为其他动脉瘤破裂导致的动脉瘤性蛛网膜下腔出血（aneurysmal subarachnoid hemorrhage，aSAH）或头痛，但部分患者的头痛症状并非由动脉瘤引起。

4.2.2 颅内破裂动脉瘤的临床表现和体征

aSAH患者的主要临床症状包括突发剧烈头痛、恶心、呕吐、脑膜刺激征、意识障碍、癫痫发作等。目前，对aSAH患者的临床症状评估系统主要靠临床病情分级，包括WFNS分级系统和Hunt-Hess分级系统。颅脑CT平扫是诊断aSAH发生及责任颅内破裂动脉瘤（ruptured intracranial aneurysm，RIA）大致位置的主要手段。此外，基于影像学CT检查结果可进一步进行Fisher分级、改良Fisher分级及Claassen分级等，这些评分均与aSAH的预后，特别是迟发性脑梗死或脑血管痉挛有关。

中国RIA患者28d内病死率约为19%，而28d内幸存的RIA患者又有22%会在5年里再次破裂，5年内的累计病死率统计又增加16%，且上述病死率数据不完全包括院前死亡的病例，故实际病死率可能更高。年龄、蛛网膜下腔出血量、脑室积血或合并脑内血肿、发病时临床病情分级［Hunt-Hess分级系统Ⅳ～Ⅴ级和世界神经外科医师联盟（World Federation of Neurological Surgeons，WFNS）分级系统Ⅳ～Ⅴ级］、动脉瘤的形态和肺部感染等是影响RIA患者预后的主要因素。

4.2.3 颅内未破裂动脉瘤的破裂或增大风险评估及危险因素

对于低风险UIA，随访观察是可靠且安全的办法，但一旦发现动脉瘤增大，则需尽快进行治疗，动脉瘤增大可以作为动脉瘤破裂的替代观察指标。在临床工作中，应对每例动脉瘤患者仔细评估手术的风险与获益，并与该动脉瘤自然破裂风险相权衡。由此可见，研究与动脉瘤破裂或增大相关的危险因素十分重要，这些危险因素在UIA破裂及增大中的交互性作用很强。

4.2.3.1 流行病学危险因素

此部分介绍的UIA流行病学危险因素是独立于动脉瘤形态、血流动力学等动脉瘤影像相关因素，而与患者疾病史及生活史相关的危险因素。

（1）高血压：多项关于UIA的前瞻性队列研究的荟萃分析显示，高血压是颅内动脉瘤破裂的独立危险因素。控制血压可能有助于预防UIA增长，并降低动脉瘤的破裂风险。

（2）既往SAH史和家族史：对于既往发生SAH的患者，其体内UIA也应考虑破裂风险增加。此外，UIA家族史也是不可忽视的因素。2021年，一项纳入2297名患者的荟萃分析提示，家族性UIA的破裂风险是散发性UIA的2.5倍，风险范围介于1.2～5.0倍。

（3）吸烟：由于吸烟可对血管内皮细胞产生破坏，在UIA稳定性评估中被许多研究者提及。一项纳入4701例患者、6411例动脉瘤的病例对照研究显示，吸烟者（OR＝2.21，95%CI：1.89～2.59）或曾吸烟者（OR＝1.56，95%CI：1.31～1.86）UIA发生破裂风险均较未吸烟者高，且吸烟年数及每日吸烟数均与UIA破裂风险呈正相关。我国的一项前瞻性、多中心队列研究显示，当前吸烟者（$P=0.037$）和未控制的高血压（$P=0.011$）都与动脉瘤破裂相关。人工智能风险预测模型同样提示，吸烟与动脉瘤不稳定相关（$P<0.001$）。这些结果均提示，对于吸烟的UIA患者，其动脉瘤破裂风险较高。但控烟对于动脉瘤增大及破裂的预防作用尚不明确。

（4）其他危险因素：除了上述因素外，与动脉瘤破裂风险相关的流行病学危险因素还有很多报道，但未达成统一结论。有研究报道，在破裂动脉瘤患者中发现血清维生素D的水平明显降低。

总之，在UIA破裂的危险因素中，流行病学因素起着重要作用。其中高血压、既往出血史及家族史有着明确的作用。患者伴有以上危险因素时，应更积极处理动脉瘤。

4.2.3.2 形态学危险因素

对动脉瘤形态学的准确评估是动脉瘤破裂风险评估的重要组成部分。通过测量与动脉瘤破裂相关的形态学参数，判断该动脉瘤的破裂风险，是形态学测量的最终目的。

（1）直径：这是最早被提出也是最常见的与动脉瘤破裂风险相关的参数，即动脉瘤的大小，也称动脉瘤最大径。多数文献将其定义为动脉瘤瘤顶一点到瘤颈中点的最大距离。已有研究表明，动脉瘤最大径为动脉瘤破裂的重要危险因素之一。

（2）纵横比（aspect ratio，AR）：AR是动脉瘤高度与瘤颈宽度之比。动脉瘤高度是指瘤内垂直于瘤颈平面的最大距离，瘤颈宽度指瘤颈平面的最长径。AR在大于临界值时发生破裂的风险显著增高，研究中提出的AR临界值主要为1.4。有研究报道，破裂动脉瘤瘤内低壁面剪切应力（wall shear stress，WSS）区面积比更大，在AR≥1.4的动脉瘤中，其低剪切应力区面积占比（low shear area ratio，LSAR）为0.13，与宽颈动脉瘤LSAR为0.02相比，差异有统计学意义（$P<0.001$）。动脉瘤AR值越大，其瘤内低WSS区域越多，动脉瘤破裂风险越高。

（3）尺寸比（size ratio，SR）：SR是动脉瘤高度与载瘤动脉平均直径之比。平均直径是指沿血流入射方向测量的载瘤动脉平均直径，其取值为入射点载瘤动脉直径与1.5倍入射点外载瘤动脉直径的平均值。

（4）动脉瘤部位：目前较为公认的观点是，前循环分支部（包括后交通起始部、脉络膜前动脉起始部、前交通部、大脑中动脉分叉部）及后循环动脉瘤的破裂风险较高。

（5）不规则性：2020年基于人工智能技术评估UIA稳定性模型的研究也指出，动脉瘤不规则性会增加其破裂风险（$P<0.001$）。

（6）其他测量参数：一些研究指出，人工测量的入射角度存在很大偏差，在临床应用中不易准确测量。

总之，大量研究结果证实，动脉瘤最大径、部位、不规则性、SR及AR均与UIA破裂相关。在临床实践中，应仔细评估动脉瘤形态。

4.2.3.3 血流动力学危险因素

研究表明，壁面剪切应力（wall shear stress，WSS）、振荡剪切指数（oscillatory shear index，OSI）、血流冲击力及血流速度等各种血流动力学参数在颅内动脉瘤的形成、增大、破裂及复发过程中起着重要作用。目前，有诸多能模拟血流动力学特点的流体力学计算方法，如基于影像的计算流体力学及四维血流MRI（four dimensional flow MRI，4D Flow MRI）模型技术，对临床上评估UIA的危险因素有重要意义。

（1）动脉瘤形成：颅内动脉瘤的形成是由血流动力学主导的多因素变化导致的。异常的血流动力学会增加机械负荷而改变血管壁张力，引起血管内皮细胞损伤，从而导致血管壁重塑。

（2）动脉瘤增大：在颅内动脉瘤的增大过程中，动脉瘤瘤腔内的血流模式复杂，当血流动力学变化超过血管重塑的极限时，就会导致局部血管壁的异常膨出和降解，从而促进颅内动脉瘤的进一步增大。

（3）动脉瘤破裂：持续异常的血流动力学变化会导致动脉瘤破裂。WSS是指血液流动对血管内壁产生的剪切力，可理解为血流作用于血管内壁的摩擦力。国内外研究表明，WSS和OSI是决定颅内动脉瘤破裂的重要血流动力学参数。低WSS与高OSI触发炎症细胞介导的信号通路，可能与动脉粥样硬化性动脉瘤的破裂相关，而高WSS触发正壁面剪切力梯度引发的血管壁炎症细胞介导的途径，可能与小的动脉瘤破裂有关。

需要注意的是，目前血流动力学各指标对于动脉瘤形成、增大、破裂等的影响仍存在争议，需要进一步探讨和完善。

4.2.3.4　血管壁病理特征及高分辨率血管壁成像

（1）颅内囊性动脉瘤血管壁病理特征：目前关于颅内动脉瘤血管壁组织学特点的报道较少，动脉瘤破裂的相关病理机制尚不十分清楚。正常血管壁是通过平滑肌细胞增殖和管腔变化的细胞机制，来适应血流动力学作用的应激。这些细胞机制部分受浸润血管壁炎症细胞释放的细胞因子控制。颅内囊性动脉瘤的一个共同特点是内弹力层的崩解，这种内弹力层是将血管内膜与中膜分隔开的结缔组织，其他特点可能包括血管管腔表面不规则、肌内膜的增生、肌肉介质的紊乱、低细胞化及炎细胞浸润等。

（2）颅内动脉瘤高分辨率磁共振风险预测：高分辨率血管壁成像（high-resolution vascular wall imaging，HR VWI）不仅能从宏观层面观察颅内动脉瘤的大小、形态和部位等特征，还能观察动脉瘤壁的情况，为评估颅内动脉瘤的稳定性提供更全面的信息。目前临床主要使用纳米氧化铁和钆对比剂来观察瘤壁强化程度。有研究报道，HR VWI检查时，颅内动脉瘤壁发生强化是瘤壁存在炎症反应的表现，瘤壁强化程度与炎症反应程度呈正相关，而炎症反应程度与破裂风险密切相关。因此，动脉瘤瘤壁强化越明显，提示颅内动脉瘤状态越不稳定（Kappa值＝0.86，95%CI：0.68～1.00）。同时，动脉瘤壁的强化程度增高及范围增大也可预测动脉瘤的破裂（OR＝2.6，95%CI：1.4～4.9）。一项纳入455例患者的多中心纵向队列研究提示，瘤壁明显增强的动脉瘤在2年内破裂的风险显著高于无瘤壁增强的动脉瘤，该结论受动脉瘤大小的影响。血管壁成像技术目前还存在一些局限性，如受到动脉瘤壁纤薄的特点及部分容积效应的制约，MR血管壁成像分辨率仍不够高和成像序列扫描时间较长等。

4.2.3.5　系统代谢危险因素

系统性代谢异常与心脑血管疾病的发生和发展密切相关。在表现出显著动脉瘤壁增强的颅内动脉瘤患者中，通常伴有明显的脂质代谢异常。此外，针对国内人群开展的“中国人颅内动脉瘤破裂预测”研究（IARP-CP队列）和基于100家医疗中心的UIA在线注册队列（100-Project队列）发现，在发生破裂或生长的颅内动脉瘤患者中，体内系统性油酸水平显著降低，而花生四烯酸则显著升高。这两种脂肪酸已被证实是预测颅内动脉瘤破裂或生长风险的重要生物标志物。

4.3　影像诊断评估

4.3.1　数字减影血管造影

数字减影血管造影（digital subtraction angiography，DSA）是公认的颅内动脉瘤临床诊断和随访的金标准，其对比度和分辨率高，同时3D-DSA可以较好地呈现动脉瘤形态，多投射角度和选择性动脉造影可以更加清晰地显现动脉瘤及周围血管情况，还可以对血流的动态图像进行实时观察。

DSA检查也存在一定缺点，首先，DSA作为一种有创且需要注射对比剂的检查，可能引起穿刺部位血肿/假性动脉瘤/夹层/动静脉瘘、对比剂肾病甚至肾衰竭、造影导管途经动脉夹层、神经功能障碍等并发症。其次，DSA检查需要患者接受一定剂量的X线辐射，其辐射剂量相当于计算机断层扫描血管造影（computed tomography angiography，CTA）检查的4～5倍。

4.3.2　计算机断层扫描血管造影

CTA作为一种方便快捷的检查方式，目前已经广泛用于颅内动脉瘤的检出和随访，虽然患者接受X线辐射量与注射对比剂使用量要小于DSA，但相比MRA仍有一定的辐射。随着CT技术的不断发展，在最近的报道中，对于颅内动脉瘤CTA诊断的敏感度可达96.3%，特异度可达100%；但对于直径＜3mm的微小动脉瘤，CTA仍存在漏诊的情况，敏感度仅为81.8%。

4.3.3　磁共振血管成像

磁共振（magnetic resonance imaging，MR）是一种生物磁共振成像技术，磁共振血管成像（magnetic resonance angiography，MRA）常见类型包括时间飞跃法血管成像（time of flight-MRA，TOF-MRA）、增强血管成像（contrast enhanced-MRA）等，其中TOF-MRA在动脉瘤的检出中较为常用。TOF-MRA的突出优势在于检查时无须对比剂注射及接受X线辐射。

MRA检出动脉瘤的灵敏度被认为与动脉瘤大小相关。有研究表明，对于直径＞3mm的颅内动脉瘤，在有经验医师的判读下敏感度可达89%，但同时也有研究表明，对于直径≤5mm的动脉瘤，在有经验医师通过容积重建进行判读的情况下，诊断准确度可达96.4%～97.3%。目前，7.0 T MR相比3.0 T MR在UIA的诊断上具有更高的诊断确定性和观察者间一致性，但这还需要进一步的临床验证。

4.3.4 高分辨磁共振成像

高分辨磁共振成像（high resolution magnetic resonance imaging，HR-MRI）通过抑制血管内血流信号及脑脊液信号，而获取血管壁等静态组织的信号，保证了颅内动脉血管壁的高水平信噪比，具有扫描快速准确、分辨率高、无电离辐射损害等优点，显示了管壁、管腔及血液情况，在脑动脉粥样硬化狭窄鉴别诊断、斑块成分检测等方面均有较高的应用价值。正常状态下，HR-MRI检查使用的对比剂无法透过血管内皮，因而不出现强化效应。而一旦内皮发生炎症反应，动脉壁内皮遭到破坏，对比剂可直接通过裂隙进入管壁，则可因此出现血管壁的强化效应。另外，其在用于诊断夹层动脉瘤时可以显示血管夹层特征性的内膜瓣、双腔和壁间血肿等内部结构，同时可以对动脉瘤外壁结构及占位效应进行评估，为诊断和评估动脉瘤提供全面信息，帮助临床医师获取更多信息，为患者制订更科学、有效的临床治疗方案。

4.3.5 四维血流MRI

四维血流MRI（four-dimensional flow magnetic resonance imaging，4D-Flow MRI）是基于时间分辨的三维相位对比MRI成像技术，可同时对三个相互垂直的维度进行相位编码，从而采集多维度信息，包括：三个空间维度信息、三个速度方向信息和心动周期内的时间信息。

4.3.6 四维CT血管造影

四维CT血管造影（four-dimensional computed tomography angiography，4D-CTA）通过实时图像数据处理及定量分析，观察动脉瘤壁在心动周期不同时相中的形态学变化，并计算颅内动脉瘤壁的力学特点和分布，对动脉瘤破裂风险的预测提供帮助。4D-CTA可在低浓度对比剂和低辐射剂量的条件下，观察颅内动脉瘤的静态特征（包括大小、部位、形态等）。通过4D-CTA可以对动脉瘤瘤壁的运动情况进行评估，从而有效识别动脉瘤的不规则搏动，继而对未破裂动脉瘤的破裂风险进行评估。有学者通过4D-CTA在41.0%（48/117）的颅内未破裂动脉瘤中观察到了异常的搏动，而具有异常搏动的动脉瘤破裂风险比无异常搏动的动脉瘤高6倍。后续的大型队列研究进一步明确了UIA中异常搏动和动脉瘤相关症状和破裂状态独立相关。

4.3.7 血管内血管壁成像

血管内血管壁成像是一种前景广阔的新的诊断技术，在颅内动脉瘤临床应用中不断发展。血管内超声（intravascular ultrasound，IVUS）和光学相干断层扫描（optical coherence tomography，OCT）可以直接观察血管内解剖结构和动脉瘤腔内形态。OCT的空间分辨率比血管内超声高近10倍，且具有更高的观察者间一致性。随着OCT技术的不断进步，包括导航能力的增强和微导管（0.016英寸）直径的减小，其在脑血管病变中的应用越来越多。OCT可为支架与血管壁的贴合情况、穿支的通畅性、腔内血栓的存在、夹层及新内膜瓣的形成、以及动脉瘤颈部的通畅性等提供关键性的信息。目前，尚无主要的神经血管内临床试验数据，且由于缺乏美国食品药品监督管理局（Food and Drug Administration，FDA）的批准，商业化应用仍然受到限制。

4.4 治疗

4.4.1 颅内破裂动脉瘤治疗原则

RIA早期再破裂的风险高，随着影像设备及动脉瘤手术技术的不断提高，对RIA的治疗越来越倾向于早期手术干预。对大多数发生破裂出血的动脉瘤应尽早进行病因治疗，以降低动脉瘤再次破裂出血的风险，且有利于对出血造成的一系列继发损害进行尽早干预。所以，多数国内研究及专家共识认为，对于临床分级较低（Hunt-Hess分级Ⅰ～Ⅲ级或WFNS分级Ⅰ～Ⅲ级）者，应早期（72h内）处理动脉瘤；对于高级别（Hunt-Hess分级Ⅳ～Ⅴ级或WFNS分级Ⅳ～Ⅴ级）者，经一般内科治疗后，如果病情好转，符合手术治疗适应证，应尽快进行手术干预，并根据患者动脉瘤部位及形态、年龄、血肿情况、经济条件和术者经验水平选择不同的手术方式，对于某些特殊类型的动脉瘤（巨大、严重钙化、假性、血疱等）在充分做好术前准备后尽快手术。

完成充分且快速的术前准备后，需要尽快对符合条件的患者进行手术治疗，主要方式为介入治疗及开颅治疗。国内重症RIA多中心前瞻性研究1年随访结果表明，介入栓塞和外科夹闭对重症RIA预后的差异无统计学意义（$P > 0.05$）。血管内治疗可避免重症动脉瘤颅内压升高对开颅手术操作的限制，避免术中牵拉肿胀的脑组织导致的继发性损害。一项重症动脉瘤治疗的荟萃分析结果显示，重症动脉瘤接受介入栓塞的比例从1990—2000年的10%增至2010—2014年的62%。目前认为，对于病情分级较低的RIA患者，行夹闭与栓塞治疗均可，但应首先考虑介入栓塞。RIA的主要手术治疗方式是动脉瘤夹闭，其关键是保证载瘤动脉及穿支血管的通畅。一般认为，宽颈RIA、动脉瘤体发出分支血管、MCA分叉部动脉瘤或动脉瘤破裂同时合并血肿患者，可优先考虑手术夹闭。介入治疗及手术治疗方式详见4.4.3及4.4.4。

4.4.2 颅内未破裂动脉瘤治疗原则

UIA的治疗包括保守治疗及手术治疗。是否对UIA

进行治疗需要对UIA的破裂风险进行详细评估。UIA破裂危险因素详见4.2.3。目前认为，如果UIA患者合并控制不达标的高血压、吸烟无法戒断、既往颅内另一动脉瘤破裂出血、多发动脉瘤、动脉瘤直径＞5mm（或测量上明显大于载瘤动脉）、症状性动脉瘤、动脉瘤位于后循环或分叉部位、动脉瘤不规则如有子囊或多分叶状等情况，需要积极进行治疗。治疗方式包括介入治疗和手术治疗。治疗方式详见4.4.3及4.4.4。而对于不合并上述危险因素的UIA，可以采取保守观察的态度。

由于DSA存在对比剂相关事件、动脉瘤破裂、血管损伤和射线辐射等风险，CTA同样存在辐射暴露的问题，因此对于未治疗UIA患者的影像学随访方式，建议采取无创的TOF-MRA方式。目前认为首次影像学检查可以对UIA的破裂风险进行判断。

4.4.3 动脉瘤介入治疗

4.4.3.1 颅内未破裂动脉瘤的介入治疗

对于UIA的介入治疗来说，主要包括单纯弹簧圈栓塞术、球囊辅助栓塞术、支架辅助弹簧圈栓塞术、血流导向装置、覆膜支架置入术及瘤内扰流装置置入术等。

（1）单纯弹簧圈栓塞术：通常认为，对于体颈比≥2mm的动脉瘤，单纯弹簧圈栓塞是可行的，而对于体颈比＜2mm或瘤颈≥4mm的宽颈囊状动脉瘤，不推荐单纯弹簧圈栓塞，往往需要使用球囊或者支架辅助栓塞的技术进行治疗。

（2）球囊辅助栓塞术：在载瘤动脉内使用球囊辅助栓塞主要用于瘤颈比相对较宽、不适合用单纯弹簧圈栓塞术进行介入治疗的患者。与球囊辅助栓塞术最相关的并发症是术中动脉瘤破裂，但是，球囊辅助栓塞术的一个主要优点是在术中动脉瘤破裂的情况下，可作为临时阻断的手段控制出血。

（3）支架辅助弹簧圈栓塞术：支架辅助弹簧圈栓塞术是指在弹簧圈填塞过程中根据需要，将支架置于动脉瘤颈部，起支撑及防止弹簧圈逸出的作用。支架辅助弹簧圈栓塞术可以处理宽颈、体积大或巨大的囊性动脉瘤。一项汇集了9个球囊辅助栓塞术与支架辅助弹簧圈栓塞术对比研究的系统综述表明，支架辅助弹簧圈栓塞术后6个月瘤体完全闭塞率明显优于球囊辅助栓塞术（OR＝1.82，95%CI：1.21 ～ 2.74），且两者间复发率差异无统计学意义（P＝0.457）。

（4）血流导向装置（flow diverter，FD）置入术：FD是一种腔内支架样结构，用于重建动脉瘤的载瘤动脉。该装置对位于颈内动脉的巨大动脉瘤、瘤颈超过4mm的宽颈动脉瘤具有较好的治疗效果，但是对累及基底动脉的动脉瘤应慎重使用。Pipeline栓塞装置（pipeline embolism device，PED）是最常用的血流导向装置。2014年11月—2019年10月，接受PED治疗的真实世界的队列研究（PED in China post-market multi-center registry study，PLUS）纳入中国14个中心1171例动脉瘤患者，结果显示，平均随访（8.96±7.50）个月时，总闭塞率为81.4%（787/967），单独PED治疗闭塞率为77.1%（380/493），PED结合弹簧圈闭塞率为85.9%（407/474）。高血压（OR＝1.743，P＝0.017）、基底动脉瘤（OR＝3.705，P＝0.012）和PED置入不成功或调整后置入成功（OR＝2.833，P＜0.001）是缺血性脑卒中的独立预测因素，动脉瘤＞10mm是迟发性动脉瘤破裂的独立预测因素（OR＝5.466，P＝0.008），远端前循环动脉瘤是远端实质内出血的独立预测因素（OR＝5.129，P＝0.005），PED结合弹簧圈治疗是出现神经压迫症状的独立预测因素（OR＝3.105，P＜0.001）。尽管血流导向装置在安全性和有效性方面表现出色，但术后仍需进行双重抗血小板治疗。目前，涂层血流导向装置通过引入多种化合物实现表面改性，从而赋予支架更好的血液相容性，抑制凝血和预防血栓形成，并可能加速支架的内皮化过程，进而拓展其临床应用范围。然而，这些优势仍需通过进一步的临床研究进行验证。

（5）覆膜支架置入术：覆膜支架治疗颅内动脉瘤的原理是在载瘤动脉内置入带物理屏障的支架，在保持载瘤动脉通畅的情况下，隔离动脉瘤并使其内部形成血栓，从而达到治愈病变的目的，在无重要分支血管毗邻的宽颈、巨大动脉瘤等治疗中有着较大优势。

（6）瘤内扰流装置置入术：目前国际通用的瘤内扰流装置是WEB装置，主要应用于分叉部宽径动脉瘤栓塞，我国已应用该装置。国际研究指出WEB装置治疗动脉瘤6个月充分闭塞率（完全闭塞＋部分瘤颈显影）为85.4%，1年并发症发生率3.9%。

4.4.3.2 颅内破裂动脉瘤的介入治疗

RIA的介入治疗与UIA略有不同，主要在于因RIA的急迫性，其治疗时对于抗血栓准备往往不足，可能加重血栓事件风险。同时，围手术期使用双抗治疗是否加重动脉瘤再出血风险也没有统一定论。

国内单中心大样本回顾性研究分析支架辅助治疗RIA的结果显示，支架辅助治疗组的围手术期技术相关并发症发生率和病死率略高于非支架组，但二者的差异无统计学意义（技术相关并发症发生率：8.3% vs. 4.5%，P＝0.120；技术相关病死率：1.5% vs. 0.7%，P＝0.796）。在有效性方面，该项研究表明，支架辅助弹簧圈栓塞和单纯弹簧圈栓塞的术后即刻致密栓塞率相似（分别为66.9%、64.0%），但影像随访结果显示，支架辅助治疗的动脉瘤闭塞率高于单纯弹簧圈栓塞（82.5% vs. 66.7%，P＝0.007）。国内多中心前瞻性支架辅助治疗重症RIA的研究显示，支架辅助治疗与单纯弹簧圈栓塞动脉瘤相比，未明显增加围手术期并发症。上述两项研究说明支架辅助弹簧圈栓塞对于重症RIA患者的治疗仍是安全可行的。

4.4.3.3 抗血小板治疗

抗血小板治疗是动脉瘤介入治疗尤其支架辅助栓塞治疗和FD治疗必须进行的辅助治疗。目前，常用的抗血小板聚集药物包括血小板环氧化酶抑制剂（如阿司匹林）、P2Y12受体拮抗剂（氯吡格雷、普拉格雷、替格瑞洛）、血小板糖蛋白Ⅱb/Ⅲa受体拮抗剂（阿昔单抗、替罗非班）。

目前对于UIA，常用的抗血栓方案为：①术前持续口服阿司匹林（100mg/d）和氯吡格雷（75mg/d）3～14d，采用血栓弹力图检测抗血小板聚集功能，达到抑制标准后，可实施支架辅助栓塞或FD治疗。②术后的治疗方案为阿司匹林（100mg/d）联合氯吡格雷（75mg/d）持续口服6周～6个月；如无缺血症状发生且复查支架内无狭窄发生，可改为单一抗血小板聚集药物，并持续口服治疗12个月以上。③尽管目前对于血小板检测尚存在争议，但其对调整抗血小板聚集治疗方案有一定的参考价值；对于血小板检测提示对抗血小板聚集药物抵抗的患者，建议改为其他抗血小板聚集药物（如普拉格雷、替格瑞洛等）替代治疗。近期文献表明，替格瑞洛同样可以有效控制缺血并发症并不增加出血发生率。

对于RIA患者，根据动脉瘤形态及部位选择支架辅助栓塞或FD者，术前需给予负荷剂量阿司匹林、氯吡格雷，或术中给予替罗非班、依替巴肽或阿昔单抗等静脉使用的药物，该类药物可有效抑制血小板聚集，预防支架内血栓形成，降低不良脑血管事件的发生率。

4.4.4 动脉瘤开颅治疗

外科开颅手术常用技术主要包括动脉瘤瘤颈夹闭术、动脉瘤包裹或瘤壁加固术、载瘤动脉结扎或闭塞术、载瘤动脉闭塞或孤立联合血运重建术等。动脉瘤包裹或瘤壁加固术是使用人工脑膜、自身肌肉或筋膜等材料加固动脉瘤。载瘤动脉结扎或闭塞术主要是闭塞一侧颈动脉，但其可能增加缺血事件的发生率，目前临床较少应用。载瘤动脉闭塞或孤立联合血运重建术是治疗复杂RIA的必要技术，尤其对于颈动脉巨大型动脉瘤、载瘤动脉及瘤颈严重粥样硬化甚至钙化、瘤夹无法夹闭且载瘤动脉也无法重塑的动脉瘤、大型椎动脉夹层或梭形动脉瘤、外伤性颈动脉假性动脉瘤、血泡样动脉瘤、无明显瘤颈且无法夹闭的RIA等。术中脑保护、电生理监测、多普勒超声等监测技术有助于降低术后并发症的发生风险，术中荧光造影、复合手术则有助于降低术后动脉瘤残留或载瘤动脉狭窄等风险，旨在提高手术的安全性。

（1）夹闭手术：RIA的手术治疗主要是动脉瘤夹闭，并且保证载瘤动脉及穿支血管的通畅。对于特殊类型的动脉瘤，术中可能需要特殊的技巧，如前床突的磨除（硬膜内或外）、动脉瘤包裹、动脉壁缝合、血管旁路移植术等。

对于动脉瘤（特别是前循环动脉瘤）破裂伴脑实质内局限性占位血肿，血肿较大（出血量＞50ml），以及MCA分叉部位动脉瘤患者，优先选择手术夹闭动脉瘤。伴颅内血肿者，则应在夹闭动脉瘤的基础上清除血肿。严重脑积水患者，可先对其行脑室外引流，再考虑手术或介入治疗。手术夹闭动脉瘤后脑组织仍肿胀，严重颅内高压者，可考虑行去骨瓣减压术。

（2）复合手术：对复杂动脉瘤或后循环动脉瘤破裂合并血肿（尤其是脑池血肿）者，可考虑行介入、开颅手术联合处理，即复合手术。术中造影能实时反映动脉瘤夹闭及穿支血管通畅情况，可在术中及时调整动脉瘤夹，对减少术后动脉瘤残留、血管误夹所致的缺血并发症具有重要指导意义。

（3）术中监测及影像：术中常规采取电生理监测、多普勒超声、吲哚菁绿荧光造影等技术，可提高动脉瘤夹闭的成功率及准确性，降低术后并发症。在预测手术过程中缺血性神经功能缺损方面，躯体感觉诱发电位或运动诱发电位生理监测也具有一定的价值。术中多普勒超声检查和超声流量计可用于评估动脉瘤夹闭后载瘤动脉及其分支血管的通畅性。而静脉注射吲哚菁绿，通过整合手术显微镜的滤镜来进行术区血管显影技术又是一项进步，并可快速评估动脉瘤是否夹闭完全、载瘤动脉及其穿支是否通畅。

（4）动脉瘤开颅术中新兴技术：神经导航技术联合CTA可以更好地显示动脉瘤部位、深度、骨性结构等，减少开颅及入路损伤并改善患者功能预后。

4.5 疾病负担

颅内动脉瘤是SAH最常见的病因，同时也是导致出血性脑卒中的常见疾病之一。作为一种高死亡率和高致残率的疾病，它正在严重危害我国人民的健康。2021年GBD研究数据显示，脑卒中是我国疾病所致伤残调整寿命年（disability-adjusted life years，DALY）的首位病因。GBD数据显示，2021年我国出血性脑卒中患病率为401/10万（年龄标化率291/10万），虽然低于缺血性脑卒中的1462/10万（年龄标化率1019/10万），但因出血性脑卒中导致的死亡和残疾患者数量仍占据了较大比重。同时对于中低收入国家，出血性脑卒中致死率甚至高达80%。

4.6 风险预测模型

对于已经诊断明确的UIA患者，需要对动脉瘤的增大和破裂风险等级进行评估，对相关风险因素进行综合评价，以为后续治疗决策提供帮助。

近年来，人工智能技术被广泛应用于医学研究领域，旨在通过应用机器学习、深度学习等算法来解析数据并学习，再对真实世界中的类似事件做出决策和预测。目前，人工智能技术在颅内动脉瘤的影像识别与风险评估方面有着良好的发展前景，整体处于研发阶段，并开始尝试应用。目前，智能预测模型的分析参数以形态学因素和临床因素为主，使用算法包括随机森林、支持向量机和卷积神经网络等。机器学习模型在UIA稳定性分析中具有显著优势，其中人工智能模型结果最优，曲线下面积值达到0.867，特异度92.9%，准确度82.4%，该模型使用13个患者特异性临床特征和18个动脉瘤形态特征进行预测，已在临床中初步尝试应用。

4.7 指南与共识

随着神经外科诊疗技术的发展，颅内动脉瘤高质量研究及先进的诊疗技术陆续发布。国内外多部颅内动脉瘤相关指南共识相继推荐，表1-4-1就近年来相对权威的指南及专家共识进行了总结。

表1-4-1 国内颅内动脉瘤相关指南和专家共识

年份	名 称
2024	中国未破裂颅内动脉瘤临床管理指南（2024版）
2024	中国破裂颅内动脉瘤临床管理指南（2024版）
2023	重症动脉瘤性蛛网膜下腔出血管理专家共识（2023）
2023	颅内动脉瘤术中神经电生理监测中国专家共识（2023版）
2022	血流导向装置治疗颅内动脉瘤中国指南
2021	中国颅内未破裂动脉瘤诊疗指南
2021	中国颅内破裂动脉瘤诊疗指南
2021	颅内动脉瘤抗血小板治疗中国专家共识
2020	血流导向装置治疗颅内动脉瘤的中国专家共识
2019	中国蛛网膜下腔出血诊治指南（2019）

综上指南及专家共识，对颅内未破裂动脉瘤和破裂动脉瘤的病因、诊断、治疗、并发症及随访等内容进行了相关推荐，其中包括破裂及未破裂动脉瘤流行病学特点、诊断及相关影像学检查特点、影响动脉瘤生长和破裂风险的危险因素评估、动脉瘤介入及开颅治疗注意事项、动脉瘤术中的麻醉管理、相关监护及护理体系管理、相关自然病史和转归、并发症的预防及处理、药物应用及随访观察。

无论颅内破裂或未破裂动脉瘤的患者都需要由经验丰富的医疗中心及时提供高质量的诊治。应用上述基于循证医学证据指南和专家共识建议，可以有效改善此类患者的预后。

参 考 文 献

[1] Li MH, Chen SW, Li YD, et al. Prevalence of unruptured cerebral aneurysms in Chinese adults aged 35 to 75 years: a cross-sectional study. Ann Intern Med, 2013, 159（8）: 514-521.

[2] Wang J, Weng JC, Li H, et al. Atorvastatin and growth, rupture of small unruptured intracranial aneurysm: results of a prospective cohort study. Ther Adv Neurol Disord, 2021, 14: 1756286420987939.

[3] Lu JL, Li MT, Burkhardt JK, et al. Unruptured giant intracranial aneurysms: risk factors for mortality and long-term outcome. Transl Stroke Res, 2021, 12（4）: 593-601.

[4] Chen YP, Wright N, Guo Y, et al. Mortality and recurrent vascular events after first incident stroke: a 9-year community-based study of 0.5 million Chinese adults. Lancet Glob Health, 2020, 8（4）: e580-e590.

[5] Yang CW, Fuh JL. Thunderclap headache: an update. Expert Rev Neurother, 2018, 18（12）: 915-924.

[6] Zhao B, Yang H, Zheng K, et al. Preoperative and postoperative predictors of long-term outcome after endovascular treatment of poor-grade aneurysmal subarachnoid hemorrhage. J Neurosurg, 2017, 126（6）: 1764-1771.

[7] Greving JP, Wermer MJ, Brown RD Jr, et al. Development of the PHASES score for prediction of risk of rupture of intracranial aneurysms: a pooled analysis of six prospective cohort studies. Lancet Neurol, 2014, 13（1）: 59-66.

[8] Zuurbier C, Mensing LA, Wermer M, et al. Difference in rupture risk between familial and sporadic intracranial aneurysms: an individual patient data meta analysis. Neurology, 2021, 97（22）: e2195-e2203.

[9] Can A, Castro VM, Ozdemir YH, et al. Association of intracranial aneurysm rupture with smoking duration, intensity, and cessation. Neurology, 2017, 89（13）: 1408-1415.

[10] Zhu W, Li WQ, Tian ZB, et al. Stability assessment of intracranial aneurysms using machine learning based on clinical and morphological features. Transl Stroke Res, 2020, 11（6）: 1287-1295.

[11] Wei S, Yuan X, Fan F, et al. The relationship between the level of vitamin D and ruptured intracranial aneurysms. Sci Rep, 2021, 11（1）: 11881.

[12] 中华医学会神经外科学分会，中国卒中学会脑血管外科分会，国家神经系统疾病医学中心，等. 中国未破裂颅内动脉瘤临床管理指南（2024版）. 中华医学杂志，2024，104（21）：1918-1939.

[13] Qiu TL, Jin GL, Xing HY, et al. Association between hemodynamics, morphology, and rupture risk of intracranial aneurysms: a computational fluid modeling study. Neurol Sci, 2017, 38（6）: 1009-1018.

[14] Wen Z, Nie X, Chen L, et al. A decision tree model to help treatment decision-making for unruptured intra-

cranial aneurysms: a multi-center, long-term follow-up study in a large Chinese cohort. Transl Stroke Res, 2024 Jul 22.

[15] Geng JW, Hu P, Ji Z, et al. Accuracy and reliability of computer-assisted semi-automated morphological analysis of intracranial aneurysms: an experimental study with digital phantoms and clinical aneurysm cases. Int J Comput Assist Radiol Surg, 2020, 15 (10): 1749-1759.

[16] Li M, Wang J, Liu J, et al. Hemodynamics in ruptured intracranial aneurysms with known rupture points. World Neurosurg, 2018, 118: e721-e726.

[17] Meng H, Tutino VM, Xiang J, et al. High WSS or low WSS? Complex interactions of hemodynamics with intracranial aneurysm initiation, growth, and rupture: toward a unifying hypothesis. AJNR Am J Neuroradiol, 2014, 35 (7): 1254-1262.

[18] Lu G, Huang L, Zhang XL, et al. Influence of hemodynamic factors on rupture of intracranial aneurysms: patient-specific 3D mirror aneurysms model computational fluid dynamics simulation. AJNR Am J Neuroradiol, 2011, 32 (7): 1255-1261.

[19] Lv N, Karmonik C, Chen SY, et al. Wall enhancement, hemodynamics, and morphology in unruptured intracranial aneurysms with high rupture risk. Transl Stroke Res, 2020, 11 (5): 882-889.

[20] Xu Z, Rui YN, Hagan JP, et al. Intracranial aneurysms: pathology, genetics, and molecular mechanisms. Neuromolecular Med, 2019, 21 (4): 325-343.

[21] 陈思静，宋建勋，林国辉，等. 高分辨率血管壁成像评估颅内动脉瘤破裂风险. 国际脑血管病杂志，2020，28（7）：547-551.

[22] Hu P, Yang Q, Wang DD, et al. Wall enhancement on high-resolution magnetic resonance imaging may predict an unsteady state of an intracranial saccular aneurysm. Neuroradiology, 2016, 58 (10): 979-985.

[23] Jiang YQ, Xu F, Huang L, et al. Increased wall enhancement extent representing higher rupture risk of unruptured intracranial aneurysms. J Korean Neurosurg Soc, 2021, 64 (2): 189-197.

[24] Van der Kamp LT, Edjlali M, Naggara O, et al. Gadolinium enhanced intracranial aneurysm wall imaging and risk of aneurysm growth and rupture: a multicentre longitudinal cohort study. Eur Radiol, 2024, 34 (7): 4610-4618.

[25] Ishii D, Choi A, Piscopo A, et al. Increased concentrations of atherogenic proteins in aneurysm sac are associated with wall enhancement of unruptured intracranial aneurysm. Transl Stroke Res, 2022, 13 (4): 577-582.

[26] Liu Q, Li K, He H, et al. The markers and risk stratification model of intracranial aneurysm instability in a large Chinese cohort. Sci Bull (Beijing), 2023, 68 (11): 1162-1175.

[27] Wang H, Li W, He H, et al. 320-detector row CT angiography for detection and evaluation of intracranial aneurysms: comparison with conventional digital subtraction angiography. Clin Radiol, 2013, 68 (1): e15-e20.

[28] Li MH, Cheng YS, Li YD, et al. Large-cohort comparison between three-dimensional time-of-flight magnetic resonance and rotational digital subtraction angiographies in intracranial aneurysm detection. Stroke, 2009, 40 (9): 3127-3129.

[29] Li MH, Li YD, Gu BX, et al. Accurate diagnosis of small cerebral aneurysms ≤ 5 mm in diameter with 3.0-T MR angiography. Radiology, 2014, 271 (2): 553-560.

[30] Radojewski P, Dobrocky T, Branca M, et al. Diagnosis of small unruptured intracranial aneurysms: comparison of 7 T versus 3 T MRI. Clin Neuroradiol, 2024 Mar, 34 (1): 45-49.

[31] Wang GX, Wen L, Lei S, et al. Wall enhancement ratio and partial wall enhancement on MRI associated with the rupture of intracranial aneurysms. J Neurointerv Surg, 2018, 10 (6): 566-570.

[32] Liu J, Koskas L, Faraji F, et al. Highly accelerated intracranial 4D flow MRI: evaluation of healthy volunteers and patients with intracranial aneurysms. MAGMA, 2018, 31 (2): 295-307.

[33] Zhang JJ, Li X, Zhao B, et al. Irregular pulsation of intracranial unruptured aneurysm detected by four-dimensional CT angiography is associated with increased estimated rupture risk and conventional risk factors. J Neurointerv Surg, 2021, 13 (9): 854-859.

[34] Gu Y, Zhang YG, Luo M, et al. Risk factors for asymptomatic intracranial small aneurysm rupture determined by electrocardiographic-gated 4D computed tomographic (CT) angiography. Med Sci Monit, 2020, 26: e921835.

[35] Zhang J, Li X, Zhao B, et al. Irregular pulsation of aneurysmal wall is associated with symptomatic and ruptured intracranial aneurysms. J Neurointerv Surg, 2023, 15 (1): 91-96.

[36] Chen CJ, Kumar JS, Chen SH, et al. Optical coherence tomography: future applications in cerebrovascular imaging. Stroke, 2018, 49: 1044–1050.

[37] Ughi GJ, Marosfoi MG, King RM, et al. A neurovascular high-frequency optical coherence tomography system enables in situ cerebrovascular volumetric micros-

copy. Nat Commun，2020，11（1）：3851.
［38］Zhao B，Rabinstein A，Murad MH，et al. Surgical and endovascular treatment of poor-grade aneurysmal subarachnoid hemorrhage：a systematic review and meta-analysis. J Neurosurg Sci，2017，61（4）：403-415.
［39］中华医学会神经病学分会，中华医学会神经病学分会脑血管病学组，中华医学会神经病学分会神经血管介入协作组. 中国蛛网膜下腔出血诊治指南2019. 中华神经科杂志，2019，52（12）：1006-1021.
［40］黄清海，杨鹏飞. 中国动脉瘤性蛛网膜下腔出血诊疗指导规范. 中国脑血管病杂志，2016，13（7）：384-392.
［41］Zhao B，Tan X，Yang H，et al. Endovascular coiling versus surgical clipping for poor-grade ruptured intracranial aneurysms：postoperative complications and clinical outcome in a multicenter poor-grade aneurysm study. AJNR Am J Neuroradiol，2016，37（5）：873-878.
［42］Wang F，Chen X，Wang Y，et al. Stent-assisted coiling and balloon-assisted coiling in the management of intracranial aneurysms：a systematic review & meta-analysis. J Neurol Sci，2016，364：160-166.
［43］Luo B，Kang HB，Zhang HQ，et al. Pipeline embolization device for intracranial aneurysms in a large Chinese cohort：factors related to aneurysm occlusion. Ther Adv Neurol Disord，2020，13：1756286420967828.
［44］Kang HB，Zhou Y，Luo B，et al. Pipeline embolization device for intracranial aneurysms in a large Chinese cohort：complication risk factor analysis. Neurotherapeutics，2021，18（2）：1198-1206.
［45］Kang HB，Luo B，Liu JM，et al. Postoperative occlusion degree after flow-diverter placement with adjunctive coiling：analysis of complications. J Neurointerv Surg，2022，14（4）：371-375.
［46］White TG，Santhumayor BA，Turpin J，et al. Flow diverter surface modifications for aneurysm treatment：a review of the mechanisms and data behind existing technologies. Interv Neuroradiol，2023，Oct 29.
［47］Liu Y，Yang HF，Xiong ZY，et al. Effcacy and safety of willis covered stent for treatment of complex vascular diseases of the internal carotid artery. Ann Vasc Surg，2019，61：203-211.
［48］Fang C，Tan HQ，Han HJ，et al. Endovascular isolation of intracranial blood blister-like aneurysms with willis covered stent. J Neurointerv Surg，2017，9（10）：963-968.
［49］Wen Z，Nie X，Chen L，et al. A decision tree model to help treatment decision-making for unruptured intracranial aneurysms：a multi-center，long-term follow-up study in a large chinese cohort. Transl Stroke Res，2024 Jul 22.
［50］Spelle L，Costalat V，Caroff J，et al. Clinical evaluation of WEB 17 device in intracranial aneurysms（CLEVER）：procedural，30-day and 1-year safety results for ruptured and unruptured aneurysms. J Neurointerv，Surg，2024，16（12）：1299-1306.
［51］Zuo Q，Yang PF，Lv N，et al. Safety of coiling with stent placement for the treatment of ruptured wide-necked intracranial aneurysms：a contemporary cohort study in a high-volume center after improvement of skills and strategy. J Neurosurg，2018，131（2）：435-441.
［52］Zhao B，Tan XX，Yang H，et al. Stent-assisted coiling versus coiling alone of poor-grade ruptured intracranial aneurysms：a multicenter study. J Neurointerv Surg，2017，9（2）：165-168.
［53］Xia P，Huang Y，Chen G. The effect of ticagrelor for endovascular intervention of intracranial aneurysm patients with or without clopidogrel resistant：A meta-analysis. Brain Sci，2022，12（8）：1077.
［54］Ge HJ，Lv XL，Ren H，et al. Influence of CYP2C19 genetic polymorphisms on clinical outcomes of intracranial aneurysms treated with stent-assisted coiling. J Neurointerv Surg，2017，9（10）：958-962.
［55］Li J，Lan ZG，He M，et al. Assessment of microscope-integrated indocyanine green angiography during intracranial aneurysm surgery：a retrospective study of 120 patients. Neurol India，2009，57（4）：453-459.
［56］Dai W，Ling H，Sun Y，et al. The comparison of neuronavigation combined with CT three-dimensional angiography CT angiography in the guidance of clipping treatment in distal intracranial aneurysm surgery：a retrospective clinical study. Ann Transl Med，2022，10：572.
［57］Institute for Health Metrics and Evaluation（IHME）. GBD Compare Data Visualization. Seattle，WA：IHME，University of Washington，2020.（2020-10-15）https：//vizhub.healthdata.org/gbd-compare.

五、脑脊髓动静脉畸形

中枢神经系统血管畸形是累及脑、脊髓组织的血管发育异常疾病，包括动静脉畸形和静脉畸形（即海绵状血管畸形）两类。

5.1 概述

脑动静脉畸形（brain arteriovenous malformations，BAVM）是一种少见的血管病变，可表现为自发性颅内出血（intracranial hemorrhage，ICH）、癫痫发作、神经功能障碍或头痛。脊髓动静脉畸形多由于脊髓出血或脊髓静脉高压表现为突发或逐渐进展的脊髓功能障碍，包括运动、感觉障碍及二便障碍。

2019年，张鸿祺教授团队基于10年466例脊髓动静脉畸形患者的临床随访资料，首次系统阐述了脊髓动静脉畸形的自然病史，指出患者症状在发病后进展迅速，其年出血发生率约10%，因非出血事件导致的脊髓功能障碍逐渐加重风险高达17%/年。因此脊髓动静脉畸形一旦发病，需进行早期临床干预。

5.2 流行病学

脑动静脉畸形的发病率约为每年1.3/10万，其好发于中青年人群。一项纳入1289例患者的队列研究显示，BAVM平均确诊年龄为31岁，约50%的患者在20～40岁确诊，该病男女患者比例约为5∶4。随着磁共振的普及，无症状BAVM的检出率逐渐提高。一项纳入15 000余例头颅MRI结果的荟萃分析显示，无症状BAVM的检出率可高达1/2000。

脊髓动静脉畸形（spinal cord arteriovenous malformations，SAVM）更加罕见，一项汇集了国内主要病例的队列研究提示其发病率为（1～2.5）/100万。

5.3 治疗方式

目前脑、脊髓动静脉畸形的治疗方案包括非手术治疗、显微外科手术、立体定向放射外科（stereotactic radiosurgery，SRS）、血管内栓塞或上述方式的组合治疗（多模式治疗），其主要目的是预防出血性脑卒中。这些治疗的风险必须与自然史的风险相权衡。

5.3.1 显微外科手术

显微外科手术是治疗脑、脊髓动静脉畸形的一种常见方法，其主要目的是彻底治愈，安全和彻底切除畸形血管以消除与其潜在破裂相关的残疾和死亡风险。相对于其他治疗方式，显微外科手术的主要优势在于完全消除率较高、即刻消除出血风险及其长期稳定性；主要缺点是创伤大、康复时间长且有相关神经功能缺损风险。

Spetzler-Martin（SM）分级量表是迄今最常用的脑动静脉畸形分类系统，它根据3项解剖因素（畸形血管团大小、与脑功能区的相对位置及静脉引流方式）将BAVM分为5级。SM分级量表是一种非常有效的工具，可利用基线影像学数据估计外科手术切除的风险。显微外科手术最适合低级别（Ⅰ～Ⅱ级）BAVM，对于高级别（Ⅳ～Ⅴ级）转归不良的BAVM风险较高。

脊髓动静脉畸形的手术治疗在国内开展范围有限。2021年，张鸿祺教授团队基于10年466例脊髓动静脉畸形患者的临床随访资料，着重观察其临床治疗结果。结果显示，目前获得认可的显微手术指征包括病变主体位于脊髓背侧或侧方，畸形血管团结构致密且直径不宜＞3cm。近年来复合手术室的应用使术中血管造影得以开展，有利于提高手术的治愈率和安全性。

5.3.2 立体定向放射外科

在解剖学因素（如畸形血管团位置）或全身情况导致手术切除风险太大的情况下，通常采用SRS达到清除脑动静脉畸形的目的。大多数长期随访研究提示，SRS后的脑动静脉畸形闭塞率可达81%。与显微外科手术或血管内栓塞不同，SRS的获益和不良反应在治疗后数年内都不会完全显现。辐射引起的坏死、水肿和囊腔形成均在治疗后很长时间才会发生。目前认为放射相关的并发症与照射剂量相关，2021年中国台湾学者发表的研究显示，脑组织接受12Gy的照射是脑动静脉畸形伽马刀治疗后放射损伤的重要危险因素。此外，在畸形血管团消失前的潜伏期内仍然存在出血风险，为每年1%～3%，与脑动静脉畸形的自然史相比似乎并无明显改变。由于脊髓组织对射线的耐受程度低于脑组织，尽管有治疗结果满意的病例报道，但目前尚无高级别临床证据支持脊髓动静脉畸形患者接受SRS。

5.3.3 血管内栓塞

栓塞术在BAVM的多学科治疗中很常用。它可应用于多种不同的临床情况，其中以开颅手术前栓塞最常见。血管内治疗的另一个适应证是作为显微外科手术或SRS的辅助治疗。这种情况下，栓塞治疗有助于缩小BAVM体积或闭塞高危结构，例如畸形血管团内或其周围的破裂动脉瘤，然后再对BAVM的剩余部分进行最终治疗。传统的动静脉畸形栓塞术为经动脉入路，可作为一种姑息性治疗手段，用来减少畸形血管团血流，从而改善盗血引起的潜在症状，甚至在某些病例中经动脉入路就能获得治愈性栓塞。虽然经静脉入路具有治愈率高的优势，但其应用却因存在过早闭塞引流静脉导致病变破裂的风险而受限。近年来随着介入技术和材料的逐渐成熟，国内多家中心开始突破该项技术限制，并取得理想的结果。2022年，河南省人民医院和海军军医大学第一附属医院分别发表了经静脉入路栓塞颅内动静脉畸形的治疗经验，显示在严格的适应证选择的前提下，经静脉入路栓塞动静脉畸形可达到令人满意的治疗结果。

栓塞治疗最常见的两种并发症是脑出血和缺血性脑卒中，其潜在原因非常多。缺血性脑卒中的原因包括血栓栓塞并发症和非靶血管栓塞。脑出血则可能是部分栓塞后动静脉畸形血流动力学改变导致病灶局部压力升高或介入器材直接损伤血管壁所致。栓塞术中丙泊酚激发试验被认为具有降低缺血性并发症的作用，海军第一大学附属医院的研究显示该项技术有助于提高经动脉入路栓塞动静脉畸形的有效性和安全性。

脊髓动静脉畸形的栓塞治疗相对于脑动静脉畸形而言显得更加保守。病变的供血动脉往往在到达畸形血管团之前发出分支供应脊髓组织，因此要求微导管到位更加准确，对栓塞剂反流的控制也需要更加谨慎。在多数情况下，对脊髓动静脉畸形进行栓塞治疗是闭塞动脉瘤以期降低出血风险，并不追求解剖治愈。

5.3.4 多模式治疗

对于大型脑、脊髓动静脉畸形，应谨慎考虑给予多模式或分期治疗，最常用的多模式治疗为血管内栓塞配合手术切除。2022年首都医科大学附属北京天坛医院神经外科发表研究显示，一站式复合手术术中栓塞脑动静脉畸形的后循环供血动脉能够有效减少术中出血，降低手术风险。脑动静脉畸形的另一种多模式治疗是先行血管内栓塞，然后进行SRS。但该治疗策略具有争议，部分学者认为栓塞治疗可降低伽马刀术后的出血风险，然而有研究显示术前栓塞可能降低病灶远期的闭塞比例。

5.3.5 未破裂脑动静脉畸形的处理

由于缺乏一致的有关ICH终身风险及其预测因素以及治疗相关并发症的高质量证据，因此未破裂脑动静脉畸形的最佳处理方案仍然存在争议。

5.3.6 脑动静脉畸形相关癫痫的治疗

临床队列研究表明，完全闭塞畸形团能够有效控制癫痫发作。Englot等发表了一项前瞻性队列研究，纳入了440例接受手术治疗的BAVM患者，其中130例（30%）术前有癫痫发作史。经过显微手术治疗后，患者平均随访20.7个月，80%的患者未再发生癫痫发作，16%的患者术后仅出现1次发作。立体定向放射外科治疗后的癫痫发作风险与治愈率显著相关。Chen等对997例接受立体定向放射外科治疗的BAVM患者进行了系统回顾，结果显示术后44%的患者癫痫得到完全控制，其中病变治愈组的癫痫控制率显著高于部分闭塞组（分别为82%和41%，OR＝6.13；95% CI：2.16 ～ 17.44；P＝0.000 7）。

目前尚无高质量的临床试验评估术前脑电图及术中皮质脑电监测对BAVM相关癫痫患者的有效性。但已有队列研究表明，术前脑电图及术中皮质脑电监测可增加BAVM相关药物难治性癫痫患者接受海马切除及畸形团以外皮质癫痫病灶切除的比例（约为30%）。与常规畸形团切除术的患者相比，接受这种监测的患者癫痫控制率较高（分别为75.0%和52.9%）。因此对于药物难治性癫痫患者行术前脑电图及术中皮质脑电监测是合理的选择。

5.4 治疗策略

5.4.1 脑动静脉畸形的治疗策略

5.4.1.1 SM Ⅰ级或Ⅱ级

手术通常被认为是动静脉畸形的最佳初始选择，特别是Ⅰ级或Ⅱ级病变。在经验丰富的治疗中心，92.5%的SM Ⅰ级或Ⅱ级患者通过显微外科手术可以取得良好预后。

5.4.1.2 SM Ⅲ级

Ⅲ级动静脉畸形的治疗选择比低级病变更复杂。例如，一些Ⅲ级病变是位于脑部功能区的小的深部动静脉畸形，这些畸形具有深静脉引流，如果不及时治疗会增加自发性出血的风险。放射外科治疗最适合Ⅲ级小的病变，无论是否位于功能区或存在深静脉引流。

对于累及皮质功能区的较大Ⅲ级畸形的治疗更具有争议性。对于直径＞3cm的Ⅲ级病变行放射外科手术，完全闭塞率不足50%，并且难以避免术后出血以及无永久性、症状性和放射性脑损伤。即使使用术前血管内栓塞来减小病灶的大小，然后进行放射外科手术，结局也不比未治疗的患者好。

破裂的Ⅲ级病变尤为需要关注，如果不治疗则再出血率高。当存在相关动脉瘤破裂时，出血的风险更高，需紧急血管内闭塞动脉瘤。破裂的动静脉畸形而没有明确出血点者需考虑多模式治疗，包括术前栓塞后进行显微手术切除或立体定向放射外科手术。

5.4.1.3 SM Ⅳ级或Ⅴ级及深部脑动静脉畸形

目前针对Ⅳ级和Ⅴ级动静脉畸形的治疗尚未达到令人满意的结局。手术系列的研究显示总体治疗相关致残率接近50%，血管内治疗和放射外科手术未能治愈大多数患者。当患者出现Ⅳ级或Ⅴ级动静脉畸形和脑出血时，姑息性血管内手术旨在选择性消除与出血相关的部分畸形，或治愈性闭塞供血动脉上的动脉瘤，可降低后续出血的风险。

深部BAVM是指位于基底节、丘脑及脑干的动静脉畸形（arteriovenous malformation，AVM），这些病变较为少见，但具有较高的出血风险。其中部分体积较大或结构弥散的病例可归类为SM Ⅵ级，甚至被视为“不可手术”病变。只有少数体积较小、畸形团致密且位置相对表浅的病例适合接受显微手术治疗。深部BAVM的伽马刀治疗效果相对理想。一项荟萃分析显示，放射治疗约5年后，脑干和丘脑/基底节AVM的闭塞率分别为60%（95% CI：54% ～ 66%）和67%（95% CI：60% ～ 73%）。然而，值得注意的是，脑干和丘脑/基底节AVM在立体定向治疗后的年出血风险仍较高，分别为7%和9%。因此，应对病变中的危险结构实施靶向栓塞。

5.4.2 脊髓动静脉畸形的治疗策略

由于脊髓AVM存在较高的病情加重风险，无论以何种方式起病均应在发病后早期治疗。对于结构简单的病例，可争取解剖治愈。队列研究显示：非体节性且直径小于3cm、不伴有沟联合动脉供血的病变，通过全切获得解剖治愈的比例较高，而瘘型病变及主引流静脉直径不足1.5mm的病变多可通过介入栓塞获得治愈。对于结构复杂、只能进行部分闭塞的病变，需根据其临床风险制订治疗方案，其中高出血风险的病例在治疗时需以闭塞动脉瘤为首要目标。对于结构异常复杂的病变，为保障治疗的安全性，仅单纯闭塞危险结构即可，不追求进一步栓塞更多的畸形血管团。对于存在脊髓静脉高压的病例而言，需尽可能多地闭塞畸形团或瘘口，以达到有效降低病变血流量的目的，否则治疗效果不理想。

5.5 脑、脊髓动静脉畸形的基础研究

作为一种先天性疾病，脑、脊髓动静脉畸形的遗传学研究一直处于瓶颈期，发病机制不明确，也无法建立起反映其生物学、血流动力学和病理生理学特征的理想动物模型进行后续研究。在临床工作中，我们有时会发现畸形团的生长行为。从这一临床观察出发，首都医科大学宣武医院神经外科和中国医学科学院阜外医院心血管疾病国家重点实验室合作，聚焦肿瘤相关基因与动静脉畸形的关系，使用常见肿瘤基因检测组合进行全外显子的二代超深度测序，进行体细胞突变在脑、脊髓动静脉畸形遗传发生学中的研究，并对较低丰度突变进行微滴式数字PCR（droplet digital polymerase chain reaction，ddPCR）验证，在国际上首次证实了肿瘤相关通路KRAS/BRAF体细胞突变在中枢神经系统血管畸形中的核心作用。此后，基于该突变机制，团队通过立体定向注射AAV-BR1-Cre的方式在小鼠特定脑区诱导内皮细胞突变的方法，构建了高度模拟人类病变的体细胞BRAF V600E突变的脑动静脉畸形小鼠模型，并借助该模型首次阐述了从突变到病变发生发展的过程。未来利用这一小鼠模型进行的机制研究和药物干预研究将为该病的分子机制的解析提供新的见解，并有助于开发新的治疗策略。

5.6 脑、脊髓动静脉畸形的治疗结果及预后

5.6.1 脑动静脉畸形的治疗结果

（1）首都医科大学神经外科研究所研究团队人员对239例BAVM患者进行回顾性分析，结果发现，68例（28.5%）患者以癫痫起病。癫痫与脑出血病史、额颞叶病灶及动脉分水岭区病灶相关。37例以癫痫起病的患者接受ONYX栓塞治疗，23例（62.2%）患者在栓塞前接受抗惊厥药物治疗。最后一次随访中，19例（51.4%）患者癫痫随访结果为Engel评分Ⅰ级（Engel Ⅰ级：术后癫痫发作完全消失或仅有先兆）。在23例治疗前服用抗惊厥药物的患者中，12例（52.2%）患者随访时仍口服抗惊厥药。单因素分析提示动脉分水岭区病灶与栓塞术后更高级别的Engel评分显著相关。ONYX栓塞术后癫痫治愈的机制仍有待进一步研究。

（2）首都医科大学附属北京天坛医院对90例位于皮质脊髓束10mm以内且接受手术切除的BAVM患者，在术前进行了弥散张量纤维束成像分析。研究结果表明：平均随访2.7年，21例（23.3%）例患者出现术后持续肢体无力。回归分析模型提示运动功能变差的独立预测因素为畸形团与皮质脊髓束的距离、病灶最近处皮质脊髓束水平、患者年龄及BAVM的弥散程度。研究者构建了一个CLAD评级系统将以上因素全部纳入，发现该评级系统对术后运动功能的预测准确性高于Spetzler-Martin分级，是手术决策的有效风险评估工具。

（3）河南省人民医院一项前瞻性单臂经静脉入路栓塞破裂BAVM的安全性和有效性研究纳入了21例患者，SM分级分别为Ⅰ级3例（14.3%），Ⅱ级4例（19.0%），Ⅲ级11例（52.4%），Ⅳ级3例（14.3%）。在治疗过程中，2例患者微导管置入引流静脉失败，栓塞术后完全闭塞率为84%（16/19），1例患者（5%）在治疗后仍有少量残留病灶，在13个月的随访中显示完全闭塞。6例患者出现手术相关并发症，其中5例患者为脑出血，1例为脑梗死，4例患者（66.7%）症状逐渐好转。mRS评分≤2的患者从术前的57.1%（12/21）上升至栓塞术后1个月的66.7%（14/21）。并发症和死亡率均为4.8%（1/21）。研究表明，经静脉入路栓塞只能在高度选择的出血BAVM患者中获得高闭塞率及改善神经功能，同时并发症和死亡率在可接受范围，但不能作为一线治疗方式。

5.6.2 脊髓动静脉畸形的治疗结果

由于脊髓动静脉畸形的发病率极低，国内外缺少大样本量的临床研究。首都医科大学宣武医院研究团队对2007—2019年463例病例的治疗结果进行了详细分析。现阶段脊髓动静脉畸形的总体治愈率为40%，其中单纯介入栓塞和显微手术的治愈率分别为26%及58%。治疗相关的永久性脊髓功能障碍发生率为11%，其中介入栓塞和显微手术的患者分别为5%及16%。该队列在治疗后的脊髓功能障碍加重风险为9.3%/年，显著低于治疗前的32.5%/年，提示治疗有效。但研究也指出，体节性脊髓动静脉畸形的治疗结果不理想，其整体治愈率仅18.1%，显著低于非体节性病变的50.8%。若仅进行部分治疗，患者术后出血风险较治疗前无显著改变（8.3%/年vs. 9.7%/年），且显著高于非体节性病变（8.3%/年vs. 3.3%/年）。

参 考 文 献

[1] Yu JX, Hong T, Krings T, et al. Natural history of spinal cord arteriovenous shunts: an observational study. Brain, 2019, 142 (8): 2265-2275.

[2] Lawton MT, Rutledge WC, Kim H, et al. Brain arteriovenous malformations. Nat Rev Dis Primers, 2015 May 28, 1: 15008.

[3] Hofmeister C, Stapf C, Hartmann A, et al. Demographic, morphological, and clinical characteristics of 1289 patients with brain arteriovenous malformation. Stroke, 2000, 31 (6): 1307-1310.

[4] van Beijnum J, van der Worp HB, Buis DR, et al. Treatment of brain arteriovenous malformations: a systematic review and meta-analysis. JAMA, 2011, 306 (18): 2011-2019.
[5] Stapf C, Mast H, Sciacca RR, et al. The New York Islands AVM Study: design, study progress, and initial results [J]. Stroke, 2003, 34 (5): e29-e33.
[6] Morris Z, Whiteley WN, Longstreth WT Jr, et al. Incidental findings on brain magnetic resonance imaging: systematic review and meta-analysis. BMJ, 2009, 339: b3016.
[7] Li W, Wang Y, Lu L, et al. The factors associated with obliteration following stereotactic radiosurgery in patients withbrain arteriovenous malformations: a meta-analysis. ANZ J Surg, 2022, 92 (5): 970-979.
[8] Yang HC, Wu HM, Peng SJ, et al. The irradiated brain volume within 12 gy is a predictor for radiation-induced changes after stereotactic radiosurgery in patients with unruptured cerebral arteriovenous malformations. Int J Radiat Oncol Biol Phys, 2021, 111 (3): 785-793.
[9] 李司司，尚成浩，路智文，等. 经静脉入路栓塞颅内浅表动静脉畸形的单中心经验. 中华神经外科杂志，2022，38 (4): 347-352.
[10] 白卫星，康晓雨，许斌，等. 经颈静脉入路栓塞治疗后循环动静脉畸形的初步观察. 中华神经外科杂志，2022，38 (4): 342-346.
[11] 张广浩，李莉，李强，等. 丙泊酚激发试验在运动和感觉皮质动静脉畸形血管内治疗中的应用价值. 中华神经外科杂志，2022，38 (6): 591-596.
[12] 林发，王明泽，仇汉诚，等. 一站式复合手术对后循环参与供血的脑动静脉畸形手术风险和预后的影响 [J]. 中华医学杂志，2022，102 (21): 1614-1620.
[13] Englot DJ, Young WL, Han SJ, et al. Seizure predictors and control after microsurgical resection of supratentorial arteriovenous malformations in 440 patients. Neurosurgery, 2012, 71 (3): 572-580; discussion 580.
[14] Chen CJ, Chivukula S, Ding D, et al. Seizure outcomes following radiosurgery for cerebral arteriovenous malformations. Neurosurg Focus, 2014, 37 (3): E17.
[15] Hyun SJ, Kong DS, Lee JI, et al. Cerebral arteriovenous malformations and seizures: differential impact on the time to seizure-free state according to the treatment modalities. Acta Neurochir (Wien), 2012, 154 (6): 1003-1010.
[16] Tong X, Wu J, Cao Y, et al. Microsurgical outcome of unruptured brain arteriovenous malformations: a single-center experience. World Neurosurg, 2017, 99: 644-655.
[17] Jiao Y, Wu J, Chen X, et al. Spetzler-Martin grade Ⅳ and Ⅴ arteriovenous malformations: treatment outcomes and risk factors for negative outcomes after surgical resection. J Clin Neurosci, 2019, 61: 166-173.
[18] Ohadi M, Iranmehr A, Chavoshi M, et al. Stereotactic radiosurgery outcome for deep-seated cerebral arteriovenous malformations in the brainstem and thalamus/basal ganglia: systematic review and meta-analysis. Neurosurg Rev, 2023, 46 (1): 148.
[19] Yu JX, He C, Ye M, et al. The efficacy and deficiency of contemporary treatment for spinal cord arteriovenous shunts. Brain, 2021, 144 (11): 3381-3391.
[20] Hong T, Yan Y, Li J, et al. High prevalence of KRAS/BRAF somatic mutations in brain and spinal cord arteriovenous malformations. Brain, 2019, 142 (1): 23-34.
[21] Tu T, Yu J, Jiang C, et al. Somatic BrafV600E mutation in the cerebral endothelium induces brain arteriovenous malformations. Angiogenesis, 2024, 27 (3): 441-460.
[22] Zhang B, Feng X, Peng F, et al. Seizure predictors and outcome after Onyx embolization in patients with brain arteriovenous malformations. Interv Neuroradiol, 2019, 25 (2): 124-131.
[23] Li M, Jiang P, Guo R, et al. A tractography-based grading scale of brain arteriovenous malformations close to the corticospinal tract to predict motor outcome after surgery. front neurol, 2019, 10: 761.
[24] He Y, Ding Y, Bai W, et al. Safety and efficacy of transvenous embolization of ruptured brain arteriovenous malformations as a last resort: a prospective single-arm study. AJNR Am J Neuroradiol, 2019, 40 (10): 1744-1751.

六、脑与脊髓海绵状血管畸形

海绵状血管畸形（cavernous malformation，CM），旧称海绵状血管瘤（cavernous angioma，hemangioma，cavernoma），为发生在中枢神经系统实质内的簇状、异常扩张和渗透性增加的血窦样病变，为静脉畸形的一种，多见于脑，少见于脊髓。病变可因反复出血导致内皮细胞的增生，产生的占位效应可以损伤周围的神经组织，导致相应的神经功能障碍。大多数CM患者可表现为无症状，而症状性CM患者多在20～50岁发病，临床病程差异很大。常见的临床表现包括癫痫发作、出血及局部神经功能障碍。

6.1　流行病学特征

CM约占中枢神经系统所有血管病变的5.15%，为第二大出血性血管病。脑CM年出血率为0.6%～11%，同时常伴有癫痫表现。脊髓CM的发病率仍不确切，目前认为占全部脊髓血管疾病的5%～12%。基于人群的研究发现，CM的人群患病率为0.16%～0.5%，年检出率为（0.15～0.56）/10万，其中70%～95%的CM是无症状的，且在性别分布上无显著差异，但女性多在40～60岁发病，男性则更倾向于在20～30岁发病，较女性发病更早。另外，对于妊娠是否会加重CM出血风险尚无明确结论。

6.2　海绵状血管畸形的发病机制

CM病变可表现为多腔室的纤维包囊，内含血肿或血栓，也可表现为单发的大血肿。病理改变是一个紧密充填的血窦样良性血管瘤结构，内衬以内皮细胞。病变内血管壁不规则增厚、透明样变化、钙化、缺乏弹性纤维组织。电镜下观察CM病变组织，可以见到内皮细胞连接缺陷，排列松散，缺少正常微血管中的周细胞和星形胶质细胞足突及内皮细胞间的紧密连接。

CM既可呈家族性分布，也可散发。家族性CM占所有CM的15%～20%，是一类常染色体显性遗传病，多表现为颅内或脊髓多发病变，目前已发现3个相关致病基因：CCM1（KRIT1）、CCM2（MGC4607）和CCM3（PDCD10）。在这3个基因中，任一基因发生功能缺失型胚系突变，均可致内皮细胞功能障碍，引起CM发生，其中CCM3（PDCD10）突变型的病变临床表型更重。近1年来，散发CM致病基因研究获得了突破性进展。国内张鸿祺教授团队、曹勇教授团队以及国外研究团队先后发现MAP3K3及PIK3CA体细胞突变是散发性CM的核心发病机制。张鸿祺教授团队进一步发现PIK3CA和MAP3K3突变的CM临床表现有显著差异，PIK3CA具有显著更高的出血率，且MAP3K3突变的CM在MRI表现上有差异，为建立CM分子分型预测出血风险及新的药物治疗靶点提供了方向。近期，张鸿祺教授团队的研究揭示，GNA14和GNAQ体细胞突变能够引发轴外海绵状血管瘤的发生，并阐明了这些突变导致病变形成的分子机制。同时，研究还展示了雷帕霉素在靶向治疗这些复杂病变中的潜力。

6.3　临床表现和影像学特征

大部分脑CM位于幕上，脊髓CM多位于髓内，也可以累及髓周及硬膜外。散发CM可伴有静脉发育异常或毛细血管畸形，2.1%～36%的散发CM伴有静脉发育异常。

随着MRI的普及，脊髓CM检出率虽有上升趋势，但限于世界各中心的病例数较少，且多为小样本回顾性研究，难以对脊髓CM的自然病史进行全面、深入的认识和研究。文献中报道的年出血率一般为1.4%～6.8%，相关结论是以病变在出生时已存在为前提，但临床中很多病变是在出生若干年后出现的，故存在低估的情况，实际的年出血率可能会更高。2022年，一项脊髓CM前瞻性多中心研究结果显示，症状性的脊髓CM年出血风险为8.5%，既往出血史及儿童患者的再出血风险更高。

6.4　治疗

CM的主要治疗方式包括非手术治疗及手术切除，对于非功能区的单发无症状CM可以考虑手术切除，以防止进一步出血，并减少患者的心理压力、影像复查费用及耗时的随访。对于引起癫痫的CM，尤其对于药物难治性癫痫，应考虑及早行手术治疗。对于有症状的、手术可及的CM应行手术切除治疗，其手术相关致死、致残率约相当于带瘤生存2年的风险。对于有症状或已出过血的深部病变，可考虑手术切除，其手术相关致死、致残率相当于带瘤生存5～10年的风险。单次出血的脑干CM手术切除指征较弱，但对于已发生两次出血事件的脑干CM，鉴于此种CM可能更具侵袭性，结合其术后并发症情况及生活质量进行综合考量后，建议行手术切除治疗。对于所有症状性脊髓CM都应积极行手术治疗。另外，立体定向激光消融术也逐步在脑CM外科治疗中得以应用。

参　考　文　献

[1] Wang J，Yu QF，Huo R，et al. Zabramski classification in predicting the occurrence of symptomatic intracerebral hemorrhage in sporadic cerebral cavernous malformations. J Neurosurg，2023，140（3）：792-799.

[2] 中国医师协会神经介入专业委员会，中国康复医学会脊柱脊髓专业委员会脊柱肿瘤学组，中华医学会神经外科学分会脊柱脊髓病学组. 脊柱脊髓海绵状血管畸形诊疗专家共识. 中华医学杂志，2022，102（16）：1159-1168.

[3] Ren J，Hong T，Zeng G，et al. Characteristics and long-term outcome of 20 children with intramedullary spinal cord cavernous malformations. Neurosurgery，2020，86（6）：817-824.

[4] Ren J，Cui Z，Jiang C，et al. GNA14 and GNAQ somatic mutations cause spinal and intracranial extra-axial cavernous hemangiomas. Am J Hum Genet，2024，111（7）：1370-1382.

[5] Ren J，Hong T，He C，et al. Coexistence of intracranial and spinal cord cavernous malformations predict aggressive clinical presentation. Front Neurol，2019，10：

618.

[6] Ren J, Hong T, He C, et al. Surgical approaches and long-term outcomes of intramedullary spinal cord cavernous malfor-mations: a single-center consecutive series of 219 patients. J Neurosurg Spine, 2019, 31 (1): 123-132.

[7] Ren J, Jiang N, Bian L, et al. Natural history of spinal cord cavernous malformations: a multicenter cohort study. Neurosurgery, 2022, 90 (4): 390-398.

[8] Li D, Wu ZY, Liu PP, et al. Natural history of brainstem cavernous malformations: prospective hemorrhage rate and adverse factors in a consecutive prospective cohort. J Neurosurg, 2020, 134 (3): 917-928.

第二章　痴呆与认知障碍疾病

关键数据

1. 依据国内大规模流行病学调查结果，我国目前约有1507万例痴呆患者，其中阿尔茨海默病（Alzheimer's disease，AD）患者983万例，血管性痴呆（vascular dementia，VaD）患者392万例，其他痴呆患者132万例。

2. 流行病学研究显示我国60岁以上老年人中，痴呆患病率为6.0%，痴呆年发病率为204.8/10万，痴呆死亡率为34.6/10万。

3. 在所有痴呆患者中，AD占比65.2%，VaD占比26.0%，其他类型痴呆占比8.8%。

4. 10.3%的认知障碍患者没有接受任何治疗。在接受治疗的患者中，多奈哌齐（52.4%）和美金刚（34.6%）是最常用的抗痴呆药物。

5. 根据流行病学调查，2015年中国AD经济总费用（1677.4亿美元）占GDP（11.38万亿美元）的1.47%，预计2030年将达到5074.9亿美元。

痴呆是一种以获得性认知功能损害为核心，导致患者日常生活、社会交往和工作能力明显减退的综合征，阿尔茨海默病（Alzheimer's disease，AD）是最常见的痴呆亚型。轻度认知功能障碍（mild cognitive impairment，MCI）指患者具有主观或客观的记忆或认知损害，但其日常生活能力并未受到明显影响，尚未达到痴呆的标准，是介于正常衰老和痴呆之间的一种临床状态。

一、流行病学

1.1　患病率

1.1.1　痴呆患病率

一项调查研究在我国12个省市中随机选择了96个站点，2015年3月—2018年12月对46 011名60岁以上老年人通过多阶段分层聚类抽样方法进行分析，对年龄和性别进行校正后，痴呆患病率为6.0%（95%CI：5.8～6.3），其中AD患病率为3.9%（95%CI：3.8～4.1），VaD患病率为1.6%（95%CI：1.5～1.7），其他痴呆患病率为0.5%（95%CI：0.5～0.6）。据此估算，我国当年约有痴呆患者1507万例（95%CI：1453～1562），其中AD患者983万例（95%CI：939～1029），VaD患者392万例（95%CI：364～422），其他痴呆患者132万例（95%CI：116～150）（图2-1-1）。

根据2021年全球疾病负担（Global Burden of Disease，GBD）数据显示，全球现存的AD及其他痴呆患病人数为5701万例，其中我国现存的AD及其他痴呆患病人数达1699万例，约占全球患病人数的29.8%。全球AD及其他痴呆的年龄标化患病率为696.0/10万，我国为900.8/10万，高于全球水平。

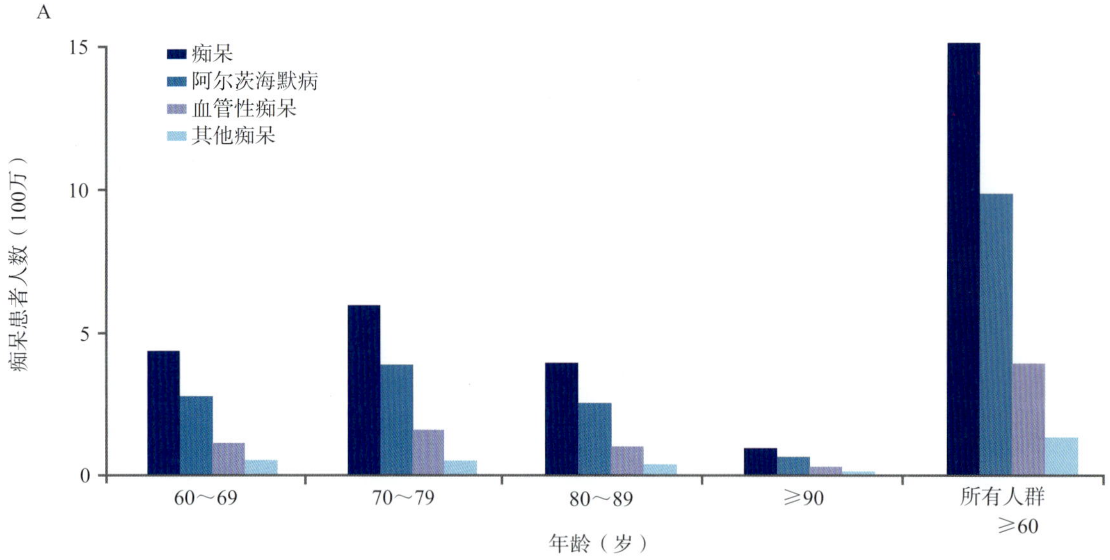

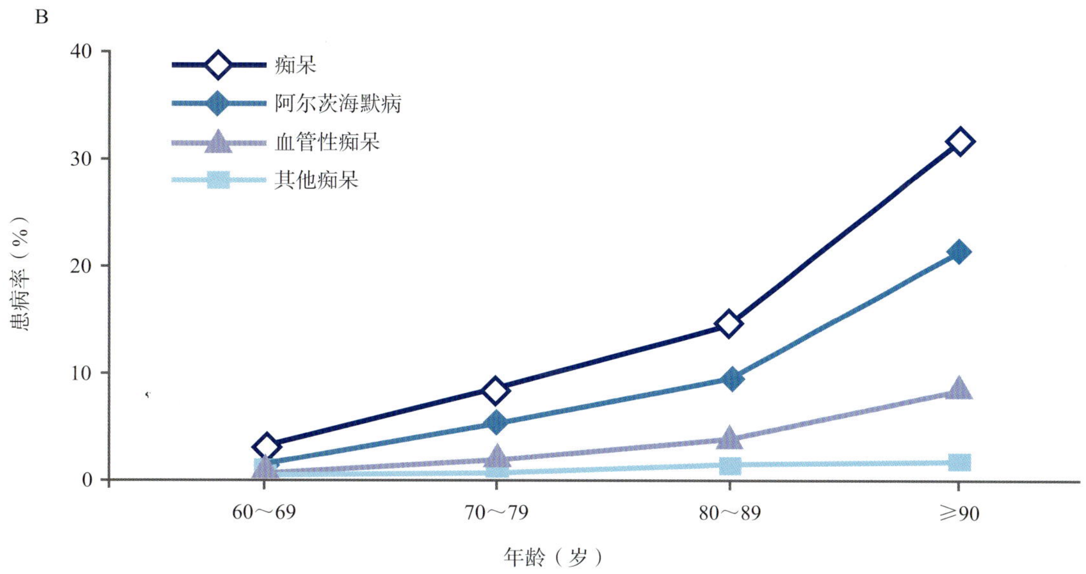

图2-1-1　2021年中国痴呆患病人数（A）和患病率（B）情况（以年龄组分布）

1.1.2　轻度认知障碍（MCI）患病率

2020年发表的一项抽样调查研究（n = 46 011）发现，对年龄和性别进行校正后，我国60岁及以上的老年人MCI整体患病率为15.5%（95%CI：15.2～15.9），据此估算，我国约有MCI患者3877万例（95%CI：3795～3962）（图2-1-2）。

2021年，一项共纳入112 632名受试者的41项研究荟萃分析结果显示，中国55岁及以上社区居民的MCI患病率为12.2%（95%CI：10.6～14.2），其中遗忘型轻度认知障碍（amnestic mild cognitive impairment，aMCI）患病率10.9%（95%CI：7.7～15.4）。不同诊断标准下MCI患病率有所不同，采用DSM-Ⅳ诊断标准MCI患病率为13.5%，Petersen标准为12.9%，NIA-AA标准为10.3%。

1.1.3　主观性认知障碍（SCD）患病率

2023年，一项纳入17项研究的荟萃分析结果显示，我国60岁及以上老年人中主观认知下降（subjective cognitive decline，SCD）患病率为46.4%（95%CI：40.6～52.2）。

1.1.4　痴呆患病率变化趋势

1990—2021年，我国AD及其他痴呆的总患病率从342.1/10万上升至1194.2/10万，增幅为249.1%。经过年龄标准化处理后，患病率整体呈波动上升趋势。女性标化患病率从785.2/10万增至1025.1/10万，增长30.6%；男性则从574.5/10万增至731.2/10万，增长27.3%。在这一时期内，女性的AD及其他痴呆患病率和标化患病率均高于男性（图2-1-3）。

2019年，一项研究依据既往报道和荟萃分析结果对我国痴呆患病率及增长速度进行统计分析，并对未来20年痴呆患病率进行了预测（图2-1-4）。

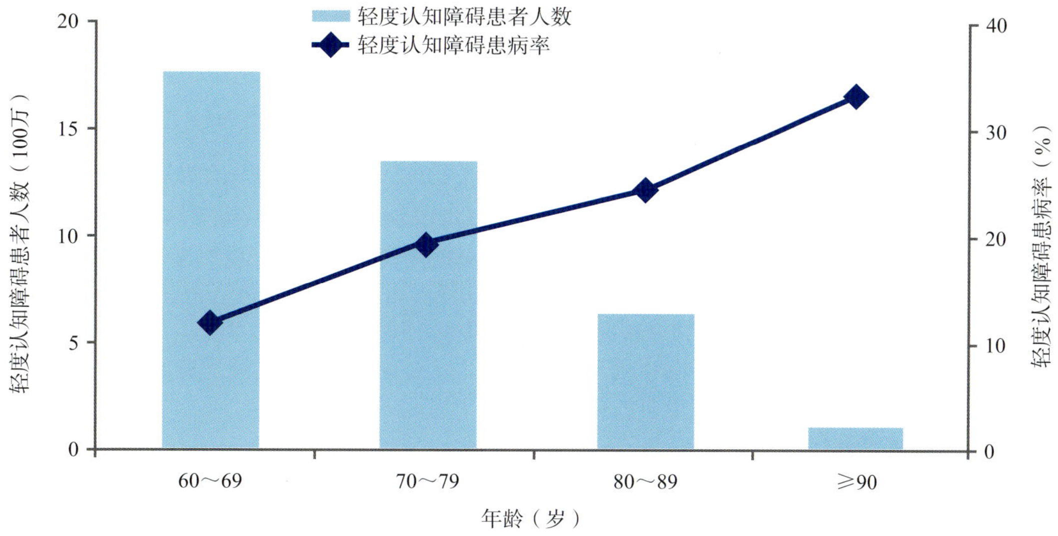

图2-1-2　我国轻度认知障碍患病情况（以年龄组分布）

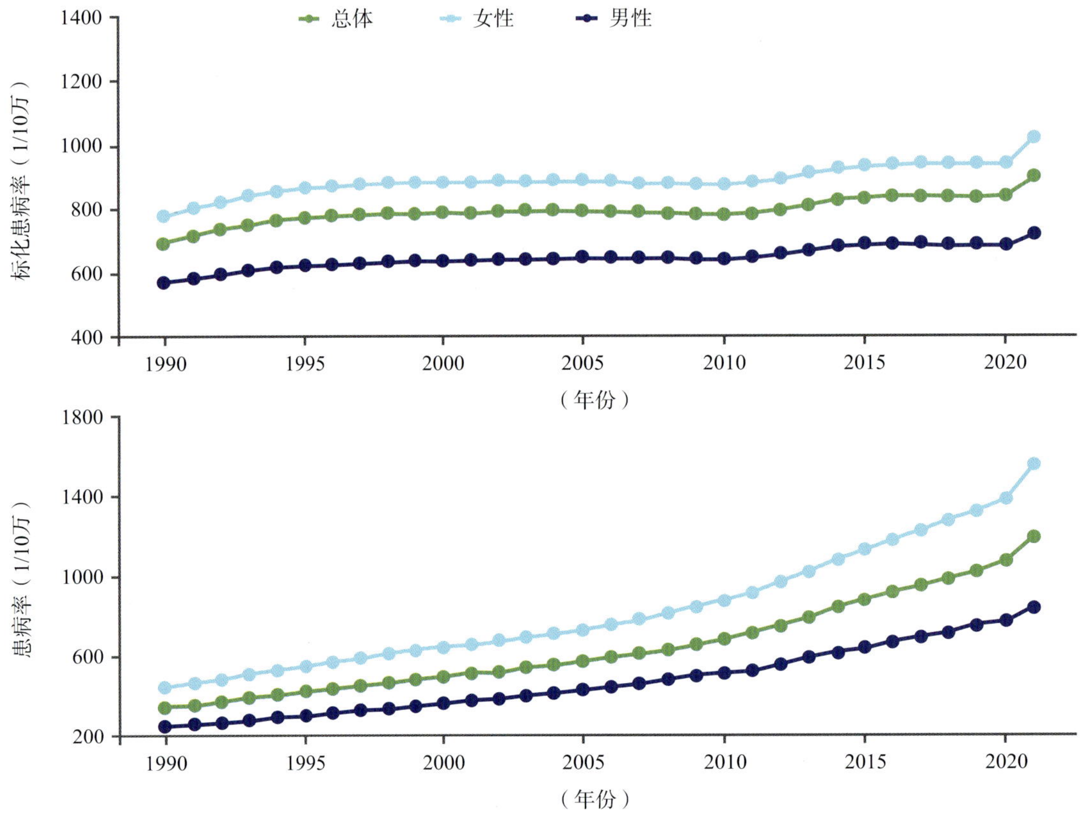

图2-1-3　1990—2021年中国阿尔茨海默病和其他形式痴呆症患病率变化

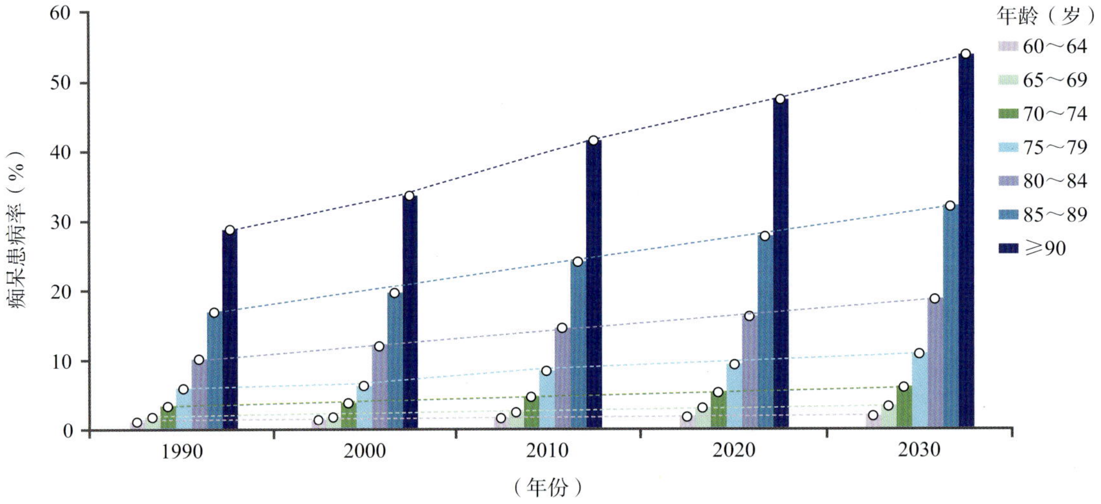

图2-1-4　1990—2010年我国痴呆患病率情况及未来20年痴呆患病率预测结果

1.2　发病率

1.2.1　痴呆总体发病率

2021年GBD数据分析结果显示，我国AD及其他痴呆的发病人数达291万例，其中男性发病率为148.0/10万，女性发病率为264.4/10万。AD及其他痴呆发病率随着年龄增加不断上升，在70～74岁年龄组快速上升，并在≥80岁年龄组中达到最高（图2-1-5）。

1.2.2　痴呆发病率变化趋势

基于2021年GBD数据，一项调查分析了1990—2021年我国AD和其他痴呆的发病率趋势，结果显示，我国AD及其他痴呆的粗发病率从59.8/10万增加到204.8/10万，增长了242.5%。经过年龄标准化后，标化发病率整体呈现波动性缓慢上升趋势。女性标化发病率从135.4/10万增至171.8/10万，增长了26.9%；男性则从100.2/10万增至126.5/10万，增长了26.2%。在这一时期，女性的AD及其他痴呆症发病率和标化发病率始终高于男性（图2-1-6）。

1.3　死亡率

1.3.1　总体死亡率

根据《中国卫生健康统计年鉴（2023）》数据显示，

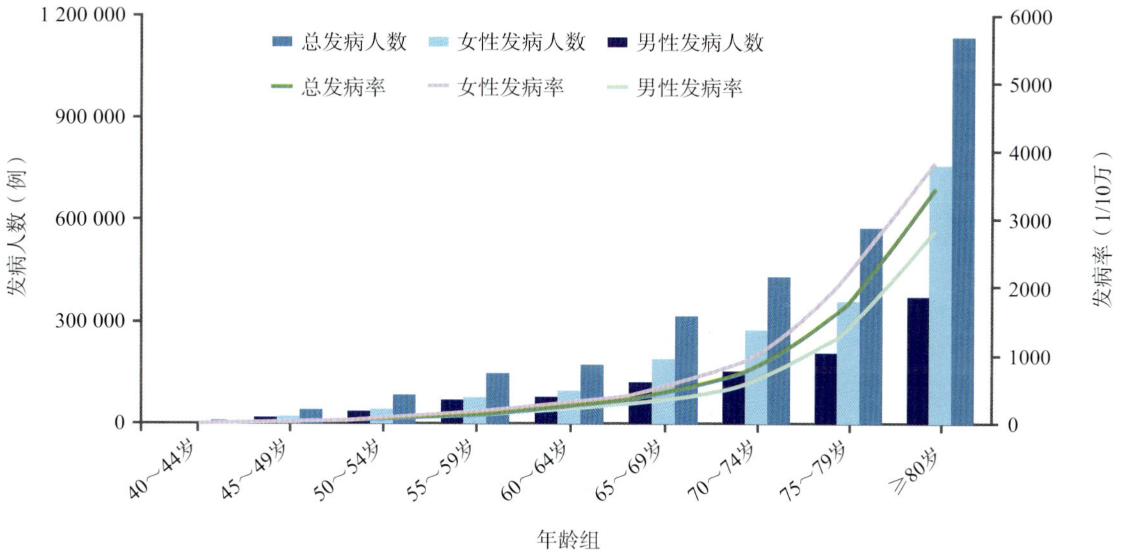

图2-1-5　2021年我国AD及其他痴呆的发病情况

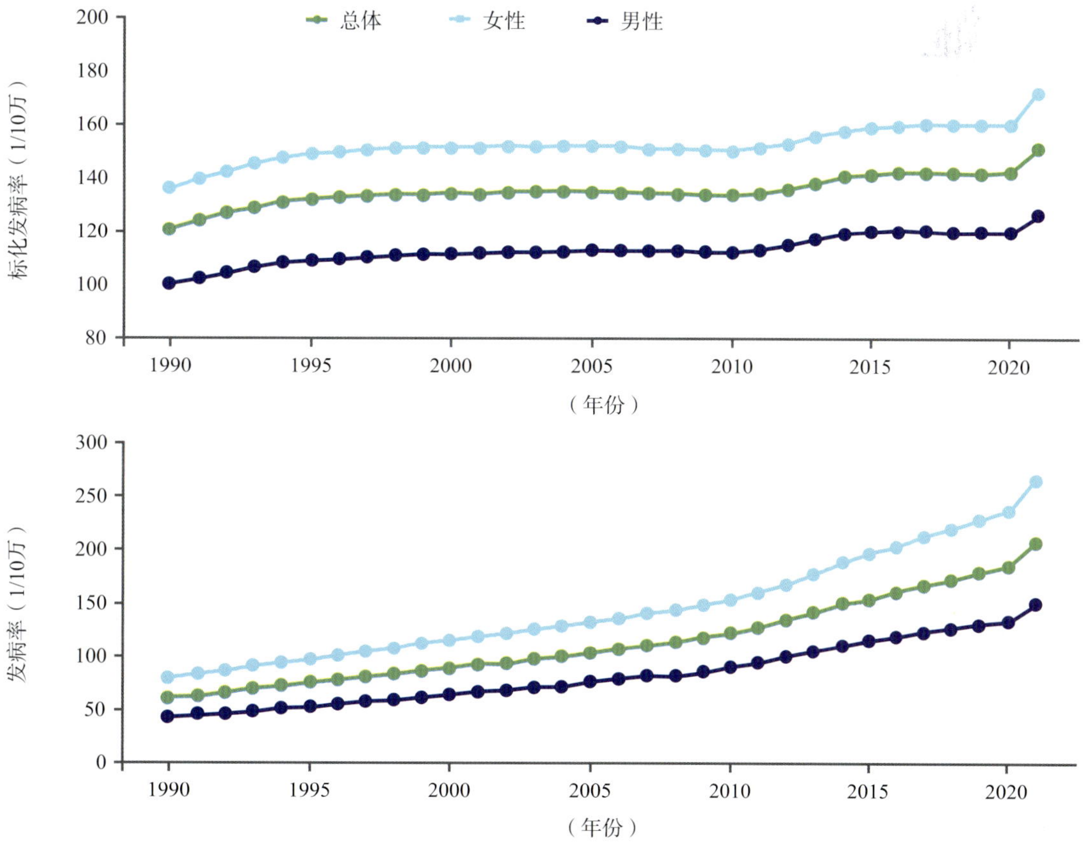

图2-1-6　1990—2021年中国阿尔茨海默病和其他痴呆症发病率变化

在精神和行为障碍（ICD-10）疾病统计中，2021年城市居民痴呆总体死亡率为1.48/10万，其中男性为1.23/10万、女性为1.74/10万；农村居民痴呆总体死亡率为1.58/10万，其中男性为1.30/10万、女性为1.87/10万。

2021年GBD数据分析结果显示，2021年我国AD及其他痴呆导致的死亡中，男性死亡率为22.5/10万，女性死亡率为47.4/10万，女性死亡率远高于男性。即使在年龄标准化后，女性的标化死亡率（33.9/10万）依然高于男性（25.9/10万）。

1.3.2　死亡率变化趋势

基于2021年GBD数据分析，1990—2021年，我国AD及其他痴呆的粗死亡率从10.2/10万上升至34.6/10万，增长了239.2%。尽管年龄标化死亡率在29.5/10万至31.5/10万之间波动，但整体保持稳定。在性别差异方面，女性的粗死亡率和标化死亡率始终高于男性（图2-1-7）。

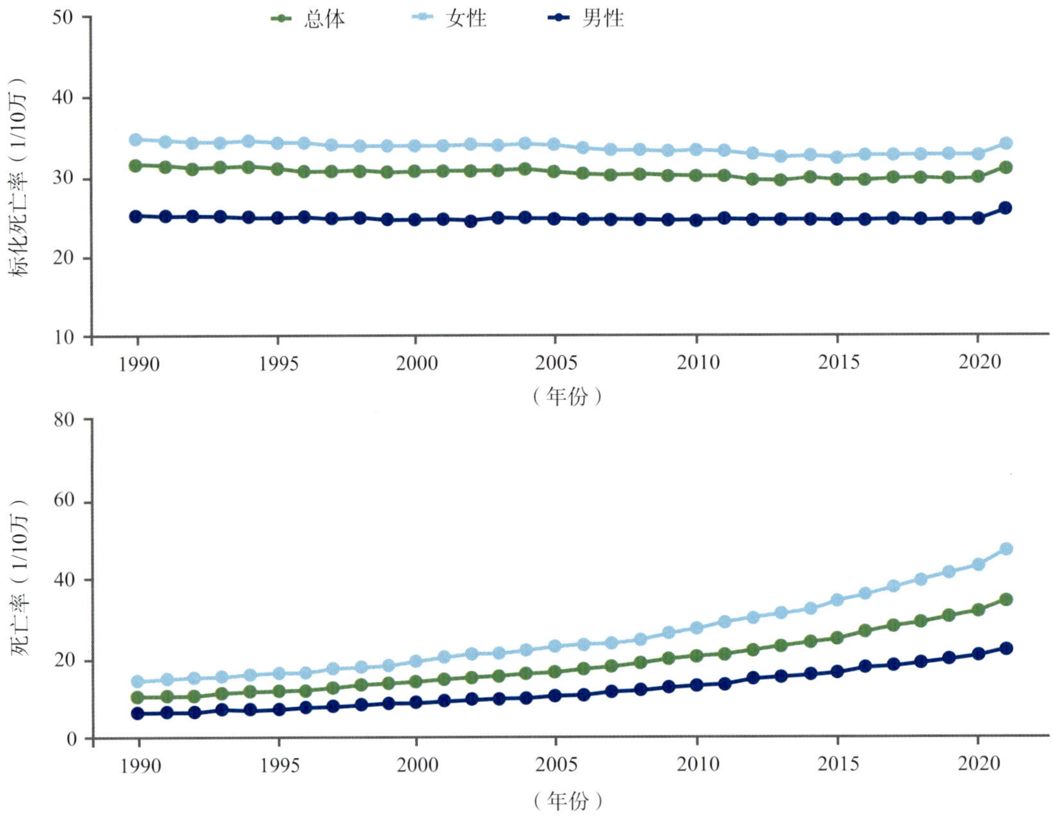

图2-1-7　1990—2021年我国AD和其他痴呆的死亡率变化

1.4　疾病负担

根据《中国阿尔茨海默病报告2024》报道，2021年，全球AD及其他痴呆症的疾病负担为36 357 131人年，其中我国占比27.7%，即10 083 733人年。我国AD及其他痴呆的标化DALY率为562.4/10万，高于全球平均水平的451.3/10万；生命损失年数（years of life lost，YLL）为6 623 417人年，女性YLL率（609.5/10万）高于男性（328.2/10万）；伤残寿命损失年（years lived with disability，YLD）为3 460 316人年，女性YLD率（327.6/10万）约为男性（162.7/10万）的2倍。

1.5　分布特征

1.5.1　年龄与性别分布

根据1.1至1.4数据结果显示，我国AD及其他痴呆的患病率、发病率、死亡率及疾病负担随年龄增长而增加，且女性高于男性。

1.5.2　地域分布

2020年，一项对全国12个省市60岁以上老年人的调查结果显示，痴呆总体患病率为6.0%（95%CI：5.8～6.3），其中我国北方痴呆患病率6.3%（95%CI：5.9～6.6），南方4.7%（95%CI：4.4～5.1），西部7.5%（95%CI：7.0～7.9）。

1.5.3　城乡差异

一项抽样流行病学调查结果表明，农村地区痴呆患病率（6.05%）明显高于城市地区（4.40%）（$P<0.001$）。其中AD也观察到相同的区域差异（4.25%vs.2.44%，$P<0.001$），而VaD在农村和城市之间患病率没有显著差异（1.28%vs.1.61%，$P=0.166$）。教育程度可能是城乡差异的重要原因。此外，农村地区较差的医疗条件、不健康的饮食习惯及更高的共病率可能进一步加剧了这种差异。

根据中国老年健康调查（CLHLS）七次调查数据，对1998—2014年我国老年人认知障碍特征城乡差异进行分析，总体来看，在相同年龄组，城镇老年人认知功能正常的比例均高于农村，各类认知障碍的比例均低于农村。

1.6　经济负担

2015年，一项全国多中心研究对3098例AD患者的经济费用进行了调研，每位患者每年的平均费用约为19 144.36美元（约合人民币122 523元）。2015年中国约有875万例AD患者，预估中国AD患者的社会经济成本为1677.4亿美元，是2015年世界AD患者预估281.8亿美元的5.95倍。在1677.4亿美元的社会经济总成本中，直接医疗费用为545.3亿美元，占总费用的32.51%，直接非医疗费用为262.0亿美元（15.62%），间接费用为870.1亿美元（51.87%）。其中，痴呆护理占痴呆治疗花费的50%以上。据推算，2020年中国AD的总成本将达到2487.1亿美元，2030年5074.9亿美元，2040年1.00万亿美元，2050年1.89万亿美元（图2-1-8）。中国AD经

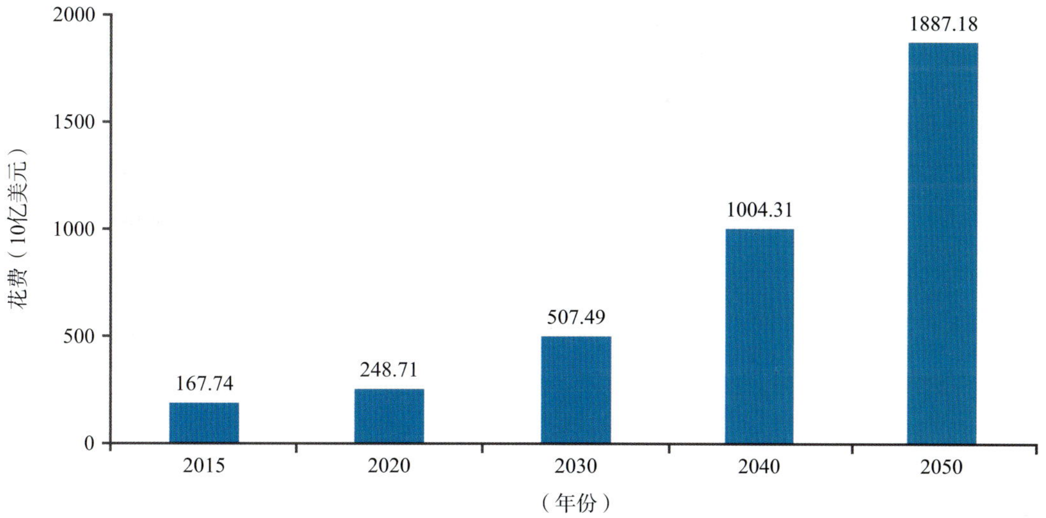

图2-1-8　中国AD患者经济负担

济总费用（1677.4亿美元）占GDP（11.38万亿美元）的1.47%，约是2015年人均GDP（7900美元）的2.4倍。

北京大学全球健康发展研究院的数据显示，2017—2019年，全国平均痴呆入院人数为111/（10万人·年）（95% CI：72/10～149/10），每次住院平均费用为14 755元（95% CI：12 738～16 772）。

二、痴呆与轻度认知障碍分类

2.1　痴呆分类

一项在神经内科门诊开展的观察性研究共纳入14 286名受试者，所有就诊患者中AD占比1.99%，VaD占比0.95%，混合性痴呆占比0.47%，额颞叶痴呆占比0.19%，其他类型痴呆占比0.19%。在所有痴呆患者中，AD占比52.5%，VaD占比25%，混合性痴呆占比12.5%，额颞叶痴呆占比5%，其他类型痴呆占比5%。

2.2　轻度认知障碍分类

北京老年脑健康促进计划（Beijing Ageing Brain Rejuvenation Initiative，BABRI）中招募的受试者中1211名完成了神经心理学测试，结果显示，MCI的总体患病率为15.7%，单认知域遗忘型MCI、多认知域遗忘型MCI和非遗忘型MCI的患病率分别为6.4%、3.7%和5.6%。

三、痴呆的影响因素

痴呆的影响因素包括不可干预影响因素和可干预影响因素，前者包括遗传因素、增龄、性别等，后者包括低密度脂蛋白水平过高、视力障碍、高血压、糖尿病、肥胖、过量饮酒、抑郁症、吸烟、缺乏身体活动、教育程度较低、听力损失、创伤性脑损伤、社交缺乏、空气污染等。

研究报道，我国13.2%的家族性阿尔茨海默病（familial Alzheimer's disease，FAD）家系携带PSENs/APP错义突变，3.71%的家系携带PSENs/APP基因同义突变/非编码区变异。APOEε4风险基因在FAD（未知基因突变）、FAD（携带PSENs/APP基因突变）、散发性AD和对照组中的出现频率分别为56.27%、26.19%、36.23%和19.54%。

一项对我国46 011名60岁及以上成年人痴呆与轻度认知障碍危险因素的调查研究共发现9种可改变的危险因素，包括居住环境、文化程度、婚姻状况、吸烟、高血压、高脂血症、糖尿病、心脏病、脑血管病。这些危险因素如果能够得到控制，就会大大降低痴呆和轻度认知障碍的患病率。

四、就诊

4.1　诊断概况

痴呆的诊断在各级医院存在差异：在医学院附属相关教学医院，医师具备痴呆相关的专业知识训练，主要根据国际疾病分类第10版（ICD-10）、精神障碍诊断与统计手册第4修订版（DSM-IV-R）和第5版（DSM-V），以及中国痴呆诊治指南对痴呆进行规范化诊断；在非教学的三级医院，神经科医师通常缺乏对认知障碍疾病的专门训练，诊断通常依据标准程序或个人经验进行；而在没有记忆门诊和认知障碍疾病专家的县级医院等，痴呆的诊断通常由缺乏相关知识和经验的内科医师开具，误诊率和漏诊率较高。

2016年发表的一项针对1993例AD患者进行的回顾性研究发现，其平均发病年龄为（69.8±9.5）岁，被诊断为AD时的平均年龄为（72.0±10.0）（38～96）岁，65.1%的患者在诊断时有中至重度症状，诊断时的平均简易精神状态检查表（Mini-Mental State Examination，MMSE）得分为15.7分±7.7分。AD患者在诊断后的12个月出现显著的认知功能下降。AD的快速认知功能下降与较高的教育水平（OR＝1.80，95%CI：1.11～2.91）和较年轻的发病年龄（OR＝1.83，95%CI：1.09～3.06）相关。

《2023年中国阿尔茨海默病：事实与数字》的调研报告对我国31个省、自治区、直辖市的1000名受访者进行了调查。结果显示，在症状出现后的1年内，有32.6%的患者选择去医院就诊。而症状出现2年内，这一比例上升到71.6%。尽管80%的AD患者及其家属能够识别出记忆减退等典型症状，但仍有44.1%的患者倾向于在症状变得明显，如"经常忘记事情，在判断时间、地点等方面出现问题"时，才寻求医疗帮助。

4.2 记忆门诊

2015年，一项在全国36家医院开展的调查研究发现，只有6家记忆专科门诊和47位痴呆专科医师，553 986例门诊患者中536例患者被诊断为痴呆，诊断率仅有0.10%。该研究在第二阶段针对中国痴呆专科医师和记忆门诊短缺情况开展了强化培训。第三阶段调查结果显示，痴呆专科医师由47位增加至205位，记忆门诊数量从6个增加至36个，痴呆的规范的标准化诊断流程从23.1%升高至97.5%，痴呆患者诊断认识从536人增加到2482人，诊断率达0.41%。

记忆门诊代表一种针对特定疾病的管理模式，整合了医疗资源，如临床、神经心理学、影像和生物诊断技术以及药物和非药物治疗。记忆门诊单元建设被纳入2018年中国痴呆与认知障碍诊治指南。

4.3 认知障碍诊疗中心

为响应国家卫生健康发展战略，解决我国认知障碍疾病诊疗资源不足和分布不均的问题，国家卫生健康委能力建设和继续教育中心于2021年启动了认知障碍疾病专科建设工作。目标是建立标准化的认知障碍疾病诊疗体系，提升各级医院的诊疗能力。通过建立不同层级的认知障碍诊疗中心，推广"医院-社区-家庭-患者"的多层级预防干预体系，实现筛查、评估、治疗和管理的有效联动。我国认知障碍诊疗中心分为三个层级：核心高级认知障碍诊疗中心、高级认知障碍诊疗中心和记忆防治中心。核心高级认知中心是领军医院，具有全国领先的医疗、教学和科研水平；高级认知中心在区域内具有医疗服务辐射能力；记忆防治中心主要为县级医院和社区医疗机构。

截至2023年12月，全国共建成602家认知障碍诊疗中心，其中三级医院304家（占比50.5%），二级医院61家，一级医院15家。东部地区有282家，中部地区144家，西部地区137家，东北地区39家。全国认知障碍诊疗中心共有12 117名工作人员，包括专科医师、神经心理测评员、认知康复员和护士。认知障碍诊疗中心的建设大大提高了我国认知障碍诊疗水平和服务能力。

五、治疗

5.1 药物治疗

目前，中国国家药品监督管理局批准的用于治疗AD的一线药物主要包括胆碱酯酶抑制剂，如多奈哌齐、卡巴拉汀，以及NMDA受体拮抗剂美金刚。2019年，甘露特钠胶囊获得有条件批准上市，用于治疗轻度至中度AD。2024年1月，仑卡奈单抗注射液在我国获得批准上市，用于治疗由AD引起的MCI和轻度痴呆，这是一种靶向淀粉样蛋白（Aβ）的人源化免疫球蛋白IgG1单克隆抗体，能够减少Aβ脑内沉积。2024年12月，礼来多奈单抗注射液（人源化免疫球蛋白IgG1单克隆抗体）在国内正式获批，用于治疗成人AD源性的MCI和轻度痴呆。临床上还使用一些辅助药物，如奥拉西坦、吡拉西坦、银杏叶提取物片等，用于协同治疗多种原因导致的老年期痴呆，这些药物尚缺乏高质量的循证医学证据。对于AD引起的精神行为症状，首选非药物治疗，如非药物治疗控制不佳，基于荟萃分析研究提示可使用非典型抗精神病药（如奥氮平、利培酮、喹硫平等）和5-羟色胺类药（如西酞普兰、丁螺环酮等）等进行治疗。中医药治疗AD也显示出一定的效果，根据中国阿尔茨海默病痴呆诊疗指南（2020年版），中医药治疗AD提出了早期补肾为主并贯穿全程，中期化痰活血泻火，晚期解毒固脱的序贯疗法，与常规西药联合使用可产生协同增效作用。

《2023年中国阿尔茨海默病：事实与数字》报告指出，10.3%的认知障碍患者没有接受任何治疗，在接受治疗的患者中，多奈哌齐（52.4%）和美金刚（34.6%）是最常见的抗痴呆药物。然而，在接受药物治疗的患者中，有48.9%的患者对药物的效果不满意，36.7%的患者认为药物价格昂贵。

根据《药物临床试验登记和信息公示平台》的数据，从2014年1月1日—2023年12月31日的10年间，共完成了31项与AD及其他认知障碍疾病相关的药物临床试验（表2-5-1）。这些试验包括23项Ⅰ期、2项Ⅱ期、5项Ⅲ期和1项Ⅳ期试验。试验药物主要分为三类：①化学药物：例如盐酸多奈哌齐口溶膜和甘露特钠胶囊；②中药/天然药物：如复方银杏叶片和五加益智颗粒；③生物制品：包括donanemab注射液和gantenerumab注射液等。

表2-5-1 2014—2023年我国痴呆相关临床试验简要汇总

类型	药物	登记号	分期	研究设计	是否随机	盲法	疾病	人数	年龄（岁）	试验完成日期
化学药物	利斯的明透皮贴剂	CTR20223143	Ⅰ	交叉设计	随机化	开放	轻、中度AD	36	≥18	2023年3月
化学药物	琥珀八氢氨吖啶片	CTR20222356	Ⅰ	单臂试验	非随机化	开放	轻、中度AD	28	18～60	2023年3月
化学药物	盐酸多奈哌齐口溶膜	CTR20230715	Ⅰ	交叉设计	随机化	开放	AD	28	18～50	2023年1月
化学药物	盐酸多奈哌齐口溶膜	CTR20222872	Ⅰ	交叉设计	随机化	开放	AD	28	18～50	2023年1月
化学药物	盐酸多奈哌齐口溶膜	CTR20220356	Ⅰ	交叉设计	随机化	开放	轻、中、重度AD	28	18～50	2022年6月
化学药物	（S）-奥拉西坦胶囊	CTR20192689	Ⅰ	交叉设计	随机化	双盲	轻中度血管性痴呆、老年性痴呆以及脑外伤等引起的记忆与智能障碍	110	18～65	2021年8月
化学药物	琥珀八氢氨吖啶片	CTR20160973	Ⅲ	平行分组	随机化	双盲	轻、中度AD	600	50～85	2021年8月
化学药物	琥珀八氢氨吖啶片	CTR20202210	Ⅰ	单臂试验	非随机化	开放	轻、中度AD	6	18～45	2020年12月
化学药物	注射用双羟萘酸多奈哌齐	CTR20190699	Ⅰ	平行分组	非随机化	开放	AD	38	20～60	2020年9月
化学药物	哌哒甲酮片	CTR20200977	Ⅰ	平行分组	随机化	双盲	轻、中度老年痴呆所引起的记忆或认知障碍	20	18～45	2020年6月
化学药物	哌哒甲酮片	CTR20182230	Ⅰ	平行分组	随机化	双盲	轻、中度老年痴呆所引起的记忆或认知障碍	70	18～45	2020年1月
化学药物	HEC30654AcOH胶囊	CTR20181499	Ⅰ	平行分组	随机化	双盲	AD	43	18～45	2019年12月
化学药物	哌哒甲酮片	CTR20191869	Ⅰ	交叉设计	随机化	开放	轻、中度老年痴呆所引起的记忆或认知障碍	16	18～45	2019年9月
化学药物	甘露特钠胶囊	CTR20191517	Ⅰ	单臂试验	非随机化	开放	轻、中度AD	8	18～40	2019年9月
化学药物	甘露特钠胶囊	CTR20181793	Ⅰ	平行分组	随机化	双盲	轻、中度AD	45	18～40	2018年12月
化学药物	甘露特钠胶囊	CTR20140274	Ⅲ	平行分组	随机化	双盲	轻、中度AD	818	50～85	2018年7月
化学药物	盐酸美金刚片	CTR20191440	Ⅰ	交叉设计	随机化	开放	中度至重度AD型痴呆	48	≥18	2017年12月
化学药物	苯磷硫胺片	CTR20170293	Ⅰ	平行分组	随机化	双盲	轻、中度AD	60	18～45	2017年7月

续表

类型	药物	登记号	分期	研究设计	是否随机	盲法	疾病	人数	年龄（岁）	试验完成日期
化学药物	盐酸美金刚片	CTR20150472	Ⅳ	平行分组	随机化	双盲	中重度至重度AD型痴呆	62	≥50	2017年7月
化学药物	加兰他敏缓释混悬液	CTR20140752	Ⅰ	平行分组	随机化	开放	轻、中度AD型痴呆	2	18～40	2015年2月
化学药物	E2020片	CTR20130225	Ⅲ	平行分组	随机化	双盲	重度AD	313	50～90	2014年7月
中药/天然药物	复方银杏叶片	CTR20211486	Ⅲ	平行分组	随机化	双盲	血管性痴呆	588	40～85	2023年11月
中药/天然药物	五加益智颗粒	CTR20191129	Ⅱ	平行分组	随机化	双盲	AD	120	50～85	2022年5月
中药/天然药物	脑清智明片	CTR20201406	Ⅰ	平行分组	随机化	双盲	髓海不足证的轻中度血管性痴呆	76	18～65	2021年1月
中药/天然药物	复方银杏叶片	CTR20140563	Ⅱ	平行分组	随机化	双盲	血管性痴呆	239	45～80	2015年12月
中药/天然药物	天麻苄醇酯苷片	CTR20140363	Ⅰ	平行分组	随机化	开放	轻中度血管性痴呆	64	18～50	2015年1月
生物制品	Domanemab注射液	CTR20222167	Ⅰ	平行分组	随机化	单盲	早期症状性AD	36	18～40	2023年6月
生物制品	Gantenerumab注射液	CTR20182180	Ⅲ	平行分组	随机化	双盲	AD	70	50～90	2023年2月
生物制品	JNJ-63733657注射液	CTR20221215	Ⅰ	单臂试验	非随机化	开放	前驱期AD和轻度AD痴呆阶段患者的认知下降	10	55～75	2022年11月
生物制品	Gantenerumab注射液	CTR20210207	Ⅰ	单臂试验	非随机化	开放	AD	20	18～60	2022年11月
生物制品	SHR-1707注射液	CTR20210885	Ⅰ	平行分组	随机化	双盲	AD	63	18～80	2022年1月

注：AD.阿尔茨海默病

5.2 非药物干预

非药物干预是药物治疗的重要补充，在维持患者的认知功能、日常生活能力及改善精神行为症状方面有积极作用。

非药物干预方法多样，主要包括认知训练、神经调控、音乐疗法、怀旧疗法和生活方式干预等。

认知训练是指运用多种认知任务来提升个体的认知功能，包括对注意力、感知觉、记忆力、思维能力、情绪等的系统化训练。近年来，认知训练已经从传统的纸笔式、教学式训练方法转变为更加个性化、难度自适应的计算机辅助认知训练。2019年1月，我国第一个认知训练专家共识的发布，填补了我国认知训练领域的空白，为推动国内认知训练体系的建立和实施提供了参考和依据。近年来，随着国内外在认知训练方面的临床研究和应用不断取得新的进展，专家团队对原有共识内容进行了更新和补充，发布了《认知训练中国指南（2022年版）》及《认知数字疗法中国专家共识（2023）》。

神经调控是基于大脑具有可塑性的前提，利用侵入性或非侵入性技术，通过物理（如电、磁、光、声）或化学方式等能量的应用，对中枢、周围和自主神经系统邻近或远隔部位的神经元或神经网络的可塑性发挥调节作用，以达到调控脑功能及改善疾病症状的目的。侵入性脑刺激技术包括深部脑刺激和侵入性迷走神经刺激。非侵入性脑刺激技术，如重复经颅磁刺激（repeated transcranial magnetic stimulation，rTMS）、经颅直流电刺激（transcranial direct current stimulation，tDCS）、经颅交流电刺激和光生物调节等，具有无创、不良反应少等优点。2023年，《无创神经调控技术辅助阿尔茨海默病治疗的中国专家共识》发布，旨在指导临床医师为AD患者选择最合适的治疗方案。

此外，生活方式干预、音乐疗法和回忆疗法等研究提示可以提高患者的认知能力，改善睡眠、情绪和生活质量等，但尚需高质量大规模的循证医学研究。

六、照护

目前，家庭照护是我国痴呆患者的主要照护方式。《2023年中国阿尔茨海默病：事实与数字》指出，77.2%的患者由家庭成员照料。一项调查研究显示，约90.87%的患者是家庭护理，9.31%的患者在养老院，其中多为痴呆症状较轻的患者和来源于高收入家庭的患者。老年女性和配偶在痴呆患者照护中发挥主要作用。

我国痴呆照料者的负担和压力是严重且多维的。照料者的压力可能直接来源于看护需求，或者来源于角色压力、家庭冲突和社会环境压力等。照料者的负担不仅影响看护人的身体和心理健康，也阻碍看护人为患者提供较好的护理质量。一项抽样调查采用照料者负担量表（caregivers burden inventory，CBI）和家庭负担量表（family burden scale，FBS）作为工具，收集了相关数据和信息。结果显示，照料者负担总分为52.41分±17.07分；患者的认知水平对照料者负担影响有直接效应（标准化$\beta=-0.280$，$P<0.001$）和间接效应，患者的日常行为能力对照料者负担有间接效应。家庭负担总分为16.23分±9.00分。单因素分析显示，患者性别、年龄、文化程度、认知功能、日常行为能力、精神行为症状、抑郁和痴呆等级对FBS总分有影响（$P<0.05$）；多因素分析显示，影响FBS总分的因素包括患者性别（标准化$\beta=0.280$，$P<0.01$）、认知功能（标准化$\beta=-0.158$，$P=0.033$）及日常行为能力（标准化$\beta=-0.155$，$P=0.039$）。研究报道，患者生命质量、日常活动能力及痴呆程度是其所致负担的独立影响因素，其中痴呆程度特别是精神行为异常的严重程度与照护者负担及家庭负担关系最为密切，其次为日常活动能力与生存质量。患者痴呆程度对其日常生活能力与自我照顾能力具有决定性影响，患者痴呆程度越高，其自我意识与生存质量相对也较低，对其照护者依赖程度也越高，进而造成的家庭负担也更为严重。

在中国大多数地区，尚未建立社区规划提供的基于家庭的正规长期照护服务和支持体系，对长期照护服务的需求仍在快速增长，预计到2050年日常需要照护的老年人口数将增加60%。据估计，中国城市地区家庭照护服务仅满足了16%的已知需求。当前，社区和机构在痴呆患者的照料方面面临着重大挑战。社区卫生服务中心能够为老年痴呆患者提供一系列服务，包括日常生活照料、休息与活动指导、监护以预防意外伤害，以及心理护理等。然而，这些服务中心在为痴呆患者提供的服务内容、专业医务人员的配备及法律体系的完善方面仍存在不足。养老机构作为提供专业化认知障碍服务的关键机构，有些已经设立了专门的痴呆照料区域。为了提升痴呆患者的照护质量、减轻照护负担，亟须国家层面制订和出台相应的标准和政策支持。

七、队列建设

我国痴呆相关研究队列始建于21世纪初，其中比较知名的包括首都医科大学宣武医院牵头建立的全国多中心大型认知与老化研究队列（China Cognition and Aging Study，China-COAST）和中国首个大型家族性AD注册登记网络（Chinese familial Alzheimer’s disease network，CFAN），北京师范大学认知神经科学与学习国家重点实验室开展的“北京老年脑健康促进计划（Beijing Aging Brain Rejuvenation Initiative，BABRI）”临床研究队列，山东省立医院牵头的中国延缓老年痴呆和失能的随机化对照多模干预研究（multidomain interventions to delay dementia and disability in rural China，MIND-CHINA），复旦大学附属华山医院和青岛市立医院牵头的汉族人群阿尔茨海默病生物标记及生活方式（Chinese Alzheimer’s biomarker and lifestyle，CABLE）研究队列，复旦大学牵头的中国健康衰老与痴呆社区队列（China healthy aging and dementia study，HEAD），中国临床前AD研究（Chinese preclinical Alzheimer's disease study，C-PAS）队列等。

China-COAST是国内建立时间最早、持续时间最长的纵向多中心队列，已招募包括AD及其他类型痴呆的20 000余例患者和正常对照个体，成为国际知名的痴呆研究队列之一。基于该临床疾病队列，报道了中国痴呆与MCI的流行病学数据，首次描绘了中国痴呆分布图，报道了中国痴呆人群的神经心理特征和风险基因关联位点，开发了高性能的体液外泌体诊断标记物，研发了多种有效的抗痴呆药物，开展国际、国内临床试验数十项。

CFAN研究队列已收集了400多个FAD家系的临床信息、遗传数据、体液标本及影像学资料等，在国际上报道了中国FAD遗传学特点，发现了国人特色的致病基因突变位点、构建了自主知识产权的动物模型、深入探索了这些致病基因的内在病理生理机制。BABRI聚焦于痴呆早期防控主题，以认知老化为切入点，以早期筛查诊断、老化风险保护因素调控等为核心目标，计划在20年内建设覆盖10 000个社区老年样本、积累5000例多模态神经影像数据的本土化认知老化与老年痴呆患者数据库。经过10年的不懈努力，BABRI计划已完成7000余人次（≥50岁）社区中老年人群的数据采集工作，逐渐成长为一个初具规模的队列研究。项目实施至今，初步建立了中国人群的认知老化常模，揭示了轻度认知障碍的发生率及其影响因素，并全面阐释了轻度认知障碍及其高危因素脑损伤的影像特征，为认知障碍早期预警提供了较为可靠的神经影像学指标。

MIND-CHINA旨在测试中国生活方式和社会文化因素敏感的多模式干预项目对农村社区老年人的认知和身体功能影响，已成为全球FINGERS网络项目（world-wide finnish geriatric intervention study to prevent cognitive impairment and disability，WW-FINGERS）的网络成员之一。该团队于2018年3—10月对山东省阳谷县闫楼镇52个村庄超过5700名60岁以上的受试者进行了基线评估和筛查。随着研究的进行，MIND-CHINA可能为延缓与预防我国居民老年痴呆和认知功能障碍的发病提出有效干预建议。

CABLE研究队列旨在明确汉族老年人群调控AD发病风险及生物标志物水平的遗传及环境因素，阐明AD发病的遗传基础，揭示AD易感基因致病的潜在生物学机制。目前已纳入2000余名40岁以上汉族人，参与者完善关于内外环境因素的综合调查问卷、神经精神量表及颅脑磁共振检查，并接受血浆、脑脊液和大脑相关脑区的Aβ、tau及相关蛋白的检测。

HEAD队列研究对象为临床前期的老年人群，聚焦AD早期诊断、风险预测、早期干预等，预计建立不少于2万人的全国多中心AD临床前期社区队列。

C-PAS队列始建于2019年6月，收集正常认知组、主观认知下降组、MCI组、轻度痴呆组的β-淀粉样蛋白（Aβ）-PET、tau-PET、研究性MRI、血、尿、粪及其行为学表现。截至2024年12月，已经完成认知筛查7000多例，研究性MRI扫描3500多例，Aβ-PET扫描近2000例，在AD早期精准诊断、脑与行为关系等领域开展广泛研究。

八、社区防控

8.1 政策支持

2020年，国家卫生健康委印发《探索老年痴呆防治特色服务工作方案》，要求试点地区公众对老年痴呆防治知识的知晓率、老年人认知功能筛查率均达到80%；鼓励试点地区探索搭建老年痴呆防治信息服务平台，开发老年痴呆筛查APP，供有需求的老年人在线开展自评，或由精神卫生工作人员组织筛查评估。2023年，国家卫生健康委印发《关于开展老年痴呆防治促进行动（2023-2025年）的通知》，要求结合国家基本公共卫生服务老年人健康管理项目，指导有条件的地区结合实际为辖区内65岁及以上常住居民每年提供1次认知功能初筛；有条件的要对初筛发现的痴呆风险人群进行分类干预服务，针对认知功能下降的高风险人群，在个体化生活方式指导及健康教育基础上，根据老年人认知功能状况，提供认知训练干预，降低认知能力下降的风险；发现痴呆高风险人群和疑似痴呆人群，指导其及时到有关机构就诊，并对诊断为轻度认知损害和痴呆的人群进行干预服务。2024年，在国家卫健委会同财政部等部门印发的关于做好年度基本公共卫生服务工作文件（2024年）中，要求推进开展老年人认知功能初筛服务。

8.2 防控知识科普

2022年开展的一项关于我国AD防治现状的调查采用线上和线下相结合的方式，共调查了20 671名成年人。结果显示，我国95.9%的人群对AD有所了解，而根据学历构成情况标准化后，知晓AD的比例为91.5%。调查还发现，不同人群对AD的知晓程度存在差异，其中女性、21～40岁年龄段、城市居民以及学历较高的人群对AD的知晓率相对较高。一项研究 通过网络发放问卷，随机对中国18岁及以上人群进行问卷调查，共收回有效问卷7231份，人群AD临床表现总体识别率为56.5%，排名前三位的是记忆障碍（89.56%）、语言能力下降（75.12%）、视空间/执行能力下降（74.15%），受教育程度、居住地，性别及年龄等对AD临床表现的识别有影响。84.6%的参与者认为AD会加重患者及其家庭的精神负担；93.3%的参与者有进行AD早期筛查的意愿。总之，中国居民对AD临床表现总体知晓率较低，早期识别不足；精神负担是人们最为担心的影响，对AD的偏见会导致早期诊断、早期干预受阻；但人群早筛意愿较强。需要进一步普及AD相关知识，切实开展60岁及以上老年人的早期筛查，将痴呆预防工作提前。

一项为评估我国痴呆社区卫生专业人员的痴呆知识、态度和护理方法的研究，对长沙社区卫生服务中心450名卫生专业人员进行随机抽样调查，共390名参与者返回问卷（回复率87%）。调查显示，我国社区卫生工作人员整体痴呆相关知识较为匮乏，但整体态度是积极的，与年龄、教育程度、专业群体和护理经验相关。知识与态度之间（$r=0.379$，$P<0.001$），态度与护理

方法之间（$r=0.143$，$P<0.001$）存在统计学上的显著关联。社区痴呆护理服务迫切需要在多方面进行加强，包括开展社区健康专业教育、制订相关政策及开发和利用各种资源。

九、脑认知健康指数

《中国脑认知健康指数（2023）》是全球首个国家级的认知障碍疾病防控综合指数体系，它从认知障碍疾病的流行情况及疾病负担、危险因素的暴露情况、危险因素的防控情况、认知障碍疾病的诊治情况四大维度进行分析，以此来全面、客观、科学地反映我国各省份人群认知障碍疾病防控的综合能力。

从总体得分来看，全国脑认知健康指数平均为47.39分，四个维度百分制得分从高到低依次为：认知障碍疾病流行情况及疾病负担（64.25分）、危险因素防控情况（49.97分）、认知障碍疾病诊治情况（43.75分）、危险因素暴露情况（35.90分）。在四个维度中，危险因素暴露情况和认知障碍疾病诊治情况两个维度整体得分相对较低；在认知障碍疾病流行情况及疾病负担方面各省差异最为明显（最高分/最低分：2.18），其次为认知障碍疾病诊治情况（最高分/最低分：1.84）。在认知障碍疾病流行情况及疾病负担方面，排名前五的地区依次为江西、北京、贵州、黑龙江和辽宁。在危险因素暴露情况方面，排名前五的地区依次为广东、西藏自治区、上海、福建和海南，主要为南方省份。在危险因素防控情况方面，排名前五的省份依次为北京、天津、宁夏、浙江和江苏，主要为经济较为发达的省份。在认知障碍疾病诊治情况方面，排名前五的省份依次为北京、湖北、天津、江苏和上海，均为经济较发达的省份。

脑认知健康指数全面展示脑认知相关指标的情况以及各省的综合排名，用于反映各省份痴呆防控的优势和不足，为改善中国人群脑认知健康提供数据支撑，为各省开展认知障碍疾病防治工作提供参考。中国脑认知健康指数的评分不断更新，通过动态监测脑认知健康变化，验证防控干预策略的有效性。

十、指南与共识

近年来国内专家总结了已有的认知障碍相关研究成果，制定并发布了一系列痴呆和认知障碍诊治的临床指南及专家共识，见表2-10-1。

表2-10-1 痴呆和认知障碍诊治指南及专家共识

年份	名称
2024	阿尔茨海默病源性轻度认知障碍诊疗中国专家共识2024
2024	阿尔茨海默病体液标志物临床应用中国指南（2024版）
2023	前驱期阿尔茨海默病的简易筛查中国专家共识
2022	阿尔茨海默病药物临床试验中国专家共识
2022	认知训练中国指南（2022版）
2020	中国阿尔茨海默病痴呆诊疗指南（2020）
2020	中国阿尔茨海默病一级预防指南
2019	2019年中国血管性认知障碍诊治指南
2019	阿尔茨海默病康复管理中国专家共识
2019	认知训练护理门诊构建的专家共识
2018	中国痴呆与认知障碍诊治指南（2018）（一至十一）

参考文献

[1] Jia L, Du Y, Chu L, et al. Prevalence, risk factors, and management of dementia and mild cognitive impairment in adults aged 60 years or older in China: a cross-sectional study. Lancet Public Health, 2020, 5(12): e661-e671.

[2] 王刚，齐金蕾，刘馨雅，等. 中国阿尔茨海默病报告2024. 诊断学理论与实践，2024，23(3)：219-256.

[3] Yang K, Yang X, Yin P, et al. Temporal trend and attributable risk factors of Alzheimer's disease and other dementias burden in China: findings from the Global Burden of Disease Study 2021. Alzheimers Dement, 2024.

[4] Lu Y, Liu C, Yu D, et al. Prevalence of mild cognitive impairment in community-dwelling Chinese populations aged over 55 years: a meta-analysis and systematic review. BMC Geriatr, 2021, 21(1): 10.

[5] Xue C, Li J, Hao M, et al. High prevalence of subjective cognitive decline in older Chinese adults: a systematic review and meta-analysis. Front Public Health, 2023, 11: 1277995.

[6] Jia L, Quan M, Fu Y, et al. Dementia in China: epidemiology, clinical management, and research advances. Lancet Neurol, 2020, 19(1): 81-92.

[7]《2024中国灌溉企业年鉴》编印工作启动. 农机市场，2024(4)：5.

[8] Jia J, Wang F, Wei C, et al. The prevalence of dementia in urban and rural areas of China. Alzheimers Dement,

2014，10（1）：1-9.
［9］李月．我国老年人认知障碍特征分析及政策研究．人口与健康，2020（5）：54-57.
［10］Lin Z，Ba F，Allore H，et al. Geographic variation in inpatient care utilization，outcomes and costs for dementia patients aged 65 years or older-China，2017-2019. China CDC Wkly，2022，4（45）：997-1001.
［11］首都医科大学宣武医院国家神经疾病医学中心，中国疾病预防控制中心慢性非传染性疾病预防控制中心，国家卫生健康委能力建设和继续教育中心，等．中国阿尔茨海默病蓝皮书（精简版）．中华医学杂志，2024，104（29）：2701-2727.
［12］于大林．神经内科门诊痴呆的流行病学调查．泸州医学院，2011.
［13］Li X，Ma C，Zhang J，et al. Prevalence of and potential risk factors for mild cognitive impairment in community-dwelling residents of Beijing. J Am Geriatr Soc，2013，61（12）：2111-2119.
［14］Livingston G，Huntley J，Liu KY，S et al. Dementia prevention，intervention，and care：2024 report of the Lancet standing Commission. Lancet，2024，404（10452）：572-628.
［15］Jia L，Fu Y，Shen L，et al. PSEN1，PSEN2，and APP mutations in 404 Chinese pedigrees with familial Alzheimer’s disease. Alzheimers Dement，2020，16（1）：178-191.
［16］Jia L，Xu H，Chen S，et al. The APOE epsilon4 exerts differential effects on familial and other subtypes of Alzheimer’s disease. Alzheimers Dement，2020，16（12）：1613-1623.
［17］Jia J，Zuo X，Jia XF，et al. Diagnosis and treatment of dementia in neurology outpatient departments of general hospitals in China. Alzheimers Dement，2016，12（4）：446-453.
［18］Peng D，Shi Z，Xu J，et al. Demographic and clinical characteristics related to cognitive decline in Alzheimer disease in China：a multicenter survey from 2011 to 2014. Medicine（Baltimore），2016，95（26）：e3727.
［19］2023 Alzheimer’s disease facts and figures. Alzheimers Dement，2023，19（4）：1598-1695.
［20］贾建平，龚敏．“认知单元”是适合我国认知障碍疾病临床实践的诊疗模式．中华医学杂志，2020，100（9）：645-647.
［21］认知训练中国专家共识写作组，中国医师协会神经内科医师分会认知障碍疾病专业委员会．认知训练中国专家共识．中华医学杂志，2019，99（1）：4-8.
［22］中国医师协会神经内科医师分会，认知训练中国指南写作组．认知训练中国指南（2022年版）．Natl Med J China，2022，102（37）：2918-2925.
［23］中华医学会神经病学分会痴呆与认知障碍学组，认知数字疗法中国专家共识写作组．认知数字疗法中国专家共识（2023）．中华医学杂志，2023，103（9）：640-647.
［24］《无创神经调控技术辅助阿尔茨海默病治疗专家共识》编写组，闫天翼，方伯言．无创神经调控技术辅助阿尔茨海默病治疗的中国专家共识．中国神经免疫学和神经病学杂志，2023，30（6）：387-394.
［25］Li Y，Leng F，Xiong Q，et al. Factors associated with Alzheimer’s disease patients’ caregiving status and family caregiving burden in China. Front Aging Neurosci，2022，14：865933.
［26］翟俊伟，王晓成，王晶莹，等．阿尔茨海默病家庭负担影响因素分析．中华流行病学杂志，2015，36（9）：962-966.
［27］银建军，李静君，张伟，等．阿尔茨海默病患者生存质量和家庭负担及其影响因素和预测因子分析．中华健康管理学杂志，2018，12（1）：58-62.
［28］井淇，蔡伟芹，高倩倩，等．基于ICF的社区老年人健康相关康复服务架构与策略探析．中国康复理论与实践，2024，30（7）：804-810.
［29］董晓欣．国内外失智专区照护模式发展现况及标准研究．中国初级卫生保健，2022，36（8）：14-17.
［30］徐勇，王军，王虹峥，等．2022年中国阿尔茨海默病知晓与需求现状调查．阿尔茨海默病及相关病，2022，5（4）：265-277.
［31］吴玉莲，杨晋如，程桂荣，等．中国居民对阿尔茨海默病临床表现及危害识别．中国老年学杂志，2019，39（8）：1992-1996.
［32］Wang Y，Xiao LD，Luo Y，et al. Community health professionals’ dementia knowledge，attitudes and care approach：a cross-sectional survey in Changsha，China. BMC Geriatr，2018，18（1）：122.
［33］黄远秋，林岳卿，黄曦妍，等．中文版认知储备指数量表在健康成人中的信度与效度．暨南大学学报（自然科学与医学版），2023，44（4）：377-383，398.
［34］国家卫生健康委能力建设和继续教育中心，中国神经科学学会，衰老标志物联合体，等．阿尔茨海默病体液标志物临床应用中国指南（2024版）．中华医学杂志，2024，104（35）：3292-3306.
［35］中华医学会神经病学分会痴呆与认知障碍学组，中国医师协会神经内科医师分会认知障碍疾病专业委员会．前驱期阿尔茨海默病的简易筛查中国专家共识（2023年版）．中华神经医学杂志，2023，22（5）：433-444.
［36］中国医师协会神经内科医师分会，阿尔茨海默病药物临床试验写作组．阿尔茨海默病药物临床试验中国专家共识．中华脑科疾病与康复杂志（电子版），2022，12（1）：9-20.
［37］中华医学会神经病学分会痴呆与认知障碍学组．阿尔

茨海默病源性轻度认知障碍诊疗中国专家共识2021. 中华神经科杂志，2022，55（5）：421-440.

［38］田金洲，解恒革，王鲁宁，等. 中国阿尔茨海默病痴呆诊疗指南（2020年版）. 中华老年医学杂志，2021，40（3）：269-283.

［39］中国痴呆与认知障碍诊治指南写作组，中国医师协会神经内科医师分会认知障碍疾病专业委员会. 中国阿尔茨海默病一级预防指南. 中华医学杂志，2020，100（35）：2721-2735.

［40］中国医师协会神经内科分会认知障碍专业委员会，《中国血管性认知障碍诊治指南》编写组. 2019年中国血管性认知障碍诊治指南. 中华医学杂志，2019，99（35）：2737-2744.

［41］中国微循环学会神经变性病专委会，中华医学会神经病学分会神经心理与行为神经病学学组，中华医学会神经病学分会神经康复学组. 阿尔茨海默病康复管理中国专家共识（2019）. 中华老年医学杂志，2020，39（1）：9-19.

［42］北京护理学会神经内科专业委员会，中华护理学会内科专业委员会，国家老年疾病临床医学研究中心/首都医科大学宣武医院. 认知训练护理门诊构建的专家共识. 中华护理杂志，2019，54（10）：1504-1508.

［43］中国痴呆与认知障碍指南写作组，中国医师协会神经内科医师分会认知障碍疾病专业委员会. 2018中国痴呆与认知障碍诊治指南（一）：痴呆及其分类诊断标准. 中华医学杂志，2018，98（13）：965-970.

［44］中国痴呆与认知障碍写作组，中国医师协会神经内科医师分会认知障碍疾病专业委员会. 2018中国痴呆与认知障碍诊治指南（二）：阿尔茨海默病诊治指南. 中华医学杂志，2018，98（13）：971-977.

［45］中国痴呆与认知障碍诊治指南写作组，中国医师协会神经内科医师分会认知障碍疾病专业委员会. 2018中国痴呆与认知障碍诊治指南（三）：痴呆的认知和功能评估. 中华医学杂志，2018，98（15）：1125-1129.

［46］中国痴呆与认知障碍诊治指南写作组，中国医师协会神经内科医师分会认知障碍疾病专业委员会. 2018中国痴呆与认知障碍诊治指南（四）：认知障碍疾病的辅助检查. 中华医学杂志，2018，98（15）：1130-1142.

［47］中国痴呆与认知障碍诊治指南写作组，中国医师协会神经内科医师分会认知障碍疾病专业委员会. 2018中国痴呆与认知障碍诊治指南（五）：轻度认知障碍的诊断与治疗. 中华医学杂志，2018，98（17）：1294-1301.

［48］中国痴呆与认知障碍诊治指南写作组，中国医师协会神经内科医师分会认知障碍疾病专业委员会. 2018中国痴呆与认知障碍诊治指南（六）：阿尔茨海默病痴呆前阶段. 中华医学杂志，2018，98（19）：1457-1460.

［49］中国痴呆与认知障碍诊治指南写作组，中国医师协会神经内科医师分会认知障碍疾病专业委员会. 2018中国痴呆与认知障碍诊治指南（七）：阿尔茨海默病的危险因素及其干预. 中华医学杂志，2018，98（19）：1461-1466.

［50］中国痴呆与认知障碍诊治指南写作组，中国医师协会神经内科医师分会认知障碍疾病专业委员会. 2018中国痴呆与认知障碍诊治指南（八）：快速进展性痴呆的诊断. 中华医学杂志，2018，98（21）：1650-1652.

［51］中国痴呆与认知障碍诊治指南写作组，中国医师协会神经内科医师分会认知障碍疾病专业委员会. 2018中国痴呆与认知障碍诊治指南（九）：中国记忆障碍门诊建立规范. 中华医学杂志，2018，98（21）：1653-1657.

［52］中国痴呆与认知障碍诊治指南写作组，中国医师协会神经内科医师分会认知障碍疾病专业委员会. 2018中国痴呆与认知障碍诊治指南（十）：痴呆精神行为症状鉴别诊断和治疗. 中华医学杂志，2020，100（17）：1290-1293.

［53］中国痴呆与认知障碍诊治指南写作组，中国医师协会神经内科医师分会认知障碍疾病专业委员会. 2018中国痴呆与认知障碍诊治指南（十一）：非阿尔茨海默病痴呆的治疗. 中华医学杂志，2020，100（17）：1294-1298.

第三章　运动障碍疾病

关键数据

1.帕金森病（Parkinson's disease，PD）是一种以震颤、肌强直、动作迟缓、姿势平衡障碍的运动症状为核心表现，同时伴有神经精神症状（如抑郁等）、睡眠障碍（如快速眼动睡眠行为障碍等）、自主神经功能障碍（如便秘等）、嗅觉减退等非运动症状的神经系统退行性疾病。2019年全球帕金森病负担数据显示我国帕金森病患者数280万，位居世界榜首，而预计2030年中国帕金森病病例数将达478.7万，患病人数呈急剧上升态势。

2.帕金森病的全球患病率为1.51/1000，男性（1.54/1000）高于女性（1.49/1000）。

3.最新全国多中心流行病学研究显示，我国60岁及以上人群中帕金森病的患病率为1.37%，65岁及以上人群中帕金森病的患病率为1.63%，粗发病率为1.5/10万，年龄标化发病率为1.9/10万。

4.近5年我国因帕金森病导致的死亡率为1.07/10万～1.38/10万，其中85岁以上老年人群达38.79/10万。

5.我国近50%的帕金森病患者未及时就诊，治疗率低。

帕金森病是一种常见的中老年神经系统退行性疾病，主要以黑质区多巴胺能神经元进行性退变和路易小体形成的病理变化为主，同时出现纹状体区多巴胺神经递质降低、多巴胺与乙酰胆碱神经递质失衡的生化改变，核心临床表现为震颤、肌强直、动作迟缓、姿势平衡障碍等运动症状和嗅觉减退、便秘、睡眠障碍、抑郁等非运动症状。

一、流行病学

1.1　患病率

1.1.1　总体患病率

2024年，我国学者通过系统评价和荟萃分析发现，自1980年以来全球帕金森病的患病率一直在增加，在过去20年中上升得更为明显。该研究显示：1980—2023年，帕金森病的全球总患病率为1.51/1000（95% CI：1.19～1.88），男性[1.54/1000（95% CI：1.17～1.96）]高于女性[1.49/1000（95% CI：1.12～1.92），P＝0.030]。不同时期，帕金森病的患病率不同，1980—1989年：0.90/1000、1190—1999年：1.38/1000、2000—2009年：1.18/1000、2010—2023年：3.81/1000。2004—2023年帕金森病患病率的估算年百分比变化显著高于1980—2003年（5.30%，P＝0.022）。不同地理区域观察到的患病率存在显著统计学差异。在人口学指数和人类发展指数较高的国家，帕金森病的患病率更高。患病率也随着年龄的增长而增加，在60岁以上的人群中达到9.34/1000。

据2019年在线公共数据库全球帕金森病疾病负担数据分析显示，我国帕金森病患者数超过280万，在全球204个国家和地区中位居榜首。2021年中国疾病预防控制中心老年神经退行性疾病预防和干预项目调查结果显示，我国60岁及以上人群中帕金森病的患病率为1.37%，65岁及以上人群中帕金森病的患病率为1.63%。据此估计目前我国的帕金森病患者总数可能高达362万人。2024年，一项利用中国健康与养老纵向研究数据的研究，分析了居住在中国27个省、自治区、直辖市446个社区/村庄的19 034名45岁及以上人群的帕金森病患病率及其分布特征，结果显示，我国45岁及以上个体的粗患病率为0.94%，年龄校正患病率为0.82%；患病率随年龄增长而增加；其中华北和西北地区的帕金森病患病率较高（1.24%和1.45%），而华南地区的帕金森病患病率较低（0.67%）。一项荟萃分析汇总了我国1983—2009年报道的13项帕金森病流行病学调查结果，共纳入4 214 945人，其中患者1226例。结果显示，我国全人群患病率为190/10万，男性高于女性（OR＝1.29，95%CI：1.05～1.57，P＝0.01）；亚组分析显示不同年龄组人群患病率：50～59岁为133/10万、60～69岁为422/10万、70～79岁为825/10万、80岁以上为1663/10万。一项大型中国人群多中心帕金森病队列研究提示男性患病率比例高于女性。另外，农村居住人群的帕金森病患病率（1.57%）显著高于城市居民（1.12%）。2022年一项横断面调查显示65岁及以上居民研究人群中男性帕金森病粗患病率为2.12%，女性为1.66%，城市地区（1.98%）的标化患病率高于农村地区（1.48%）。值得注意的是，早发型帕金森病（发病年龄≤50岁）并不少见，尽管我国目前没有相关的流行病学数据。

1.1.2　中国帕金森病患病率变化趋势

以往研究表明，中国的帕金森病患病率和发病率明显低于西方国家，而中国香港和中国台湾的相关数据则显著高于中国大陆地区。然而，近年研究均显示我国人群与西方国家人群患病率相当。使用基于贝叶斯方法的年龄-时期-队列模型和集成嵌套拉普拉斯近似值预测，到2030年，中国将有478.7万帕金森病患者。我国正处于帕金森病患病人数急剧上升阶段，与帕金森病相关的负担将继续增加。

1.2　发病率

来自2019年全球疾病负担研究数据显示，1990—2019年，我国帕金森病发病率显示出随年龄增长而增高的趋势；其中男性年龄标化发病率的年百分比变化为0.8%，女性年龄标化发病率的年百分比变化为0.2%。年龄标化发病率在55～59岁人群之间的性别差异不大，而在60岁之后男性比女性年龄标化发病率的增加趋势更快。预测分析表明，未来几十年帕金森病的整体发病率将继续增加。

目前帕金森病的患病率相关流行病学数据较可靠，而发病率研究较少。未来有赖长期随访的社区队列研究获得可靠的发病率数据。

1.3　死亡率

根据《中国卫生健康统计年鉴》，2016—2020年我国城市人群因帕金森病导致的死亡率逐年上升，分别为1.07/10万、1.06/10万、1.23/10万、1.38/10万、1.37/10万，在农村居民中也呈现逐年上升的趋势。帕金森病死亡率在老年人群中急剧升高，以2019年城市居民数据为例，60～65岁老年人死亡率为2.64/10万，而85岁以上老年人群则达38.79/10万。死亡率还呈现出城市高于农村、男性高于女性的特点。

近年来不同数据来源的帕金森病死亡率报道有所不同。来自国家死因监测数据集研究显示，2004—2021年中国居民帕金森病死亡率和年龄标化死亡率总体呈上升趋势：死亡率平均年百分比变化（Average Annual Percentage Change，AAPC）为7.14%，年龄标化死亡率（Age Standardized Mortality Rate，ASMR）的AAPC（$AAPC_{ASMR}$）为3.21%。男性死亡率和年龄标化死亡率的变化值（AAPC为7.65%，$AAPC_{ASMR}$为3.18%）高于女性（AAPC为7.03%，$AAPC_{ASMR}$为3.09%）；城市（AAPC为5.13%，$AAPC_{ASMR}$为1.76%）和农村（AAPC为8.40%，$AAPC_{ASMR}$为4.29%）居民的帕金森病标准化死亡率均逐渐增加。死亡率随着年龄的增长而增加，其中85岁以上老年人的死亡率最高。来自中国疾病预防控制中心疾病监测点系统数据研究显示：从2013年到2021年，帕金森病的年龄标准化死亡率从0.59/10万增加到1.22/10万，$AAPC_{ASMR}$为9.50%。其中男性个体帕金森病的全年龄ASMR高于女性个体，且ASMR随年龄增长而增加。死亡人数和ASMR从西到东，从农村到城市逐渐增加。此外，到2040年，ASMR预计将增加到2.66/10万。来自2019年全球疾病负担研究数据显示，从1990年到2019年，男性$AAPC_{ASMR}$为2.9%，女性$AAPC_{ASMR}$为1.8%；并通过集成嵌套拉普拉斯近似值预测2020—2030年中国男女帕金森病的死亡率可能会继续下降。一项来自中国北方地区运动障碍病门诊的前瞻性帕金森病队列研究显示，中国北方地区帕金森病总体标准化死亡比为1.32。

尽管不同数据来源所报道的帕金森病死亡率有所不同，但研究结果提示，男性、城市地区及85岁以上人群是降低帕金森病年龄标准化死亡率的关键决定因素。这些发现为疾病预防和控制的有效策略提出了新的挑战。

二、危险因素

帕金森病发病受多种环境及行为因素的影响，但目前尚缺乏全国性、多中心的帕金森病环境、行为、生物相关危险因素数据，现有数据多来自单中心、小型流行病学横断面研究或病例对照研究。

2.1　环境因素

2.1.1　职业农药和溶剂接触

2014年叶芳等荟萃分析结果显示，杀虫剂等农药接触史是我国人群患帕金森病的危险因素，OR为2.03（95%CI：1.48～2.79）。近期对184名新疆维吾尔自治区居民的研究也显示，农药接触、杀虫剂接触可增加帕金森病发病风险（OR＝4.983）。此外，工业用溶剂如三氯乙烯、四氯化碳/涂料、黏合剂、漆、清洁剂等接触也被报道可增加我国人群帕金森病发病风险。

2.1.2　重金属接触

帕金森病患者中职业接触重金属史时有报道，一项新疆克拉玛依地区的病例对照研究显示，铁、锌、铜及铅等重金属接触史是帕金森病的显著危险因素，可增加帕金森病发病风险约4倍（OR＝4.407）。

2.1.3　环境污染

细颗粒物（$PM_{2.5}$）是直径≤2.5μm的空气中颗粒物，流行病学研究显示$PM_{2.5}$与帕金森病发病相关，短期和长期暴露于$PM_{2.5}$都会增加帕金森病的患病风险。来自中国台湾2005年1月1日到2017年12月31日的健康保险研究数据库及环境保护署网站的空气质量数据研究显示，在454 583名参与者中，观察到$PM_{2.5}$暴露与帕金森病风险之间存在显著的正相关（OR＝1.22）。此外，嵌套病例对照研究也显示$PM_{2.5}$浓度升高与慢性阻塞性肺病患者中帕金森病的发生风险增加显著相关。同时，来自我国西南地区的数据也显示在2014年1月1日至2019年12月31日的39 984例帕金森病病例中，二氧化硫（SO_2）暴露与帕金森病门诊就诊的关联具有统计学意义：SO_2每增加1 μg/m^3，相当于每月帕金森病门诊就诊升高2.34%。时空模型分析结果支持$PM_{2.5}$暴露与帕金森病之间的因果关系。减轻空气污染可能是针对帕金森病的保护措施。

2.2 行为因素

2.2.1 饮茶

饮茶对帕金森病发病具有保护作用，且我国人群饮茶习惯与欧美人群不同：饮茶率高（约50%）；饮用含茶多酚较高的绿茶比例最高。研究显示我国每日饮茶＞1杯的人群患帕金森病风险是非饮茶者的0.20～0.73倍。近期的新证据同样证明，提倡适度饮茶或可降低帕金森病的患者数量。

2.2.2 饮酒

荟萃分析显示饮酒为我国人群帕金森病的保护性因素，OR为0.71（95%CI：0.56～0.90）。近期对4077名四川省绵阳市居民的研究及山西省一项病例对照研究均支持该结论，而在新疆维吾尔自治区的病例对照研究中未见差异。需要注意的是，饮酒导致的帕金森病发病风险减低不能除外因饮酒导致死亡率增加带来的偏倚，因此不提倡通过增加酒精摄入预防帕金森病。

2.2.3 吸烟

连续或累积吸烟6个月或以上者即可认为是吸烟习惯阳性。吸烟是我国人群帕金森病保护性因素，荟萃分析显示OR为0.58（95%CI：0.49～0.68），这也与欧美人群研究结果一致。但是因吸烟带来的健康问题远大于获益，因此不提倡通过吸烟预防帕金森病。

2.2.4 代谢综合征

代谢综合征（MetS）是许多相关的心脑血管疾病的集合，是一种常见且日益严重的公共卫生问题，与全球许多慢性病相关。MetS包括中枢性/腹部肥胖、全身性高血压、糖尿病和致动脉粥样硬化血脂异常等。研究显示，近年来，MetS与帕金森病风险增加有关。纳入了7项研究的系统性评价显示，MetS患者患帕金森病的风险增加了0.3倍。此外，分析显示，向心性肥胖与帕金森病发生率呈正相关，RR为1.19，血压升高患者发生帕金森病的风险增高，RR为1.13；血清甘油三酯水平升高，RR为1.09；血清HDL胆固醇水平较低，RR为1.21；血浆空腹血糖水平升高，RR为1.18。

2.2.5 感染/免疫

一项来自中国台湾纵向健康保险数据库2002—2005年年龄在50～64岁的33 360名骨关节炎患者组成的回顾性队列分析显示，骨关节炎组发生帕金森病的风险显著升高（HR＝1.41）。另一项来自中国台湾纳入234 730人的回顾性队列分析显示，带状疱疹患者患帕金森病的校正风险比为1.05。

2.2.6 用药

基于1999—2011年中国台湾健康保险研究数据库回顾性队列研究结果表明，质子泵抑制剂（proton pump inhibitor，PPI）使用者的帕金森病发生率比非PPI使用者高1.48倍（133.2/10万 vs. 90.0/10万），而且此结论不受年龄、性别和合并症的影响。虽然糖尿病是帕金森病的已知危险因素，但涉及2 910 405名糖尿病患者的15项降糖药物荟萃分析显示，二肽基肽酶-4（DPP4）抑制剂可能会降低糖尿病患者发生帕金森病的风险；而二甲双胍、磺脲类药物、胰高血糖素样肽-1激动剂和格列酮类药物与帕金森病风险无关。来自中国台湾健康保险研究数据库的研究却显示，使用DPP4抑制剂和二甲双胍的糖尿病患者均与较低的帕金森病风险相关。因此，二甲双胍与帕金森病风险的相关性有待进一步的研究验证。此外，有研究显示，类风湿关节炎患者发生帕金森病风险降低与其使用免疫抑制剂，而非糖皮质激素或非甾体抗炎药相关。虽然带状疱疹患者帕金森病风险稍增加，但接受抗病毒治疗可将风险降低16%。因此，药物的使用可能改变帕金森病发生的风险，但仍需要额外的研究来确定其潜在的机制。

2.3 生物因素

2.3.1 帕金森病家族史

遗传因素也是帕金森病的危险因素，阳性家族史是中国人群最为明确的帕金森病危险因素（OR＝5.31，95%CI：3.16～8.92，$P<0.001$）。家族中3代以内直系或旁系亲属患帕金森病即认为帕金森病家族史阳性。全国多地多个横断面研究及病例对照研究均支持阳性家族史即基因因素在帕金森病发病风险中的作用。

到目前为止，已经确定了20多个单基因帕金森病的致病基因。特别是对于早发型帕金森病患者，遗传因素影响更大，携带致病基因突变的患者发病年龄更早。对于明确的单基因突变帕金森病患者，进行遗传咨询和产前诊断可能有助于后代的健康。在我国早发帕金森病患者已知的帕金森病基因中，PRKN的变异最普遍，占早发患者的15.72%，其次是GBA（10.22%）和PLA2G6（1.89%）。一项我国多中心帕金森病全基因组关联研究显示，携带更多风险位点变异（如GBA1-L444P变异、LRRK2-G2385R变异、LRRK2-R1628P变异、SNCA-rs356182等）可使帕金森病发病风险显著增加。G2385R是中国人群中最常见的LRRK2变异之一，LRRK2 G2385R在中国人群中的终身外显率为25.9%。在1080例全国帕金森病患者纵向队列中使用Cox风险模型进行的全基因组关联分析结果显示，一个基因座rs12628329（RPL3）与帕金森病患者生存时间缩短10.8个月显著相关。

2.3.2 脑外伤

伴随意识丧失的脑外伤是我国人群帕金森病危险因素，OR为3.70（95%CI：2.36～5.81）。但该因素近年报道较少。

2.3.3 重大精神创伤史

重大精神创伤或负性事件包括亲属死亡、离婚、车祸，以及地震、火灾、水灾等自然灾害，是近年来报道较多的、可被干预的帕金森病风险因素，OR为4.35

（95%CI：2.76 ～ 6.84）。

2.3.4 体育锻炼

有研究表明，规律的体育锻炼可改善帕金森病患者生活质量、改善运动症状，乃至对于疾病病程起到延缓作用。我国近期研究也显示，规律的体育锻炼、户外活动是帕金森病发生的保护性因素，OR值为0.467 ～ 0.490。

上述环境因素、行为因素与帕金森病的风险关系已有多项国际研究支持。鉴于我国居民偏好饮茶而非咖啡，因此，饮茶被认为对我国人群帕金森病的发生具有保护作用。

三、早期诊断

病理诊断仍是帕金森病诊断的金标准。临床上目前使用以临床症状为依据的临床诊断标准，包括2015年国际运动障碍病协会发布的诊断标准及2016年中华医学会神经病学分会帕金森病及运动障碍学组发布的诊断标准。病理改变已存在但尚未达临床诊断标准的临床前期或前驱期阶段，可能为成功实施帕金森病修饰治疗提供最佳窗口期，因此成为帕金森病早期诊断的关键期。

虽然对于帕金森病的早期诊断目前没有统一的客观标准或标志物，但从基因、影像、体液（血液、唾液、脑脊液等）、轻微临床体征并结合机器学习、人工智能的各种标志物的研究和验证日益增多。利用加权基因共表达网络分析（weighted gene co-expression network analysis，WGCNA）构建共表达基因网络鉴定与炎症和免疫反应相关的7个枢纽基因对帕金森病具有良好的诊断性能；WGCNA结合支持向量机算法在帕金森病的生物标志物筛选和诊断模型构建中也显示出潜力。采用T_1加权图像、定量磁敏图、神经黑色素敏感成像、弥散峰度成像等磁共振成像技术构建机器学习全自动模型提高了诊断效率，有助于帕金森病的早期诊断；复合指标联合多模态磁共振技术对帕金森病的诊断效能显著提高。人工智能辅助PET成像正在成为诊断帕金森病的一种有前途的工具。唾液腺和心肌闪烁显像的结合进一步提高了早期帕金森病诊断的准确性。对病理过程具有特异性的新型液体生物标志物，包括种子扩增测定和细胞外囊泡也被认为有助于帕金森病早期诊断。皮肤有望作为检测病理性α-Syn并作为α-突触核蛋白病的诊断生物标志物的潜在样本。经颅超声联合嗅觉测试对早期帕金森病诊断的敏感度90.0%、诊断符合率77.1%，具有一定辅助价值。与单一生物标志物相比，几种生物标志物的组合在帕金森病诊断中表现出良好的诊断性能。

特发性快速眼动睡眠行为障碍（isolated rapid eye movement sleep behavior disorder，iRBD）被认为是突触核蛋白病，尤其是帕金森病的早期临床表现，因此iRBD患者常被视为帕金森病的高危人群。在帕金森病早期诊断表现出潜在价值的各种生物标志物也进一步在iRBD队列中进行了研究和验证。研究发现，与正常健康老年人相比，iRBD患者的外周适应性免疫系统特别是$CD4^+$和INF-γ＋$CD8^+$ T细胞亚群发生了改变，血浆神经源性细胞外囊泡中的α-突触核蛋白浓度增高，口腔黏膜中错误折叠的α-突触核蛋白种类增加，Meynert基底核游离水值增加。这些发现将有助于帕金森病早期甚至是临床前期的诊断和识别。

2019年，在国际运动障碍病协会前驱期诊断标准的基础上，中华医学会神经病学分会帕金森病及运动障碍学组综合分析了国内帕金森病的患病率、环境风险因素、遗传因素、前驱期症状及生物指标，形成了适用于我国人群的早期预警预测标志物体系，并发表了《帕金森病前驱期诊断研究标准中国专家共识》。该共识由3个部分组成，分别是：①使用原则；②前驱期各项目数值及依据；③帕金森病前驱期患病概率计算方法。其理论和方法学基础为朴素贝叶斯分类法，对于给出的待分类项，求解在此项出现的条件下各个类别出现的概率，并认为此待分类项属于概率最大的那个类别。基于此原理，在给定先验概率的前提下，各个帕金森病前驱期环境或遗传因素、前驱期症状，均可作为条件进行随意组合。同时，各条件可独立更新而不影响诊断标准的大体框架结构。社区人群验证结果显示，该前驱期诊断标准敏感度为54.6%（95%CI：28.0% ～ 78.8%），特异度为99.2%（97.8% ～ 99.8%），阳性预测值为60.0%（31.2% ～ 83.3%），阴性预测值为99.0%（97.5% ～ 99.6%）。

四、治疗

据统计，中国目前有帕金森病患者362万人，每年新增超过10万人，近年来还呈现年轻化的发病趋势，但就诊率低，5年前报道显示近50%的患者未及时就诊。中国疾病预防控制中心于2015—2017年针对24 000余名社区老年人群进行的帕金森病筛查显示，帕金森病知晓率、药物治疗率和康复率分别为32.4%、37.8%和16.0%。农村地区人群对帕金森病的知晓率和治疗率远低于城市地区。尽管91%的患者知道帕金森病需要终身治疗，但只有52.3%的患者认为在帕金森病的早期阶段应进行药物治疗。

根据《中国帕金森病治疗指南（第四版）》，帕金森病的治疗原则为综合治疗、多学科治疗模式及全程管理，其中综合治疗指应兼顾帕金森病患者的运动及非运动症状。帕金森病的治疗方法及手段多样，主要包括药物治疗、手术治疗、肉毒毒素治疗、康复运动疗法、心理干预、照料护理、人工智能等，需要多学科合作完成。同时帕金森病是慢性疾病，需长期全程管理，以达到长期获益。

4.1 药物治疗

药物治疗是帕金森病的主要治疗手段，目前我国临床上主要使用以下几大类药物。

（1）复方左旋多巴（多巴丝肼、卡左双多巴）：是帕金森病最有效的运动症状治疗药物。但是，长期使用会产生运动并发症——症状波动（如剂末现象）和异动症。2014年中国的一项多中心研究结果显示，1558例入组患者中，724例（46.5%）出现了剂末现象，160例（10.3%）出现了异动症。2022年一项多中心研究（CPDR）结果显示，入组2751例接受帕金森病药物治疗患者，1244例（45.2%）出现剂末现象，376例（13.7%）出现异动症，发病年龄越早与女性更易出现异动症。服药剂量越大、病程越长，运动并发症发生率越高，发生率与服药时程的关系详见图3-4-1。另一项在北京招募403例患者的研究显示，每天服用小剂量左旋多巴（400mg/d以内），发生运动并发症的风险相对较低。

（2）多巴胺受体激动剂：目前主要推荐非麦角类多巴胺受体激动剂，包括普拉克索、罗匹尼罗、吡贝地尔、罗替高汀和阿扑吗啡，可作为早发型患者的首选药物。近年来多项荟萃分析显示，左旋多巴和多巴胺受体激动剂联合应用可明显改善帕金森病运动症状及非运动症状，降低不良反应发生率。上述药物除阿扑吗啡外，均已进入国内市场或有我国自主产权仿制药物上市。

为了比较和排序六种常用的多巴胺受体激动剂［包括罗替高汀透皮贴剂、罗匹尼罗速释剂（IR）/缓释剂（PR）、普拉克索IR/缓释剂（ER）和吡贝地尔］作为左旋多巴辅助治疗晚期帕金森病的疗效、耐受性和安全性，一项网状荟萃分析纳入了34篇随机对照试验（7868例患者），通过比较累积排名曲线下面积，结果显示罗匹尼罗PR与统一帕金森病评定量表（UPDRS）-Ⅱ、UPDRS-Ⅲ和UPDRS-Ⅱ＋Ⅲ的最佳改善相关（0.811、0.742和0.827）；对于关期时间减少，普拉克索IR排名第一（0.979），罗匹尼罗PR在关期时间反应率（0.927）中排名第一。普拉克索ER在总退出率中排名第一，罗替高汀透皮贴剂在不良事件发生率（≥1 AEs）中排名第一。

（3）B型单胺氧化酶抑制剂（monoamine oxidase，MAO-BI）：目前上市药物包括第一代MAO-BI司来吉兰及第二代MAO-BI雷沙吉兰，均可显著改善帕金森病患者的运动症状。近年来第三代可逆性MAO-BI沙芬酰胺已进入国际市场，我国人群的Ⅲ临床试验也显示出能明显减少患者的症状波动，缩短关期，延长无异动症/非困扰性异动症的开期时间，以及改善运动症状，近期获国家药监局批准上市。

（4）儿茶酚-O-甲基转移酶抑制剂（catechol-o-methyltransferase inhibitors，COMTI）：主要有恩他卡朋、托卡朋以及与复方左旋多巴组合的恩他卡朋双多巴片（为恩他卡朋/左旋多巴/卡比多巴复合制剂）。托卡朋由于肝脏损害的副作用，并未进入我国市场。一项纳入120例患者的单中心研究以及多项荟萃分析显示，COMTI与复方左旋多巴同服，可以改善运动症状与非运动症状，且无严重不良反应。

（5）抗胆碱能药：代表药物是苯海索，在临床中应用广泛，主要适用于有震颤的患者。长期应用可能会导致认知功能下降、便秘、视朦，老年人使用需要慎重。

（6）金刚烷胺：对少动、强直、震颤均有改善作用，尤其是对改善异动症有效。

综上，目前我国帕金森病的症状性治疗可选择的药物种类较多，具有良好的症状控制效果，但长期使用易出现药物疗效减低、运动并发症及其他不良反应等问题。有研究提示，如果左旋多巴日剂量超过300mg/d，应警惕运动并发症的发生，但与左旋多巴起始治疗时间无明显相关性。此外，目前尚无明确具有疾病修饰

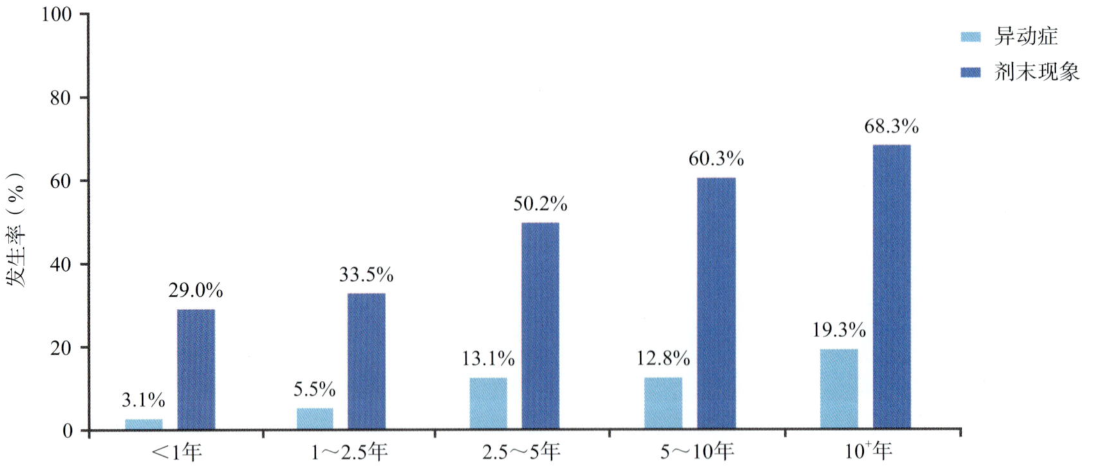

图3-4-1 剂末现象、异动症发生率与服药时长的关系

和延缓病程发展的药物，在自主研发等方面也存在一定欠缺。

关于常见抗帕金森病药物的安全性方面，一项多中心研究回顾性分析了2014—2019年中国30家三级医院8420 例门诊帕金森病患者数据，结果显示吡贝地尔的不良事件最多，发生率为35.7%，其次是左旋多巴/苄丝肼（25.6%）、司来吉兰（23.5%）、卡比多巴/左旋多巴（23.3%）和普拉克索（16.4%）。普拉克索的不良事件发生率低于吡贝地尔，包括神经精神症状（$P=0.006$）、头痛/头晕（$P=0.016$）和胃肠道症状（$P=0.031$）。

4.2 手术治疗

随着帕金森病病情进展，药物疗效明显减退或并发严重的症状波动或异动症时可以考虑手术治疗。手术方法包括神经核团毁损术、脑深部电刺激术（deep brain stimulation，DBS）及磁共振引导聚焦超声术（MRgFUS）。DBS因其相对微创、安全和可调控，已成为目前的主要手术选择。多项研究均已证实了DBS手术的临床疗效，如一项随访3年的研究发现，DBS手术对患者的日常生活能力及运动功能有长期改善作用，而另两项研究显示DBS也可改善患者的睡眠、胃排空等非运动症状。手术须严格掌握适应证，术前应对患者进行全面综合评估，以选择最适合患者的手术方法。

近年来DBS技术不断更新，新型的适应性DBS和通过感知功能选择程控触点的可感知DBS也可有效缓解患者的临床症状，机器人辅助DBS手术治疗及术后远程程控均逐渐被应用于临床。在我国进行的一项关于帕金森病患者DBS相关生活质量的前瞻性多中心研究对基线和DBS置入后12个月的数据分别进行分析，结果显示95.3% 的患者对DBS结果感到满意，不良事件的总体发生率为15.7%。我国大规模多中心横断面研究显示，自1997年首次DBS手术以来，截至2021年，共有来自349个帕金森病中心的38 122例帕金森病患者接受了DBS手术，覆盖了1.118%的患者和0.954%的中心。虽然帕金森病手术治疗覆盖率已攀升，但仍不足以涵盖潜在需要治疗的患者。

MRgFUS是一种新颖而有前景的治疗技术。自2016年美国食品药品监督管理局批准单侧腹侧中间核（Vim）-MRgFUS用于治疗药物难治性特发性震颤以来，对帕金森病的适应证是MRgFUS领域的研究热点。目前，我国部分医院已开展此治疗技术。单侧Vim-MRgFUS消融治疗震颤为主的帕金森病可改善肢体震颤症状和其他核心症状（如运动迟缓和僵直）。

4.3 中草药、针灸、艾灸

近年来，关于中国传统疗法如中草药、针灸、艾灸等研究较多，中西医结合治疗策略可通过“标本兼治、防治并举”的优势互补达到对帕金森病患者步态障碍的有效防治，提高生活质量。中西医结合疗法在帕金森病的治疗中有着一定的疗效和优势，也能缓解患者的其他运动及非运动症状，提高生活及工作能力，改善生活质量。同时，国人对中医药治疗的接受度较高，问卷调查显示78.9%的帕金森病患者愿意接受中医治疗。一项纳入了292名参与者并进行了9 个月随访的多中心、随机、双盲、安慰剂对照试验显示，平颤颗粒对帕金森病患者的运动症状和生活治疗改善具有持久的疗效和良好的耐受性。

4.4 康复与运动疗法

运动在帕金森病管理中起着重要作用。近期研究显示，有氧运动和太极拳运动后运动症状和认知功能有所改善。在长庚纪念医院和台湾成功大学医院的帕金森病中心针对特发性帕金森病患者进行的一项随机对照试验，支持太极拳和有氧运动对改善帕金森病患者的运动症状和提供神经认知益处的独特疗效。太极拳对帕金森病的运动和非运动症状均有有益作用。一项为期3.5年的随访队列研究也显示，太极拳训练减少了统一帕金森病评定量表的年度恶化，并延迟了增加抗帕金森病药物治疗的需求。太极拳组患者左旋多巴当量日剂量的年增加量显著降低。研究结果提示太极拳训练对帕金森病有长期疗效，改善运动和非运动症状，减少并发症。

一项纳入38项原始研究、涉及1486名参与者的荟萃分析显示，与无节奏的运动疗法相比，有节律提示的运动干预可有效改善帕金森病早期至中期的运动功能，且干预超过10周效果更好。尽管这些干预对认知和精神状态没有显著影响，但重要的是，有节奏提示的运动干预安全且耐受性良好，有助于制订安全可靠的家庭康复计划，但未来需要大规模试验来进一步确认。

瑜伽在改善帕金森病患者非运动和运动症状方面优于传统的伸展运动练习。一项纳入9篇文章、涉及8项试验及337例患者的荟萃分析显示，正念和冥想疗法显著改善了UPDRS量表第三部分的评分和认知功能，提示正念和冥想疗法可以作为帕金森病患者的补充疗法。

康复运动疗法如气功、舞蹈、平衡训练、抗阻运动、水疗法等在改善帕金森病患者的运动症状及非运动症状方面，亦有一定的疗效。不同运动方式对帕金森病患者运动功能影响的网状Meta分析显示帕金森操、太极拳、机器人辅助训练在改善帕金森病患者运动功能方面的效果较好。

4.5 无创神经调控治疗

无创脑刺激（noninvasive brain stimulation，NIBS）治疗具有无痛、无创、操作简单及安全可靠等优点，可改善帕金森病患者的多种运动及非运动症状，提高生活质量，已成为帕金森病重要的非药物治疗手段。一项针对帕金森病患者辅助运动区的重复经颅磁刺激的RCT显示，治疗14d后帕金森病患者运动功能和僵硬评分有显著改善。在纳入23项研究的荟萃分析中，tDCS作为帕金森病的潜在辅助疗法显示出与帕金森病的步态和平衡改善显著相关，支持tDCS的有效性，鼓励在临床实践中单独使用tDCS或与其他疗法联合用于帕金森病康复。

近期的网状荟萃分析对各种NIBS治疗帕金森病的有效性进行了比较和排序。一项共纳入28项研究，涉及1628例帕金森病患者的网状荟萃分析显示，高频重复经颅磁刺激（HF-rTMS）刺激SMA可能是改善帕金森病患者运动症状的最佳选择。根据累积排名曲线下面积结果显示，刺激M1的经颅直流电刺激和高频重复经颅磁刺激可能是分别对认知和抑郁影响最显著的NIBS。

4.6 其他治疗方法

一项纳入23项 RCT、涉及949名参与者的网状荟萃分析显示，与常规治疗和其他积极控制干预相比，运动游戏和虚拟技术辅助康复更有利于帕金森病患者的步态和平衡改善。但GRADE评级显示，大多数直接、间接和整体网络证据的质量为低到中等，需要进行随访时间更长的更大规模的研究。而另一项纳入21项研究，涉及787名参与者的荟萃分析显示，机器人辅助康复可显著改善帕金森病患者的运动症状、疲劳和平衡信心，并提示机器人技术与虚拟现实相结合是最有效的应用，应该受到鼓励。

艺术疗法作为帕金森病创新疗法越来越受到关注。不同类型的艺术疗法（如音乐、艺术、戏剧等）分别对帕金森病患者的运动、心理和认知康复产生积极影响，证实了艺术疗法在增强帕金森病患者运动、心理和认知康复过程中的有效性及巨大潜力。同时，有研究显示，音乐运动训练联合tDCS可进一步改善帕金森病患者的运动、平衡及认知功能，该联合疗法值得临床推广、应用。

细胞疗法治疗帕金森病在临床前研究中显示出有希望的前景。荟萃分析为细胞疗法对临床帕金森病的有益影响提供了初步证据，可能对左旋多巴有反应者有益；而且同种异体细胞优于自体细胞，有效移植部位不限于基底神经节。

其他如认知疗法、科学的照料护理、人工智能及移动技术等，可以根据患者的病情及实际情况进行应用。

五、就诊情况与费用/疾病负担

5.1 帕金森病患者就诊情况

研究显示，目前我国近50%的帕金森病患者未及时就诊，治疗率偏低。帕金森病患者临床症状复杂多样，非神经科医师知晓率低等因素导致就诊时误诊率较高。上海一项对2007—2014年就诊的204例门诊帕金森病患者的研究发现，上海地区帕金森病患者从起病至确诊的过程中存在着较高的误诊率（23.53%）。从运动症状起病至就诊的中位数时间为1个月，首次因运动症状就诊至临床确诊的中位数时间为10个月。2022年，另有一项针对553例社区全科医师的研究显示，全科医师对帕金森病的诊断认知存在严重不足。因此，广大民众及基层医师对于帕金森病的知晓情况和早期诊断尚存在较大欠缺。

5.2 帕金森病患者疾病负担

帕金森病患者的社会功能和生活质量受到严重损害。随着病情进展，帕金森病患者的主要照护者普遍存在照料负担重的问题。影响因素主要有患者的疾病严重程度、抑郁、认知功能，以及照护者的文化程度、工作状况、社会支持、自我效能等，同时还有住院时间延长、医疗费用增加等因素影响。另外，抗帕金森病药物的依从性对于帕金森病的医疗费用也有影响；较高的抗帕金森病药物依从性导致更高的直接医疗费用，包括抗帕金森病药物和其他门诊费用。根据2019年全球疾病负担研究的数据分析显示，过去几十年中国帕金森病的相应负担沉重，尽管年龄标准化死亡率和年龄标准化残疾调整生命年一直在下降，但随着总患者数的增加，帕金森病的疾病负担仍需关注；而且，一般来说，男性帕金森病患者的负担更大。

迄今为止，国内学者关于帕金森病患者医疗费用的研究，所采用的方法不同，结论不同，地域间亦存在差异。2011年南京一项对150例帕金森病患者问卷调查研究显示，帕金森病患者的年平均费用为13 576.43元，其中直接费用为12 306.73元，间接费用为1269.70元。2012年广州帕金森病患者的平均费用为14 514.9元，其中住院费用为13 551.4元，门诊费用963.5元，药费占比50.3%。对2014年湖南的495例帕金森病患者的问卷调查显示，帕金森病患者年平均医疗费用为29 718元，占家庭年平均收入的44.8%。其中平均直接费用为27 077元（平均直接医疗费用为21 035元，平均直接非医疗费用为6042元），平均间接费用为2641元。患者的病情严重程度、地区分布、文化程度及家庭收入情况等因素在不同程度上影响着医疗费用。2015年，天津一项纳入116例帕金森病患者的研究显示，帕金森病患者年均费用为20 089元，其中直接和间接费用分别为15 590元和4499元。总费用与手术治疗、多巴胺受体激动剂及左旋多巴等药物治疗费用密切相关。药物费用方面，多巴胺受体激动剂占抗帕金森病药物支出的62.43%。帕金森病患者的医疗负担随病情进展递增。对2015—2018年北京的帕金森病患者费用调查发现，门诊次均费用为

1574元，住院次均费用为20 922.2元。药品费用分别占门诊和住院医疗费用的97.82%和23.33%，而治疗帕金森病的平均药物成本占每次门诊和住院费用的60.48%（952.50元）和2.70%（564.90元）。2021年一项对我国19个省66家三级医院的102位帕金森病临床专家问卷调查结果显示，我国帕金森病患者的年平均直接医疗成本在Hoehn-Yahr Ⅰ期和Ⅱ期、Ⅲ期、Ⅳ期、Ⅴ期分别为6721.79元、27 982.01元、37 324.54元　和42 326.63元，其中药品成本占比较大。2024年来自湖北省医院收治的19 719例初诊为帕金森病患者的数据显示，每位患者的平均费用为12 495.29元±33 992.67元；其中，66～70岁年龄组帕金森病患者住院率最高，而且，年龄显著影响帕金森病住院费用。

2009年4月，我国政府推出了零加成药品政策（zero markup drug policy，ZMDP）。有研究从医疗保健提供者的角度评估了实施ZMDP（作为干预措施）对管理帕金森病及其并发症的药物成本的影响，分析了18 158例门诊就诊和366例住院的帕金森病患者，结果发现，实施ZMDP后，管理帕金森病及其并发症的药物成本显著降低，尤其是国家基本药物清单中列出的药物。现代技术及远程医疗的引入也影响了帕金森病患者的医疗费用。有研究报道，通过在线平台对帕金森病患者进行家庭远程左旋多巴激发试验，可使平均成本降低了91%，但具体实施过程中的风险仍有待评估。

目前我国人口老龄化趋势日益加快，帕金森病患病人数急剧上升，帕金森病患者及其家庭的经济负担较重，需引起进一步关注。

六、可干预因素研究

中国慢性病前瞻性研究基线调查510 134人数据显示，每日排便>1次的人群较每日排便1次的人群10年内发生帕金森病的概率减少，危险比为0.81（95%CI：0.63～1.05），提示增加排便频率可以减少帕金森病风险，而益生元、益生菌和粪便微生物群移植等肠道微生物干预具有治疗潜力。此外，如前所述，饮茶（特别是饮用绿茶）是我国人群帕金森病的保护性因素。

营养摄入与代谢调节可能是帕金森病相关的可调节因素。与低剂量摄入相比，高剂量摄入维生素E可预防帕金森病风险（RR＝0.87）。一项纳入11项研究（4项队列研究、6项病例对照研究和1项横断面研究）的荟萃分析显示：与低β-胡萝卜素摄入量相比，高β-胡萝卜素摄入量与发生帕金森病的概率降低相关（OR＝0.83）；此外，另一项荟萃分析也发现高剂量β-胡萝卜素摄入量与较低的女性帕金森病风险相关（RR＝0.78）。尿酸是人体重要的抗氧化物质。一项纳入18项研究、涉及840 774名参与者的荟萃分析发现，高尿酸与帕金森病之间存在显著相关性（OR＝0.84）；尤其是在60岁以下的男性中还观察到尿酸降低帕金森病风险的剂量反应趋势。能量代谢异常是帕金森病的另一个原因。异常能量代谢（葡萄糖代谢、脂质代谢和氨基酸代谢）影响帕金森病的发病风险。葡萄糖代谢、脂肪代谢和氨基酸代谢中关键分子的改善（例如葡萄糖-6-磷酸脱氢酶、甘油三酯和左旋多巴）可能对帕金森病有益。代谢途径的调节可能是治疗和预防帕金森病的潜在靶点。

对于已发病的帕金森病患者，目前在中国人群进行的疾病修饰治疗药物的多项临床研究正在进行。有希望的药品（如金灵芝）对于延缓帕金森病病程进展、延长轻症时间、避免帕金森病痴呆具有较大潜力。国际上，帕金森病相关免疫治疗发展迅速，部分药物在临床试验中显示出良好的安全性和耐受性，包括α-突触核蛋白单抗、α-突触核蛋白疫苗等，但大多数药物仍处于临床早期或临床前阶段，有效性尚需进一步证实。另外，帕金森病领域有多项基因研究的药物进入临床试验，根据药物作用机制，包括多巴胺合成关键基因或疾病代谢途径关键酶基因替代治疗、致病基因表达调控治疗等。上述药物可为今后基因靶向治疗提供线索，或对于存在帕金森病家族史的帕金森病高危人群提前进行基因干预，预防疾病的发生。部分国际进行中的疾病修饰治疗临床试验见表3-6-1。

表3-6-1　在研帕金森病疾病修饰治疗现状

药品	类别	临床试验现状
丁苯酞	中国	Ⅲ期
雷沙吉兰	中国	Ⅲ期
金灵芝	中国	Ⅲ期
AZD3241	国际	Ⅱ期
辛伐他汀	国际	Ⅱ期
咪唑硫嘌呤	国际	Ⅱ期
熊去氧胆酸	国际	Ⅱ期
去铁酮	国际	Ⅱ期
艾塞那肽	国际	Ⅲ期
PRX002	国际	Ⅱ期
BⅡB054	国际	Ⅱ期
DNL201	国际	Ⅰ期
BⅡB094	国际	Ⅰ期
PR001	国际	Ⅰ期

表3-7-1 帕金森病诊治指南及专家共识

年份	名称
2024	帕金森病脑深部电刺激术后远程程控中国专家共识
2023	Evidence-Based Taiwan Consensus Recommendations for the treatment of Parkinson's disease
2023	帕金森病经颅超声检查与神经调控专家共识（2023版）
2022	中国帕金森病消化道症状管理专家共识
2022	中国帕金森病睡眠障碍管理专家共识
2021	中国帕金森病重复经颅磁刺激治疗指南
2021	中国中晚期帕金森病运动症状治疗的循证医学指南
2021	中国帕金森病早期运动症状治疗循证医学指南
2021	中国帕金森病轻度认知障碍的诊断和治疗指南（2020版）
2021	早发型帕金森病的诊断与治疗中国专家共识
2021	帕金森病痴呆的诊断标准与治疗指南（第二版）
2020	中国帕金森病治疗指南（第四版）
2020	帕金森病基层诊疗指南（实践版-2019）
2020	帕金森病非运动症状管理专家共识（2020）
2020	中国帕金森病脑深部电刺激疗法专家共识（第二版）
2020	帕金森病基层诊疗指南（2019年）
2019	帕金森病前驱期诊断研究标准中国专家共识
2016	帕金森病脑深部电刺激疗法术后程控中国专家共识
2016	中国帕金森病的诊断标准（2016版）
2016	中国帕金森病及运动障碍疾病临床大数据库建设专家共识
2014	中国帕金森病治疗指南（第三版）
2013	帕金森病抑郁、焦虑及精神病性障碍的诊断标准及治疗指南

七、指南与共识

近年来国内专家总结了已有的帕金森病相关研究成果，制订并发布了一系列帕金森病诊治的临床指南和专家共识（表3-7-1）。

八、社会组织

国际帕金森病社会组织包括国际运动障碍病协会（international parkinson and movement disorder society）、世界帕金森病联盟下的帕金森及相关疾病协会（international association of parkinsonism and related disorders）等。我国则在中华医学会和中国医师协会的带领下分别成立了中华医学会神经病学分会帕金森病及运动障碍学组、中国医师协会神经内科医师分会帕金森病及运动障碍学组，并在瑞金医院牵头下成立了全国帕金森病一站式诊疗中心，发布了全国帕金森病专科中心地图。各省市医学会也成立了帕金森病及运动障碍学组。以宣武医院、湘雅医院、华西医院为核心的国家老年疾病临床医学研究中心，成立了中国帕金森联盟。

参考文献

[1] Zhu J, Cui Y, Zhang J, et al. Temporal trends in the prevalence of Parkinson's disease from 1980 to 2023: a systematic review and meta-analysis. Lancet Healthy Longev, 2024, 5(7): e464-e479.

[2] Zhong Q Q, and Zhu F. Trends in prevalence cases and disability-adjusted life-years of parkinson's disease: findings from the Global Burden of Disease Study 2019.

Neuroepidemiology，2022，56（4）：261-270.

[3] Meng D，Wu J，Huang X，et al. Prevalence of Parkinson's disease among adults aged 45 years and older in China：a cross-sectional study based on the China health and retirement longitudinal study. BMC Public Health，2024，24（1）：1218.

[4] Zou Y M，Liu J，Tian Z Y，et al. Systematic review of the prevalence and incidence of Parkinson's disease in the People's Republic of China. Neuropsychiatr Dis Treat，2015，11：1467-1472.

[5] Zhou X，Liu Z，Zhou X，et al. The Chinese Parkinson's disease registry（CPDR）：study design and baseline patient characteristics. Mov Disord，2022，37（7）：1335-1345.

[6] Qi S，Yin P，Wang L，et al. Prevalence of parkinson's disease：a community-based study in China. Mov Disord，2021. 36（12）：2940-2944.

[7] Song Z，Liu S，Li X，et al. Prevalence of Parkinson's disease in adults aged 65 years and older in China：a multicenter population-based survey. Neuroepidemiology，2022，56（1）：50-58.

[8] Chen F，Chen S，Si A，et al. The long-term trend of Parkinson's disease incidence and mortality in China and a Bayesian projection from 2020 to 2030. Front Aging Neurosci，2022，14：973310.

[9] Wang S，Jiang S，Wu J，et al. Trends in Parkinson's disease mortality in China from 2004 to 2021：a joinpoint analysis. BMC Public Health，2024，24（1）：1091.

[10] Lan J，Ren Y，Song G，et al. Analysis of mortality in Parkinson's disease in China：Exploration of recent and future trends. Aging Med（Milton），2024，7（4）：490-498.

[11] Wang S，Li T，Zhou T，et al. Survival in patients with Parkinson's disease：a ten-year follow-up study in northern China. BMC Neurol，2022，22（1）：367.

[12] 叶芳，易刚，肖军，中国人群帕金森病危险因素及保护性因素的Meta分析. 临床神经病学杂志，2014，27（2）：111-115.

[13] 范丽，杨新玲. 新疆地区帕金森病患者发病因素. 中国老年学杂志，2015，35（6）：1685-1687.

[14] 高英，邱玲，贾雪芝，等. 克拉玛依地区帕金森病人群分布及危险因素分析. 检验医学与临床，2022，19（3）：375-378.

[15] Hu Y，Zhou C，Tan C，et al.，The association between intermediate-term sulfur dioxide exposure and outpatient visits for Parkinson's disease：a time-series study in southwestern China. Environ Sci Pollut Res Int，2023，30（44）：99694-99703.

[16] 柏雪，胡凤云. 原发性帕金森病患者危险因素的病例对照研究. 中华老年医学杂志，2014，33（9）：941-944.

[17] Zhong Y，Wang T H，Huang L J，et al. Association between metabolic syndrome and the risk of Parkinson's disease：a meta-analysis. BMC Neurol，2024，24（1）：313.

[18] Feng S H，Chuang H J，Yeh K C，et al. Association of osteoarthritis with increased risk of parkinson's disease：a population-based，longitudinal follow-up study. Arthritis Care Res（Hoboken），2022，74（11）：1842-1848.

[19] Xie Y，Wang J，Jiang J，et al. Do oral antidiabetic medications alter the risk of Parkinson's disease? An updated systematic review and meta-analysis. Neurol Sci，2023，44（12）：4193-4203.

[20] Lin Y H，Hsu C C，Liu J S，et al. Use of dipeptidyl peptidase-4 inhibitors was associated with a lower risk of Parkinson's disease in diabetic patients. Sci Rep，2023，13（1）：22489.

[21] Guo X，Chong L，Zhang X，et al. Immunosuppressants contribute to a reduced risk of Parkinson's disease in rheumatoid arthritis. Int J Epidemiol，2022，51（4）：1328-1338.

[22] 王子裕，胡彬彬，吕钱坤，等. 江西省帕金森病高危人群临床特点及其危险因素. 实用临床医学，2021，22（2）：59-62，95.

[23] Chen Y P，Yu S H，Zhang G H，et al. The mutation spectrum of Parkinson-disease-related genes in early-onset Parkinson's disease in ethnic Chinese. Eur J Neurol，2022，29（11）：3218-3228.

[24] Pan H，Liu Z，Ma J，et al. Genome-wide association study using whole-genome sequencing identifies risk loci for Parkinson's disease in Chinese population. NPJ Parkinsons Dis，2023，9（1）：22.

[25] Wang P，Cui P，Luo Q，et al. Penetrance of Parkinson disease LRRK2 G2385R-associated variant in the Chinese population. Eur J Neurol，2022，29（9）：2639-2644.

[26] Li C，Hou Y，Ou R，et al. Genetic determinants of survival in parkinson's disease in the Asian population. Mov Disord，2022，37（8）：1624-1633.

[27] 莫英绪，王姝，彭芳，等. 广西北海地区帕金森病相关危险因素的分析. 脑与神经疾病杂志，2018，26（8）：503-506.

[28] Tsukita K，Sakamaki-Tsukita H，Takahashi R，Long-term effect of regular physical activity and exercise habits in patients with early Parkinson disease. Neurology，2022，98（8）：e859-e871.

[29] Wu Z，Hu Z，Gao Y，et al. A computational approach based on weighted gene co-expression network analysis for biomarkers analysis of Parkinson's disease

and construction of diagnostic model. Front Comput Neurosci，2022，16：1095676.

[30] Cai L，Tang S，Liu Y，et al. The application of weighted gene co-expression network analysis and support vector machine learning in the screening of Parkinson's disease biomarkers and construction of diagnostic models. Front Mol Neurosci，2023，16：1274268.

[31] Wang T，Wang Y，Zhu H，et al. Automatic substantia nigra segmentation with Swin-Unet in susceptibility-and T2-weighted imaging：application to Parkinson disease diagnosis. Quant Imaging Med Surg，2024，14（9）：6337-6351.

[32] Li C，Hui D，Wu F，et al. Automatic diagnosis of Parkinson's disease using artificial intelligence base on routine T1-weighted MRI. Front Med（Lausanne），2023，10：1303501.

[33] Cao Q，Han X，Tang D，et al. Diagnostic value of combined magnetic resonance imaging techniques in the evaluation of Parkinson disease. Quant Imaging Med Surg，2023，13（10）：6503-6516.

[34] Wang J，Xue L，Jiang J，et al. Diagnostic performance of artificial intelligence-assisted PET imaging for Parkinson's disease：a systematic review and meta-analysis. NPJ Digit Med，2024，7（1）：17.

[35] Li S，Yue L，Chen S，et al. High clinical diagnostic accuracy of combined salivary gland and myocardial metaiodobenzylguanidine scintigraphy in the diagnosis of Parkinson's disease. Front Aging Neurosci，2022，14：1066331.

[36] Li J，Duan S，Yang J，et al. Detection of skin α-synuclein using RT-QuIC as a diagnostic biomarker for Parkinson’s disease in the Chinese population. Eur J Med Res，2024，29（1）：114.

[37] Peng H，Chen S，Wu S，et al. Alpha-synuclein in skin as a high-quality biomarker for Parkinson's disease. J Neurol Sci，2023，451：120730.

[38] 任亚坤，张迎春，王才善，等. 经颅超声联合嗅觉测试对早期帕金森病的临床应用价值. 中华超声影像学杂志，2023，32（12）：1055-1061.

[39] Wang K，Shen J，Xu Y. An update on peripheral blood extracellular vesicles as biomarkers for Parkinson's disease diagnosis. Neuroscience，2023，511：131-146.

[40] Zheng Y，Li Y，Cai H，et al. Alterations of peripheral lymphocyte subsets in isolated rapid eye movement sleep behavior disorder. Mov Disord，2024，39（7）：1179-1189.

[41] Wang X，Zheng Y，Cai H，et al. α-Synuclein species in plasma neuron-derived extracellular vesicles as biomarkers for iRBD. Ann Clin Transl Neurol，2024，11（11）：2891-2903.

[42] Zhang D，Zhou L，Lu C，et al. Free-water imaging of the nucleus basalis of meynert in patients with idiopathic REM sleep behavior disorder and Parkinson disease. Neurology，2024，102（7）：e209220.

[43] 陈彪，陈生弟，刘疏影. 帕金森病前驱期诊断研究标准中国专家共识. 中华老年医学杂志，2019，38（8）：825-831.

[44] Mahlknecht P，Gasperi A，Willeit P，et al. Prodromal Parkinson's disease as defined per MDS research criteria in the general elderly community. Mov Disord，2016，31（9）：1405-1408.

[45] Zhang H，Wang Z，Qi S，et al. Awareness，treatment，and rehabilitation of elderly with Parkinson's disease-China，2015-2017. China CDC Wkly，2020，2（15）：241-244.

[46] 陈生弟，陈海波. 中国帕金森病治疗指南（第4版）. 中华神经科杂志，2020，53（12）：973-986.

[47] Liu G，Chen H，Su D，et al. Risk thresholds of levodopa dose for dyskinesia in Chinese patients with Parkinson's disease：a pilot study. Neurol Sci，2020，41（1）：111-118.

[48] 张艳，戴昕妤，汤忠泉，等. 多巴丝肼联合普拉克索治疗帕金森病有效性和安全性的Meta分析. 中华全科医学，2020，18（12）：2106-2111.

[49] Zhao H，Ning Y，Cooper J，et al. Indirect comparison of ropinirole and pramipexole as levodopa adjunctive therapy in advanced Parkinson's disease：a systematic review and network meta-analysis. Adv Ther，2019，36（6）：1252-1265.

[50] Chen X T，Zhang Q，Wen S Y，et al. Efficacy and safety of non-ergot dopamine-receptor agonists as an adjunct to levodopa in advanced Parkinson's disease：a network meta-analysis. Eur J Neurol，2023，30（3）：762-773.

[51] Jiang D Q，Li M X，Jiang L L，et al. Comparison of selegiline and levodopa combination therapy versus levodopa monotherapy in the treatment of Parkinson's disease：a meta-analysis. Aging Clin Exp Res，2020，32（5）：769-779.

[52] Jiang D Q，Wang H K，Wang Y，et al. Rasagiline combined with levodopa therapy versus levodopa monotherapy for patients with Parkinson's disease：a systematic review. Neurol Sci，2020，41（1）：101-109.

[53] Wei Q，Tan Y，Xu P，et al. The XINDI study：A randomized phase Ⅲ clinical trial evaluating the efficacy and safety of safinamide as add-on therapy to levodopa in Chinese patients with Parkinson's disease with motor fluctuations. CNS Drugs，2022，36（11）：1217-1227.

[54] Li J, Lou Z, Liu X, et al. Efficacy and safety of adjuvant treatment with entacapone in advanced Parkinson's disease with motor fluctuation: a systematic meta-analysis. Eur Neurol, 2017, 78 (3-4): 143-153.

[55] Liao X, Wu N, Liu D, et al. Levodopa/carbidopa/entacapone for the treatment of early Parkinson's disease: a meta-analysis. Neurol Sci, 2020, 41 (8): 2045-2054.

[56] Li W, Zhang H, Zhang Y, et al. Comparison of the effectiveness, safety, and costs of anti-Parkinson drugs: a multiple-center retrospective study. CNS Neurosci Ther, 2024, 30 (4): e14531.

[57] Mei S, Eisinger R S, Hu W, et al. Three-year gait and axial outcomes of bilateral STN and GPi Parkinson's disease deep brain stimulation. Front Hum Neurosci, 2020, 14: 1.

[58] 张文颖, 牛焕江, 朱先理, 等. 双侧丘脑底核脑深部电刺激术对帕金森病患者睡眠及其他非运动症状的治疗效果分析. 中华神经医学杂志, 2020, 19 (9): 952-957.

[59] Wang Y, Gao P, Zhang X, et al. Bilateral subthalamic nucleus deep brain stimulation improves gastric emptying time in Parkinson disease. World Neurosurg, 2021, 154: e683-e688.

[60] An Q, Yin Z, Ma R, et al. Adaptive deep brain stimulation for Parkinson's disease: looking back at the past decade on motor outcomes. J Neurol, 2023, 270 (3): 1371-1387.

[61] 何平, 徐欣, 郑智元, 等. 可感知脑起搏器在丘脑底核脑深部电刺激治疗帕金森病中的初步应用. 中华神经外科杂志, 2024, 40 (1): 22-27.

[62] 吴伟东, 巩顺, 雷伟, 等. 神经外科机器人辅助脑深部电刺激治疗高龄帕金森病的疗效分析. 中华医学杂志, 2023, 103 (47): 3816-3821.

[63] 任倩薇, 高冬梅, 王慧敏, 等. 帕金森病脑深部电刺激术后远程程控与传统门诊程控效果对比研究. 中华神经外科杂志, 2023, 39 (7): 689-693.

[64] 熊赤, 陈鹏, 蒋曼丽, 等. 帕金森病脑深部电刺激术后基于微电极记录结果远程程控的临床疗效分析. 中华神经外科杂志, 2024, 40 (4): 329-334.

[65] Zhang Y, Chen L, Sun B, et al. Quality of life and motor outcomes in patients with Parkinson's disease 12 months after deep brain stimulation in China. Neuromodulation, 2023, 26 (2): 443-450.

[66] Meng F, Hu W, Wang S, et al. Utilization, surgical populations, centers, coverages, regional balance, and their influential factors of deep brain stimulation for Parkinson's disease: a large-scale multicenter cross-sectional study from 1997 to 2021. Int J Surg, 2023, 109 (11): 3322-3336.

[67] Lu H, Wang X, Lou X. Current applications for magnetic resonance-guided focused ultrasound in the treatment of Parkinson's disease. Chin Med J (Engl), 2023, 136 (7): 780-787.

[68] Yin C, Zong R, Song G, et al. Comparison of motor scores between OFF and ON states in tremor-dominant Parkinson's disease after MRgFUS Treatment. J Clin Med, 2022, 11 (15): 4502.

[69] Li W W. Botanical therapeutics for Parkinson's disease. Chin J Integr Med, 2020, 26 (6): 405-411.

[70] 许巍, 熊俊, 陈日新, 等. 针灸治疗帕金森病随机对照研究质量评价. 中华中医药学刊, 2017, 35 (3): 562-565.

[71] Hou Y, Ning B, Liu Y, et al. Effectiveness and safety of moxibustion for Parkinson disease: a protocol for systematic review and meta-analysis. Medicine (Baltimore), 2021, 100 (23): e26256.

[72] Wang P, Hong J, Tang Z Q, et al. The acceptance of traditional Chinese medicine among patients with Parkinson's disease: a hospital survey. J Integr Med, 2024, 22 (2): 180-187.

[73] Gu S C, Shi R, Gaoag C, et al. Traditional Chinese medicine pingchan granule for motor symptoms and functions in Parkinson's disease: a multicenter, randomized, double-blind, placebo-controlled study. Phytomedicine, 2023, 108: 154497.

[74] Chang C L, Lin T K, Pan C Y, et al. Distinct effects of long-term Tai Chi Chuan and aerobic exercise interventions on motor and neurocognitive performance in early-stage Parkinson's disease: a randomized controlled trial. Eur J Phys Rehabil Med, 2024, 60 (4): 621-633.

[75] Li G, Huang P, Cui S, et al. Effect of long-term Tai Chi training on Parkinson's disease: a 3.5-year follow-up cohort study. J Neurol Neurosurg Psychiatry, 2024, 95 (3): 222-228.

[76] Huang X, Dong K, Gan C, et al. Effect of rhythmically cued exercise interventions on functions in patients with parkinson disease: a Meta-Analysis. Phys Ther, 2024, 104 (3): P2ad158.

[77] Kwok J Y Y, Choi E P H, Lee J J, et al. Effects of mindfulness yoga versus conventional physical exercises on symptom experiences and health-related quality of life in people with Parkinson's Disease: the potential mediating roles of anxiety and depression. Ann Behav Med, 2022, 56 (10): 1068-1081.

[78] Lin H W, Tam K W, Kuan Y C. Mindfulness or meditation therapy for Parkinson's disease: a systematic review and meta-analysis of randomized controlled trials. Eur J Neurol, 2023, 30 (8): 2250-2260.

[79] Xiao C, Zhuang Y, Kang Y. Effect of health qigong baduanjin on fall prevention in individuals with Parkinson's disease. J Am Geriatr Soc, 2016, 64 (11): e227-e228.
[80] Kwok J Y Y, Kwan J C Y, Auyeung M, et al. Effects of mindfulness yoga vs stretching and resistance training exercises on anxiety and depression for people with Parkinson disease: a randomized clinical trial. jAMA Neurol, 2019, 76 (7): 755-763.
[81] Zhang Q, Hu J, Wei L, et al. Effects of dance therapy on cognitive and mood symptoms in people with Parkinson's disease: a systematic review and meta-analysis. Complement Ther Clin Pract, 2019, 36: 12-17.
[82] Wong-Yu I. S, Mak M K. Multi-dimensional balance training programme improves balance and gait performance in people with Parkinson's disease: a pragmatic randomized controlled trial with 12-month follow-up. Parkinsonism Relat Disord, 2015, 21 (6): 615-621.
[83] 张洋，苏艳红，刘雨杰，等. 不同运动方式对帕金森病患者运动功能影响的网状Meta分析. 中华物理医学与康复杂志，2023，45 (8): 731-737.
[84] Sun J, Xing F, Feng J, et al. Differential symptom cluster responses and predictors to repetitive transcranial magnetic stimulation treatment in Parkinson's disease: a retrospective study. Heliyon, 2024, 10 (12): e32799.
[85] Nguyen T X D, Mai P T, Chang Y J, et al. Effects of transcranial direct current stimulation alone and in combination with rehabilitation therapies on gait and balance among individuals with Parkinson's disease: a systematic review and meta-analysis. J Neuroeng Rehabil, 2024, 21 (1): 27.
[86] Wang Y, Ding Y, Guo C. Assessment of noninvasive brain stimulation interventions in Parkinson's disease: a systematic review and network meta-analysis. Sci Rep, 2024, 14 (1): 14219.
[87] Chuang C S, Chen Y W, Zeng B Y, et al. Effects of modern technology (exergame and virtual reality) assisted rehabilitation vs conventional rehabilitation in patients with Parkinson's disease: a network meta-analysis of randomised controlled trials. Physiotherapy, 2022, 117: 35-42.
[88] Tao Y, Luo J, Tian J, et al. The role of robot-assisted training on rehabilitation outcomes in Parkinson's disease: a systematic review and meta-analysis. Disabil Rehabil, 2024, 46 (18): 4049-4067.
[89] Li Y, Luo X, Zhang A, et al. The potential of arts therapies in Parkinson's disease rehabilitation: a comprehensive review. Heliyon, 2024, 10 (16): e35765.
[90] 吴少璞，李学，祁亚伟，等. 音乐运动疗法联合经颅直流电刺激对帕金森病患者运动及认知功能的影响. 中华物理医学与康复杂志，2023，45 (8): 678-682.
[91] Wang F, Sun Z, Peng D, et al. Cell-therapy for Parkinson's disease: a systematic review and meta-analysis. J Transl Med, 2023, 21 (1): 601.
[92] Zhang Q, Yang X, Song H, et al. Cognitive behavioral therapy for depression and anxiety of Parkinson's disease: a systematic review and meta-analysis. Complement Ther Clin Pract, 2020, 39: 101111.
[93] Chen Y, Lu T, Jiang X, et al. The effectiveness of specialized nursing interventions for patients with Parkinson disease: a randomized controlled study protocol. Medicine (Baltimore), 2021, 100 (2): e23972.
[94] Chen Y Y, Guan B S, Li Z K, et al., Application of telehealth intervention in Parkinson's disease: a systematic review and meta-analysis. J Telemed Telecare, 2020, 26 (1-2): 3-13.
[95] 朱莹莹，万赢，罗懿，等. 影响上海地区帕金森病患者诊断时程及临床误诊率的相关因素分析. 中华神经科杂志，2015，(11): 995-999.
[96] 赵亚军，田久鹏，王德强，等. 上海市社区全科医生对帕金森病的诊断认知及影响因素分析. 中华全科医学，2022，20 (5): 808-811.
[97] Yi Z, Mao Y, He C, et al. Medication adherence and costs of medical care among patients with Parkinson's disease: an observational study using electronic medical records. BMC Public Health, 2024, 24 (1): 1202.
[98] Zheng Z, Zhu Z, Zhou C, et al. burden of Parkinson disease in China, 1990-2019: findings from the 2019 global burden of disease study. Neuroepidemiology, 2023, 57 (1): 51-64.
[99] Yang J X, Chen L. Economic burden analysis of parkinson's disease patients in China. Parkinsons Dis, 2017, 2017: 8762939.
[100] Yi Z M, Li X Y, Wang Y B, et al. Evaluating the direct medical cost, drug utilization and expenditure for managing Parkinson's disease: a costing study at a medical center in China. Ann Transl Med, 2022, 10 (6): 330.
[101] Liu W, Nie P, Zhang J, et al. Clinical and economic insights into Parkinson's disease hospitalization: a comprehensive study of 19, 719 inpatient cases in Hubei province, China. Neuroepidemiology, 2024, 58 (4): 237-246.
[102] Wang R, Li X, Gu X, et al. The impact of China's zero markup drug policy on drug costs for managing Parkinson's disease and its complications: an interrupted time series analysis. Front Public Health, 2023, 11: 1159119.

[103] Zeng Z, Lin Z, Chen Z, et al. Remote levodopa challenge test in Parkinson's disease: feasibility, reliability, validity and economic value. Eur J Neurol, 2024: e16423.
[104] 杨淞淳，樊萌语，余灿清，等. 基于前瞻性人群队列的中国成年人排便频率与帕金森病的关联研究. 中华流行病学杂志，2020，41（1）：48-54.
[105] Yuan X Y, Chen Y S, Liu Z. Relationship among Parkinson's disease, constipation, microbes, and microbiological therapy. World J Gastroenterol, 2024, 30（3）: 225-237.
[106] Niu F, Xie W, Zhang W, et al. Vitamin C, vitamin E, β-carotene and risk of Parkinson's disease: a systematic review and dose-response meta-analysis of observational studies. Nutr Neurosci, 2024, 27（4）: 329-341.
[107] Wu L Y, Chen J X, Chen G S, et al. Dietary β-carotene and vitamin A and risk of Parkinson disease: a protocol for systematic review and meta-analysis. Medicine (Baltimore), 2022, 101（41）: e31002.
[108] Zhang J, Zeng L, Bu L, et al. Association between high uric acid and the risk of Parkinson's disease: a meta-analysis. Medicine (Baltimore), 2024, 103（30）: e38947.
[109] Li H, Zeng F, Huang C, et al. The potential role of glucose metabolism, lipid metabolism, and amino acid metabolism in the treatment of Parkinson's disease. CNS Neurosci Ther, 2024, 30（2）: e14411.
[110] Vijiaratnam N, Simuni T, Bandmann O, et al. Progress towards therapies for disease modification in Parkinson's disease. Lancet Neurol, 2021, 20（7）: 559-572.
[111] 周凯歌，张敬星，靳令经. 帕金森病基因治疗临床注册研究进展. 中华神经科杂志，2020，53（12）：1051-1055.
[112] 中华医学会神经外科学分会功能神经外科学组，中华医学会神经病学分会帕金森病与运动障碍学组，中国医师协会神经外科医师分会功能神经外科专家委员会，等. 帕金森病脑深部电刺激术后远程程控中国专家共识. 中华神经医学杂志，2024，23（12）：1189-1194.
[113] Treatment guideline subcommittee of Taiwan movement disorder society. Evidence-based Taiwan consensus recommendations for the treatment of Parkinson's disease. Acta Neurol Taiwan, 2023, 32（3）: 145-184.
[114] 中华医学会超声医学分会腹部学组. 帕金森病经颅超声检查与神经调控专家共识（2023版）. 中华超声影像学杂志，2023，32（10）：845-851.
[115] 中华医学会神经病学分会帕金森病及运动障碍学组，中国医师协会神经内科医师分会帕金森病及运动障碍学组. 中国帕金森病消化道症状管理专家共识. 中华神经科杂志，2022，55（11）：1225-1235.
[116] 中华医学会神经病学分会帕金森病及运动障碍学组，中国医师协会神经内科医师分会帕金森病及运动障碍学组. 中国帕金森病睡眠障碍管理专家共识. 中华神经科杂志，2022，55（5）：441-451.
[117] 中华医学会神经病学分会帕金森病及运动障碍学组，中国医师协会神经内科医师分会帕金森病及运动障碍学组. 中国帕金森病重复经颅磁刺激治疗指南. 中国神经精神疾病杂志，2021，47（10）：577-585.
[118] 中华医学会神经病学分会帕金森病及运动障碍学组，中国医师协会神经内科医师分会帕金森病及运动障碍学组. 中国中晚期帕金森病运动症状治疗的循证医学指南. 中国神经免疫学和神经病学杂志，2021，28（5）：347-360.
[119] 中华医学会神经病学分会帕金森病及运动障碍学组，中国医师协会神经内科医师分会帕金森病及运动障碍学组. 中国帕金森病早期运动症状治疗循证医学指南. 中国神经免疫学和神经病学杂志，2021，28（4）：267-279.
[120] 中华医学会神经病学分会帕金森病及运动障碍学组，中国医师协会神经内科医师分会帕金森病及运动障碍学组. 中国帕金森病轻度认知障碍的诊断和治疗指南（2020版）. 中国神经精神疾病杂志，2021，47（1）：1-12.
[121] 中华医学会神经病学分会帕金森病及运动障碍学组，中国医师协会神经内科医师分会帕金森病及运动障碍学组. 早发型帕金森病的诊断与治疗中国专家共识. 中华神经医学杂志，2021，20（2）：109-116.
[122] 中华医学会神经病学分会帕金森病及运动障碍学组，中国医师协会神经内科医师分会帕金森病及运动障碍学组. 中华医学会神经病学分会神经心理与行为神经病学学组. 帕金森病痴呆的诊断标准与治疗指南（第2版）. 中华神经科杂志，2021，54（8）：762-771.
[123] 中华医学会，中华医学杂志社，中华医学全科医学分会，等. 帕金森病基层诊疗指南（实践版·2019）. 中华全科医师杂志，2020，19（1）：18-26.
[124] 李淑华，陈海波. 帕金森病非运动症状研究进展及临床意义. 中华神经科杂志，2017，50（1）：71-74.
[125] 中华医学会神经外科学分会功能神经外科学组，中华医学会神经病学分会帕金森病及运动障碍学组，中国医师协会神经内科医师分会帕金森病及运动障碍学组. 中国帕金森病脑深部电刺激疗法专家共识（第2版）. 中华神经外科杂志，2020，36（4）：325-337.
[126] 中华医学会，中华医学杂志社，中华医学会全科医学分会，等. 帕金森病基层诊疗指南（2019年）. 中华全科医师杂志，2020，19（1）：5-6，7-17.
[127] 中华医学会神经外科学分会功能神经外科学组. 帕金森病脑深部电刺激疗法术后程控中国专家共识.

中华神经外科杂志，2016，32（12）：1192-1198.

[128] 中华医学会神经病学分会帕金森病及运动障碍学组，中国医师协会神经内科医师分会帕金森病及运动障碍专业委员会. 中国帕金森病的诊断标准（2016版）. 中华神经科杂志，2016（4）：268-271.

[129] 中华医学会神经病学分会帕金森病及运动障碍学组，中国医师协会帕金森病及运动障碍专业委员会. 中国帕金森病及运动障碍疾病临床大数据库建设专家共识. 中华神经医学杂志，2016，15（7）：649-653.

[130] 中华医学会神经病学分会帕金森病及运动障碍学组. 中国帕金森病治疗指南（第3版）. 中华神经科杂志，2014（6）：428-433.

[131] 中华医学会神经病学分会神经心理学与行为神经病学组，中华医学会神经病学分会帕金森病及运动障碍学组. 帕金森病抑郁、焦虑及精神病性障碍的诊断标准及治疗指南. 中华神经科杂志，2013，46（1）：56-60.

第四章　癫　　痫

关键数据

1.癫痫是一组由于脑部神经元异常过度放电引起的反复发作性、短暂性中枢神经系统功能失常的慢性脑部疾病。根据国内历次流行病学调查结果，估算我国有900多万例癫痫患者，其中包括约600万例活动性癫痫患者，每年新增癫痫患者约40万例，疾病负担严峻。

2.流行病学研究显示，不同数据来源的癫痫患病率为0.2/1000～7/1000，癫痫发病率为9.9/10万～75.5/10万，大规模流行病学调查显示癫痫死亡率为2.4/10万～10.1/10万。癫痫持续状态的死亡率显著高于其他癫痫发作类型，住院死亡率约为1460/10万。

3.癫痫猝死（sudden unexpected death in epilepsy，SUDEP）是指癫痫患者突然发生的、意外的、有或无目击者、非外伤或溺水所致的死亡，伴或不伴癫痫发作，排除癫痫持续状态，且尸检未发现结构性或中毒性致死因素。我国农村六省区2455例癫痫患者平均6.1年的随访队列显示SUDEP发生率约为1‰。

4.据世界卫生组织/国际抗癫痫联盟/国际癫痫病友会（WHO/ILAE/IBE）全球抗癫痫运动报告，我国癫痫患者中有41%从未接受过任何抗癫痫发作药物治疗。

5.《2016年全球疾病、伤害和风险因素负担研究（GBD 2016）》显示，对于癫痫的综合诊疗能力，中国总体医疗可及性和质量（healthcare acess and quality，HAQ）指数为80分，居全球195个国家和地区中的第48位。

癫痫是一组由于脑部神经元异常过度放电引起的反复发作性、短暂性中枢神经系统功能失常的慢性脑部疾病。

一、流行病学

根据国内历次流行病学调查结果，估算我国有900多万例癫痫患者，其中包括约600万例活动性癫痫患者，每年新增癫痫患者约40万例，疾病负担严峻。不同时期与地区、不同研究者报告的我国癫痫流行病学特征如下。

1.1　患病率

患病率是指某个时间内某种疾病的病例数与同期平均人口数之比。患病率是衡量一个时期人群中某种疾病存在多少的指标。在癫痫流行病学调查中以往常用终身患病率，现在更多强调“活动性癫痫”患病率，一般以千分率表示。

20世纪80年代，中国学者应用世界卫生组织（WHO）的筛查表，与美国国立卫生研究所合作，在全国6个城市和22个省、自治区、直辖市农村和少数民族地区，对30万人群开展了神经系统疾病（包括癫痫）的流行病学调查；2001年，作为WHO、国际抗癫痫联盟（ILAE）和国际癫痫病友会（IBE）联合发起的国际抗癫痫运动（GCAE）示范项目的一部分，再次在五省农村地区开展了癫痫流行病学调查。结果显示，癫痫患病率分别为4.4‰、3.6‰和7‰，不同数据来源的癫痫患病率见表4-1-1。

1.1.1　地区差异

我国各地区癫痫患病率存在一定差异。1987年华东五省粗患病率0.3‰，世界标化率0.2‰，中国标化率0.2‰。2013—2014年华东地区患病率2.4‰。

1.1.2　城乡差异

2000年，黑龙江、宁夏、山西、河南和江苏5个省（区）农村人群癫痫患病率7.0‰（标化率6.8‰）。2011年山东省调研显示城市患病率1.2‰，农村患病率1.4‰。2012年宁夏同心县癫痫患病率5.0‰，城镇患病率6.6‰，农村患病率3.4‰。

1.1.3　民族差异

2007—2008年，中国云南佤族癫痫患病率1.8‰，男性患病率2.5‰，女性患病率1.0‰。2007—2008年中国云南省8个民族调查显示，癫痫粗患病率1.2‰～6.5‰。2010年中国海南省热带农村地区调查显示，汉族和黎族癫痫患病率分别为3.3‰和2.3‰。

1.1.4　年龄差异

1984—1987年西北五省区0～14岁的癫痫患病率1.4‰，经标化后中国调整率0.5‰，国际调整率0.4‰。其中以10～14岁组最高，粗率1.6‰。2005年中国台湾20岁以下癫痫患病率3.3‰。

1.2　发病率

发病率指在一定时期内，某人群中发生某病新病例的频率。“一定时期”可以为月、季、年等，常用的观察期为1年。癫痫的发病率一般以每年10万（人口）分率计算。

全国6个城市和22个省、自治区、直辖市农村和少

表4-1-1 不同数据来源的癫痫患病率

调查地区	年龄	人数	调查时间（年份）	患病率	数据来源
西北三省	各个年龄段	158 223	1984	1.1‰ 男性0.9‰，女性1.5‰	随机整群抽样方法
华东五省	大于20岁成人	546 336	1987	粗患病率为0.3‰，世界标化率为0.2‰，中国标化率为0.2‰，男女两性粗患病率，世界和中国标化率分别为0.3‰和0.2‰、0.2‰和0.4‰、0.2‰和0.2‰	多级聚类、随机抽样
华东地区	各个年龄段	50 035	2013—2014	2.4‰	多阶段聚类抽样
中国农村及少数民族22个地区	各个年龄段	246 812	1984	0.2‰，中国标化率为0.2‰，美国标化率0.3‰	不同调查结果提取分析
在黑龙江、宁夏、山西、河南和江苏5个省（区）各选择1个县	各个年龄段	55 616	2000	7.0‰	随机整群抽样方法
五城乡	各个年龄段	城市：52 767 农村：55 593	1985及1983	城市：4.8‰，标化率4.6‰；农村3.7‰，标化率3.8‰	现场调查方式：逐户家访
山东省	各个年龄段	251 492	2011	1.3‰ 男性1.4‰，女性1.3‰城市1.2‰，农村1.4‰	多级分层随机整群抽样
宁夏同心县	各个年龄段	11 917	2012	5.0‰ 城镇6.6‰ 农村3.4‰	随机整群抽样方法
银川市老城区回、汉民	各个年龄段	10 415	1983	总患病率为3.9‰，回族：8.5‰（国际标化率8.5‰） 汉族：3.2‰（国际标化率3.0‰）	分层整群随机抽样
中国云南佤族人群	各个年龄段	10 597	2007—2008	1.8‰ 男性2.5‰，女性1.0‰	整群随机抽样
中国云南省8个民族	各个年龄段	76 302	2007—2008	1.2‰～6.5‰	入户调查
中国海南省热带农村地区	各个年龄段	16 676	2010	汉族3.3‰，黎族2.3‰	多阶段聚类抽样
西北五省区	0～14岁	135 160	1984—1987	1.4‰，标化后中国标化率为0.5‰，国际标化率为0.4‰，男性1.7‰，女性1.0‰	多级抽样方法
中国台湾	＜20岁	102 081	2005	3.3‰，女孩2.9‰，男孩3.6‰	随机聚类抽样

数民族地区及国际GCAE示范项目的五省农村地区的流行病学调查显示，癫痫年发病率为35/10万、26/10万、29/10万。

1983年及1985年两次调查显示五城市新发癫痫年标化率33.1/10万，农村新发癫痫年标化率28.8/10万。1999年11月—2000年10月中国五省农村活动性癫痫年发病率28.8/10万。

不同数据来源的癫痫发病率见表4-1-2。

1.3 死亡率与病死率

死亡率是指某人群在一定时期内的总死亡人数与该人群同期平均人口数之比。死亡率反映了人群总体死亡水平，一般以1年为时间单位计算死亡率。癫痫是一个“临床综合征”，多数情况下它并不作为一种单独的疾病列入“死亡原因”登记表中。如脑卒中、颅脑外伤、脑炎、脑瘤等所致癫痫患者，死亡原因多列在致痫之原发病下；因发作造成的意外事故死亡或癫痫猝死，常会列入“意外事故”之死亡原因。因此，癫痫死亡率的统计往往不可靠。

在1984年中国农村及少数民族地区调查的246 812人中，癫痫死亡率6.89/10万。2012—2016年宁夏4年惊厥性癫痫死亡率约5.2/10万。

癫痫持续状态（status epilepticus，SE）的患者死亡率显著高于其他癫痫发作类型。2020年对585个中心的29 031例以SE为主要诊断的病例随访5年（2013—2017年住院患者），住院死亡率1460/10万，总死亡率从2013年的1800/10万降至2017年的1200/10万。国内其他关于病死率的调查结果见表4-1-3。

表 4-1-2 不同数据来源的癫痫发病率

调查地区	年龄	人数	调查时间（年份）	发病率	数据来源
中国农村及少数民族地区	各个年龄段	246 812	1985	24.31/10万	随机抽样调查；逐户家访
长沙、成都、广州、哈尔滨、银川	各个年龄段	108 360 城市：52 767 农村：55 593	1983及1985	城市年调整率：33.1/10万 农村年调整率：28.8/10万	现场调查方式：逐户家访
中国五省农村（后五项为分开数据）	各个年龄段	55 616	1999年11月—2000年10月	28.8/10万	随机整群抽样
河南省农村地区	各个年龄段	12 452	1999年11月—2000年10月	32.1/10万	随机整群抽样
江苏省农村地区	各个年龄段	11 118	1999年11月—2000年10月	36.0/10万	随机整群抽样
黑龙江省农村地区	各个年龄段	10 151	1999年11月—2000年10月	9.9/10万	随机整群抽样
宁夏回族自治区农村地区	各个年龄段	11 622	1999年11月—2000年10月	25.8/10万	随机整群抽样
山西省农村地区	各个年龄段	10 273	1999年11月—2000年10月	38.9/10万	随机整群抽样
银川市老城区回、汉民	各个年龄段	10 415 回族：1420 汉族：8995	1982	22.2/10万（发病均为汉族）	分层随机整群抽样
中国云南佤族人群	各个年龄段	10 597	2007年5月—2008年4月	18.9/10万	随机随机整群抽样
宁夏回族自治区同心县回族	各个年龄段	11 917	2011年10月—2012年10月	75.5/10万	整群随机抽样；统一的癫痫流行病学调查问卷

表 4-1-3 不同数据来源的死亡率

调查地区	年龄	人数	调查时间（年份）	死亡率/病死率	数据来源
长沙、成都、广州、哈尔滨、银川城乡	全年龄段	55 595	1983	城市死亡率：8.6/10万 乡村死亡率：10.1/10万	癫痫流行病学调查
中国农村及少数民族地区	全年龄段	246 812	1984	死亡率：6.9/10万	癫痫流行病学调查
湖南省湘乡市农村	全年龄段	806 254	1986—1995	死亡率2.4/10万	普查
黑龙江省、宁夏回族自治区、山西省、河南省、江苏省、上海市等6省8县	≥2岁	2455	2001年12月—2004年6月	病死率：1400/10万	癫痫队列随访
黑龙江省、宁夏回族自治区、山西省、河南省、江苏省、上海市等6省8县	≥2岁	2455	2001—2008	病死率：8400/10万	癫痫队列随访
上海市金山区	全年龄段	60	2002—2014	病死率：18 300/10万	癫痫队列随访
宁夏农村地区	≥2岁	不详	2012—2016	死亡率：5200/10万	回顾性分析
中国香港	全年龄段	107	1996—2001	病死率：16 000/10万	回顾性分析
中国西南地区	＞15岁	226例癫痫持续状态患者	1996—2007	病死率：15 800/10万（发病30d内）	回顾性分析
全国范围585家三级医院	全年龄段	29 031例癫痫持续状态患者	2013—2017	病死率：1460/10万（住院期间）	中国医院质量监测系统资料

应当说明的是，由于调查方法、诊断标准不同等因素，上述报告的各个患病率、发病率、死亡率的可信度、可比性亦不同，应以全国性调查结果为主要参考数据。

二、危险因素及诱发因素

2017年，国际抗癫痫联盟提出癫痫六大病因，包括结构、遗传、感染、代谢、免疫和未知病因。

2.1　遗传因素

遗传性癫痫是指由遗传缺陷导致的癫痫。现已发现大量基因位点与癫痫发病、药物疗效、血药浓度及不良反应等相关。

2.1.1　遗传与癫痫发病

遗传与疾病关联性的研究包含了致病基因、易感基因及保护基因等。部分癫痫性脑病及特发性全面性癫痫的基因突变-临床表型关联见表4-2-1。近年来，中国癫痫基因1.0项目陆续发现一些新的癫痫致病基因，如*CELSR3*突变可能是热性惊厥/热性惊厥相关性癫痫的致病基因，*CELSR1*可能是一种新的儿童局灶性癫痫的致病基因，*UNC13B*基因也可能与癫痫的发病和治疗效果相关。

2.1.2　遗传与药物疗效

基于中国人群的研究表明，一些基因与特定抗癫痫发作药物的治疗效果相关。如*SCN1A*基因的rs2298771位点AA基因型使卡马西平对局灶性癫痫发作的控制效率明显增强，SCN1AIVS5-91G＞A基因型会导致卡马西平/奥卡西平无效或有效治疗剂量改变，AA型则易导致拉莫三嗪无效或不良反应的产生。*ABCC2*基因c.1249G＞A基因型与卡马西平/奥卡西平无效或有效治疗剂量的改变相关。*ABCB1*基因遗传多态性会影响P-糖蛋白的表达，从而影响苯妥英钠的治疗效果。

2.1.3　遗传与血药浓度

基于中国癫痫人群的研究表明药物代谢会受到相关基因的影响。如*CYP2C19*基因，*CYP2C9*基因主要影响苯妥英钠、苯巴比妥、丙戊酸的血药浓度。*UGT2B7*基因主要影响丙戊酸的血药浓度。*UGT1A4*基因主要影响拉莫三嗪的血药浓度。*MDR1*基因主要影响丙戊酸、卡马西平和苯巴比妥的血药浓度。ABCC2-24C＞T基因型可使服用卡马西平维持剂量患者的血药浓度高于标准化浓度。*CYP2C19*基因的影响则取决于CYP2C19酶活性，快代谢患者在常用剂量下易出现对丙戊酸过度耐药以至于降低药物疗效，而对于慢代谢者易出现药效过强甚至中毒反应。

2.1.4　遗传与药物不良反应

基因水平的个体差异可能影响用药后的不良反应。

表4-2-1　基因与癫痫脑病的关系

基因名		癫痫脑病临床表型
钠离子通道基因	*SCN1A*	GEFS＋、Dravet综合征、EIMFS、EMAS、LGS、其他癫痫脑病
	SCN2A	大田原综合征、West综合征、EIMFS、LGS、EMAS、BFNS、其他癫痫脑病
	SCN8A	Dravet综合征、EIMFS、LGS、West综合征、BFIS、其他癫痫脑病
钾离子通道基因	*KCNA1*、*KCNA2*	Dravet综合征、EMAS、West综合征、IGE、局灶性癫痫、其他癫痫脑病
	KCNB1	West综合征、其他癫痫脑病
	KCNQ2	West综合征、EME、大田原综合征、BFNS、其他癫痫脑病
	KCNT1	EIMFS、NFLE、West综合征、其他癫痫脑病
钙离子通道基因	*CACNA1A*	EIMFS、LGS、其他癫痫脑病
	GRIN1	West综合征、其他癫痫脑病
NMDA受体基因	*GRIN2A*	LKS、局灶性癫痫、其他癫痫脑病
	GRIN2B	West综合征、LGS、其他癫痫脑病
	GRIN2D	其他癫痫脑病
GABA受体基因	*GABRA1*	IGE、JME
	GABRB3	CAE

注：BFIS.良性家族性婴儿惊厥；CAE.儿童失神癫痫；EIMFS.婴儿癫痫伴游走性局灶性发作；EMAS.癫痫伴肌阵挛-站立不能发作；EME.早期肌阵挛脑病；GEFS＋.全面性癫痫伴热性惊厥附加症；IGE.特发性全面性癫痫；JME.青少年肌阵挛癫痫；LGS.Lennox-Gastaut综合征；LKS.Landau-Kleffner综合征；NFLE.夜间额叶癫痫

HLA-B*15：02基因型阳性与芳香族抗癫痫发作药所致的Stevens-Johnson综合征（SJS）强相关，是诱发SJS的易感基因。在中国香港、中国台湾、南方地区人群中，HLA-B*15：02均被证实与卡马西平所致SJS和中毒性表皮坏死松解症（TEN）高度相关。在中国汉族人群中HLA-B*15：02阳性也可能会引起苯妥英钠、苯巴比妥、卡马西平和奥卡西平等药物间的交叉过敏反应。此外，HLA-A*24：02也是芳香族抗癫痫发作药诱导SJS的易感基因。HLA-DRB1*15：01基因在中国汉族人群中也可能是诱发芳香族抗癫痫发作药所致SJS/TEN的危险因素，而HLA-A*33：03、HLA-B*58：01和HLA-DRB1*03：01则可能发挥对这类药物不良反应的保护作用。EPHX1c.337T＞C基因型在中国东北地区汉族人群中与卡马西平诱发的SJS/TEN有显著相关性。

明确我国人群遗传多态性的特性和影响，有利于癫痫个体化治疗的开展及安全用药。比如推荐在卡马西平用药前进行HLA-B*15：02、HLA-A*24：02等位基因型的筛查。

2.2 危险因素

对于癫痫发病的机制，目前仍在深入探索之中。其病因并非像结核分枝杆菌感染而罹患结核病那样，而是“可能导致癫痫发病”的原因或因素。在神经流行病学领域，对于某些与癫痫发病关系密切的情况，例如颅脑外伤后癫痫等，可称为“可能病因”；而某些情况下，癫痫发病的概率较高，并没有明确的因果关系，则称为“危险因素”。二者究竟如何区分，尚待进一步研究、定论。在“可能病因”与“危险因素”之下，还可细分出次一级的危险因素，如下文所示。

按照世界卫生组织的统一设计，1983年曾对我国六城市（长沙、成都、广州、哈尔滨、上海、银川）的63 195名居民进行逐户调查。289例患者中有61例（21%）筛查到了可能的病因（putative causes），其中排前三位的是颅脑损伤、颅内感染与脑血管疾病。2012年对四川大学华西医院门诊连续入组的892例新诊断癫痫患者的病因进行了统计，结果显示38.8%为症状性癫痫，其中老年人占63.2%。根据年龄分层，＜18岁患者常见病因包括皮质发育不良、内侧颞叶硬化和颅内感染，18～60岁患者常见病因是颅内感染和颅脑损伤，而＞60岁患者常见病因则是脑卒中。

2.2.1 围生期事件

一项基于中国台湾人群的队列研究纳入了21 474名早产儿及2206名小于胎龄儿，显示其癫痫累积发病率显著高于对照组。此外，出生体重（BW）＜1000g的婴儿的癫痫发生率高于BW≥2500g的婴儿。提示早产儿（OR＝8.21，95%CI：7.18～9.38）、小于胎龄儿（OR＝8.27，95%CI：6.32～10.8）及低体重儿（BW＜1000g：OR＝3.57，95%CI：2.60～4.92；1000～2499g：OR＝1.09，95%CI：0.86～1.39）患癫痫的风险增加。一些围生期事件（如颅内出血、窒息和先天性脑异常）也与后期癫痫发病率增高有关。

2.2.2 热性惊厥史

热性惊厥史是癫痫发生的危险因素。一项纳入209例患者的癫痫危险因素及归因危险度研究显示，有热性惊厥史的人群发生癫痫的风险是正常人群的17.6倍（95%CI：4.6～67.4）。

2.2.3 颅脑损伤及颅脑手术史

针对癫痫危险因素及归因危险度研究显示，颅脑损伤者发生癫痫的风险为一般人群的4.53倍（95%CI：1.27～16.08），有颅脑手术史者发生癫痫的风险为一般人群的24.80倍（95%CI：1.01～611.68）。

2013年中国台湾的一项回顾性队列研究对比了19 336例颅脑创伤患者和540 322例非颅脑创伤对照组人群，显示颅骨骨折后发生颅脑创伤后癫痫（post-traumatic epilepsy，PTE）的风险比（HR）为10.6（95%CI：7.14～15.80），重度颅脑创伤HR为5.05(95%CI：4.40～5.79），轻度颅脑创伤HR为3.02（95%CI：2.42～3.77）。颅脑创伤后1年内发生癫痫的风险最大（HR＝38.20，95%CI：21.70～67.0），伴有不同类型脑出血的患者发生癫痫的风险亦较高（HR＝7.83，95%CI：4.69～13.0）。

一项中国西部地区的多中心回顾性队列研究中，颅脑创伤后癫痫的累积发病率从颅脑创伤后第1年的6.2%上升至第8年的10.6%。该研究得出颅脑创伤后癫痫的危险因素包括：男性（HR＝1.6，95%CI：1.1～2.2）、创伤后急性期癫痫发作（HR＝2.9，95%CI：2.2～4.1）、颅脑创伤严重程度（中度颅脑创伤，HR＝3.0，95%CI：1.8～5.0；重度颅脑创伤，HR＝4.3，95%CI：2.3～7.6）、意识丧失超过30min（30min至24h：HR＝1.8，95%CI：1.02～3.1；＞24h：HR＝2.4，95%CI：1.4～2.4），硬膜下血肿（HR＝1.9，95%CI：1.4～2.5），脑挫伤部位（额颞叶：HR＝2.7，95%CI：1.9～3.9；其他部位：HR＝1.5，95%CI：1.01～2.3）及颅脑手术史（HR＝1.7，95%CI：1.3～2.3）。

2017年《颅脑创伤后癫痫防治中国专家共识》指出，颅脑创伤后癫痫的相关危险因素包括致伤机制、脑损伤部位、严重程度及是否伴有局限性神经功能缺失等。早期癫痫发作的危险因素包括格拉斯哥昏迷评分≤10分、PTE即刻发作、创伤后失忆≥30min、颅骨凹陷性骨折、贯通性脑外伤、硬膜下和硬膜外或脑内血肿、脑挫裂伤、年龄≤65岁和慢性酒精中毒。晚期癫痫的危险因素包括重型颅脑创伤、早期颅脑创伤后癫痫、急性脑内血肿或脑挫裂伤、创伤后失忆≥24h、颅骨（线性或凹陷性）骨折和年龄＞65岁等。

2.2.4 脑血管疾病

在国际抗癫痫联盟关于癫痫初级预防的系统性综述中，脑卒中在中低收入国家和高收入国家的老年人群体中均是继发性癫痫的最常见病因。

一项中国大陆人群脑卒中后癫痫的荟萃分析纳入36篇文献，共计50 748例脑卒中患者。脑卒中后发生癫痫的患者3913例，发病率7.5%。男性患者脑卒中后癫痫发病率7.8%，女性7.3%；脑梗死、脑出血、蛛网膜下腔出血后癫痫的发病率分别为6.2%、9.0%和15.5%。提示中国大陆人群中脑卒中后癫痫发病率与患者的性别和脑卒中类型有关；男性、脑出血可能是脑卒中后癫痫发生的危险因素。

一项中国台湾人群研究对4126例脑卒中患者（72.2%缺血性脑卒中，14.7%脑出血，2.3%蛛网膜下腔出血，2%包括硬膜下出血或硬膜外出血在内的其他颅内出血）进行了5年随访。脑卒中患者发生癫痫的校正后风险比（HR）为11.5（95%CI：8.2～16.2）。同时有多种脑卒中类型的患者发生癫痫的概率最高（7.7%），此外依次为脑出血（4.3%）、蛛网膜下腔出血（4.2%）、其他颅内出血（2.5%）和缺血性脑卒中（1.6%）。

来源于中国卒中联盟登记数据库的分析显示，纳入的11 210例蛛网膜下腔出血患者中，总计228例（2.0%）出现继发的癫痫。年龄（OR＝0.92，95%CI：0.87～0.97）、既往脑卒中/短暂性脑缺血发作（OR＝1.61，95%CI：1.20～2.17）、颈动脉狭窄（OR＝3.17，95%CI：1.27～10.85）、心房颤动（OR＝2.64，95%CI：1.12～6.24）、脂代谢紊乱（OR＝1.79，95%CI：1.03～3.13）和脑室外分流术（OR＝2.30，95%CI：1.31～4.02）是蛛网膜下腔出血继发癫痫的危险因素。蛛网膜下腔出血继发癫痫可能与缺血性脑卒中（OR＝4.21，95%CI：2.70～6.56）、脑出血（OR＝3.87，95%CI：2.81～5.33）及肺炎（OR＝2.96，95%CI：2.26～3.86）事件风险相关。

2.2.5 颅内感染

中国台湾一项脑炎后癫痫发生危险因素的研究共纳入330例0～17岁患者，其中79.6%的患者在脑炎后6个月内有癫痫发作。反复的癫痫发作（OR＝24.71，95%CI：7.24～84.31）、癫痫持续状态（OR＝126.87，95%CI：32.42～496.45）、严重意识障碍（OR＝7.69，95%CI：3.22～18.38）、局灶性神经系统体征（OR＝3.25，95%CI：1.78～5.9）和住院期间神经功能恶化（OR＝8.15，95%CI：4.0～16.6）可能是脑炎后癫痫的危险因素。具有局灶性（OR＝28，95%CI：3.32～236.36）或广泛性（OR＝4.56，95%CI：1.1～17.24）脑电图异常及局灶性影像学异常（OR＝2.17，95%CI：1.14～4.13）的患者脑炎后癫痫的发病率更高。

2.3 癫痫猝死及其危险因素

癫痫猝死（sudden unexpected death in epilepsy，SUDEP）是指癫痫患者突然发生的、意外的、有或无目击者、非外伤或溺水所致的死亡，伴或不伴癫痫发作，必须排除癫痫持续状态，且尸检未发现结构性或中毒性致死因素。

我国农村六省区2455例癫痫患者平均6.1年的随访队列显示SUDEP发生率约为1%。在一项纳入1562例患者并随访5年的社区人群队列中则为2.3/（1000人·年），高于高收入国家社区人群的数据［0.4～2.1/（1000人·年）］。SUDEP的危险因素包括发病年龄早及发作频率高（特别是近1个月的高发作频率）。中国台湾一项研究纳入了5411例癫痫患者和21 644名健康对照者，显示癫痫患者发生心肌梗死（HR＝1.71，95%CI：1.62～1.81）、心律失常（HR＝2.11，95%CI：1.97～2.25）和猝死（HR＝1.83，95%CI：1.53～2.18）的风险更高。

对我国农村大型癫痫人群队列研究中SUDEP患者留存的DNA样本测序，筛查是否存在已报道的与SUDEP、癫痫、心脏疾病、呼吸系统疾病相关的基因突变，并与队列中其他癫痫患者和正常对照人群对比，发现SUDEP患者携带突变而癫痫存活患者及正常对照不携带突变的三个基因是：*SCN5A*、*KIF6*和*TBX18*。这三个基因均被报道与心脏疾病有关，提示潜在心血管系统异常可能增加SUDEP风险。

三、临床发作类型

1983年我国与世界卫生组织合作在六城市（长沙、成都、广州、哈尔滨、上海、银川）进行了一次样本人群为63 195人的逐户调查。筛选出曾患或现患癫痫患者共289例，其中81%的癫痫患者为全面性惊厥性发作（2017年癫痫发作新定义更名为全面性起源的运动性发作）；8.6%为全面性非惊厥性发作（2017年癫痫发作新定义更名为全面性起源的非运动性发作）；部分性发作伴有意识障碍及不伴有意识障碍者（2017年癫痫发作新定义更名为局灶性起源的知觉正常及知觉障碍发作）分别占2.8%与4.8%；2.8%的患者有两种类型以上的复合性发作（表4-3-1）。

2001年五省农村人群调查显示全面强直-阵挛性发作（2017年癫痫发作新定义更名为全面性起源的强直-阵挛发作，下同）占71.8%，部分性发作发展至全身强直-阵挛性发作（2017年癫痫发作新定义更名为局灶性进展为双侧强直阵挛发作，下同）占8.3%，复杂部分性发作（2017年癫痫发作新定义更名为局灶性起源伴知觉障碍的发作）占5.9%，单纯部分性发作（2017年癫痫发作新定义更名为局灶起源有知觉的发作）占4.4%，失神发作（2017年癫痫发作新定义更名为全面性起源的非运动性发作）占3.9%，其他类型（包括肌阵挛发作、失张力发作等）占1.6%，混合型发作占4.1%。

2002年上海农村地区的癫痫流行病学调查显示，全身强直-阵挛性发作占58.46%，部分性发作发展至全身强直-阵挛性发作占10.77%，单纯部分性发作占7.69%，其他类型（包括肌阵挛发作、失张力发作等）占7.69%，复杂部分性发作占4.62%，失神发作占1.54%，混合型发作占9.23%（表4-3-2）。

2003年中国香港8家大型医院门诊的2952例癫痫患者的回顾性研究显示，80.7%为全身强直-阵挛性发作，28.3%为复杂部分性发作，14.4%为单纯部分性发作，而非典型失神发作和肌阵挛发作分别占2.6%和1.4%，其中30.4%的患者兼有两种发作类型。

在欧美国家报告中，癫痫发作类型以部分性发作（2017年癫痫发作新定义更名为局灶性起源的发作，下同）所占比例最高（68%～75%），而我国的大部分研究结果以全身强直-阵挛性发作（2017年癫痫发作新定义更名为：全面性起源的强直-阵挛发作，下同）为主。但应考虑到此部分研究较早，且人群回顾性流行病学调查中全面强直-阵挛性发作较易为人们重视和记忆。此外所使用的调查表对筛选部分性癫痫发作的敏感性不够高，有些以部分性发作起始而后进展为全面性发作的癫痫可能被误认为全面性发作。在数据解读时应考虑到以上情况。

四、癫痫持续状态

癫痫持续状态是癫痫发作的一种极端表现形式，也是神经科常见的急危重症。

4.1 定义和分类

4.1.1 癫痫持续状态定义

1981年国际抗癫痫联盟将癫痫持续状态定义为一次抽搐发作持续足够长时间，或反复抽搐发作而发作间期意识未恢复。2001年国际抗癫痫联盟修改癫痫持续状态定义为发作时间超过该类型大多数患者的发作持续时间，或反复发作，在发作间期中枢神经系统功能未恢复到正常基线。2015年，国际抗癫痫联盟将定义更新为癫

表4-3-1 1983年癫痫发作类型

癫痫发作类型	病例数	比例（%）
全面性非惊厥性发作	25	8.6
全面性惊厥性发作	234	81.0
部分性发作，伴意识障碍	8	2.8
部分性发作，不伴有意识障碍	14	4.8
多种发作类型的复合性发作	8	2.8
总数	289	100.0

表4-3-2 癫痫发作类型分布

发作类型	男性（%）	女性（%）	合计（%）
单纯部分性发作	4（14.29）	1（2.70）	5（7.69）
复杂部分性发作	1（3.57）	2（5.41）	3（4.62）
部分性发作发展至全身强直-阵挛性发作	3（10.71）	4（10.81）	7（10.77）
全身强直-阵挛性发作	16（57.14）	22（59.46）	38（58.46）
失神发作	0（0）	1（2.70）	1（1.54）
其他类型（肌阵挛发作，失张力发作）	1（3.57）	4（10.81）	5（7.69）
混合型	3（10.71）	3（8.11）	6（9.23）
合计	28（100）	37（100）	65（100）

注：单纯部分性发作：2017年癫痫发作新定义更名为局灶起源有知觉的发作；复杂部分性发作：2017年癫痫发作新定义更名为局灶性起源伴知觉障碍的发作；部分性发作发展至全身强直-阵挛性发作：2017年癫痫发作新定义更名为局灶性进展为双侧强直阵挛发作；全面强直-阵挛性发作：2017年癫痫发作新定义更名为全面性起源的强直-阵挛发作；失神发作：2017年癫痫发作新定义更名为全面性起源的非运动性发作

痫发作自行终止失败，或异常持续发作机制，并提出启动癫痫持续状态（时间点T1）和导致长期不良后果（时间节点T2）的时间节点标准。随着临床试验和基础研究的不断深入，全面性惊厥性癫痫持续状态的T1规定为5min，T2规定为30min。因此，癫痫持续状态发作持续时间的限定从最早的30min，逐渐缩短至Lowenstein等专家提出的适合临床应用的操作定义，即每次惊厥发作持续5min以上，或2次以上发作，发作间期意识未能完全恢复。

4.1.2 癫痫持续状态分类

4.1.2.1 惊厥性癫痫持续状态：在所有癫痫持续状态发作类型中，惊厥性癫痫持续状态最急、最重，表现为持续的肢体强直、阵挛或强直-阵挛，并伴有意识障碍（包括意识模糊、嗜睡、昏睡、昏迷）。

4.1.2.2 非惊厥性癫痫持续状态：约占癫痫持续状态的1/3，相对于惊厥性癫痫持续状态，非惊厥性癫痫持续状态患者无明显临床抽搐发作，但意识水平不能恢复至正常，可表现为失语、遗忘、意识障碍或行为改变，诊断需要依赖脑电图。惊厥性癫痫持续状态发作后期，可以出现不同程度意识障碍伴（或不伴）微小面肌、眼肌、肢体远端肌肉的节律性抽动，脑电图显示持续性痫样放电活动，定义为微小发作持续状态，也是非惊厥性癫痫持续状态的一种类型。

4.1.2.3 难治性癫痫持续状态：当足够剂量的一线抗癫痫持续状态药物如苯二氮䓬类药物，后续另一种抗癫痫发作药物治疗仍无法终止惊厥性发作和脑电图痫性发作。

4.1.2.4 超级难治性癫痫持续状态：当麻醉药物治疗癫痫持续状态超过24h（包括麻醉剂维持或减量过程），临床惊厥发作或脑电图痫样放电仍无法终止或复发时，定义为超级难治性癫痫持续状态。

4.2 流行病学

4.2.1 发病率和死亡率

目前我国暂无针对癫痫持续状态全国范围内流行病学调查研究。参考欧洲癫痫持续状态发病率为（10.3～17.1）/（10万人·年），美国为18.1/（10万人·年）。华西医院报道华西地区惊厥性癫痫持续状态患者30d内死亡率为15.8%，宣武医院报道惊厥性癫痫持续状态患者住院死亡率为11%～12.3%，3个月内死亡率为23.3%。一项纳入6家医院的前瞻性多中心研究报道，惊厥性癫痫持续状态患者住院死亡率为7.2%。相比较，文献报道惊厥性癫痫持续状态患者住院死亡率，欧洲为1.8%～39%，美国为9.3%～10.7%。因此，我国文献报道部分医院治疗惊厥性癫痫持续状态患者的住院死亡率与美国相近。

4.2.2 经济负担

目前我国暂无癫痫持续状态住院平均花费报道。文献报道，美国为18 834美元，德国为14 946欧元，显著高于普通癫痫患者花费（德国普通癫痫患者为1998～3475欧元）。2021年我国一项多中心儿童癫痫持续状态的研究显示，儿童癫痫持续状态的平均住院花费约1175.5美元（665.1～2320.6美元），超级难治性癫痫持续状态的花费约3865.6美元（1837.4～8210.4美元）。

对于癫痫持续状态存活患者，可能面临长期严重后遗症，包括严重的神经系统认知、行为障碍和智力下降等结局，给家庭和社会带来严重的经济负担。2018年，北京一项纳入72例急性脑炎引起的惊厥性癫痫持续状态长期随访的研究显示，1年后患者日常生活能力评分平均为14分，认知功能电话问卷评分平均为40分，其中记忆项目评分为14分，49%的患者遗留癫痫发作。2019年，陕西一项持续58个月、纳入77例急性脑炎引起的惊厥性癫痫持续状态的随访研究显示，29%的患者仍会遗留癫痫发作。

4.3 治疗

4.3.1 惊厥性癫痫持续状态的治疗

治疗目标是迅速终止临床惊厥发作和脑电图痫样放电。目前，我国大陆地区暂无欧美国家相关指南推荐的一线首选药物，如劳拉西泮和苯妥英钠注射剂。针对这一现状，中国专家共识基于临床研究和专家意见推荐以下治疗方案。

初始治疗首先给予地西泮10mg（2～5mg/min）静脉注射，间隔10min可重复1次。2011年，一项纳入惊厥性癫痫持续状态的前瞻性队列研究显示，在121例患者中54例患者发作终止，地西泮控制率为44.6%。2016年，另一项纳入惊厥性癫痫持续状态的随机对照研究显示，在134例患者中56例患者发作终止，地西泮控制率为41.8%。

如不能终止发作，可以后续给予地西泮4mg/h静脉滴注[若地西泮静脉注射无效，不建议后续使用地西泮，在2014年的共识中“选择地西泮10mg（2～5mg/min）静脉注射后续4mg/h静脉泵注”是指在有效的情况下后续维持，建议删除此项建议]，或丙戊酸15～45mg/kg负荷量静脉注射后续1～2mg/（kg·h）静脉泵注，或苯巴比妥15～20mg/kg负荷量静脉注射后0.1g每6小时或8小时静脉注射。2011年，一项纳入全面性惊厥性癫痫持续状态的前瞻性队列研究显示，66例地西泮静脉注射失败患者随机给予地西泮或丙戊酸钠初始治疗，地西泮和丙戊酸钠的控制率相近，分别为56%和50%，但是地西泮组有5.5%患者出现严重的呼吸循环抑制，甚至需要呼吸机辅助支持。因此，丙酸酸钠安全性更高。2016年，另一项纳入73例全面性惊厥性癫痫持续状态的随机对照研究显示，苯巴比妥控制率为81.1%，显著高于丙戊酸钠组（44.4%），通过减慢苯巴比妥负荷剂量静脉注射速度后（50mg/h），苯巴比妥引起的呼吸循环抑制率低于国外文献报道，仅有2例患者出现了严重呼吸循环抑制。2021年，一项多中心研究同样证实苯巴比妥具有较高的控制率（84.8%），改良后的方案（负荷量不变，注射速度减慢）可避免患者因药物治疗导致出现严重的呼吸循环抑制。基于以上中国人群研究，在初始治疗阶段，苯巴比妥具有较高的控制率，但仍需注意出现呼吸循环抑制的可能，须给予必要的监护措施和制订应急处理方案；丙戊酸钠控制率在44.4%～63.9%，但出现严重的呼吸循环抑制风险低，安全系数高，尤其是对于一些特殊人群，为了避免出现呼吸抑制需要给予气管插管和呼吸机通气支持，或出现严重低血压需要给予血管活性药物维持循环的不良事件发生，可首选给予丙戊酸钠启动惊厥性癫痫持续状态的初始治疗。

癫痫持续状态发作终止后，即刻予以同种或同类肌内注射或口服药物过渡治疗，如苯巴比妥、丙戊酸钠、左乙拉西坦、氯硝西泮等；口服药物替换需达稳态血药浓度（5～7个半衰期），在此期间，静脉药物至少持续24h，并根据替换药物的血药浓度监测结果逐渐减量。

4.3.2 难治性癫痫持续状态和超级难治性癫痫持续状态的治疗

一旦初始治疗失败，患者将进入难治性癫痫持续状态阶段，此时，紧急处理除了即刻静脉输注麻醉药物外，还应予以必要的生命支持与器官保护，以防惊厥时间过长导致不可逆的脑损伤和重要脏器功能损伤。

选择咪达唑仑（0.2mg/kg）静脉注射，后续持续静脉泵注［0.05～0.40mg/（kg·h）］，或丙泊酚（2～3mg/kg）静脉注射，可追加1～2mg/kg直至发作控制，后续持续静脉泵注4～10mg/（kg·h）。2011年、2016年和2021年三项前瞻性研究均采用了咪达唑仑或丙泊酚治疗方案，难治性癫痫持续状态控制率均在50%以下，未控制患者发展为超级难治性癫痫持续状态。

超级难治性癫痫持续状态因常用麻醉药物不能终止抽搐发作而正处于积极探索与研究阶段。目前，临床多采用联合多种治疗方法控制超级难治性癫痫持续状态，如氯胺酮麻醉和吸入性药物麻醉、轻度低温、免疫调节、外科手术和生酮饮食等。2014年一项纳入超级难治性癫痫持续状态的病例系列研究显示，低温联合麻醉药物治疗可以提高控制率。2016年，一项研究为氯胺酮治疗难治性癫痫持续状态机制做出了探讨，提出氯胺酮是一种谷氨酸NMDA受体的非竞争性拮抗剂，随着癫痫持续状态持续时间延长，GABA受体的数量和活性逐渐下降，从而导致常用的一线和二线抗癫痫持续状态药物逐渐失效；与此同时，NMDA受体的数量和活性却逐渐增加，进而引起难治性癫痫持续状态，这为氯胺酮治疗提供了可能性。2020年北京一项纳入儿童超级难治性癫痫持续状态回顾性研究显示，氯胺酮治疗儿童超级难治性癫痫持续状态也有一定效果。

4.4 合并症及处理

惊厥性癫痫持续状态患者，尤其是初始苯二氮䓬类药物治疗失败者，常因持续抽搐发作时间过长而出现多种严重并发症，如高热、低氧血症、高碳酸血症、肺水肿、心律失常、低血糖、代谢性酸中毒和横纹肌溶解等。

同时抗癫痫发作药物或麻醉药物的应用也可引起多种药物不良反应。根据2011年、2016年和2021年三项前瞻性研究数据显示，初始治疗阶段出现严重呼吸抑制比率为2.8%～9.1%、循环抑制比率为3.0%～5.5%。应用麻醉药物后所有患者都需要给予呼吸机辅助通气，而且需给予静脉血管活性药物维持血压患者数也会显著增多；其他一些不良反应发生率为：肝功能损伤（4.0%～18.2%）、胃潴留（5.4%～6.1，应用麻醉药物后会显著增高）和骨髓功能抑制（2.7%～6.1%）等。因此，用药期间必须加强呼吸功能、循环、胃肠、血液系统监测，必要时可行气管插管和机械通气、给予升压药物、营养支持等。

五、治疗

5.1 治疗缺口

2018年，《柳叶刀》发布全球195个国家和地区的医疗可及性和质量指数（healthcare access and quality index，HAQ）排名，我国癫痫HAQ指数为80。尽管医疗可及性及质量居于世界前列，但我们仍需看到我国各地区发展不平衡的问题十分突出。东部省份明显优于西部省份，HAQ指数最高值（北京）与最低值（西藏自治区）相差43.5。据世界卫生组织/国际抗癫痫联盟/国际癫痫病友会（WHO/ILAE/IBE）全球抗癫痫运动报告，中国癫痫患者中有41%从未接受过任何抗癫痫发作药物治疗。

自2000年开始，在原卫生部疾病预防控制局和WHO精神卫生处的领导和支持下，“中国农村地区癫痫防治管理项目”在国内陆续开展，以评估全国农村地区活动性惊厥性癫痫的治疗缺口及其相关因素，指导农村地区癫痫的防治与管理。河北省部分农村地区活动性惊厥性癫痫的治疗缺口（指癫痫患者中没有进行规范治疗患者所占比例）为66.6%，四川省为66.3%，山西省为61.8%，浙江省为58.5%，上海市为50.3%，山东省为46.73%。中国最大的治疗缺口在西藏自治区，为97%。了解癫痫治疗缺口的现状，找出相关因素，通过强化干预措施包括加强教育、咨询服务及提醒日记卡等，可切实提高这些资源匮乏地区患者的治疗依从性，从而降低癫痫发作频率，提高生活质量。

5.2 癫痫中心现状

5.2.1 癫痫中心分布

2017—2018年由中国抗癫痫协会牵头开展的覆盖中国31个省、自治区、直辖市的大规模癫痫中心调研显示，我国共有358个癫痫中心，其中4个直辖市有67个（18.7%）癫痫中心，27个省会城市有142个（39.7%）癫痫中心，其他城市有149个（41.6%）癫痫中心。从地区分布看，东北地区有23个（6.4%）癫痫中心，东部地区有178个（49.7%），中部地区有57个（15.9%），西部地区有100个（27.9%）。

每1亿人口的癫痫中心数量在东北地区为21.08个，东部地区为33.62个，中部地区为15.53个，西部地区为26.73个。

5.2.2 癫痫中心建立时间

1990年之前建立了25个（7.0%）癫痫中心，1991—2000年建立了41个（11.5%），2001—2010年建立了111个（31.0%），2011—2018年建立了167个（46.6%）（图4-5-1）。

5.2.3 癫痫中心的医院类型

我国358个癫痫中心包括公立医院的338个（94.4%）中心和私立医院的20个（5.6%）中心。三级医院共有333个（93.0%）中心，二级医院共有25个（7.0%）中心。

5.2.4 癫痫中心医师结构

332个（92.7%）癫痫中心共有4103名神经内科医师，258个（72.1%）癫痫中心共有2159名神经外科医师，228个（63.7%）癫痫中心共有3426名儿科神经科医师。

346个（96.6%）癫痫中心共有1609名电生理医师/技术人员，173个（48.3%）癫痫中心共有368名精神科医师，199个（55.6%）癫痫中心共有918名神经影像医师，126个（35.2%）癫痫中心共有282名药剂医师。

5.2.5 癫痫中心设备

在我国，94.4%的癫痫中心配备了32导脑电图设备，52.0%配备了64导脑电图设备，32.4%配备了128导脑电图设备。癫痫中心配备诱发电位装置、经颅磁刺激器、直流电刺激器和脑磁图装置的比例分别为78.5%、35.5%、18.4%和3.9%。脑电图设备在不同经济区域的分布差异显著。东部、西部和东北地区每1亿人拥有过百台（32通道）脑电图仪，中部地区每1亿人拥有62台（32通道）脑电图仪。对于基本的神经成像设备，358个癫痫中心中99.2%配备了CT，92.5%配备了1.5T MRI，75.7%配备了3T MRI，41.1%配备了PET-CT，7.3%配备了PET-MRI，37.4%配备了SPECT。91.6%的中心有神经重症监护病房，72.1%（258个）的中心有癫痫病房。86.3%的中心配备了视频脑电图监测床。

5.3 癫痫药物治疗

目前已有20余种抗癫痫发作药物（antiseizure medication，ASM）用于临床（图4-5-2）。ASM主要可以分为阻断钠离子通道类（如拉莫三嗪、奥卡西平、唑尼沙胺、拉考沙胺等）；阻断钙离子通道类（如拉莫三嗪、唑尼沙胺等）；调节突触囊泡糖蛋白2A介导的神经递质释放（如左乙拉西坦）；拮抗谷氨酸类（如拉莫三嗪、吡仑帕奈）；增加γ-氨基丁酸（GABA）水平类（如丙戊酸、替加宾）等。

传统ASM或第一代ASM，主要指20世纪80年代中期之前上市的药物，包括苯巴比妥、苯妥英钠、卡马西平、丙戊酸、氯硝西泮、乙琥胺和扑癫酮等。这些药物疗效确切、价格低廉，其中卡马西平和丙戊酸目前仍广泛应用于临床。1989—2008年进入临床使用的药物通常被称为第二代ASM，其优势在于更好的药代动力学、更

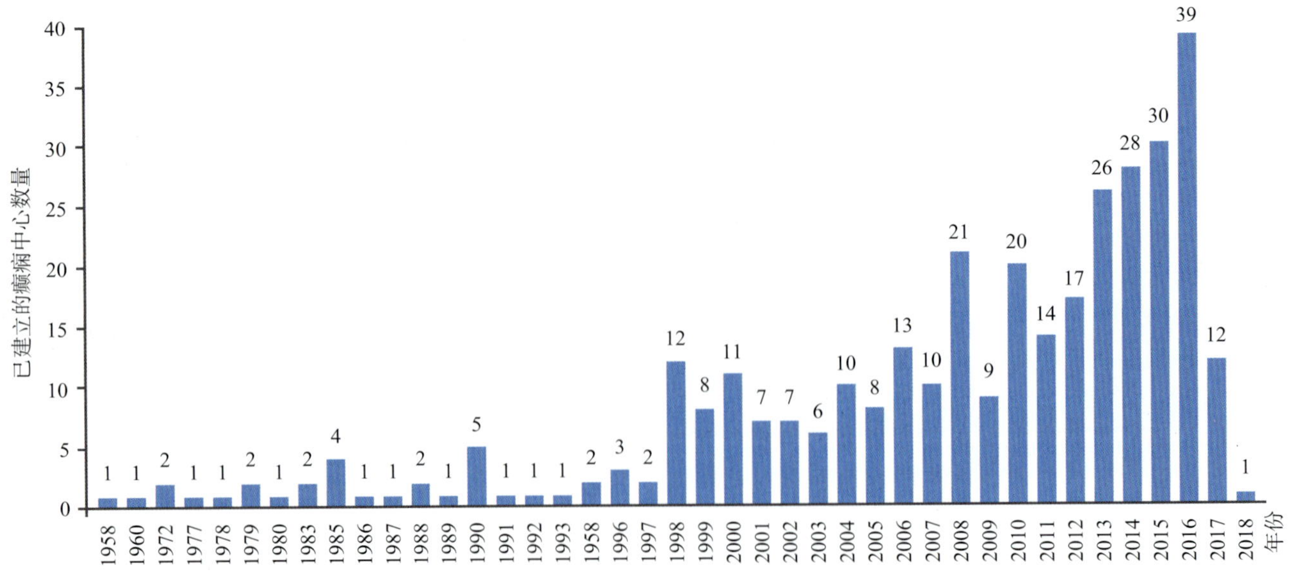

图4-5-1 癫痫中心建立时间及数量

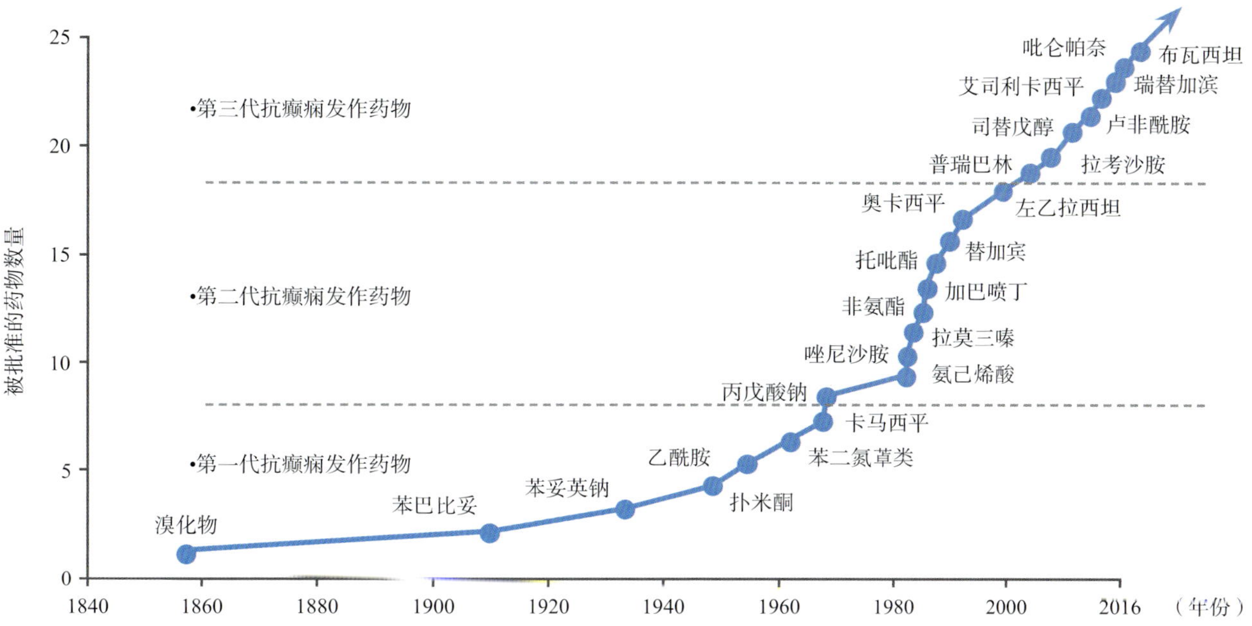

图 4-5-2 目前应用于临床的抗癫痫发作药物

弱的药物相互作用及更少的药物不良反应，包括拉莫三嗪、左乙拉西坦和奥卡西平等。第三代ASM是癫痫治疗的新选择，通常指2008年后上市的药物，包括拉考沙胺、吡仑帕奈、卢非酰胺、瑞替加滨、醋酸艾司利卡西平及布瓦西坦。第三代ASM由于其新靶点和新机制，进一步降低了药物不良反应的发生率，提高了药物耐受性。传统ASM用于联合治疗具有很多局限性，比如作用机制单一或重合、治疗指数窄、多为肝酶诱导剂或抑制剂等。而新型ASM具有不同的作用机制，耐受性更好，治疗指数更高，具有更好的药代动力学特征及较轻的副作用。

目前在第三代ASM中，国内上市的有拉考沙胺、吡仑帕奈和布瓦西坦。卢非酰胺、瑞替加滨、醋酸艾司利卡西平等尚未进入我国。其中，醋酸艾司利卡西平在我国进入临床试验阶段。

2024年中华医学会神经病神经病学分会脑电图与癫痫学组发布的《抗癫痫发作药物联合使用中国专家共识》指出：①新诊断癫痫患者首选单药治疗。②50%的癫痫患者首次单药治疗依然无法控制发作，推荐另一种ASM单药治疗或联合用药。③第1种ASM治疗失败后，即可考虑“合理多药联合治疗”。④如果使用至少2种单药或联合适当的ASM足量（药物剂量＞50%推荐日剂量）、足疗程治疗，癫痫发作仍未得到良好控制，考虑为耐药性癫痫，应及时转诊至有更多诊治经验的正规三甲医院神经内科或儿科的癫痫专科进行重新评估。

5.4 癫痫外科治疗

如前所述，我国有900万例以上癫痫患者，其中约600万例活动性癫痫，每年新发患者约40万例，后两者中约1/3为药物难治性癫痫，需要考虑外科手术、神经调控等治疗手段。中国癫痫手术始于20世纪50—60年代。近10年，癫痫手术的质量和数量均呈上升趋势。癫痫手术的目标是最大程度地减少发作，争取最少的不良事件和改善生活质量。我国开展的癫痫手术方式包括切除性手术、姑息性手术、立体定向毁损术及神经调控手术等。①切除性手术：通过切除癫痫源区和发作起始区来尽可能使患者达到术后无发作。②姑息性手术：主要通过手术阻断癫痫放电扩散通路，适用于手术治疗失败或认为不适合切除手术治疗的患者，具体包括胼胝体切开术、多发性软脑膜下横断术等，可在一定程度上减少或缓解癫痫发作。③立体定向毁损术：运用立体定向技术精确毁损脑深部致痫结构，包括传统的射频热凝毁损和新兴的激光间质热疗技术等，主要针对脑深部微小病灶、杏仁核、海马等治疗。④神经调控手术：包括迷走神经刺激术、脑深部电刺激术、反应性神经刺激术等。

2016年，我国共有9667例患者接受了外科手术。与2005年的2500例手术量相比，有明显增加。因此，每年约13万例新增患者可能需要手术评估。根据这个数字，仍然有许多难治性癫痫患者没有手术评估的机会。2016年，我国开展迷走神经刺激术888例，脑深部电刺激手术275例，分别占所有癫痫手术的7.4%和2.3%。因此，切除手术仍是我国癫痫外科治疗的主要手段（图4-5-3）。

2022年，《癫痫外科术前评估中国专家共识》针对药物难治性癫痫术前评估做出了规范指导，对手术适应证、手术方式、术前评估方法等发面做出了具体说明。

5.4.1 癫痫外科手术的疗效

总体而言，癫痫手术的疗效与病因、人群、癫痫类型及手术方式等多种因素相关。不同数据来源手术效果汇总见表4-5-1。

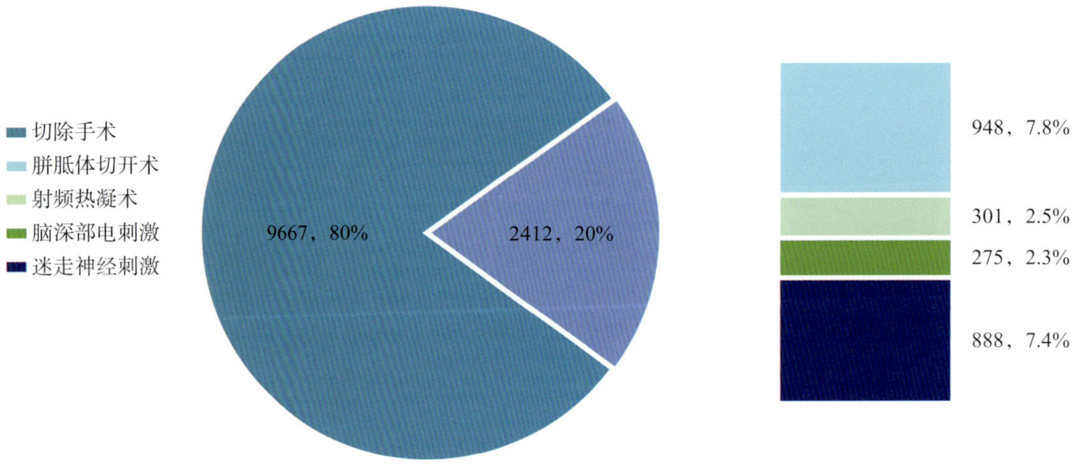

图4-5-3　2016年癫痫手术数量（数量，构成比）

表4-5-1　不同数据来源手术效果

年份	报告地区	手术类型	例数	随访时间	结果
2018	北京市	定位明确的颞叶癫痫患者，多数行前颞叶切除术，少数行选择性海马杏仁核切除术。非颞叶癫痫患者根据术前定位行剪裁式致痫灶切除术	2424	≥1年，中位随访时间4（1～12）年	术后第1、2、3、4年的疗效评级1级率分别为64.7%、59.3%、57.3%、50.0%，其中颞叶癫痫患者分别为71.4%、66.7%、67.4%和73.3%，颞叶外癫痫患者59.5%、53.9%、51.1%和39.4%
2014	武汉市	功能性大脑半球切除术	24	3个月～4年	Engel分级Ⅰ级18例（75%），Ⅱ级5例（21%），Ⅲ级1例（4%）
2009	重庆市	额叶病灶切除术	116	1～6年，平均2.6年	Engel分级Ⅰ级49例（42.2%）；Ⅱ级36例（31.0%）；Ⅲ级19例（16.4%）；Ⅳ级12例（10.3%）。总有效（Ⅰ、Ⅱ、Ⅲ级）率为89.7%；效果优良（Ⅰ、Ⅱ级）率为73.3%
2015	北京市	前颞叶切除术	47	2年以上	Engel分级Ⅰ级36例，占76.6%；Ⅱ级5例，占10.6%；Ⅲ级4例占8.5%；Ⅳ级2例，占4.3%
2019	广州市	局灶性病变切除术及功能性大脑半球切除术	28	6个月～2年	Engel分级Ⅰ级23例（82.15%），Ⅱ级2例（7.14%），Ⅲ级1例（3.57%），死亡2例（7.14%）
2021	北京市	颞叶癫痫手术（术前均使用立体定向脑电图评估）	30	25.7个月±4.8个月	63.3%的患者达到EngelⅠ级，颞叶内侧癫痫相较于颞叶外侧癫痫有更好的手术预后（术后达到EngelⅠ级的患者比例分别为77.8%，41.7%）
2021	北京市	结节性硬化病灶切除术	81	86.67个月±5.07个月	国际抗癫痫联盟分级1级34例（42.0%）；2级2例（2.5%）；3级14例（17.3%）；4级17例（21.0%）；5级11例（13.6%）；6级3例（3.6%）
2021	北京市	半侧巨脑畸形病灶切除术	36	平均随访时间2.7年	83%的患儿术后随访癫痫无发作

5.5 神经调控治疗

神经调控治疗（neuromodulation）作为新兴发展起来的癫痫外科治疗手段，正在逐步应用于癫痫治疗。

5.5.1 迷走神经刺激术

迷走神经刺激术（vagus nerve stimulation，VNS）是将产生电脉冲的刺激器置入左胸壁皮下，电极通过皮下通道连接至颈部左侧迷走神经，通过刺激迷走神经控制癫痫发作。1997年迷走神经刺激术作为治疗癫痫的辅助手段通过美国食品药品监督管理局（FDA）认证。我国于20世纪90年代开始将迷走神经刺激术应用于药物难治性癫痫治疗。

2014年完成国产迷走神经刺激术的注册临床试验，2016年国产迷走神经刺激术产品开始应用于临床。根据2021年《迷走神经刺激治疗药物难治性癫痫的中国专家共识》，我国现已有超过140家医院应用迷走神经刺激术治疗药物难治性癫痫，近5000例患者接受了迷走神经刺激术治疗。其副作用发生率约为2%，主要包括声音沙哑、咳嗽和术后切口部位感染等。

30年来，大量研究证明迷走神经刺激术的抗癫痫疗效确切。对于药物难治性癫痫患者，55%～65%的患者癫痫发作可以减少约50%，6%～11%的患者癫痫发作可以得到完全控制。

5.5.2 脑深部电刺激术

脑深部电刺激术（deep brain stimulation，DBS）是通过立体定向手术将刺激电极置入脑的深部神经核团或其他神经组织，经延伸导线连接埋藏在皮下的脉冲发生器进行电刺激，改变相应神经核团的兴奋性，调控异常神经环路。自20世纪50年代以来，脑深部电刺激术逐渐用于药物难治性癫痫的治疗。刺激靶点包括丘脑前核、丘脑底核、海马、小脑等。我国一项对43例药物难治性癫痫的研究显示，刺激丘脑底核和杏仁核可使全部患者减少50%以上的发作。脑深部电刺激术已在欧洲、加拿大、美国等国家被批准应用于药物难治性癫痫的治疗。最常见的并发症包括出血、感染、机械并发症、神经精神改变等，死亡和严重并发症很少。虽然脑深部电刺激刺激丘脑前核的疗效已有肯定的临床证据支持，但其他靶点还需要进一步研究。目前，我国已有国产的脑深部电刺激系统。

5.5.3 反应性神经刺激术

反应性神经刺激术（responsive neurostimulation，RNS）是一种通过实时监测脑电活动、及时发现脑内癫痫发作电活动，并反馈式给予直接的电刺激，闭环靶向抑制癫痫发作的新技术，用于治疗难治性局灶性癫痫，2013年底通过美国FDA批准。反应性神经刺激术的优点是将癫痫发作监测与电刺激有效结合。目前，我国反应性神经刺激术的研发处于起步阶段。2022年，由首都医科大学宣武医院赵国光教授牵头，启动了我国首个RNS治疗癫痫的多中心、随机对照、双盲Ⅲ期临床研究。

5.5.4 重复经颅磁刺激技术

低频重复经颅磁刺激技术（repetitive transcranial magnetic stimulation，rTMS）可降低异常增高的皮质兴奋性，用于难治性局灶性癫痫的治疗。目前多项研究显示重复经颅磁刺激对癫痫控制有良好效果。Sun等对64例难治性局灶性癫痫患者进行重复经颅磁刺激治疗，经过2周高强度（90%静息运动阈值）重复经颅磁刺激治疗后，与基线水平比较，癫痫发作频率减少了79.8%，癫痫发作间期放电减少约69%。

5.5.5 经颅直流电刺激技术

经颅直流电刺激技术（transcranial direct current stimulation，tDCS）作为一种新兴的无创刺激方法，通过非侵入性的、利用微弱的恒定电流作用于头皮从而调节皮质兴奋性。阴极经颅直流电刺激通过产生超极化作用降低大脑皮质的兴奋性，可用于癫痫治疗。Yang等于2020年报道了一项难治性局灶性癫痫的多中心临床试验，显示经颅直流电刺激治疗可使癫痫发作频率降低63.19%～49.79%，且疗效可维持10周。

5.5.6 耳迷走神经刺激技术

耳迷走神经刺激技术（transcutaneous auricular VNS，ta-VNS）来源于置入式VNS，该技术从1997年经过美国FDA审批用于难治性癫痫治疗。经过20多年的发展，VNS技术逐渐成熟，国际上多项临床应用研究已证实其疗效，并在欧盟等国家和地区大量推广应用。但目前ta-VNS在国内的多中心临床注册登记研究尚在进行中，目前尚未在临床广泛推广应用。

5.6 生酮饮食

生酮饮食（ketogenic diet）指高脂肪、低碳水化合物及充足的蛋白质饮食。经典的生酮饮食由长链甘油三酯组成。生酮饮食疗法是除药物、外科治疗、神经调控外，另一种治疗药物难治性癫痫的方法。生酮饮食始于20世纪初，我国于2004年开始用生酮饮食治疗药物难治性癫痫。有研究表明，至少38%的癫痫患者通过生酮饮食可减少50%的癫痫发作。2018年一项338例难治性癫痫的成人生酮饮食前瞻性研究显示，癫痫发作减少可超过50%。

六、诊疗新技术

6.1 立体定向脑电图

癫痫外科是近年来神经外科领域发展最为迅速的分支学科之一。立体定向脑电图（stereotactic eletroencephalography，SEEG）作为一项侵入性癫痫术前评估手段及治疗技术，20世纪60年代起源于法国，20世纪90年代开始在欧洲流行，21世纪逐渐被北美各癫痫中心接受，近10年在我国迅速普及。

立体定向脑电图无须开颅，通过立体定向技术将直径为0.8mm的电极置入脑内监测脑电活动，从而定位致痫区和致痫网络，指导癫痫外科治疗方案。同时，立体定向脑电图的相关研究亦加深了对癫痫症状学、癫痫网络的理解，促进了脑科学的进步。在2016年，我国有69个（19.3%）癫痫中心可实施立体定向脑电图，平均每年可应用于1534例癫痫患者。

6.2 射频热凝术

基于立体定向脑电图的致痫灶射频热凝术（radiofrequency thermocoagulation，RF-Tc）是一种通过射频局部加热破坏致痫灶的微创治疗手段。该技术已逐步应用于下丘脑错构瘤、脑室旁灰质异位结节、皮质发育不良、颞叶内侧癫痫等多种类型的药物难治性癫痫。2018年，基于我国人群的研究发现，56%的下丘脑错构瘤患者在接受射频热凝术治疗后1年以上无癫痫发作。射频热凝术具有较好的有效性、安全性，以及能更大限度地保留神经功能的优势。

6.3 激光间质热疗

磁共振引导下的激光间质热疗（laser interstitial thermal therapy，LITT）也是一种近年来开展的癫痫微创治疗技术，优势是脑组织水肿和放射性坏死的副作用小。2008年最早被美国FDA批准应用于外科手术。随着磁共振技术的进步，磁共振引导下激光间质热疗已成为癫痫微创治疗的新技术。荟萃分析显示，激光间质热疗治疗难治性癫痫有效率可达60%（术后癫痫无发作）。2023年，一项多中心回顾分析显示对于难治性颞叶内侧癫痫，LITT在记忆保留和手术预后方面与传统开颅手术没有统计学差异。

6.4 脑磁图和脑功能成像

脑磁图（magnetic encephalography，MEG）是一种无创性探测大脑神经电磁信号的脑功能检测技术，近年来越来越多地被用于癫痫诊疗及脑科学研究。脑磁图在癫痫诊疗中的作用，主要体现在癫痫灶定位和脑功能区定位两个方面。我国358个癫痫中心有14个（3.9%）癫痫中心配备有脑磁图设备。

其他脑功能成像技术包括正电子发射断层显像（PET-CT和PET-MRI）、单光子发射计算机断层成像术（SPECT）等，目前也在我国多家癫痫中心被应用。上述脑功能成像技术可通过脑代谢情况反映脑功能进而定位癫痫灶。2016年，147个（41.1%）癫痫中心有PET-CT设备，26个（7.3%）癫痫中心有PET-MRI设备，134个（37.4%）癫痫中心有SPECT设备。近年来，分子影像技术已成为癫痫研究领域的一大热点，除了较为成熟的^{18}F-脱氧葡萄糖（^{18}F-FDG）PET，针对A-甲基-L-色氨酸（AMT）、5-羟色胺（5-HT）、^{11}C-二丙诺啡（DPN）、γ-氨基丁酸（GABA）、谷氨酸（Glu）、转运蛋白18 kDA（TSPO）等多种靶点的PET技术也处于探索阶段。

七、癫痫共患病

共患病（comorbidity），又称共病、同病或合病，系指同一个体同时存在两种或多种且相互难分主次、缺乏必然因果关联关系的疾病。主要有以下两个特点：①患者同时患有非因果关联的两种及两种以上疾病，分别达到各自疾病的诊断标准；②如果共患病率远高于一般人群，提示两种疾病可能存在共同的病因病理机制。

癫痫的共患病：癫痫患者中偏头痛、抽动症、儿童广泛发育障碍、注意缺陷多动障碍、情感障碍和精神病性障碍的发生率均远远高于一般人群，心血管疾病、呼吸系统疾病、某些感染性疾病和睡眠障碍发病率均显著高于非癫痫患者。

7.1 焦虑

焦虑是癫痫最常见的共患病之一，癫痫伴焦虑可表现为惊恐障碍、广泛性焦虑障碍及社交恐怖等。焦虑严重降低了癫痫患者的生活质量。成人癫痫患者伴焦虑的患病率为11.0%～39.4%，各研究报道患病率差异较大，其结果取决于调查对象、样本量及采用的诊断评分标准等。我国一项基于医院的研究，采用汉密尔顿焦虑量表评估发现癫痫伴焦虑的比例为24.1%。2018年中国抗癫痫协会共患病专业委员会发表了《癫痫伴焦虑诊断治疗的中国专家共识》，强调应注意筛查和干预癫痫患者的焦虑症状，以积极控制癫痫发作治疗为主，焦虑治疗并重，并建议同时进行抑郁障碍的筛查。

7.2 抑郁障碍

抑郁障碍是癫痫患者常见共患病之一，发病率为20%～55%，尤见于颞叶癫痫患者，严重影响患者的生活质量，带来诸多社会问题，近年来日益受到重视。抑郁障碍可在癫痫发作前、发作时或发作后出现。有的抗癫痫发作药物治疗也可诱导抑郁障碍，癫痫患者的自杀率是一般人群的5～6倍。2005年1～10月在青岛大学医学院附属医院对104例门诊癫痫患者调查发现，有55例存在抑郁障碍，占总数的52.9%，其中37例（35.5%）有重度抑郁，18例（17.3%）为中、轻度抑郁，5例曾经有自杀行为。社会支持率低、癫痫发作频繁、病程长的患者更容易发生抑郁障碍。

7.3 睡眠障碍

睡眠障碍是癫痫患者又一常见共患病，癫痫和睡眠障碍均会严重影响患者的生活质量，两者共患更会加重癫痫发作和焦虑抑郁症状，还会影响癫痫患儿的生长发育。健康成年人中睡眠障碍的患病率为10% ～ 18%，而成年癫痫患者的患病率是其1.4 ～ 3.0倍。健康儿童与癫痫患儿睡眠障碍的患病率分别为25% ～ 40%和75%。2019年中国抗癫痫协会发表了《癫痫共患睡眠障碍诊断治疗的中国专家共识》，对儿童、青少年和成年患者睡眠障碍筛查工具、诊断标准及治疗药物进行了规范化推荐。

7.4 偏头痛

癫痫患者中偏头痛的终身患病率波动在1.7% ～ 33.6%，比非癫痫人群高52%，而偏头痛人群中癫痫的终身患病率波动在0.7% ～ 2.3%，比非偏头痛人群高79%。我国癫痫门诊的流行病学调查显示，60.14%的癫痫患者同时患有头痛，12.53%的患者有发作间期偏头痛，高于我国一般人群9.3%的偏头痛患病率。2019年中国抗癫痫协会发表了《癫痫共患偏头痛诊断治疗的中国专家共识》，建议使用IDMigraine量表快速筛查偏头痛，同时规范了癫痫合并偏头痛的治疗。

7.5 注意缺陷多动障碍

注意缺陷多动障碍（attention deficit and hyperactive disorder，ADHD）是癫痫儿童最容易共患的一种精神类疾病，约影响1/3的癫痫患儿。癫痫与注意缺陷多动障碍共病主要表现为以注意力不集中为主的注意缺陷多动障碍亚型，占24% ～ 52%。国内有报道在192例癫痫患儿中，诊断为注意缺陷多动障碍的占42.2%。2022年，一项纳入395例癫痫患儿的多中心研究显示，47.8%的患儿合并ADHD，但仅16.4%接受相关治疗，癫痫控制不佳可能与ADHD在癫痫患儿中高发病率相关。2018年中国抗癫痫协会发表了《儿童癫痫共患注意缺陷多动障碍诊断治疗的中国专家共识》，建议尽早采用多种措施降低其对生活质量的影响。

八、癫痫的卫生经济学

8.1 整体疾病负担

2000年一项对六地（黑龙江省、河南省、江苏省、宁夏回族自治区、上海市、山西省）66 393人的癫痫疾病负担调查发现，在河南省每1000例癫痫患者中造成1.83 DALY，为六省最低，而损失最高的宁夏回族自治区，每1000例癫痫患者中造成2.48 DALY。总体而言，每1000例癫痫患者可以造成1.41 YLL和0.67 YLD。因癫痫而造成的DALY为每1000人有2.08人，反映了中国农村的癫痫疾病负担。

《2016年全球疾病、伤害和风险因素负担研究（GBD 2016）》显示，对于癫痫的综合诊疗能力，中国HAQ指数为80分，居全球195个国家和地区中第48位。

8.2 住院情况

《中国卫生健康统计年鉴》显示，2016—2021年，癫痫患者平均出院人数为199 855人，疾病构成为0.25%，平均住院日为6.42d，人均医药费用为6654.57元（表4-8-1，图4-8-1 ～图4-8-3）。

表4-8-1 《中国卫生健康统计年鉴》2016—2021年住院情况汇总

		2016年	2017年	2018年	2019年	2020年	2021年
癫痫患者总出院人数（人）		156 860	188 793	199 189	217 549	242 660	194 081
总疾病占比（%）		0.26	0.25	0.25	0.25	0.24	0.24
总病死率（%）		0.39	0.32	0.29	0.26	0.30	0.32
平均住院日（d）		6.62	6.46	6.39	6.46	6.26	6.33
人均医药费用（元）		6038.32	6118.04	6323.95	6590.18	6690.50	8166.40
城市医院	出院人数（人）	93 587	111 618	114 635	122 314	141 448	121 785
	疾病占比（%）	0.31	0.30	0.3	0.29	0.28	0.25
	平均住院日（d）	6.9	6.6	6.6	6.6	6.17	6.77
县级医院	出院人数（人）	63 273	77 175	84 554	95 235	101 212	72 296
	疾病占比（%）	0.21	0.20	0.21	0.21	0.20	0.23
	平均住院日（d）	6.2	6.3	6.1	6.3	6.37	6.39

续表

		2016年	2017年	2018年	2019年	2020年	2021年
总体年龄构成（%）	5岁以下	13.3	13.8	13.9	12.6	11.3	6.9
	5～14岁	13.6	14.4	15.1	14.5	15.3	15.9
	15～44岁	27.4	25.2	24.5	24.6	24.6	24.2
	45～59岁	18.6	18.4	18.5	19.5	19.4	20.3
	60岁及以上	27.2	28.2	27.9	28.9	29.4	30.0
男性年龄构成（%）	5岁以下	11.9	12.5	12.3	11.1	10.1	8.4
	5～14岁	13.1	14.0	14.8	13.8	14.6	14.8
	15～44岁	26.9	24.7	24.5	24.5	24.2	23.8
	45～59岁	20.0	20.0	20.2	21.1	21.1	22.1
	60岁及以上	28.0	28.7	28.2	29.7	30.1	30.8
女性年龄构成（%）	5岁以下	15.7	16.2	16.7	15.1	13.4	11.5
	5～14岁	14.4	15.3	16.0	15.7	16.5	17.8
	15～44岁	28.1	26.1	24.8	24.8	25.2	24.8
	45～59岁	16.1	15.6	15.6	16.7	16.7	17.1
	60岁及以上	25.6	26.9	26.9	27.7	28.2	28.1

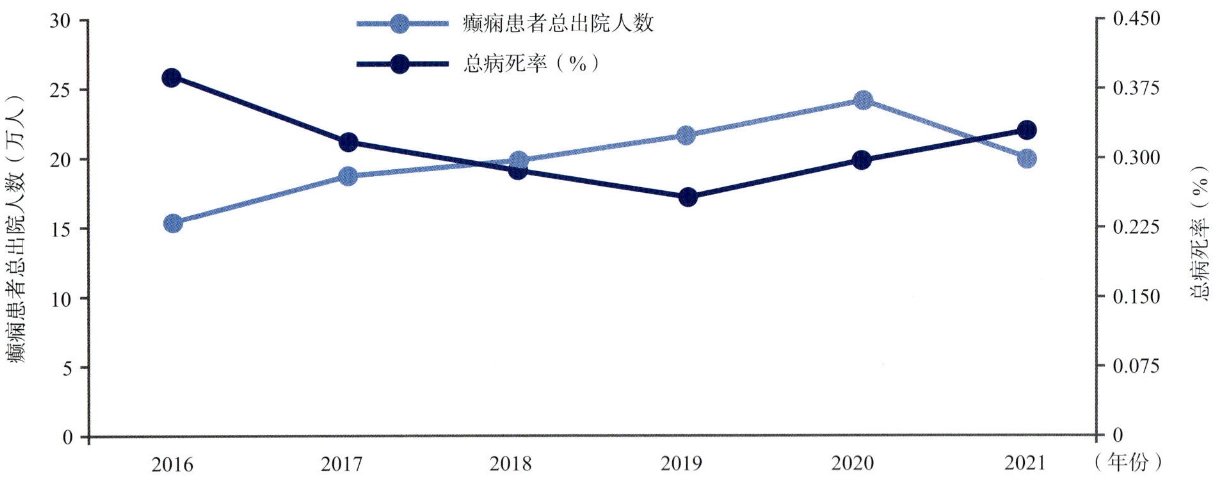

图4-8-1　2016—2021年癫痫患者总出院人数及总病死率

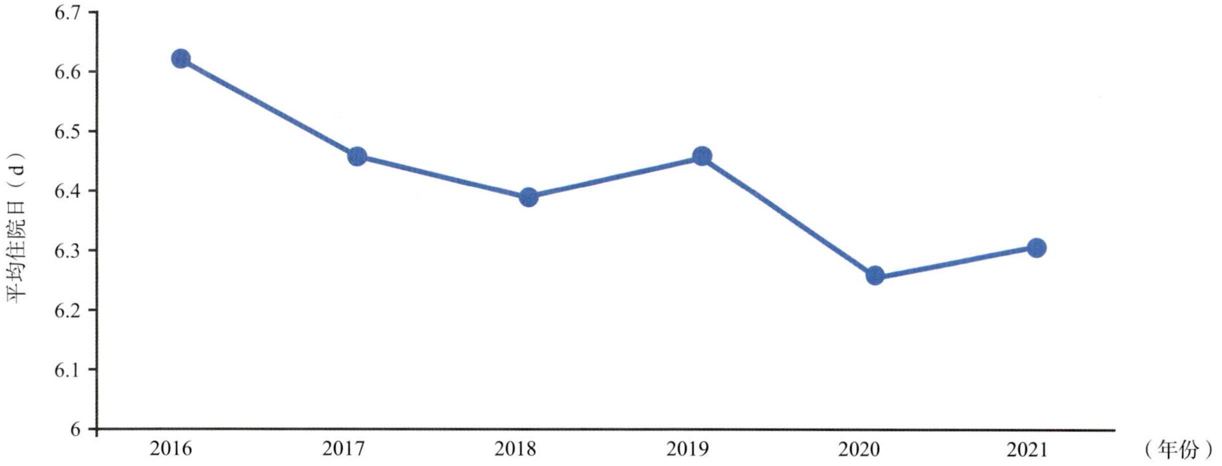

图 4-8-2　2016—2021 年癫痫患者平均住院日

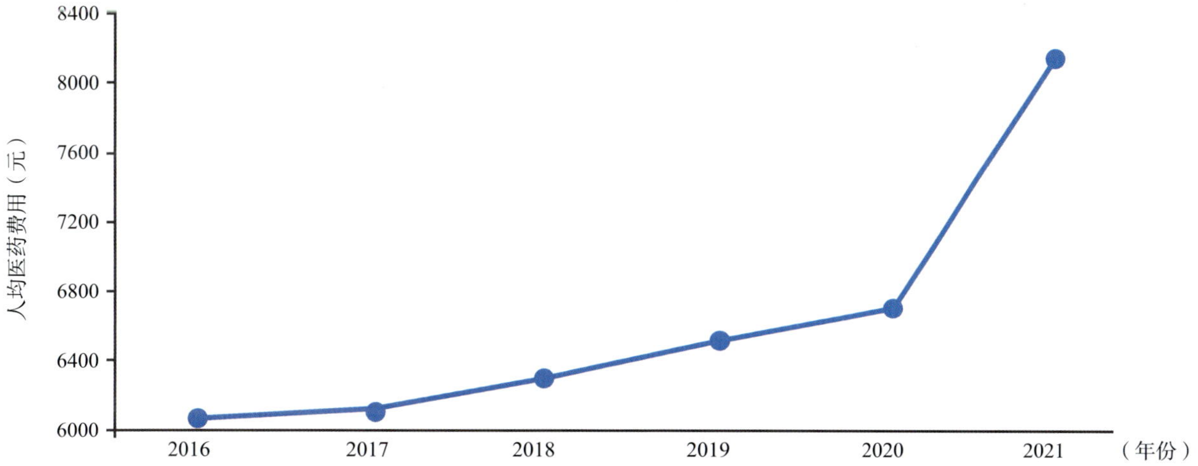

图 4-8-3　2016—2021 年癫痫人均医药费用

8.3　医疗费用

根据2008年7—9月的数据统计，癫痫患者每人每年直接医疗费用为人民币2529元，其中抗癫痫发作药物（1651元）占成本主要组成部分。2009—2012年中国癫痫的直接成本约为每人每年3860元，主要包括治疗费用、生活费用和住院护理费用，非正式治疗（包括非正式药物或其他特殊治疗方法和其他相关费用，如检查费、交通费和食宿费）费用约占所有费用的41%。总体而言，癫痫患者的门诊药费仍占很大比例。2015年一项研究表明，门诊癫痫患者中药物治疗者占就诊总数的95.8%，其年度药物治疗花费平均4316.4元 ± 4021.9元。人均年收入越低，患者药物治疗花费占据的比例越高，仅少数患者（14.7%）门诊治疗花费能够报销。对上海、山西、四川的六家医疗机构2014年754例门诊癫痫患者的问卷调查显示，门诊癫痫患者主要接受脑电图检查及抗癫痫发作药物治疗，其年度门诊诊疗费用平均为3292.6元。

2015—2017年来自全国31个省、自治区、直辖市585家三级公立医院的329 241例癫痫患者的研究显示，所有患者支付方式以国家基本医疗保险为主，占比50.15%。其中2015年、2016年、2017年分别为49.03%、49.79%、51.80%；全自费患者占比30.40%。患者平均住院时间为6.65d，平均住院费用为7985.53元，其中平均自付费用为3979.62元。

随着癫痫外科技术的进步，手术费用占比逐步增高。四川大学华西医院在2009年接受手术的110例癫痫患者中随机抽取50例样本，其总费用为2 412 755元，每人平均费用约为48 255元，约是我国人均年收入的4倍。

九、国家癫痫与癫痫持续状态医疗质量控制体系建设

2017年6月，在国家卫生健康委医政医管局指导下，国家神经疾病医疗质量控制中心正式成立国家癫痫医疗质量控制专家组。广泛参考国内外指南证据，结合我国国情，专家组正式启动了癫痫质量控制指标体系建设工作。经多次国内外专家讨论评估及多家三甲医院试运行，最终形成了符合我国国情和特色的癫痫及惊厥性癫痫医疗质量控制指标20项，在全国31个省、市127家二、三级医疗机构的门诊及住院患者中广泛推广；通过专业人员的主动上报，定期数据分析和信息反馈，推动临床实践、科研、管理多维度以数据为基础的循证提高。

经过3年的实践与修订，2020年1月，癫痫与惊厥性癫痫持续状态医疗质量控制指标被纳入《神经系统疾病医疗质量控制指标（2020年版）》，由国家卫生健康委员会办公厅印发全国。2020年10月，该指标纳入《三级医院评审标准（2020年版）实施细则》，正式成为开展国家医院评审工作和医院加强自身管理的重要依据。2020年7月，惊厥性癫痫持续状态被纳入国家第一批36个单病种质量管理与控制，并由国家卫生健康委员会办公厅印发病种相关信息监测项。

十、社区防治及公益项目

10.1 “全球抗癫痫运动”中国农村癫痫治疗管理示范项目

经济欠发达地区的癫痫患者普遍难以得到合理诊疗，且基层医务工作者往往缺乏对癫痫规范管理的认识。2000年，在世界卫生组织精神卫生处和我国卫生部疾病预防控制局的支持下，我国开展了“全球抗癫痫运动”中国农村癫痫治疗管理示范项目。该项目覆盖山西、河南、江苏、宁夏回族自治区、黑龙江、上海6个省、自治区、直辖市的8个县（92个乡镇）共318万人口，由经过培训的乡镇卫生院医师对惊厥性癫痫患者进行筛查、按照规定方案使用苯巴比妥治疗惊厥性癫痫患者并随访管理。项目管理期间苯巴比妥治疗惊厥性癫痫效果良好，且不良反应较少、价格便宜，患者依从性佳。该示范项目显示，按照规定方案治疗、随访和管理癫痫患者是可行的策略，可使更多癫痫患者受益，并为后续农村癫痫防治管理项目纳入中央补助地方公共卫生专项资金支持提供了依据。

10.1.1 治疗管理效果

该示范项目至2004年6月30日随访观察入组治疗的患者共计2455例。服药满1年的患者中，68%的患者发作频率减少了50%以上，且1/3的患者达到了无发作。服药满2年的患者中71%的患者发作频率减少了50%以上，且1/4的患者达到了无发作。服药1年后的保留率84%，第2年76%。大部分患者对药物的耐受性良好，只有32例（1%）患者因为严重药物副作用不能继续进行治疗（表4-10-1）。

2008年7月，为了解原项目中接受治疗的患者能否继续坚持服药、苯巴比妥远期疗效等，中国抗癫痫协会对原队列研究中的癫痫患者进行了为期4年的随访调查。在接受苯巴比妥治疗的2455例患者中共随访到1780例，其中939例（53%）继续服药，无发作和发作减少超过50%（显效和有效）的患者在项目终止后的12个月、24个月、36个月和48个月所占比例分别为67%、68%、71%和73%；841例（47%）患者停药，其中244例（29%）无发作，停药原因包括未提供免费药物或无钱买药、治疗效果欠佳、当地购买不到苯巴比妥等。对继续服用和停用苯巴比妥的癫痫患者进行疗效比较，继续服药者的远

表4-10-1　中国农村癫痫治疗管理示范项目治疗后第6、12、24个月癫痫患者发作频率较基线的变化

发作情况	患者人数（%）		
	第6个月（$n=2217$）	第12个月（$n=1897$）	第24个月（$n=1324$）
随访期间无发作	919（41%）	644（34%）	347（26%）
发作减少＞75%	305（14%）	415（22%）	415（31%）
发作减少51%～75%	245（11%）	230（12%）	185（14%）
发作减少26%～50%	162（7%）	146（8%）	99（7%）
发作减少＜25%	217（10%）	156（8%）	91（7%）
发作增加至少25%	369（17%）	306（16%）	187（14%）

期疗效优于停药者。至随访结束时共有206例患者死亡，标化死亡比达19.10，其中意外事故死亡为59例，其次为脑血管病30例、癫痫持续状态死亡28例。该随访结果表示“全球抗癫痫运动”的中国农村癫痫示范项目开展成功，远期治疗效果良好。此外，癫痫人群死亡率高，尤其是意外事故死亡率高，应引起注意。

10.1.2 丙戊酸钠在中国农村地区癫痫防治管理项目的应用

2007年7月—2009年5月在广西田东县和湖北天门市农村地区进行了国产丙戊酸钠治疗癫痫的疗效及其不良反应观察。该研究中579例患者随访满12个月。服药满3个月、6个月、12个月时癫痫发作完全控制的患者分别有270例（46.6%）、249例（43.0%）和238例（41.1%），总有效率在三个时段分别为65.2%、75.4%和85.5%。治疗随访期间共有19例患者因不良反应（3.3%）脱落。因此，丙戊酸钠是一种疗效较好、严重不良反应少、基层医师比较容易掌握的广谱抗癫痫发作药，适合在我国农村地区推广。

10.2 中国农村地区癫痫防治管理项目

在前期世界卫生组织合作课题基础上，2005年中国农村癫痫防治管理方案向我国更多的农村地区推广试行。该项目采用由当地政府部门主导、各级医疗卫生部门（医院、精神卫生中心、疾病预防控制中心、乡镇卫生院等）参与的组织管理模式（图4-10-1）；经过培训的基层医务人员按照规定的简便技术方案，使用价格便宜、疗效较好的苯巴比妥和（或）丙戊酸钠治疗和管理惊厥性癫痫患者。该项目到2015年12月底入组治疗管理116 653例癫痫患者，其中苯巴比妥治疗组99 839例，丙戊酸钠治疗组15 324例，1490例同时服用上述两种药物。

10.2.1 治疗效果评价

该模式下包括湖北省、黑龙江省、吉林省在内的全国多个省市项目县均报道良好的治疗管理效果。

2013—2014年，24个项目县中入组的5038例癫痫患者的资料显示，随着管理时间的延长，患者每个月的平均发作频率逐渐减少，且同时服用其他抗癫痫发作药的患者比例逐渐降低。随访管理满12个月的患者，分析给予不同剂量苯巴比妥单药治疗的效果，发现服用苯巴比妥日平均剂量在60～90mg的患者中，69.9%发作次数减少50%，且发生中、重度不良反应的患者比例最低。

10.2.2 死亡情况分析

四川省对中国农村癫痫防治管理项目纳入的7231例患者进行了平均33.4个月的随访，并对患者死亡情况进行了纵向前瞻性研究。Cox回归分析显示，男性、发病年龄晚（>45岁）、病程短（<10年）、惊厥性癫痫发作频率高（>2次/月）是死亡的独立危险因素。有较高发作频率的晚发型男性癫痫患者有外伤相关死亡的更高风险，因此该研究也强调了预防这类患者外伤的重要性。另外，对于高危人群的危险教育也在降低死亡风险方面有巨大作用。

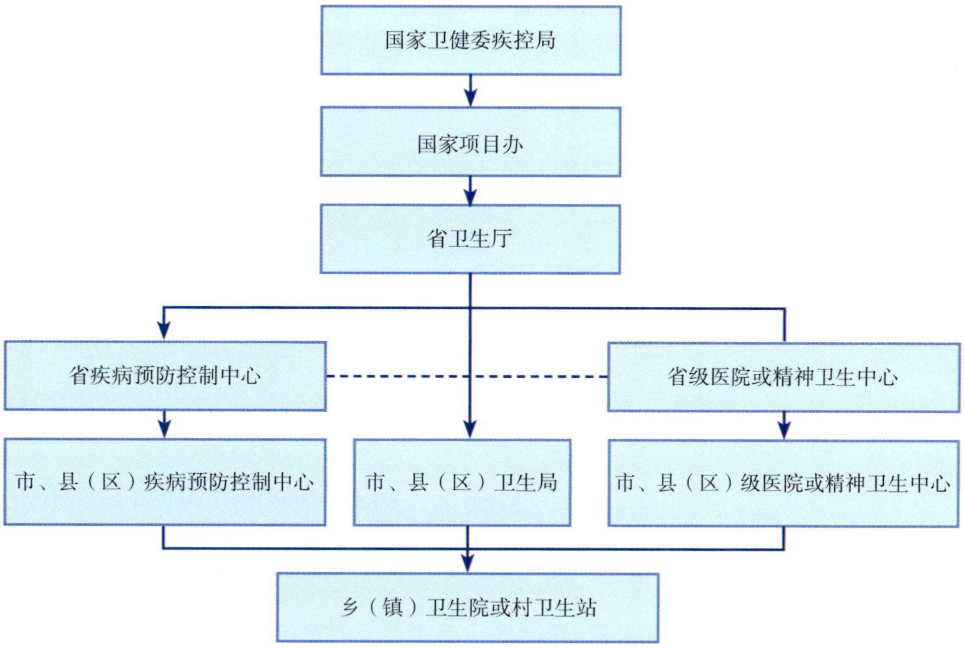

箭头表示上一级对下一级单位的指导关系，虚线表示两单位的协作关系；
国家卫健委疾控局为国家卫生健康委员会疾病预防控制局的简称

图4-10-1 中国农村地区癫痫防治管理项目组织管理模式

10.3 “抗癫痫·西部行”公益活动

自2013年以来，中国抗癫痫协会青年委员会组织开展了“抗癫痫·西部行”公益活动。该活动通过为当地癫痫患者进行义诊和咨询、培训当地骨干医师、开展地区建立帮扶基地等方式，旨在提升西部地区及欠发达地区癫痫诊疗水平，并探索促进中心城市与基层医疗机构的学术交流与协作探索新的模式。8年来，“抗癫痫·西部行”活动已覆盖全国25个省（区市）、54个市、45个县，开展活动116场，义诊患者逾2万人次，培训基层医师逾8000人次。

10.4 癫痫患者驾驶机动车问题

公安部在2016年发布的《机动车驾驶证申领和使用规定》中曾指出：“下列情形之一的，不得申请机动车驾驶证：有器质性心脏病、癫痫病、梅尼埃病、眩晕症、癔症、震颤麻痹、精神病、痴呆以及影响肢体活动的神经系统疾病等妨碍安全驾驶疾病的。”根据公安部的数据，截至2018年底中国约有3.63亿辆机动车，且以每年10%的速度增长。然而目前仍鲜有对中国癫痫患者实际驾驶情况的研究。

华西医院调查了2012—2013年就诊于该院门诊的癫痫患者中的657人，其中仅1/3了解关于癫痫相关交通法规的存在。128人（19.5%）在近期（1年以内）驾驶过机动车，而这之中62.5%的患者在过去1年中经历过至少一次癫痫发作。逻辑回归分析提示年龄（＜50岁）、男性、已婚、高个人收入、无清醒状态癫痫发作、较少种类的癫痫药物都与近期机动车驾驶事件独立相关。考虑到我国庞大的机动车驾驶人群可推断出一部分癫痫未得到良好控制的患者在进行驾驶，因此需要更加细致和可实践的相关法律法规来管理患者行为以保障他们自身的生活质量和公共安全。

目前尚无文件指导中国医务工作者如何评估癫痫患者的驾驶风险以及如何约束其驾驶行为。为了解我国神经科医师对相关规定及政策的了解程度，以及他们在临床工作中对于癫痫患者机动车驾驶的经验与思考，一项研究通过电子问卷的形式采访了358名医师。通过调查得出目前存在的主要问题有：①现在国内没有成熟的、可供医师或患者使用的癫痫患者上报体系；②考虑到禁止驾驶对患者工作生活可能产生的巨大影响，强制性的上报对医患关系造成潜在的压力和风险；③对于想要恢复驾驶的癫痫患者，如何定义癫痫无发作期存在争议。这个议题在全球范围内也存在分歧，从3个月到24个月不等（如美国需3～12个月，而日本需2年）。虽然仍亟须具体指南的指导，但普遍意见认为癫痫患者不应被终身剥夺驾驶的权利。我国神经科医师的调研中对于重新驾驶机动车的患者更倾向于确保他们达到更长的无发作期。立法部门及相关医疗从业者需要更加重视这个问题，联合交通管理部门从更大的人群范围内评估癫痫患者驾驶的现状，并为医师规范癫痫患者的驾驶提供标准化的指导。

ILAE对癫痫诊断是否应“解除”，做出了如下规定：如果患者已10年无发作，且已停服抗发作药物5年，则可“解除”癫痫诊断。此规定可否作为癫痫患者具备驾驶机动车资格的标准，值得积极探讨。

10.5 我国癫痫诊疗体系

进入21世纪以来，我国各地陆续建立了数百家癫痫中心。为规范我国癫痫中心建设和癫痫诊疗行为，中国抗癫痫协会于2017年4月成立了癫痫中心规范化建设工作委员会，旨在规范癫痫诊断和治疗行为、评价和督导癫痫中心规范化建设、协助构建全国范围的三级癫痫诊疗体系等。

2017年发表的《癫痫中心分级标准》首次描述了我国三级、二级和一级癫痫中心的一般条件、人员、设备、规章制度等，并对三级和二级癫痫中心的人员能力要求和服务内容做了具体规定。同年出版的《癫痫中心工作手册》总结了我国癫痫中心建设经验的同时，为癫痫中心建设提供了指导性意见，促进癫痫中心实施规范化诊疗流程。

2018年，中国抗癫痫协会牵头开展了我国首次最大规模癫痫诊疗机构调研工作，覆盖了全国31个省、自治区和直辖市。调研显示全国各类医院共成立了358家不同级别的癫痫诊疗机构，反映出我国癫痫诊疗机构在学科建设、技术开展、人才培养等方面呈现良好的上升态势。但也显示出一些问题，如地区发展不平衡、专业人员相对数量不足、人员结构欠合理、一些机构缺乏关键诊疗设施和关键诊疗技术等。

为了促进综合实力较强的癫痫中心的全面化提升，带动区域癫痫中心的规范化发展，实现“以点带片，以片促面”的发展模式，中国抗癫痫协会自2019年起，用3年时间开展覆盖全国的三级癫痫中心评审工作。至2021年底，通过中国抗癫痫协会癫痫中心评审的癫痫中心共294家，其中综合癫痫中心（三级）39家，癫痫中心（二级）150家，癫痫专科门诊（一级）105家，初步形成了我国三级癫痫诊疗体系（数据来自中国抗癫痫协会官方网站）。

10.6 癫痫和其他神经系统疾病十年全球行动计划

2022年5月27日，第75届世界卫生大会（WHA）批准了“癫痫和其他神经系统疾病十年跨部门全球行动计划”。这是继我国首倡并推动、在第68届WHA通过的WHA 68.20决议后，全球抗癫痫事业进程中又一个里程碑式的事件，是全球5000万、我国1000万癫痫患者的福音。该行动计划在讨论中，包括我国在内的100多个国家发言表示支持。

十一、指南与共识

近年来国内专家总结了已有的癫痫相关研究成果，制订并发布了一系列癫痫诊治以及癫痫中心建设的临床指南和专家共识（表4-11-1）。

表4-11-1 癫痫指南及专家共识

年份	名称
2024	抗癫痫发作药物联合使用中国专家共识
2023	新型冠状病毒感染合并癫痫防治与管理的中国专家共识
2022	中国成人局灶性癫痫规范化诊治指南
2022	卒中后癫痫诊治的中国专家共识
2022	癫痫外科术前评估中国专家共识
2022	癫痫伴抑郁诊断治疗的中国专家共识（2022修订版）
2022	中国老年癫痫患者管理专家共识
2021	神经外科手术机器人辅助脑深部电刺激手术的中国专家共识
2021	立体定向脑电图引导射频热凝毁损治疗药物难治性癫痫的中国专家共识
2021	中国围妊娠期女性癫痫患者管理指南
2021	癫痫患者与新型冠状病毒肺炎疫苗：中国专家建议
2021	7T-MRI 癫痫特别工作组关于7T-MRI临床应用的专家共识
2021	迷走神经刺激治疗药物难治性癫痫的中国专家共识
2020	癫痫外科治疗术前评估规范
2020	中国基因性全面性癫痫临床诊治实践指南
2020	生酮饮食治疗儿童癫痫性脑病循证指南
2020	癫痫术前神经心理评估专家共识
2020	癫痫共患病筛查工具的中国专家共识
2019	Clinical practice guidelines for the diagnosis and treatment of adult diuse glioma-related epilepsy
2019	结节性硬化症相关癫痫外科治疗中国专家共识
2019	癫痫共患偏头痛诊断治疗的中国专家共识
2019	生酮饮食疗法在癫痫及相关神经系统疾病中的应用专家共识
2019	癫痫共患睡眠障碍诊断治疗的中国专家共识
2018	重复经颅磁刺激治疗专家共识
2018	儿童癫痫共患注意缺陷多动障碍诊断治疗的中国专家共识
2018	癫痫伴焦虑诊断治疗的中国专家共识
2018	成人全面性惊厥性癫痫持续状态治疗中国专家共识
2018	左卡尼汀在儿童癫痫治疗中的应用专家共识

续表

年份	名称
2018	Grading standards of epilepsy centers in China
2017	癫痫中心分级标准（试行）
2017	脑性瘫痪共患癫痫诊断与治疗专家共识
2017	中医儿科临床诊疗指南·小儿癫痫（修订）
2016	热性惊厥诊断治疗与管理专家共识（2016）
2015	临床诊疗指南-癫痫病分册（2015修订版）
2015	新诊断儿童癫痫的初始单药治疗专家共识
2015	艾滋病患者抗癫痫药物与抗逆转录病毒药物联合使用的专家共识
2014	惊厥性癫痫持续状态监护与治疗（成人）中国专家共识
2014	外伤性癫痫鉴定实施规范
2013	儿童癫痫长程管理专家共识
2013	丙戊酸镁缓释片治疗癫（痫）临床应用专家共识
2013	非惊厥性癫痫持续状态的治疗专家共识
2013	关于成人癫痫患者长程管理的专家共识
2012	颅脑疾病手术后抗癫痫药物应用的专家共识（试行）
2011	抗癫痫药物应用专家共识

参 考 文 献

[1] Li S，Wang Y，Wang W，et al．The national comprehensive governance for epilepsy prevention and control in China．Epilepsia Open，2022，7（1）：27-35．

[2] Li SC，Schoenberg BS，Wang CC，et al．Epidemiology of epilepsy in urban areas of the People's Republic of China．Epilepsia，1985，26：391-394．

[3] 李世绰 程，王文志，吴升平，等．中国农村神经系统疾病的流行病学研究．中华神经外科杂志，1989：4-9．

[4] 王文志，吴建中，王德生，等．中国五省农村人群癫痫流行病学抽样调查．中华医学杂志，2002：20-3．

[5] 唐浩，董闽田，陈良，等．华东五省成人癫痫流行病学调查报告．临床神经病学杂志，1991：139-141．

[6] Ding X，Zheng Y，Guo Y，et al．Active epilepsy prevalence，the treatment gap，and treatment gap risk profile in eastern China：a population-based study．Epilepsy Behav，2018，78：20-24．

[7] 郭铭花，张敬军，孙铮，等．山东省癫痫流行病学调查研究．中国临床神经科学，2014，22（3）：307-312，324．

[8] 王旭，晁丽娜，刘晓晴，等．宁夏同心县回族癫痫流行病学调查．中风与神经疾病杂志，2016，33：27-31．

[9] 俞志鹏，唐艳湘，王文敏，等．中国云南佤族人群癫痫流行病学调查．中华流行病学杂志，2009：95-96．

[10] Yu Z，Dong K，Chang H，et al．The epidemiological and clinical characteristics study on epilepsy in 8 ethnic groups of China．Epilepsy Res，2017，138：110-115．

[11] Zheng G，Li F，Chen Y，et al．An epidemiological survey of epilepsy in tropical rural areas of China．Epilepsia Open，2021，6（2）：323-330．

[12] 杨金升．西北五省区儿童癫痫流行病学研究．实用儿科临床杂志，1990，5（2）：70-73．

[13] 吴昇平，戴钦舜，宋家仁，等．五市城乡癫痫流行病学对比分析．中华医学杂志，1991：156．

[14] 薛金堂，杨金昇，金刚斗．西北三省十五万人口癫痫发病情况调查．中华流行病学杂志 1987，08：165-167．

[15] 杨露春，曹克勇，朱雷，等．中国农村及少数民族地区癫痫流行病学调查．中华神经外科杂志，1989：24-30．

[16] 孙凡元，宋家仁，李世绰，等．银川市老城区回、汉民癫痫流行病学对比分析．中华神经精神科杂志，1989，22（2）：111-113．

[17] 刘晓睛，雷萍萍，晁丽娜，等．宁夏农村地区惊厥性癫痫患者死亡原因分析．中风与神经疾病杂志，

2017，34：63-67.
[18] Lu L，Xiong W，Yang X，et al. In-hospital mortality of status epilepticus in China：results from a nationwide survey. Seizure，2020，75：96-100.
[19] 吴升平，李世绰，程学铭，等. 我国五市城乡癫痫流行病学对比分析. 中国神经精神疾病杂志，1993：244.
[20] 张爱华，伍国强. 湘乡市80万农村人口癫痫流行病学调查报告. 当代医师杂志，1997：9-11.
[21] 王文志，吴建中，戴秀英，等. 中国六省农村地区2455例癫痫患者治疗管理效果观察. 中国现代神经疾病杂志，2006.
[22] Kwan P，Wang W，Wu J，et al. Long-term outcome of phenobarbital treatment for epilepsy in rural China：a prospective cohort study. Epilepsia，2013，54：537-542.
[23] 葛炎，丁玎，虞培敏，等. 社区癫痫患者的死亡风险（距基线调查12年后）随访研究. 中国临床神经科学，2015：366-371.
[24] Hui AC，Joynt GM，Li H，et al. Status epilepticus in Hong Kong Chinese：aetiology，outcome and predictors of death and morbidity. Seizure，2003，12：478-482.
[25] Li JM，Chen L，Zhou B，et al. Convulsive status epilepticus in adults and adolescents of southwest China：mortality，etiology，and predictors of death. Epilepsy Behav，2009，14：146-149.
[26] Scheffer IE，Berkovic S，Capovilla G，et al. ILAE classification of the epilepsies：position paper of the ILAE Commission for Classification and Terminology. Epilepsia，2017，58：512-521.
[27] He N，Lin ZJ，Wang J，et al. Evaluating the pathogenic potential of genes with de novo variants in epileptic encephalopathies. Genet Med，2019，21：17-27.
[28] Li J，Lin SM，Qiao JD，et al. CELSR3 variants are associated with febrile seizures and epilepsy with antecedent febrile seizures. CNS Neurosci Ther，2022，28：382-389.
[29] Chen Z，Luo S，Liu ZG，et al. CELSR1 variants are associated with partial epilepsy of childhood. Am J Med Genet B Neuropsychiatr Genet，2022，189：247-256.
[30] Wang J，Qiao JD，Liu XR，et al. UNC13B variants associated with partial epilepsy with favourable outcome. Brain，2021，144：3050-3060.
[31] 杨春松，王艳梅，张伶俐，等. 中国癫痫患者药物基因研究现状的循证评价. 中国药物应用与监测，2017，14：259-262.
[32] 杨静，杨春松，黄亮，等. 中国癫痫患者基因组学研究现状的循证评价. 中国药物应用与监测，2018，15；84：67-71.
[33] Man CB，Kwan P，Baum L，et al. Association between HLA-B*1502 allele and antiepileptic drug-induced cutaneous reactions in Han Chinese. Epilepsia，2007，48：1015-1018.
[34] Cheung YK，Cheng SH，Chan EJ，et al. HLA-B alleles associated with severe cutaneous reactions to antiepileptic drugs in Han Chinese. Epilepsia，2013，54：1307-1314.
[35] Chen P，Lin JJ，Lu CS，et al. Carbamazepine-induced toxic effects and HLA-B*1502 screening in Taiwan. N Engl J Med，2011，364：1126-1133.
[36] Wang W，Hu FY，Wu XT，et al. Genetic predictors of Stevens-Johnson syndrome and toxic epidermal necrolysis induced by aromatic antiepileptic drugs among the Chinese Han population. Epilepsy Behav，2014，37：16-19.
[37] He XJ，Jian LY，He XL，et al. Association of ABCB1，CYP3A4，EPHX1，FAS，SCN1A，MICA，and BAG6 polymorphisms with the risk of carbamazepine-induced Stevens-Johnson syndrome/toxic epidermal necrolysis in Chinese Han patients with epilepsy. Epilepsia，2014，55：1301-1306.
[38] Li SC，Schoenheng BS. Risk factors for epilepsy in China and other developing countries. Chin Med J（Engl），1987，100：813-815.
[39] Si Y，Liu L，Hu J，et al. Etiologic features of newly diagnosed epilepsy：hospital-based study of 892 consecutive patients in west China. Seizure，2012，21：40-44.
[40] Chou IC，Sung FC，Hong SY. Incidence of epilepsy in children born prematurely and small for gestational age at term gestation：a population-based cohort study. J Paediatr Child Health，2020，56：324-329.
[41] 余杨文，张益霞，张静，等. 贵州农村癫痫危险因素及归因危险度研究. 癫痫与神经电生理学杂志，2018，27：302-304.
[42] Yeh CC，Chen TL，Hu CJ，et al. Risk of epilepsy after traumatic brain injury：a retrospective population-based cohort study. J Neurol Neurosurg Psychiatry，2013，84：441-445.
[43] Wang XP，Zhong J，Lei T，et al. Epidemiology of traumatic brain injury-associated epilepsy in western China：an analysis of multicenter data. Epilepsy Res，2020，164：106354.
[44] 中华医学会神经外科学分会神经创伤专业组，中华医学会创伤学分会颅脑创伤专业组. 颅脑创伤后癫痫防治中国专家共识. 中华神经外科杂志，2017，33（7）：652-654.
[45] Thurman DJ，Begley CE，Carpio A，et al. The primary prevention of epilepsy：a report of the Prevention Task Force of the International League Against Epilepsy. Epilepsia，2018，59：905-914.

[46] 李倩，谢琛，刘静茹，等. 中国大陆人群脑卒中后癫痫发生率的Meta分析. 临床神经外科杂志，2019，16：308-313.
[47] Chen TC，Chen YY，Cheng PY，et al. The incidence rate of post-stroke epilepsy：a 5-year follow-up study in Taiwan. Epilepsy Res，2012，102：188-194.
[48] 谷鸿秋，杨昕，王春娟，等. 蛛网膜下腔出血继发症状性癫痫的发生率，危险因素及院内结局：来自中国卒中联盟登记数据库的分析. 中国卒中杂志，2020，15：52-57.
[49] Lee WT，Yu TW，Chang WC，et al. Risk factors for postencephalitic epilepsy in children：a hospital-based study in Taiwan. Eur J Paediatr Neurol，2007，11：302-309.
[50] Mu J，Liu L，Zhang Q，et al. Causes of death among people with convulsive epilepsy in rural west China：a prospective study. Neurology，2011，77：132-137.
[51] Cheng CY，Hsu CY，Wang TC，et al. Risk of cardiac morbidities and sudden death in patients with epilepsy and no history of cardiac disease：a population-based nationwide study. Mayo Clin Proc，2021，96：964-974.
[52] Ge Y，Ding D，Zhu G，et al. Genetic variants in incident SUDEP cases from a community-based prospective cohort with epilepsy. J Neurol Neurosurg Psychiatry，2020，91：126-131.
[53] 李世绰，周树舜，程学铭. 中国六城市居民癫痫的流行病学调查. 中华精神科杂志，1986，19：193-196.
[54] 丁玎，鲁桂银，黄茂盛，等. 上海农村地区癫痫流行病学抽样调查. 中国临床神经科学，2004，12（2）：122-124.
[55] Ng KK，Ng PW，Tsang KL. Clinical characteristics of adult epilepsy patients in the 1997 Hong Kong epilepsy registry. Chin Med J（Engl），2001，114：84-87.
[56] 中华医学会神经病学分会脑电图与癫痫学组. 非惊厥性癫痫持续状态的治疗专家共识. 中华神经科杂志，2013，2.
[57] 宿英英，黄旭升，潘速跃，等. 惊厥性癫痫持续状态监护与治疗（成人）中国专家共识. 中华神经科杂志，2014：661-666.
[58] Chen WB，Gao R，Su YY，et al. Valproate versus diazepam for generalized convulsive status epilepticus：a pilot study. Eur J Neurol，2011，18：1391-1396.
[59] Su Y，Liu G，Tian F，et al. Phenobarbital versus valproate for generalized convulsive status epilepticus in adults：a prospective randomized controlled trial in China. CNS Drugs，2016，30：1201-1207.
[60] Su Y，Huang H，Jiang M，et al. Phenobarbital versus valproate for generalized convulsive status epilepticus in adults（2）：a multicenter prospective randomized controlled trial in China（China 2-P vs.V）. Epilepsy Res，2021，177：106755.
[61] Penberthy LT，Towne A，Garnett LK，et al. Estimating the economic burden of status epilepticus to the health care system. Seizure，2005，14：46-51.
[62] Kortland LM，Alfter A，Bähr O，et al. Costs and cost-driving factors for acute treatment of adults with status epilepticus：a multicenter cohort study from Germany. Epilepsia，2016，57：2056-2066.
[63] Wang T，Wang J，Lu G，et al. Inpatient medical cost of status epilepticus in children：a national-wide，multicenter study from China. Epilepsy & Behavior，2021，123：108248.
[64] Chen W，Su Y，Jiang M，et al. Status epilepticus associated with acute encephalitis：long-term follow-up of functional and cognitive outcomes in 72 patients. Eur J Neurol，2018，25：1228-1234.
[65] Leng X，Yuan F，Zhao J，et al. Long-term seizure outcome in patients with status epilepticus due to acute encephalitis. Seizure，2019，69：70-75.
[66] Ren GP，Su YY，Tian F，et al. Early hypothermia for refractory status epilepticus. Chin Med J（Engl），2015，128：1679-1682.
[67] 方瑶. 氯胺酮治疗难治性癫痫持续状态. 重庆：重庆医科大学，2016.
[68] 武洁，王荃，钱素云，等. 氯胺酮治疗儿童难治性和超级难治性癫痫持续状态的效果分析. 中华儿科杂志，2020，58：6.
[69] Access GBDH，Quality C. Measuring performance on the Healthcare Access and Quality Index for 195 countries and territories and selected subnational locations：a systematic analysis from the Global Burden of Disease Study 2016. Lancet，2018，391：2236-2271.
[70] Wang WZ，Wu JZ，Wang DS，et al. The prevalence and treatment gap in epilepsy in China：an ILAE/IBE/WHO study. Neurology，2003，60：1544-1545.
[71] 岳福娟，唐丽娟，张帆，等. 河北省部分农村地区活动性惊厥性癫痫的治疗缺口分析. 中国慢性病预防与控制，2021，29：46-48.
[72] 胡佳，熊毅，李晓霞，等. 四川农村地区活动性惊厥性癫痫的患病率与治疗缺口. 公共卫生与预防医学，2017，28：113-116.
[73] 赵迎春，张瑜，李旗. 上海市松江区岳阳社区癫痫流行病学调查. 临床荟萃，2011，26（20）：1780-1782.
[74] 胡丽丽，王灿，窦广慧，等. 山东省农村地区癫痫患者治疗现状调查. 中国农村卫生事业管理，2020，40：59-64.
[75] Lin Y，Hu S，Hao X，et al. Epilepsy centers in China：Current status and ways forward. Epilepsia，2021，62：2640-2650.

[76] 肖波，龙泓羽. 浅谈抗癫痫药物应用现状与前景展望. 中华神经科杂志，2021，54：4.
[77] Xu L，Xu M. Epilepsy surgery in China：past，present，and future. Eur J Neurol，2010，17：189-193.
[78] 王玉平，张建国，栾国明，等. 癫痫外科术前评估中国专家共识（2022版）. 中华神经外科杂志，2022，38.
[79] 遇涛，张国君，徐翠萍，等. 致痫灶切除手术治疗药物难治性癫痫的疗效分析——单中心15年病例回顾. 中华神经外科杂志，2018，34：5.
[80] 陈旭，胡航，程立冬，等. 功能性大脑半球切除术治疗儿童半球病变致难治性癫痫24例. 实用医学杂志，2014，（6）：857-860.
[81] 安宁，刘仕勇. 额叶癫痫的手术治疗. 中华神经外科疾病研究杂志，2010，9（5）：402-406.
[82] 李煜环，孙永锋. 伴海马硬化的颞叶内侧面癫痫手术治疗临床分析. 临床神经外科杂志，2015，12（6）：438-441.
[83] 许新科，李军亮. 婴幼儿难治性癫痫外科治疗探讨. 临床小儿外科杂志，2019，18（5）：409-412.
[84] Yan XM，Xu CP，Wang YP，et al. A study of medial and lateral temporal lobe epilepsy based on stereoelectroencephalography. Chin Med J（Engl），2020，134：68-72.
[85] Huang Q，Zhou J，Wang X，et al. Predictors and long-term outcome of resective epilepsy surgery in patients with tuberous sclerosis complex：a single-centre retrospective cohort study. Seizure，2021，88：45-52.
[86] Liu Q，Ma J，Yu G，et al. Postoperative seizure and developmental outcomes of children with hemimegalencephaly and drug-resistant epilepsy. Seizure，2021，92：29-35.
[87] 吴晔，周健，关宇光，等. 迷走神经刺激治疗药物难治性癫痫的中国专家共识. 癫痫杂志，2021，7：191-196.
[88] Wang HJ，Tan G，Zhu LN，et al. Predictors of seizure reduction outcome after vagus nerve stimulation in drug-resistant epilepsy. Seizure，2019，66：53-60.
[89] Fan PC，Peng SSF，Yen RF，et al. Neuroimaging and electroencephalographic changes after vagus nerve stimulation in aboy with medically intractable myoclonic astatic epilepsy. J FormosMed Assoc，2014，113（4）：258-263.
[90] 徐欣，凌至培，余新光. 脑深部电刺激治疗药物难治性癫痫：5个不同刺激靶点的长期临床效果比较. 临床神经外科杂志，2021，18（4）：404-413.
[91] Fridley J，Thomas JG，Navarro JC，et al. Brain stimulation for the treatment of epilepsy. Neurosurg Focus，2012，32：E13.
[92] Noohi S，Amirsalari S. History，studies and specific uses of repetitive transcranial magnetic stimulation（rTMS）in treating epilepsy. Iran J Child Neurol，2016，10：1-8.
[93] Sun W，Mao W，Meng X，et al. Low-frequency repetitive transcranial magnetic stimulation for the treatment of refractory partial epilepsy：a controlled clinical study. Epilepsia，2012，53：1782-1789.
[94] Yang D，Wang Q，Xu C，et al. Transcranial direct current stimulation reduces seizure frequency in patients with refractory focal epilepsy：a randomized，double-blind，sham-controlled，and three-arm parallel multicenter study. Brain Stimul，2020，13：109-116.
[95] Levy RG，Cooper PN，Giri P. Ketogenic diet and other dietary treatments for epilepsy. Cochrane Database Syst Rev，2012：CD001903.
[96] Liu H，Yang Y，Wang Y，et al. Ketogenic diet for treatment of intractable epilepsy in adults：a meta-analysis of observational studies. Epilepsia Open，2018，3：9-17.
[97] 张弨，张建国. 癫痫外科立体脑电图方法的临床应用. 中华医学杂志，2018，98（29）：2311-2313.
[98] 周文静. 立体定向脑电图在儿童癫痫外科的应用. 中国实用儿科杂志，2016，31（1）：17-21.
[99] Wei PH，An Y，Fan XT，et al. Stereoelectroencephalography-guided radiofrequency thermocoagulation for hypothalamic hamartomas：preliminary evidence. World Neurosurg，2018，114：e1073-e1078.
[100] 陈思畅，赵国光，单永治. 立体定向电极射频热凝术治疗不同类型药物难治性癫痫的现状. 中华神经外科杂志，2019，35（1）99-102.
[101] Xue F，Chen T，Sun H. Postoperative outcomes of magnetic resonance imaging（MRI）-guided laser interstitial thermal therapy（LITT）in the treatment of drug-resistant epilepsy：a meta-analysis. Med Sci Monit，2018，24：9292-9299.
[102] Mo J，Guo Z，Wang X，et al. Magnetic resonance-guided laser interstitial thermal therapy vs. open surgery for drug-resistant mesial temporal lobe epilepsy：a propensity score matched retrospective cohort study. Int J Surg，2024，110：306-314.
[103] 任洁钏，乔慧，王群. 脑磁图在癫痫术前定位中的应用进展. 临床神经病学杂志，2017，30（4）：314-316.
[104] 王新宇，郭沐洁，聂琼，等. 分子影像技术在癫痫诊治中的研究进展. 中华行为医学与脑科学杂志，2022，31：474-479.
[105] 周新雨，洪震，虞培敏，等. 癫痫伴焦虑诊断治疗的中国专家共识. 癫痫杂志，2018，4（3）：185-190.
[106] 蔡涛，唐丽颐. 癫痫患者抑郁障碍发生率及相关因

素调查．实用诊断与治疗杂志，2006，20（11）：815-816，819.

[107] 黄淑云，李国德．癫痫伴发抑郁障碍的研究现状．医学综述，2012，18（9）：1335-1337.

[108] van Golde EG，Gutter T，de Weerd AW．Sleep disturbances in people with epilepsy；prevalence，impact and treatment．Sleep Med Rev，2011，15：357-368.

[109] Tolaymat A，Liu Z．Sleep disorders in childhood neurological diseases．Children（Basel），2017，4.

[110] 丁玎，洪震，丁美萍，等．癫痫共患睡眠障碍诊断治疗的中国专家共识．癫痫杂志，2019，5（6）：417-423.

[111] 陈蕾，邱湘苗，朱曦，等．癫痫共患偏头痛的研究进展．癫痫杂志，2016，2（2）：128-132.

[112] Wang XQ，Lang SY，Zhang X，et al．Comorbidity between headache and epilepsy in a Chinese epileptic center．Epilepsy Res，2014，108：535-541.

[113] 王玉，陈阳美，洪震，等．癫痫共患偏头痛诊断治疗的中国专家共识．癫痫杂志，2019，5（5）：327-337.

[114] Vidaurre J，Twanow JDE．Attention deficit hyperactivity disorder and associated cognitive dysfunction in pediatric epilepsy．Semin Pediatr Neurol，2017，24：282-291.

[115] Abd El Naby SA，Naguib YM．Sociodemographic，electrophysiological，and biochemical profiles in children with attention deficit hyperactivity disorder and/or epilepsy．Behav Neurol，2018，2018：8932817.

[116] 韩颖，秦炯，姜玉武，等．癫痫患儿共患注意缺陷多动障碍的临床分析．中国当代儿科杂志，2012，14：4.

[117] Pan G，Han Y，Wang TC，et al．Attention deficit hyperactivity disorder in children with epilepsy：a multicenter cross-sectional analysis in China．World J Pediatr，2024，20：1070-1078.

[118] 韩颖，张月华，肖农，等．儿童癫痫共患注意缺陷多动障碍诊断治疗的中国专家共识．癫痫杂志，2018，4：281-289.

[119] Ding D，Hong Z，Wang WZ，et al．Assessing the disease burden due to epilepsy by disability adjusted life year in rural China．Epilepsia，2006，47：2032-2037.

[120] Measuring performance on the Healthcare Access and Quality Index for 195 countries and territories and selected subnational locations：a systematic analysis from the Global Burden of Disease Study 2016．Lancet，2018，391：2236-2271.

[121] Hong Z，Qu B，Wu XT，et al．Economic burden of epilepsy in a developing country：a retrospective cost analysis in China．Epilepsia，2009，50：2192-2198.

[122] Liu J，Liu Z，Meng F．The economic burden of epilepsy in a sample of people with epilepsy in China．Epilepsy Res，2013，103：288-293.

[123] 王冰玉，李世绰，郭岩．门诊癫痫患者的药物治疗费用研究．中国卫生经济，2015，34（7）：65-67.

[124] 王冰玉，李世绰，郭岩．不同地区门诊癫痫患者的诊疗及经济负担现状分析．中国社会医学杂志，2017，34：391-394.

[125] 张鹤声，陆璐，熊维希，等．基于病案首页信息的全国三级公立医院癫痫住院患者医疗服务现状分析．华西医学，2020，35：679-683.

[126] Li L，Li J，Wu X，et al．Considering economic reality in calculating the financial burden of epilepsy in China．Epilepsia，2011，52：416-418.

[127] 国家医疗服务与质量安全报告 神经系统疾病分册．北京：人民卫生出版社.

[128] 王文志，李涤，茹晓娟，等．中国农村癫痫防治管理项目介绍．癫痫杂志，2016，002：414-417.

[129] Wang WZ，Wu JZ，Ma GY，et al．Efficacy assessment of phenobarbital in epilepsy：a large community-based intervention trial in rural China．Lancet Neurol，2006，5：46-52.

[130] 世界卫生组织-全球抗癫痫运动中国农村癫痫示范项目结束后四年随访结果．中国现代神经疾病杂志，2012，12：6.

[131] 我国农村地区607例癫痫患者应用丙戊酸钠治疗效果评价．中华神经科杂志，2011，44：15-19.

[132] 王晓玮，茹小娟，王文志．我国农村地区癫痫治疗管理模式探索及其效果评估．中华神经科杂志，2016，49：358-363.

[133] Si Y，Chen D，Tian L，et al．Update on causes of premature death in people with convulsive epilepsy in rural west China．Epilepsia，2016，57：e117-120.

[134] Chen J，Yan B，Lu H，et al．Driving among patients with epilepsy in west China．Epilepsy Behav，2014，33：1-6.

[135] Fang J，Jirsch J，Wang S，et al．Neurologists' attitudes toward driving among persons with epilepsy in China：a pilot electronic survey．Epilepsy Behav，2019，94：47-51.

[136] 肖波，周东，冯莉，等．卒中后癫痫诊治的中国专家共识．中华脑血管病杂志·电子版，2022，16.

[137] 中国抗癫痫协会，中华医学会神经外科学分会神经生理学组，中华医学会神经病学分会癫痫与脑电图学组．癫痫外科术前评估中国专家共识（2022版）中华神经外科杂志，2022，38：973-979.

[138] 刘婷红，程华，张国君，等．《7T-MRI癫痫特别工作组关于7T-MRI临床应用的专家共识》解读．癫痫杂志，2021：136-141.

[139] 陆璐，慕洁，周东，等．癫痫患者与新型冠状病毒

肺炎疫苗：中国专家建议. 癫痫杂志，2021：323-326.
[140] 中国医师协会神经内科医师分会癫痫疾病专业委员会. 中国基因性全面性癫痫临床诊治实践指南. 中华神经医学杂志，2020，19：973-976.
[141] 生酮饮食治疗儿童癫痫性脑病循证指南. 中华实用儿科临床杂志，2019：881-888.
[142] 张含滋，刘婉婷，曹佳捷，等. 癫痫术前神经心理评估专家共识. 癫痫杂志，2020：389-395.
[143] 洪震，虞培敏，韩颖，等. 癫痫共患病筛查工具的中国专家共识. 癫痫杂志，2020：89-92.
[144] Liang S，Fan X，Zhao M，et al. Clinical practice guidelines for the diagnosis and treatment of adult diffuse glioma-related epilepsy. Cancer Med，2019，8：4527-4535.
[145] 中国抗癫痫协会结节性硬化专业委员会. 结节性硬化症相关癫痫外科治疗中国专家共识. 中国当代儿科杂志，2019，21（8）：735-742.
[146] Wu XM，Ji KQ，Wang HY，et al. MicroRNA-542-5p protects against acute lung injury in mice with severe acute pancreatitis by suppressing the mitogen-activated protein kinase signaling pathway through the negative regulation of P21-activated kinase 1. J Cell Biochem，2019，120：290-304.
[147] 韩颖，张月华，肖农，等. 儿童癫痫共患注意缺陷多动障碍诊断治疗的中国专家共识. 癫痫杂志，2018，4（4）：281-289.
[148] 王学峰，王康，肖波. 成人全面性惊厥性癫痫持续状态治疗中国专家共识. 国际神经病学神经外科学杂志，2018，45：1-4.
[149] 秦炯，王华，杨艳玲，等. 左卡尼汀在儿童癫痫治疗中的应用专家共识（2018年制定）. 中国实用儿科杂志，2018，33：561-565.
[150] 中国抗癫痫协会常务理事. 癫痫中心分级标准（试行）2016年10月修改. 癫痫杂志，2017，3：243-247.
[151] 脑性瘫痪共患癫痫诊断与治疗专家共识. 中华实用儿科临床杂志，2017：1222-1226.
[152] 马融，刘振寰，张喜莲，等. 中医儿科临床诊疗指南·小儿癫痫（修订）. 中医儿科杂志，2017：1-6.
[153] 中华医学会儿科学分会神经学组. 热性惊厥诊断治疗与管理专家共识（2016）. 中华儿科杂志，2016，54：723-727.
[154] 中华医学会神经病学分会脑电图与癫痫学组. 新型冠状病毒感染合并癫痫防治与管理的中国专家共识. 中华神经科杂志，2023，56：965-975.
[155] 中华医学会神经病学分会. 中国成人局灶性癫痫规范化诊治指南. 中华神经科杂志，2022，55：1341-1352.

第五章　神经系统罕见病

关键数据

1.肌萎缩侧索硬化（amyotrophic lateral sclerosis，ALS）是一种严重致死性的进行性神经退行性疾病，主要影响大脑、脑干和脊髓运动神经元。我国ALS的发病高峰为50～75岁，患病率为2.97/10万，发病率为1.62/（10万人·年）。高达17.7%的ALS患者在首次就诊时存在误诊。

2.中国多省市ALS疾病负担研究提示，ALS患者确诊1年后的中位医疗费用（17 087元，IQR：8623～41 584）较确诊前1年（7859元，IQR：2477～25 703）增加了2倍，患者医疗负担明显加重。

3.脊髓小脑性共济失调（spinocerebellar degeneration，SCA）是一组主要累及小脑和脊髓，具有高度临床和遗传异质性的神经遗传病。患病率为（1～5）/10万，多数患者在10年内会因严重的共济失调而卧床或依赖轮椅。

4.目前报道的SCA基因亚型已达49种。我国最常见亚型为SCA3，发病率为9.7%～75.0%（中位发病率：50.1%），约占所有SCA的62.64%；其次是SCA2，发病率为3.8%～12.0%（中位发病率：6.5%），约占8.72%；SCA1的发病率为2.5%～18.8%（中位发病率：6.3%），约占7.23%；而SCA6的发病率为0～4.0%（中位发病率：1.9%），约占1.68%。

一、肌萎缩侧索硬化

肌萎缩侧索硬化（amyotrophic lateral sclerosis，ALS），又称“渐冻症”，是一种严重致死性的进行性神经退行性疾病，主要影响大脑、脑干和脊髓运动神经元。临床上主要表现为隐匿起病，上、下运动神经元损害的症状和体征，逐渐出现肢体肌肉萎缩、无力及吞咽、言语障碍、呼吸衰竭。目前缺乏特别有效的治疗手段，只能通过药物、营养及呼吸支持延长生存期，但这些方法不能阻止疾病的进展，患者通常于诊断后3～5年因呼吸衰竭和肺炎死亡。

1.1　流行病学

1.1.1　发病年龄分布及变化趋势

目前普遍认为ALS的发病年龄高峰为50～75岁，但各个研究所报道的中位发病年龄并不完全一致。北京大学第三医院樊东升教授团队进行了一项为期14年的前瞻性中国队列研究。该研究纳入2005年1月—2018年12月在北京大学第三医院就诊的3410例散发性ALS患者（sporadic ALS，sALS），将14年分为3个阶段（2005年1月—2009年12月、2010年1月—2014年12月和2015年1月—2018年12月），每5年评估一次患者的基线特征变化。研究发现，发病时平均年龄从2005—2009年的49.5岁增加至2015—2018年的53.0岁（$P<0.001$）；诊断时平均年龄从2005—2009年的51.2岁增加到2015—2018年的54.7岁（$P<0.001$）（图5-1-1）。中国患者平均发病年龄明显早于欧洲及日本人群；肢体起病型与进行性肌萎缩（progressive muscular atrophy，PMA）发病年龄早于延髓起病型和家族性ALS（familial ALS，fALS）。分析中国人群发病年龄较早的原因可能是：①中国ALS

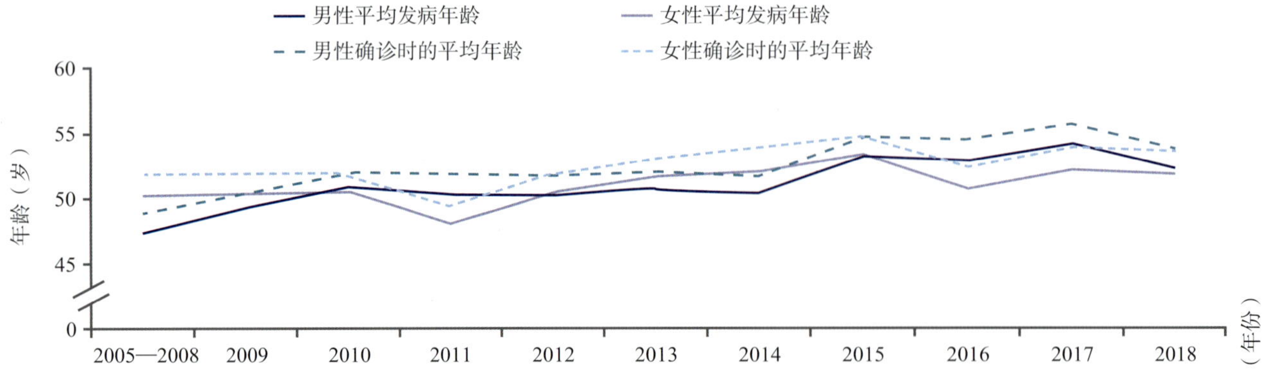

图5-1-1　2005—2018年中国ALS人群发病年龄分布及变化趋势

患者延髓起病型比例（14.0%）低于其他人群（文献报道延髓起病型约占总患者数的25%），而多项研究表明延髓起病型发病时间晚于肢体起病型；②中国人群平均预期寿命（2015年，76.34岁）低于发达国家，导致高龄患者相对减少；③中国人群在遗传背景及生活习惯等方面与其他国家存在差异性，可能会对ALS的发病造成一定影响。

1.1.2 总体患病率及发病率

2016年，年龄调整后，中国ALS平均患病率为2.97/10万（95%CI：2.91～3.03），其中男性（3.53/10万，95%CI：3.44～3.63）普遍高于女性（2.37/10万，95%CI：2.29～2.45）。另外，ALS发病率为1.62/（10万人·年）（95%CI：1.58～1.67），同样，男性［1.81/(10万人·年)，95%CI：1.74～1.88］高于女性［1.23/（10万人·年），95%CI：1.17～1.29］。

1.1.3 中国城镇ALS发病率及变化趋势

2012年1月—2016年12月，我国开展了一项包括中国21个省、自治区、直辖市（不包含福建、西藏自治区、天津、北京、上海、四川、宁夏回族自治区、河北、青海及新疆维吾尔自治区）的大型城市数据研究。该队列包含享有城镇居民基本医疗保险人群及城镇职工基本医疗保险人群，共包括近4300万人。结果显示，ALS患者年平均患病率为2.91/（10万人·年），年平均发病率为1.65/（10万人·年）。其中，男性患者均高于女性（图5-1-2）。

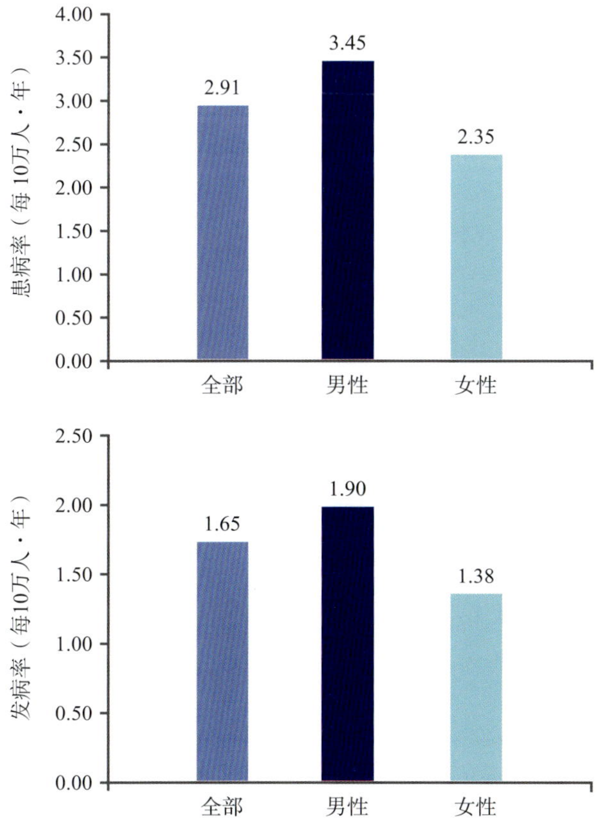

图5-1-2 ALS患者的年平均患病率和年平均发病率

结合北京大学第三医院2010—2015年ALS患者的统计信息及北京东方丝雨渐冻人罕见病关爱中心的自我普查报告，研究结果表明，北京市2010—2015年ALS患者的年平均发病率为2.708/（10万人·年），但采用捕获再捕获法估算ALS发病率研究则表明，2010—2016年北京市ALS的年平均发病率仅为0.66/（10万人·年）（95%CI：0.61～0.71）。发病率与年龄、性别相关，55～64岁年龄组发病率［男性：3.069/（10万人·年），95%CI：2.304～3.833；女性：1.826/（10万人·年），95%CI：1.273～2.378］达到峰值，且女性发病率和诊断年龄均更低。

另外，1997—2002年中国香港人群数据显示，ALS中位发病率0.6/（10万人·年）；1999—2008年中国台湾人群中位发病率0.5/（10万人·年），与采用捕获再捕获法估算的北京发病率相似（表5-1-1）。

表5-1-1 中国部分地区ALS发病率比较

地域	研究时间（年份）	病例数（人）	研究类型	发病率（/10万人·年）
香港	1997—2002	84	人群研究	0.60
台湾	1999—2008	1136	人群研究	0.50
北京	2010—2016	1092	捕获-再捕获	0.66

1.2 死亡率及影响因素

1.2.1 死亡率

多数研究认为，ALS患者自发病至死亡的中位生存时间为3～5年，但具有明显的临床异质性，一部分患者进展可非常迅速，病程<1年，而另一部分患者进展极为缓慢，病程可超过10年甚至20年。

2018年有报道显示，中国大陆散发性sALS患者的中位生存时间为71个月，与中国台湾基于人群研究所得中位生存时间（66.6个月）相近，但也有2011年的研究显示为29.67个月（表5-1-2）。不同国家和地区报道的生存时间存在明显差异，这除了与研究方法、数据处理及分析方法的不同有关外，还应考虑到人种、生活方式等方面的差异所造成的影响。

1.2.2 发病年龄对生存时间的影响

2003年1月—2015年12月，北京大学第三医院共收集中国sALS患者2101例分析疾病预后的影响因素，结果发现发病年龄>50岁的ALS患者生存时间明显短于发病年龄≤50岁的ALS患者（图5-1-3）。另外，Cox多因素分析表明，发病年龄<55岁ALS患者的死亡风险是发病年龄≥55岁ALS患者的0.72倍（$P=0.09$），诊断延迟时间<10.98个月的ALS患者死亡风险是诊断延迟时间≥10.98个月ALS患者的2.64倍（$P<0.001$）。

表5-1-2　中国ALS患者的流行病学研究

研究	杨　等（2011）	刘　等（2014a）	崔　等（2014）	陈　等（2015）	魏　等（2015）	李　等（2013）	蔡　等（2015）	方　等（1996）	方　等（2005）
地域	中国大陆	中国大陆	中国大陆	中国大陆	中国大陆	中国台湾	中国台湾	中国香港	中国香港
研究类型	单中心队列	多中心队列	多中心队列	单中心队列	单中心队列	人群研究	人群研究	人群研究	人群研究
研究时间（年份）	2004—2010	2009	2009—2010	2003—2012	2006—2014	1999—2008	1999—2008	1989—1992	1997—2002
病例数（人）	139	455	461	1 624	1 131	1 149	1 136	84	218
平均发病年龄	50.54	52.4	52.6	49.8	54.3	56.27	56.6	55.5	58.76
性别比例（男/女）	/	1.63	1.6	1.7	1.45	1.65	1.67	1.98	1.72
生存时间（个月）	29.67	/	/	71	/	66.6	/	33.6	/
延髓起病率（%）	/	30.90	20.30	14.00	20.30	/	/	/	/
利鲁唑使用率（%）	/	/	28.90	32.30	35	60.75	56	/	/

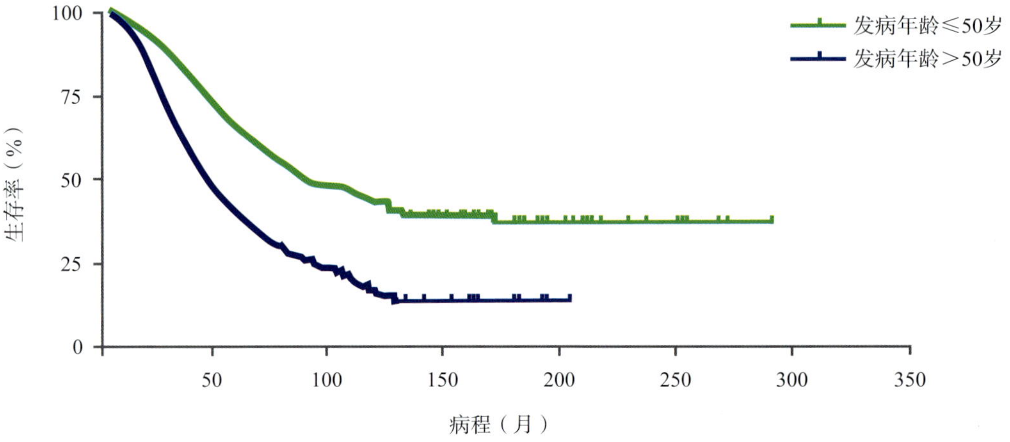

图5-1-3　不同发病年龄的ALS患者生存曲线分析

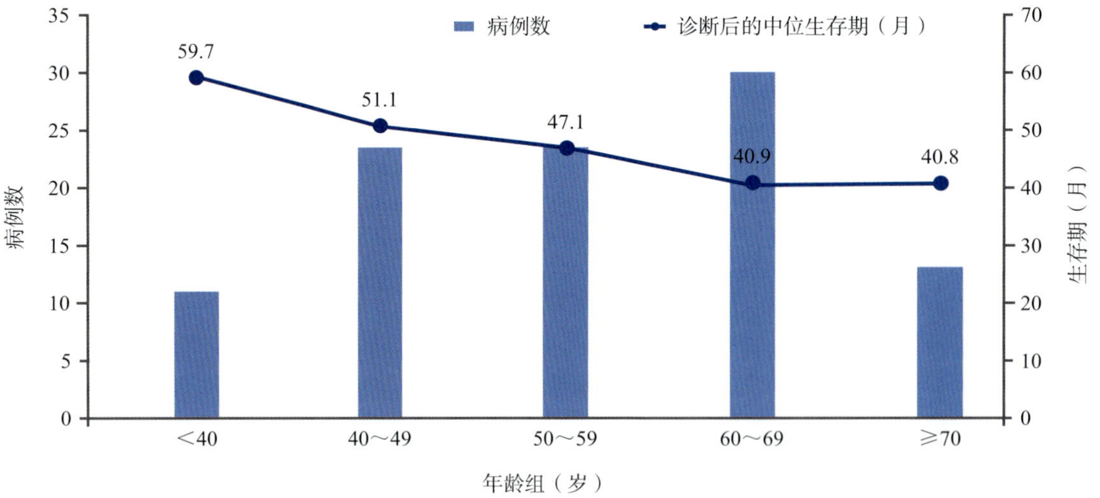

图5-1-4　不同年龄段的ALS患者中位生存时间分析

将年龄阶段进一步划分，从图5-1-4可以看出，随着发病年龄的不断增长，患者中位生存时间逐渐降低。

1.2.3　起病部位及受累时间对生存时间的影响

多项研究均表明，延髓起病型ALS生存期较短（47.6个月），肢体起病型ALS生存期相对较长（51.3个月）（图5-1-5、图5-1-6）。

西安交通大学第一附属医院对2011年1月—2017年12月收集的168例ALS患者随访至2018年12月。Cox单因素及多因素分析结果提示（图5-1-7），脊髓起病型ALS患者在发病后11.5个月是否出现延髓受累也是影响其生存期的独立危险因素，且延髓受累出现时间<11.5个月的患者中位生存时间（20.37个月，95%CI：18.71～22.02）明显短于延髓受累出现时间≥11.5个月的患者（40.60个月，95%CI：34.37～46.83）和延髓未受累的患者（39.60个月，95%CI：27.18～52.02）（$P=3.46\times10^{-9}$）。同时，延髓受累出现时间<11.5个月的脊髓起病型ALS患者2年、3年和5年生存率分别为32.17%、10.80%和0，延髓受累出现时间≥11.5个月的患者2年、3年和5年生存率分别为89.20%、57.24%和10.53%，延髓未受累的患者2年、3年和5年生存率分别为62.16%、38.39%和10.53%。

1.2.4　性别对生存时间及预期寿命的影响

性别也是ALS预后的重要影响因素之一。女性ALS患者的中位生存时间（40人，49.2个月）显著长于男性患者（62人，47.8个月，$P<0.05$）。2005—2018年，预期寿命不断延长，而且女性预期寿命一直明显长于男性（图5-1-8）。

1.2.5　不同基因突变对ALS生存时间的影响

（1）携带罕见致病性变异对ALS生存时间的影响：中国香港学者对8例具有SOD1基因突变的fALS患者进行了全基因组测序，对46例居住在中国香港的sALS患者进行了全外显子测序，发现67%ALS患者的40个ALS相关基因外显子中至少有1个罕见变异；22%的人有2个或更多。2个或更多罕见变异的患者比0或1个变异的患者生

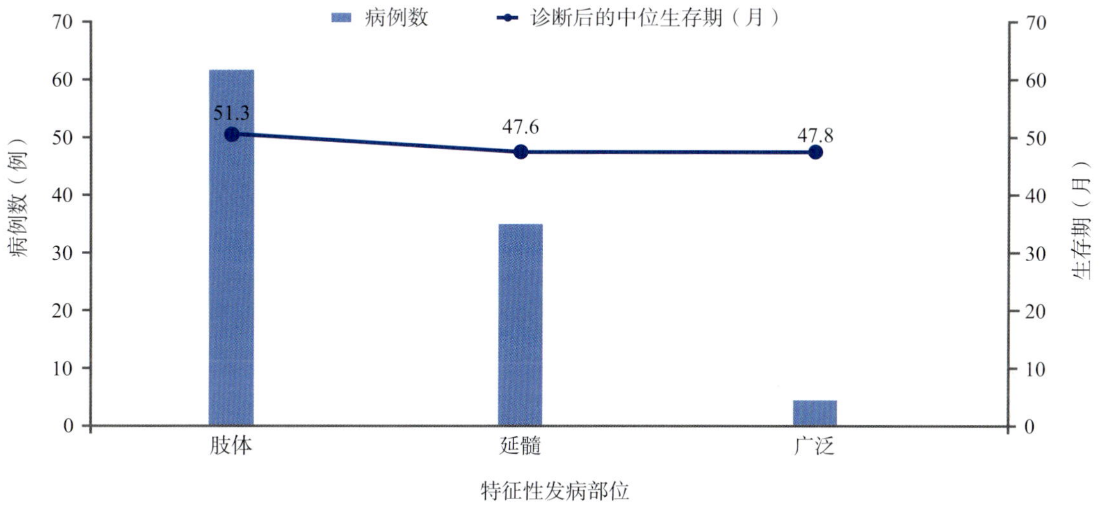

图5-1-5　不同起病部位的ALS患者的中位生存时间分析

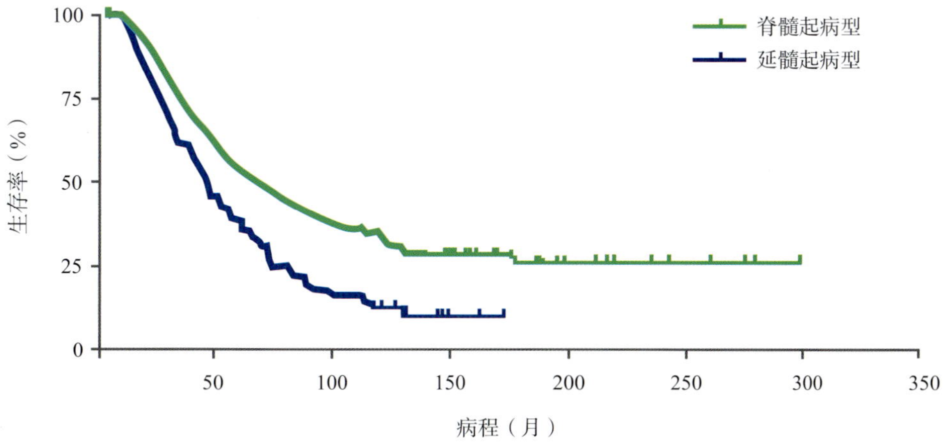

图5-1-6　不同起病部位的ALS患者的生存曲线分析

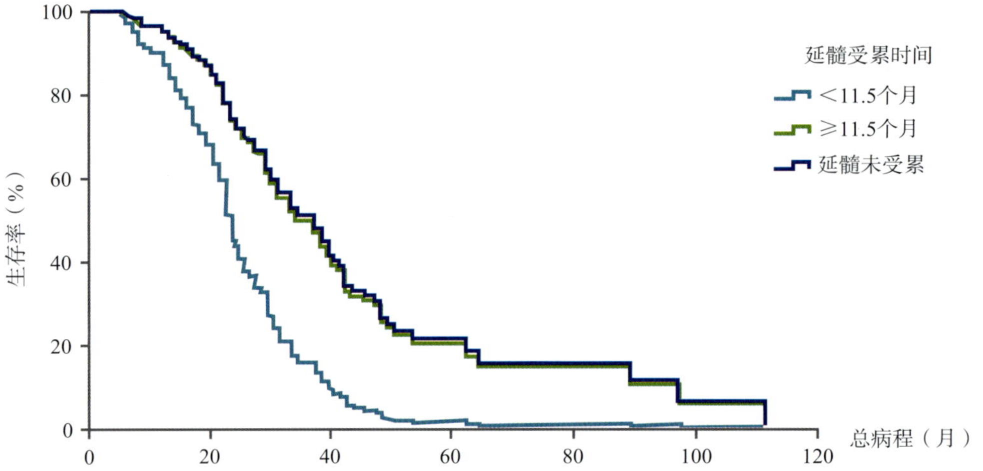

图5-1-7　延髓受累时间<11.5个月，≥11.5个月和延髓未受累3组的脊髓起病型ALS患者Kaplan-Meier生存曲线

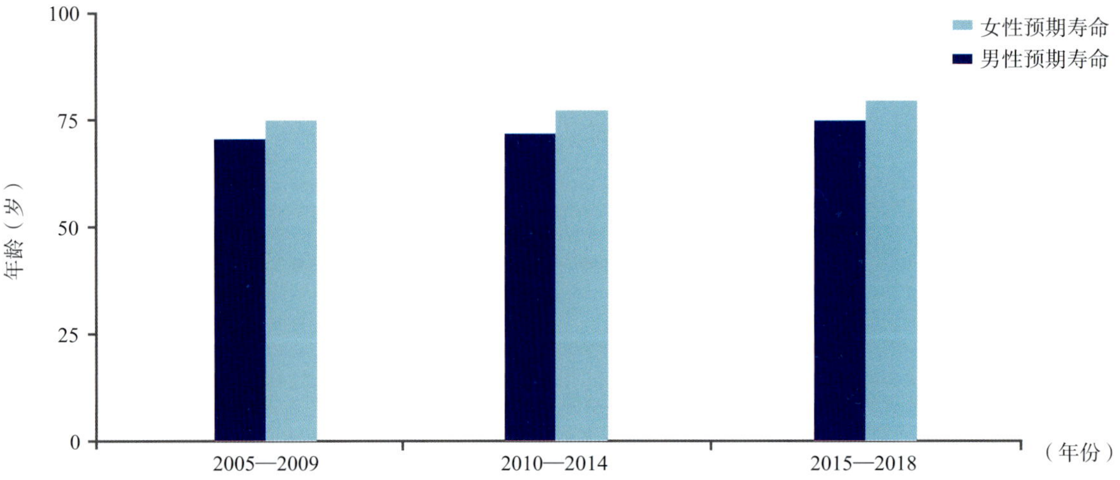

图5-1-8　2005—2018年中国ALS人群预期寿命及变化趋势

存概率显著降低（$P=0.001$）。在调整其他因素后，每增加一个罕见变异，呼吸衰竭或死亡的风险增加60%（$P=0.0098$）。罕见变异的存在与ALS的风险相关（OR＝1.91，95%CI：1.03～3.61，$P=0.03$）（图5-1-9）。综上所述，罕见变异负担严重影响ALS的发展和生存，也为寡基因致病理论建立了强有力的人群基础。

（2）携带SOD1基因突变对ALS生存时间的影响：SOD1基因突变是非白种人ALS最常见的病因。2019年北京大学第三医院共纳入并分析了66例携带SOD1基因致病性变异的ALS患者。所有患者的平均发病年龄为43.92岁，其中，携带外显子4突变的患者平均发病年龄（$n=18$，37.75岁）明显低于携带外显子2突变（$n=24$，46.83岁）的ALS患者（$P=0.002$）。携带SOD1突变的sALS患者的平均中位生存时间（125.6个月，95%CI：99.80～151.51）显著高于未携带SOD1突变的sALS患者（7.4个月，95%CI：38.90～75.90，$P=0.006$），尤其以女性明显（图5-1-10）。

（3）携带FUS基因突变对ALS生存时间的影响：2021年四川大学华西医院发现携带FUS基因致病性变异的ALS患者的发病年龄明显低于其他ALS患者（图5-1-11）。同时，2017年一项针对中国青年型ALS患者的遗传学研究及一项针对58例fALS的研究提示，青年起病ALS患者通常为FUS基因突变，且有FUS基因突变的患者生存时间明显短于SOD1及TARDBP基因突变携带者（图5-1-12）。然而，这一结论与2021年研究结果（图5-1-13）存在分歧。

1.2.6　利鲁唑治疗对生存时间的影响

多项中国大陆研究没有发现利鲁唑对生存的影响，可能是因为利鲁唑价格高、无医保、副作用或短期疗效不明确等，导致患者依从性差，多数患者都不能坚持1年以上的药物治疗。利鲁唑使用者的比例从2005—2009年的28.9%增加至2015—2018年的71.4%

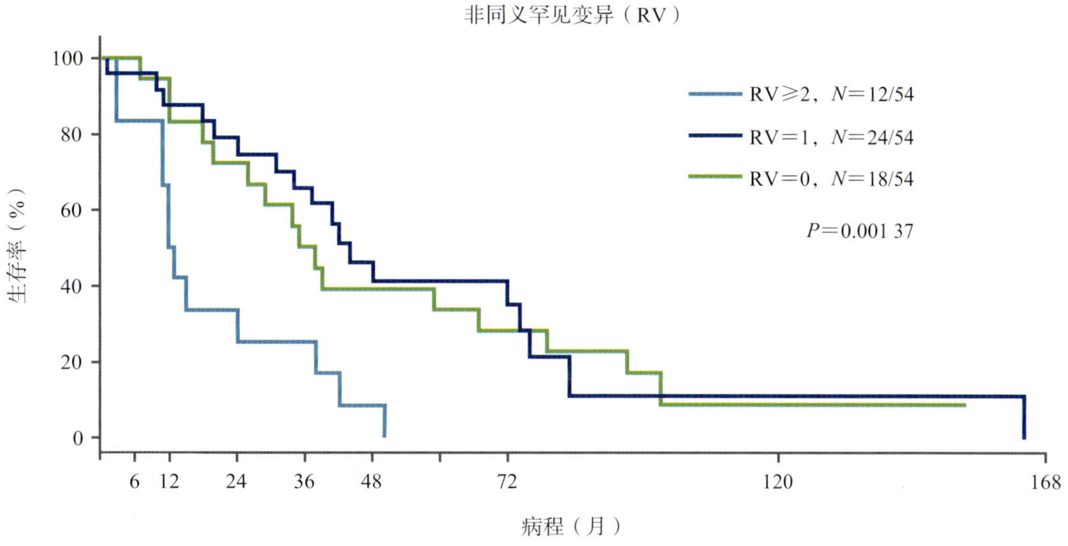

图 5-1-9　携带罕见致病性变异对 ALS 患者生存时间的影响

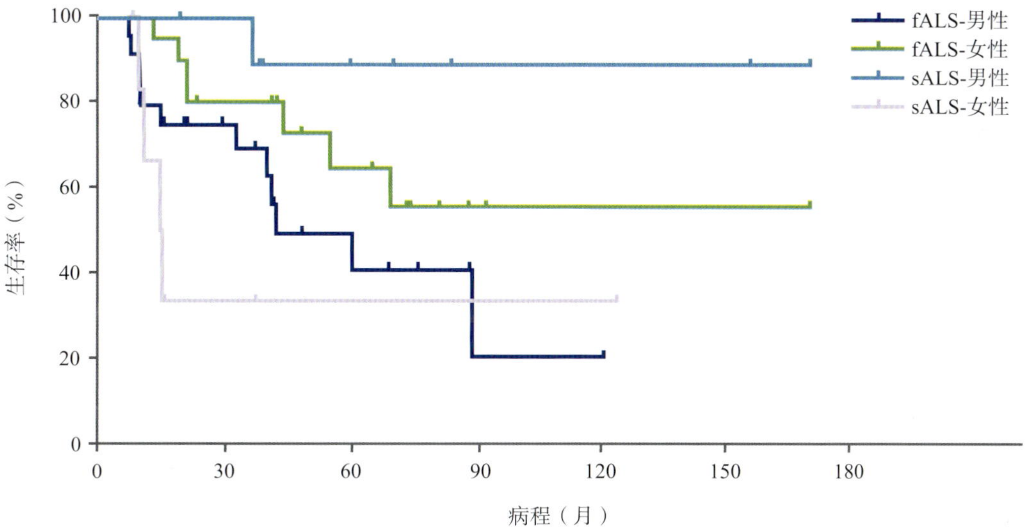

图 5-1-10　携带 SOD1 基因突变对不同性别的 ALS 患者生存曲线分析

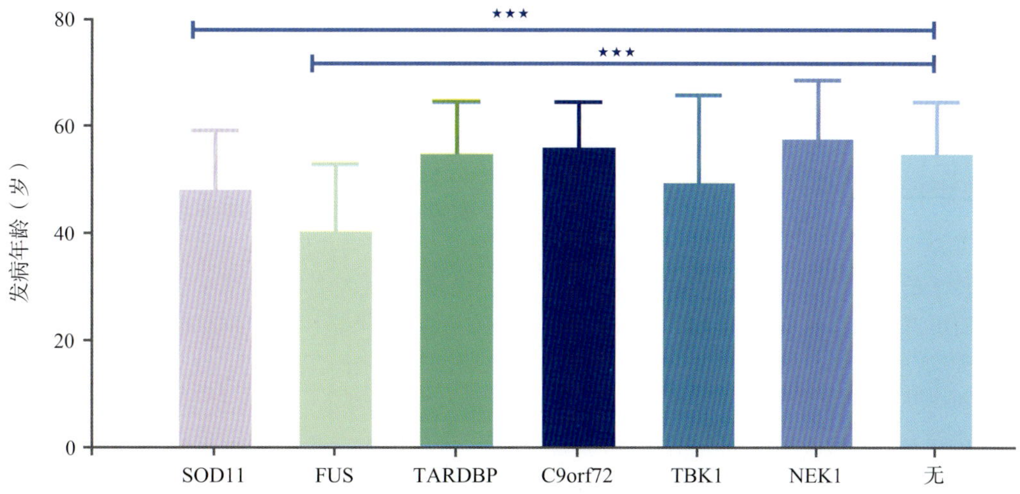

图 5-1-11　携带不同致病基因的发病年龄分布

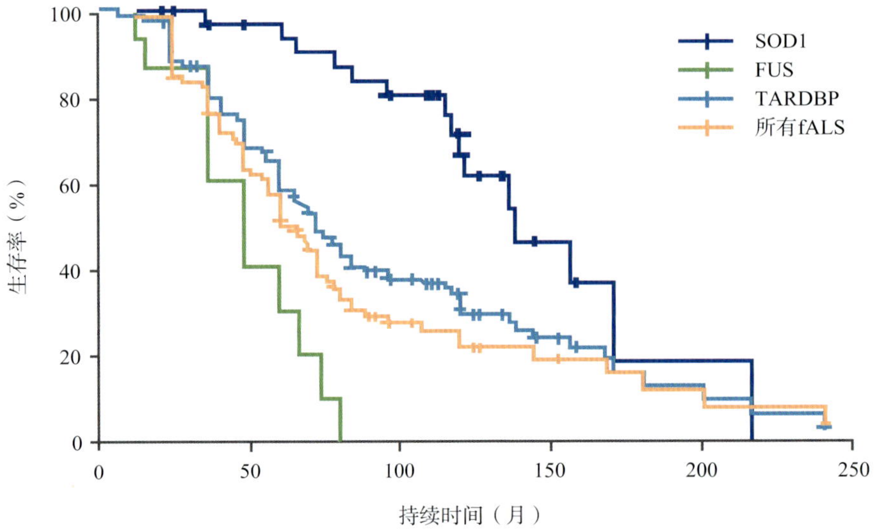

图5-1-12　中国青年型ALS患者携带不同致病基因的生存曲线分析

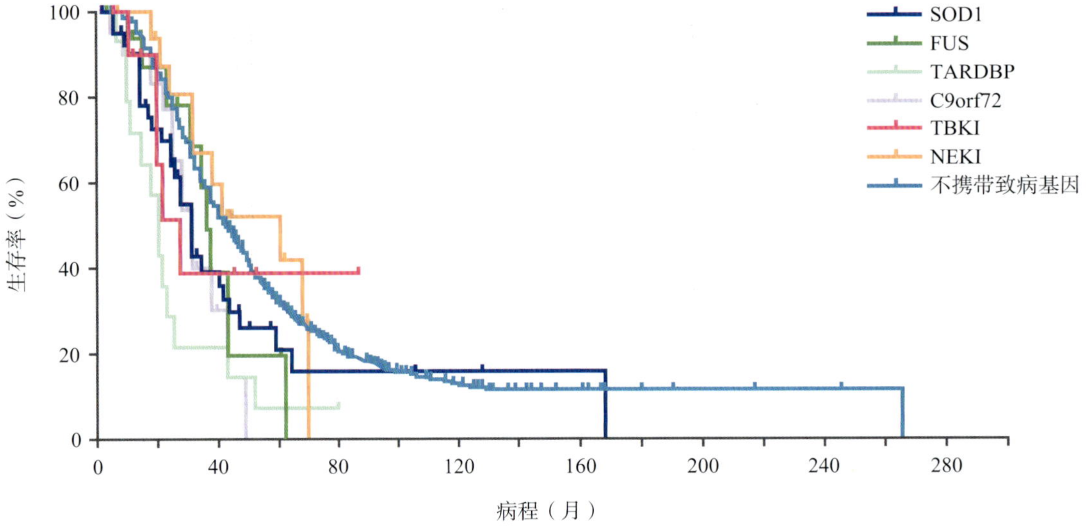

图5-1-13　中国fALS患者携带不同致病基因的生存曲线分析（2021年）

（$P<0.001$）。利鲁唑使用率与利鲁唑单价显著负相关（$P<0.001$），与人均GDP显著正相关（$P<0.001$）。相比而言，中国台湾ALS患者使用利鲁唑比例较高（60.75%），并发现有保护作用。

1.3　危险因素

1.3.1　遗传因素

随着ALS遗传学的研究与发展，基因检测逐渐进入临床实践，对辅助患者诊断、预后判断、遗传咨询及基因治疗等有一定意义。ALS的遗传方式及特征均具有明显的异质性。约10%的病例属于fALS，在这些患病家族中，ALS主要表现为常染色体显性遗传，但也有其他遗传模式，如常染色体隐性遗传。除了fALS以外，其余90%的病例为sALS。sALS和近50%的fALS的遗传机制尚不清楚。由于ALS疾病的复杂性，在此研究领域从来就没有“一刀切”的解决方案，但是随着这些研究工具分析能力的强化与更新，也给ALS研究带来了新的契机。

在过去的西方研究中，纳入了超过14 000例患者（包括欧洲白种人和亚裔病患者）和更多数量的对照者。这些大型研究以欧美人群为基础，发现了若干与ALS相关的基因或遗传危险因素。尽管在世界范围内，部分致病基因具备共性，如SOD1、FUS、TARDBP基因致病性变异的临床表型在fALS人群中分布比例大致相同，但相关研究也提示ALS在不同人群具有种族特异性。研究显示，亚洲及中国人群中如PFN1、VCP、TUBA4A基因的致病性变异频率与欧美人群明显不同，提示中国人群同白种人群存在着不同的基因突变频率和分布。以

C9orf72基因为例，亚洲及中国ALS人群的突变频率低，提示在欧美人群遗传机制中占重要地位的奠基者效应并不适用于对亚洲人群发病机制的解释，进而也提示中国人群中存在其他潜在的新致病基因的可能性。

四川大学华西医院商慧芳团队2019年总结了在PubMed发表（截至2018年10月）的中国人群ALS致病基因突变情况，结果显示（图5-1-14），SOD1突变占5.1%，FUS突变占20%，C9orf72突变仅占0.68%。其中，fALS和sALS致病基因的突变率分别为55.0%和11.7%。在fALS中，SOD1基因突变频率最高（25.6%），其次为FUS（5.8%）、TARDBP（5.8%）、DCTN1（3.6%）、C9orf72（3.5%）、ANXA11（3.3%）等基因，但未发现SQSTM1、CHCHD10、TBK1、PFN1、ANG、VCP、MATR3、CCNF、TUBA4A、TIA1、ARHGEF28、GLE1基因突变。在sALS中，SOD1基因突变频率最高（1.6%），其次是ANXA11（1.4%）、FUS（1.3%）、SQSTM1（1.0%）、OPTN（0.9%）、CCNF（0.8%）、TBK1（0.7%）等基因，但未发现VCP、VAPB、*TUBA4A*、*GLE1*基因突变。

2021年5月，该团队再次总结了1587例中国ALS患者基因致病突变，结论与之前的结果保持一致（图5-1-15）。

此外，2023年北京大学第三医院樊东升团队，联合清华大学和中科院上海药物研究所，共同报道了CLCC1作为ALS的一个新致病基因；2024年首都医科大学宣武医院王朝东团队联合中科院遗传与发育生物学研究所，共同报道了ALS另一个新基因（PCDHA9），这也是中国学者首次发现的ALS相关基因。

作为出生缺陷一级预防，携带者筛查是目前遗传性疾病防控及提高全民健康亟须解决的问题。目前，成年起病性疾病尚未纳入携带者筛查项目。但是，根据2015年美国医学遗传学与基因组学学会（ACMG）联合美国妇产科学会（ACOG）等五家专业机构发布的针对生殖医学中的扩展性携带者筛查的联合声明，ALS不仅严重影响生命质量，而且需要大量医学干预，中国人群中也存在ALS致病基因一定频率的突变，尤其SOD1和FUS。虽然ACOG建议成年期发病的疾病可不开展筛查，但该类疾病是否可以列入中国携带者筛查项目，需要进一步探讨。

1.3.2　性别因素

2017年结果提示，北京市2010—2015年ALS男性发病率为3.308/（10万人·年），女性2.069/（10万人·年），男女患者比例为1.698∶1，男性发病率比女性发病率高。北京市ALS患者年龄分布服从三参数的Weibull分布，男性平均发病年龄53.89岁，女性平均发病年龄52.42岁（表5-1-3）。

1.3.3　年龄因素

ALS发病率与年龄有关。ALS的发病风险随年龄增长而增加，最常见于40～60岁。北京市2010—2015年ALS患者中，65岁之前发病率随着年龄增长而增加，65岁之后发病率逐渐降低，在年龄增长到一定岁数后发病风险下降，患者发病年龄主要集中在30～65岁。

2012年1月—2016年12月，一项包括中国21个省、自治区、直辖市（不包含福建、西藏、天津、北京、上海、四川、宁夏、河北、青海及新疆）的大型城市数据研究也提示发病率及患病率均随着年龄增长而增加，但是与上述北京市ALS人群研究结果不同，在75～79岁到达高峰［平均年患病率7.53/（10万人·年）；平均年发病率3.50/（10万人·年）］（图5-1-16）。

1.3.4　环境因素及生活方式

1.3.4.1　吸烟

大多数病例对照或队列研究发现，吸烟是ALS的一个危险因素，甚至是一个独立的危险因素。烟草中的尼古丁和甲醛等有毒成分被认为会增加ALS的患病风险。

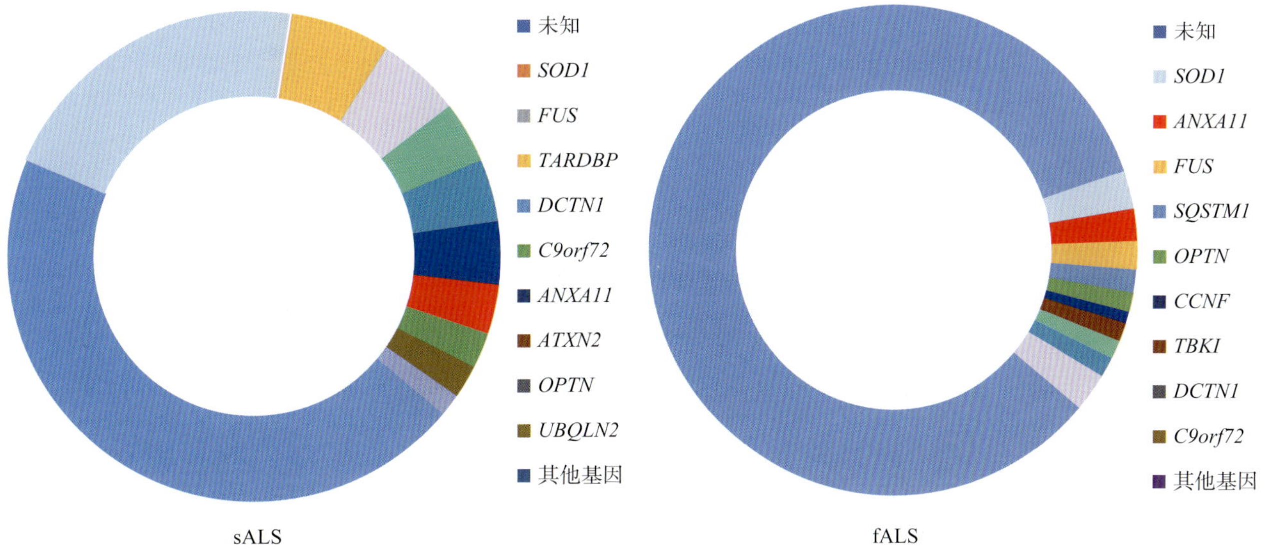

图5-1-14　2019年中国ALS患者的突变基因构成（%）

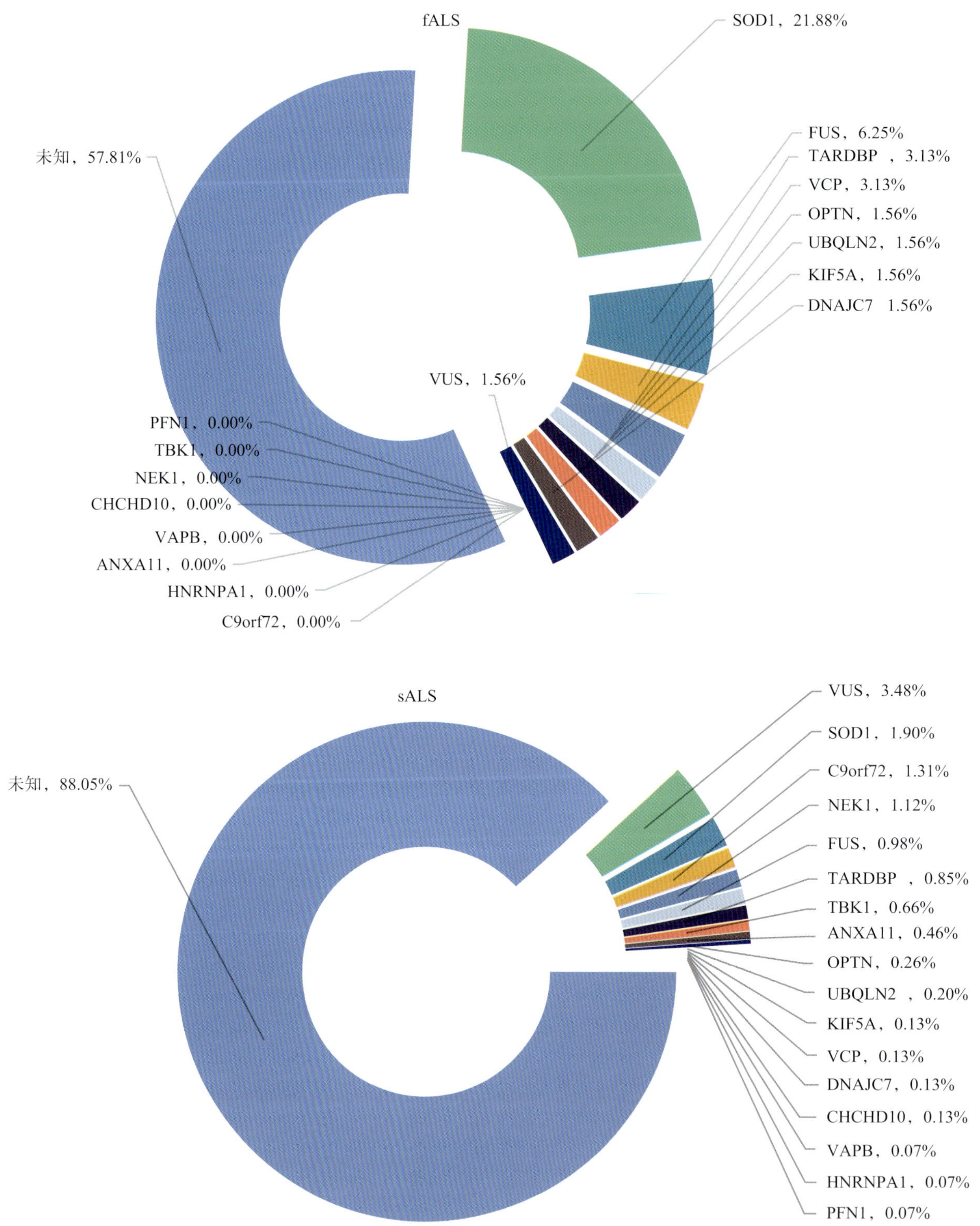

图5-1-15　中国ALS患者的突变基因构成（2021年）

fALS.家族性ALS；sALS.散发性ALS

表5-1-3 北京市2010—2015年ALS患者年龄分布

年龄组（岁）	病例数			年均发病率（1/10万人·年）
	男性	女性	合计	
＜30	80	70	150	0.340
30～	72	45	117	0.982
35～	124	75	199	1.991
40～	183	133	316	2.947
45～	255	164	419	4.025
50～	302	160	462	5.725
55～	377	232	609	7.321
60～	324	175	499	8.627
65～	219	105	324	8.737
70～	124	61	185	6.216
75～	52	22	75	2.948
≥80	16	10	26	1.184

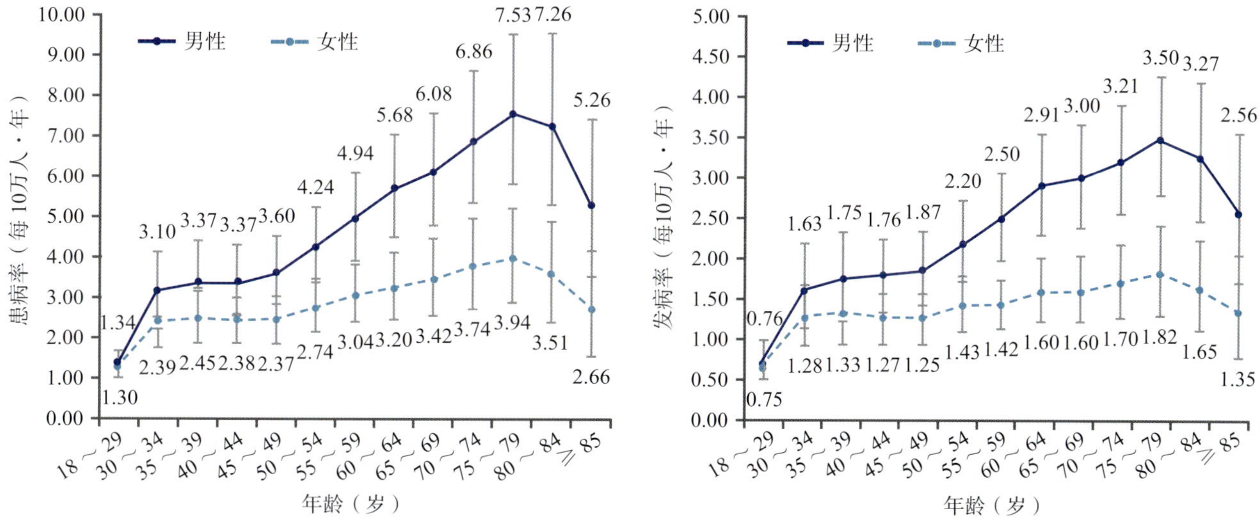

图5-1-16 2012—2016年中国城镇ALS患者的平均年患病率及发病率

由重金属和杀虫剂等有毒物质引起的烟草污染是吸烟增加ALS风险的另一原因。2019年一项国内ALS患者危险因素研究提示，目前吸烟的患者比从不吸烟或曾经吸烟的患者患ALS的风险更高（表5-1-4）。同时，吸烟对性别差异的影响值得注意。吸烟对女性ALS患者的影响大于男性患者，尤其是更年期后的女性。

1.3.4.2 饮酒

饮酒对ALS的影响尚不确定。目前，已有一些研究发现，饮酒是ALS的可能保护因素。相反，2019年一项国内ALS患者危险因素研究发现饮酒是ALS的风险因素，而不是保护因素（表5-1-5）。此外，饮酒的影响取决于饮酒的频率和剂量。

1.3.4.3 其他

另外，一些证据表明，军事人员及电相关职业、长期暴露于金属毒物（如铅、锰或其他物质）、农药、病毒感染、创伤性损伤、BMI等也可能与ALS相关。

1.4 临床分类及评估量表

在我国，国家神经系统疾病医疗质量控制中心于2022年设立了运动神经元病（motor neuron disease,

表5-1-4 ALS患者中吸烟危险因素的单因素logistic回归分析

分组	吸烟情况	OR	95%CI	*P*值
吸烟团体	目前吸烟者	—	—	0.000*
	前吸烟者	0.124	0.048 ~ 0.318	0.000*
	从不吸烟	0.457	0.215 ~ 0.970	0.041*
吸烟团体**	从不吸烟	—	—	0.005*
	前吸烟者[a]	0.614	0.221 ~ 1.710	0.351*
	目前吸烟者[b]	3.196	1.375 ~ 7.427	0.007*

注：*.$P<0.05$；**.根据ALS发病后的吸烟状况分组；a.在ALS发病前戒烟；b.ALS发病后持续吸烟者

表5-1-5 ALS患者中饮酒危险因素的单因素Logistic回归分析

饮酒情况		ALS组		健康对照组		OR	95%CI	*P*值
		人数	比例（%）	人数	比例（%）			
是否饮酒	否	70	58.8	171	71.5	1.760	1.110 ~ 2.790	0.016*
	是	49	41.2	68	28.5			
是否戒酒（在117名饮酒者中）	否	19	38.8	56	82.4	0.136	0.058 ~ 0.317	0.000*
	是	30	61.2	12	17.6			
标准饮酒次数	＜10	33	89.2	43	70.5	3.453	1.067 ~ 11.178	0.039*
	＞10	4	10.8	18	29.5			
饮酒频率	0	12	27.3	12	17.6			0.006*
	1 ~ 3	14	31.8	1	1.7	18.000	2.098 ~ 154.398	0.008*
	4 ~ 6	6	13.6	21	35.6	8.000	0.725 ~ 88.226	0.090*
	7	12	27.3	4	6.8	33.000	3.866 ~ 281.696	0.001*

注：*.$P<0.05$

MND）质控专病组，启动了ALS/MND医疗质量控制体系建设。通过系统调研循证医学证据和国内外指南，MND质控专病组利用德尔菲法制订了ALS医疗质量控制指标体系，从统一诊断标准，建立患者全面管理概念，规范治疗方案等方面系统完善ALS的住院诊疗质量控制过程。

1.4.1 临床分类

目前，按照起病部位及上、下运动神经元受累程度的不同，可将ALS分为：

（1）肢体起病型ALS（limb-onset ALS）：占患者总数的70%。

（2）延髓起病型ALS（bulbar-onset ALS）：占患者总数的25%。

（3）原发性侧索硬化（primary lateral sclerosis，PLS）：此型较为少见，表现为40岁以后起病，4年内仅有上运动神经元受累的临床证据而不出现下运动神经元受累的临床或电生理证据，4年内出现下运动神经元受累证据者，诊断为以上运动神经元受累为主要表现的ALS（upper motor neuron dominant ALS，UMN-D-ALS）。

（4）进行性肌萎缩（progressive muscular atrophy，PMA）：此型仅有下运动神经元受累体征，并具有明显的临床异质性。

（5）其他少见类型：如连枷臂综合征（flail-arm syndrome，FAS）和连枷腿综合征（flail-leg syndrome，FLS），均表现为症状和体征局限于肢体一个区域达12个月以上而不出现其他区域受累的体征。

在中国3410例中，2481例为脊髓型ALS（72.8%），599例为延髓型ALS（17.6），240例为FAS（7.0%），66例为PMA（1.9%），24例为PLS（0.7%）。尽管14年期间不同表型患者的比例有所波动，但脊髓型ALS所占比例最大，其次是延髓型ALS和FAS（图5-1-17）。

1.4.2 评估量表

（1）临床功能评估：目前评价ALS患者临床功能最常用的量表为改良ALS功能评分量表（revised ALS functional rating scale，ALSFRS-R），此表由Cedarbaum等在ALS功能评分量表（functional rating scale，FRS）的基础上修订而来，共包括10个项目：①语言；②流涎；③吞咽；④书写；⑤使用餐具；⑥穿衣及卫生自理；⑦床上翻身及整理被褥；⑧行走；⑨爬楼梯；⑩呼吸困难，端坐呼吸，呼吸功能不全。应用ALSFRS-R评分对患者的临床功能进行评估可以将患者的状态定量化、统一化，有利于不同研究、人群间的横向比较。多项研究已证实ALSFRS-R评分的下降速率与ALS的病情进展速度及不良预后呈正相关，因此通过定期评估ALS患者的ALSFRS-R评分，可以了解患者的身体状态、疾病进展情况，有助于临床医师预测患者的预后并给予更为专业的指导。

（2）认知功能评估：多项研究表明，部分ALS患者合并行为异常、执行功能减退、情绪异常、语言功能损害、注意力下降等多种认知功能损害，且认知功能损害与疾病预后相关，因此评估患者的认知功能具有极其重要的意义。爱丁堡认知和行为检查（edinburgh cognitive and behavioral ALS screen，ECAS）量表是2014年英国爱丁堡大学Sharon Abrahams和Thomas H.Bak团队研发的首个专门为ALS患者设计的认知行为综合测查量表。量表分为两部分，一部分对患者进行评估，包括ALS特异的认知领域评估和ALS非特异的认知领域评估两部分；另一部分对患者的主要照料者进行评估，询问5个行为领域和3个精神症状。

ECAS量表可操作性强、耗时短、易于掌握，可用于常规筛查。北京大学第三医院樊东升教授研究组对ECAS量表汉语版在ALS患者与年龄、性别、教育程度匹配的健康对照中进行分析，获得了中国人群的正常截断值（81.92），发现患者与健康对照在语言流利性、执行功能、ALS特异认知领域、ECAS总分等方面的得分存在显著性差异；受试者完成整个量表平均仅需18分钟，耗时较短，在临床实践中具有较高的可行性。

1.5 误诊概况

2014年有研究显示，高达17.7%的ALS患者在首次就诊时存在误诊，包括误诊为颈椎病（21.4%）、脑梗死（9.1%）、腰椎病（4.1%）及周围神经病（2.6%）（图5-1-18）。

1.6 治疗

1.6.1 接受治疗现状

目前，ALS尚无根治的手段，仍以药物治疗为主。其中，利鲁唑和依达拉奉是被美国FDA批准用于治疗ALS的药物。由图5-1-19可看出，28.9%的患者使用利鲁唑，但其也仅能使患者寿命延长2～3个月，且有恶心、疲劳等不良反应。依达拉奉为一种自由基清除剂，于2017年获美国FDA批准增加ALS治疗的新适应证，并作为孤儿药物在美国上市，虽然近几年已纳入医保范畴，但价格仍比较昂贵。

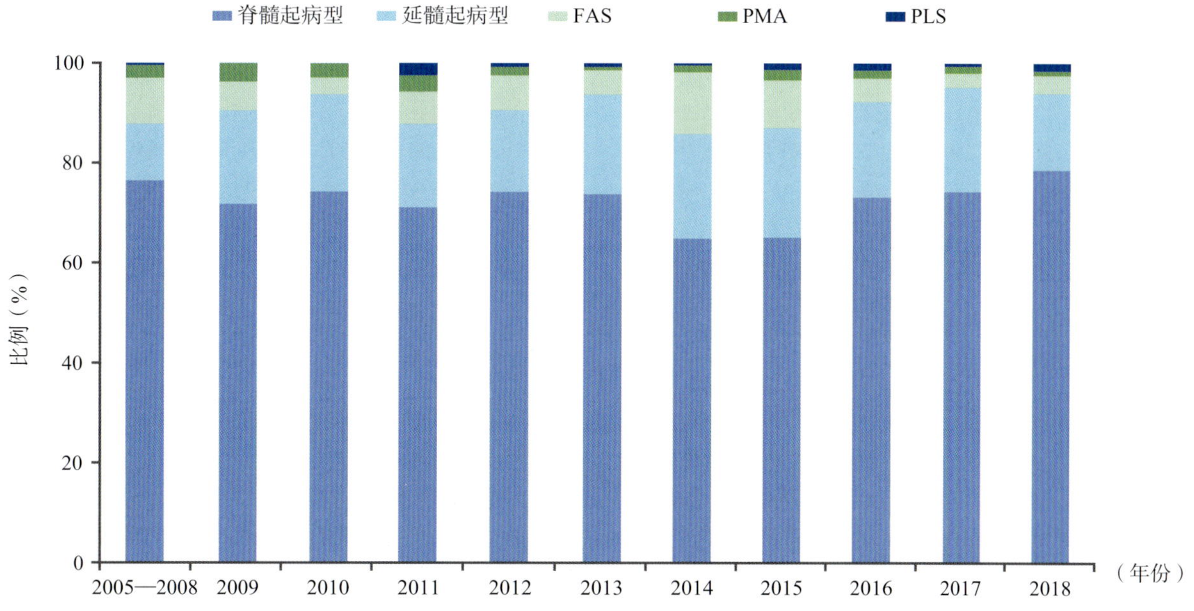

图5-1-17 中国2005—2018年ALS类型组成及变化趋势

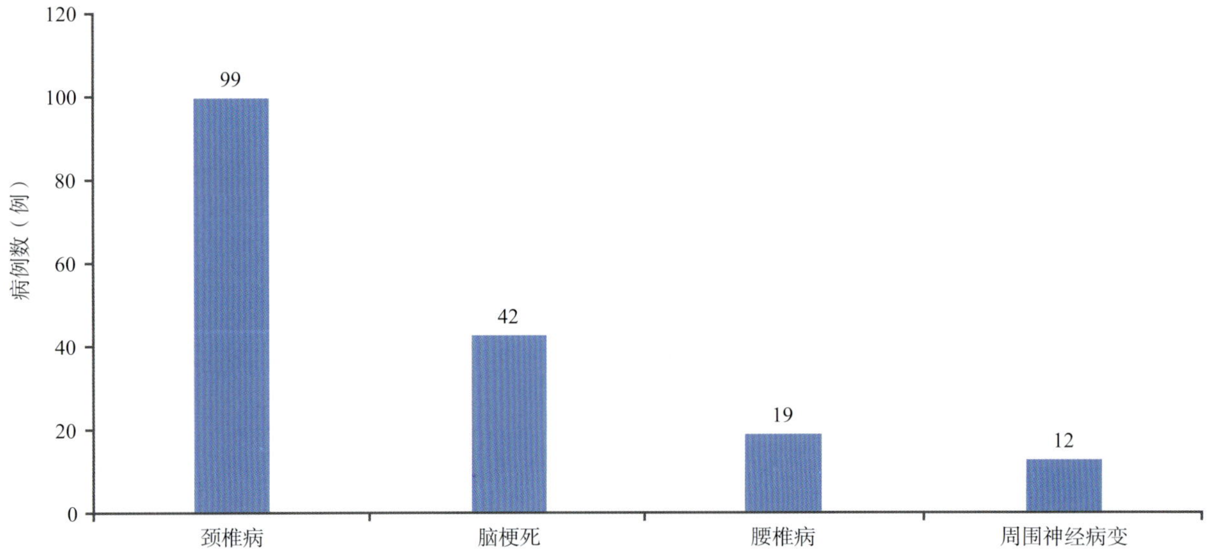

图5-1-18　ALS初诊误诊概况

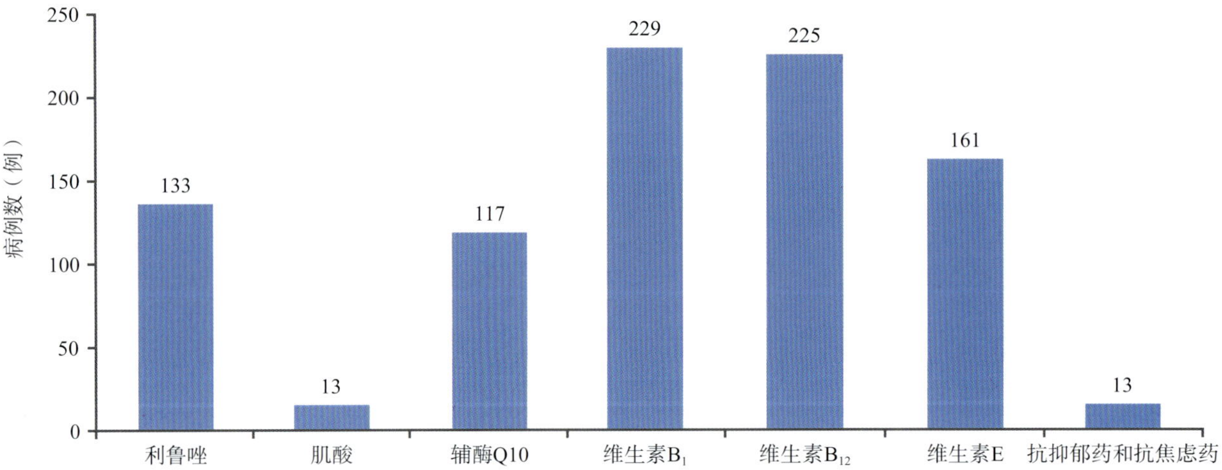

图5-1-19　ALS患者的药物治疗方案概况

在461例ALS患者中，133例服用利鲁唑（28.9%）；13例服用肌酸（2.8%）；117例服用辅酶Q10（25.4%）；229例服用维生素B_1（49.7%）；225例服用维生素B_{12}（48.8%），161例服用维生素E（34.9%）；13例服用抗抑郁药和（或）抗焦虑药（2.8%）。值得注意的是，接受利鲁唑治疗的患者中有25例（5.4%）由于费用或胃肠道不适而停止治疗。

辅助支持治疗是ALS的重要干预手段，包括无创正压通气（NIPPV）、机械通气（MV）、置鼻胃管及经皮内镜下胃造瘘术（percutaneous endoscopic gastrotomy，PEG）等。多项研究显示，这些措施的及时应用可大大改善患者症状、延长患者生存时间。但在国内尚未纳入医保范畴，患者承担费用较高。因此，中国ALS患者的使用率明显较低（NIPPV：31.7%；机械通气：16.6%；置鼻胃管：26.7%；PEG：30.0%）（图5-1-20），这可能也是中国ALS患者生存时间普遍短于西方国家的重要原因之一。

1.6.2　接受综合治疗现状

有学者认为，综合治疗（integrative therapy，IT）是一个整体的医学理念，可能会在推动医学进步、保障人类身体健康中做出巨大贡献。上海地区ALS患者IT的应用非常普遍，尤其在年收入超过7.5万元人民币的患者人群中。IT应用中，最常使用的是维生素和中药复方汤剂及中成药，平均费用1669元/月，最常见的使用原因为疲劳无力、疾病进展及抑郁（图5-1-21）。

1.6.3　居家照护现状

2022年最新研究，选取2021年2月—2021年5月北京市某三级甲等综合医院神经内科门诊、住院治疗后出院的ALS患者50例进行调查问卷研究，结果发现，患者总体依赖水平中等；患者在饮食、呼吸健康管理等方面不够规范，辅助设施设备不完善，辅助器具种类少且使用率低。

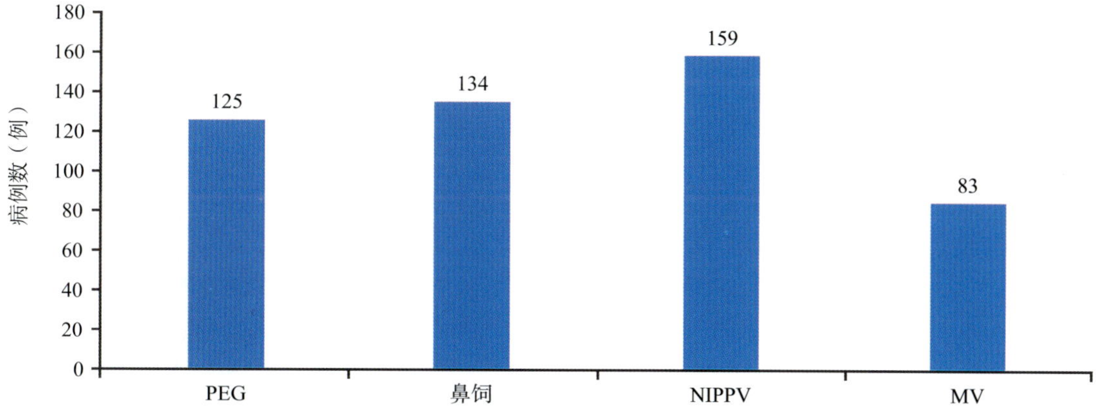

图5-1-20　ALS的辅助支持治疗情况

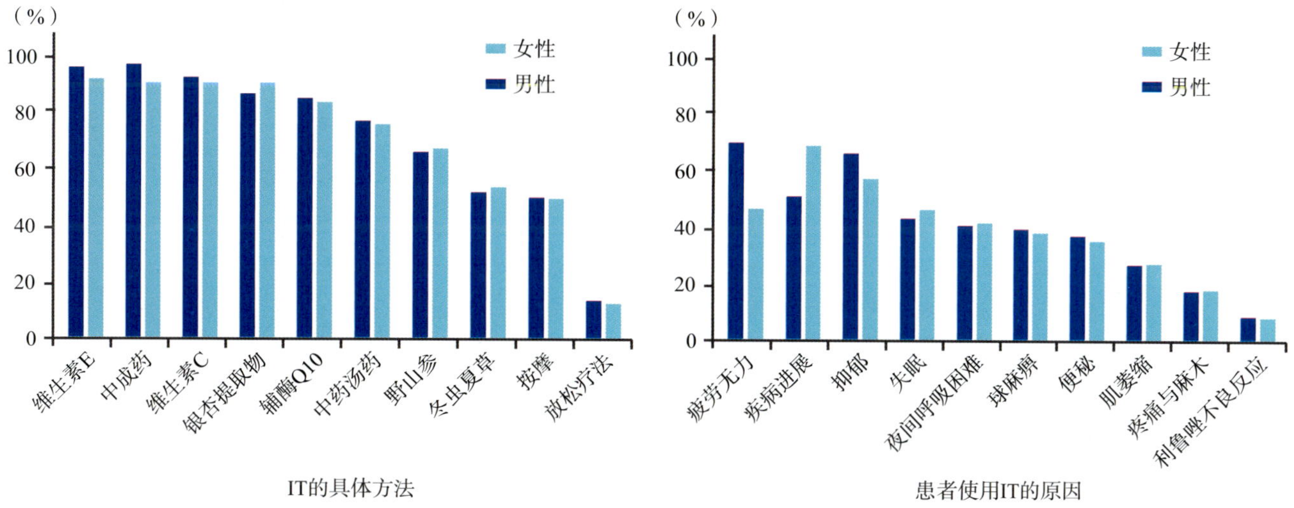

图5-1-21　IT的使用率及使用原因

1.6.4　药物临床试验研究

广东省中医院团队通过全面检索美国临床试验数据库（ClinicalTrials.gov）和中国临床试验注册中心（ChiCTR）发现，ClinicalTrials.gov中ALS临床试验注册数量共765项，其中干预性研究540项；而ChiCTR中仅31项，差异较明显。值得期待的是，由我国研究者牵头开展的多中心、随机、双盲、安慰剂对照的ALS临床试验也已陆续启动（ChiCTR2000039689），为患者带来了治疗希望，同时，也为ALS研究贡献中国力量。

1.6.4.1　他莫昔芬

他莫昔芬作为一种选择性雌激素受体调节剂，已被美国FDA批准为抗肿瘤药物。在一项小型试验中，共纳入18例无SOD1、FUS突变的ALS患者，均来源于中国台湾。结果提示，他莫昔芬在6个月时间里对病情的缓解作用不大。需要进一步更大规模的研究来证实他莫昔芬是否可以延缓ALS进展。

1.6.4.2　中成药

国医大师卢芳教授基于“湿热不攘为痿”的理论基础，提出ALS核心病理因素为湿热，核心病位在脾，要延及肺、肝、肾三脏，将“清热利湿，分消走泄”这一治疗方法贯穿疾病的全程。卢芳教授以自拟清解饮为本病的基础方，结合病位分属脏腑，兼顾虚实，灵活运用专症专药，取得了较好的临床效果。

2013年上海中医药大学曙光医院开展一项加味四君子汤（JWSJZ）治疗ALS的临床试验，JWSJZ组和对照组各纳入24例。在ALS进行基础治疗的基础上，JWSJZ组患者在治疗方案中加入JWSJZ汤剂，对照组患者给予利鲁唑6个月。结果显示，与利鲁唑治疗相比，JWSJZ汤剂可能延缓了ALS的发展，特别是肢体起病的ALS患者。此外，仍有很多中医物理疗法探索，湖北省中医院团队通过针刺联合康复操治疗ALS患者，发现有一定疗效，值得临床应用发推广与研究探讨。

1.6.4.3　反义寡核苷酸治疗前景

随着ALS遗传学的进展，针对ALS基因突变研发个体化的治疗药物成为可能。反义寡核苷酸（antisense oligonucleotide，ASO）是一种合成的单链核苷酸，长度为8～50个核苷酸，通过与突变的RNA靶向结合，达到从分子水平上抑制突变基因表达及调节其功能的作用。目前，国际上针对SOD1基因突变患者设计的ASO药物tofersen可使血浆神经丝轻链降低，该适应证被FDA加速批准（100mg/15ml注射液），中国国家药品监督管理局药品审评中心也于2024年批准了tofersen用于治疗SOD1基因突变型ALS。除此之外，针对*C9ORF72*、*ATXN2*基因的ASO治疗也有临床前或早期临床试验，但国内尚未开展该方面的临床试验，这是亟须解决的问题。

1.7 严重并发症及死亡原因

2004—2010年，四川大学华西医院神经内科定期随访139例ALS患者（男性89例，女性50例）直至死亡，以进一步了解中国西南地区ALS患者的死亡原因和死亡地点。总体上，91例（65.5%）死于呼吸衰竭，36例（25.9%）死于吞咽困难引起的营养原因，5例（3.6%）死于猝死，3例（2.2%）死于心脏相关原因，4例（2.9%）死于不明原因。与文献报道一致，呼吸衰竭是ALS患者死亡的主要原因。然而，与其他研究不同的是，第二大原因与营养有关，且与发病部位及性别无关（表5-1-6，表5-1-7）。

表5-1-6　不同起病部位的ALS患者死亡原因

死亡原因	发病部位		*P*值*
	脊髓（*n*＝106）	延髓（*n*＝33）	
呼吸衰竭	68	23	0.758
吞咽困难	28	8	0.717
猝死	4	1	1.000
心脏相关	2	1	1.000
未知	4	0	0.572

注：*.χ^2或Fisher精确检验

表5-1-7　不同性别的ALS患者死亡原因

项目	性别		*P*值*
	男（*n*＝89）	女（*n*＝50）	
平均发病年龄（年）	56.70±10.14	55.97±10.04	0.349
平均死亡年龄（岁）	59.15±10.04	58.88±9.36	0.916
呼吸衰竭	61	30	0.310
吞咽困难	20	16	0.218
猝死	4	1	0.777
心脏相关	2	1	1.000
未知	2	2	0.948

注：*.基于χ^2或Fisher精确检验的显著性差异

另外，139例患者中，有114人（82%）死于家中，而非医院，尤其是因呼吸衰竭和吞咽困难引起的营养原因引起死亡的ALS患者（表5-1-8）。该结果与国外研究不一致，这可能与经济和文化差异有关。该项研究结果对中国ALS患者的治疗方式和姑息治疗具有重要的指导意义。

表5-1-8　不同死亡地点的ALS患者死亡原因

死亡原因	死亡地点		*P*值
	家（*n*＝114）	医院（*n*＝25）	
呼吸衰竭	70	21	0.031*
吞咽困难	34	2	0.024*
猝死	4	1	1.000
心脏相关	2	1	0.497
未知	4	0	0.448

注：*.基于Fisher精确检验的显著性差异

1.8 死亡预测模型

四川大学华西医院利用2006年5月—2014年3月纳入的1049例sALS患者病历及随访数据构建ALS死亡率预测模型。模型中共有4个预测因素，包括2个危险因素：年龄（HR＝1.011，95%CI：1.002～1.019）、疾病进展＞1（HR＝1.588，95%CI：1.206～2.093）和2个保护因素：延迟诊断（HR＝0.337，95%CI：0.269～0.423）、NIPPV（HR＝0.491，95%CI：0.310～0.777），5个校正因素，包括性别、起病部位（脊髓或延髓）、出生地（城镇或农村）、是否服用利鲁唑和是否行PEG。验证结果显示具有较高的校准度（拟合优度检验*P*＝0.444）（表5-1-9）。

1.9 卫生经济学

1.9.1 中国ALS人群疾病负担概况

2020年一项涉及中国多省的ALS疾病负担研究提示，广州市（117 665元）、广东省（85 040元）及河南省（69 281元）人均年医疗费用负担明显高于其他省市。

其次，ALS患者确诊1年后的中位医疗费用（17 087元，IQR：8623～41 584）较确诊前1年（7859元，IQR：2477～25 703）显著提高2倍，明显加重了患者医疗负担，尤其自费医疗患者，从7633元（IQR：2646～19 291）提高至26 083元（IQR：7232～63 241）（3.41倍）（图5-1-22）。

医疗消费具体项目汇总结果提示（图5-1-23），购买药物费用占比最大，由3615元（IQR：929～10 410）提高至7709元（IQR：3098～22 207）。同时，医疗咨询相

表 5-1-9　ALS 患者校正 Cox 比例风险模型

变量	评分	B	SE	HR	95%CI	*P* 值
年龄	岁	0.010	0.004	1.011	1.002 ～ 1.019	0.019*
性别	0＝男性；1＝女性	−0.065	0.107	0.937	0.759 ～ 1.156	0.542
起病部位	0＝脊髓；1＝延髓	0.098	0.128	1.103	0.858 ～ 1.418	0.444
诊断延迟	0＝≥12 个月；1＝＜12 个月	−1.086	0.115	0.337	0.269 ～ 0.423	＜0.001*
疾病进展速度	0＝＜1；1＝≥1	0.463	0.141	1.588	1.206 ～ 2.093	0.001*
职业	0＝体力劳动者；1＝脑力劳动者	−0.119	0.147	0.888	0.666 ～ 1.185	0.420
出生地	0＝农村；1＝城市	−0.137	0.117	0.872	0.693 ～ 1.098	0.244
利鲁唑的使用	0＝否；1＝是	−0.118	0.107	0.889	0.720 ～ 1.098	0.274
NIPPV	0＝否；1＝是	−0.712	0.234	0.491	0.310 ～ 0.777	0.002*
PEG	0＝否；1＝是	−0.042	0.409	0.959	0.430 ～ 2.137	0.919

注：ALS. 肌萎缩侧索硬化症；SE. 标准误差；HR. 风险比；CI. 置信区间；PEG. 经皮内镜；NIPPV. 无创正压通气；B. 回归系数
*. 显著性差异

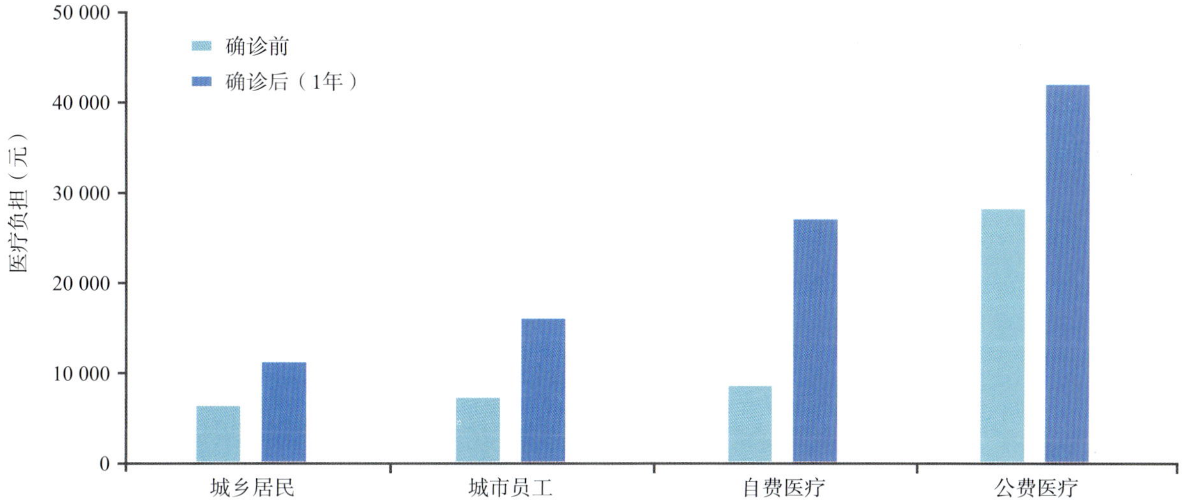

图 5-1-22　不同医疗保障的 ALS 人群医疗负担概况

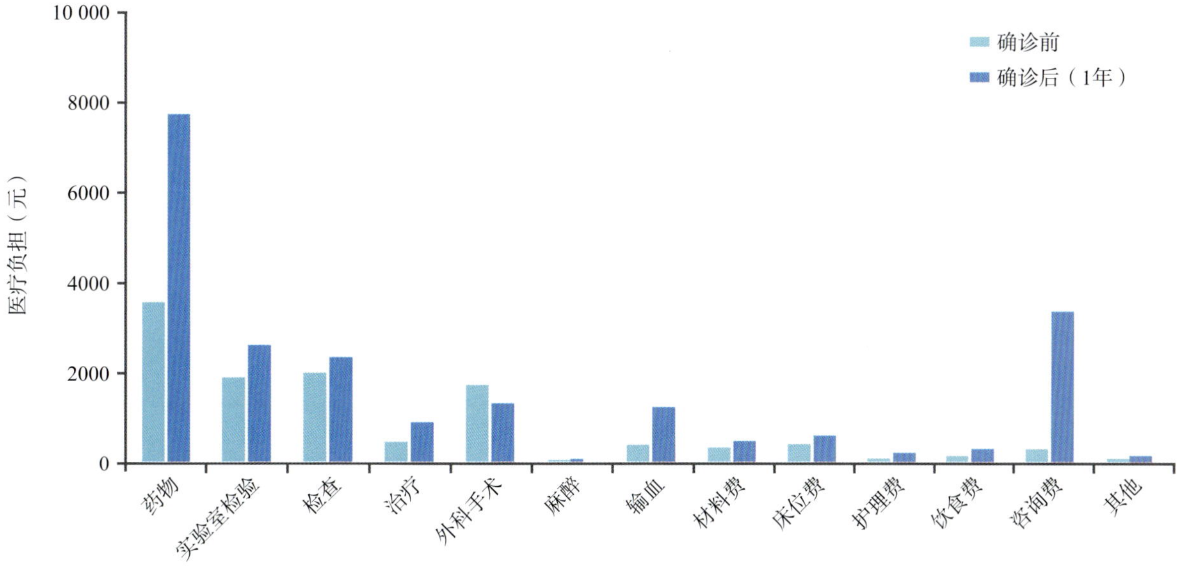

图 5-1-23　中国 ALS 人群医疗消费具体项目汇总

关费用是增长倍数最高的项目（11倍），由305元（IQR：188～623）提高至3400元（IQR：1700～6600）。

同时，在卫生经济学研究中，医疗利用率在临床管理决策中也备受关注。研究提示（图5-1-24），与ALS确诊前相比，确诊后1年城市员工（6.23倍）及自费医疗（6.60倍）的ALS患者住院率升高最为明显。而城乡居民（2.84倍）和公费医疗（2.18倍）患者住院率升高较少。另外，肌电图（EMG）及神经传导检查是ALS诊断及鉴别诊断的重要检查手段。图5-1-24显示，疾病诊断1年后，两项电生理检查率明显提高（2.72～5.97倍），这提示在ALS确诊前，患者获得的有效检查率偏低。其原因可能包含：①患者未及时到专科门诊就诊；②医师临床经验不足或疾病特征不明显等原因导致的漏诊。因此，今后需加强对民众的疾病知识科普，以及专科专病医务人员的强化培训。

1.9.2 中国西南地区ALS患者的经济负担现状及影响因素分析

2020年研究提示，在我国西南地区，ALS患者人均年总费用为8.54万元，明显低于欧美国家，人均间接费用及直接费用明显低于欧美国家，但人均自付费用占比高达52%，明显高于欧美国家。随着照料时间增多，ALS患者的功能评分越差，患者的经济负担也越大，同时生活质量更差。58%患者因疾病影响工作，损失金额在0.3万～10万。36%家属因为照顾患者而影响自身工作，减少了工作时间或者辞去工作。

甚至，有62%患者的医疗费用均超出自身年收入或者家庭年收入，这部分患者存在极大的经济负担（表5-1-10）。

其次，所纳入的ALS患者置鼻胃管、PEG以及使用NIPPV等治疗措施的使用频率低，费用明显低于国外的研究。这可能与患者及其家属没有家庭改装的概念及改装费用较高有关。由表5-1-11可见，较低的报销比例可能使得医疗保险组与非医疗保险组在经济负担中无明显差异。由此可见，在中国西南地区，患者的经济负担重，许多患者的治疗还停留于单纯药物、手术治疗上面，PEG、NIPPV等治疗措施结构欠完善。

1.9.3 1999—2008年中国台湾ALS患者经济负担及变化趋势

1999—2008年，患病15年以上，且严重残疾ALS患者的数据被纳入中国台湾医疗费用的研究范畴（表5-1-12）。2008年，每例ALS的平均医疗费用为353 000元（新台币），相当于中国台湾一般人群的16倍。该研究还发现，尽管有创呼吸机护理患者数量随时间增加，但呼吸机使用比例未见明显增长（16.5%～20.5%）。此外，有创呼吸机的年平均费用在研究期间有所不同。自从1999年中国台湾健康保险协会为ALS患者支付利鲁唑治疗费用以来，这种药物的使用从1999年的77人增加到2008年的266人。

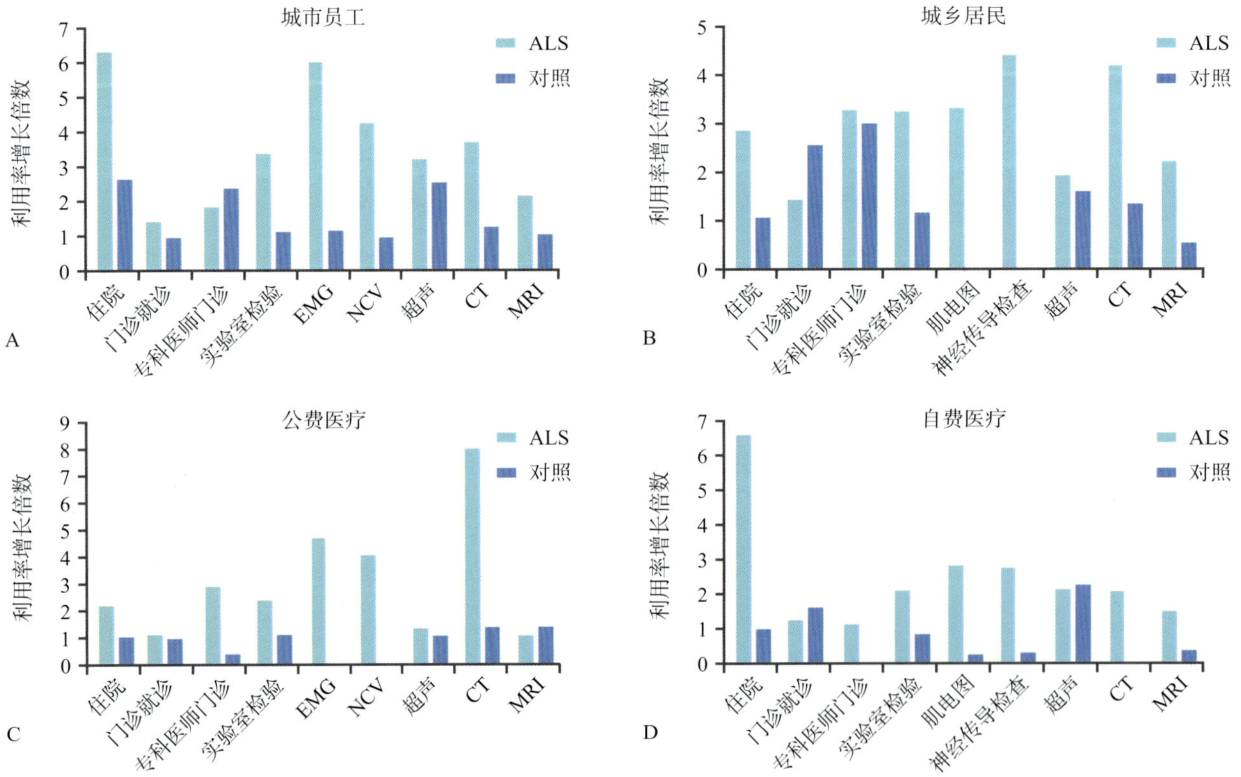

图5-1-24 不同医保类型的ALS患者与对照组医疗利用率增长倍数确诊后1年vs.确诊前1年

表 5-1-10　总花费在不同条件下的差异比较

条件		总花费（万元）	t	P值
影响工作	是	10.29±8.35	2.065	0.044
	否	6.14±4.48		
影响家人工作	是	11.26±9.76	1.94	0.058
	否	7.21±4.86		
使用移动设备	是	10.72±9.15	2.049	0.049
	否	6.70±4.48		
使用利鲁唑	是	10.72±8.30	2.202	0.032
	否	6.38±5.31		
使用呼吸机	是	24.836±16.81	4.85	0.000
	否	7.51±5.01		
行胃造瘘	是	16.65	1.13	0.263
	否	8.39±7.2		
请人照顾	是	12.81±5.19	1.053	0.298
	否	8.28±7.30		
康复治疗	是	14.18±11.42	2.956	0.005
	否	7.14±5.05		
医疗保险	是	8.57±7.76	0.041	0.968
	否	8.46±4.40		

表 5-1-11　医保组和非医保组各项费用的比较（单位：万元）

各项费用	有医保组	无医保组	P值
总费用	8.57±7.76	8.46±4.40	0.378
年医药费	4.73±5.05	3.88±3.87	0.733
直接费用	5.92±6.45	5.23±3.64	0.862
间接费用	2.58±3.32	3.11±2.95	0.397
直接医疗费用	5.92±6.15	5.23±3.64	0.534
直接非医疗费用	0.59±1.29	1.07±1.70	0.331
自付费用	4.49±5.00	4.16±4.19	0.804
家庭改装费用	0.02±0.15	0.04±0.13	0.710
康复费用	0.35±1.15	0.38±0.85	0.862
移动设备费用	0.6±0.09	0.11±0.15	0.673

表5-1-12 中国台湾ALS患者的医疗支出比例及费用（1999—2008年）

治疗	年份	病例		每例患者的平均支出（1000台币）
		病例数（人）	患病率（%）	
有创呼吸机	1999	32	17.7	379
	2000	40	19.2	363
	2001	38	16.5	611
	2002	56	20.0	600
	2003	64	19.5	474
	2004	73	20.2	642
	2005	74	18.8	410
	2006	88	20.5	498
	2007	87	19.2	412
	2008	97	20.3	288
无创呼吸机	1999	6	3.3	10
	2000	13	6.3	13
	2001	19	8.2	20
	2002	13	4.6	11
	2003	18	5.5	7
	2004	20	5.5	11
	2005	18	4.6	11
	2006	32	7.5	9
	2007	31	6.9	18
	2008	38	7.9	49
利鲁唑	1999	77	42.5	65
	2000	95	45.7	96
	2001	116	50.2	97
	2002	113	40.4	98
	2003	145	44.1	80
	2004	183	50.6	83
	2005	155	39.4	97
	2006	212	49.4	100
	2007	253	56.0	95
	2008	266	55.6	88

2007—2008年，约56%的患者接受了利鲁唑治疗，而且每位患者使用利鲁唑的年平均支出保持稳定，2008年为88 000元（新台币）。

作为总医疗费用的一部分，呼吸机和利鲁唑的费用在研究期间有所下降，其支出占医疗总费用的百分比从2000年的55%下降到2008年的33%（图5-1-25）。

1.10　国家及地方公益项目

2005年，中国医师协会（2019年）联合70家三级医院和100多名神经内科医师，启动了“融化渐冻的心”社会公益项目。该项目致力于通过提供免费药物来改善经济困难的ALS患者的治疗和生存。该项目所策划的活动引起了全社会的关注，为ALS患者提供了支持和帮助。

2015年9月，国务院常务会议研究通过《关于全面建立困难残疾人生活补贴和重度残疾人护理补贴制度的意见》，各省相继建立了残疾人社会保障制度。ALS患者可以申请残疾鉴定和残疾证明，并根据国家规定每月获得补助。

与此同时，2013年11月，中国社会福利基金会成立中国第一家渐冻人协会——东方雨渐冻人护理中心（又称东方雨渐冻人协会）。2015年加入国际渐冻人联盟/MND协会，2017年成立“渐冻人之家中国”，面向全国各地患者开放。“渐冻人百万呼吸”（http://www.jiandongren.org）工程是东方雨渐冻人护理中心成立后推出的第一个项目。该项目旨在支持经济困难的ALS患者的呼吸管理，以改善他们的生活质量。自2014年11月启动以来，该项目已筹集了500多万元，为近2000例ALS患者提供了免费医疗设备，并组织了近100场ALS呼吸管理和护理培训。这大大改善了ALS患者的生活质量。另外，中国残疾人联合会康复处专注于残疾人的护理和康复，协助建立ALS患者护理中心，提供护理指导。

同样，陕西省渐冻人协会（SNALSA）也是一个由陕西省医疗机构、医务作者、渐冻人患者及其家属共同创建的非营利性志愿社会组织。2014年1月，经陕西省民政局正式批准成立，2015年成为ALS/MND协会国际联盟成员。

1.11　指南与共识

近年来国内专家总结了已有的MND/ALS相关研究成果，制订并发布了一系列诊治的临床指南和专家共识（表5-1-13）。

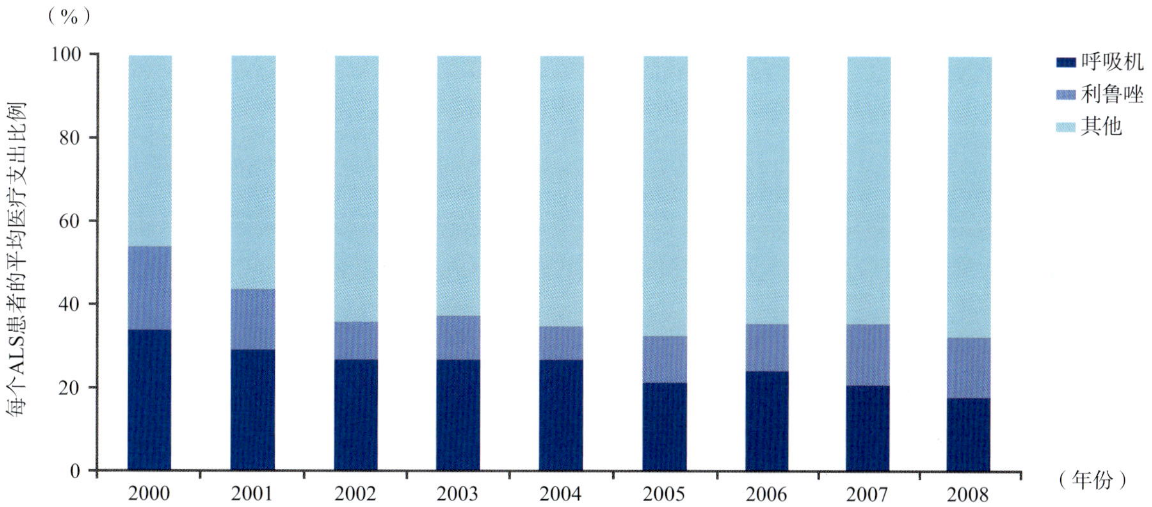

图5-1-25　中国台湾ALS患者的医疗支出（呼吸机、利鲁唑、其他）构成比（2000—2008年）

表5-1-13　ALS相关指南及专家共识

年份	名称
2022	中国ALS诊断和治疗中国专家共识2022
2020	Gold Coast 标准
2012	肌萎缩侧索硬化的诊断与治疗要点——2012 版《中国肌萎缩侧索硬化诊断和治疗指南》解读
2012	中国肌萎缩侧索硬化诊断和治疗指南
2009	国际肌萎缩侧索硬化临床实践指南解读
2006	MND/ALS 电生理诊断 Awaji-Shima（2006）标准

参 考 文 献

[1] Chen L, Xu L, Tang L, et al. Trends in the clinical features of amyotrophic lateral sclerosis: a 14-year Chinese cohort study. Eur J Neurol, 2021, 28(9): 2893-2900.

[2] Xu L, Chen L, Wang SF, et al. Incidence and prevalence of amyotrophic lateral sclerosis in urban China: a national population-based study. J Neurol Neurosurg Psychiatry, 2020, 91(5): 520-525.

[3] 周晟瀚，钱思霖，常文兵，等. 北京市"渐冻症"发病率及影响因素分析研究. 临床医学研究与实践，2017，2(16): 1-4.

[4] 王丽平，常文兵，周晟涵. 基于捕获再捕获法的北京市肌萎缩侧索硬化的发病率. 北京大学学报（医学版），2021: 1-12.

[5] Fong C, Cheng TS, Lam K, et al. An epidemiological study of motor neuron disease in Hong Kong. Amyotroph Lateral Scler Other Motor Neuron Disord, 2005, 6(3): 164-168.

[6] Tsai CP, Wang KC, Hwang CS, et al. Incidence, prevalence, and medical expenditures of classical amyotrophic lateral sclerosis in Taiwan, 1999-2008. J Formos Med Assoc, 2015, 114(7): 612-619.

[7] Liu XL, He J, Gao FB, et al. The epidemiology and genetics of amyotrophic lateral sclerosis in China. Brain Res, 2018, 1693(Pt A): 121-126.

[8] Dorst J, Chen L, Rosenbohm A, et al. Prognostic factors in ALS: a comparison between Germany and China. J Neurol, 2019, 266(6): 1516-1525.

[9] 胡芳芳，靳娇婷，陈乔依，等. 延髓受累时间对脊髓起病型肌萎缩侧索硬化症患者生存的影响. 西安交通大学学报医学版，2020，41(6): 842-847.

[10] Pang SY, Hsu JS, Teo KC, et al. Burden of rare variants in ALS genes influences survival in familial and sporadic ALS. Neurobiol Aging, 2017, 58: 238. e9-e15.

[11] Tang L, Ma Y, Liu XL, et al. Better survival in female SOD1-mutant patients with ALS: a study of SOD1-related natural history. Transl Neurodegener, 2019, 8: 2.

[12] Liu ZJ, Lin HX, Liu GL, et al. The investigation of genetic and clinical features in Chinese patients with juvenile amyotrophic lateral sclerosis. Clin Genet, 2017, 92(3): 267-273.

[13] 王雅琴，袁毅，唐北沙. 9号染色体开放阅读框72基因六核苷酸GGGGCC致病性重复扩增在神经系统变性病中的研究进展. 中华神经科杂志，2014(8): 568-571.

[14] Guo L, Mao QL, He J, et al. Disruption of ER ion homeostasis maintained by an ER anion channel CLCC1 contributes to ALS-like pathologies. Cell Res 2023, 33(7): 497-515.

[15] Zhong J, Wang C, Zhang D, et al. PCDHA9 as a candidate gene for amyotrophic lateral sclerosis. Nat Commun, 2024, 15(1): 2189.

[16] Liu TX, Shen DC, Yang XZ, et al. Early onset but long survival and other prognostic factors in Chinese sporadicamyotrophic lateral sclerosis. J Clin Neurosci, 2019, 69: 74-80.

[17] Wei QQ, Chen XP, Zheng ZZ, et al. The predictors of survival in Chinese amyotrophic lateral sclerosis patients. Amyotroph Lateral Scler Frontotemporal Degener, 2015, 16(3-4): 237-244.

[18] Lee CT, Chiu YW, Wang KC, et al. Riluzole and prognostic factors in amyotrophic lateral sclerosis longtermand short-term survival: a population-based study of 1149 cases in Taiwan. J Epidemiol, 2013, 23(1): 35-40.

[19] Wei QQ, Chen XP, Chen YP, et al. Unique characteristicsof the genetics epidemiology of amyotrophic lateralsclerosis in China. Sci China Life Sci, 2019, 62(4): 517-525.

[20] Chen YP, Zheng ZZ, Huang R, et al. PFN1 mutationsare rare in Han Chinese populations with amyotrophiclateral sclerosis. Neurobiol Aging, 2013, 34(7): 1922. e1-e5.

[21] Zou ZY, Liu MS, Li XG, et al. Screening of VCP mutations in Chinese amyotrophic lateral sclerosis patients. Neurobiol Aging, 2013, 34(5): 1519. e3-e4.

[22] Li J, He J, Tang L, et al. TUBA4A may not be a significant genetic factor in Chinese ALS patients. Amyotroph Lateral Scler Frontotemporal Degener, 2015, 17(1-2): 148-150.

[23] He J, Tang L, Benyamin B, et al. C9orf72 hexanucleotiderepeat expansions in Chinese sporadic amyotrophiclateral sclerosis. Neurobiol Aging, 2015, 36(9): 2660. e1-e8.

[24] Zhou SH, Zhou YL, Qian SL, et al. Amyotrophic lateral sclerosis in Beijing: epidemiologic features and prognosis from 2010 to 2015. Brain Behav, 2018, 8(11): e01131.

[25] Lian L, Liu MS, Cui LY, et al. Environmental risk factors and amyotrophic lateral sclerosis (ALS): a case-control study of ALS in China. J Clin Neurosci, 2019, 66: 12-18.

[26] Zhang J, Cao W, Xie J, et al. Metabolic syndrome and risk of amyotrophic lateral sclerosis: insights from a large-scale prospective study. Ann Neurol, 2024 Jun 27.

[27] 国家神经系统疾病医疗质量控制中心运动神经元病质控专病组，何及，樊东升．肌萎缩侧索硬化医疗质量控制指标．中国卒中杂志，2024，19（1）：69-75．
[28] Cui F，Liu M，Chen Y，et al．Epidemiological characteristics of motor neuron disease in Chinese patients．Acta Neu-rol Scand，2014，130（2）：111-117．
[29] Fong KY，Yu YL，Chan YW，et al．Motor neuron disease in Hong Kong Chinese：epidemiology and clinical picture．Neuroepidemiology，1996，15（5）：239-245．
[30] 暴洁，陈向军，潘卫东，等．上海地区肌萎缩侧索硬化症患者接受综合治疗现状分析．上海中医药大学学报，2014，28（2）：17-22．
[31] 孙心宁，周宝华，张鹤立，等．肌萎缩侧索硬化症病人居家照护现状调查．护理研究，2022，36（8）：1499-1501．
[32] 汤小慧，郑瑜，杨碧莹，等．基于ClinicalTrials．gov及ChiCTR的肌萎缩侧索硬化临床试验特点分析．中国新药与临床杂志，2024，43（2）：96-102．
[33] 马锐，王晓瑞，孙奇，等．国医大师卢芳教授基于"湿热不攘为痿"理论辨治肌萎缩侧索硬化的经验总结．中国医药导报，2023，20（15）：154-158．
[34] 程燕飞，杨璐，李晓光．基因检测用于肌萎缩侧索硬化临床实践的前景与问题．中华内科杂志，2021，60（1）：71-74．
[35] 蔡芳芳，丁勇，范德兰，等．针刺联合康复操治疗肌萎缩侧索硬化症患者的疗效观察．世界中西医结合杂志，2023，18（1）：137-141．
[36] Song H，Liu JC，Cao ZP，et al．Medical cost and healthcare utilization of amyotrophic lateral sclerosis in China：a cohort study based on hospital data from 2015 to 2018．Medicine（Baltimore），2020，99（47）：e23258．
[37] 罗芸，黄睿，罗永杰．西南地区肌萎缩侧索硬化患者的经济负担现状及影响因素分析．实用医院临床杂志，2020，17（3）：70-73．
[38] 中华医学会神经病学分会肌萎缩侧索硬化协作组．肌萎缩侧索硬化诊断和治疗中国专家共识2022．中华神经科杂志，2022，55（6）：581-555．
[39] Shefner JM，Al-Chalabi A，Baker RM，et al．A proposal for new diagnostic criteria for ALS．Clin Neurophysiol，2020，131（8）：1975-1978．
[40] 季滢，樊东升．肌萎缩侧索硬化的诊断与治疗要点——2012版《中国肌萎缩侧索硬化诊断和治疗指南》解读．中华医学信息导报，2012，27（17）：21．
[41] 中国ALS专家组．中国肌萎缩侧索硬化诊断和治疗指南．中华神经科杂志，2012，45（7）：531-533．
[42] 李晓光，崔丽英，刘明生．国际肌萎缩侧索硬化临床实践指南解读．中国实用内科杂志，2009，29（2）：114-116．
[43] Nodera H，Izumi Y，Kaji R．New diagnostic criteria of ALS（Awaji criteria）．Brain Nerve，2007，59（10）：1023-1029．

二、脊髓小脑性共济失调

脊髓小脑性共济失调（spinocerebellar ataxia，SCA）是一组主要累及小脑和脊髓，具有高度临床和遗传异质性的神经遗传病。SCA是最常见的一组遗传性共济失调综合征，以进行性小脑性共济失调为核心表型，同时可伴有不同程度的锥体系、锥体外系、脑干症状或体征，以及认知功能障碍和周围神经病等多种小脑外症状或体征。目前报道的SCA基因亚型已经达到49种，SCA各亚型的发病率及临床特点不尽相同。绝大多数亚型都遵循常染色体显性遗传，少数亚型为常染色体隐性遗传。国外报道本病患病率为（1～5）/10万，与国内患病率相当。近年来，随着基因检测技术发展和普及，国内越来越多的病例被诊断。然而，本病仍缺乏有效治疗手段，只能通过药物对症及康复锻炼来缓解症状，但均不能阻止疾病的进展，多数患者在10年内会因严重的共济失调而卧床或依赖轮椅。此外，该病大部分亚型具有高外显率和遗传早现特点，使得患者后代发病率高并且可能症状较上一代更重。SCA是目前神经遗传病中代表疾病及研究热点之一，并收录于2018年国家卫生健康委员会等5部委联合制定的《第一批罕见病目录》。客观描述该病在中国的现状，对重大疾病防治相关决策的制订和效果评价具有极其重要的指导意义，有利于卫生医疗资源的合理配置。

2.1 命名与分类

SCA各亚型根据相应的致病基因被发现的时间顺序被依次命名为SCA1～SCA49。根据基因突变类型，可将SCA分为重复扩增型SCA和非重复扩增型SCA两大类。

2.1.1 重复扩增型SCA

该类型又可根据致病基因的异常扩增发生在编码区还是非编码区进一步划分为编码区重复扩增型SCA和非编码区重复扩增型SCA。编码区异常扩增编码具有细胞毒性的多聚谷氨酰胺链（polyQ），扩增的多聚谷氨酰胺能够结合一些参与转录调控的蛋白，这种异常的蛋白结合可能导致转录调控因子的失活或者核内的错误定位，进而造成基因转录的失调，最终导致神经元受损，故编码区重复扩增型SCA也被称作多聚谷氨酰胺型SCA（polyQ SCA），这是最主要的一类SCA，包含了最多见的4种亚型SCA1、SCA2、SCA3和SCA6，也包含了相对少见的SCA7和SCA17。非编码区重复扩增型SCA包括SCA8、SCA10、SCA12、SCA31、SCA36、SCA37、在非编码区重复扩增型SCA中，SCA12的异常CAG扩增发生在其致病基因的5′非翻译区，SCA8的异常CAG扩增则发生在3′非翻译区，而SCA10、SCA31、SCA36、SCA37的异常扩增则位于内含子区。重复扩增型SCA中绝大多数为三核苷酸重复扩增（多为CAG异常扩增），仅有SCA10（ATTCT）、SCA31（TGGAA/TTCCA）、SCA37（ATTTC）为五核苷酸重复扩增，以及SCA36（GGCCTG）为六核苷酸重复扩增。各型重复扩增型SCA在致病基因上的分布情况见图5-2-1。

2.1.2 非重复扩增型SCA

该类型是指由错义、缺失、插入等传统突变引起的SCA亚型，包含SCA5（*SPTBN2*）、SCA13（*KCNC3*）、SCA14（*PRKCG*）、SCA15（*ITPR1*）、SCA19（*KCND3*）及SCA28（*AFG3L2*），这一类SCA的发病率相对较低，在临床上更为罕见。

2.2 流行病学

2.2.1 总体患病率

SCA的世界范围内总患病率为（1～5）/10万人，欧洲的总体患病率为（0.9～3）/10万，意大利约为2/10万，挪威约为4/10万，葡萄牙约5/10万。国内仍缺乏相关数据，但依据各中心的报道认为，我国SCA的患病率至少不低于世界平均水平。国内，首都医科大学宣武医院王朝东教授于2019—2022年诊治各型SCA患者近300例，中日友好医院顾卫红教授在学术报告中曾总结其单中心1300余例各型SCA特点，中南大学湘雅医院唐北沙教授总结其单中心1997—2017年1489例SCA的频率分析。结合各中心的报告数据以及实际临床观察，SCA属于罕见病中的常见病。由于我国人口基数大，以及部分地区对于遗传病的偏见和避讳，可以认为我国有较大量的SCA患者。

2.2.2 常见SCA亚型的患病率

截至目前，我们仍无法准确估计我国不同SCA亚型的患病率，存在较强的异质性，其中主要包含如下几方面原因：①疾病相对较罕见，大多数的研究会纳入几种或特定的SCA亚型，进而计算相对频率；②研究类型不同，部分研究关注散发性SCA病例队列中的相对频率，而其他研究为共济失调家族队列或散发性和家族性合并队列，或者排除了最常见的重复扩增型SCA的共济失调患者队列中的相对频率；③人群分布不同：部分研究纳入人群分布均匀，可估计全国患病率，而部分研究则覆盖国内的特定地区。如表5-2-1汇总了我国较常见的几种SCA亚型的最高相对频率、最低报告频率和计算的中位相对频率。其中，SCA3最常见，频率为9.7%～75.0%（中位频率：50.1%）；其次为SCA1（2.5%～18.8%，中位频率：6.3%）、SCA2（3.8%～12.0%，中位频率：6.5%）和SCA6（0%～4.0%，中位频率：1.9%）。

此外，2010年一项针对1975—2009年中国（包括大陆、台湾地区、香港地区）、日本及韩国等亚洲人群中报道的SCA7相关研究的汇总，结果提示，其在SCA患者中的检出率为0～7.7%，其中中国SCA7的检出率为0～2.7%，与西方国家报道结果（0～4.0%）相似（表5-2-2）。另外，SCA7患者的中位发病年龄为29岁（四分位数区间：19.5～36.5岁）（图5-2-2）。

2.2.3 预后及其死亡率

目前大部分尚无有效治疗方法能阻止疾病进展，现有的药物、手术或康复治疗均只能缓解症状，其中SCA27是目前唯一可能可治的SCA亚型（4-氨基吡啶）。虽然不同亚型的进展速度不尽相同，但总体而言整个SCA谱系病都是高致残高致死的疾病，绝大多数患者会在10～15年因严重的平衡障碍而需要重度依赖轮椅或卧床，但由于该病具有明显的临床异质性，少部分患者

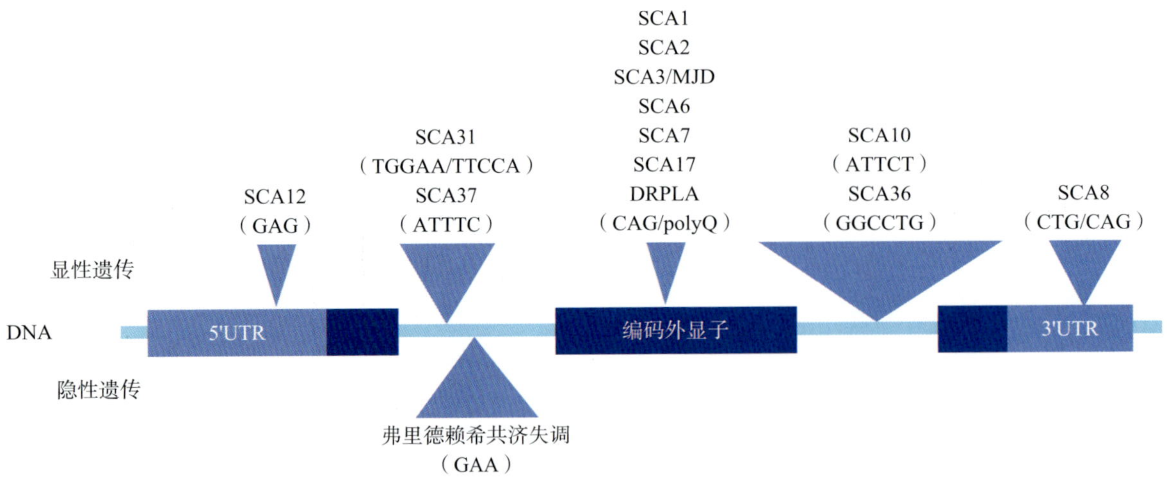

图5-2-1　重复扩增型SCA在致病基因上的分布

表 5-2-1　我国较常见 SCA 亚型的最高相对频率、最低报告频率和中位相对频率

基因型	最高频率	最低频率	中位频率
SCA1	18.8%	2.5%	6.3%
SCA2	12.0%	3.8%	6.5%
SCA3	75.0%	9.7%	50.1%
SCA6	4.0%	0%	1.9%
未知	82.7%	16.4%	33.3%

表 5-2-2　亚洲人群的 SCA7 检出率

地区	SCA 家系数量	检出率 （%）	参考文献
中国	85	0	唐，等，2000
中国	120	0.8	蒋，等，2005
中国台湾	74	2.7	宋，等，2001
中国台湾	81	1.2	蔡，等，2004
中国香港	16	0	刘，等，2004
日本	155	0	佐佐木，等，2000
日本	117	1.7	小野野寺，等，2000
日本	83	0	森等，2001
日本	363	0	松村，等，2003
日本	86	0	清水，等，2004
日本	46	2.2	林，等，2007
韩国	87	0	金，等，1999
韩国	76	2.6	金，等，2001
韩国	52	7.7	李，等，2003

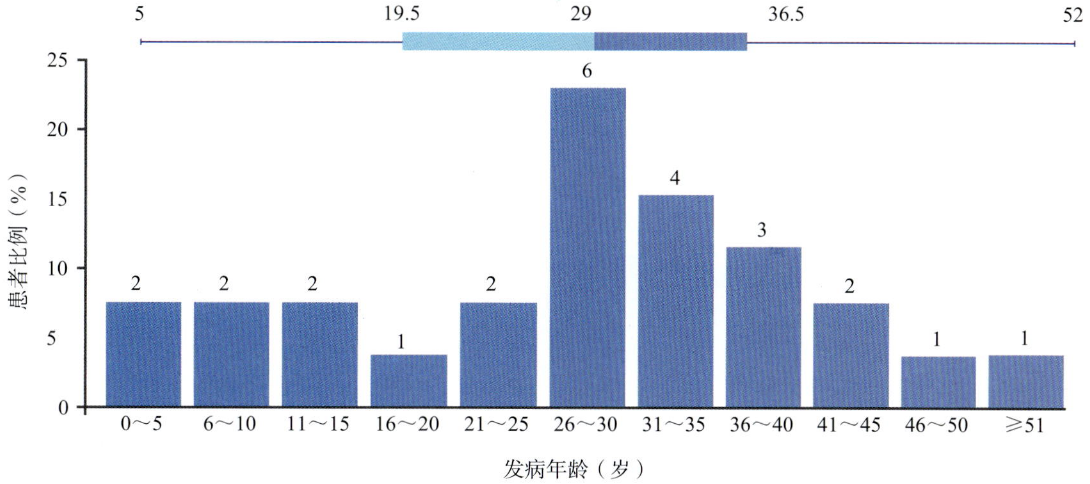

图 5-2-2　SCA7 的发病年龄

的寿命与正常人相当。

目前我国仍缺乏SCA死亡率的统计数据，但认为其可能与欧美人群相似。欧洲地区（来自10个国家17个中心）曾开展一项针对4种最常见SCA亚型（SCA1/SCA2/SCA3/SCA6）的纵向队列研究，该研究显示，SCA1患者10年生存率为57%，SCA2为74%，SCA3为73%，而SCA6为87%。SCA1是常见SCA亚型中被认为预后最差的一型，一项研究显示SCA1患者的中位死亡年龄为56岁。患者在疾病全程可出现多种并发症或其他系统继发性疾病，包括认知障碍、精神障碍、帕金森病样表现、吞咽困难、构音障碍及坠积性肺炎。病程较长的患者通常伴有长期卧床及因吞咽功能障碍导致易误吸，由此导致的坠积性肺炎/肺炎是最常见的直接死亡原因。

2.3 临床亚型

2.3.1 中国人群多核苷酸正常重复次数分布特点

SCA各亚型多核苷酸正常次数范围存在种族差异，与遗传和种族背景相关。中南大学湘雅医院唐北沙教授团队于2010年首次建立了中国汉族人群10种不同SCA亚型正常核苷酸重复次数范围，可为SCA的诊断提供参考标准（表5-2-3）。

2.3.2 各亚型分布特点及频率

目前已经明确的至少49种SCA亚型中，各个亚型在不同地区不同种族的分布特点各异。世界范围内，SCA3的全球发病率最高，其次为SCA2、SCA1和SCA6。由于奠基者效应，个别亚型表现出地域或种族特异性，如SCA10在墨西哥和巴西是第二常见的SCA亚型，但在我国只有零星数例的报道。类似的还有SCA12是印度地区病例数仅次于SCA3的亚型，但在印度以外地区都较少报道，在我国报道不到50例。

综合中南大学湘雅医院唐北沙教授团队于2000年、2011年及2018年对中国人群SCA亚型分布特点的统计结果可见，我国最常见的亚型同样为SCA3型，约占所有SCA的62.64%，远远高于其他亚型的占比。其次是SCA2（8.72%）、SCA1（7.23%）、SCA6（1.68%）及SCA7（1.09%）。另外，SCA12、SCA17和SCA35亚型比较少见，SCA5、SCA8、SCA10、SCA11、SCA13、SCA14、SCA15/16/29、SCA27、SCA31和DRPLA亚型罕见，占比均小于1%，具体分布见图5-2-3。

2.3.3 中国不同民族及地区SCA亚型分布特点

国内大部分报道及研究来源于汉族人群病例（包括云南、重庆等）。2004年一项针对我国（广东、湖南、广西、安徽、江西等地区）汉族人群的家族型及散发型SCA患者的研究结果提示，SCA3是最常见的类型，占42.0%，而SCA2、SCA1、SCA7、SCA6和SCA12型分别为7.4%、4.9%、3.7%、2.5%和1.2%，未检出SCA8、SCA10、SCA17、DRPLA和FRDA亚型。来自新疆地区维吾尔族及广西地区壮族人群的SCA频率分布及拷贝数研究显示，国内各地区及民族SCA总体情况无明显差异，暂未发现地域或民族特异性。

表5-2-3　10种SCA亚型等位基因核苷酸重复次数分布

基因型	等位基因数	杂合率（%）	纯合率（%）	不同多核苷酸重复次数等位基因分布（种）	重复次数（本组）	重复次数	平均重复次数	最常见重复次数（%）
SCA1	600	75.0	25.0	16	17～35	6～39	28.32±2.03	28（31.6）
SCA2	600	17.1	82.9	11	14～28	14～32	21.95±0.93	22（89.0）
SCA3	600	62.4	37.6	26	13～41	12～40	20.79±6.86	15（21.5）
SCA6	600	72.5	27.5	11	4～16	4～18	11.89±2.17	13（39.3）
SCA7	600	40.4	59.6	13	5～17	4～27	10.35±1.58	10（55.6）
SCA8	600	73.2	26.8	24	12～43	15～50	23.78±4.51	18（23.8）
SCA10	600	73.5	26.5	15	9～32	10～22	14.55±1.74	14（30.6）
SCA12	600	75.8	24.2	15	5～21	4～32	13.36±2.74	20（26.7）
SCA17	600	67.2	32.8	17	23～41	26～43	33.44±4.21	36（33.6）
DRPLA	600	85.3	14.7	18	12～33	5～35	19.49±3.22	21（22.8）

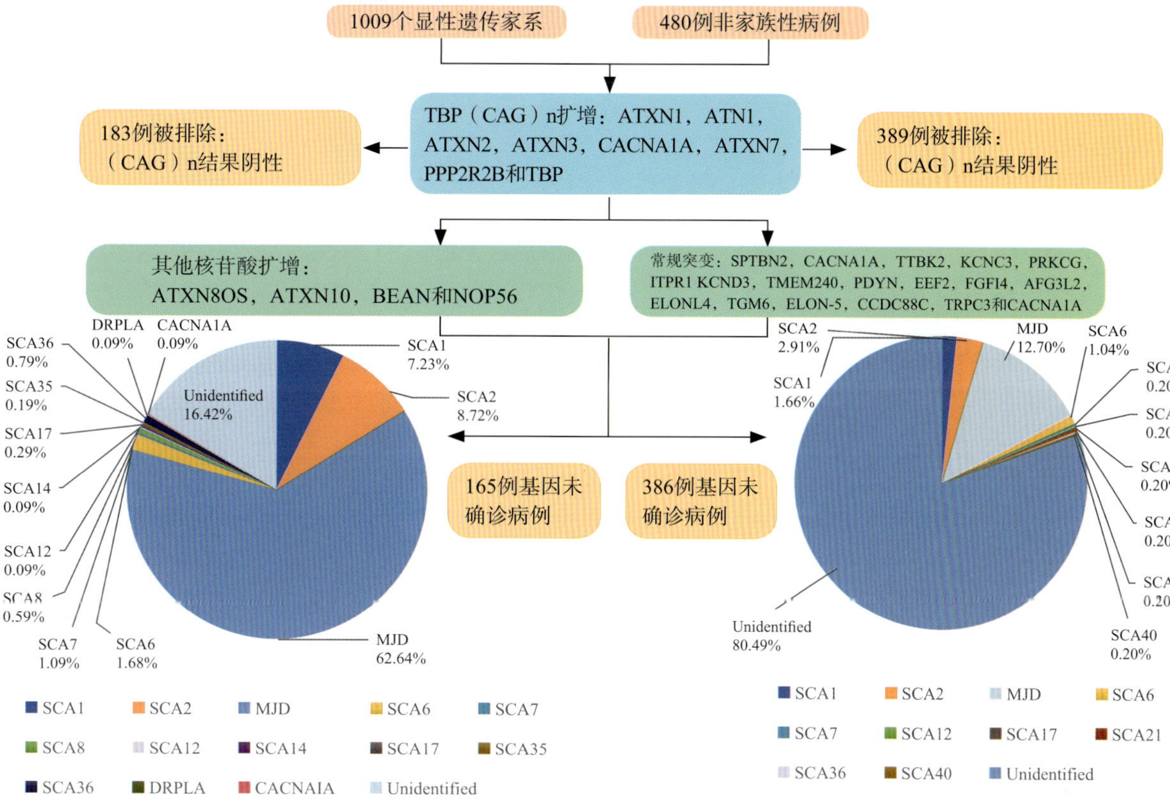

图5-2-3　中国各型SCA频率分布

2.4　疾病影响因素

影响SCA预后和死亡的因素有很多，其中最重要的是基因分型，如上所述，SCA1比SCA2、SCA3和SCA6的预后更差（图5-2-4），而SCA6、SCA8和SCA12通常被认为是发展相对较缓慢的亚型。

此外，另一个主要影响因素是相应致病基因的核苷酸异常拷贝次数（绝大多数为CAG三核苷酸异常拷贝），患者的异常拷贝数越大，其起病年龄越早（图5-2-5）、症状越重、进展越快。此外，更高的SARA评分（针对平衡功能的评分，分数越高代表平衡功能越差）也证实与更低生存率相关。由于核苷酸重复序列在体细胞和生殖细胞均存在不稳定性，因此受累家系的连续世代会经历“遗传早现”，即后代发病年龄逐代提前，表型逐代加重，预后逐代变差的现象。

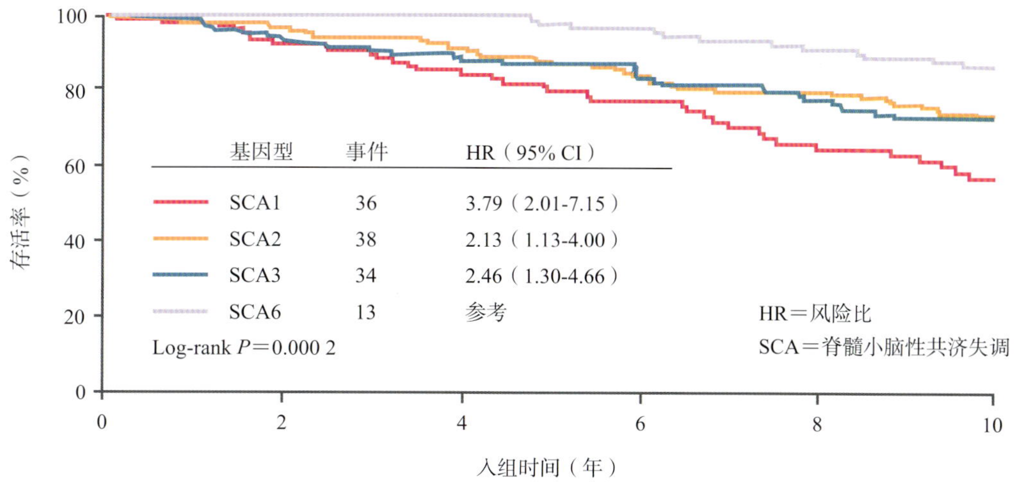

图5-2-4　根据疾病亚型的入组存活率

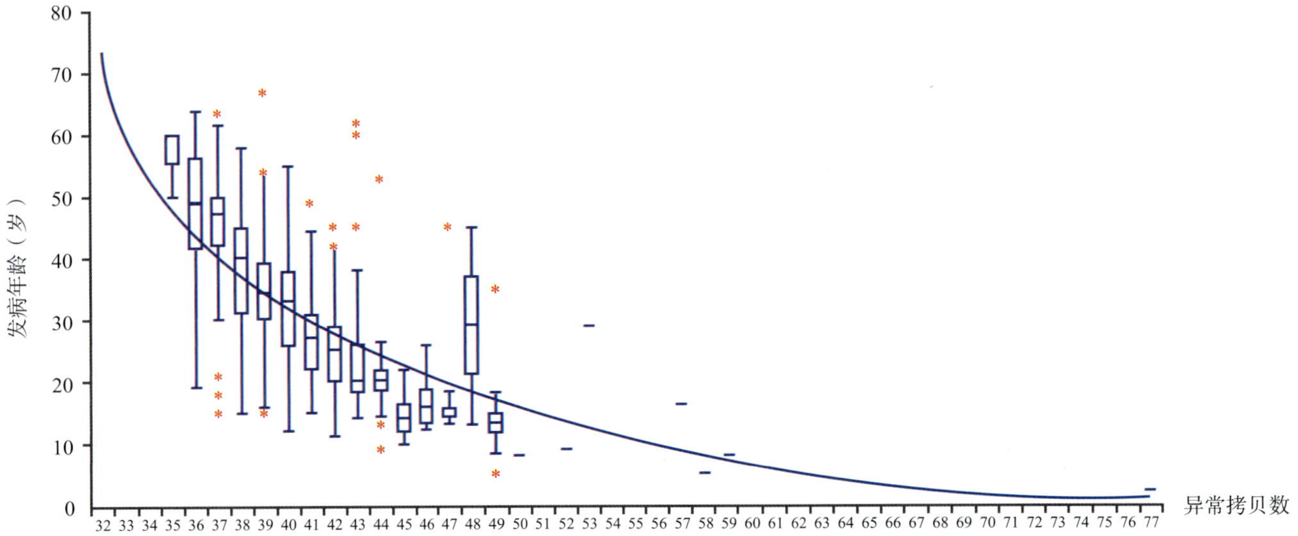

图5-2-5 发病年龄与CAG异常核苷酸拷贝次数呈负相关关系

2.5 临床特点

2.5.1 共同特点

SCA是一类有极大临床异质性的疾病，亚型之间和个体之间的临床表现各异，但总的来说这一类疾病的患者都具有共同特点：隐匿起病、持续进展的小脑性共济失调，常伴有小脑萎缩和阳性家族史。患者通常首先出现下肢和躯干的共济失调，最常见表现为步态不稳，随着病情进展，逐渐出现构音障碍、意向性震颤、眼震、小脑性语言、频繁跌倒等小脑受损的一系列症状。大部分患者就医时的神经系统查体即可发现明显的小脑受损体征，如眼球震颤、轮替笨拙、跟膝胫试验不稳、一字步不能完成、后拉试验阳性等。通过头颅MRI或CT通常可以发现小脑明显萎缩，还伴有程度相仿的脑干萎缩，然而除了极个别亚型外，大脑皮质很少有明显萎缩。SCA外显率很高，尤其对于重复扩增型SCA，几乎所有异常拷贝数携带者都会有临床表现，所以临床上绝大部分患者都有阳性家族史，少部分患者可因为特定亚型发病较晚或者表型较轻而出现假阴性的家族史。中南大学湘雅医院唐北沙教授的一项研究发现，在有阳性家族史的共济失调患者中，高达83.58%的患者经基因检测后诊断为SCA。所以在临床实践中，具有阳性家族史的共济失调患者需要高度怀疑并且首先考虑SCA。

2.5.2 SCA各亚型特点

不同亚型的SCA患者，还可以合并一种或多种程度不一的非共济失调症状或体征，包括锥体束受损（无力、痉挛和反射亢进）、锥体外系（帕金森病样表现、肌张力障碍和舞蹈症）、脑干功能障碍（快速眼球运动减慢、凝视麻痹、吞咽困难）、感觉（包括深浅感觉）、皮质（癫痫、肌阵挛、认知障碍）、自主神经（直立性低血压、二便异常）及睡眠障碍（包括不宁腿综合征、快速眼动睡眠行为障碍、日间过度睡眠、失眠和睡眠呼吸暂停）。浙江大学附属第二医院吴志英教授2016年总结了各型SCA的基因型与表型的关系，SCA各亚型之间的非共济失调表型仍存在重叠（表5-2-4）。值得注意的是，上述小脑外症状或体征通常是SCA患者的伴随症状，症状的严重程度不如共济失调突出，但是在某些亚型中，特定的非共济失调症状可能出现在共济失调之前，甚至是该病的主要表现，例如SCA3患者可有明显的突眼征；SCA7患者视力丧失通常是首发症状并且伴随疾病全程；SCA12患者通常以动作性震颤起病；SCA13患者常在儿童晚期或青年早期以智能发育迟缓起病；SCA17患者最初可能表现为突出的精神症状和舞蹈症；SCA27患者分为早发型及晚发型，可合并发育迟缓或帕金森样症状等，易与多系统萎缩混淆，注意鉴别。一旦在家族性共济失调患者中发现同时并存某些有特异性的症状时，应高度警惕相应的特定亚型SCA，可为选择合适的基因检测方案提供重要线索。

2.6 诊断

目前，SCA的基本诊断主要依据如下特征：①缓慢发生（极少数为急性发作或间歇性发作）、进行性对称性共济失调；②家族遗传史（具有阳性家族史的共济失调患者高达80%被诊断为SCA；无明确家族史的共济失调患者仍有约20%最终被诊断为SCA）；③排除各种继发性因素所致的共济失调，如炎症、免疫、血管、肿瘤、创伤和代谢等；④基因检测。由于遗传性共济失调患者的表型异质性很大，同时各SCA亚型之间有很大部分重叠，很多时候基因检测是确诊的唯一手段。如上所述，SCA可分为重复扩增型和非重复扩增型两大类，由于基因突变类型不同，因此，对应的基因检测技术完全不同。SCA致病基因CAG三核苷酸重复突变检测包含

表 5-2-4 SCA各亚型的小脑外症状

小脑外症状	SCA亚型
周围神经病	1、2、3、4、18、25、38、43、46
锥体束征	1、3、7、8、10、14、15、17、35、40、43
帕金森病样表现	1、2、3、10、14、17、19/22、21、27B
肌张力障碍	2、3、14、17、20、35
肌阵挛	14
动作性震颤	12、15、27
舞蹈症	17、27、DRPLA
认知障碍	2、8、12、13、17、19/22、21、36、44、DRPLA
精神异常	2、17
眼肌麻痹	2、3、28、40
癫痫	10、19/22
皮肤病变	34
视力下降	7
听力下降	31、36
发育迟缓	27

DNA扩增、琼脂糖凝胶电泳、毛细管电泳和T载体克隆测序过程，而非重复扩增型SCA基因突变依赖全外显子基因检测。因此，对于临床疑诊SCA的患者，当考虑送检基因检测时，还需要根据对具体患者的分类判断采取不同的检测项目。

2.7 治疗

2.7.1 治疗原则

目前尚无能够阻止SCA病情进展的治疗手段，SCA的临床治疗仍以经验性对症治疗为主，主要目标是减轻症状，缓解病情进展，维持患者日常生活自理能力。

2.7.2 现有治疗方案

目前，尚无任何一种药物被证实能够阻止SCA发展。临床上通常以营养神经和改善脑代谢为主要方案，如维生素B_1、维生素B_6、维生素B_{12}、维生素C、维生素E、辅酶Q10、艾地苯醌、丁苯酞等，但临床疗效并不明确。有研究认为5-羟色胺受体激动剂丁螺环酮及坦度螺酮可部分改善小脑共济失调症状。另外，他替瑞林是一种促甲状腺素释放激素（thyrotropin releasing hormone，TRH），在日本经过Ⅲ期临床试验后被批准上市用于治疗SCA，但该药物价格非常昂贵，且目前在我国未被批准使用。对于其他小脑外的伴随症状，则采取相应的对症缓解方案。例如帕金森样症状可用美多巴和多巴胺能激动剂等；癫痫可试用不同类型的抗癫痫药物；焦虑抑郁症状可用非经典抗精神病药物等；认知障碍可用重酒石酸卡巴拉汀及美金刚等。

在现有针对SCA的非药物治疗方案中，康复训练是最重要并且有明确证据支持可延缓疾病进展的手段。通常而言，SCA患者的肌肉力量不受影响，无须特别进行力量康复，主要是针对平衡功能的康复训练。此外，最新的一项随机对照试验的系统回顾和荟萃分析结果提示，经颅磁刺激（transcranial magnetic stimulation，TMS）可以有效改善SCA患者的共济失调及部分运动症状。国外也有使用脑深部电刺激术（deep brain stimulation，DBS）有效缓解一例SCA2患者严重震颤症状的报道，但这些治疗手段的证据均不甚充分，临床应用时应格外谨慎。

中医疗法也在不断尝试。例如有国内团队基于肾脑相济理论治疗SCA，认为应以补肾养脑，益精生髓为要，兼顾祛除痰浊、瘀血，重视因人制宜，灵活化裁。此外，赵立新教授结合传承著名针灸专家郭耀康教授的学术思想，运用交通任督二脉针法治疗SCA等。

2.7.3 治疗新进展

近年来，随着基因工程技术的发展，出现了一些有潜力的新治疗技术，但目前多数均处于动物实验或临床试验阶段，尚未用于临床，其疗效和安全性也需要进一步的临床试验评估。现简要介绍如下。

（1）反义寡核苷酸（antisense oligonucleotides，ASO）：是近年来备受关注的基因疗法，是DNA的小单链序列，具有降低有毒蛋白水平的基因靶向作用。ASO可以通过序列特异地与靶基因DNA或mRNA结合而抑制靶基因表达，从而实现基因水平的调控。近年来，ASO疗法在治疗神经遗传病领域中获得了极大的关注并且已经取得了长足的进步。2018年的一项研究中，研究人员分别在SCA3转基因小鼠8周龄和21周龄时进行脑室ASO注射，然后在小鼠29周龄时可以观察到突变ATXN3基因的表达减少、毒性蛋白聚集减少及运动感觉改善，推测ASO注射可以修复浦肯野神经元放电频率和后超极化缺陷。此外，靶向ATXN2的ASO疗法显示，SCA2转基因小鼠模型运动表型进展缓慢，生存率也有所提高。

（2）干扰RNA（RNAi）疗法：指通过基因表达沉默技术来降低病理蛋白表达的基因治疗方法。合成的小干扰RNA（siRNA）和短发夹RNA（shRNA）可作用于控制靶mRNA酶解的RNAi过程。RNAi已成功用于SCA3小鼠模型，显示可改善其运动症状和神经病理学改变。

（3）干细胞疗法：该疗法已在SCA小鼠模型上有多次尝试。有报道称，干细胞治疗后的SCA小鼠模型可明显观察到运动症状的改善及浦肯野细胞损失的减少。另外，中国台湾学者在2011年的一项研究中也表明干细胞疗法可延缓SCA2小鼠模型的运动功能恶化。同年，空军总医院王恒湘教授的一项研究提示，14例SCA患者经过鞘内注射脐带血间充质细胞治疗，日常生活量表（activity of daily living，ADL）评分在治疗1个月后有显著下降，有8例患者在移植后6～9个月保持稳定。

2.8 遗传咨询

作为一种目前无很好干预手段的神经遗传病，SCA的遗传咨询非常重要。由于绝大部分SCA亚型均为常染色体显性遗传，而且外显率极高，理论上重复扩增型SCA患者后代中有50%的概率会携带异常重复扩增并最终发展为SCA。而且，因为遗传早现效应的存在，后代患者的症状往往会更加严重，再加之SCA多数在青壮年及中年发病，具有高致残性，会严重影响患者的生活质量及社会劳动力，故建议所有的SCA患者及其配偶在生育前到正规机构进行遗传咨询，根据具体SCA亚型可计算后代的遗传风险。如已妊娠，可对胎儿进行产前诊断，诊断结果可作为是否继续妊娠的重要参考。目前也可通过第三代试管婴儿技术选择正常的胚胎后再植入母体子宫继续妊娠，可有效避免将异常扩增继续传给下一代。不同突变类型的SCA在遗传咨询上不尽相同，笼统的遗传性共济失调的诊断并不能指导遗传咨询，具体到致病基因及亚型的明确诊断是遗传咨询的前提，这同时也对一线临床医师提出了更高的要求。

2.9 卫生经济学

2021年，为绘制不同亚洲国家现存针对SCA的诊断及管理资源情况，有学者专门进行了一项由21名代表12个东亚国家的受访者（神经病学家和居民）完成的调查。该研究还纳入了每个国家的社会人口指数作为发展状况的衡量标准，并由全球疾病负担研究的研究人员得出综合平均数，包括各国的人均收入、平均教育程度和生育率等。如表5-2-5显示，与新加坡、日本和韩国相比，专家将中国SCA患者向SCA医学专家求助级别归为困难。但欣慰的是，只有中国和日本有全国SCA诊疗协会，并向神经内科住院医师、康复专家和相关卫生保健工作者提供共济失调培训，且神经影像学和神经传导检查及基因检测设施（包括SCA的重复扩展检测和二代测序）齐全且容易获得。

目前，我国仍缺乏详细的SCA患者的疾病经济负担数据，参考国外相关研究，SCA患者最主要的疾病负担来自于药物、护理照顾、长期康复、过早的退休及并发症处理。SCA患者的生活质量均较差，研究也表明SCA患者的经济状况及照护条件与其EQ-5D量表评分（日常生活质量评分）相关。虽然我国暂缺乏相关数据和研究，但从临床实践中可知，许多SCA患者在青壮年时期即丧失劳动能力，需要长期药物及康复支持，后期由于重度依赖轮椅或长期卧床，难以避免压疮及坠积性肺炎等并发症的发生，加上一个家族中往往有多个患者，而每个患者都需要配偶或专门的长期照看者，其社会经济负担非常重。此外，由于目前仍有许多患者及其家属对神经遗传病的认识不够，往往承受较大的心理负担。相对非遗传性疾病，更容易受到疾病歧视，因此，SCA患者本人及其家属需要经济、社会和心理多方面的支持。

社会人口统计指数（sociodemographic index，SDI）：衡量发展状况和综合平均数，包括各国人均收入、平均受教育程度和生育率。较高的数字表示社会经济状况较好。

R-REP限制性重复序列扩增（例如仅SCA1、2、3、6）；E-REP扩展性重复序列扩增（还包括其他重复扩展型SCA，如DPRLA，SCA7、8、12等）；NGS二代测序（用于非重复扩增型SCA）。

2.10 指南与共识

近年来，国内专家总结了SCA研究成果，制订并发布了相关临床指南和专家共识（表5-2-6）。

表 5-2-5　不同亚洲国家针对 SCA 的资源、诊断设施及疾病处理的总述

国家（受访者人数）	社会人口统计指数（SDI）	SCA 患者与 SCA 专家的联系	经济负担？	共济失调专家	第三级共济失调中心	国家爱生雅协会	为居民提供运动障碍/共济失调培训	康复专家/专职医护人员培训	国家 SCA 患者登记	SCA 相关研究项目	SCA 诊断和管理的资金分配	方便的基因检测设施
中国（1）	0.69	难	是	是	不确定	是	是	是	是	是	否	E-REP，NGS
印度（3）	0.57	难	是	是	是	否	是	是	否	是	否	E-REP，NGS
印度尼西亚（2）	0.66	难	是	不确定	否	否	是	是	否	是	否	—
日本（2）	0.87	满意	否	是	是	是	是	否	是	是	是	E-REP，NGS
老挝（1）	0.49	难	是	否	否	否	否	否	否	否	否	—
马来西亚（2）	0.74	难	是	是	是	否	是	否	否	是	否	R-REP
菲律宾（1）	0.62	难	是	否	否	否	否	不确定	是	是	是	—
新加坡（2）	0.86	满意	是	是	是	否	是	是	否	是	是	R-REP
韩国（2）	0.88	满意	否	是	是	否	是	否	否	是	否	E-REP
泰国（1）	0.69	难	是	是	是	否	是	否	否	是	否	—
越南（2）	0.62	难	是	否	否	否	是	不确定	否	否	否	—

注：R-REP. 限制性重复序列扩增（例如仅 SCA1、2、3、6）；E-REP. 扩展性重复序列扩增（还包括其他重复扩展型 SCA）；NGS. 二代测序（用于非重复扩增型 SCA）

表 5-2-6　SCA 诊治指南及专家共识

年份	名称
2015	遗传性共济失调诊断与治疗专家共识
2012	遗传性共济失调诊断与治疗专家策略
2005	脊髓小脑性共济失调的分子遗传学诊断与临床应用

参考文献

[1] Soong BW，Morrison PJ. Spinocerebellar ataxias. Handb Clin Neurol，2018，155：143-174.

[2] Chen Z，Wang PZ，Wang CR，et al. Updated frequency analysis of spinocerebellar ataxia in China. Brain，2018，141（4）：e22.

[3] Han Y，Yu L，Zheng HM，et al. Clinical and genetic study of spinocerebellar ataxia type 7 in east Asian population. 中华医学杂志 · 英文版，2010，123（16）：2274-2278.

[4] Filla A，Mariotti C，Caruso G，et al. Relative frequencies of CAG expansions in spinocerebellar ataxia and dentatorubropallidoluysian atrophy in 116 Italian families. Eur Neurol，2000，44（1）：31-36.

[5] Wilke C，Pellerin D，Mengel D，et al. GAA-FGF14 ataxia（SCA27B）：phenotypic profile，natural history progression and 4-aminopyridine treatment response. Brain. 2023，146（10）：4144-4157.

[6] Diallo A，Jacobi H，Cook A，et al. Survival in patients with spinocerebellar ataxia types 1，2，3，and 6（EUROSCA）：a longitudinal cohort study. Lancet Neurol，2018，17（4）：327-334.

[7] Klockgether T，Ludtke R，Kramer B，et al. The natural history of degenerative ataxia：a retrospective study in 466 patients. Brain，1998，121（Pt 4）：589-600.

[8] Rub U，Brunt ER，Petrasch-Parwez E，et al. Degeneration of ingestion-related brainstem nuclei in spinocerebellar ataxia type 2，3，6 and 7. Neuropathol Appl Neurobiol，2006，32（6）：635-649.

[9] 王俊岭，吴允钦，雷立芳，等. 中国汉族人群脊髓小脑性共济失调1、2、3、6、7、8、10、12、17亚型和齿状核红核苍白球路易体萎缩亚型多核苷酸正常重复次数范围研究. 中华医学遗传学杂志，2010（5）：501-505.

[10] Klockgether T，Mariotti C，Paulson HL. Spinocerebellar ataxia. Nat Rev Dis Primers，2019，5（1）：24.

[11] 林康，王共强，马心锋. 脊髓小脑性共济失调10型1例并文献复习. 安徽医学，2022，43（5）：617-618.

[12] Yao TY，Qiao HW，Sun JY，et al. Clinical and pre-

clinical neuroimaging changes in spinocerebellar ataxia type 12: a study of three chinese pedigrees. Eur Neurol, 2022: 1-11.

[13] TANG BS, Liu CY, Shen L, et al. Frequency of SCA1, SCA2, SCA3/MJD, SCA6, SCA7, and DRPLA CAG trinucleotide repeat expansion in patients with hereditary spinocerebellar ataxia from Chinese kindreds. Arch Neurol, 2000, 57 (4): 540-544.

[14] Xu Q, Li XH, Wang JL, et al. Spinocerebellar ataxia type 11 in the Chinese Han population. Neurol Sci, 2010, 31 (1): 107-109.

[15] Peng L, Wang CR, Chen Z, et al. Spinocerebellar ataxia type 13 is an uncommon SCA subtype in the Chinese Han population. Int J Neurosci, 2013, 123 (7): 450-453.

[16] Lee YC, Liu CS, Lee TY, et al. SCA31 is rare in the Chinese population on Taiwan. Neurobiol Aging, 2012, 33 (2): 426. e23-24.

[17] 李海江，张林明，陈涛，等. 云南地区脊髓小脑共济失调临床特征和基因突变分析. 中华神经科杂志，2015，48 (6): 503-508.

[18] 张凤娟，郭洪，陈阳美，等. 重庆地区脊髓小脑共济失调的临床特征分析与分子遗传学研究. 第三军医大学学报，2015，37 (7): 693-697.

[19] 谢秋幼，梁秀龄，李洵桦. 我国南方汉族人脊髓小脑性共济失调不同基因亚型的频率分布. 中华检验医学杂志，2004，27 (9): 555-557.

[20] 李海涛，雷晶，马建华，等. 脊髓小脑性共济失调12型维吾尔族一家系的基因突变及临床特点. 中华医学遗传学杂志，2011，28 (2): 137-141.

[21] 罗曼，王进，李桂冰，等. 广西地区正常人群SCA3/MJD基因多态性研究. 中国临床新医学，2012，5 (3): 210-211.

[22] 谭建强，汪萍，胡启平，等. 广西地区脊髓小脑性共济失调病人的基因诊断和CAG重复扩增. 遗传，2009，31 (6): 605-610.

[23] 吴方瑞，钟敏. 脊髓小脑性共济失调的临床表现、发病机制及诊疗研究进展. 山东医药，2021，61 (23): 112-115.

[24] Deistung A, Stefanescu MR, Ernst TM, et al. Structural and functional magnetic resonance imaging of the cerebellum: considerations for assessing cerebellar ataxias. Cerebellum, 2016, 15 (1): 21-25.

[25] Sun YM, Lu C, Wu ZY. Spinocerebellar ataxia: relationship between phenotype and genotype-a review. Clin Genet, 2016, 90 (4): 305-314.

[26] Li XY, Lai H, Li X, et al. Genetic profiles of multiple system atrophy revealed by exome sequencing, long-read sequencing and spinocerebellar ataxia repeat expansion analysis. Eur J Neurol, 2024: e16441.

[27] 丁晔，谭建强，华荣，等. 脊髓小脑性共济失调DNA规范化检测流程的建立. 中国临床新医学，2011，4 (6): 502-506.

[28] Lou JS, Goldfarb L, Mcshane L, et al. Use of buspirone for treatment of cerebellar ataxia. An open-label study. Arch Neurol, 1995, 52 (10): 982-988.

[29] Takei A, Hamada S, Homma S, et al. Difference in the effects of tandospirone on ataxia in various types of spinocerebellar degeneration: an open-label study. Cerebellum, 2010, 9 (4): 567-570.

[30] Shirasaki H, Ishida C, Nakajima T, et al. A quantitative evaluation of spinocerebellar degeneration by an acoustic analysis—the effect of taltirelin hydrate on patients with Machado-Joseph disease. Rinsho Shinkeigaku, 2003, 43 (4): 143-148.

[31] Miyai I, Ito M, Hattori N, et al. Cerebellar ataxia rehabilitation trial in degenerative cerebellar diseases. Neurorehabil Neural Repair, 2012, 26 (5): 515-522.

[32] Qiu M, Wang R, Shen Y, et al. Efficacy and safety of repetitive transcranial magnetic stimulation in spinocerebellar ataxia type 3: a systematic review and meta analysis of randomized controlled trials. Cerebellum, 2024, 23 (4): 1604-1613.

[33] Freund HJ, Barnikol UB, Nolte D, et al. Subthalamic-thalamic DBS in a case with spinocerebellar ataxia type 2 and severe tremor-a unusual clinical benefit. Mov Disord, 2007, 22 (5): 732-735.

[34] 徐艳芳，丁瑞丛，谢鑫玉，等. 王松龄基于肾脑相济理论治疗脊髓小脑性共济失调. 中医学报，2023，38 (10): 2152-2156.

[35] 李信旺，邱燕萍，郭欢沁，等. 赵立新教授运用交通任督二脉针法治疗脊髓小脑性共济失调经验. 中国当代医药，2023，30 (9): 107-110.

[36] Mcloughlin HS, Moore LR, Chopra R, et al. Oligonucleotide therapy mitigates disease in spinocerebellar ataxia type 3 mice. Ann Neurol, 2018, 84 (1): 64-77.

[37] Scoles DR, Meera P, Schneider MD, et al. Antisense oligonucleotide therapy for spinocerebellar ataxia type 2. Nature, 2017, 544 (7650): 362-366.

[38] Moore LR, Rajpal G, Dillingham IT, et al. Evaluation of antisense oligonucleotides targeting ATXN3 in SCA3 mouse models. Mol Ther Nucleic Acids, 2017, 7: 200-210.

[39] Pulst SM. Degenerative ataxias, from genes to therapies: the 2015 Cotzias Lecture. Neurology, 2016, 86 (24): 2284-2290.

[40] Chang YK, Chen MH, Chiang YH, et al. Mesenchymal stem cell transplantation ameliorates motor function deterioration of spinocerebellar ataxia by rescuing cere-

bellar Purkinje cells. J Biomed Sci, 2011, 18: 54.
[41] Han DM, Liu J, Xue M, et al. Clinical analysis of the treatment of spinocerebellar ataxia and multiple system atrophy-cerebellar type with umbilical cord mesenchymalstromal cells. Cytotherapy, 2011, 13(8): 913-917.
[42] 杨笑，窦春阳，杨燕文，等. 脊髓小脑共济失调3型的产前诊断方法研究. 临床神经病学杂志，2015，28(4)：287-290，309.
[43] Prooije TV, Ibrahim NM, Azmin S, et al. Spinocerebellarataxias in Asia: prevalence, phenotypes and management. Parkinsonism Relat Disord, 2021, 92: 112-118.
[44] Collaborators GBD AM. Global, regional, and nationalmortality among young people aged 10-24 years, 1950-2019: a systematic analysis for the Global Burden of Disease Study 2019. Lancet, 2021, 398(10311): 1593-1618.
[45] Lopez-Bastida J, Perestelo-Perez L, Monton-Alvarez F, et al. Social economic costs and health-related quality of life in patients with degenerative cerebellar ataxia in Spain. Mov Disord, 2008, 23(2): 212-217.
[46] 中华医学会神经病学分会神经遗传学组. 遗传性共济失调诊断与治疗专家共识. 中华神经科杂志，2015，48(6)：459-463.
[47] 唐北沙，江泓. 遗传性共济失调诊断与治疗专家策略. 中国现代神经疾病杂志，2012，12(3)：266-274.
[48] 谢秋幼，梁秀龄，李洵桦. 脊髓小脑性共济失调的分子遗传学诊断与临床应用. 中华医学遗传学杂志，2005(1)：75-77.

第六章 周围神经疾病

关键数据

1. 吉兰-巴雷综合征（Guillain-Barré syndrome，GBS）是一类免疫介导的急性炎性周围神经疾病，临床多表现为急性起病的多发性神经根及周围神经损害。GBS冬春季多发，平均发病率为（0.4～2.5）/10万。

2. GBS患者的中位发病年龄为56岁（8～83岁），在60～69岁达到峰值，男女患病比为1.60（69：43）。GBS患者6个月致残率约20%，总体病死率3%～7%，国内住院病死率约1.12%。

3. 三叉神经痛是最常见的脑神经疾病，主要由于三叉神经根受血管压迫引起，表现为单侧面部阵发性放电样疼痛。根据国内流行病学调查结果，估算我国有30.6万～73.1万例三叉神经痛患者。

一、吉兰-巴雷综合征

吉兰-巴雷综合征（Guillain-Barré syndrome，GBS）是一类免疫介导的急性炎性周围神经疾病，临床多表现为急性起病的多发性神经根及周围神经损害，临床症状多在发病2周左右达到高峰，常有脑脊液蛋白-细胞分离现象，多呈单时相自限病程，静脉注射免疫球蛋白（intravenous immunoglobulin，IVIG）和血浆置换（plasma exchange，PE）有效。GBS的两个最常见的临床亚型是急性炎性脱髓鞘性多发性神经根神经病（acute inflammatory demyelinating polyradiculoneuropathy，AIDP）和急性运动轴索性神经病（acute motor axonal neuropathy，AMAN），另外还包括急性运动感觉轴索性神经病（acute motor-sensory axonal neuropathy，AMSAN）、Miller-Fisher综合征（MFS）、急性泛自主神经病（acute panautonomic neuropathy，APN）和急性感觉神经病（acute sensory neuropathy，ASN）等少见亚型。

1.1 流行病学

1.1.1 患病率

目前针对中国GBS患病率的研究较少。有限资料显示，1993—2010年，中国大陆地区GBS的患病率从0.59/（10万人·年）（江苏）逐渐递增至0.9/（10万人·年）（河北和北京）。1993—1998年，中国香港GBS患病率为0.44/（10万人·年）。1986—2013年，中国台湾GBS患病率为0.66～1.71/（10万人·年）。

1.1.2 发病率

GBS多呈单时相自限性病程。一项研究统计了全国1665家医院2016—2019年GBS的发病率，结果显示中国每10万人儿童为0.233例，成人为0.829例。

2023年，滇东北地区一项GBS患者发病率的回顾性研究纳入112例患者，分析得出患者春冬两季较高发，以春季为主（38例，33.9%），AIDP多见于冬季（15例，30.6%），AMAN多见于春季（14例，42.4%）。GBS患者的中位发病年龄为56岁（8～83岁），在60～69岁达到峰值，男女患病比为1.60（69：43）（图6-1-1）。中国南部、东部及大理地区、滇东北地区GBS患者主要以上呼吸道感染为主要前驱事件（22%～35%），而北方地区胃肠炎比例较高（24%）。AMAN为中国北部（40%）和东部（35%）的主要GBS亚型，而AIDP为中国南部（49%）的主要亚型。

2024年，一项研究比较了2019年新型冠状病毒COVID-19大流行期间GBS的发病率，住院患者GBS发病相对频次（13/14 408）显著高于疫情前（29/160 669，$P<0.001$），出现AIDP亚型的COVID-GBS患者（11/13）多于非COVID-GBS患者（10/27，$P=0.003$）。COVID-GBS患者感染症状与GBS发病的平均间隔时间（21.54 d±11.56 d）长于非COVID-GBS患者（5.76 d±3.18 d，$P<0.001$）。该研究得出，COVID-19显著增加了GBS的发病率。大多数COVID-GBS患者属于AIDP类别，对IVIG反应良好，预后良好（图6-1-2）。

1.1.3 死亡率

基于全球范围内的调查显示，2024年，GBS患者6个月致残率约20%，总体病死率3%～7%，国内住院病死率约1.12%。

2023年我国一项关于重症GBS的研究显示，重症GBS患者病死率为10.5%，致残率为8.2%。与预后良好组相比，预后不良组患者年龄较大、起病急、病情进展快、瘫痪程度重。其中年龄、发病至ICU时间是重症GBS患者预后不良的相关因素（图6-1-3）。

1.2 抗体分型

神经节苷脂是一类高度富集于神经系统细胞膜的鞘糖脂分子，与神经系统自身免疫性疾病相关的神经节

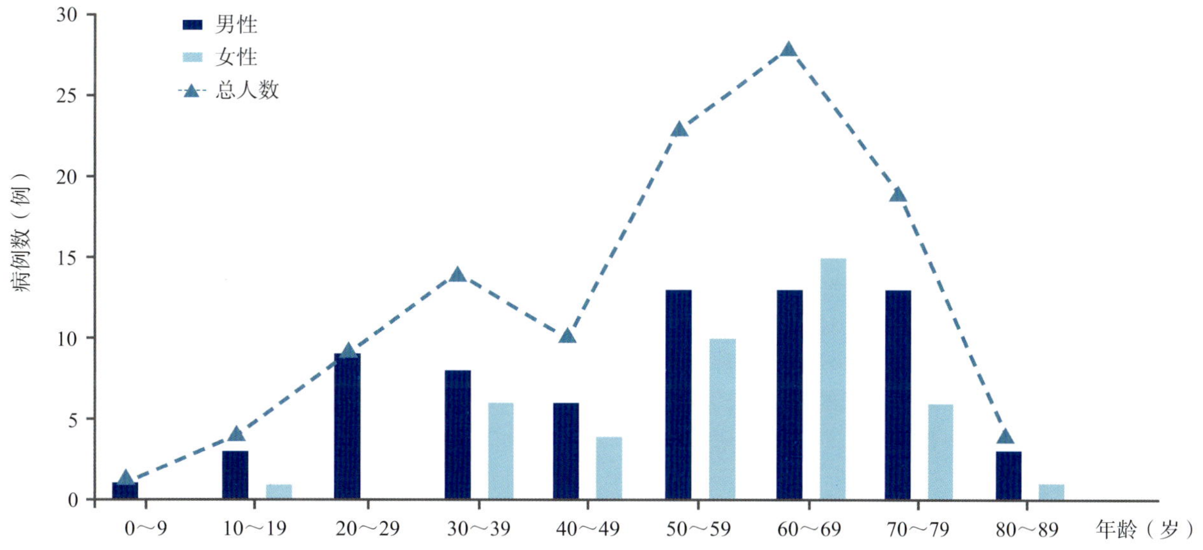

图 6-1-1　GBS 患者及不同性别亚组发病年龄分布特点

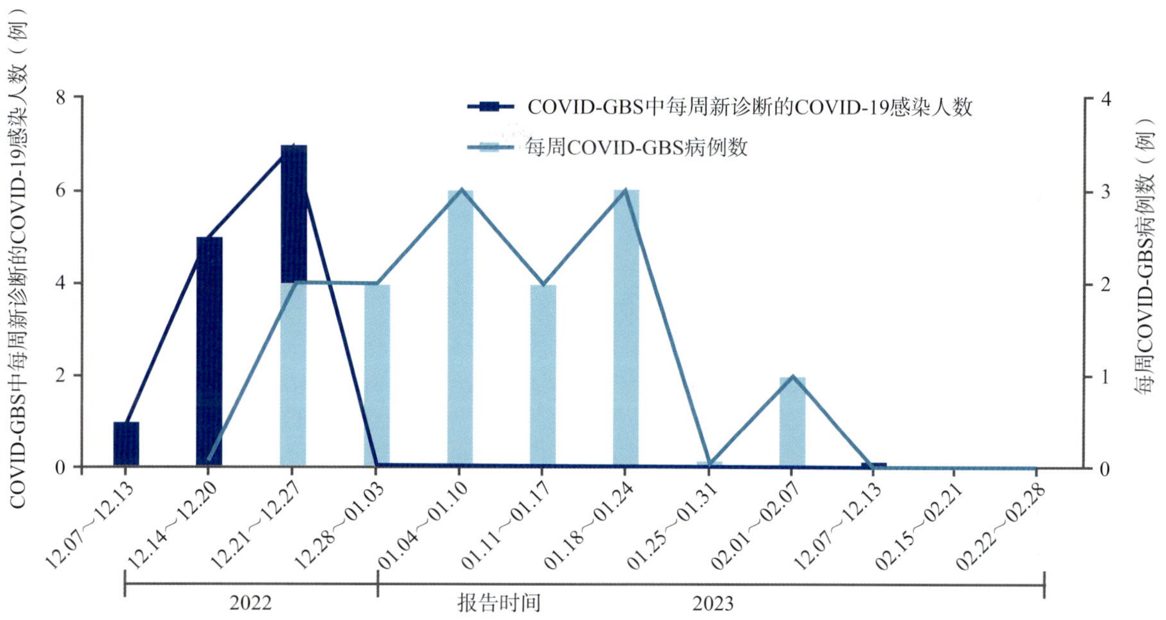

图 6-1-2　每周新冠肺炎吉兰－巴雷综合征（GBS）病例

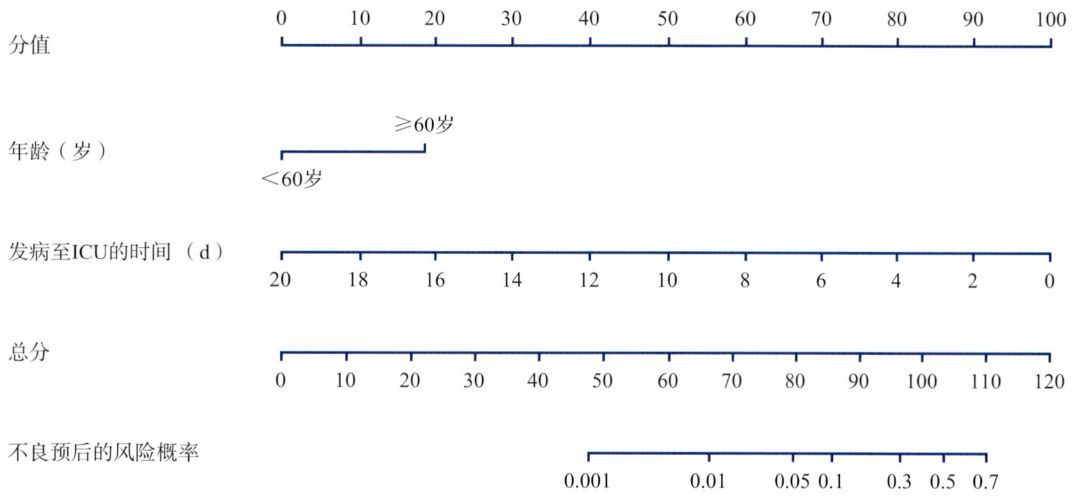

图 6-1-3　85 例重症 GBS 患者预后不良相关因素风险的列线图预测模型

苷类主要有GM1、GD1a、GalNAc-GD1a、GM1b、GD3、CD1b、GT1a和GQ1b。神经节苷类的多种抗体与一些急性或慢性周围神经病变有关，特别是GBS及其临床变体。

部分GBS患者血清中可检测到抗神经节苷脂抗体。抗GM1、GD1a抗体阳性常见于AMAN和AMSAN；抗GQ1b、GT1a抗体阳性常见于MFS和Bickerstaff脑干脑炎，也可见于咽颈臂型。截瘫型可有抗GM1或GD1b抗体阳性，而AIDP通常无特异性抗体阳性。典型GBS患者血清中的抗神经节苷脂抗体阳性率较低，抗神经节苷脂抗体检测价值有限。在未结合临床的情况下，盲目进行抗体检测，存在一定的假阳性率，不应完全依赖抗体结果诊断GBS。

2023年，一项研究探讨中国鲁西南地区吉兰-巴雷综合征患者常见抗神经节苷脂IgG抗体的种类，在312例GBS患者中抗神经节苷脂IgG抗体阳性124例（39.7%），其中抗GM1抗体87例（27.9%），抗GD1b抗体49例（15.7%），抗GQ1b抗体34例（10.9%），抗GD1a抗体29例（9.3%），抗GalNAc-GD1a抗体21例（6.7%），抗GT1a抗体7例（2.2%），抗GM1b抗体5例（1.6%）（表6-1-1）。

2024年，一项研究回顾性分析了GBS患儿的临床特点和神经节苷脂抗体之间的关联，其中AMAN组中GM1-IgG、GQ1b-IgG和GD1a-IgG的阳性检出值均高于AIDP组（$P < 0.05$），AIDP患儿的神经节苷脂抗体阳性者病情相对更重，预后更差，AMAN患儿第Ⅶ对脑神经

表6-1-1　GBS患者不同种类抗神经节苷脂抗体阳性与阴性组间临床表现比较

分组	例数	肢体无力（%）	感觉障碍（%）	眼外肌麻痹（%）	面神经麻痹（%）	球麻痹（%）	共济失调	
							例数	阳性者（%）
GMI抗体								
阳性	87	78（89.7）	30（34.5）	6（6.9）	11（12.6）	9（10.3）	33	10（30.3）
阴性	225	177（78.7）	117（52.0）	47（20.9）	45（20.0）	51（22.7）	267	34（12.7）
GD1b抗体								
阳性	49	41（83.7）	19（38.8）	8（16.3）	6（12.6）	4（8.2）	49	8（16.3）
阴性	263	214（81.4）	128（48.7）	45（17.1）	50（19.0）	56（21.3）	251	36（14.3）
GQ1b抗体								
阳性	34	21（61.8）	16（47.1）	22（64.7）	5（14.7）	8（23.5）	10	10（29.4）
阴性	278	234（84.2）	131（47.1）	31（11.2）	51（18.3）	52（18.7）	290	34（12.8）
GD1a抗体								
阳性	29	25（86.2）	8（27.6）	4（13.8）	3（10.3）	2（6.9）	29	4（13.8）
阴性	283	230（81.3）	139（49.1）	49（17.3）	53（18.7）	58（20.5）	271	40（14.8）
GalNAc-GD1a抗体								
阳性	21	20（95.2）	3（14.3）	1（4.8）	2（9.5）	0（0）	20	7（35.0）
阴性	291	235（80.8）	144（49.5）	52（17.9）	54（18.6）	60（20.5）	280	37（13.2）
GT1a抗体								
阳性	7	6（85.7）	3（42.9）	0（0）	1（14.3）	2（28.6）	7	0（0）
阴性	305	249（81.6）	144（47.2）	53（17.4）	55（18.0）	58（19.0）	293	44（15.0）
GM1b抗体								
阳性	5	5（100）	2（40.0）	0（0）	0（0）	1（20.0）	5	0（0）
阴性	307	250（81.4）	145（47.2）	53（17.3）	56（18.2）	59（19.2）	295	44（14.9）

受累风险程度更高。

1.3 治疗

GBS是一种自限性自身免疫病，即使不给予任何药物治疗，大部分患者在发病后2～3周开始逐渐恢复，3～6个月功能改善。少数患者恢复缓慢，留有明显的后遗症。临床免疫治疗主要使用静脉注射用丙种球蛋白、血浆置换、糖皮质激素及针对自主神经功能障碍，如直立性低血压、心律失常等的对症支持治疗。对有呼吸肌麻痹的重症患者需严密监测病情，必要时行气管插管或气管切开，呼吸机辅助通气。

1.3.1 免疫治疗

1.3.1.1 静脉注射用丙种球蛋白

一线治疗，有条件且无明显禁忌者尽早使用。目前常规标准剂量为0.4g/（kg・d），1次/天，连用5d。

2023年，福建一项单中心研究分析静脉滴注免疫球蛋白（IVIG）联合糖皮质激素治疗与单纯IVIG治疗对GBS患者疗效及预后的影响。选取GBS患者45例，结果显示研究组总有效率（91.67%）与对照组（90.48%）比较，差异无统计学意义（$\chi^2=0.0196$，$P>0.05$）；治疗后，研究组运动功能量表（MRC评分）和不良反应发生率与对照组相比较无统计学意义。研究认为，单纯IVIG治疗与IVIG联合糖皮质激素治疗对GBS患者的疗效相当，激素并不增加疗效，IVIG对GBS患者的疗效确切。

1.3.1.2 血浆置换

推荐有条件单位尽早使用，特别是重症患者，使用方案可个体化，注意血浆置换的禁忌证，如严重感染、心功能不全、凝血功能障碍等。该方法对清除血浆内致病抗体有效，但因其技术条件及血浆配备资源受限等，限制了其在国内的普遍使用。

2024年，湖南一项单中心研究比较了重组蛋白A免疫吸附（PAIA）或治疗性血浆置换（TPE）对严重急性神经免疫性疾病（包括GBS）。患者神经功能改善和生活质量的影响。研究结果显示，在3个月的随访中，与TPE组相比，PAIA组在改良Rankin量表（mRS）评分（ΔmRS≥1）方面的改善率显著高于TPE组（94.4% vs.54.5%，$P=0.018$）。然而，两种治疗方式在良好的神经功能结果方面没有统计学上的显著差异。研究得出，在严重急性神经免疫疾病的短期治疗中，与TPE相比，PAIA更有可能改善神经功能并促进早期生活质量的提高。

1.3.1.3 糖皮质激素

国外多项临床试验均证实单独使用糖皮质激素治疗GBS无效，可能加重早期病情，并且联合静脉注射用丙种球蛋白及糖皮质激素较单独使用静脉注射用丙种球蛋白无明显差异，因此，国外指南并不推荐糖皮质激素作为GBS治疗药物。但是，国内由于经济条件及医疗条件限制，单独使用糖皮质激素治疗GBS的案例较多。由于缺乏大规模临床队列研究数据，具体疗效仍需要进一步的探索。

1.3.2 其他治疗和对症治疗

2024年，山西一项病例报道了2例GBS患者使用艾加莫德治疗后表现。入院时，两例患者均卧床不起，神经传导检查显示周围神经病变，怀疑为GBS，在5d内用两剂艾加替德治疗。患者肌肉力量逐渐改善，初始剂量后4周可独立行走。本次治疗得出，在GBS患者中，两剂艾加莫德可有效快速改善肌肉力量，并具有令人满意的安全性。GBS管理要点：

呼吸功能管理：早期识别呼吸肌无力，保证及时给予呼吸机辅助呼吸，并加强呼吸道管理。

吞咽功能管理和营养支持：对于吞咽困难的患者，应给予鼻饲以保证营养，防止电解质紊乱。

心电监护：对于有明显的自主神经功能障碍者，应给予心电监护，并及时处理心律失常和血压变化。

并发症的监测和处理：注意排尿、排便情况，有无尿潴留和便秘，并及时处理。对于有神经痛的患者，可选择加巴喷丁、三环类抗抑郁药等缓解疼痛。

神经营养修复治疗：目前尚无证据表明何种药物可以促进GBS神经损伤后的修复。临床常用B族维生素治疗。

康复治疗：在患者病情稳定后，应早期进行正规的神经功能康复锻炼，以预防失用性肌萎缩和关节挛缩。

GBS具有其临床自限性，且临床一线治疗方案均价格昂贵。对不同类型的患者何时启动免疫相关治疗及选择何种免疫治疗方式需个体化选择，不可盲目增加患者负担。

1.4 预后

由于不同GBS的临床表现存在明显异质性，不同患者的预后也有明显不同。GBS就诊时提示预后不良的因素包括疾病进展快速、无法独立行走、上肢不能抬离床面、屈颈无力、咳嗽无力等。多数患者的神经功能在数周至数月内可基本恢复，少数遗留持久的神经功能障碍。GBS的病死率约为3%，死因主要包括呼吸衰竭、感染、低血压、严重心律失常等并发症。

2024年，郑州一项单中心研究探讨神经传导阻滞（conduction block，CB）与神经节苷脂抗体在GBS患者中的诊断及预后评估价值，发现伴有可逆性神经CB的AMAN患者临床恢复可能更快，优于不伴神经CB的AMAN患者及伴神经CB的AIDP患者。神经节苷脂抗体与GBS疾病短期预后可能无关。

2024年，上海一项的单中心研究探索影响创伤/手术后GBS患者的短期预后影响因素，根据出院时的Hughes评分将患者分为短期预后较差组（Hughes评分≥3分）14例和短期预后较好组（Hughes评分＜3分）11

例，比较两组的临床数据：短期预后较差组患者年龄更大（$P=0.002$）、入院时Hughes评分以及MRC总分评分更低（$P<0.001$）、进入ICU比例更高（$P=0.021$）、需要呼吸支持的患者比例更多（$P=0.043$），多因素回归分析显示，入院时MRC总分评分、中性粒细胞与淋巴细胞比例（NLR）为创伤/手术后GBS患者短期内预后不良的危险因素。

2024年，河南一项的单中心研究探讨中性粒细胞百分比与白蛋白比值（NPAR）对GBS患者短期预后的预后价值。ROC曲线结果显示，NPAR预测GBS患者短期预后的AUC为0.776（95%CI：0.716～0.836，$P<0.01$）。入院时NPAR与GBS患者短期预后不良相关（$r=0.478$，$P<0.01$），NPAR对评估GBS患者的短期预后具有较高的临床价值。同时，广西一单中心研究也显示，NPAR与GBS患者短期预后不良呈正相关（$r=0.478$，$P<0.01$）。多因素Logistic回归分析显示，NPAR、白蛋白、入住ICU、住院时间是影响GBS患者短期预后的独立危险因素（$P<0.05$）。也有研究发现NLR与GBS风险和严重程度有关。回顾性分析136例GBS患者和211名对照组，发现NLR与GBS风险的关联性在年龄较大（≥60岁）的患者中（OR，7.17；95% CI：2.38～21.61）高于年龄较小（＜60岁）的患者（OR，1.88；95% CI：1.37～2.57）及女性患者（OR，1.85；95% CI：1.24～2.77）。NLR与病情进展较快的患者、男性患者，以及小于60岁的患者有关，而与疾病进展慢、女性患者以及年龄＞60岁的患者这种关联不明显。

2024年，南京一项单中心研究探索甲状腺功能异常的GBS患者预后更差的原因，结果显示，甲状腺功能异常组中GBS患者抗神经节苷脂GM1抗体和GM2抗体水平明显升高，并伴有更严重的临床症状（$P<0.05$）。GBS患者抗甲状腺抗体异常（OR＝5.184，95%CI：1.377～19.518，$P=0.015$）以及游离甲状腺素（free thyroxine，FT4）水平升高（OR＝1.266，95%CI：1.009～1.588，$P=0.030$）是导致抗GM1抗体阳性率增加的独立危险因素。研究认为，合并抗甲状腺抗体异常的GBS患者更易出现抗GM1抗体阳性，这可能是合并甲状腺功能异常的GBS患者预后更差的机制。

2023年，江苏一项单中心研究探讨纤维蛋白原（fibrinogen，FIB）与GBS患者的病情严重程度之间的关系及FIB能否成为预测重型GBS的可靠指标。多因素Logistic回归分析结果提示，FIB为重型GBS的独立危险因素（$P<0.05$）。以FIB值为自变量，ROC分析FIB值预测重型GBS患者的曲线下面积为0.74，当FIB以2.82 g/L为界值时对重型GBS的预测效果最佳。研究得出FIB水平与GBS病情严重程度相关，并且是重型GBS的独立危险因素，FIB对重型GBS的发生具有一定的预测价值。

2024年一项孟德尔随机化研究探讨了肠道微生物菌群和GBS之间的关联，分析确定了3个微生物类群与GBS风险显著增加有关，分别为瘤胃球菌（ruminococcus gnavus）组（OR＝1.40，95% CI：1.07～1.83）、高氏瘤胃球菌（ruminococcus gauvreauii）组（OR＝1.51，95% CI：1.02～2.25）和瘤胃球菌（ruminococcaceae）科UCG009（OR＝1.42，95% CI：1.02～1.97）。而真杆菌（Eubacterium brachy）组（OR＝1.44，95% CI：1.10～1.87）和罗姆布次菌（Romboutsia）（OR＝1.67，95% CI：1.12～2.47）也与GBS显示出相对的因果关联。

1.5 指南与共识

中国吉兰-巴雷综合征诊治指南2024。

参考文献

[1] Zheng P，Tian DC，Xiu Y，et al. Incidence of Guillain-Barré syndrome（GBS）in China：a national population-based study. Lancet Reg Health West Pac，2021 Nov 2，18：100302.

[2] 杨亚杰，蒋凤，吴昊昊，等. 滇东北地区112例吉兰-巴雷综合征单中心回顾性分析. 中风与神经疾病杂志，2023，40（9）：825-831.

[3] Li Y，Zhao R，Li L，et al. Relative frequencies and clinical features of Guillain-Barré Syndrome before and during the COVID-19 pandemic in North China. BMC Infect Dis，2024 May 30，24（1）：541.

[4] 黄培培，苗旺，王亚婷，等. 重症吉兰-巴雷综合征患者远期预后评估及相关因素分析. 中国实用神经疾病杂志，2023，26（11）：1331-1337.

[5] Wiwanitkit V. Detection of anti-ganglioside antibodies in Guillain-Barre syndrome. Iran J Immunol，2010，7（3）：200-201.

[6] 中华医学会神经病学分会，中华医学会神经病学分会周围神经病协作组. 中国吉兰-巴雷综合征诊治指南2024. 中华神经科杂志，2024，57（9）：936-944.

[7] 徐杰，乔保俊，宋进，等. 鲁西南地区吉兰-巴雷综合征患者常见抗神经节苷脂IgG抗体的种类及临床意义. 中国神经免疫学和神经病学杂志，2023，30（3）：162-168.

[8] 胡晶，李保敏. 儿童重型吉兰-巴雷综合征与神经节苷脂抗体的相关性. 中国卫生标准管理，2024，15（9）：45-49.

[9] 陈莹. 静脉滴注免疫球蛋白治疗吉兰巴雷综合征疗效观察. 福建医药杂志，2023，45（1）：33-36.

[10] Leng B，Chen XJ，Wang C，et al. A short-term functional recovery comparison of therapeutic plasma exchange and immunoadsorption in severe acute neuroimmune diseases. Int Immunopharmacol，2024，140：112796.

[11] Zhang H，Ma J，Feng Y，et al．Efgartigimod in the treatment of Guillain-Barré syndrome．J Neurol，2024，271（6）：3506-3511．

[12] 张凯华，杨硕，卜淑芳．神经传导阻滞与神经节苷脂抗体在吉兰-巴雷综合征患者短期预后中的评估价值．癫痫与神经电生理学杂志，2024，33（1）：26-30．

[13] 蔡嘉琳，李志军，唐娜，等．创伤/手术后吉兰-巴雷综合征临床特点及短期预后分析．神经损伤与功能重建，2023，18（6）：316-319，324．

[14] 刘梦英，张保朝，张奇．中性粒细胞百分比与白蛋白比值对吉兰-巴雷综合征患者短期预后的预测价值．中国神经免疫学和神经病学杂志，2024，31（3）：180-184．

[15] Sun S，Wen Y，Li S，et al．Neutrophil-to-lymphocyte ratio is a risk indicator of Guillain-Barré syndrome and is associated with severity and short-term prognosis．Heliyon，2023，9（3）：e14321．

[16] 詹慧，常蕾蕾，孟海兰，等．吉兰-巴雷综合征患者抗GM1抗体与抗甲状腺抗体的相关性研究．南京医科大学学报（自然科学版），2024，44（3）：360-366．

[17] 朱来运，刘静，黄小雨，等．纤维蛋白原与吉兰-巴雷综合征病情严重程度的相关性研究．安徽医药，2023，27（4）：804-808．

[18] Cao F，Zhang H，Xu B，et al．Genetic association between gut microbiota and the risk of Guillain-Barré syndrome．J Affect Disord，2024，357：171-178．

[19] 中华医学会神经病学分会，中华医学会神经病学分会周围神经病协作组．中国吉兰-巴雷综合征诊治指南2024．中华神经科杂志，2024，57（9）：936-944．

二、三叉神经痛

2.1　流行状况

一项研究纳入21个省、自治区、直辖市的农村及少数民族地区的246 812人，显示三叉神经痛54人，患病率21.9/10万，男女比例为1∶2，平均年龄为55.2岁±16.0岁，右侧34例，左侧20例。另一项研究纳入6个城市居民63 195人，显示三叉神经痛33人，患病率52.2/10万，男女比例1∶1.4，起病年龄25～79岁，40岁以后起病占75.7%，右侧23例，左侧7例，叙述不详3例。一项研究纳入住院治疗三叉神经痛患者1860例，男性796例，女性1064例，平均年龄53.2岁，右侧1127例，左侧714例，双侧19例，第Ⅱ、Ⅲ支疼痛患者占91.3%。由此可见，三叉神经痛多见于成人及老年人，女性患病率略高于男性，右侧多于左侧，以第Ⅱ、Ⅲ支疼痛最为常见。

2.2　危险因素

一项前瞻性队列研究纳入了138 492例高血压患者和276 984例年龄、性别匹配的非高血压患者，发现高血压组患有三叉神经痛的比例明显高于非高血压组，高血压是引起三叉神经痛的危险因素（HR＝1.51，95%CI：1.19～1.90）。此外，一项观察性队列研究显示，偏头痛是三叉神经痛的危险因素（HR＝6.72，95%CI：5.37～8.41）。

2.3　合并症

一项前瞻性队列研究纳入3273例三叉神经痛患者和13 092例无三叉神经痛患者，结果发现三叉神经痛合并抑郁（HR－2.85，95%CI：2.11～3.85）、焦虑（HR－2.98，95%CI：2.12～4.18）和失眠（HR＝2.17，95%CI：1.48～3.19）的风险明显高于对照组。另有研究显示三叉神经痛患者发生脑卒中（HR＝1.76，95%CI：1.33～2.33）和患有痴呆（HR＝4.47，95%CI：3.09～6.47）的风险也明显升高。

2.4　病因分类

三叉神经痛是三叉神经支配区内的一种反复发作的短暂性阵发性剧痛。三叉神经痛分为典型三叉神经痛、继发性三叉神经痛和特发性三叉神经痛（表6-2-1）。典型三叉神经痛，过去又称为“原发性三叉神经痛”，是指在磁共振影像或术中证实存在明确的神经-血管压迫，并引起三叉神经形态学改变的一种三叉神经痛，是临床上最常见的类型。一项影像学研究显示78.1%的三叉神经痛是由神经-血管压迫所致，其中责任血管68.0%为小脑上动脉，其次为小脑前下动脉、椎动脉和静脉。继发性三叉神经痛是指因桥小脑角区肿瘤、动静脉畸形或多发性硬化引起的三叉神经痛。继发性三叉神经痛常见于脑桥小脑角区胆脂瘤。一项研究纳入了入院治疗的850例三叉神经痛患者，经检查发现29例为脑桥小脑角区胆脂瘤，占三叉神经痛的3.4%。多发性硬化相关三叉神经痛近年来逐渐受到重视，随着高分辨率磁共振影像的发展，脑干区引起三叉神经痛的微小脱髓鞘斑块的检出率逐渐提高。特发性三叉神经痛是指临床上找不到确切病因的三叉神经痛，影像学检查既无神经-血管压迫，又未能发现肿瘤、炎症等继发性因素，其发病机制尚不清楚。研究发现岩脊角和三叉神经角较小可能是产生特发性三叉神经痛的原因之一。

表6-2-1 三叉神经痛最新分类方法

分类	病因
典型三叉神经痛	在MRI或术中发现明确的神经-血管压迫，并引起三叉神经形变
继发性三叉神经痛	继发于脑桥小脑角区肿瘤、动静脉畸形和多发性硬化
特发性三叉神经痛	未发现能够引起三叉神经痛的损伤或疾病

2.5 药物治疗

三叉神经痛的一线用药主要为卡马西平或奥卡西平，临床研究显示卡马西平和奥卡西平的疗效明确，但患者常因药物副作用如严重性头晕或剥脱性皮炎使治疗受到限制。患者对这两种药物的耐受度存在明显个体差异，两种药物常作为彼此的替代治疗。一项荟萃分析纳入18项卡马西平与奥卡西平的随机对照研究，共1465例患者，结果显示奥卡西平的疗效不劣于卡马西平，不良反应发生率明显少于卡马西平。如果患者对卡马西平和奥卡西平的疗效差或耐受度差，还可使用的药物包括拉莫三嗪、加巴喷丁、普瑞巴林或巴氯芬。对于三叉神经痛急性加重患者，罗芳等报道在口腔和（或）鼻黏膜喷洒利多卡因气雾剂可缓解急性重度疼痛。近年研究发现在疼痛区域皮内或皮下注射A型肉毒毒素对部分三叉神经痛患者有效，且耐受性良好。一项随机对照试验共纳入42例受试者，试验组在疼痛区皮肤或黏膜注射A型肉毒毒素75U（每点5U，共15点），经过12周的随访发现，疼痛程度和发作频率明显降低，77.27%的患者症状显著改善。

2.6 手术治疗

手术治疗又分为神经减压和神经毁损。依据毁损方式不同，神经毁损包括热毁损（射频）、机械毁损（球囊压迫）、化学毁损（甘油、无水酒精注射）和放射毁损（立体定向伽马刀）。

2.6.1 微血管减压术

微血管减压术（microvascular decompression，MVD）是治疗典型三叉神经痛的首选术式，也是唯一针对病因的治疗方法。中国最早由左焕琮等在1986年报道了MVD治疗三叉神经痛，共施行122例手术，在102例中发现三叉神经根受到血管压迫，其中101例接受微血管减压治疗，术后91.1%疼痛消失，3.0%疼痛减轻，5.9%无效。朱宏伟等报道了2000—2003年治疗的169例三叉神经痛患者，其中149例行MVD，12例行MVD联合神经根切断术，8例行肿瘤切除术。经过1～34个月的随访，疼痛消失131例，疼痛减轻36例，疼痛无变化2例。此外，还有许多MVD治疗三叉神经痛的临床研究显示，总体有效率为79.8%～95.4%。一项纳入26项研究和6847例患者的系统回顾显示，MVD的总体有效率为83.5%（79.6%～89.1%），并发症包括切口感染1.3%（0.1%～2.5%）、面瘫2.9%（0.5%～6.2）、面部麻木9.1%（1.3%～19.6%）、脑脊液漏1.6%（0.7%～2.5%）、听力减退1.9%（0.2%～3.9%），术后死亡率为0.1%（0.02%～0.2%）。

临床研究中发现部分三叉神经痛患者尽管通过MVD将血管-神经压迫完全解除，但疼痛无明显改善，其中具体机制不清。因此，围绕MVD对疗效的预测因素开展了研究。一项回顾性队列研究纳入88例经MVD治疗的三叉神经痛患者，发现不典型的疼痛性质和静脉压迫预示较差的临床疗效；有研究通过术前磁共振血管成像同样发现静脉压迫和无神经血管接触是疗效不佳的预测因素；部分研究发现女性不仅三叉神经痛发病率高于男性，且MVD术后复发率也明显高于男性。

2.6.2 三叉神经射频术

三叉神经射频术（radio frequency，RF）最常用的靶点是三叉神经半月节，采用C臂、O臂或神经导航引导将射频针尖经卵圆孔置于三叉神经半月节，通过55～75℃的射频温度选择性破坏痛觉神经达到镇痛目的。许建平等早在1984年报道了120例RF治疗三叉神经痛的病例分析，首次治疗有效率为95%，1年复发率为10.4%。一项系统分析纳入54项研究共2862例患者，结果显示RF治疗后初始有效率为77.8%～100%，平均复发时间为8～40个月，其中1年复发率为4.5%～67%，2年复发率为8%～82.9%，3年复发率为11.8%～58.6%，5年复发率为15%～75%。此外，三叉神经周围支（眶上神经、眶下神经和颏神经）也可作为射频靶点，在一项回顾性研究中，三叉神经周围支射频术后1～6年的有效率分别为73%、46%、27%、19%、11%和4%，其优势在于可缩小术后面部感觉减退的范围。另一项随机对照研究对比了三叉神经周围支射频和三叉神经半月节射频，结果发现1年有效率分别为68.9%和86.7%，三叉神经半月节射频明显优于周围支射频。除了热射频毁损技术外，近年来还衍生出了脉冲射频和高压脉冲射频技术。一项回顾性研究分析了393例射频热凝术（$n=300$）和脉冲射频术（$n=93$）的三叉神经痛患者，显示射频热凝术组和脉冲射频术组患者初始疼痛缓解率分别为100.0%和71.0%，2年有效率分别为89.8%和48.4%；射频热凝术疗效明显优于脉冲射频术。由于RF对感觉和运动神经有部分破坏作用，术后常出现一系列并发症。一项回顾性研究纳入205例接受RF治疗的三叉神经痛患者，其中出现术后患侧面部麻木151例，角膜炎20例，咬肌无力8例，1例并发耳鸣，1例术后恶心呕吐。

2.6.3 经皮球囊压迫术

经皮球囊压迫术（percutaneous ballon compression，

表 6-2-2 不同术式治疗三叉神经痛的对照研究

术式	研究设计	研究样本	主要研究结果		
			术后即刻疗效	长期疗效	并发症
MVD vs.RF	荟萃分析	18项研究共6391例患者	术后即刻疗效无显著性差异	RF术后复发率明显高于MVD	RF术后面部麻木发生率明显高于MVD
MVD vs.PBC	荟萃分析	18项研究共1932例患者	术后即刻疗效无显著性差异	PBC术后复发率明显高于MVD	PBC术后并发症发生率明显高于MVD
RF vs.PBC	随机对照	40例患者	术后即刻疗效无显著性差异	术后第3个月时疗效无显著性差异	术后24h时RF面部麻木、咬肌无力、角膜反射发生率均较PBC高；术后第3个月面部麻木评分无显著性差异，RF角膜反射迟钝发生率较PBC高
MVD vs.GKS	队列研究	202例患者	MVD术后疗效明显优于GKS	术后复发率无显著性差异	GKS角膜反射消失的发生率明显高于MVD

表 6-2-3 三叉神经痛诊治的临床指南和专家共识

年份	名称
2015	中国显微血管减压术治疗三叉神经痛和舌咽神经痛专家共识（2015）
2015	三叉神经痛诊疗中国专家共识
2020	中国三叉神经痛伽马刀放射外科治疗专家共识（2020版）
2020	微创介入治疗三叉神经痛临床操作指南（第1版）
2022	经皮球囊压迫术治疗三叉神经痛中国专家共识（2022版）

PBC）是通过机械压迫三叉神经半月节阻断痛觉信号传导的治疗技术。一项回顾性研究纳入276例行PBC的三叉神经痛患者，252例患者获得疼痛的立即缓解，在平均随访18.7个月，14例患者出现疼痛复发。在一项前瞻性病例分析研究中经PBC治疗的66例三叉神经痛患者，术后即刻有效率为100%，1年复发率为13%，术后63例患者出现面部感觉减退，26例出现咀嚼肌力量减退，在1年随访时仍有60%患者存在面部感觉减退。影响PBC疗效的主要因素包括球囊形态、球囊压力和压迫时间，过去有多项研究显示当球囊形态呈梨形时患者可获得相对持久的镇痛效果；此外球囊充盈的压力维持在适当范围，疗效则得到最大化。另有研究表明，三叉神经第1～3支分布区对压迫时间呈递进关系，第1支压迫所需时间较短，第3支压迫时间较长。也有研究显示体积较小和扁平的麦氏囊预示手术效果更好。但需注意的是虽然对三叉神经半月节的有效压迫可以获得满意镇痛效果，但面部感觉减退、咀嚼肌无力、角膜反射消失也较为严重，这些并发症可能会显著影响患者的生活质量。在球囊压迫过程中，压迫时间是影响面部感觉减退的主要因素，当压迫时间超过1min时，出现长期感觉减退的风险是1min的1.93倍。罗芳等报道150例术后复发性三叉神经痛行PBC治疗，1个月有效率为86.7%，其中射频术后复发性PBC治疗的患者疗效相对较差。

2.6.4 伽马刀

伽马刀（gamma knife surgery，GKS）可以通过放射线破坏脑池段三叉神经的痛觉传导。一项病例分析纳入89例接受GKS治疗的三叉神经痛患者，在平均5.7年的随访期，91%的患者治疗有效，但患者同时伴有明显的面部麻木。另一项病例分析纳入129例接受GKS治疗的三叉神经痛患者，109例获得完全或部分疼痛缓解，5例治疗无效，在平均29.6个月的随访期9例患者疼痛复发，复发时间平均为12.7个月，49例出现面部感觉减退。一项回顾性研究纳入91例GKS治疗患者，中位随访时间为32个月，随访期内19例患者复发，存在面部麻木14例，咀嚼肌乏力1例，口唇疱疹2例，角膜干燥、溃疡1例，面部感觉异常3例，咬肌无力2例。至末次随访，91例患者中，78例治疗有效，13例治疗无效，疼痛缓解率为85.7%。总体而言，GKS治疗三叉神经痛的治愈率为81%，在治疗后3年、5年、7年随访时，治愈率分别为71.8%、64.9%、59.7%。

2.6.5 不同术式的对照研究

不同术式治疗三叉神经痛的对照研究见表6-2-2。

2.7 指南与共识

近年来国内发表的三叉神经痛诊治的临床指南和专家共识见表6-2-3。

参考文献

[1] 姚淑芬，苏芳忠．三叉神经痛的流行病学．中华神经外科杂志，1989（S1）：53-55.

[2] 吴升平，王文志，李世绰．中国六城市居民三叉神经痛的流行病学．中华神经外科杂志，1989（S1）：67-69.

[3] 吴承远，孟凡刚，王宏伟，等．选择性射频热凝治疗三叉神经痛1860例临床研究．中华神经外科杂志，2004，20（1）：55-58.

[4] Pan SL，Yen MF，Chiu YH，et al. Increased risk of trigeminal neuralgia after hypertension：a population-based study. Neurology，2011，77（17）：1605-1610.

[5] Lin KH，Chen YT，Fuh JL，et al. Increased risk of trigeminal neuralgia in patients with migraine：a nationwide population-based study. Cephalalgia，2016，36(13)：1218-1227.

[6] Wu TH，Hu LY，Lu T，et al. Risk of psychiatric disorders following trigeminal neuralgia：a nationwide population-based retrospective cohort study. J Headache Pain，2015，16：64.

[7] Pan SL，Chen LS，Yen MF，et al. Increased risk of stroke after trigeminal neuralgia--a population-based follow-up study. Cephalalgia，2011，31（8）：937-942.

[8] Cheng YH，Wu CH，Wang WT，et al. Trigeminal neuralgia is a dementia risk factor：a retrospective cohort-study. Int J Environ Res Public Health，2022，19（10）：6073.

[9] 中华医学会神经外科学分会功能神经外科学组，中国医师协会神经外科医师，分会功能神经外科专家委员会，等．三叉神经痛诊疗中国专家共识．中华外科杂志，2015，53（9）：657-664.

[10] 胡兴越，朱先理，章士正，等．三叉神经痛病因诊断的影像学研究．中华神经科杂志，2000（6）：25-27.

[11] 张永强，于峰，门学忠，等．桥小脑角区胆脂瘤继发三叉神经痛．中国微侵袭神经外科杂志，2021，26(4)：175-176.

[12] 郭油油，李咏梅，刘义，等．纤维示踪成像技术对多发性硬化引起的三叉神经痛病人的影像学研究．中国疼痛医学杂志，2017，23（10）：743-747.

[13] Zhong H，Zhang W，Sun S，et al. MRI findings in trigeminal neuralgia without neurovascular compression：implications of petrous ridge and trigeminal nerve angles. Korean J Radiol，2022，23（8）：821-827.

[14] 孙娟，杨天德，龚世涛．奥卡西平治疗原发性三叉神经痛的临床效果观察．湖南中医药大学学报，2018，38（A01）：951-952.

[15] 陈伟峰．奥卡西平治疗原发性三叉神经痛疗效观察．中国实用神经疾病杂志，2016，19（10）：120-121.

[16] 李升，向红，黄玉珊，等．奥卡西平治疗原发性三叉神经痛的Meta分析．中国老年学杂志，2015（24）：7156-7158.

[17] 曲丕盛，万海方，王振，等．加巴喷丁与卡马西平治疗复发性三叉神经痛的临床随机对照研究．中国全科医学，2013，16（21）：2444-2446.

[18] 姚旌，陆魏，孙丽华．卡马西平治疗原发性三叉神经痛的疗效观察．中国医学创新，2009，6（17）：86-87.

[19] 罗祎明，徐捷慧，易湛苗，等．奥卡西平和卡马西平治疗原发性三叉神经痛的系统评价和荟萃分析．中国临床药理学杂志，2014，30（12）：1130-1134.

[20] 刘培慧，袁达，赵艳青，等．拉莫三嗪单药治疗三叉神经痛临床疗效的系统评价．中国药物与临床，2016，16（4）：482-485.

[21] 周秀芳．拉莫三嗪在治疗三叉神经痛中的临床作用评价．中国实用神经疾病杂志，2015，18（14）：30-31.

[22] 俞迪红，顾刚强，鲁国建，等．加巴喷丁与卡马西平治疗老年原发性三叉神经痛的对照研究．中国药物与临床，2015，15（9）：1305-1308.

[23] 党利华，王咏龙，刘胜．普瑞巴林治疗原发性三叉神经痛的临床效果．中国实用医药，2018，13（34）：142-144.

[24] 赵卫东，倪贵华，陈林芳，等．巴氯芬联合卡马西平治疗原发性三叉神经痛临床观察．卒中与神经疾病，2015（1）：2.

[25] Zhou X，Shen Y，Zhao C，et al. Lidocaine aerosol sprayed on oral and/or nasal mucosa for the rescue of acute trigeminal neuralgia exacerbations：A retrospective study. Cephalalgia，2023，43（5）：3331024231168086.

[26] Liu J，Xu YY，Zhang QL，et al. Effcacy and safety of botulinum toxin type A in treating patients of advanced age with idiopathic trigeminal neuralgia. Pain Res Manag，2018，2018：7365148.

[27] Wu C，Xie N，Liu H，et al. A new target for the treatmentof trigeminal neuralgia with botulinum toxin type A. Neurol Sci，2018，39（3）：599-602.

[28] Wu S，Lian Y，Zhang H，et al. Botulinum toxin type A for refractory trigeminal neuralgia in older patients：a better

therapeutic effect. J Pain Res, 2019, 12: 2177-2186.
[29] Li S, Lian YJ, Chen Y, et al. Therapeutic effect of botulinum toxin-A in 88 patients with trigeminal neuralgiawith 14-month follow-up. J Headache Pain, 2014, 15 (1): 43.
[30] Zhang H, Lian Y, Ma Y, et al. Two doses of botulinumtoxin type A for the treatment of trigeminal neuralgia: observationof therapeutic effect from a randomized, double-blind, placebo-controlled trial. J Headache Pain, 2014, 15 (1): 65.
[31] Xia JH, He CH, Zhang HF, et al. Botulinum toxin A in the treatment of trigeminal neuralgia. Int J Neurosci, 2016, 126 (4): 348-353.
[32] Wu CJ, Lian YJ, Zheng YK, et al. Botulinum toxin type A for the treatment of trigeminal neuralgia: results from a randomized, double-blind, placebo-controlled trial. Cephalalgia, 2012, 32 (6): 443-450.
[33] Wei J, Zhu X, Yang G, et al. The effcacy and safety of botulinum toxin type A in treatment of trigeminal neuralgia and peripheral neuropathic pain: a meta-analysis of randomized controlled trials. Brain Behav, 2019, 9 (10): e1409.
[34] Wu C, Lian Y, Zheng Y, et al. Botulinum toxin type A for the treatment of trigeminal neuralgia: results from a randomized, double-blind, placebo-controlled trial. Cephalalgia, 2012, 32 (6): 443-450.
[35] 左焕琮，姜节良，郑丰仁，等. 后颅凹显微血管减压手术治疗三叉神经痛初步报告. 中华神经外科杂志，1986 (4): 233-236.
[36] 朱宏伟，李勇杰，胡永生，等. 显微外科手术治疗三叉神经痛169例临床研究. 立体定向和功能性神经外科杂志，2004，17 (1): 22-25.
[37] 王马军，赵明，杜国森，等. 显微血管减压治疗原发性三叉神经痛的影响因素研究. 中华神经外科疾病研究杂志，2017，16 (2): 142-145.
[38] 张庆华，孙涛，齐腾伸二郎，等. 三叉神经痛显微血管减压术后的远期疗效观察. 中华医学杂志，2005 (16): 1137-1138.
[39] 种衍军，朱广庭，段德义，等. 微血管减压术治疗三叉神经痛2643例临床分析. 中华外科杂志，2005 (21): 1407-1409.
[40] 万亮，华续明，仲骏，等. 显微血管减压术治疗原发性三叉神经痛的临床分析（附110例报告）. 中华神经外科杂志，2009，25 (3): 252-254.
[41] Wei YX, Pu CH, Li N, et al. Long-term therapeutic effect of microvascular decompression for trigeminal neuralgia: Kaplan-Meier analysis in a consecutive series of 425 patients. Turk Neurosurg, 2018, 28 (1): 88-93.
[42] Xia L, Zhong J, Zhu J, et al. Effectiveness and safety of microvascular decompression surgery for treatment of trigeminal neuralgia: a systematic review. J Craniofac Surg, 2014, 25 (4): 1413-1417.
[43] Huang C, Yang M, Cheng W, et al. Predictive and prognostic factors for outcome of microvascular decompressionin trigeminal neuralgia. J Chin Med Assoc, 2022, 85 (2): 198-203.
[44] Shang HB, Zhao WG, Zhu J, et al. Predicting the outcome of microvascular decompression for trigeminal neuralgia using magnetic resonance tomographic angiography. J Neuroimaging, 2010, 20 (4): 345-349.
[45] 郑江华，姜杰，张昕，等. 三叉神经痛显微血管减压术术后复发的影响因素分析. 中华神经创伤外科电子杂志，2019，5 (1): 25-28.
[46] 倪兵，胡永生，卢光，等. C臂个体化确定穿刺点在半月节射频中的应用. 中国微侵袭神经外科杂志，2019，24 (7): 310-313.
[47] 倪兵，朱宏伟，陶蔚，等. O形臂引导下经卵圆孔半月节射频治疗三叉神经痛. 中国疼痛医学杂志，2016，22 (4): 305-307.
[48] 乔梁，朱宏伟，陶蔚，等. 神经导航引导下三叉神经半月节射频热凝术电生理及疗效研究. 中国疼痛医学杂志，2015，21 (11): 862-864.
[49] 乔梁，朱宏伟，陶蔚，等. 神经导航引导下的三叉神经半月节射频热凝术卵圆孔穿刺技术. 中国疼痛医学杂志，2012，18 (10): 635-637.
[50] 许建平. 经皮选择性半月神经节射频热凝术治疗三叉神经痛. 中华神经精神科杂志，1984，17 (1): 5-8.
[51] Wang Z, Wang Z, Li K, et al. Radiofrequency thermocoagulationfor the treatment of trigeminal neuralgia. Exp Ther Med, 2022, 23 (1): 17.
[52] Huang P, Liu H, Huang L, et al. The long-term outcome of CT-guided radiofrequency ablation of the peripheral branches of the trigeminal nerve in trigeminal neuralgia. Neurosurg Rev, 2024, 47 (1): 33.
[53] Ding YY, Hong T, Li HX, et al. Efficacy of CT guided pulsed radiofrequency treatment for trigeminal postherpetic neuralgia. Front in Neurosci, 2019, 13: 708.
[54] 孟岚，任浩，赵春美，等. 射频热凝和脉冲射频治疗三叉神经痛疗效和安全性评价. 中国疼痛医学杂志，2021，27 (12): 898-904.
[55] 郭金婉，张建中，宋文阁，等. 205例半月神经节射频热凝治疗原发性三叉神经痛的疗效分析. 中国疼痛医学杂志，2018，24 (8): 597-602.
[56] Liu HB, Ma Y, Zou JJ, et al. Percutaneous microballoon compression for trigeminal neuralgia. Chin Med J (Engl), 2007, 120 (3): 228-230.
[57] Huang B, Yao M, Chen Q, et al. Effcacy and safety of awake computed tomography-guided percutaneous balloon compression of trigeminal ganglion for trigeminal

neuralgia. Pain Med, 2021, 22 (11): 2700-2707.
[58] 李在雨, 罗毅男, 陈云鹏, 等. 三叉神经痛微球囊压迫术相关并发症的影响因素分析. 中华神经外科疾病研究杂志, 2016, 15 (2): 169-170.
[59] 种玉龙, 徐武, 王晶, 等. 三叉神经痛微球囊压迫术后无效或短期内复发的原因及处理策略. 中华外科杂志, 2022, 60 (5): 472-477.
[60] 王巧, 郭刚文, 黄东, 等. 经皮穿刺微球囊压迫术治疗三叉神经痛术前卵圆孔CT重建参数与球囊压力的相关性分析. 中华医学杂志, 2021, 101 (43): 3549-3553.
[61] 彭绍鹏, 刘建雄, 王飞, 等. PBC治疗三叉神经痛术中球囊压力与术后并发症、复发的关系研究. 中华神经医学杂志, 2022, 21 (2): 152-156.
[62] Chang B, Mei J. Percutaneous balloon compression guided by a compression-time effect in trigeminal nerve branches. J Craniofac Surg, 35 (8): e722-e725.
[63] Li S, Liao C, Wu Y, et al. Association between morphological characteristics of Meckel's cave and outcomes after percutaneous balloon compression for primary trigeminal neuralgia. Neurosurg Rev, 2023, 46 (1): 307.
[64] Xia Q, Huang H, Ma Y, et al. Relationship between compression time and long-term hypoesthesia in primary trigeminal neuralgia treated with percutaneous balloon compression. Neurosurg Rev, 2023, 46 (1): 212.
[65] Liu L, Sun Z, Zhang Y, et al. Predictors of response for percutaneous balloon compression for the treatment of recurrent trigeminal neuralgia following surgical procedures: a retrospective study. Neurosurg Rev, 2022, 45 (5): 3447-3455.
[66] Huang C, Tu H, Liu W, et al. Gamma Knife surgery used as primary and repeated treatment for idiopathic trigeminal neuralgia. J Neurosurg, 2008, 109 Suppl: 179.
[67] Li P, Wang W, Liu Y, et al. Clinical outcomes of 114 patients who underwent Gamma-knife radiosurgery for medically refractory idiopathic trigeminal neuralgia. J Clin Neurosci, 2012, 19 (1): 71-74.
[68] 世界华人神经外科医师协会放射神经外科专业委员会. 中国三叉神经痛伽玛刀放射外科治疗专家共识 (2020版). 中华神经外科杂志, 2020, 36 (10): 984-989.
[69] Yan C, Zhang Q, Liu C, et al. Effcacy and safety of radiofrequency in the treatment of trigeminal neuralgia: a systematic review and meta-analysis. Acta Neurologica Belgica, 2022, 122 (4): 1019-1030.
[70] Wu J, Xiao Y, Chen B, et al. Effcacy and safety of microvascular decompression versus percutaneous balloon compression in the treatment of trigeminal neuralgia: a systematic review and meta-analysis. Ann Palliat Med, 2022, 11 (4): 1391-1400.
[71] 赵政政, 宋敏华, 江峰, 等. 射频热凝术与球囊压迫术治疗原发性三叉神经痛的临床疗效比较. 中华疼痛学杂志, 2021, 17 (1): 36-41.
[72] Dai ZF, Huang QL, Liu HP, et al. Effcacy of stereotacticgamma knife surgery and microvascular decompressionin the treatment of primary trigeminal neuralgia: a retrospective study of 220 cases from a single center. J Pain Res, 2016, 9: 535-542.
[73] 中华医学会神经外科学分会功能神经外科学组, 中国医师协会神经外科医师分会功能神经外科专家委员会, 北京医学会神经外科学分会, 等. 中国显微血管减压术治疗三叉神经痛和舌咽神经痛专家共识 (2015). 中华神经外科杂志, 2015, 31 (3): 217-220.
[74] 中华医学会神经外科学分会功能神经外科学组, 中国医师协会神经外科医师, 分会功能神经外科专家委员会, 等. 三叉神经痛诊疗中国专家共识. 中华外科杂志, 2015, 53 (9): 657-664.
[75] 世界华人神经外科医师协会放射神经外科专业委员会. 中国三叉神经痛伽玛刀放射外科治疗专家共识 (2020版). 中华神经外科杂志, 2020, 36 (10): 984-989.
[76] 殷世武, 李茂全. 微创介入治疗三叉神经痛临床操作指南 (第1版). 中国介入影像与治疗学, 2020, 17 (7): 385-388.
[77] 任玉娥, 刘小会, 程志祥, 等. 经皮球囊压迫术治疗三叉神经痛中国专家共识 (2022版). 中华疼痛学杂志, 2022, 18 (4): 437-448.

三、面肌痉挛

3.1 概述

绝大多数面肌痉挛由血管压迫面神经根入脑干区引起，常见的责任血管为小脑前下动脉、小脑后下动脉及椎动脉。肿瘤引起的面肌痉挛较三叉神经痛罕见。一项纳入977例面肌痉挛患者的回顾性分析发现，桥小脑角区肿瘤5例（0.5%），其中3例为表皮样囊肿、1例为听神经瘤、1例为脑膜瘤。另一项纳入3140例面肌痉挛患者的回顾性研究发现26例（0.8%）继发性肿瘤压迫，其中脑膜瘤11例、表皮样囊肿8例、听神经瘤7例。

面肌痉挛的诊断主要依赖于特征性临床表现，对于缺乏特征性临床表现的患者需要借助辅助检查明确，包括电生理检查（肌电图、异常肌反应）和影像学检查（磁共振血管造影），但辅助检查假阳性率较高，不作为诊断面肌痉挛的标准。

3.2　流行病学

目前我国尚无关于面肌痉挛的流行病学报告，仅有入院接受治疗的面肌痉挛患者的流行病学特征：平均发病年龄37.0～46.6岁，左侧多于右侧，女性多于男性。但上述数据仅纳入入院治疗人群，由于女性接受治疗的需求度较高，因此存在一定的性别偏倚。

3.3　治疗

目前，针对面肌痉挛无特效的口服药物，A型肉毒毒素（BTX-A）注射和MVD是治疗面肌痉挛的常用方法。近年来，有尝试使用茎突孔射频毁损面神经干治疗面肌痉挛，但会遗留面瘫，因此不作为推荐治疗方法。

3.3.1　A型肉毒毒素

我国早在1996年报道了137例BTX-A治疗面肌痉挛的病例分析研究，该研究在痉挛肌肉每点注射2.5U BTX-A，共12～15U，总体有效率为88%，每次注射的平均有效时间为20周，抽动严重者有效时间更短。在开始4次注射的有效时间较为稳定，随后有效时间逐渐缩短。一项随机对照研究将面肌痉挛患者随机分为高浓度治疗组（50U/ml）和低浓度治疗组（25U/ml），结果显示两组有效率和起效时间无显著性差异，而高浓度治疗组的有效时间明显长于低浓度治疗组，但同时副作用发生率也较高。

3.3.2　微血管减压术

异常肌电反应（abnormal muscle response，AMR）电生理监测下MVD是面肌痉挛的首选治疗，也是唯一根治性治疗方式。大量文献报道，MVD治疗面肌痉挛的有效率比MVD治疗三叉神经痛的有效率更高，主要由于面肌痉挛的病因更为单一，绝大多数由血管压迫引起，继发性因素（肿瘤、多发性硬化等）和特发性因素（无明确病因）引起的面肌痉挛较为罕见。种衍军等在1997年最早报道了中国MVD治疗面肌痉挛，共施行232例手术，其中146例术后抽搐立即消失，53例停止抽搐1～3d后复发，后减轻而停止，28例术后仍抽搐，于1个月内消失，术后长期无效5例，长期有效率为97.8%。另一项回顾性研究纳入215例MVD治疗面肌痉挛的患者，手术优良率91.2%，平均2年以上随访复发率3.5%。在一项纳入540例面肌痉挛患者的回顾性研究中，经平均2年的随访时间，455例（84.26%）抽搐完全消失，60例（11.11%）部分消失，25例（4.63%）无效，术后第1天有效率为93.52%，随访时有效率为95.37%；在并发症方面，10例（1.85%）术后第1天出现面瘫，25例（4.63%）出现迟发性面瘫，但在3个月内面瘫完全消失，14例（2.59%）出现听力减退，其中8例（1.48%）听力有明显改善，6例（1.11%）无变化，无死亡病例发生。术中脑干听觉诱发电位联合AMR波监测是提高术后疗效以及降低听力功能障碍的有效措施。

延迟治愈是MVD治疗面肌痉挛术后的常见现象，是指MVD术后患者面部抽搐不是立即停止，而是经过一段时间后才逐渐消失，目前认为主要与面神经根脱髓鞘的修复过程有关。一项纳入136例患者的回顾性研究中，延迟治愈者共35例（25.7%），最短延迟治愈时间为2d，最长为380d，平均93.9d，并且病程长者延迟治愈的时间也越长。迟发性面瘫是MVD术后另一种较为常见的现象。一项纳入636例患者的回顾性研究中，有50例（7.9%）出现迟发性面瘫，发生时间在术后2～60d，平均12.9d，但在随访过程中50例患者的面瘫全部消失，面瘫持续时间10～300d，平均88.7d，并且病程长者更易出现迟发性面瘫。

对于少数MVD无效或复发的面肌痉挛患者，再次行MVD仍是一种有效的治疗手段。舒伟等回顾了17例二次MVD手术，经长期观察发现，16例（94.1%）患者的面肌痉挛得到有效缓解。系统回顾分析显示二次MVD治疗面肌痉挛的总体有效率为84.6%（603/713）。由于二次手术时手术区域和垫棉粘连使得手术更加困难，因此建议二次MVD手术应由有足够MVD手术经验的中心开展。

3.4　指南与共识

近年来国内专家制定并发布了2项面肌痉挛诊治的专家共识（表6-3-1）。

表6-3-1　面肌痉挛诊治的专家共识

年份	名称
2014	面肌痉挛诊疗中国专家共识
2014	中国显微血管减压术治疗面肌痉挛专家共识（2014）

参考文献

［1］王忠海，于炎冰，徐晓利，等．继发性面肌痉挛（附5例分析）．中国微侵袭神经外科杂志，2007，12（9）：396-397．

［2］Zhang X，Wang X，Zhao H，et al．Surgical treatment of secondary hemifacial spasm：long-term follow-up．World Neurosurg，2019，125：e10-e15．

［3］上海交通大学颅神经疾病诊治中心．面肌痉挛诊疗中国专家共识．中国微侵袭神经外科杂志，2014，19（11）：528-532．

［4］刘好文，李娜，田成林，等．A型肉毒毒素治疗118例面肌痉挛的疗效观察．中华神经科杂志，1998（4）：15-17．

［5］刘永博，杨培中，王恩兴，等．显微血管减压术治疗原发性面肌痉挛292例临床分析．中华神经外科杂志，2012（11）：1168-1170．

[6] 左焕琮，陈国强，袁越，等. 显微血管减压术治疗面肌痉挛20年回顾（附4260例报告）. 中华神经外科杂志，2006，22（11）：684-687.

[7] Wang L，Hu X，Dong H，et al. Clinical features and treatment status of hemifacial spasm in China. Chin Med J，2014，127（5）：845-849.

[8] 中国医师协会神经外科医师分会功能神经外科专家委员会，北京中华医学会神经外科学分会，中国显微血管减压术治疗脑神经疾患协作组. 中国显微血管减压术治疗面肌痉挛专家共识（2014）. 中华神经外科杂志，2014，30（9）：949-952.

[9] Chen RS，Lu CS，Tsai CH. Botulinum toxin A injectionin the treatment of hemifacial spasm. Acta Neurol Scand，1996，94（3）：207-211.

[10] Li YJ，Huang Y，Ding Q，et al. Evaluation of concentrationsof botulinum toxin A for the treatment of hemifacial spasm：a randomized double-blind crossover trial. Genet Mol Res，2015，14（1）：1136-1144.

[11] 种衍军，张志强，邵启节，等. 面肌痉挛微血管减压术232例分析（摘要）. 中华神经外科杂志，1997，13（4）：225.

[12] 赵卫国，沈建康，濮春华，等. 面肌痉挛的显微血管减压手术治疗. 中华医学杂志，2001，81（18）：1121-1123.

[13] Li F，Liu R. Clinical analysis of microvascular decompressionin patients with hemifacial spasm：a retrospectivestudy. Ann Palliat Med，2020（92）：318-323.

[14] 吴月奎，王尚武，张永强，等. 微血管减压术治疗原发性面肌痉挛后延迟治愈现象及意义探讨. 中华神经医学杂志，2014，13（12）：1274-1277.

[15] Kong C，Guo Z，Xu X，et al. Delayed facial palsy after microvascular decompression for hemifacial spasm. World Neurosurg，2020，134：e12-e15.

[16] 舒伟，李勇杰，陶蔚，等. 再次面神经根微血管减压手术治疗面肌痉挛的疗效分析. 立体定向和功能性神经外科杂志，2017，30（1）：11-14.

[17] Li Z，Zhang J，Wang N，et al. Efficacy and safety of reoperation for residual or recurrent hemifacial spasm after microvascular decompression：a systematic review and meta-analysis. Neurosurg Rev，2024，47（1）：804.

四、舌咽神经痛

4.1 概述

舌咽神经痛分为典型舌咽神经痛、继发性舌咽神经痛和特发性舌咽神经痛。典型舌咽神经痛由血管压迫引起；继发性舌咽神经痛的病因包括颈部外伤、多发性硬化、桥小脑角区肿瘤等；特发性舌咽神经痛指未发现血管压迫或继发性因素的舌咽神经痛。由于舌咽神经痛常同时伴有迷走神经受累，该病又称为舌咽-迷走神经痛。

舌咽神经痛的诊断主要依据特征性的临床症状，主要表现为单侧舌根、扁桃体区、咽部、下颌角、乳突区、外耳道区疼痛，吞咽、咀嚼、说话、咳嗽、哈欠均可诱发，少数患者可伴发心源性晕厥、心律失常及低血压等表现，个别患者因迷走神经同时受压还可表现为半侧喉肌痉挛。该病容易与其他疾病混淆造成误诊。倪兵等在12例MVD治疗无效的舌咽神经痛患者中，经随访发现4例存在初始诊断错误，其中2例为喉癌、1例为鼻咽癌、1例为茎突过长综合征。咽部喷涂地卡因后疼痛缓解可作为舌咽神经痛的辅助诊断方法，MRI可以判断是否存在神经-血管压迫，但不作为舌咽神经痛的诊断标准，影像学检查如CT三维重建或X线正侧位片排除茎突过长。

舌咽神经痛是一种罕见的头面部疼痛，我国目前尚无关于舌咽神经痛的流行病学报告。

4.2 药物治疗

舌咽神经痛的药物治疗方法与三叉神经痛相同，一线用药包括卡马西平和奥卡西平，但目前尚缺少关于药物治疗舌咽神经痛的临床试验。

4.3 手术治疗

4.3.1 微血管减压术和舌咽/迷走神经切断术

MVD作为唯一针对病因治疗的方法，是舌咽神经痛的首选手术方式。杜涛等在87例舌咽神经痛回顾性研究中，发现小脑后下动脉压迫50例（该血管单独压迫36例，多支血管压迫14例），椎动脉压迫19例，其他血管压迫10例，无明确病因8例。一项荟萃分析纳入12项研究共665例患者，其中553例达到早期完全缓解，早期缓解率为91%，发生脑脊液漏14例，颅内感染1例，死亡4例，术后早期吞咽困难29例，声音嘶哑44例，合并吞咽困难和声音嘶哑16例；335例获得长期随访，其中298例达到长期完全缓解，长期缓解率为87%，长期随访中吞咽困难减少至5例，声音嘶哑2例，合并吞咽困难和声音嘶哑5例。种衍军等报道了1990—2006年128例接受MVD和舌咽/迷走神经切断术（VGR）治疗的舌咽神经痛患者，其中119例行MVD，9例行VGR，总体疗效佳118例（92.2%）；优5例（3.9%）；良3例（2.3%）；差2例（1.6%），5例术后遗留吞咽困难、声嘶和偶发干咳症状。刘如恩等在回顾性研究中发现低程度的神经血管压迫（OR＝9.29，95% CI：1.87～46.15）责任血管为静脉（OR＝10.53，95% CI：1.91～58.22），是舌咽神经痛微血管减压术后疼痛缓解的独立危险因素。

在MVD术中是否行VGR存在一定争议。杜涛等对

83例舌咽神经痛患者中的63例行MVD，20例行VGR，经长期随访发现，MVD和VGR有效率无显著性差异（83.6% vs. 91.7%），而VGR术后脑神经相关并发症发生率（50%）显著高于MVD（3%），MVD生活质量评分明显优于VGR。但由于这些并发症轻微，两种术式患者满意度相当（83.3% vs. 83.6%）。由于舌咽神经痛可能同时存在迷走神经受累，在VGR术中是否切断迷走神经也存在一定争议。一项回顾性研究纳入103例VGR治疗的舌咽神经痛患者，其中38例单独切除舌咽神经，65例联合切除舌咽神经和部分头侧的迷走神经根丝，经随访发现两组患者疗效无显著性差异（92.3% vs. 94.3%），但联合切除组的并发症发生率显著高于单独切除组（35.8% vs. 3.8%）。

4.3.2　射频

舌咽神经痛射频的手术方式主要采用CT引导下舌咽神经茎突中下段的射频毁损。在一项热射频治疗舌咽神经痛的回顾性研究中共纳入117例患者，研究采用70～85℃热射频共毁损120～180s，术后即刻有效率为82.1%，平均随访73.6个月，1年有效率为75.9%，3年有效率为63.0%，5年有效率为54.0%，10年有效率为44.2%，12.5年有效率为39.3%，并发症包括吞咽困难（22.2%）、舌根麻木（25.6%）、咽喉部感觉异常（18.8%）、声音嘶哑（2.6%）和味觉异常（1.7%）。另一项脉冲射频治疗舌咽神经痛的回顾性研究共纳入30例患者，术后即刻有效率为93.3%，1年、2年、3年、4年、5年、6年有效率分别为93.3%、89.6%、85.3%、79.6%、73.0%、54.8%，术后并发症包括短暂面神经功能异常（1例）、吞咽困难（1例）、舌根感觉减退（2例）和味觉减退（1例）。因而，舌咽神经射频不作为治疗舌咽神经痛的推荐方式。

参考文献

[1] 刘军，韩冰，韩东一，等. 桥小脑角肿瘤继发性舌咽神经痛的外科治疗-附3例报告. 中华耳科学杂志，2006，4（1）：46-49.

[2] Du T，Ni B，Shu W，et al. Neurosurgical choice for glossopharyngeal neuralgia：a benefit-harm assessment of long-term quality of life. Neurosurgery，2020，88（1）：131-139.

[3] 倪兵，张佳星，张晓华，等. 舌咽神经痛显微血管减压术无效病例的原因分析. 中国微侵袭神经外科杂志，2018，23（8）：353-355.

[4] 李宗豪，张洁，陈永汉，等. 显微血管减压术治疗舌咽神经痛有效性和安全性的Meta分析. 中华神经外科杂志，2019，35（2）：197-203.

[5] 种衍军，陈剑，程启龙，等. 显微血管减压术治疗舌咽神经痛的探讨. 中华神经外科杂志，2009（11）：1031-1033.

[6] 郑文韬，刘佳雨，郝庆沛，等. 显微血管减压术治疗原发性舌咽神经痛的临床疗效及影响因素分析. 中华神经外科杂志. 2022，38（11）：1103-1108.

[7] Ma Y，Li Y，Wang Q，et al. Neurosurgical treatment of glossopharyngeal neuralgia：analysis of 103 cases. J Neurosurg，2016，124（4）：1088-1092.

[8] Song L，He L，Pei Q，et al. CT-guided percutaneous radiofrequency thermocoagulation for glossopharyngeal neuralgia：a retrospective clinical study of 117 cases. Clin Neurol Neurosurg，2019，178：42-45.

[9] Jia Y，Shrestha N，Wang X，et al. The long-term outcome of CT-guided pulsed radiofrequency in the treatment of idiopathic glossopharyngeal neuralgia：a retrospective multi-center case series. J Pain Res，2020，13：2093-2102.

第七章　神经-肌肉接头和肌肉疾病

关键数据

重症肌无力（myasthenia gravis，MG）是由自身抗体介导的获得性神经-肌肉接头传递障碍的自身免疫病。MG的终身患病率约为10/10万，发病率约为0.68/（10万人·年），我国MG的发病率随着年龄的增长而稳步增加，70～74岁年龄组为高发人群。MG相关死亡的中位年龄为59.45岁，显著低于一般人口的中位预期寿命（75.47岁）。

MG是一种由神经-肌肉接头处的传递功能障碍所引起的自身免疫性疾病。全身骨骼肌均可受累，表现为波动性肌无力和易疲劳性，症状呈“晨轻暮重”，活动后疲劳加重，休息后可减轻。目前MG的致病性抗体包括乙酰胆碱受体（acetylcholine receptor，AChR）抗体、肌肉特异性受体酪氨酸激酶（muscle-specific receptor tyrosine kinase，MuSK）抗体、低密度脂蛋白受体相关蛋白4（low-density lipoprotein receptor-related protein 4，LRP4）抗体等；另外，反映胸腺瘤型MG患者的疾病严重程度抗体包括抗连接素抗体（anti-connexin antibody，titin）及兰尼碱受体（ryanodine receptor，RyR）抗体。

一、流行病学

1.1　患病率

2010—2014年流行病学数据显示，河南省MG总患病率为0.51/10万，男性和女性、城市和农村人口之间的MG患病率没有显著性差异。老年人群（≥65岁）MG的患病率高于其他年龄组，儿童MG（0～14岁）的患病率最低（表7-1-1）。2019年的一项研究基于广州20家医院、哈尔滨13家医院及两种医疗保险系统（就业和居住地的记录）的数据显示，2000—2017年中国南北方MG患病率均呈上升趋势。根据保险记录，中国南方MG的患病率估计为（2.19～11.07）/10万，广州市女性MG患病率显著高于男性，而哈尔滨市由于早期研究的结果差异性较大，男女患病率并未发现显著的统计学差异。湖南益阳基于597 944名常住人口的MG流行病学调查显示，MG的终身患病率约为10/10万。2024年一项来自中国台湾的流行病学研究显示，2013—2019年，中国台湾MG的患病人数从4476人增加到5752人，患病率从每10万人口19人增加到24人（图7-1-1）。

表7-1-1　河南省不同年龄层MG患病率

项目	MG患者总数	人数*（100万）	患病率（每100万）
总人口	478	94	5.09
男性	220	47	4.68
女性	258	47	5.49
年龄（岁）			
0～14	71	20	3.55
15～64	357	66	5.41
≥65	50	8	6.25
农村	271	53	5.11
城市	207	41	5.05

注：*以上数据来自中国国家统计局网站

1.2　发病率

国内基于单中心的部分流行病学数据显示，中国台湾MG年发病率为2.1/10万，男、女发病率分别为（1.5～1.8）/10万和（2.4～2.7）/10万，广州市MG发病率（1.55～3.66）/（10万人·年），湖南益阳发病率2.5/10万。

2020年一项基于全国31个省、自治区、直辖市1665家三级医院MG住院患者的调查数据显示，经年龄和性别校正后的总体MG年发病率约为0.68/（10万人·年），其中成人（＞19岁）发病率约为0.74/（10万人·年），青少年（≤19岁）发病率约为0.38/（10万人·年），儿童的发病率在10～14岁组中达到了最低点［0.28/（10万人·年）］，而0～10岁儿童患者的发病率［0.42/（10万人·年）］有高于青春期患者［0.32/（10万人·年）］的趋势。对于1～70岁的年龄组，我国MG的发病率随着年龄的增长而稳步增加，70～74岁年龄组为高发人群（表7-1-2，图7-1-2）。

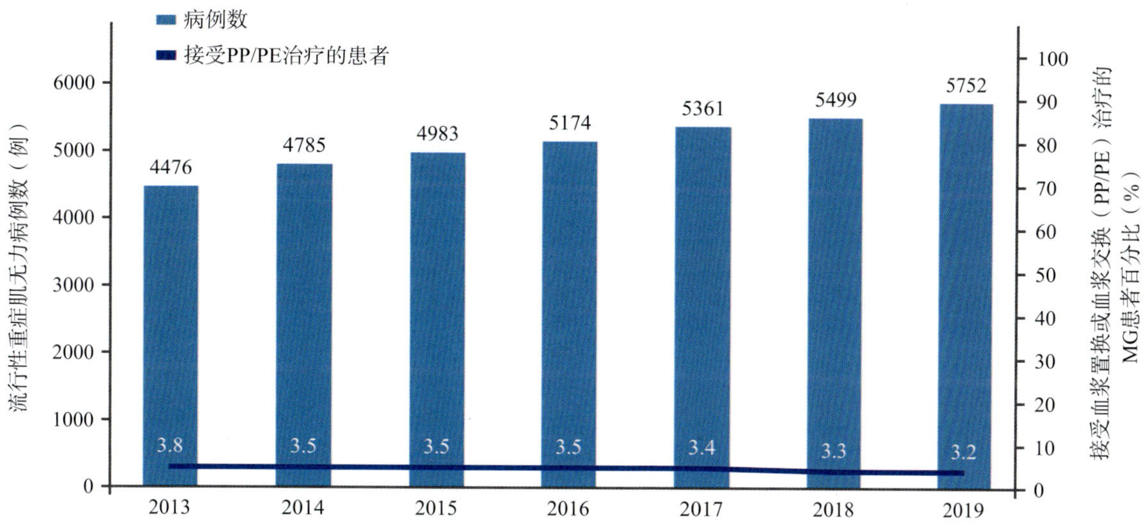

图 7-1-1　中国台湾重症肌无力患病人数

表 7-1-2　基于工作的保险（job-based insurance，JBI）和居住地的保险（residence-based insurance，RBI）的估计年发病率和估计年患病率

年份	投保人总数	MG 门诊人数			估计患病率（1/10万）			新MG门诊人数	估计发病率（1/10万）
		T	M	F	T	M	F	T	T
基于工作的保险									
2002	1 019 697	—	—	—	—	—	—	NA	NA
2003	1 581 373	—	—	—	—	—	—	27	1.71
2004	1 904 536	—	—	—	—	—	—	17	0.89
2005	2 085 840	—	—	—	—	—	—	30	1.44
2006	3 072 698	—	—	—	—	—	—	25	0.81
2007	3 325 624	—	—	—	—	—	—	42	1.26
2008	3 666 357	—	—	—	—	—	—	38	1.04
2009	3 826 813	183	68	116	4.78	1.78	3.03	167	4.36
2010	4 273 645	378	147	234	8.84	3.44	5.48	241	5.64
2011	4 662 753	530	207	323	11.37	4.44	6.93	338	7.25
2012	5 078 604	683	273	410	13.45	5.38	8.07	375	7.38
2013	5 382 826	732	312	420	13.60	5.8	7.8	311	5.78
2014	5 720 692	822	331	491	14.37	5.79	8.58	364	6.36
平均数	4 824 222	555	223	332	11.07	4.44	6.65	299	3.66
标准差	707 734	241	102	138	3.67	1.59	2.08	81	2.70
以居住地为基础的保险									
2008	831 684	9	4	5	1.08	0.48	0.6	NA	NA

续表

年份	投保人总数	MG门诊人数			估计患病率（1/10万）			新MG门诊人数	估计发病率（1/10万）
		T	M	F	T	M	F	T	T
2009	2 253 505	40	20	20	1.78	0.89	0.89	49	2.17
2010	2 510 022	31	14	17	1.24	0.56	0.68	17	0.68
2011	2 585 729	53	23	30	2.05	0.89	1.16	36	1.39
2012	2 673 576	63	29	34	2.36	1.08	1.27	37	1.38
2013	2 656 104	83	40	43	3.12	1.51	1.62	50	1.88
2014	2 716 767	100	49	51	3.68	1.8	1.88	49	1.80
平均数	2 318 198	54	26	29	2.19	1.03	1.16	40	1.55
标准差	673 500	31	15	16	0.95	0.48	0.48	12.77	0.53

注：T.MG患者总数；M.男性MG患者；F.女性MG患者；NA.缺失

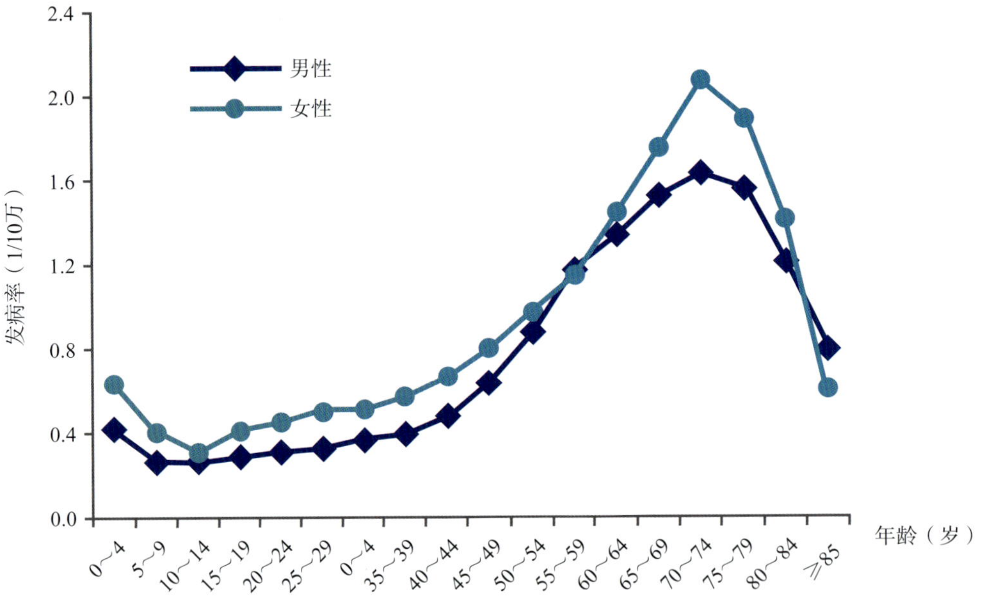

图7-1-2　不同性别及年龄分层MG患者发病率

1.3　死亡率

一项基于全国人口的回顾性分析，采用2013—2020年中国国家死亡监测系统（NMSS）记录的与MG相关的死亡案例，共有4224例与MG相关的死亡案例，MG相关死亡的中位年龄为59.45岁，显著低于一般人口的中位预期寿命（75.47岁）。其中，2020年MG的年龄标准化死亡率为每百万人1.86例，男性为每百万人2.37例，女性为每百万人1.31例。研究还发现，与MG死亡率相关的危险因素包括年龄、性别、地理分布、胸腺增生等合并症。研究中也提到心脑血管疾病和癌症是患者潜在的死亡原因（图7-1-3）。

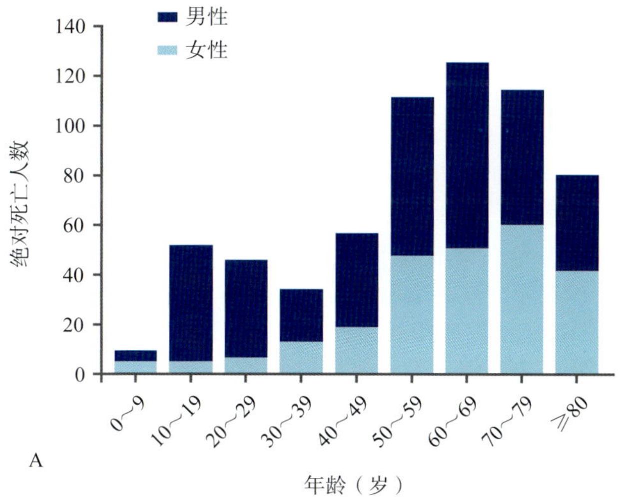

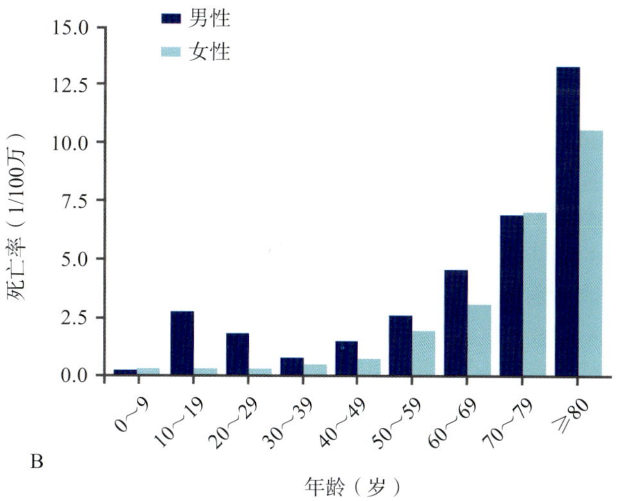

图7-1-3　2013—2020年中国重症肌无力的死亡率

二、临床分型

2.1　美国重症肌无力基金会（myasthenia gravis foundation of America，MGFA）分型

Ⅰ型：眼肌无力，可伴闭眼无力，其他肌群肌力正常。

Ⅱ型：除眼肌外的其他肌群轻度无力，可伴眼肌无力。

Ⅱa型：主要累及四肢肌或（和）躯干肌，可有较轻的咽喉肌受累。

Ⅱb型：主要累及咽喉肌或（和）呼吸肌，可有轻度或相同的四肢肌或（和）躯干肌受累。

Ⅲ型：除眼肌外的其他肌群中度无力，可伴有任何程度的眼肌无力。

Ⅲa型：主要累及四肢肌或（和）躯干肌，可有较轻的咽喉肌受累。

Ⅲb型：主要累及咽喉肌或（和）呼吸肌，可有轻度或相同的四肢肌或（和）躯干肌受累。

Ⅳ型：除眼肌外的其他肌群重度无力，可伴有任何程度的眼肌无力。

Ⅳa型：主要累及四肢肌或（和）躯干肌受累，可有较轻的咽喉肌受累。

Ⅳb型：主要累及咽喉肌或（和）呼吸肌，可有轻度或相同的四肢肌或（和）躯干肌受累。

Ⅴ型：气管插管，伴或不伴机械通气（除外术后常规使用），仅鼻饲而不进行气管插管的病例为Ⅳb型。

三、诱发因素、危险因素

2024年2月，上海华山医院进行了一项前瞻性队列研究，来自于多个学科的研究者探索住院治疗期间肌无力危象（myasthenic crisis，MC）患者的独立危险因素。该研究纳入了76名独立的MG患者和90个MC事件，研究发现，合并胸腺瘤、机械通气之前血气中二氧化碳分压和住院期间合并肺炎，是延长机械通气使用的独立风险因素。研究提示，高危患者的早期识别对于改善MC患者的住院治疗结果具有重要意义。

四、抗体分型

MG患者的临床表现具有很大的异质性，因此基于血清抗体类型及临床特点对重症肌无力患者进行分类，对MG患者的个体化治疗和预后具有指导意义。

4.1　乙酰胆碱受体抗体

2012年，中国南方一项单中心回顾性研究分析了2007—2009年确诊的250例MG患者，结果显示约51.2%的患者AChR抗体阳性。2010—2014年河南省流调数据显示，AChR抗体阳性患者约占86.2%，抗体阳性和抗体阴性的患者在性别及年龄分布上无统计学差异。伴眼肌无力的早发型重症肌无力（early-onset myasthenia gravis，EOMG）患者的抗体滴度低于伴眼肌无力的晚发型重症肌无力（late-onset myasthenia gravis，LOMG）患者和伴全身无力的EOMG患者。

2019年，上海的一项单中心研究纳入了82例未经免疫治疗的青少年起病的MG患者，通过基于细胞的检测（cell-based assay，CBA）法检测AChR抗体及其亚型，结果表明抗体阳性率（76.8%）远高于传统酶联免疫吸附法所检测的数据（58.5%），这一发现揭示了中国儿童型MG的AChR抗体阳性率并非实际偏低，而是现有的诊断方法不敏感所致，而CBA法可显著提高AChR抗体检测敏感性。2020年，东北地区的一项回顾性研究显示，在183名患者中，有130例MG患者AChR抗体阳性，阳性率为71%，其中有82例为女性，女性患者占比为63.1%。

2024年，北京的一项单中心研究显示，240例发病年龄在65岁以上的晚发型MG患者中，约85.4%的患者检测到AChR抗体。同时研究中也显示，LOMG患者的临床表现主要集中在MGFA Ⅰ型和MGFA Ⅱ型，尤其是MGFA Ⅱ b型。这表明大多数LOMG患者的症状相对较轻，且以眼肌和中度全身性肌无力为主（图7-4-1）。

4.2 肌肉特异性受体酪氨酸激酶抗体

2020年，北京的一项单中心前瞻性数据分析显示，在319例成人MG患者中，MuSK抗体阳性者10例，占MG患者的3.13%。10例患者中，9例为女性，平均起病年龄31.4（17～50）岁，其中9例为眼外肌无力，8例1年内进展为全身型。同年，中国东北地区一项回顾性研究发现，在53例AChR抗体阴性的MG患者中，MuSK抗体阳性者14例（26.4%），起病部位7例为眼外肌，3例为球部肌，1例为呼吸肌，1例肢体无力起病，2例眼咽部肌肉同时受累。

2020年，上海一项研究总结了中国南方地区20例MuSK抗体阳性MG患者的临床特点。这些患者中，15例为女性（75%），20～29岁为起病高峰（45%）；首发临床分型以Osserman Ⅱ 型（55%）及MGFA Ⅱ b型（45%）为主，以延髓肌（45%）及眼外肌（35%）受累起病常见。65%的患者肌群受累在2个月内进展，70%的患者存在症状每日波动及新斯的明试验阳性。低频RNS阳性率为75%，其中眼轮匝肌睑部阳性率最高（75%），斜方肌阳性率最低（10%）。25%的患者可见重复复合肌肉动作电位，22.2%的患者可见二联束颤。80%的患者使用糖皮质激素治疗。同年，华南地区的一项研究比较了26例MuSK抗体阳性及157例AChR抗体阳性MG患者的数据，发现MuSK抗体阳性MG患者中女性更多（80.8% vs. 58.0%，$P<0.05$）、平均发病年龄（43.12岁±13.02岁 vs. 36.04岁±17.97岁，$P<0.05$）高，球部肌受累（96.2% vs. 70.1%，$P<0.01$）和肌无力危象（61.4% vs. 28.7%，$P<0.05$）更常见，胆碱酯酶抑制剂有效率低（16.0% vs. 58.6%，$P<0.01$）。两组患者发生肌无力危象期间，对血浆置换的反应优于静脉注射丙种球蛋白。

2021年，北京的一项单中心研究探讨了MuSK抗体滴度与MG疾病严重程度和预后的关联。纳入的33例MuSK抗体阳性的MG患者中，男女比例为1∶2，发病年龄48（18～73）岁，初治16例，经治（已用过至少1次糖皮质激素或免疫抑制剂治疗）17例。25例患者接受了免疫治疗，分为单用激素组（17例）和激素联合免疫抑制剂（IS）组（8例）。28例患者完成了随访，24例（85.7%）达到了良好预后，1例（3.6%）达到改善

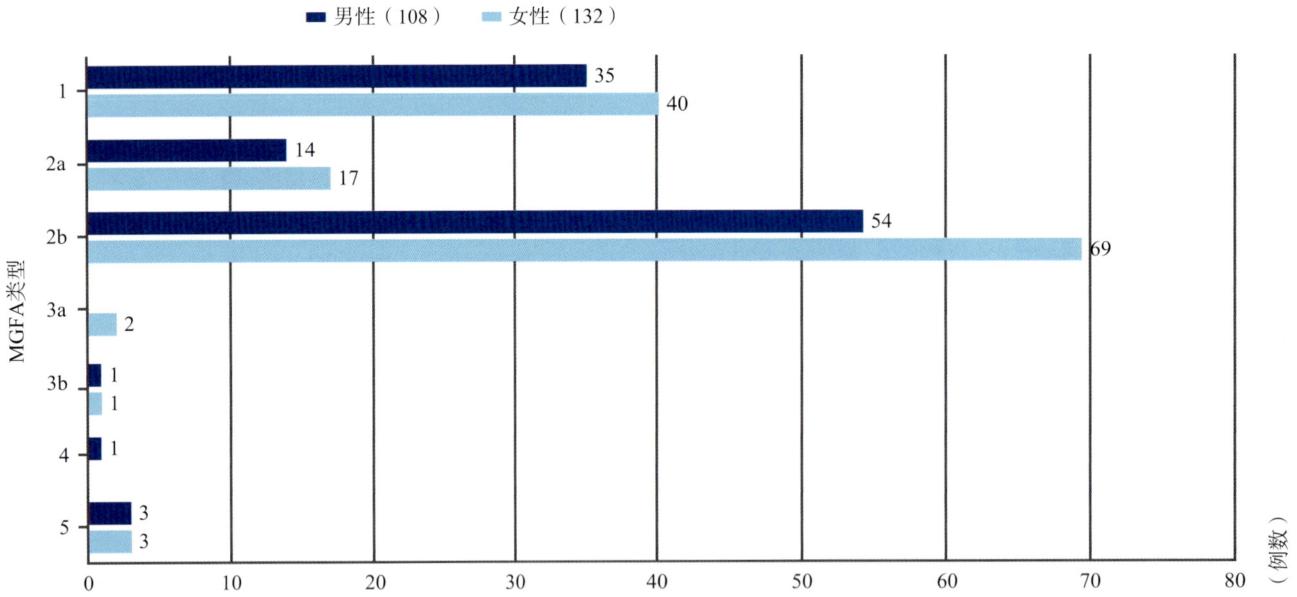

图7-4-1 晚发型重症肌无力的类型

（PIS-I），3例（10.7%）病情加重，各组之间MuSK-Ab滴度差异无统计学意义（$P=0.21$），不同治疗组之间MuSK-Ab滴度差异也无统计学意义（$P=0.95$）。研究结论指出，在初治患者中，MuSK-Ab水平与疾病严重程度相符，免疫治疗可使抗体滴度下降。抗体的变化与激素用量相关，但与预后分级不符。

2022年，一项多中心回顾性研究发现，MuSK抗体阳性的MG患者中女性占优势（55/69），平均发病年龄为44.70岁±15.84岁。在发病时，29/69例患者被归类为MGFA Ⅱb型，球部和眼外受累的频率分别为53.6%和69.6%。与早发型（＜50岁）MuSK-MG患者相比，极晚发型（＞65岁）患者在发病3个月后肢体肌肉受累的比例更高（$P=0.022$）。与晚发型（50～64岁）患者相比，极晚发型患者发病6个月后，更容易出现球部肌肉（$P=0.044$）和呼吸肌受累（$P=0.013$）。极晚发型MuSK-MG患者与其他年龄段发病的患者相比，发生肢体无力的比率最高（86.7%，$P<0.001$）。发病1年后，极晚发型患者呼吸受累的频率明显高于早发型患者（$P=0.036$）。

2023年，武汉的一项单中心回顾研究发现，MUSK-Ab阳性与成人控制良好的全身型MG患者的病情加重风险增加有关，并且这种加重可能与特定的免疫细胞亚群变化和自身抗体水平的变化有关。研究纳入了585名18岁以上的控制良好的全身型MG患者，使用多变量Cox回归分析确定与全身型MG加重的独立预测因子。MUSK-Ab水平被发现是全身型MG加重的独立预测因子之一。MUSK-Ab阳性患者的病情加重风险更高（HR＝2.033，95%CI：1.009～4.097，$P=0.046$）。

2024年，上海一项研究表明，MuSK抗体阳性的患者通常具有特定的临床特征，如发病年龄不定，胸腺正常，以延髓肌和中轴肌受累为主。放免法对MuSK抗体检测的特异度接近100%，但敏感度在不同研究中存在较大差异。ELISA对MuSK抗体检测的敏感度略低于放免法和CBA。CBA对MuSK抗体检测同样具有高特异度，并在敏感度方面有一定程度的改善。

4.3 低密度脂蛋白受体相关蛋白4抗体

2017年，一项中国北方地区的单中心研究发现，在81例血清抗体阴性的MG患者中，有6例患者的低密度脂蛋白受体相关蛋白4（low density lipoproteio receptor related protein 4，LRP4）抗体阳性，约占7%。同年，中国西南地区一项单中心研究发现，在50例血清抗体阴性的MG患者中，LRP4抗体阳性者为2例，占4%。

2019年，一项覆盖全国19个省、自治区、直辖市50多家医院的多中心大样本研究显示，在2172例MG患者中，共发现16例（0.7%）LRP4抗体阳性的MG患者，其中包括3例AChR/LRP4抗体双阳性的MG患者。另外，在455例双血清抗体阴性的MG患者中，发现了13例（2.9%）LRP4抗体阳性的MG患者。这13例患者的男女比例为1∶1.6，其中53.8%为儿童。共有91.7%的病例表现为初始眼部受累，58.3%的病例表现为单纯性眼肌受累。LRP4抗体阳性的MG患者预后良好，41.7%的病例可完全缓解。

2021年，北京的一项单中心研究筛查了355例MG患者，发现13例（约3.7%）患者LRP4抗体阳性，且同时均呈AChR抗体阳性。

2024年，山东的一项单中心研究纳入了45名MG确诊患者，在AchR抗体和Titin抗体阳性的MG患者中，与仅AChR抗体阳性的患者相比，血清中的可溶性Fas（sFas）和颗粒溶解素（granulysin）水平更高。

4.4 抗连接素抗体、兰尼碱受体抗体

2007年北京的一项单中心研究显示，在合并胸腺瘤的MG患者中，Titin抗体阳性率约为71.4%，RyR抗体阳性率约为52.4%。在合并胸腺增生的患者中，Titin抗体和RyR抗体阳性率均为0。在晚发型MG患者中，Titin抗体和RyR抗体阳性率分别高达77.3%和50.0%，显著高于早发型MG患者的23.1%和25.0%。

2016年，青岛的一项单中心回顾性研究显示，Titin抗体阳性率约为28.4%，RyR抗体阳性率约为23.8%。其中，在合并胸腺瘤的MG、晚发型MG（≥50岁）、早发型MG（＜50岁）及眼肌型MG患者中，Titin抗体阳性率分别为50.8%、54.4%、9.9%和18.1%；RyR抗体阳性率分别为46.9%、33.3%、6.6%和15.7%。在合并胸腺瘤的MG患者中，RyR抗体的敏感度及特异度均高于Titin抗体。在非胸腺瘤MG患者中，Titin抗体和RyR抗体阳性的频率随着发病年龄的增长而增加（表7-4-1）。

五、诊疗评估技术

5.1 抗体的诊疗评估技术

在过去的几十年里，全球范围内已经开展了许多研究，探索放射免疫沉淀法（radio immunoprecipitation assay，RIPA）、酶联免疫吸附法（enzyme-linked immunosorbent assay，ELISA）及基于细胞的间接免疫荧光法（cell-based assays，CBA）这三种技术在检测AChR和MuSK抗体方面的诊断准确性。这些研究往往因为样本规模较小、单一研究中心进行及缺乏盲法设计而受到限制，导致在诊断的敏感度和特异度上出现了明显的不同结果。因此，目前对于哪种方法最适合检测AChR和MuSK抗体，还没有达成广泛的共识（表7-5-1）。

2023年，一项名为SCREAM的多中心、双盲、前瞻性队列研究，评估和比较CBA、RIPA和ELISA三种方法在诊断MG时，检测AChR和MuSK抗体的敏感度和特异度。研究结果显示，AChR抗体检测的三种敏

表7-4-1　2016年不同MG患者致病抗体灵敏度及特异度分析

MG患者	抗体	灵敏度	特异度	LR＋	LR-
所有患者	AChR	99.2%	24.9%	1.32	0.03
	Titin	50.8%	80.9%	2.66	0.61
	RyR	46.9%	85.8%	3.29	0.62
	Titin或RyR	75.8%	74.4%	2.96	0.33
发病年龄≥50岁	AChR	100.0%	23.2%	1.30	0.00
	Titin	56.6%	59.3%	1.39	0.73
	RyR	43.4%	71.3%	1.51	0.79
	Titin或RyR	75.5%	50.9%	1.54	0.48
发病年龄＜50岁	AChR	98.7%	26.1%	1.34	0.05
	Titin	45.5%	92.6%	6.15	0.59
	RyR	49.4%	93.6%	7.71	0.54
	Titin或RyR	76.0%	87.1%	5.88	0.28

注：LR＋.正似然比；LR-.负似然比

表7-5-1　CBA、RIPA和ELISA对AChR或MuSK抗体的敏感度和特异度

	MG		GMG（n＝1110）		OMG（n＝933）		对照组（n＝229）	
	TP/（TP＋FN）	Se（95%CI）	TP/（TP＋FN）	Se（95%CI）	TP/（TP＋FN）	Se（95%CI）	TN/（TN＋FP）	Sp（95% CI）
AChR Ab								
CBA	1478/2043	72.3（70.3～74.3）	903/1110	81.4（78.9～83.6）	575/933	61.6（58.4～64.8）	224/229	97.8（95.0～99.3）
RIPA	1310/2043	64.1（62.0～66.2）	851/1110	76.7（74.1～79.1）	459/933	49.2（45.9～52.5）	224/229	97.8（95.0～99.3）
ELISA	1280/2043	62.7（60.5～64.8）	829/1110	74.7（72.0～77.2）	451/933	48.3（45.1～51.6）	217/229	94.8（91.9～97.7）
MuSK Ab								
CBA	59/2043	2.9（2.2～3.7）	44/1110	4.0（2.9～5.3）	15/933	1.6（0.9～2.6）	229/229	100（98.4～100）
RIPA	50/2043	2.4（1.8～3.2）	41/1110	3.7（2.7～5.0）	9/933	1.0（0.4～1.8）	229/229	100（98.4～100）
ELISA	54/2043	2.6（2.0～3.4）	44/1110	4.0（2.9～5.3）	10/933	1.1（0.5～2.0）	227/229	99.1（96.9～99.9）

续表

	MG		GMG（n＝1110）		OMG（n＝933）		对照组（n＝229）	
	TP/（TP＋FN）	Se（95%CI）	TP/（TP＋FN）	Se（95%CI）	TP/（TP＋FN）	Se（95%CI）	TN/（TN＋FP）	Sp（95% CI）
AChR Ab与MuSK Ab联合								
CBA	1529/2043	74.8（72.9～76.7）	942/1110	84.9（82.6～86.9）	587/933	62.9（59.7～66.0）	224/229	97.8（95.0～99.3）
RIPA	1358/2043	66.5（64.4～68.5）	890/1110	80.2（77.7～82.5）	468/933	50.2（46.9～53.4）	224/229	97.8（95.0～99.3）
ELISA	1327/2043	65（62.8～67.0）	866/1110	78（75.5～80.4）	461/933	49.4（46.2～52.7）	215/229	93.9（90.0～96.6）

注：AChR Ab.乙酰胆碱受体抗体；MuSK Ab.肌肉特异性受体酪氨酸激酶抗体；TP.真阳性；FN.假阴性；TN.真阴性；FP.假阳性；AChR与MuSK、AChR IgG或MuSK IgG联合检测，CBA、RIPA、Elisa对AChR抗体的推荐临界值分别为1∶10、0.5 nmol/L和0.45 nmol/L。CBA、RIPA、ELISA对MuSK抗体的推荐临界值分别为1∶10、0.05 nmol/L和0.4 U/ml。AChR Ab 和 MuSK Ab 联合意味着在评估 CBA、RIPA 和 ELISA 的诊断准确性时，AChR Ab 和 MuSK Ab 被合并在一起

感度和特异度分别是：CBA的敏感度为72.3%，特异度为97.8%；RIPA的敏感度为64.1%，特异度为97.8%；ELISA的敏感度为62.7%，特异度为94.8%。对于MuSK抗体检测，CBA的敏感度为2.9%，特异度为100%；RIPA的敏感度为2.4%，特异度为100%；ELISA的敏感度为2.6%，特异度为99.1%。研究表明，CBA在检测AChR抗体方面具有最高的敏感度，尤其是在检测MuSK抗体时，CBA和RIPA的特异度均达到了100%。CBA显示了其在检测AChR和MuSK抗体方面的优越性。这些结果支持使用CBA作为MG实验室诊断的首选法，尤其是在中国人群中的应用。

5.2　MG其他的诊疗评估技术

5.2.1　单纤维肌电图

2023年，广东省的一项研究旨在评估眼轮匝肌单纤维肌电图在诊断眼肌型重症肌无力（OMG）的价值。研究招募了32名健康志愿者作为对照组，纳入36例经临床诊断为OMG的患者，使用一次性同心圆针电极对患者和健康志愿者的一侧眼轮匝肌进行SFEMG检测。通过电刺激面神经颧支，记录单纤维动作电位。32名健康志愿者中，MCD（平均连续波间期差）为（19.0±4.4）μs，MCD参考值上限为平均27.7 μs，单个MCD值的参考上限为37.4 μs。在36例OMG患者中，MCD为（29.9±14.7）μs。颤抖增宽者29例（81%），颤抖正常者7例（19%）。颤抖增宽与正常对照组患者之间的各临床指标差异无统计学意义。该研究表明，SFEMG可以作为评估神经肌肉接头传递障碍的敏感工具，但其与MG的临床严重程度和抗体水平之间并没有直接的关联。

5.2.2　生物标志物

中国杭州的一项研究探索了儿童MG患者血浆中的小型细胞外囊泡（sEV）来源的微小RNA（miRNA）作为新的循环生物标志物和治疗靶点的潜力。研究纳入17例MG患者和10例健康对照组，通过小RNA测序分析和微阵列分析评估了MG患者血浆和骨骼肌细胞培养液中的sEV-miRNA表达特征。研究发现，24个sEV-miRNA在MG患者和健康对照组之间的表达水平有显著差异。这表明血浆来源的sEV-miRNA可能作为儿童MG的新的循环生物标志物和治疗靶点。这表明sEV-miR-143-3p在儿童自身抗体阴性的MG中的诊断潜力值得进一步研究。

5.2.3　炎症物质

2022年，江苏的一项单中心研究探讨了系统性炎症标志物与MG患者的临床活动、呼吸衰竭和预后之间的关系。此研究纳入了117名MG患者和120名健康对照组的个体，测量四项免疫相关标志物：中性粒细胞与淋巴细胞比率（NLR）、血小板与淋巴细胞比率（PLR）、淋巴细胞与单核细胞比率（LMR）和系统免疫炎症指数（SⅡ）。研究显示，NLR、PLR和SⅡ在MG患者中高于对照组，并且与MGFA分类呈正相关，但与LMR无相关性。其中，PLR可能是呼吸衰竭的独立预测因子，高SⅡ和全身型重症肌无力是MG患者预后不良的预测风险因素。

5.2.4　细胞因子

2023年，山东的一项单中心研究探讨了MG患者血清中细胞因子与MG类型、病程、抗体和合并症之间的

关系。研究者通过流式细胞术定量分析了2020年1月—2022年6月收集的45名MG患者和38名健康对照的血清样本中的细胞因子水平。研究发现，MG患者组的IL-6水平高于健康个体，且IL-6水平与MG状态之间具有正相关性。MG患者的血清细胞因子水平变化可能与疾病的亚型、病程和合并症有关。这些发现有助于进一步理解MG的免疫病理机制。

六、药物治疗

6.1 胆碱酯酶抑制剂——溴吡斯的明

溴吡斯的明（pyridostigmine）是治疗所有类型MG的一线药物，也是最常用的药物，可缓解、改善绝大部分MG患者的临床症状。溴吡斯的明应当作为MG患者初始治疗的首选药物，并根据病情与激素及其他非激素类免疫抑制联合使用。

目前国内尚无单用溴吡斯的明的相关研究。2010年，美国费城一项研究曾指出，约38.4%的儿童眼肌型MG患者仅使用AChEI治疗即可缓解症状，但这种治疗方式仅能对症治疗，无法阻止眼肌型MG向全身型转化。

6.2 糖皮质激素及其他治疗药物

6.2.1 糖皮质激素

2024年，一项单中心研究纳入了2010—2019年142例儿童OMG患者，发现接受糖皮质激素治疗的患者与仅使用溴吡斯的明治疗的患者之间存在显著差异，使用糖皮质激素具有更佳的疗效比例。在随访结束时，单纯眼睑下垂的OMG患者中有79.8%实现了最佳治疗结果（达到完全稳定缓解、药物缓解、最小临床状态之一的状态）（图7-6-1）。在疾病发作后6个月内开始糖皮质激素治疗的患者比6个月后才开始治疗的患者有更高的最佳治疗结果比例（$P<0.001$），提示尽早添加糖皮质激素可以获得更好的预后。

2023年，湖北省一项单中心研究对1989年1月—2021年5月的全身型重症肌无力患者进行回顾性分析。研究显示，与单独使用糖皮质激素治疗（泼尼松）相比，泼尼松联合免疫抑制剂治疗可能降低全身型MG恶化的风险（HR＝0.798，95%CI：0.643～0.989，$P=0.039$）。

2022年，宣武医院的一项单中心回顾性临床队列研究纳入了125例糖皮质激素单药治疗的MG患者，发现37例（29.6%）患者在随访期间出现复发。激素减少期间的复发与药物减少的持续时间显著相关（HR＝0.81，95%CI：0.74～0.89，$P<0.001$）。如果药物减少持续时间＜11.5个月，则复发风险增加（HR＝27.80，95%CI：5.88～131.57，$P<0.001$）。在停用激素的患者中，球部无力起病的患者（调整后的HR＝3.59，95%CI：1.19～10.81，$P=0.023$）更有可能复发。

2024年，一项回顾性临床队列研究评估了静脉注射甲泼尼龙（IVMP）和他克莫司单药治疗对常规泼尼松治疗反应不满意的OMG患者的有效性和安全性。该研究回顾性分析了57例经泼尼松治疗后未获得满意改善的OMG患者，这些患者接受IVMP或他克莫司单药治疗至少6个月。在每个时间点，使用QMG评分评价眼部症状。IVMP组在治疗初期（1个月、3个月）显示较快地改善，但两组在6个月时改善幅度相似。IVMP组在治疗的前3个月内达到临床有效标准的患者比例显著高于他

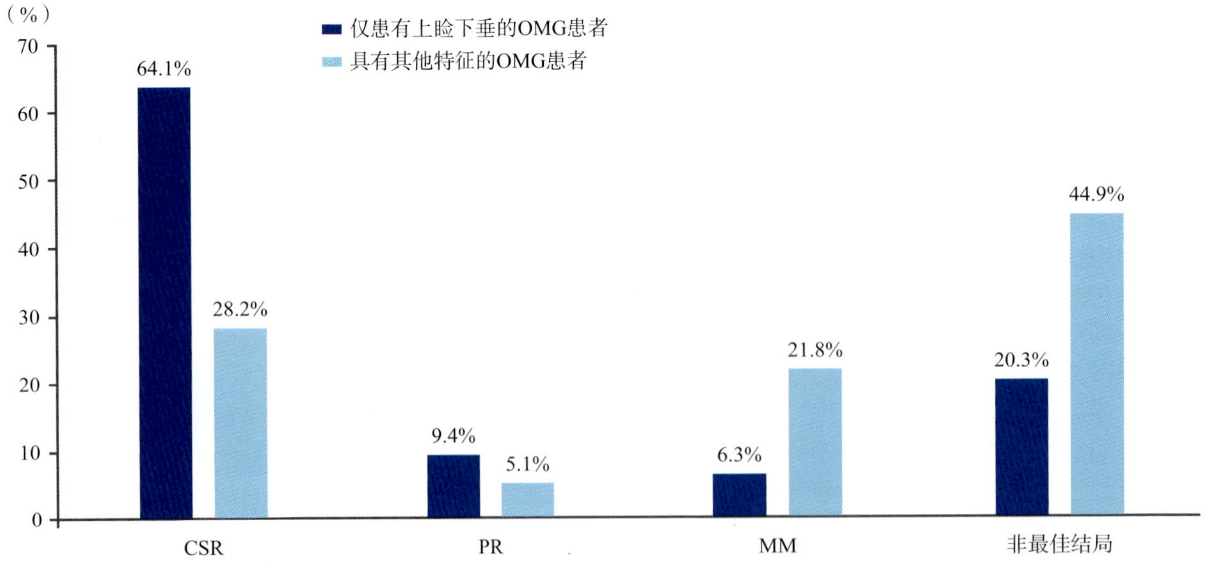

图7-6-1　总结单纯上睑下垂的OMG患者和伴有其他特征的OMG患者的治疗结果分布

CSR.完全稳定缓解；PR.药物缓解；MM.最小临床表现

克莫司组。较高的基线眼部QMG评分表明对IVMP治疗有良好的反应（OR＝1.781；95% CI：1.066 ～ 2.975；P＝0.028）。

6.2.2　硫唑嘌呤和吗替麦考酚酯

2016年，一项单中心研究纳入了18例使用硫唑嘌呤治疗的晚发型MG患者。所有患者入院后均给予甲泼尼龙冲击治疗，随后改为泼尼松口服。在泼尼松减至每日20mg时，加用硫唑嘌呤50mg，每日2次。除2例因副作用停药的患者外，其余16例患者逐渐减少糖皮质激素用量，其中10例最终停用激素，仅以小剂量硫唑嘌呤维持治疗，5例至观察末期停用溴吡斯的明。

2019年的一项单中心研究纳入84例患者，其中42例给予溴吡斯的明与泼尼松治疗，42例在此基础上联合硫唑嘌呤治疗。研究发现，加用硫唑嘌呤治疗后的患者在复视、面肌、咀嚼、吞咽、眼睑下垂、发音、左上肢、右上肢、头部、左下肢、右下肢及呼吸肌功能评分方面均高于仅用溴吡斯的明与泼尼松治疗的患者。

2020年，一项基于中国7个神经学中心的回顾性队列研究纳入1064例全身型MG患者，其中104例接受单药硫唑嘌呤治疗［2 ～ 3mg/（kg・d）］，268例接受低剂量激素（＜0.25mg/kg泼尼松）合用硫唑嘌呤治疗，37例单用吗替麦考酚酯治疗，63例接受低剂量激素合用吗替麦考酚酯治疗。结果显示，单药硫唑嘌呤治疗的复发率为37.5%，合并应用低剂量激素治疗的复发率为22.4%；单药吗替麦考酚酯治疗的复发率为35.1%，合并应用低剂量激素治疗的复发率为27.0%。低剂量激素合用硫唑嘌呤和低剂量激素合用吗替麦考酚酯在降低复发风险方面没有显著性差异（HR＝1.19，95%CI：0.69 ～ 2.05，P＝0.529 7）。

2021年发表的一项研究探讨了硫唑嘌呤治疗的潜在肿瘤风险。研究者分析了包括1650例接受硫唑嘌呤治疗的患者和2481例未接受硫唑嘌呤治疗的患者数据，观察到既往诊断为重症肌无力的患者接受长期硫唑嘌呤治疗后，癌症发生风险没有显著增加（OR＝1.09，95%CI：0.86 ～ 1.38，P＝0.46）。

6.2.3　环磷酰胺

2024年，一篇关于重症肌无力免疫抑制剂治疗进展的综述曾指出，2016年国外的一项观察性、纵向回顾性研究纳入了8例每月使用30 ～ 50mg/kg环磷酰胺治疗至少6个月的难治性MG患者。75%的患者获得了临床改善。根据Kaplan-Meier分析，中位无进展生存期为9个月，之后因为累积剂量低的问题，症状出现恶化。研究者认为环磷酰胺可以暂时缓解症状，在治疗1 ～ 3个月症状可以获得缓解，但是不适合作为长期治疗。

6.2.4　他克莫司

2015年，一项单中心研究观察了74例MG患者，其中34例接受3mg/d他克莫司治疗，40例接受150mg/d硫唑嘌呤治疗，比较两组治疗前及治疗后1个月、3个月、6个月、12个月时的MG严重程度评分，并记录了他克莫司组激素剂量和不良反应。结果显示，接受他克莫司治疗的有效率显著高于硫唑嘌呤组，他克莫司组患者在治疗后1 ～ 12个月的MG临床相对评分显著降低。同时，他克莫司组患者的激素减停率在3个月、6个月、12个月分别达到8.8%、32.4%及70.6%，激素不良反应显著减少。因此，研究提示他克莫司疗效优于硫唑嘌呤，能显著减轻患者对激素的依赖。

2019年，湖南的一项单中心研究纳入92例接受他克莫司治疗的患者，分为有效（57例）和无效（35例）两组。研究选择了IL-2基因的4个单核苷酸多态位点（SNP）进行检测，探讨了IL-2基因多态性与他克莫司临床疗效的相关性。通过分析两组患者的基因型、SNP等位基因频率及单体型频率，发现携带rs2069762突变、rs2069762的G/T和G/G基因型、TAGG单倍型（rs2069776，rs2069772，rs2069763，rs2069762）的MG患者倾向于对他克莫司治疗无效。

2020年，一项单中心回顾性研究纳入了44例他克莫司单药治疗MG患者。研究发现，84.1%的患者在1个月内报告主观改善；随访期间，所有患者均未出现危象或症状加重；与基线相比，3个月时重症肌无力日常生活活动（MG-ADL）评分显著下降，6个月时QMG评分显著下降；眼肌型或全身型评分均显著下降；达到最小临床状态的中位时间为5个月，累积概率分别为39.3%（3个月）、62.1%（6个月）、73.2%（12个月）；眼肌型和全身型MG达到最小临床状态的中位时间分别为5.1个月和3个月（图7-6-2）。

2020年，上海的一项单中心前瞻性研究纳入了97例接受他克莫司治疗的MG患者，检测他克莫司血药浓度与细胞色素P450（CYP）基因型之间的关系。结果显示，CYP3A5*3基因型和五脂胶囊共给药显著影响他克莫司平均表观清除率（CL/F）。75%的CYP3A5*3*3等位基因患者达到4.8 ～ 15ng/ml的目标谷浓度所需他克莫司剂量为2mg，每12小时1次，CYP3A5*1*1等位基因患者需要他克莫司2mg，每12小时1次联合五脂胶囊，CYP3A5*1*3等位基因患者需要他克莫司3mg，每12小时1次或4mg联合五脂胶囊。同年，另一项单中心研究纳入了24例难治性全身性MG患者，在治疗前和他克莫司治疗后2个月、6个月和12个月，采用美国重症肌无力基金会QMG评分、徒手肌力测试（MMT）、日常生活能力评定（MG-ADL）、15项重症肌无力生活质量量表（MG-QOL15）和泼尼松用量的变化来评价治疗效果。结果显示，他克莫司治疗期间各时间点的QMG、MMT、MG-ADL和MG-QOL15均显著降低。

2021年，为优化他克莫司治疗MG的初始剂量选择，北京一项单中心研究纳入103例接受他克莫司治

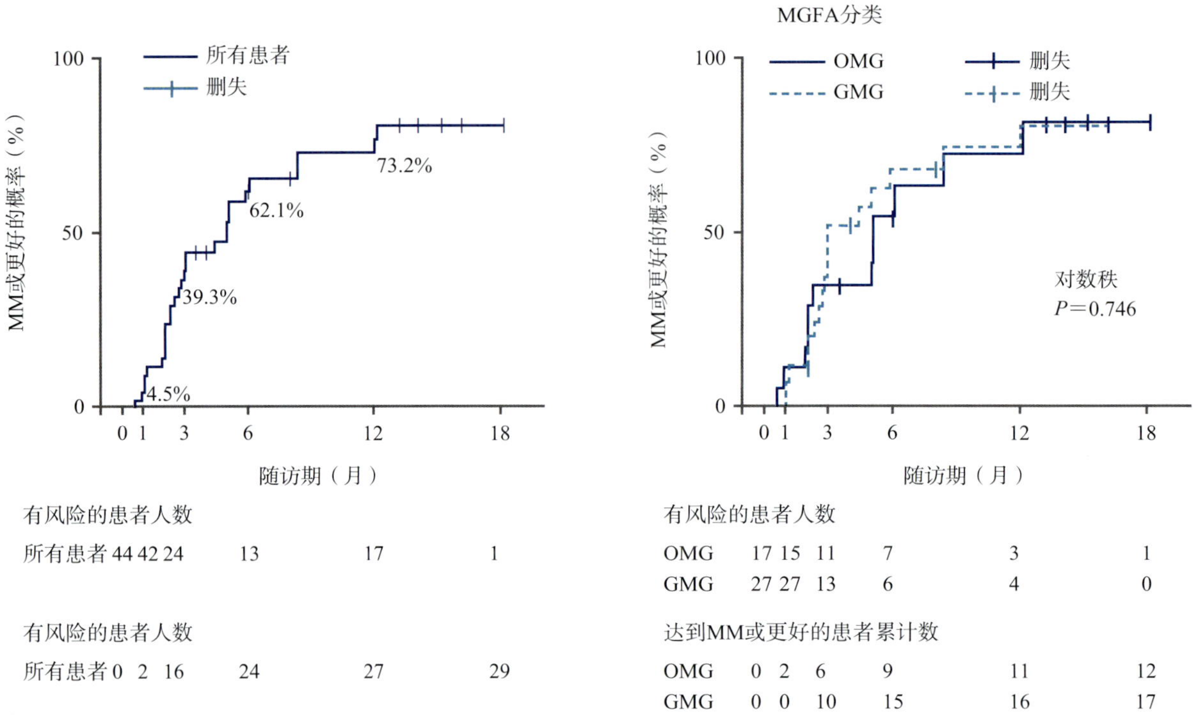

图7-6-2　2020年他克莫司单药治疗MG的回顾性研究

疗的患者，通过线性混合模型分析他克莫司剂量加权C0（C0∶D即为剂量加权血谷浓度）的影响因素，发现CYP3A5*3多态性和年龄与C0∶D比值呈强正相关，CYP3A5*3/*3的C0∶D比值（ng/ml·mg）高于CYP3A5*1（平均差异为1.038，95%CI：0.820～1.256，$P<0.001$）；年龄在45～64岁和≥65岁的患者的C0∶D比值高于45岁以下的患者［平均差异（95%CI）和P值：0.531（0.257～0.805），$P<0.001$，0.703（0.377～1.029），$P<0.001$］，上述结果通过亚组分析进一步证实。因此，在确定他克莫司治疗MG的初始剂量时，应考虑CYP3A5*3多态性和年龄因素。

2022年，一项回顾性、观察性队列研究发现，对于糖皮质激素耐药的儿童重症肌无力（CMG）患者，使用他克莫司治疗可获得良好的长期预后。研究共纳入了149例糖皮质激素耐药的OMG患者，其中113例（75.8%）对他克莫司反应良好（定义为最小临床状态或更好）。在开始使用他克莫司1个月后，泼尼松剂量、QMG和ADL评分均有显著改善，并在整个研究过程中持续改善。89例（78.8%）患者最终停止了泼尼松的治疗。胸腺类型（OR＝3.156，95%CI：1.427～6.978；$P=0.005$）和干预前状态（OR＝0.284，95%CI：0.109～0.741；$P=0.010$）是他克莫司疗效的独立预测因素。

2023年首都医科大学宣武医院发表的一项单中心回顾性研究，纳入了2017—2012年49对MG患者，这些患者被分为接受单用他克莫司治疗组和单用糖皮质激素治疗组，通过1∶1倾向得分匹配来平衡两组间的基线特征，并比较两组的治疗效果和副作用。研究结果显示，在达到最小临床状态（MMS）或更好的中位时间上，单用他克莫司组与单用糖皮质激素组之间没有显著差异［5.1个月 vs.2.8个月；未调整风险比（HR）为0.73；95% CI：0.46～1.16；$P=0.180$］。不良事件的发生率在单用他克莫司组中低于单用糖皮质激素组（24.5% vs.55.1%，$P=0.002$）。研究结论指出，单用他克莫司在轻至中度重症肌无力患者中具有更好的耐受性，且在疗效上与单用糖皮质激素相当。

2024年，湖南的一项单中心研究探讨了他克莫司治疗青少年重症肌无力（JMG）的时机、疗效和安全性。研究纳入43例患者，其中28例达到治疗目的（MMS或更好）。他克莫司减少了28例患者的糖皮质激素剂量，15例完全停用了糖皮质激素。全身型重症肌无力与达到治疗目标的患者组相关（$P=0.001$）。从JMG发病到使用他克莫司达到治疗目标的中位持续时间为10.50个月，未达到治疗目标的患者为36.00个月（$P=0.010$）。MG-ADL评分中位数在最后一次随访时明显改善（$P=0.003$）。JMG发病1年内开始使用他克莫司与治疗目标的实现相关（$P=0.026$）。全身型MG与1年内接受他克莫司治疗的患者组相关（$P\leqslant0.001$）。JMG发病1年内给予他克莫司治疗，效果良好。

6.2.5　利妥昔单抗

2020年，天津的一项多中心研究纳入12例AChR抗体阳性难治性MG患者，按每6个月600mg静脉注射剂量进行3次治疗，在用药前及用药后的3个月、6个月、12个月和18个月分别记录患者临床评分、激素用量及AChR抗体浓度，以评估药物的疗效。研究结果提示，小剂量多疗程利妥昔单抗可有效改善AChR抗体阳性难治性重症肌无力患者病情，减少激素的用量，且实现较长时间的病情稳定。

2021年，一项回顾性研究纳入了19例AChR抗体阳性的新发全身型MG患者（gMG）（起病12个月内，除激素外未使用其他免疫抑制剂）。根据外周血$CD19^+$ B细胞计数决定RTX给药方案。结果显示，QMGS、QOL-15、MG-ADL在治疗后3个月后均得到显著改善并可长期维持，同时伴随激素用量的减少或完全停用。另一项小样本研究纳入12例接受利妥昔单抗600mg治疗的MuSK抗体阳性的难治性MG患者，发现在6个月时，QMG、MMT、ADL、QOL15、MGC评分及泼尼松剂量均显著下降。

2020年，北京的一项单中心研究回顾性收集了21例MG患者的数据，所有患者的AChR抗体阳性或者MuSK抗体阳性。给予患者4次500mg利妥昔单抗治疗，共有20例患者在使用4次治疗后复查，许氏评分减低为6.5（3.25～12.75）分［Md（P25～P75）］，差异有统计学意义（$P<0.01$）。研究提示，4次500mg利妥昔单抗治疗对MG显示出良好的治疗效果，且安全性高，耐受性好（图7-6-3）。

2022年，Piehl等进行了一项随机、双盲的临床试验（RINOMAX），研究低剂量（500mg）利妥昔单抗对新发MG患者的疗效。结果显示，与安慰剂组相比，利妥昔单抗治疗组有更高比例的患者达到了最小MG表现状态，且需要使用挽救治疗的可能性更低。

2024年，山西一项单中心研究评估了低剂量（500mg）利妥昔单抗（RTX）治疗肌肉特异性受体酪氨酸激酶抗体阳性重症肌无力（MuSK-MG）患者的疗效。该研究收治了9例MuSK-MG患者，泼尼松龙的平均剂量从基线时的50 mg显著下降到最后一次随访时的18.33 mg（$Z=-3.417, P=0.001$）。低剂量RTX治疗组末次来访时ADL水平（$Z=-2.675$，$P<0.01$）、QMG评分水平（$Z=-2.371$，$P<0.05$）和QOL-15r水平（$Z=-2.547$，$P<0.01$）均有显著改善（图7-6-4）。

6.3　静脉注射人免疫球蛋白和血浆置换

静脉注射免疫球蛋白（IVIG）与血浆置换（PE）主要用于病情快速进展、危及生命的情况，如肌无力危象、严重的延髓性麻痹所致吞咽困难、肌无力患者胸腺切除术前和围手术期治疗，可使绝大部分患者的病情得到快速缓解，可以降低重症肌无力患者血清IgG水平，这两种方法都能在短期内降低IgG水平并观察到一定的临床效果，作用可持续2个月。

2022年，一项前瞻性研究探索了PE和IVIG作为快速起效治疗重症肌无力危象（MC）的疗效。纳入了40例抗乙酰胆碱受体（AChR）抗体阳性的MC患者，这些患者在危机期接受了PE（$n=12$）或IVIG（$n=28$）。PE与缩短ICU住院时间（$P=0.018$）有关，以及停用通气1周后，PE组在MGFA-QMG（$P=0.003$）、MMT（$P=0.020$）和ADL（$P=0.011$）的平均变化上显示出更早的效应。而IVIG与抗ACHR抗体滴度显著降低相关（$P<0.001$）。该研究为支持将PE作为缩短AChR相关MC患者ICU住院时间的快速起效治疗提供了

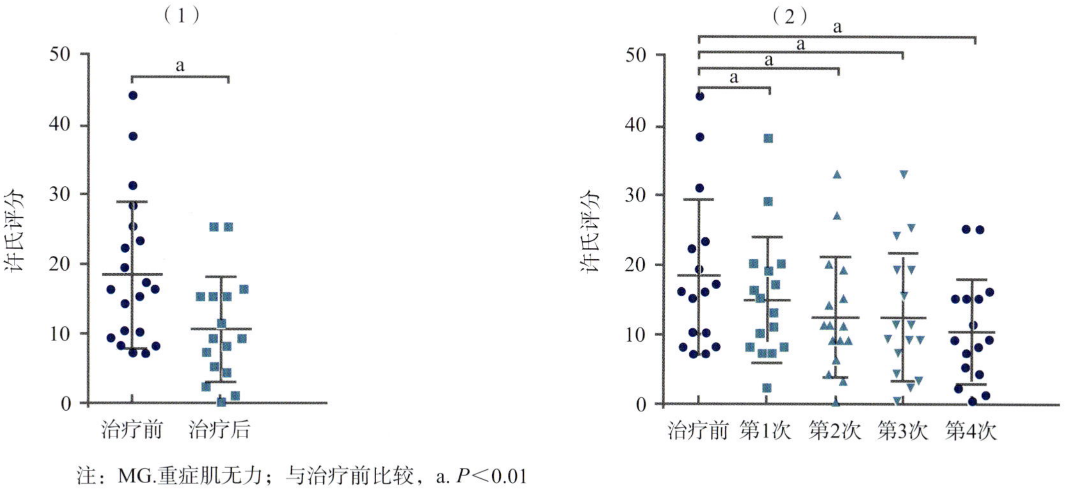

注：MG.重症肌无力；与治疗前比较，a. $P<0.01$
（1）MG患者经利妥昔单抗治疗1个疗程后许氏评分变化散点图（$n=20$）
（2）MG患者利妥单抗用药不同次数后许氏评分变化散点图（$n=16$）

图7-6-3　利妥昔单抗治疗一个疗程后许氏评分的变化与利妥昔单抗用药不同次数后许氏变化散点图

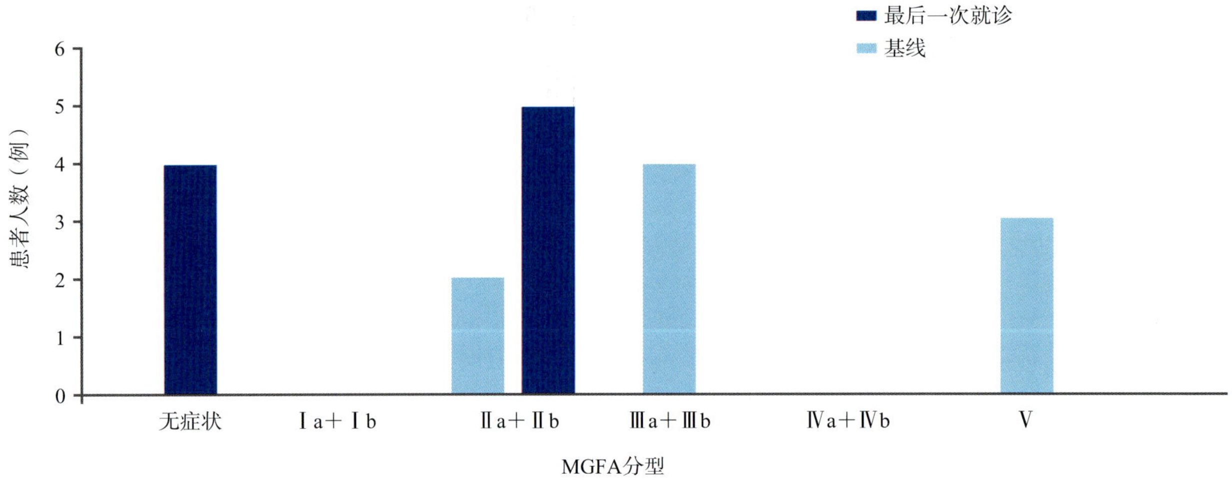

图7-6-4　基线和最后一次就诊时MGFA疾病严重程度等级的分布

证据。

2024年，一项前瞻性队列研究探索血浆置换对早期反应因素（如胸腺瘤、高浓度AChR-Ab）对管理重症肌无力危象的作用。纳入重症肌无力危象前状态或危象并接受TPE（普通血浆置换）治疗的患者。TPE后，QMG和/或MGC下降≥5分或下降≥基线的30%者为缓解组，占66.67%（20/30）。呼吸道症状缓解率为72.00%（18/25），改善最为显著。眼外症状最不敏感，仅8.00%（2/25）有效。胸腺瘤（100.00% vs. 50.00%，$P=0.002$）和高浓度AChR-Ab（37.37nmol/L vs. 25.4nmol/L，$P=0.039$）在早期缓解组中常见。TPE可以快速改善呼吸道症状。胸腺瘤和TPE前的高浓度AChR-Ab预示着早期反应更好。

由于FcRn受体参与IgG代谢，而FcRn受体表达受*FCGRT*基因启动子区*VNTR*基因型影响。2021年宣武医院单中心研究纳入334例MG患者，观察*VNTR*基因型对内源性IgG水平的影响及MG患者急性加重期使用IVIG疗效的影响。研究发现3.3%的患者为*VNTR2/3*杂合子，与*VNTR3/3*患者相比，*VNTR2/3*患者内源性IgG水平较低，提示体内IgG代谢可能受到*VNTR*基因型影响。在急性加重期接受IVIG治疗的MG患者中，发现4例VNTR2/3患者均对IVIG治疗无效，与低的内源性IgG水平、VNTR2/3基因型相关。VNTR基因型可能通过影响IgG代谢，进而影响IVIG注射后药物在体内停留时间而影响疗效。在MG患者中*VNTR*基因型和低水平内源性IgG可能作为标志物预测IVIG疗效。

6.4　新型生物制剂

2024年，一项多中心队列研究评估了艾加莫德在治疗中国人群中全身型MG患者的疗效和耐受性。纳入1640名患者，其中61名（3.7%）接受了艾加莫德至少一个周期的治疗。56例（92%）患者抗AChR抗体阳性，4例抗MuSK抗体阳性，1例血清阴性。启动艾加莫德治疗的主要原因包括肌无力急性加重（48%，29/61）和肌无力危象（15%，9/61）。在（1.3±0.7）周内，97%（58/61）的患者迅速实现了临床意义上的改善。到第12周时，所有参与者的MG-ADL评分降至3.8±4.1（基线：10.5±5.2）。44.3%（27/61）为胸腺瘤相关的重症肌无力（TMG）患者，这些患者使用艾加莫德治疗后同样表现出良好的临床反应。研究显示，艾加莫德在快速控制全身型重症肌无力方面有较好的疗效（图7-6-5）。

2024年，湖北一项单中心研究纳入2名高度复发和难治性MG患者，其中1名AChR-IgG阳性，1名MuSk-IgG阳性，探索2名患者接受靶向B细胞成熟抗原（BCMA）的嵌合抗原受体（CAR）T细胞治疗的疗效。在安全性方面，仅1例受试者出现1级细胞因子释放综合征（CRS），未发生免疫效应细胞相关神经毒性综合征（ICANS）。研究结果显示，2例受试者的临床症状持续改善超过18个月。自伊基奥仑赛注射液输注后3个月开始，患者肢体肌力和肺活量均明显改善。该研究为CAR-T细胞治疗在难治性MG患者中的应用提供了初步数据，并为未来的研究和治疗提供了新的方向。

2024年，一项国际研究在俄罗斯、丹麦、中国台湾、加拿大、德国等地开展，探索iscalimab（CD40单抗，CFZ533）治疗中至重度重症肌无力（MG）患者的安全性和有效性。研究为双盲、安慰剂对照的Ⅱ期临床试验，44名中至重度MG患者随机接受Iscalimab或安慰剂治疗，每4周一次，共6剂，研究共持续52周。研究结果显示，在第25周时，两组患者QMG评分较基线的变化无显著差异，在未进行胸腺切除的患者（$n=29$）中，iscalimab组显示出更有利的结果［-4.35（-6.07～-2.64）对比安慰剂组的-2.26（-4.16～-0.36）］。

2024年，天津一项单中心研究评估了托珠单抗（tocilizumab）在AChR阳性的全身型MG患者中的疗效和安全性。纳入14名AChR阳性的全身型MG患者，每4周静脉注射一次8 mg/kg剂量的托珠单抗。结果显示，

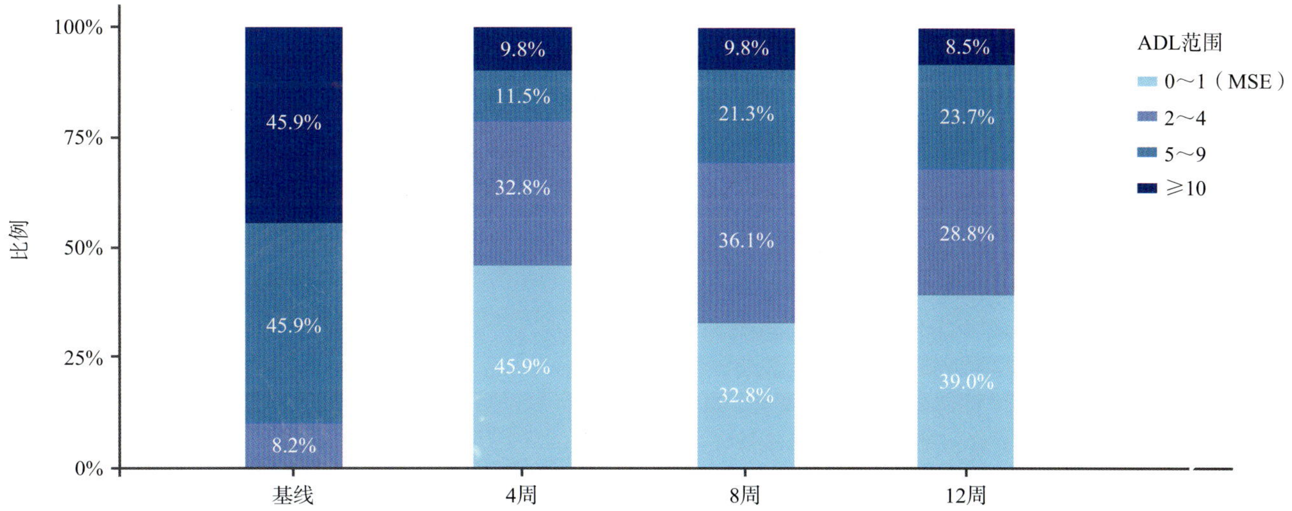

图7-6-5　在艾加莫德起始治疗后的基线、4周、8周和12周，MG-ADL评分不同的全身型MG患者比例

托珠单抗治疗后QMG评分、MG-ADL评分和AChR抗体滴度均显著下降，泼尼松剂量也有所减少。48周时，85.7%的患者达到最小临床表现，28.6%的患者能够停用泼尼松。

6.5　胸腺治疗

2022年，北京一项单中心回顾性研究探讨了胸腺切除术后患者发生重症肌无力的风险。该研究采用方便抽样法，选取了2018—2021年的477例胸腺切除术后患者，并构建风险列线图的预测模型。在477例行胸腺瘤切除术患者中，术后MG发生率为14.05%（67/477），同时Logistic回归分析结果表明，合并免疫疾病、手术路径为开胸、肿瘤未完整切除、WHO病理分型为A＋AB型、术后肺部感染及术后未放化疗是胸腺瘤切除术后发生MG的独立危险因素（$P<0.05$）。

2023年，武汉一项单中心回顾性研究，纳入585名年龄在18岁以上的全身型MG患者，探索其加重的风险因素。使用倾向得分匹配方法比较111名有MG恶化期的患者和72名无MG非恶化期（稳定期）的患者在淋巴细胞亚群比例、免疫球蛋白水平、补体水平和抗乙酰胆碱受体抗体水平上的差异。研究结果显示，外周血液中的$CD3^-CD19^+$ B细胞、$CD3^+CD8^+$ T细胞、调节T细胞和AChR-Ab可能参与全身型MG加重的过程。其中，胸腺切除与降低全身型MG恶化风险相关（HR＝0.651，95% CI：0.521～0.814，$P<0.001$）。胸腺增生与全身型MG恶化的高风险相关（HR＝1.461，95% CI：1.131～1.887，$P=0.004$）。在急性加重患者和非急性加重患者的外周血样本中，补体成分（C3和C4）的水平均无显著差异。

2023年，一项研究探索了胸腺瘤合并自身免疫性脑炎（autoimmune encephalitis，AE）和重症肌无力病例的临床特征。该研究纳入了18例被诊断为胸腺瘤相关自身免疫性脑炎（thymoma associated autoimmune encephalitis，TAAE）和胸腺瘤相关重症肌无力（thymoma associated myasthenia gravis，TAMG）的患者。研究结果表明，这些患者与仅患有TAMG或TAAE的患者在临床表现上没有显著差异，但AE比MG更常见于胸腺瘤复发的先兆。

2024年，北京一项单中心研究，探索胸腺瘤合并MG的术后长期预后，纳入509名患者，其中MG患者占总患者的20.4%。在进行匹配后，MG组和非MG组的10年生存率分别为96.9%和97.7%。多变量分析表明，Masaoka–Koga分期（HR＝3.307，95% CI：1.012～10.812，$P=0.048$）和术后辅助治疗（HR＝3.712，95% CI：1.491～9.239，$P=0.005$）是独立的复发风险预测因素，胸腺瘤合并MG患者的长期预后与单纯胸腺瘤患者没有显著差异。

6.6　呼吸肌训练

呼吸肌训练（respiratory muscle training，RMT）的主要目标是增强呼吸肌的力量和耐力。2023年，沈阳的一项单中心研究发现，对于胸腺扩大切除术后的患者，除了接受呼吸物理治疗外，进行术前中等至高强度的RMT和有氧运动，可以有助于增强MG患者术后的恢复，研究组术后VC（$P=0.012$）、FVC（$P=0.030$）、FEV_1（$P=0.014$）和PEF（$P=0.035$）显著高于对照组。

2020年，一项单中心的回顾性研究评估了RMT对改善MG患者功能结局和减轻疲劳的有效性。该研究纳入了18例轻中度MG患者作为训练组，每周进行3次家庭RMT，持续12周；16例未进行RMT的患者作为疾病对照组。结果显示，为期12周的RMT显著增加了用力肺活量，从基线时的77.9%±12.6%增加至83.8%±17.7%（$P=0.03$）。该研究得出结论，家庭RMT是一种有效的肺功能训练方法，不仅可以改善短期预后，还可以减轻轻度至中度全身性MG患者的疲劳感。

七、并发症

2023年，一项回顾性研究探索了重症肌无力患者反复感染的独立危险因素。这项回顾性研究包括2001年1月—2019年12月住院的272例MG患者，将患者进一步分为非复发性感染组和复发性感染组。研究发现，MG患者反复感染的独立风险因素包括合并糖尿病、低镁血症、部分凝血活酶时间延长和较长的住院时间。这些发现强调了需要针对性干预以预防MG人群的反复感染，同时也提示需要进一步的前瞻性研究来验证这些发现，并完善干预措施以优化患者护理。

2022年，一项单中心回顾性研究探讨了重症肌无力相关肺炎的病原体的分类及相关机械通气的危险因素。该研究纳入116名患有肺炎的患者。结果显示，90.32%（112/124）的病原体为细菌，其中42.86%（48/112）的致病菌为碳青霉烯类耐药菌。外周淋巴细胞百分比（OR＝0.88，95% CI：0.75～0.96，$P=0.02$）和血清球蛋白（OR＝1.16，95% CI：1.02～1.35，$P=0.03$）与机械通气需求的风险显著相关。该研究可能为未来精确选择抗生素提供视角，并在存在风险因素时实现早期经验性治疗提供依据。

八、指南与共识

中国重症肌无力诊断和治疗指南（2020版）。

中国难治性全身型重症肌无力诊断和治疗专家共识（2024版）。

重症肌无力危象前状态管理专家共识（2024版）。

参考文献

[1] Feng G，Zhao X，Zhang J，et al. Clinical features of patients with myasthenia gravis from the Henan province，China. Muscle Nerve，2016，53（5）：711-716.

[2] Wei F，Li Y，Mo R，et al. Hospital and healthcare insurance system record-based epidemiological study of myasthenia gravis in southern and northern China. Neurological Sci，2020，41（5）：1211-1223.

[3] 游鼎元，徐德忠. 59万人口重症肌无力流行病学调查报告. 中国神经精神疾病杂志，1988（4）：231-232.

[4] Tsai NW，Chien LN，Hung C，et al. Epidemiology，patient characteristics，and treatment patterns of myasthenia gravis in taiwan：a population-based study. Neurol Ther，2024，13（3）：809-824.

[5] Chen JS，Tian DC，Zhang C，et al. Incidence，mortality，andeconomic burden of myasthenia gravis in China：a nation-wide population-based study. Lancet Reg Health West Pac. 2020，5：100063.

[6] Zhang C，Wang F，Long Z，et al. Mortality of myasthenia gravis：a national population-based study in China. Ann Clin Transl Neurol，2023，10（7）：1095-1105.

[7] Wang Y，Huan X，Zhu X，et al. Independent risk factors for in-hospital outcome of myasthenic crisis：a prospective cohort study. Ther Adv Neurol Disord，2024；17：17562864241226745.

[8] Huang X，Liu WB，Men LN，et al. Clinical features of myasthenia gravis in southern China：a retrospective review of 2，154 cases over 22 years. Neurol Sci，2013，34（6）：911-917.

[9] Yan C，Li WH，Song J，et al. Cell-based versus enzyme-linked immunosorbent assay for the detection of acetylcholine receptor antibodies in Chinese juvenile myasthenia gravis. Pediatr Neurol，2019，98（9）：74-79.

[10] Zhang ZW，Guan YJ，Han JL，et al. Regional features of MuSK antibody-positive myasthenia gravis in northeast China. Front Neurol，2020，11：516211.

[11] Sun C，Ren Z，Miao X，et al. Clinical characteristics of late-onset myasthenia gravis. Heliyon，2024，10（7）：e28893.

[12] 沈发秀，李尊波，雷霖，等. MuSK抗体阳性重症肌无力10例临床分析. 中国神经精神疾病杂志，2020，46（1）：24-28.

[13] 闫翀，朱雯华，林洁，等. 中国南方地区20例肌肉特异性酪氨酸激酶抗体阳性重症肌无力患者临床特点分析. 中国临床神经科学，2020，28（1）：41-47.

[14] 鲁亚茹，欧昶毅，邱力，等. 我国华南地区MuSK抗体阳性重症肌无力患者的临床特点. 中国神经免疫学和神经病学杂志，2020，27（1）：15-19.

[15] 谭颖，朱立，黄杨钰，等. 骨骼肌特异性酪氨酸激酶抗体滴度与重症肌无力疾病严重程度和预后的关联. 中华医学杂志，2021，101（31）：2433-2437.

[16] Zhou YF，Chen JL，Li ZB，et al. Clinical features of myasthenia gravis with antibodies to MuSK based on age at onset：a multicenter retrospective study in China. Front Neurol，2022，13：879261.

[17] Bi Z，Zhan J，Zhang Q，et al. Clinical and immune-related factors associated with exacerbation in adults with well-controlled generalized myasthenia

gravis. Front Immunol，2023，17，14：1177249.
[18] 焦可馨，赵重波. 重症肌无力患者血清致病性自身抗体的认识进展和诊断技术评述. 中华神经科杂志，2024，57（1）：5-9.
[19] Hong Y，Zisimopoulou P，Trakas N，et al. Multiple antibody detection in 'seronegative' myasthenia gravis patients. Eur J neurol，2017，24（6）：844-850.
[20] Li Y，Zhang YF，Gang C，et al. Anti-LRP4 autoantibodiesin Chinese patients with myasthenia gravis. Muscle Nerve，2017，56（5）：938-942.
[21] Li M，Han J，Zhang Y，et al. Clinical analysis of Chinese anti-low-density-lipoprotein-receptor-associated protein 4 antibodies in patients with myasthenia gravis. Eur J Neurol，2019，26（10）：1296-1384.
[22] 雷霖，李尊波，沈发秀，等. 成人抗低密度脂蛋白受体相关蛋白4抗体阳性重症肌无力患者的临床特点分析. 中华神经科杂志，2021，54（2）：85-91.
[23] Wei SL，Yang CL，Si WY，et al. Altered serum levels of cytokines in patients with myasthenia gravis. Heliyon，2023，10（1）：e23745.
[24] 李延峰，李永红，管宇宙，等. 重症肌无力相关抗体的临床意义. 中华神经科杂志，2007，40（1）：27-30.
[25] Yu H，Li HF，Skeie GO，et al. Autoantibody profile and clinical characteristics in a cohort of Chinese adult myasthenia gravis patients. J Neuroimmunol，2016，298（9）：51-57.
[26] Li Z，Zhang C，Chang T，et al. SCREAM Study Investigators. A multicentre，prospective，double-blind study comparing the accuracy of autoantibody diagnostic assays in myasthenia gravis：the SCREAM study. Lancet Reg Health West Pac，2023，38：100846.
[27] 徐文晓，蔡琼，梁银杏，等. 眼轮匝肌刺激型单纤维肌电图在眼肌型重症肌无力的应用. 中华神经科杂志，2023，56（8）：864-870.
[28] Zhu M，Wang Y，Xu X，et al. Small extracellular vesicle microRNAs in pediatric myasthenia gravis plasma and skeletal muscle. Postgrad Med J，2024，100（1185）：488-495.
[29] Huang X，Xu M，Wang Y，et al. The systemic inflammation markers as possible indices for predicting respiratory failure and outcome in patients with myasthenia gravis. Ann Clin Transl Neurol，2023，10（1）：98-110.
[30] 中国免疫学会神经免疫分会. 中国重症肌无力诊断和治疗指南（2020版）. 中国神经免疫学和神经病学杂志，2021，28（1）：1-12.
[31] 黄茜，杨丽芬，陈柏渝，等. 儿童重症肌无力诊疗进展. 中国医师杂志，2022，24（10）：1454-1459.
[32] Kessi M，Tang Y，Chen B，et al. Pediatric ocular myasthenia gravis：single-center experience. Pediatr Neurol，2024，153：137-143.
[33] Su S，Lei L，Fan Z，et al. Clinical predictors of relapsein a cohort of steroid-treated patients with well-controlled myasthenia gravis. Front Neurol，2022，13：816243.
[34] Zhang KY，Duan WW，Luo YB，et al. Comparative effectiveness and safety of intravenous methylprednisolone and tacrolimus monotherapy in ocular myasthenia gravis with unsatisfactory prednisone responses：a retrospective study. Orphanet J Rare Dis，2024，19（1）：19.
[35] 李平，李双英，张巧莲. 硫唑嘌呤治疗晚发性重症肌无力的疗效. 实用医学杂志，2016，32（10）：1725-1726.
[36] 孙静洁，王琪. 小剂量激素联合免疫抑制剂在Ⅰ、Ⅱ型重症肌无力患者中的疗效观察及对细胞免疫水平的影响研究. 中国免疫学杂志，2019，35（21）：2628-2632.
[37] Zhang C，Bu B，Yang H，et al. Immunotherapy choice and maintenance for generalized myasthenia gravis in China. CNS Neurosci Ther，2020，26（12），1241-1254.
[38] Zhang ZY，Wang MP，Xu LE，et al. Cancer occurrencefollowing azathioprine treatment in myasthenia gravis patients：a systematic review and meta-analysis. J Clin Neurosci，2021，88（6）：70-74.
[39] 段异，陈瑶，刘敏，等. 重症肌无力免疫抑制治疗研究进展. 中国医药，2024，19（7）：1104-1108.
[40] 陈玉萍，李月敏，王卫，等. 他克莫司治疗激素依赖性重症肌无力的疗效观察. 解放军医学杂志，2015，40（1）：46-49.
[41] Yang SM，Yi L，Meng HY，et al. IL-2 gene polymorphisms affect tacrolimus response in myasthenia gravis. Euro J Clin Pharmacol，2019，75（6）：795-800.
[42] Fan Z，Li Z，Shen F，et al. Favorable effects of tacrolimus monotherapy on myasthenia gravis patients. Front Neurol，2020，11：594152.
[43] Liu J，Guo YP，Zheng J，et al. Population pharmacokineticanalysis of tacrolimus in adult Chinese patients with myasthenia gravis：a prospective study. Eur J Drug Metab Ph，2020，45（4）：453-466.
[44] Wu H，Wang ZY，Xi JY，et al. Therapeutic and immunoregulatory effects of tacrolimus in patients with refractory generalized myasthenia gravis. Euro Neurol，2020，83（5）：500-507.
[45] Fan ZR，Zheng DQ，Wen XM，et al. CYP3A5*3 polymorphism and age affect tacrolimus blood trough

concentration in myasthenia gravis patients. J Neuroimmunol, 2021, 355: 577571.
[46] Bi Z, Cao Y, Lin J, et al. Long-term improvement in a Chinese cohort of glucocorticoid-resistant childhood-onset myasthenia gravis patients treated with tacrolimus. Front Neurol, 2022, 13: 820205.
[47] Fan Z, Lei L, Su S, et al. Comparison between mono-tacrolimus and mono-glucocorticoid in the treatment of myasthenia gravis. Ann Clin Transl Neurol, 2023, 10 (4): 589-598.
[48] Wang G, Kessi M, Huang X, et al. Treatment of juvenile myasthenia gravis with tacrolimus: a cohort study. Eur J Neurol, 2024, 31 (12): e16466.
[49] Lu J, Zhong HH, Jing SS, et al. Low-dose rituximab every 6 months for the treatment of acetylcholine receptor-positiverefractory generalized myasthenia gravis. Muscle Nerve, 2020, 61 (3): 311-315.
[50] Li HN, Huang ZN, Jia DM, et al. Low-dose rituximab treatment for new-onset generalized myasthenia gravis. J Neuroimmunol, 2021, 354 (5): 577528.
[51] Zhou YF, Yan C, Gu XY, et al. Short-term effect of low-dose rituximab on myasthenia gravis with muscle-specific tyrosine kinase antibody. Muscle Nerve, 2021, 63 (6): 824-830.
[52] 闻洁曦，张华，侯世芳，等. 利妥昔单抗治疗重症肌无力的临床疗效分析. 中国神经免疫学和神经病学杂志，2020，27（1）：35-39.
[53] Piehl F, Eriksson-Dufva A, Budzianowska A, et al. Efficacy and safety of rituximab for new-onset generalized myasthenia gravis: the RINOMAX randomized clinical trial. JAMA Neurol, 2022, 79 (11): 1105-1112.
[54] Yang X, Zhang W, Chang X, et al. Promising efficacy of low-dose rituximab in muscle specific kinase antibody positive myasthenia gravis. Neurosci Lett, 2024, 818: 137561.
[55] Wang Y, Huan X, Jiao K, et al. Pan-yangtze river delta alliance for neuromuscular disorders (PYDAN). plasma exchange versus intravenous immunoglobulin in AChR subtype myasthenic crisis: a prospective cohort study. Clin Immunol, 2022, 241: 109058.
[56] Chen J, Feng L, Li S, et al. Therapeutic plasma exchange in AChR-Ab positive generalized myasthenia gravis: a real world study about its early response. J Inflamm Res, 2024, 17: 2299-2308.
[57] Su SY, Liu Q, Zhang XP, et al. VNTR2/VNTR3 genotype in the FCGRT gene is associated with reduced effectiveness of intravenous immunoglobulin in patients with myasthenia gravis. Ther Adv Neurol Diso, 2021, 14: 1756286420986747.
[58] Luo S, Jiang Q, Zeng W, et al, Efgartigimod for generalized myasthenia gravis: a multicenter real-world cohort study in China. Ann Clin Transl Neurol, 2024, 11 (8): 2212-2221.
[59] Tian DS, Qin C, Dong MH. B cell lineage reconstitution underlies CAR-T cell therapeutic efficacy in patients with refractory myasthenia gravis. EMBO Mol Med, 2024, 16 (4): 966-987.
[60] GomezMancilla B, Meriggioli MN, Genge A. Efficacy and safety of iscalimab, a novel anti-CD40 monoclonal antibody, in moderate-to-severe myasthenia gravis: a phase 2 randomized study. J Clin Neurosci, 2024 Jan, 119: 76-84.
[61] Jia D, Zhang F, Li H, et al. Responsiveness to tocilizumab in anti-acetylcholine receptor-positive generalized myasthenia gravis. Aging Dis, 2024, 15 (2): 824-830.
[62] 黑晓欢，卢丹，王小飞. 胸腺瘤切除术后患者发生重症肌无力的风险列线图预测模型构建与验证. 中华现代护理杂志，2022，28（21）：2884-2890.
[63] Su M, Luo Q, Wu Z, et al. Thymoma-associated autoimmune encephalitis with myasthenia gravis: case series and literature review. CNS Neurosci Ther, 2024, 30 (2): e14568.
[64] Zhao K, Liu Y, Jing M, et al. Long-term prognosis in patients with thymoma combined with myasthenia gravis: a propensity score-matching analysis. Front Med (Lausanne), 2024, 11: 1407830.
[65] Chen S, Li X, Wu Y, et al. Preoperative respiratory muscle training combined with aerobic exercise improves respiratory vital capacity and daily life activity following surgical treatment for myasthenia gravis. J Cardiothorac Surg, 2023, 18 (1): 160.
[66] Hsu CW, Lin HC, Tsai WC, et al. Respiratory muscle training improves functional outcomes and reduces fatigue in patients with myasthenia gravis: a single-center hospital-based prospective study. Biomed Res Int, 2020: 2923907.
[67] Chien CY, Chang CW, Liao MF, et al. Myasthenia gravis and independent risk factors for recurrent infection: a retrospective cohort study. BMC Neurol, 2023, 23 (1): 255.
[68] Su M, Jin S, Jiao K, et al. Pneumonia in myasthenia gravis: microbial etiology and clinical management. Front Cell Infect Microbiol. 2022, 12: 1016728.
[69] 中国罕见病联盟神经罕见病专业委员会，中国罕见病联盟重症肌无力协作组，中华医学会神经病学分会神经肌肉病学组. 中国难治性全身型重症肌无力诊断和

治疗专家共识（2024版）. 中华神经科杂志，2024，57（8）：840-847.
[70] 罗苏珊，周昊，岳耀先，等. 重症肌无力危象前状态管理专家共识（2024）. 中国临床神经科学，2024，32（3）：241-251.

第八章　多发性硬化

关键数据

1. 多发性硬化（multiple sclerosis，MS）是一种以中枢神经系统炎性脱髓鞘病变为主要特点的免疫介导性疾病，2018年被纳入国家第一批罕见病目录。

2. 我国MS年龄标化患病率约为2.32/10万，发病率约为0.235/（10万人・年），高纬度和高海拔地区的居民更容易罹患MS。

3. 约50%的MS患者首次就诊时未获明确诊断，确诊时间平均延迟2.27年。

4. 我国MS缓解期疾病修正治疗药物使用率低，超过85%的MS患者确诊后受到负面情绪困扰。

多发性硬化是一种以中枢神经系统炎性脱髓鞘病变为主要特点的免疫介导性疾病，也是全球神经系统疾病负担较重的疾病之一。在欧美国家青壮年人群中，多发性硬化是除创伤疾病外，年轻人致残的最常见疾病，也是中国青壮年人群面临的重要公共卫生问题。2016年，国务院发布了《"健康中国2030"规划纲要》，旨在未来15年内改善中国人民的健康状况。促进重大疾病的早期发现和有效治疗，特别是慢性病和罕见病，已成为议程上的重要内容。2018年，多发性硬化首次被纳入中国《第一批罕见病目录》。

一、流行病学

1.1　患病率

一项基于2019年全球疾病负担（GBD 2019）研究的数据调查了1990—2019年中国多发性硬化（MS）的流行趋势和疾病负担，结果显示：2019年，中国约有42 571名MS患者（95%UI：33 001 ～ 53 329），对应的全年龄MS患病率为2.99/10万（95%UI：2.32 ～ 3.75）。中国的年龄标化MS患病率为2.32/10万（95%UI：1.78 ～ 2.91），低于全球平均水平（21.85/10万，95%UI：19.36 ～ 24.39）。1990—2019年，中国的MS患病病例几乎增加了一倍，年龄标准化患病率增加了23.31%（95%UI：20.50 ～ 25.89）。

该研究显示，2019年中国MS的患病率在不同年龄组之间存在显著差异（图8-1-1）。在20岁以下的儿童和青少年中，患病率低于每10万人1例。在20岁及以上的成年人中，患病率随年龄增长而急剧上升，在45 ～ 49岁达到峰值（4.92/10万，95%UI：3.46 ～ 6.24）。随后，患病率逐渐下降，80岁及以上年龄组的患者估计值降至2.24/10万。1990—2010年，MS患病率的增

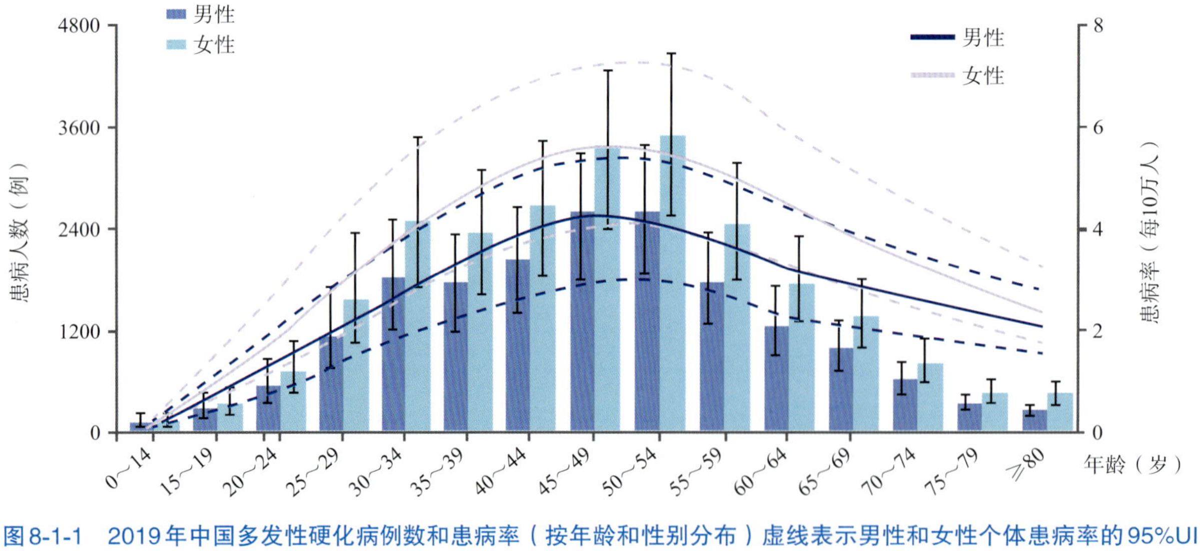

图8-1-1　2019年中国多发性硬化病例数和患病率（按年龄和性别分布）虚线表示男性和女性个体患病率的95%UI

长主要发生在45岁以后（图8-1-2A）。然而，在2010—2019年，MS患病率的显著增长从15岁开始（图8-1-2B）。性别方面，2019年女性的年龄标化患病率为2.68/10万（95%UI：2.06～3.38），略高于男性（1.96/10万，95%UI：1.51～2.46），性别比为1.37（95%CI：1.36～1.38），且在过去30年中保持稳定。

此外，该研究显示，2019年中国各省的MS患病率呈现出明显的从南到北的纬度梯度。年龄标化患病率与纬度之间存在显著正相关（RS＝0.93，$P<0.0001$），但与社会人口学指数（SDI）之间未发现显著相关性（RS＝0.33，$P=0.057$）。年龄标化患病率最高的省份是最北部的黑龙江省（3.73/10万，95%UI：2.89～4.69），最低的是最南部的海南省（1.39/10万，95% UI：1.04～1.77）。1990—2019年，除北京（1%，95% UI：-4.13～5.59）外，所有省份的年龄标化患病率均显著增加，增幅最大的是中国香港（43.84%，95% UI：33.51～56.39），增幅最小的是上海（15.34%，95% UI：8.74～23.46）（表8-1-1）。除上海外，所有省份的MS患病率均呈现轻微且不显著的女性优势，2019年上海的年龄标化患病率女性（4.51/10万，95% UI：3.61～5.62）显著高于男性（1.58/10万，95%UI：1.21～1.99）。

另一项对我国2012—2016年6个省、自治区、直辖市约2亿居民的多发性硬化患病率调查结果显示：2016年患病率为2.44/10万［95%CI：2.18～2.72］。标化患病率（基于2010年中国人口普查数据）为2.29/10万（95%CI：2.21～2.38），女性患病率高于男性（图8-1-3）。2016年，34岁前的男女患病率均随着年龄的增长而增加。之后，女性患病率随着年龄的增长而下降，但男性患病率随着年龄的增长而趋于稳定。2012—2016年，患病率为（2.32～2.91）/10万（图8-1-4）。研究表明中国多发性硬化流行的时间趋势稳定；中国多发性硬化患病率低于欧洲和北美，与东亚（如日本和韩国）和东南亚（如泰国和马来西亚）的患病率水平相似。

另一项基于人群的调查统计了广州市18 676 605名居民中MS的患病率。通过广州市医保局的健康保险系统识别MS患者，并采用病例发现方法对17家大型三级医院进行了调查。所有MS患者均根据2017年McDonald标准进行诊断。截至2021年12月31日，共识别出143名MS患者（43名男性和100名女性），所有患者均为中国居民，并根据McDonald诊断标准确诊，且被纳入广州市医保系统。广州市MS的粗患病率为0.77/10万（95%CI：0.65～0.90），男性患病率为0.44/10万（95%CI：0.32～0.59），女性为1.44/10万（95%CI：0.92～1.38）。本次调查的年龄范围为7～73岁，25～34岁年龄组的患者占所有患者的47.6%。患病率最高的年龄组为25～29岁（男性和女性分别为1.44/10万和4.42/10万），这也是男性和女性患病率差异最大的年龄组。在所有年龄组中，女性的MS患病率均高于男性。年龄调整后的患病率（基于2010年全国人口普查数据）为0.92/10万（95%CI：0.77～1.10），男性为0.54/10万（95%CI：0.38～0.74），女性为1.36/10万（95%CI：1.10～1.67）。广州市按年龄和性别分层的MS患病率见图8-1-5。

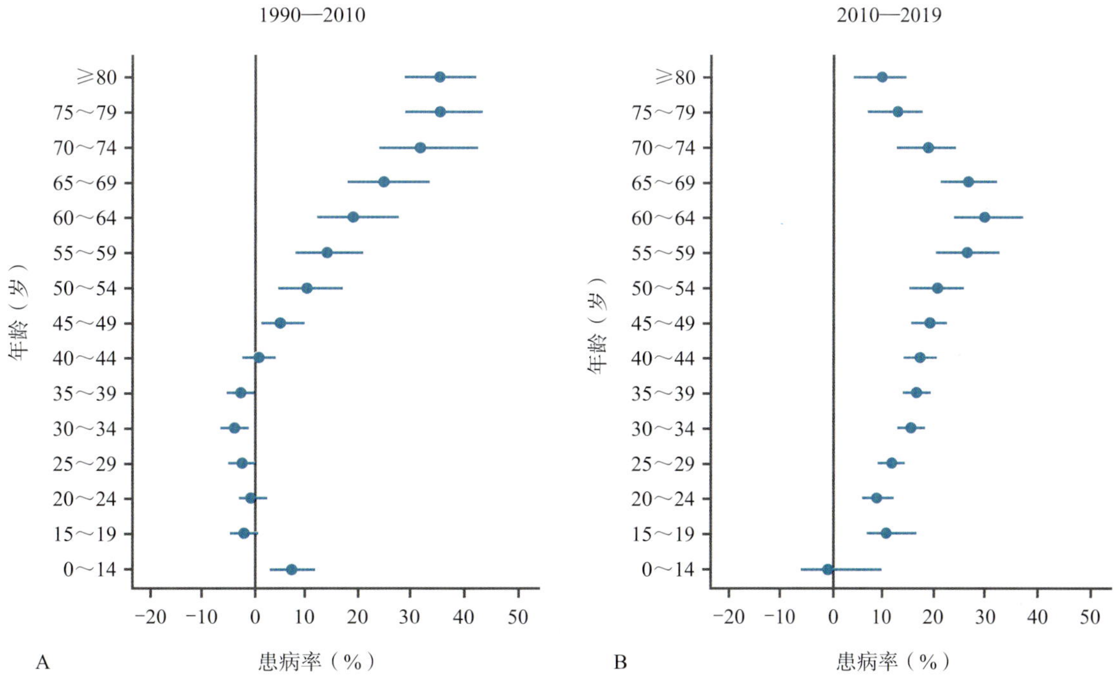

图8-1-2　中国多发性硬化患病率（按年龄分布）：（A）1990-2010年与（B）2010-2019年

表8-1-1 1990—2019年中国各地多发性硬化症年龄标化患病率及其变化率

地区	年龄标化患病率（1/10万）（95%UI）			
	SDI	1990	2019	百分比变化（%）1990—2019
安徽	0.63	1.70（1.31～2.16）	2.16（1.67～2.72）	27.3（21.29～34.43）
北京	0.82	3.04（2.37～3.78）	3.07（2.41～3.87）	1.00（-4.13～5.59）
重庆	0.67	1.60（1.21～2.02）	2.05（1.57～2.59）	28.66（22.12～35.48）
福建	0.68	1.47（1.12～1.86）	1.79（1.37～2.25）	22.37（16.14～28.61）
甘肃	0.60	2.00（1.53～2.54）	2.60（2.00～3.28）	29.83（24.31 to 24.69）
广东	0.73	1.42（1.09～1.79）	1.67（1.25～2.12）	17.65（11.69～24.69）
广西	0.64	1.33（1.01～1.70）	1.66（1.25～2.09）	24.27（18.08～31.43）
贵州	0.58	1.36（1.04～1.74）	1.73（1.34～2.19）	27.58（21.41～33.70）
海南	0.66	1.13（0.85～1.46）	1.39（1.04～1.77）	22.44（16.60～29.18）
河北	0.67	2.27（1.74～2.86）	2.87（2.21～3.65）	26.11（20.42～32.80）
黑龙江	0.68	3.02（2.30～3.83）	3.73（2.89～4.69）	23.43（18.18～29.06）
河南	0.67	1.87（1.43～2.39）	2.37（1.83～2.97）	26.69（20.24～33.88）
中国香港	0.82	1.18（0.92～1.45）	1.70（1.28～2.15）	43.84（33.51～56.39）
湖北	0.68	1.69（1.3～2.14）	2.12（1.61～2.67）	25.76（19.37～32.48）
湖南	0.66	1.46（1.12～1.86）	1.86（1.43～2.35）	27.59（21.64～34.42）
内蒙古	0.70	2.65（2.03～3.39）	3.24（2.52～4.10）	22.48（16.89～28.11）
江苏	0.72	1.97（1.52～2.50）	2.37（1.84～2.99）	20.08（14.43～25.66）
江西	0.64	1.48（1.13～1.88）	1.84（1.39～2.34）	24.87（18.70～32.14）
吉林	0.71	2.61（1.97～3.33）	3.20（2.44～4.05）	22.55（17.00～28.23）
辽宁	0.71	2.46（1.90～3.07）	3.06（2.34～3.88）	24.46（17.86～30.69）
中国澳门	0.84	1.44（1.10～1.81）	1.69（1.29～2.13）	28.22（21.87～34.80）
宁夏	0.66	2.01（1.52～2.55）	2.58（1.97～3.25）	28.22（21.87～34.80）
青海	0.62	1.85（1.41～2.34）	2.29（1.75～2.91）	23.74（18.31～30.33）
陕西	0.69	1.97（1.49～2.51）	2.40（1.85～3.00）	21.91（16.75～27.98）
山东	0.69	2.11（1.62～2.69）	2.60（2.00～3.24）	23.38（17.46～30.25）
上海	0.80	2.59（2.04～3.22）	2.99（2.37～3.70）	15.34（8.740～23.46）
山西	0.68	2.08（1.61～2.64）	2.64（2.04～3.33）	27.06（20.65～33.47）
四川	0.63	1.65（1.27～2.08）	2.09（1.61～2.65）	26.48（20.72～33.13）
天津	0.80	2.37（1.82～3.00）	2.87（2.21～3.62）	21.24（16.32～27.08）
西藏自治区	0.47	1.53（1.15～1.95）	1.84（1.39～2.35）	20.65（14.79～27.48）
新疆维吾尔自治区	0.66	2.16（1.62～2.75）	2.79（2.14～3.54）	29.31（23.26～36.84）
云南	0.59	1.31（0.99～1.69）	1.53（1.16～1.97）	16.68（10.27～23.12）
浙江	0.71	1.72（1.33～2.17）	2.07（1.58～2.60）	20.18（15.50～25.21）

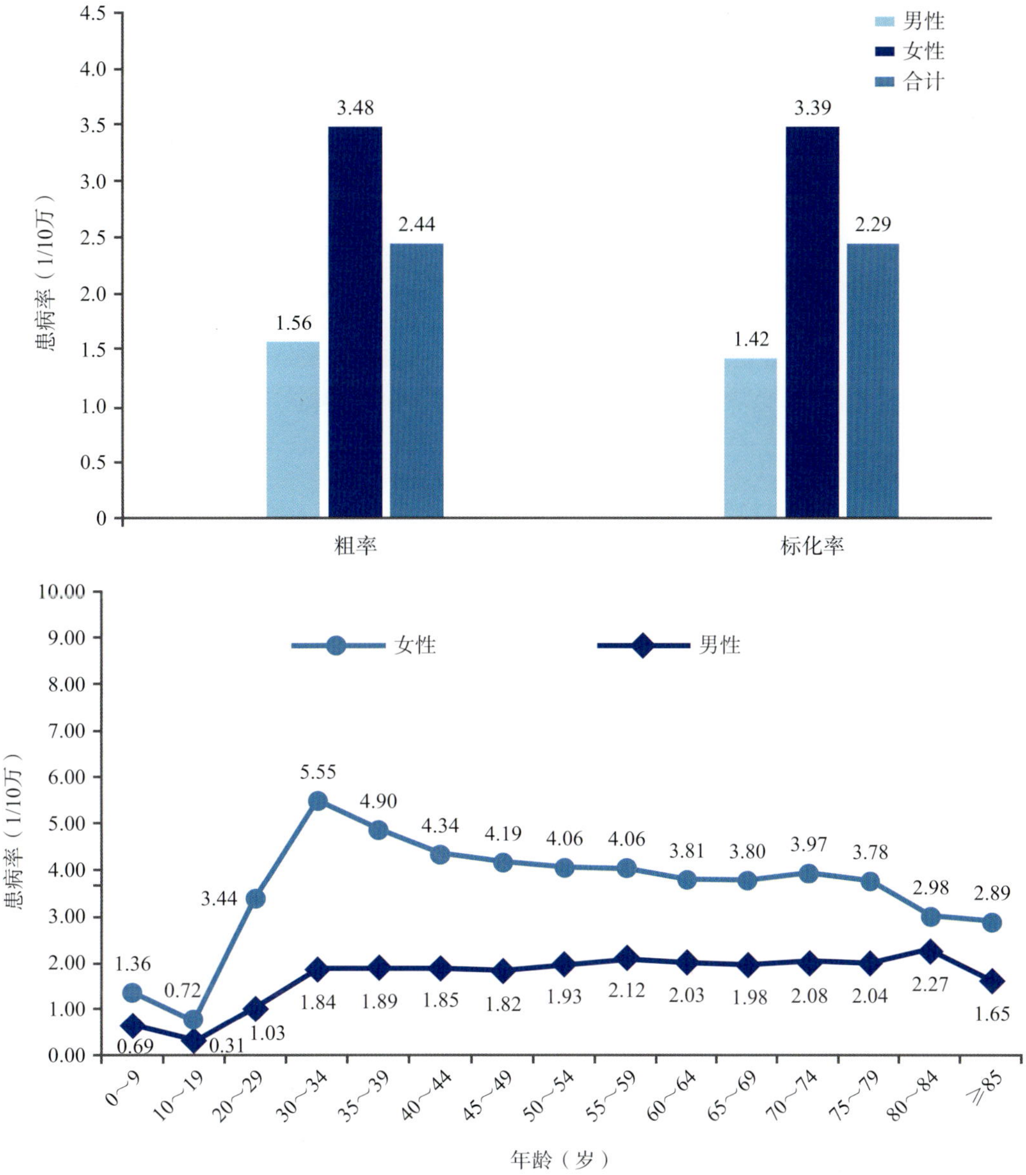

图8-1-3　2016年中国城市不同年龄多发性硬化患病率。标化率基于2010年中国人口普查数据

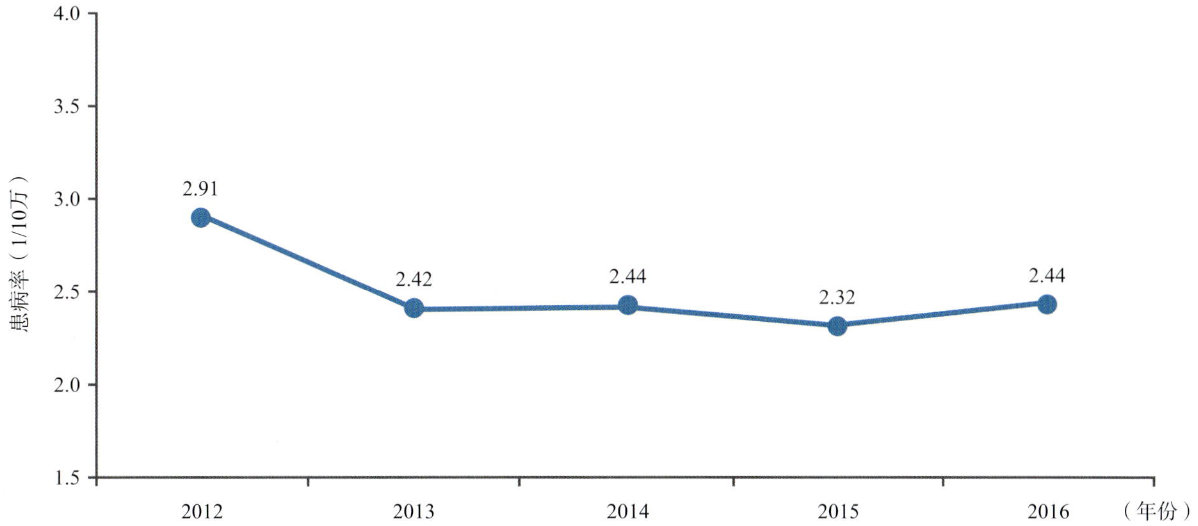

图8-1-4　2012—2016年中国城市多发性硬化患病率

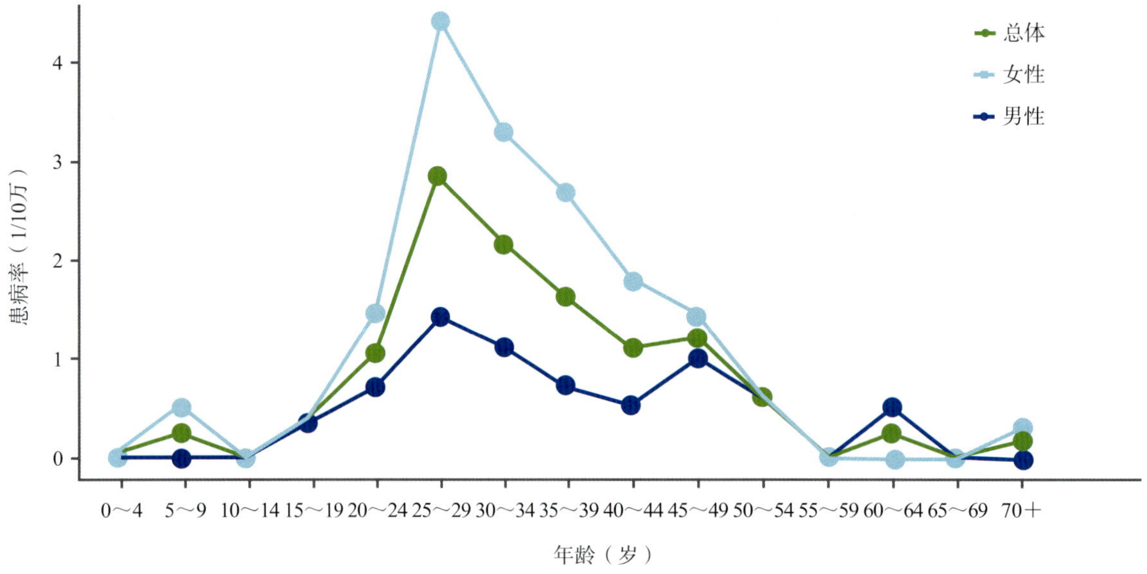

图8-1-5　广州多发性硬化年龄标化患病率

1.2　发病率

一项基于医院病案首页的我国多发性硬化发病率研究，共纳入了中国1665家三级医院，在2016—2018年有15 060例多发性硬化患者住院，其中新诊断9879例。按年龄和性别调整的发病率是每10万人·年0.235（95% CI：0.230～0.240），儿童是0.055（95% CI：0.050～0.060），成人是0.288（95% CI：0.282～0.294）。男女之比为1∶2.02；发病高峰期为40～49岁（图8-1-6）。研究结果提示多发性硬化发病率的地理分布呈现北高-南低和西高-东低梯度，高纬度和高海拔地区的居民更容易患病。

图8-1-6A描述了2016—2018年所有年龄段的男性和女性多发性硬化的发病率。图8-1-6B表示了2016—2018年男性、女性及所有多发性硬化患者的数量。

一项中国台湾多发性硬化流行病学研究采用健康保险数据库，评估了多发性硬化流行病学和治疗模式的10年趋势。研究纳入了555例年龄在20岁及以上且于2007—2016年新诊断为多发性硬化的患者。多发性硬化发病率每年呈现一次，并按性别和年龄分层。患者平均年龄为36.9岁，74.4%为女性，女性与男性的比例保持在2∶1～3∶1。在10年研究期间，新发病例数呈轻度下降趋势，从70例（2007年）降至24例（2016年）。发病率从2007年的0.41/10万下降至2016年的0.12/10万（表8-1-2）。发病率的男女性别比波动在1∶（1.72～5.05）。年龄标准化发病率与粗发病率趋势相似。

另一项中国台湾20岁以下的多发性硬化流行病学研究结果显示：2003—2015年纳入了403例多发性硬化病例，86.1%的患者年龄在10岁及以上。2011—2015年20岁以下多发性硬化的平均发病率为0.52/（10万人·年）。20岁以下多发性硬化患者女性更多见。具体各年的患病率和发病率数据见表8-1-3。整体来看，2003—2015年中国台湾20岁以下青少年多发性硬化的流行病学基本稳定。

1.3　死亡率

一项基于全国医院的中国多发性硬化的流行病学研究结果表明，多发性硬化患者的医院死亡率相对稳定。在2016—2018年，有114名成人和2名儿童死亡。医院中多发性硬化的死亡率为7.0/（1000人·年）（95%CI：5.7～8.4）。该研究人群的平均死亡年龄为58.8（SD为17.5）岁。与死亡相关的前5种疾病是肺部感染（24.1%），其次是心血管疾病（19.8%）、脑卒中（18.9%）、糖尿病酮症（14.7%）和胃肠道出血（13.8%）（表8-1-4）。

二、临床特点和诊断

2.1　临床特点

2018年5月—2018年10月，一项全国49家医院参与的多发性硬化多中心网络登记研究结果显示：557例患者分布于全国31个省、自治区和直辖市。女性与男性比例为2.09∶1，平均发病年龄为（34.9 ± 11.2）岁，平均病程（66.8 ± 61.5）个月。多发性硬化最常见的临床表现为运动症状（62.1%）。发作频率集中在每年发作一次（23.9%）和每2～4年发作一次（21.9%）。83.9%的患者能在发病后立即就诊，发病到就诊的平均时间为（0.28 ± 1.11）年。55.1%的患者首次就诊即确诊，首诊到确诊的平均时间为（0.91 ± 2.36）年。

一篇综述总结了MS的疾病特征，包括基于已发表的人群观察和队列研究的临床概况，结果表明MS发作

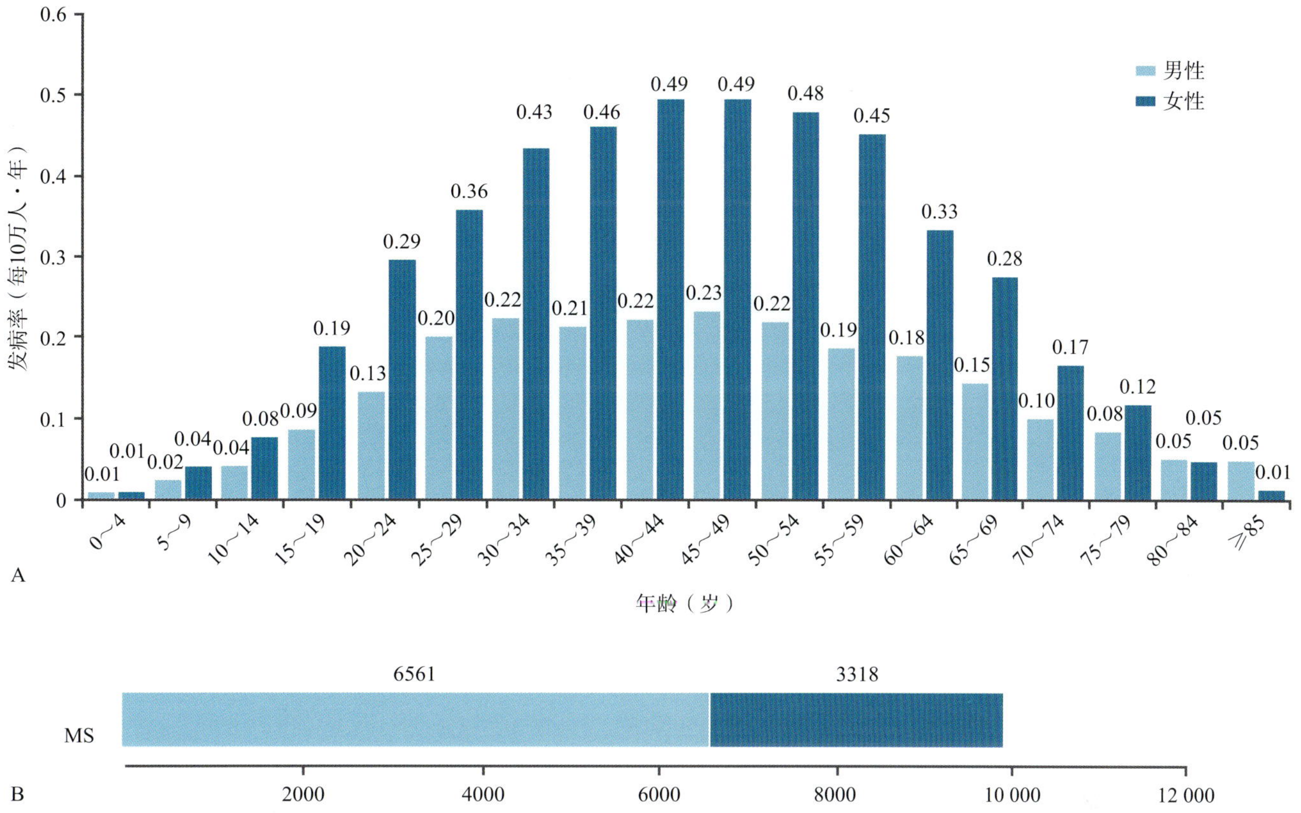

图8-1-6　所有年龄段的多发性硬化发病率（A）和多发性硬化病例数（B）

表8-1-2　中国台湾多发性硬化的发病率

项目	2007年	2008年	2009年	2010年	2011年	2012年	2013年	2014年	2015年	2016年
病例数［*n*，（%）］										
总计	70（100）	75（100）	68（100）	60（100）	63（100）	56（100）	44（100）	50（100）	45（100）	24（100）
年龄（岁）										
20～29	20（28.6）	19（25.3）	20（29.4）	17（28.3）	16（25.4）	25（44.6）	17（38.6）	26（52.0）	17.（37.8）	14（58.3）
30～39	22（31.4）	24（32.0）	21（30.9）	24（40.0）	20（31.7）	16（28.6）	14（31.8）	15（30.0）	14（31.1）	5（20.8）
40＋	28（40.0）	132(42.7）	27（39.7）	19（31.7）	27（42.9）	15（26.8）	13（29.5）	9（18.0）	14（31.1）	5（20.8）
性别										
男性	56（80.0）	48（64.0）	53（77.9）	44（73.3）	46（73.0）	40（71.4）	32（72.7）	42.（84.0）	34.（75.6）	18.（75.0）
女性	14（20.0）	27（36.0）	15（22.1）	16（26.7）	17（27.0）	16（28.6）	12.（27.3）	8（16.0）	11（24.4）	6（25.0）
粗发病率（1/10万）										
总计	0.41	0.43	0.38	0.33	0.35	0.31	0.24	0.26	0.24	0.12
年龄（岁）										
20～29	0.53	0.51	0.55	0.48	0.46	0.73	0.5	0.77	0.50	0.41

续表

项目	2007年	2008年	2009年	2010年	2011年	2012年	2013年	2014年	2015年	2016年
30～39	0.58	0.63	0.54	0.62	0.50	0.40	0.34	0.36	0.34	0.12
40＋	0.29	0.32	0.26	0.18	0.25	0.14	0.12	0.08	0.12	0.04
性别										
男性	0.64	0.54	0.59	0.48	0.5	0.43	0.34	0.44	0.35	0.18
女性	0.16	0.31	0.17	0.18	0.19	0.18	0.13	0.09	0.12	0.06
性别比										
女性：男性	3.88	1.72	3.41	2.65	2.60	2.40	2.57	5.05	2.97	2.88
年龄标化发病率（1/10万）										
总计	0.41	0.44	0.40	0.35	0.36	0.34	0.26	0.31	0.26	0.15

表8-1-3　儿童多发性硬化发病率和患病率

年	粗患病率（%）			性别比[a]	粗发病率（%）			性别比[a]
	总额	男性	女性		总额	男性	女性	
2001	1.21	1.02	1.42	0.72	—	—	—	—
2002	0.86	0.83	0.90	0.92	—	—	—	—
2003	1.03	0.72	1.36	0.53	0.64	0.41	0.88	0.47
2004	1.09	0.90	1.29	0.70	0.69	0.51	0.87	0.59
2005	0.91	0.66	1.18	0.56	0.60	0.43	0.78	0.55
2006	1.11	0.80	1.45	0.55	0.68	0.57	0.80	0.71
2007	1.13	0.75	1.55	0.48	0.71	0.48	0.96	0.5
2008	1.05	0.70	1.44	0.49	0.36	0.24	0.49	0.49
2009	1.22	0.78	1.70	0.46	0.57	0.36	0.81	0.44
2010	1.32	0.84	1.84	0.46	0.57	0.37	0.80	0.46
2011	1.25	0.53	2.04	0.26	0.55	0.19	0.94	0.20
2012	1.35	0.65	2.12	0.31	0.68	0.34	1.04	0.33
2013	1.14	0.43	1.92	0.22	0.39	0.12	0.68	0.18
2014	1.11	0.44	1.83	0.24	0.50	0.20	0.83	0.24
2015	1.02	0.45	1.65	0.27	0.49	0.33	0.67	0.49

注：a.性别比：男性粗率除以女性粗率

表 8-1-4 多发性硬化患者的医院死亡情况分析

	2016（$n=39$）	2017（$n=46$）	2018（$n=31$）	总计（$n=116$）
人口统计				
年龄，均值（SD）（岁）	59.6（16.1）	56.0（16.2）	62.1（20.8）	58.8（17.5）
女性，n（%）	29（74.4）	23（50）	18（58.1）	70（60.3）
儿童/成人	0/39	1/45	1/30	2/114
科室*，n（%）				
神经病学	15（38.5）	8（17.4）	2（6.5）	25（21.6）
重症医学	6（15.4）	10（21.7）	9（29.0）	25（21.6）
呼吸系统	2（5.1）	3（6.5）	3（9.7）	8（6.9）
血液科	1（2.6）	1（2.2）	1（3.2）	3（2.6）
传染性疾病	1（2.6）	1（2.2）	1（3.2）	3（2.6）
原因#，n（%）				
肺部感染	12（30.8）	9（19.6）	7（22.6）	28（24.1）
心血管疾病	6（15.4）	9（19.6）	8（25.8）	23（19.8）
脑卒中	7（17.9）	8（17.4）	7（22.6）	22（18.9）
糖尿病酮症	6（15.4）	6（13）	5（16.1）	17（14.7）
胃肠道出血	5（12.8）	7（15.2）	4（12.9）	16（13.8）

注：*.排行前5位的科室

#.与死亡相关的前5种疾病

的临床特征多种多样，主要取决于中枢神经系统的受累区域。最常见的临床表型是视神经炎（optic neuritis，ON）、横贯性脊髓炎（transverse myelitis，TM）、脑干和小脑综合征。此外，还存在其他较少见的临床表现，如与皮质病变相关的癫痫和失语。

一项基于全国医院的中国多发性硬化的流行病学研究结果表明，在2016—2018年共纳入15 060例多发性硬化住院患者，多发性硬化的峰值发病年龄在40～49岁。患者住院负担和合并症具体见表8-2-1。

2.2 诊断延迟性

从开始出现症状到就诊的时间是评估诊断延迟的重要指标。多发性硬化的知晓率低、发病后未及时就诊、首次发作不能确诊是诊断的难点，确诊时间仍与部分西方国家存在差距。一项中国多发性硬化患者生存质量报告指出：24.5%的患者在患病后未立即就诊，发病至就诊的平均时间为1.33年。此外，多发性硬化的确诊情况仍不乐观，50.3%的患者首次就诊时未确诊，平均延迟2.27年才确诊。延迟确诊的主要原因在于医师误诊或无法确诊、患者未做相应检查及患者不重视疾病等。因此，未来需要通过提高普通人群和基层医师对多发性硬化的认识，提升早期诊治疾病的能力。另一方面，则需要提高我国多发性硬化的整体诊疗水平，如通过专病专诊、协作转诊、多学科诊疗模式等推动多发性硬化的规范化诊疗。

表8-2-1　2016—2018年中国三级医院多发性硬化患者的特征

	2016 （n＝5803）	2017 （n＝5749）	2018 （n＝5973）	总额 （n＝15 060）
人口统计				
年龄，平均值（SD）（岁）	44.7（15.4）	45.4（15.8）	45.8（6.8）	45.3（13.6）
儿童，n（%）	291（5.0）	287（5.0）	245（4.1）	711（4.7）
成人，n（%）	5512（95.0）	5462（95.0）	5728（95.9）	14 349（95.3）
女性，n（%）	3759（64.8）	3610（62.8）	3835（64.2）	9638（64.0）
合并症，n（%）				
高血压	1036（17.9）	1091（19）	1189（19.9）	2832（18.8）
糖尿病	394（6.8）	395（6.9）	489（8.2）	1084（7.2）
高脂血症	723（12.5）	687（11.9）	776（13）	1883（12.5）
脑卒中	803（13.8）	849（14.8）	925（15.5）	2214（14.7）
抑郁/焦虑	204（3.5）	208（3.6）	240（4）	557（3.7）
骨质疏松症	125（2.2）	153（2.7）	160（2.7）	377（2.5）
癌症	60（1）	74（1.3）	89（1.5）	196（1.3）
自身免疫性疾病	128（2.2）	134（2.3）	133（2.2）	346（2.3）
医院负担				
住院人数（n）	9200	8912	9224	27 336
逗留时间，中位数（IQR），天数	11.0（7.0～16.0）	11.0（7.0～15.0）	10.0（7.0～15.0）	110（7.0～15.0）
住院费用，中位数（IQR），美元（S）	2509（1538～3893）	2366（1483～3699）	2229（1444～3661）	2368（1485～3703）
付款方式，n（%）				
UEBMI	1843（31.8）	1938（33.7）	2132（35.7）	5106（33.9）
URBMI	892（15.4）	925（16.1）	1259（21.1）	2620（17.4）
NRCMI	1283（22.1）	1165（20.3）	870（14.6）	2851（18.9）
CHI	26（0.4）	22（0.4）	19（0.3）	57（0.4）
完全自筹资金	883（15.2）	879（15.3）	831（13.9）	2228（14.8）
其他	876（15.1）	820（14.3）	862（14.4）	2198（14.6）

注：UEBMI. 城镇职工基本医疗保险；URBMI. 城镇居民基本医疗保险；NRCMI. 新农村合作社主动医疗保险；CHI. 商业健康保险；SD. 标准偏差；IQR. 四分位间距

三、治疗

3.1 药物治疗

我国多发性硬化的治疗现状不容乐观。尽管多发性硬化被列为罕见病，但其主要影响青壮年人群，致残率高，因此早期缓解期的疾病修正治疗（disease modifying therapy，DMT）具有重要意义。2021年中国多发性硬化患者生存质量报告显示，糖皮质激素是急性期治疗最常用的治疗手段。89.3%的患者复发时使用糖皮质激素治疗；然而缓解期治疗尚不足，58%的受访患者在缓解期没有应用DMT治疗。在缓解期的治疗方案选择上，受访患者DMT使用率仅18%。然而在欧美国家，DMT使用率已超过86%。

自2018年第一批罕见病目录发布以来，中国政府努力加快药物准入，以改善罕见病患者的预后。2018年，首个口服DMT（特立氟胺）获得中国国家药品监督管理局（NMPA）批准。西尼莫德、芬戈莫德、奥扎莫德、富马酸二甲酯和奥法妥木单抗也在3年内获得批准，为中国MS患者提供了更多的治疗选择。此外，中国国家医疗保障局还努力加快医保准入，以降低MS的治疗成本。除了DMT，唯一获得FDA和EMA批准的用于改善MS患者行走障碍的药物——氨吡啶缓释片，于2021年5月获得加速批准，并于2021年12月被纳入国家医保目录。快速的市场准入和医保覆盖表明，中国对MS患者临床症状管理的关注正在增加，旨在改善患者的生活质量。

3.2 康复治疗

多发性硬化的康复治疗具有重要意义，可以减少并发症和继发性功能障碍、改善神经功能、减轻家庭和社会负担。一项旨在观察神经康复治疗对缓解期多发性硬化患者功能、疲劳度恢复的研究结果显示：给予每次30min，1次/天，连续4 周的神经康复功能锻炼的患者，在治疗4周后，疗效判定发现神经康复治疗组总有效率为84.2%，对照组为40.0%，两组比较差异有显著性意义。该研究结果提示，多方位的联合康复对多发性硬化患者的有益影响越来越明显。无论是有氧训练、力量训练或二者相结合的训练都可以对多发性硬化患者疾病恢复产生积极的影响。在精神上鼓舞因害怕运动加重病情而不敢参与运动的患者，激励更多的患者进行积极的体育锻炼，最终在生理、心理及功能上改善其生存质量。在患者相对不疲劳、全身放松的时间段应积极进行康复训练。

四、疾病负担和生活质量

一项基于2019年全球疾病负担（GBD 2019）研究的数据调查了1990—2019年中国多发性硬化（MS）的流行趋势和疾病负担，结果显示：2019年，MS导致的总DALY为71 439（95%UI：58 360 ～ 92 254），中国在G20国家中排名第三。MS的年龄标准化DALY率为每10万人3.69例（95%UI：3.02 ～ 4.75），性别之间相似（女性每10万人3.60例，95%UI：2.73 ～ 4.66；男性每10万人3.80例，95%UI：2.83 ～ 5.38）。MS负担主要集中在中青年人群，35 ～ 64岁的每个5岁年龄组的DALY数均超过5000（图8-4-1A）。相应地，DALY率在55 ～ 59岁达到峰值，在此之前显著上升，之后略有下降（图8-4-1B）。中国的MS负担主要来自过早死亡，YLL的比例高于全球水平和大多数其他G20国家。YLL和YLD的数量分别为59 458（95%UI：47 167 ～ 80 091）和11 981（95%UI：7887 ～ 16 966），分别占总DALY的83.23%和16.77%。相应地，年龄标准化的YLL率为每10万人3.04例（95%UI：2.42 ～ 4.08），是年龄标准化YLD率（每10万人0.65例，95%UI：0.43 ～ 0.93）的4.68倍。中国的YLL比例高于全球水平和所有G20国家（除印度尼西亚外）。1990—2019年，尽管中国的DALY数量显著增加了35.63%（95%UI：2.83 ～ 104.21），但年龄标准化的DALY率和YLL率均无显著变化。相比之下，YLD的数量和年龄标准化率分别增加了97.04%(95%UI：81.6 ～ 111.63）和23.33%（95%UI：20.5 ～ 25.89），与MS患病率的增加一致。

中国的MS负担存在显著的地理差异。年龄标准化DALY率最高的三个地区是新疆维吾尔自治区、河北和黑龙江，均位于北方地区；而年龄标准化DALY率最低的三个地区是海南、广东和中国澳门，均位于东部沿海地区。在省级水平上，MS的年龄标准化DALY率与SDI之间呈现轻微的负相关（图8-4-2）。1990—2019年，随着SDI的增加，年龄标准化DALY率呈现下降趋势。特别是北京、广东和上海这三个SDI较高的东部地区，年龄标准化DALY率显著下降，变化百分比分别为−62.46%（95%UI：−77.16 ～ −2.94）、−41.45%（95%UI：−59.83 ～ −0.49）和−39.65%（95%UI：−56.89 ～ −0.1）

中国多发性硬化患者健康洞察蓝皮书暨2021版中国多发性硬化患者生存质量报告显示，多发性硬化患者的疾病负担主要包括负面情绪、疾病对社交及工作的影响、疾病复发的负担和医疗经济负担。该调研结果显示，超过85%的多发性硬化患者确诊后都受到过负面情绪困扰，部分患者甚至出现自杀念头和自杀、自毁行为。因疾病原因，68.7%受访患者不同程度地影响了日常社交，同时60.0%患者目前没有工作，这些因素更容易导致患者出现负面情绪，进一步影响日常生活。

尽管努力提供更具成本效益的DMT，但接受治疗的患者比例仍然较低。根据《中国多发性硬化患者生存报告2021》，58%的MS患者在缓解期未接受任何药物治疗，这与《多发性硬化患者生存报告（2018）》中60%

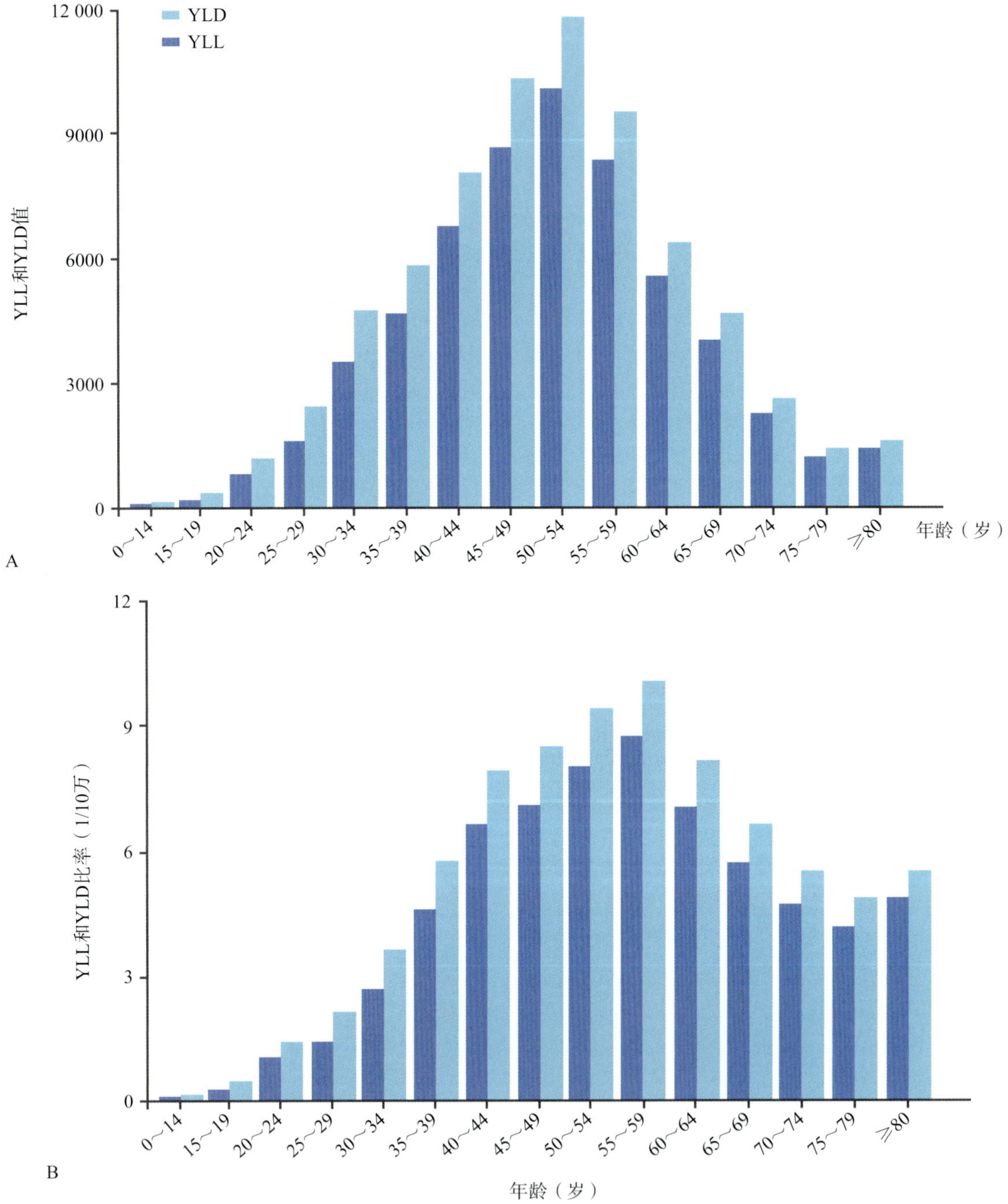

图8-4-1　2019年中国YLL与YLD值（A）和比率（B）（按年龄分布）

YLD. 伤残寿命损失年；YLL. 寿命损失年

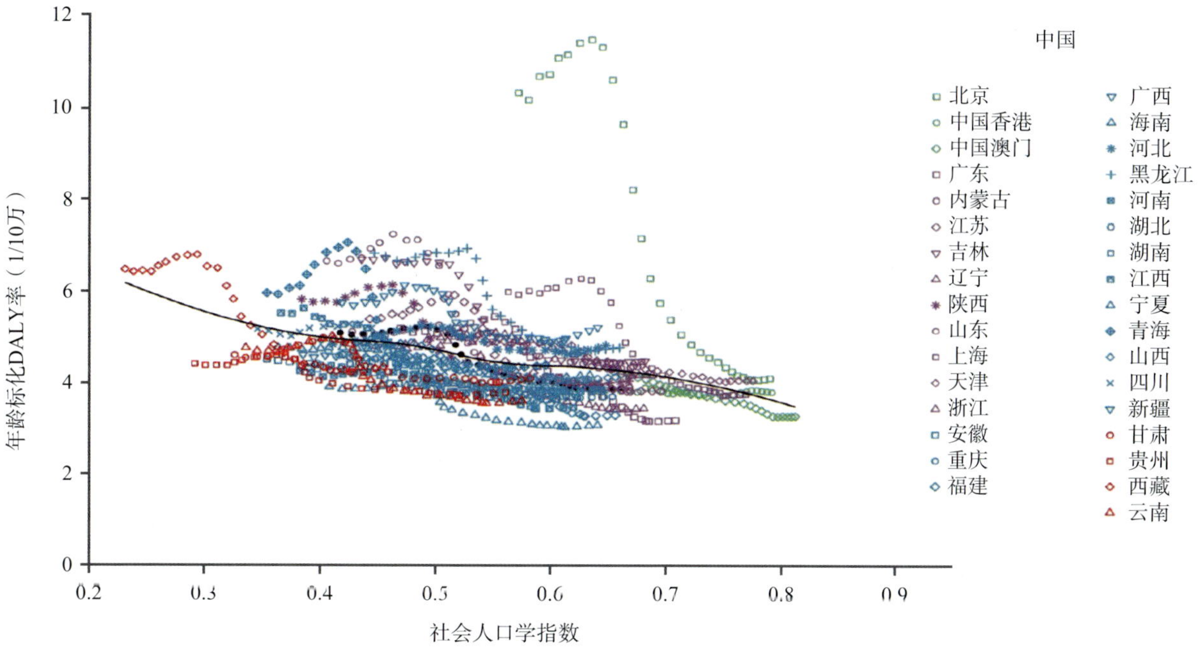

图8-4-2 1990—2019年中国各地区多发性硬化年龄标化DALY（按社会人口学指数SDI划分）黑色线条表示基于1990—2019年中国地区数据得出的SDI与DALY之间的预期关系

DALY.伤残调整寿命年；SDI.社会人口学指数

的未治疗患者比例相似。值得注意的是，MS患者的DMT覆盖率在3年内几乎翻了一番，从2018年的10%增加到2020年的18%；然而，这一比例仍低于澳大利亚和德国，后者的DMT渗透率分别为64%和57%。

对于未接受治疗的患者，约30%的人认为在缓解期不需要接受维持治疗来预防MS复发。约30%的患者因药物费用高而未接受治疗，59%的患者因无法承担药物费用而中断治疗。

此外，77.9%的患者每次发作均要住院治疗，其中87.4%的患者每次复发需住院时间≥7d，这种花费高、耗时长的住院治疗进一步加重了患者的经济负担。随着口服DMT药物的陆续上市及国家医保政策的执行，DMT药物的可及性大幅提升，价格也更加“亲民”，患者的复发频率和经济负担也将随之减轻。

多发性硬化患者因疾病严重影响了日常生活质量。调研结果显示，67.4%～86.9%的患者中-高强度活动受限，如爬楼梯、步行1km等；31.6%～53.7%的患者日常低强度活动受限，如日常购物、弯腰下蹲等，严重者甚至无法自己穿衣或洗澡。

五、指南与共识

近年来，国内专家总结了最新的多发性硬化相关研究成果，制订并发布了一系列多发性硬化诊治诊断和治疗专家共识（表8-5-1）。

表8-5-1 多发性硬化诊断和治疗专家共识

年份	名称
2024	多发性硬化诊断与治疗中国指南（2023版）
2021	临床孤立综合征的诊断与治疗中国专家共识（2021版）
2018	多发性硬化诊断和治疗中国专家共识（2018版）
2017	多发性硬化影像诊断标准：中国专家共识
2015	多发性硬化诊断和治疗中国专家共识（2014版）
2012	多发性硬化诊断和治疗中国专家共识（2011版）
2010	中国多发性硬化诊断和治疗专家共识

参 考 文 献

[1] Stenager E. A global perspective on the burden of multiple sclerosis. Lancet Neurol，2019，18（3）：227-228.

[2] Wallin MT，Culpepper WJ，Campbell JD，et al. The prevalence of MS in the United States：a population-based estimate using health claims data. Neurology，2019，92（10）：1029-1040.

[3] Zhang C，Liu W，Wang L，et al. Prevalence and burden of multiple sclerosis in China，1990-2019：findings from the global burden of disease study 2019. Neurology，2024，102（11）：e209351.

[4] Xu L，Chen L，Wang SF，et al. Urban prevalence of multiple sclerosis in China：a population-based study in six provinces. Eur J Neurol，2021，28（5）：1636-1644.

[5] Liu Z，Nie Z，Lu Y，et al. Prevalence of multiple sclerosis in Guangzhou，China：a population-based case-finding prospective study. Mult Scler Relat Disord，2022，68：104151.

[6] Tian DC，Zhang CY，Yuan M，et al. Incidence of multiple sclerosis in China：a nationwide hospital-based study. Lancet Reg Health West Pac，2020，1：100010.

[7] Hsu CY，Ro LS，Chen LJ，et al. Epidemiology，treatment patterns and healthcare utilizations in multiple sclerosis in Taiwan. Sci Rep，2021，11（1）：7727.

[8] Lin WS，Wang HP，Chen HM，et al. Epidemiology of pediatric multiple sclerosis，neuromyelitis optica，and optic neuritis in Taiwan. J Neurol，2020，267（4）：925-932.

[9] 刘翕然，徐雁，王维治，等. 中国多发性硬化临床特点及诊断难点分析. 首都医科大学学报，2021，42（3）：360-366.

[10] Wang M，Liu C，Zou M，et al. Recent progress in epidemiology，clinical features，and therapy of multiple sclerosis in China. Ther Adv Neurol Disord，2023，16：17562864231193816.

[11] 中国罕见病联盟，中国医疗保健国际交流促进会. 中国多发性硬化患者健康洞察蓝皮书暨2021版中国多发性硬化患者生存质量报告. 北京：中国罕见病联盟，2021.

[12] Jia D，Zhang Y，Yang C. The incidence and prevalence，diagnosis，and treatment of multiple sclerosis in China：a narrative review. Neurol Sci，2022，43（8）：4695-4700.

[13] 张通，杜晓霞. 多发性硬化康复治疗. 中国现代神经疾病杂志，2017，17（5）：315-319.

[14] 朱琳，宋为群，岳月红，等. 多发性硬化缓解期患者康复治疗神经功能和疲劳度恢复的疗效观察. 中国康复医学杂志，2011，26（9）：25-28，35.

[15] 中华医学会神经病学分会神经免疫学组. 多发性硬化与视神经脊髓炎谱系疾病患者新型冠状病毒疫苗接种中国专家共识. 中华神经科杂志，2022，55（4）：289-299.

[16] 中国免疫学会神经免疫分会，中华医学会神经病学分会神经免疫学组. 多发性硬化诊断和治疗中国专家共识（2018版）. 中国神经免疫学和神经病学杂志，2018，25（6）：387-394.

[17] 中国多发性硬化影像诊断协作组. 多发性硬化影像诊断标准：中国专家共识. 中华放射学杂志，2017，51（2）：81-85.

[18] 中华医学会神经病学分会神经免疫学组，中国免疫学会神经免疫分会. 多发性硬化诊断和治疗中国专家共识（2014版）. 中华神经科杂志，2015，48（5）：362-367.

[19] 中华医学会神经病学分会神经免疫学组，中国免疫学会神经免疫分会. 多发性硬化诊断和治疗中国专家共识（2011版）. 中华神经科杂志，2012，45（4）：274-280.

[20] 中华医学会神经病学分会神经免疫学组，中国免疫学会神经免疫分会. 中国多发性硬化诊断和治疗专家共识. 中华神经科杂志，2010，43（7）：516-521.

[21] 中华医学会神经病学分会神经免疫学组. 多发性硬化诊断与治疗中国指南（2023版）. 中华神经科杂志，2024，57（1）：10-23.

第九章　头痛和疼痛综合征

关键数据

1. 全球偏头痛患病人数超过10亿人；我国偏头痛的总患病率为9.211%；仅13.8%患者被及时确诊；每年因偏头痛造成的经济损失总计为3317亿元；全国已有31家经国际头痛协会中国分会认证的头痛中心和超过200家头痛门诊。

2. 我国颈源性头痛（cervicogenic headache，CEH）患病率高达0.4%～2.5%；其中，不良姿势诱因占73.33%。建议避免低头时间过长（＜1h），并保持视线与电脑屏幕俯视角度＜25°。

3. 我国每年新发带状疱疹患者277万～1000万例；50岁以上患者带状疱疹后神经痛（postherpetic neuralgia，PHN）的发生率为16.2%～40.2%；50岁以上人群带状疱疹疫苗接种率为9.95%；佐剂重组带状疱疹疫苗（recombinant zoster vaccine，RZV）对50岁以上人群的保护效力达97.2%。

一、偏头痛

偏头痛是一种常见的慢性神经系统疾病，其主要典型表现为反复发作的中至重度头痛，可伴有可逆性神经系统及全身系统症状，如畏光、畏声、皮肤痛觉过敏、恶心呕吐等，少数患者还可能出现眩晕、头晕、耳鸣和认知损害等症状。全球偏头痛患病人数累计超过10亿，不仅困扰着患者，同时影响其家庭及社会，构成了重大的疾病负担。在全球疾病负担中，偏头痛总计致4510万伤残损失寿命年（years lived with disability，YLD），在所有疾病中排名第二，占所有疾病负担的5.6%，且其疾病负担超过了其他所有神经系统疾病的总和。

1.1　流行病学

1.1.1　发病率

一项针对2019年全球疾病负担研究中偏头痛数据的分析显示，中国2019年男性和女性偏头痛的年龄标化发病率分别为697.27/10万和1247.58/10万；其中10～14岁年龄段发病率最高，男女分别为1257.75/10万和2193.52/10万（图9-1-1）。发病率呈逐年增高趋势，1990—2019年，我国男性和女性偏头痛的年龄标化发病率每年分别增长0.26%和0.23%（图9-1-2），并且发病率高峰有从青少年向中年发展的趋势。

1.1.2　患病率

2009年一项基于入户调查的人群研究发现，中国偏头痛的1年期患病率为9.3%，其中男性为5.9%，女性为12.8%，40～49岁年龄段患病率最高（图9-1-3）。2017年全球疾病负担研究显示，中国偏头痛患病人数为

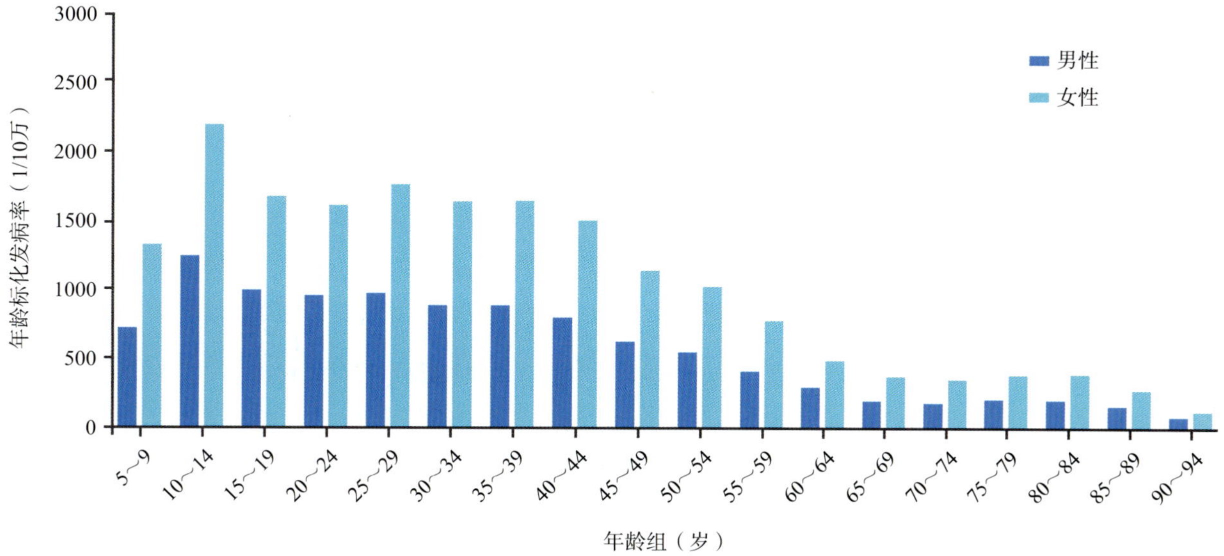

图9-1-1　2019年中国偏头痛分年龄性别发病率

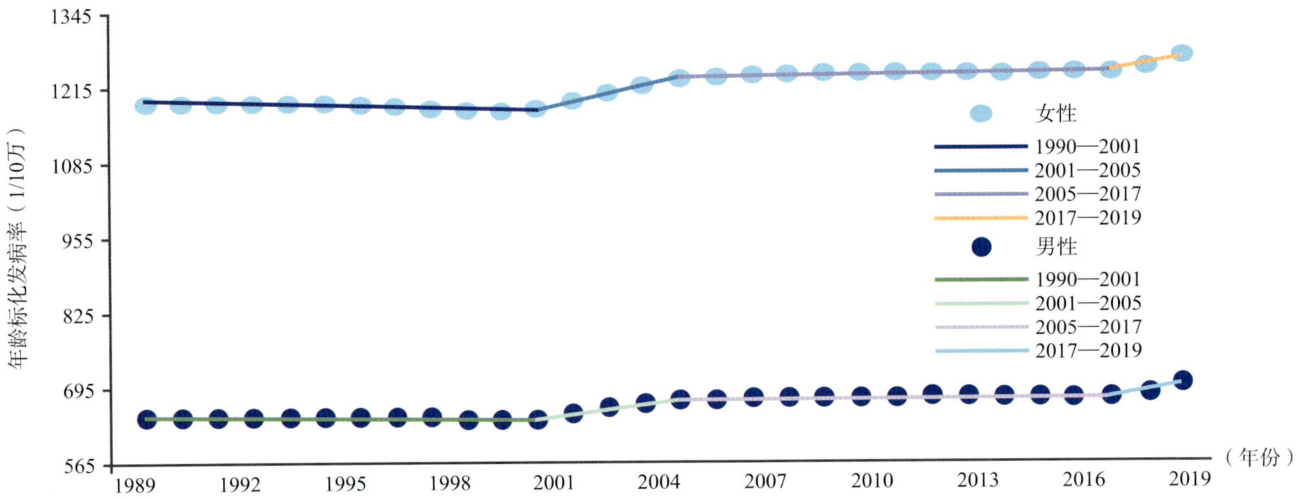

图9-1-2　1990—2019年中国偏头痛分性别年龄标准化发病率的Joinpoint回归分析

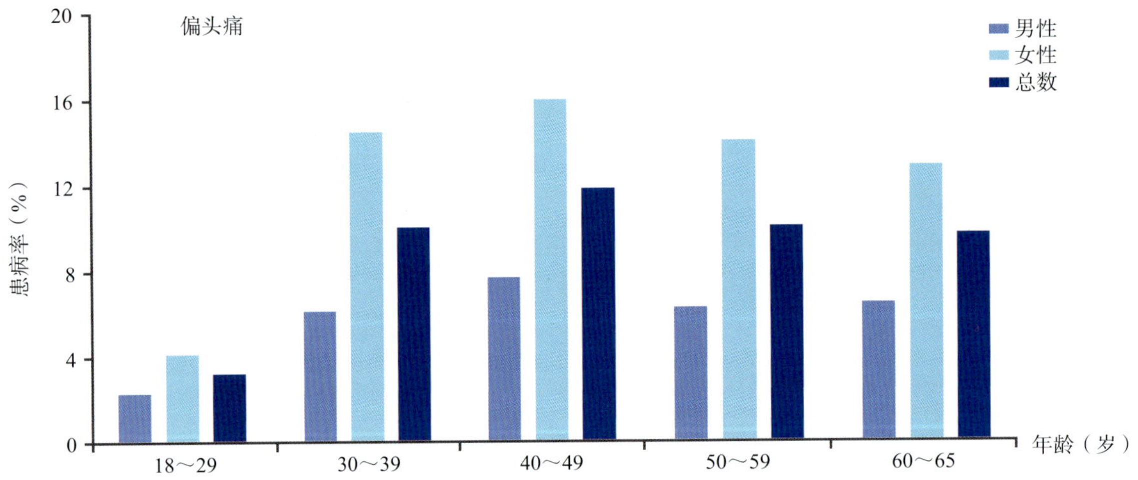

图9-1-3　2009年中国偏头痛分年龄性别的1年患病率

1.516亿，其中男性0.514 13亿，女性1.001 86亿，总患病率为9.211%。城市与农村之间患病率无显著性差异，提示偏头痛可能与社会经济发展水平无关。2022年一项研究通过分析偏头痛相关的百度指数发现，我国偏头痛患病人数在空间分布上自东部沿海向西部地区逐渐减少，在时间分布上以春季发病最多。

1.1.3　疾病负担

2017年全球疾病负担研究数据表明，中国偏头痛造成的年龄标化YLD率为331人年/10万，总计YLD为547.6万人·年，其中男性193.7万人·年，女性353.9万人·年；YLD率随年龄增长而变化，其中40～44岁年龄段最高（图9-1-4）。2019年研究显示中国偏头痛造成的年龄标化DALY呈逐年增加趋势（图9-1-5）。

2014年哈尔滨市进行的一项社区的横断面研究发现，与对照组相比，偏头痛患者健康相关生活质量明显降低，简明健康状况调查表SF-36显示偏头痛患者在躯体功能、躯体角色、躯体疼痛、总体健康状况和情绪角色方面表现更差。

偏头痛对患者的工作、家务劳动和娱乐活动造成直接影响，3个月内造成平均工作误工时长2.7天，平均工作受影响时长4.0天，平均家务误工时长3.3天，平均家务受影响时长4.7天，平均娱乐活动缺失时长3.4天，每年因工作影响而造成的间接经济损失估计为2737亿元。每年每名偏头痛患者因该病造成的直接医疗花费为729元，全国每年总计造成的直接医疗花费为580亿元。我国每年因偏头痛造成的经济损失总计为3317亿元。

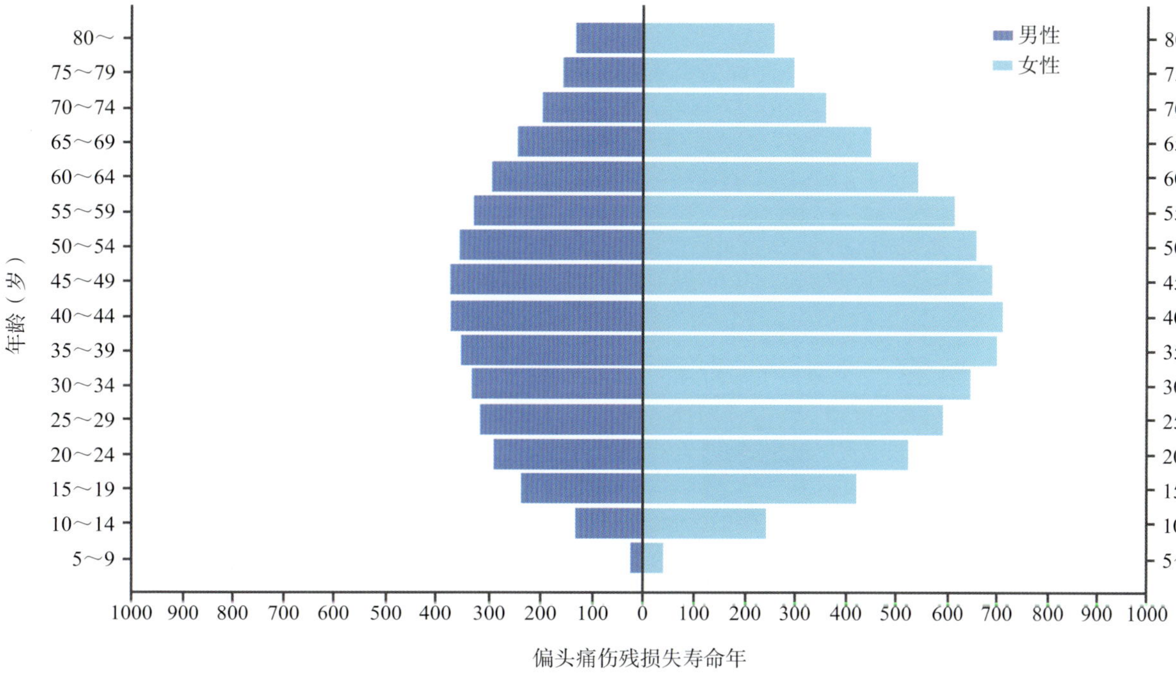

图9-1-4　2017年中国偏头痛伤残损失寿命年率

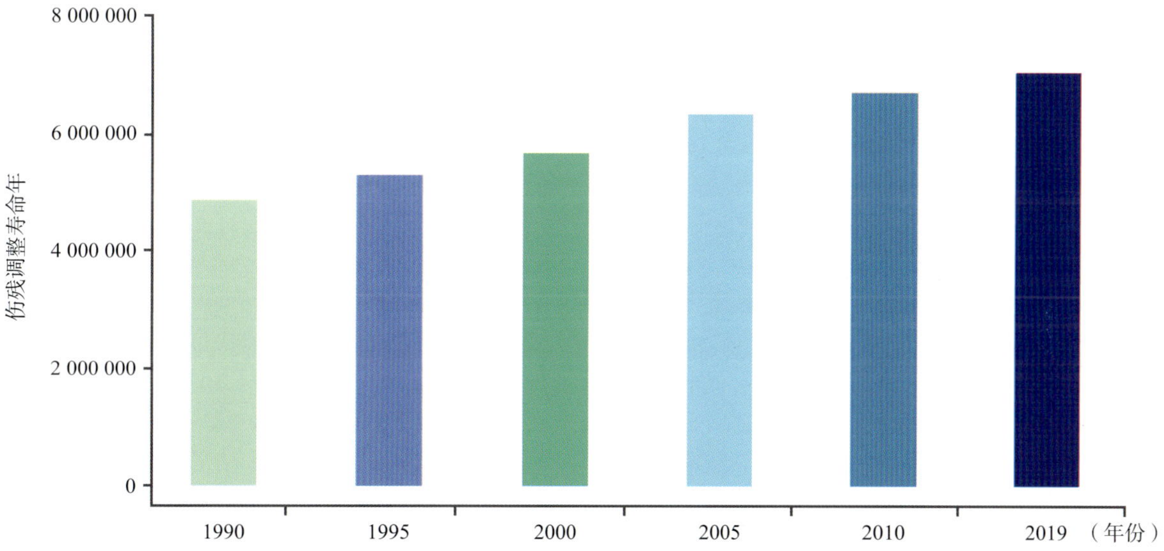

图9-1-5　各年度中国偏头痛伤残调整寿命年

1.2　各型偏头痛占比

2012年，一项针对头痛门诊患者的单中心调查研究纳入了1843例头痛患者，其中偏头痛患者共720例。在720例偏头痛患者中，72.8%为无先兆偏头痛，12.4%为有先兆偏头痛，8.9%为很可能的偏头痛，5.1%为偏头痛并发症，0.8%为视网膜型偏头痛（图9-1-6）。

1.3　危险因素

2015年，一项在福建省进行的横断面研究调查了7860名受试者，发现女性、年龄低于50岁、失眠和饮酒是偏头痛的危险因素，家族史则是先兆性偏头痛的危险因素。2013年，一项在哈尔滨松北区进行的社区横断面调查纳入了2588名成人，发现性别、抑郁、冠心病、慢性阻塞性肺病、缺血性脑卒中和高血压与偏头痛存在正相关关系，而年龄和教育水平则与偏头痛存在负相关关系。2020年，一项在四川成都进行的社区调查研究了3741名受试者中卵圆孔未闭和偏头痛的患病率，发现卵圆孔未闭患者的无先兆偏头痛患病率为12.83%，显著高于其他组（7.83%），两种疾病间存在显著统计学联系，

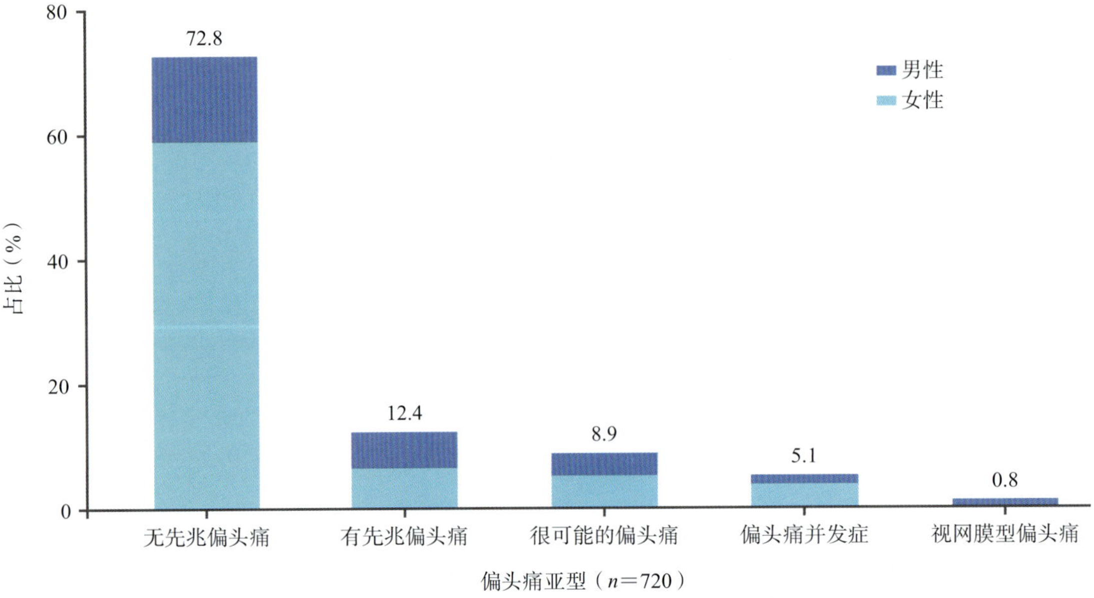

图9-1-6　头痛门诊中各亚型偏头痛的占比

尤其是右向左分流量较大时。

1.4　诊断

我国大多数的头痛患者常自我诊治，很少至医疗机构就诊。在2009年一项全国范围的流行病学调查中，1年内仅有52.9%的偏头痛患者因头痛就诊于医疗机构。我国偏头痛的诊疗服务主要由一、二、三级医院和诊所提供，其中56.5%的偏头痛就诊于诊所，23.8%就诊于一级医院（社区医院），19.2%就诊于二级医院，5.9%就诊于三级医院，7.9%就诊于中医医院，3.3%就诊于其他医疗机构。在这些患者中，仅13.8%被及时确诊，52.7%未被及时诊断，33.5%被误诊为其他疾病，包括紧张型头痛（0.7%）、丛集性头痛（1%）、血管性头痛（9.4%）、神经性头痛（13.8%）及其他类型头痛（8.7%）。2010年重庆医科大学第一附属医院神经科门诊进行的一项横断面研究显示，头痛门诊中23.8%的头痛患者为偏头痛，其中仅68.6%的偏头痛患者在1年内曾就诊过头痛，仅13.5%被及时确诊，而常被误诊为脑血管病（10.7%）和鼻窦炎（2.5%）。

截至2014年，全国已有31家经国际头痛协会中国分会认证的头痛中心和超过200家头痛门诊。头痛门诊主要负责头痛的诊断与治疗，而头痛中心还肩负着培训头痛专科医生和教育患者的重任，头痛中心与头痛门诊的建立正逐步改善我国偏头痛的诊疗状况。

1.5　治疗

偏头痛的治疗包括急性期镇痛药物治疗、预防性药物治疗和非药物治疗。我国目前已制订相关防治指南及专家共识，但由于国内缺乏高质量的临床试验，故其依据多来源于国外的治疗经验与数据。

CENTURION研究评价了拉米地坦在偏头痛急性期治疗的有效性，这是一项多个国家参加的安慰剂对照Ⅲ期临床试验，其中纳入了281名中国人。亚组人群统计分析显示，与安慰剂组相比，拉米地坦100mg和200mg都能提高2h头痛完全缓解的比例，显示了拉米地坦在中国偏头痛人群中的有效性。2007—2009年广州进行的一项临床试验对比了托吡酯、氟桂利嗪、托吡酯联合氟桂利嗪用于预防偏头痛发作的效果，发现三组均能明显减少偏头痛发作频率、每月头痛发作天数和疼痛程度，并且两药联用能够减少托吡酯对体重增加的影响。2011年华南地区的一项研究调查了门诊偏头痛患者对中成药治疗的满意度，研究共纳入了219人，其中58%仅使用中成药而未使用指南推荐的西药，结果显示相比西药组和中成药联用西药组，单用中成药组患者的满意度明显较低。

关于我国的偏头痛治疗现状，国内2010年的一项头痛门诊横断面研究显示，43.1%偏头痛患者在3个月急性发作期内未曾服用过镇痛药物，仅2.7%使用过预防性药物治疗。而一项来自2016—2017年中国医疗保险研究会（China Health Insurance Research Association，CHIRA）数据库的偏头痛数据分析显示，108 375名头痛患者中，10 652人被诊断为偏头痛，其中仅2813名偏头痛患者（26.4%）接受了急性期药物治疗，仅1602人（15.0%）接受了预防性药物治疗，同时2612人（24.5%）和1248人（11.7%）分别接受了中成药和中草药治疗。在这些急性期药物处方中，大多数为非甾体抗炎药（68.8%），7.1%为阿片类药物，6.1%为麦角类制剂，仅3.3%为曲普坦类药物；在预防性药物处方中，氟桂利嗪为主的钙拮抗剂占绝大多数（88.3%）（图9-1-7）。

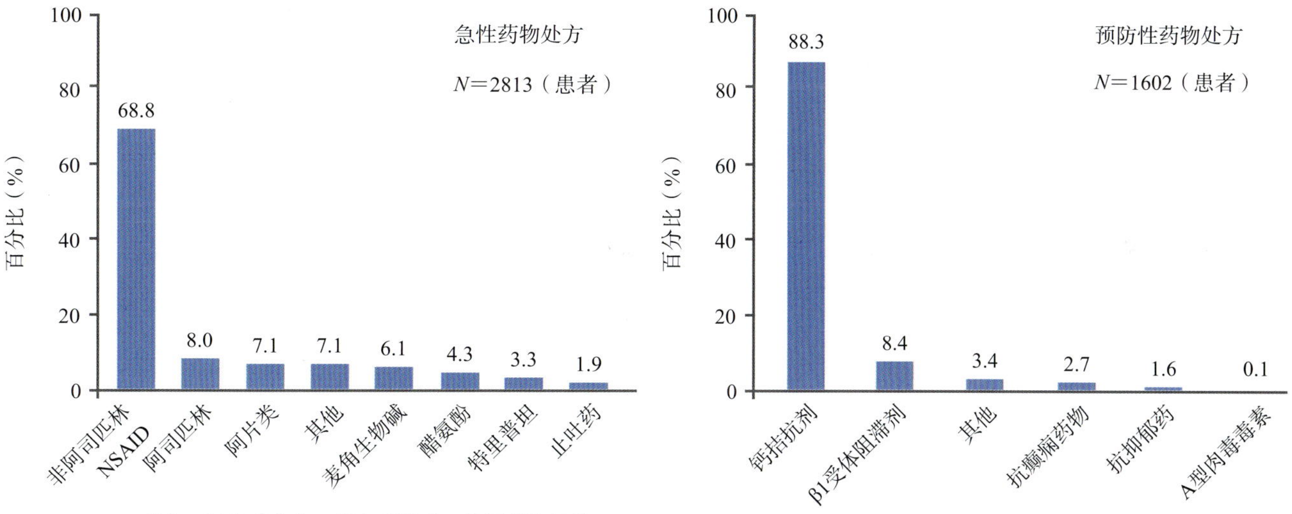

其他：巴比妥酸盐、糖皮质激素、甘露醇注射液

图9-1-7　偏头痛急性期药物处方和预防性药物处方中各类药物的占比

2017年的数据显示，门诊偏头痛患者平均每人每年花费46.5美元，包括诊断和非药物花费10.5美元，药物花费36.0美元，其中西药花费13.5美元，而中药花费22.4美元。总体而言，非甾体抗炎药是最常用的急性期镇痛药物，而曲普坦类药物和预防性药物使用不足，中药花费在总花费中占比较高。

1.6　指南与共识

见表9-1-1。

表9-1-1　偏头痛指南及专家共识

年份	名称
2024	中国偏头痛急性期治疗指南
2023	中国偏头痛诊断与治疗指南
2022	中国偏头痛诊治指南
2021	偏头痛非药物防治中国专家共识
2020	偏头痛与抑郁障碍共病诊治中国专家共识
2019	前庭性偏头痛诊疗多学科专家共识
2018	前庭性偏头痛诊治专家共识（2018）
2016	中国偏头痛防治指南
2011	中国偏头痛诊断治疗指南
2006	偏头痛诊断与防治专家共识

参　考　文　献

[1] Dodick DW. Migraine. Lancet, 2018, 391 (10127): 1315-1330.

[2] Ashina M, Katsarava Z, Do TP, et al. Migraine: epidemiology and systems of care. Lancet, 2021, 397 (10283): 1485-1495.

[3] Wang Y, Huang X, Yue S, et al. Secular trends in the incidence of migraine in China from 1990 to 2019: a joinpoint and age-period-cohort analysis. J Pain Res, 2022, 15: 137-146.

[4] Fan L, Wu Y, Wei J, et al. Global, regional, and national time trends in incidence for migraine, from 1990 to 2019: an age-period-cohort analysis for the GBD 2019. J Headache Pain, 2023, 24 (1): 79.

[5] Yu S, Liu R, Zhao G, et al. The prevalence and burden of primary headaches in China: a population-based door-to-door survey. Headache, 2012, 52 (4): 582-591.

[6] Yao C, Wang Y, Wang L, et al. Burden of headache disorders in China, 1990-2017: findings from the Global Burden of Disease Study 2017. J Headache Pain, 2019, 20 (1): 102.

[7] Lin L, Zhu M, Qiu J, et al. Spatiotemporal distribution of migraine in China: analyses based on baidu index. BMC Public Health, 2023, 23 (1): 1958.

[8] Zhang YJ, Li XY, Guo ZL. Temporal trends of migraine and tension-type headache burden across the BRICS: implications from the Global Burden of Disease study 2019. Front Neurol, 2023, 14: 1307413.

[9] Wang X, Xing Y, Sun J, et al. Prevalence, associated factors, and impact on quality of life of migraine in a community in northeast China. J Oral Facial Pain Headache, 2016, 30 (2): 139-149.

[10] Dong Z, Di H, Dai W, et al. Application of ICHD-Ⅱ criteria in a headache clinic of China. PLoS One, 2012, 7 (12): e50898.

[11] Lin QF, Xia QQ, Zeng YL, et al. Prevalence of mi-

graine in Han Chinese of Fujian province: an epidemiological study. Medicine (Baltimore), 2018, 97 (52): e13500.

[12] Tang Y, Peng A, Peng B, et al. Association between patent foramen ovale and migraine without aura: a community-based cross-sectional study in China. BMJ Open, 2022, 12 (3): e056937.

[13] Yu S, Zhang M, Zhou J, et al. Headache care in China. Headache, 2014, 54 (4): 601-609.

[14] Liu R, Yu S, He M, et al. Health-care utilization for primary headache disorders in China: a population-based door-to-door survey. J Headache Pain, 2013, 14 (1): 47.

[15] Li X, Zhou J, Tan G, et al. Diagnosis and treatment status of migraine: a clinic-based study in China. J Neurol Sci, 2012, 315 (1-2): 89-92.

[16] Yu T, He L, Yang X, et al. Efficacy and safety of lasmiditan as a novel acute treatment in Chinese patients with migraine: a subpopulation analysis of the randomized controlled phase 3 CENTURION trial. Neurol Ther, 2022, 11 (3): 1269-1283.

[17] Luo N, Di W, Zhang A, et al. A randomized, one-year clinical trial comparing the efficacy of topiramate, flunarizine, and a combination of flunarizine and topiramate in migraine prophylaxis. Pain Med, 2012, 13 (1): 80-86.

[18] Luo N, Qi W, Zhuang C, et al. A satisfaction survey of current medicines used for migraine therapy in China: is Chinese patent medicine effective compared with western medicine for the acute treatment of migraine?. Pain Med, 2014, 15 (2): 320-328.

[19] Yu S, Zhang Y, Yao Y, et al. Migraine treatment and healthcare costs: retrospective analysis of the China Health Insurance Research Association (CHIRA) database. J Headache Pain, 2020, 21 (1): 53.

二、颈源性头痛

颈源性头痛（cervicogenic headache，CEH）是指颈椎，包括组成它的骨、椎间盘和（或）软组织疾病导致的头痛，通常但不总是伴有颈痛，并产生相应临床特征的一类疾病。1983年，Sjaastad等在世界头痛大会上首次提出CEH的概念，即痛在头部，病在颈椎。头痛源自颈椎的描述可追溯至1860年，关于颈椎与头痛的研究已有上百年历史。

2.1 流行病学

CEH的患病率较高，但以中国人群为基础的CEH患病率及其相关因素的研究报道较少。在我国，CEH的患病率可能高达0.4%～2.5%。在每月头痛发作5次以上的患者中，有14%～18%主要由CEH引起。2010年，一项纳入448例头痛患者的回顾性研究表明，CEH占头痛患者的比例为89.1%（399/448），男女之比为1∶2.4，78.8%的患者年龄在21～60岁，其中以41～50岁居多。2019年，申毅锋和李石良等进行的一项纳入57例CEH患者的回顾性研究表明，CEH的病程跨度较大（4个月至35年），平均11.74年±9.47年。同时，CEH的发病与职业、年龄等因素相关。2014年，一项对某高校600名31～60岁教师进行的CEH影响因素调查研究发现，高校教师中头痛患病率较高，为33.51%；其中CEH总患病率为8.51%，占头痛患者的25.39%；31～40岁、41～50岁、51～60岁年龄组CEH患病率分别为2.67%、11.11%、11.61%。除教师以外，长期从事低头工作的职业人员，如财会人员、办公室人员、电脑操作者、学生也易患CEH。CEH不仅见于成人患者，还见于儿童。2004年一项研究报道了10例CEH患儿的情况，患儿年龄8～12岁，平均8.7岁，其中男性6例，女性4例，具有与成人颈椎病相似的临床表现。推测其病因可能源于长期不良坐姿或睡姿，桌椅不匹配，导致患儿颈部肌肉特别是环椎筋膜（或肌肉）长期处于紧张收缩而造成疲劳痉挛。

2.2 发病机制

CEH被国际头痛协会归类为继发性头痛，是生物、心理和社会因素动态反应的结果，其发病机制尚未完全阐明。目前的研究除了涉及经典的解剖结构和会聚学说外，还有扳机点、盘源性、外周敏化和中枢敏化、不良姿势和颈椎曲度异常及精神心理因素等（图9-2-1）。

2.2.1 解剖结构

颈部解剖结构内的病理改变，包括椎管内、外因素如颈椎关节突关节紊乱、肌筋膜炎性刺激或机械性卡压颈神经引起CEH。

2.2.1.1 上颈段脊神经（C_1～C_3）

CEH的来源可能是C_1～C_3脊神经支配的颈部结构，包括上颈椎关节突关节、软组织、椎间盘、椎动脉等异常病变，当C_1～C_3神经根及其分支受到机械性卡压和（或）炎性刺激时，疼痛可涉及颈部、枕部、顶部、耳部及眶周和额部。在临床上，C_2与C_3的神经根及其分支如枕大神经、枕小神经和耳大神经也是CEH较常见的责任神经。

2.2.1.2 下颈段脊神经（C_4～C_7）

目前，关于中下颈段脊神经引起CEH的观点尚有争议。Dinner等首先开展了关于C_4水平以下颈椎间盘突出与CEH关系的前瞻性研究，表明两者具有相关性。近期研究发现，下颈椎髓外硬膜下肿瘤可引起CEH，以及C_3～C_7颈神经射频切断术后CEH的发生率为19%～

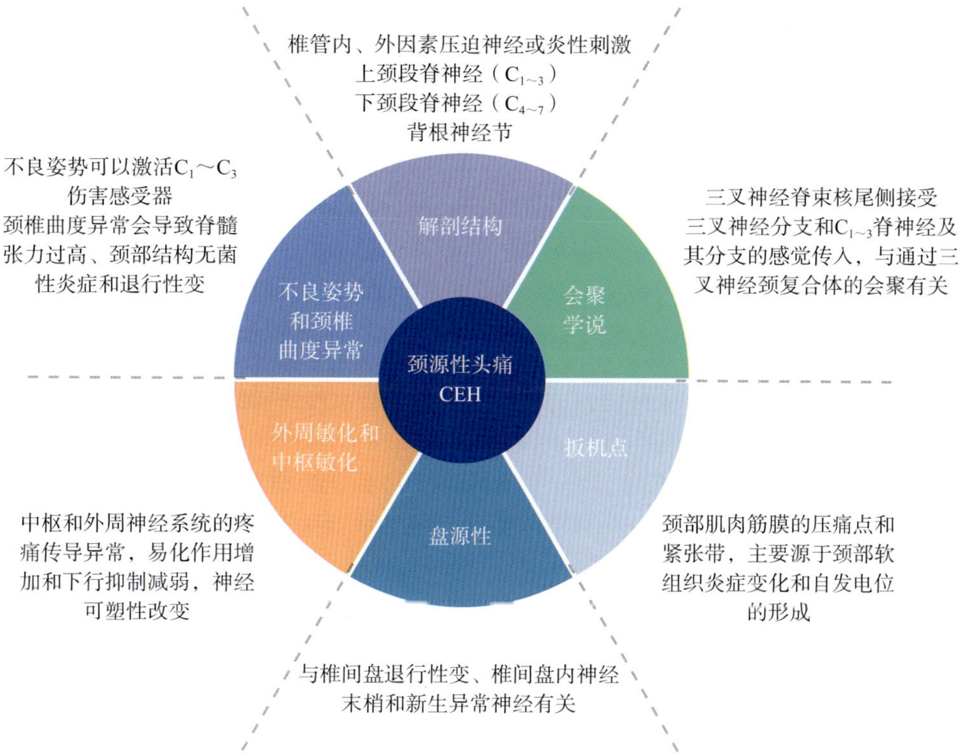

图 9-2-1　颈源性头痛的发病机制

97%，这可能与组织和手术损伤有关，突显了颈部解剖的复杂性及射频神经切断术等手术可能带来的并发症。然而CEH与下颈段之间的关系并不明确，至少下颈段传入神经与三叉神经颈复合体在解剖学上没有直接联系。尽管中下颈段因素引起CEH为部分临床现象提供了可能的解释，但相关神经生理学等基础研究的证据支持还有待发现。

2.2.1.3　背根神经节（dorsal root ganglion，DRG）

DRG是椎间孔内侧面附近脊髓背根的膨胀结节，初级感觉神经元的会聚点。当椎体结构改变、椎间盘突出或椎间孔狭窄后，易造成DRG或神经根的慢性压迫，产生的神经病理性改变和神经源性炎症导致DRG神经元的兴奋性变化。研究表明，DRG参与了神经病理性疼痛机制的典型分子及通路，包括电压门控钠/钙通道、瞬时受体电位通道、嘌呤P2X受体家族及卫星胶质细胞，这可能是射频消融DRG治疗CEH有效的基础医学证据，但相关的临床证据仍显不足。

2.2.2　会聚学说

会聚学说可以解释牵涉痛的来源，即多个一级神经元汇入同一个二级神经元，且伤害感受性神经元和非伤害感受性神经元可汇入同一个二级神经元，而躯体牵涉痛是由脊柱相关神经和（或）脊髓二级神经元受刺激产生的。大量解剖学和生理学证据表明，三叉神经脊束核同时接受三叉神经分支和C_1～C_3的痛觉传入，疼痛信号在三叉神经颈复合体中的会聚可引起CEH患者出现额、颞部和（或）眶周疼痛，特别是三叉神经第一支区域的牵涉痛。研究表明，颈神经阻滞或射频消融可缓解三叉神经痛。虽然普遍认为C_1没有支配眼眶和额区的感觉纤维，但也有可能在某些个体中提供这种特异的感觉传入。2022年，Gebara等发现了枕小神经与耳颞神经之间的神经联系，其功能尚不清楚，但为颈神经和三叉神经的交联提供了有价值的新证据，需要进一步发掘解剖学和病理生理学证据。

2.2.3　扳机点学说

扳机点指肌肉和（或）其筋膜中的压痛或反应过度的区域。肌筋膜和扳机点对头痛的发病至关重要，可能是异常终板电位使神经肌肉接头乙酰胆碱释放增多，持续性肌肉收缩导致局部缺血、缺氧和致痛物质的释放，病变中可能涉及敏化机制。CEH患者常有肌筋膜综合征相似的临床特点，如压痛点、紧张带和牵涉痛，常见于斜方肌、胸锁乳突肌和颞肌，但目前缺乏相关专家共识。扳机点学说可以解释部分软组织炎症导致的CEH，但其难以解释改善局部炎症后部分CEH仍未缓解的现象。此外，头颈部扳机点同样是紧张性头痛的关键机制，与CEH一样，也涉及外周和中枢机制，其经典的ATP颈部肌内注射动物模型正是基于此机制。

2.2.4　盘源性因素

Bogduk等提出窦椎神经、颈神经的分支与颈椎间盘的关联可引起CEH。现有研究表明，退变颈椎间盘内的炎症介质和神经营养因子可促进椎间盘内原有神经增生和（或）异常神经新生，导致伤害感受性神经深入纤维环和深入髓核，在机械和化学刺激后产生P物质等致痛物质，激活脊髓背角的疼痛传导通路，引发盘源性疼痛。此外，颈椎间盘退变不是孤立的，而是连锁反应，包括椎体终板炎和脂肪浸润等相关结构病变以及生物力学的改变。临床上发现，盘源性CEH常不伴有神经根症状，颈椎间盘造影时可诱发头痛，部分颈椎间盘的微创治疗有效。虽然盘源性学说有基础医学证据支持，但相关流行病学和临床证据有所欠缺，需要进一步实践检验。

2.2.5 中枢敏化和外周敏化

临床上，并不是所有CEH在处理原发部位后都会明显缓解，特别是长病程、难治型CEH。这可能与中枢和外周神经系统的疼痛传导异常、易化作用增加和下行抑制减弱有关。中枢神经在接受重复信号后发生放大，以及Wind-up现象，产生痛觉过敏和痛觉超敏；外周神经在损伤或牵涉痛来源部位产生神经源性炎症，导致痛阈下降及神经可塑性改变。现有研究在探讨敏化机制时，常与其他病理生理学和心理学理论有所关联，更倾向于将其视为CEH病程延展的重要因素，可能需要更多关于敏化和神经环路的研究。

2.2.6 颈椎曲度异常和精神心理因素

疼痛的生物心理社会模型表明，除了物理治疗，行为心理干预也可以加速康复和减少疼痛。现有研究发现，CEH严重程度与颈椎曲度呈负相关，导致脊髓张力过高、颈部无菌性炎症和退行性变，习惯性的不良姿势是主要诱因，而且在青年群体尤其是年轻女性中尤为显著，常伴有不同程度的焦虑和抑郁症状，也与个人体质的异质性相关。此外，CEH与不良的精神心理因素可能存在双向影响，患者常有较低的体力活动水平、睡眠和生活质量，以及较多的压力、体征和症状。基于以上机制的行为心理学干预可以加速疼痛康复，其对可塑性较强的青少年和短期CEH的疗效值得期待。因此，有必要加强对年轻化、多病因和难治型CEH的相关研究。

2.3 危险因素

2.3.1 不良姿势

2015年，一项纳入75例CEH患者的回顾性研究表明，有不良姿势诱因者占73.33%（55/75），其中长时间伏案学习工作占40.00%（30/75），长期使用电子产品占26.67%（20/75），过度疲劳引发CEH占26.67%（20/75），其他无明显诱因者占6.67%（5/75）。2016年，姚旭、林咸明等对5例尸检双侧枕项部标本的研究表明，CEH的可能原因包括：①头部屈伸旋转运动，颈部斜方肌异常和枕大神经、枕小神经和第三枕神易受卡压诱发枕顶、枕项及耳后、颞部症状。②头颈左右旋转和后仰，头下斜肌异常和枕大神经易受卡压诱发枕顶部症状。③颈部屈曲、侧屈、伸展，旋转头部，胸锁乳突肌异常和枕小神经卡压诱发耳后部及侧颞部症状；刺激耳大神经诱发耳后部疼痛症状。

2.3.2 解剖病理改变

CEH患者颈部解剖结构存在病理性改变。2012年，一项纳入180例CEH患者的研究显示，颈椎骨质增生、椎间隙变窄占70.5%，颈椎间盘突出占32.8%，椎间孔变形占6.7%，一侧椎基底动脉供血不足占30.5%，双侧椎基底动脉供血不足占11.2%。除此之外，还包括：①枕后腱弓的紧张挛缩；②寰枢关节移位；③颈椎曲度变直或反弓。2008年，一项纳入126例CEH患者的相关性研究发现，颈椎曲度异常发生率高（65.9%），曲度异常可能是头痛严重程度的一个潜在因素。2017年，一项纳入116例CEH患者的前瞻性队列研究发现，颈曲变直和反弓分别为51例（43.97%）和20例（17.24%），S形13例（11.21%），疼痛程度与生理弧度、颈椎曲率、颈椎角呈负相关（$r=-0.325$，$r=-0.425$，$r=-0.342$，$P<0.05$），夹角越小，疼痛越严重，提示颈椎曲度变直或反弓是CEH的危险因素。

2.3.3 职业因素

职业因素是引发慢性日常头痛的危险因素之一，尤其是头、颈部运动损伤。这种运动损伤通常包括拳击、跆拳道、自由式摔跤、柔道、棒球、跳伞等项目。一项回顾性研究显示，42例外伤性颈源性头痛患者中，头部受重击或颈部过度屈曲损伤可导致寰枢关节第一、第二颈椎相对位置改变。寰枢椎错位会引起肌肉痉挛，韧带过度牵拉、撕裂、水肿，刺激颈神经，压迫椎动脉，引起头痛、头晕等椎基底动脉供血不足症状。另一项于2014年进行的研究则显示，高校教师、财会人员、办公室人员、电脑操作者或学生是患慢性日常头痛的高风险人群。低头时间过长（>1h）或视线与电脑屏幕俯视角度≥25°也是可能的危险因素。详细内容见表9-2-1。

2.4 诊断

关于CEH的诊断主要基于以下两点：①正确鉴别其他头痛类型（偏头痛、紧张性头痛和丛集性头痛）；②遵循CEH的诊断标准。

2.4.1 鉴别诊断

与偏头痛、紧张性头痛和丛集性头痛相鉴别。首先，发作特征是鉴别的重要依据。偏头痛通常是周期性的，而紧张性头痛以持续性疼痛为主，丛集性头痛则常是发作性的。颈源性头痛的发作往往与头颈部姿势有关。其次，疼痛的部位和性质也有所不同。颈源性头痛通常始于颈部，而偏头痛以单侧头痛为主，丛集性头痛则局限于眶上区。伴随症状也有所不同，例如偏头痛可能伴有恶心、呕吐和光、声过敏，而丛集性头痛可能伴有流泪、鼻塞和面部出汗。检查结果（如颈部和神经系统的体格检查和头部MRI或CT等），也有助于确定颈源性头痛的病因。此外，诊断性神经阻滞对于颈源性头痛的诊断具有重要价值。

表 9-2-1　某市高校教师CEH相关因素分析

因素	分类	调查人数	患者人数	患病率（%）	X^2	P
年龄（岁）	31～	187	5	2.67	12.135	0.002
	41～	234	26	11.11		
	51～60	155	18	11.61		
性别	男	274	21	7.66	0.477	0.490
	女	302	28	9.27		
外伤	有	24	5	20.83	4.889	0.027
	无	552	44	7.97		
心理因素	有	30	8	26.67	13.409	0.000
	无	546	41	7.51		
每日低头工作时长（h）	＜2	41	17	41.46	61.599	0.000
	2～	535	32	5.98		
每日电脑工作时长（h）	＜1	141	4	2.85	15.744	0.001
	1～	133	7	5.26		
	3～	160	17	10.63		
	5～	142	21	14.79		
视线与屏幕角度	平视	52	5	9.62	29.429	0.000
	仰视≥25°	376	16	4.26		
	俯视≥25°	148	28	18.92		
合计		576	49	8.51		

2.4.2　查体

按压颈枕部特定位置出现放散痛是其重要的诊断依据。2019年，申毅锋等一项纳入57例CEH患者的研究表明，C_2、C_3关节突关节（92.98%），乳突后（89.47%），枕大凹（89.47%），C_3、C_4关节突关节（84.21%），第三枕神经（80.70%）等区域有Tinel征阳性诱发点。

2.4.3　影像学检查

2.4.3.1　传统影像学检查

目前，颈枕部疼痛大多被认为由颈椎病引起，较常见的是颈椎的曲度异常、骨质增生、椎间隙狭窄、椎管狭窄、韧带钙化。常用的检查手段为X线、CT检查。

影像学检查结果提示颈椎解剖结构存在病理改变。2019年，申毅锋等在纳入57例CEH患者的研究中发现，CEH患者中存在椎间盘突出（91.30%）、椎体不稳（73.91%）、寰枢椎移位（56.52%）及颈椎曲度变化（54.35%）。

2.4.3.2　神经影像学

磁共振神经成像（magnetic resonance neurography，MRN）克服了周围神经体积小、与周围血管和肌肉的对比度低等可视化较差的困难。MRN能够评估神经形态特征，如直径、内束模式和神经周-神经内膜液量，尤其是3T磁共振的临床应用，使得高分辨率磁共振周围神经成像成为可能，对深层次的神经研究起着重要的作用。在MRN图像中，健康的神经表现为等信号或轻度高信号；由于神经内液的存在，神经束的信号强度略高于神经周围组织，并且有病变的神经相对于周围肌肉呈高信号，神经局部或整体增大。弥散张量成像（diffusion tensor imaging，DTI）对组织微结构的细微变化非常敏感，并能够在定量参数的基础上测量神经的完整性，如分数各向异性、表观弥散系数、平均、轴向和径向扩散率。该技术已在检测中枢神经系统、肌肉系统病变中应用。对于CEH的患者，DTI对神经测值的可重复性好。颈源性头痛C_1～C_3的背根神经节和枕神经的DTI成像FA、ADC值明显变化，提示DTI可作为评价CEH的良好影像检查技术。

2.4.4 超声检查

超声检查法检测肌肉厚度可直接反映肌肉含量，是评估肌肉功能的有效方法。因此，超声评估肌肉厚度可以作为量化肌肉的功能手段，用于指导预防及治疗策略的制订，并评估康复治疗的效果。CEH患者在静息状态下疼痛侧的头下斜肌、头半棘肌、头长肌及头后大直肌横截面积明显减小，而头最长肌、上斜方以及颈长肌可能与CEH发病的关系不甚密切。

2.4.5 电生理检查

2015年，贾绍芳等研究发现，瞬目反射应用于CEH的诊断治疗及病情评估具有一定价值，其变化原因可能为颈椎病变影响“三叉-颈神经核”，支持神经会聚理论。

2.5 CEH治疗现状

CEH的治疗方案遵循阶梯、渐进式的治疗原则。

2.5.1 非手术治疗

非手术治疗为CEH的首选治疗方式，主要包括口服药物治疗、物理治疗和手法治疗。红外偏振光或冲击波是物理治疗的无创治疗方法。2021年，一项纳入84例CEH患者的随机对照试验（randomized controlled trial，RCT）表明，红外偏振光照射C_2背根神经节治疗CEH能显著提升神经节阻滞的临床疗效。2022年，首都医科大学附属北京天坛医院一项对60例CEH患者的回顾性分析表明，体外冲击波联合神经阻滞治疗颈源性头痛安全有效。手法治疗主要包括复位、筋膜松解、正骨等方法，且研究结果显示其治疗效果良好。2021年，一项纳入64例寰枢关节错位所致CEH患者的RCT研究表明，针推相须治疗能有效改善寰枢关节错位所致CEH患者的头痛及伴随症状。但是，考虑到缺乏高级别的证据支持和潜在的严重并发症，应慎用正骨疗法。

目前，国内文献报道的药物治疗主要包括加巴喷丁和度洛西汀，以及天麻素等中药，但是其证据有限，需进一步研究。2015年，一项纳入60例CEH患者的RCT研究表明，加巴喷丁联合神经阻滞治疗颈源性头痛疗效优于单一的神经阻滞治疗。2017年，首都医科大学附属北京天坛医院疼痛科一项纳入40例CEH患者的RCT研究表明，度洛西汀联合外周神经阻滞疗效优于单一治疗，且未见明显不良反应。

2.5.2 微创神经阻滞注射治疗

微创神经阻滞注射治疗适用于保守治疗无效或效果不佳的下一步治疗方案。尽管神经阻滞注射治疗显示了其良好的治疗效果，但目前仅枕大/枕小神经阻滞注射治疗CEH的证据级别较高（1B＋），其原因可能与其他治疗方式缺乏证据级别较高的RCT研究有关。

2.5.2.1 星状神经阻滞

星状神经节解剖学基础是颈交感神经链下颈神经节与第一胸神经节融合在一起，形成颈胸神经节，也称为星状神经节。星状神经节位于斜角肌的内侧，外侧至长结肠神经、食管、气管和喉返神经。位于C_7横突基底部和椎前筋膜前，锁骨下动脉上方。星状神经节阻滞在临床中被广泛应用，主要机制在于：①扩张区域血管，改善血液循环；②降低交感神经兴奋性，稳定机体内环境；③阻断疼痛-肌肉组织缺血-疼痛的恶性循环。2015年，一项纳入80例CEH患者的RCT研究中，试验组较对照组在治疗后的视觉模拟评分法（visual analogue scale，VAS）评分显著降低（$P<0.05$）。2021年，一项纳入56例CEH患者的相关RCT研究同样表明，神经阻滞治疗组优于对照组（$P<0.05$）。星状神经阻滞可以降低支配区域的血管紧张度，改善其支配区域的血流，从而改善头颈部的血供，缓解头痛。

2.5.2.2 外周神经阻滞

枕小或耳大神经阻滞，C_2横突注射，C_2/C_3脊神经后内侧支阻滞，通过消除神经炎症、水肿来治疗CEH。2005年，一项纳入74例CEH患者的RCT研究表明，治疗后第2周、1个月、3个月的疼痛数字评价量表（numerical rating scale，NRS）值、疼痛发作次数、每次疼痛持续时间、颈部活动度（range of motion，ROM）值与治疗前比较，具有显著性差异。2020年，一项纳入88例CEH患者的RCT研究表明，超声引导下C_2神经后支神经阻滞联合枕颌牵引治疗后总有效率为86.3%，高于仅神经阻滞组的有效率54.5%，有统计学意义。外周神经阻滞联合针灸、小针刀、肌肉拉伸训练或手法治疗可提高CEH的治疗效果。

2.5.2.3 C_2神经根阻滞

从解剖学上看，枕大神经起源于C_2背支的内侧支，是人体最大的纯感觉神经。枕小神经来自颈丛的C_2和C_3腹侧支。枕神经痛和CEH中的头痛在机制上与三叉神经颈复合体中上颈伤害感受传入和三叉伤害感受传入之间的汇聚有关。与外周神经阻滞相比，C_2神经根阻滞技术治疗难度大且技术要求高。一项纳入60例CEH患者的RCT研究表明，C_2神经根阻滞后3个月、9个月VAS评分下降，用药减少，患者主观满意度分别为67%和50%。外周神经阻滞效果不佳时，可行超声引导下C_2神经根阻滞，其治疗效果可持续3～6个月。

2.5.3 硬膜外持续镇痛（continuous epidural analgesia）治疗

硬膜外腔持续输注抗炎镇痛药物的治疗机制为炎症理论（椎间盘髓核脱出时产生自身免疫反应、炎症介质）和会聚理论（C_1～C_3神经刺激信号传导至三叉神经脊束核），适用于微创神经阻滞注射治疗无效或效果不佳的病例。硬膜外持续镇痛联合C_2背根神经节脉冲射频治疗效果更佳。2019年，一项纳入50例CEH患者的RCT研究发现，联合组治疗后1、3、6及12个月VAS评分明显低于对照组，生活质量（quality of life，QOL）评分明显高于对照组；同年进行的另一项纳入90例CHE患者的研究也表明，与术后1周比较，联合治疗组术后24周VAS评分下降更显著，术后4周、12周和24周VAS评分＜3分的患者例数显著增加。目前研究发现，连续硬膜外阻滞联合其他疗法的临床效用更好。2015年，一项纳入40例CEH患者的RCT研究发现，连续硬膜外腔阻滞联合臭氧治疗CEH远期效果优于单纯疗法；2017年，一项纳入60例CEH患者的RCT研究发现，颈2背根神经节脉冲射频联合硬膜外腔连续阻滞治疗颈源性头痛安全有效。

2.5.4　神经脉冲射频（pulse radiofrequency，PRF）治疗

神经阻滞具有阻断疼痛传导通路、改善血液循环、内因性抗炎作用。若能阻断疼痛反应的恶性循环，则可持续有效止痛，但部分CEH患者的恶性循环不易打破，导致单纯神经阻滞疗效不持久。脉冲射频通过其高频电场抑制神经纤维的兴奋性及突触的传递、减少致痛物质产生，从而减轻疼痛。适用于神经阻滞治疗无效或效果不佳的下一步治疗方案。

2.5.4.1　枕大神经PRF

2018年，王鑫等进行了一项纳入60例CEH患者的前瞻性研究，采用超声引导技术定位头下斜肌和头半棘肌间的枕大神经，随后行脉冲射频治疗。数据显示，治疗后1个月疼痛缓解率接近50%。

2.5.4.2　C_2神经根PRF

与传统的C_2神经根阻滞相比，史传岗等在2018年进行的一项纳入60例CEH患者的RCT研究发现，超声引导下的C_2神经根PRF治疗疗效更持久，疼痛评分在治疗后9个月仍然下降。近期研究发现，高电压长时程脉冲射频术的应用可以将6个月疼痛缓解率保持在90%以上。

2.5.4.3　C_2背根神经节PRF

与C_2神经根相比，C_2背根神经节作为感觉神经的一级神经元，在治疗中越来越受到重视，治疗难度也显著提高。C_2背根神经节PRF治疗顽固性CEH起到了良好的治疗效果。2022年，陈超等通过CT初步定位节段并标记C_2背根节，应用超声技术引导至寰枢椎关节浅面，再行CT扫描结合射频刺激定位验证针尖位置正确后，给予高电压长时程（电压70～90V，时长900s）射频治疗，随访12周有效率为92.5%。在2014年、2017年和2018年的相关RCT研究中，均纳入50～60例的CEH患者。研究结果表明，治疗后头痛缓解可持续6～12个月。

2.5.5　神经低温等离子气化消融（coblation nueroplasty）治疗

低温等离子消融是利用低温气化技术将组织细胞间的分子键断裂并使之形成气体，以减少对神经根及周围疼痛感觉器的刺激，从而缓解疼痛。相对于射频消融，低温等离子消融有更广泛组织消融范围和更小的组织损伤。微创神经低温等离子气化消融是适用于神经PRF治疗无效或效果不佳的下一步治疗方案。

2.5.5.1　颈神经后支低温等离子消融术

外周神经阻滞治疗效果有限或脉冲射频治疗效果不佳时，可以选择外周神经低温等离子消融术。首都医科大学宣武医院疼痛科首次报道使用低温等离子气化消融技术用于外周神经消融。低温等离子气化消融术被称为“冷消融”技术。此技术在整个过程处于较低的温度状态（40～70℃）。理论上，此温度很少引起触觉神经纤维的损伤，热损伤风险降低，不引起周围组织不可逆性损伤，术后局部麻木的发生率明显降低，麻木的程度也明显减轻。研究发现，低温等离子气化消融颈神经后支是治疗CEH的有效方法，但仍需进一步的大规模临床研究来证实。

2.5.5.2　C_2神经根低温等离子消融术

首都医科大学宣武医院疼痛科武百山等在2019年进行了一项回顾性研究。他们采用超声引导下C_2神经根低温等离子气化消融术治疗26例CEH患者。研究发现，超声引导下C_2神经根治疗的顽固性CEH患者在消融后1天疼痛缓解率＞50%。在24周的随访中，23例（92.31%）患者的疼痛评分降低了50%或更多。

2.5.5.3　C_2背根神经节低温等离子消融术

继C_2神经根低温等离子气化消融术研究之后，首都医科大学宣武医院疼痛科在业内率先开展了C_2背根神经节消融术及相关研究，发现其在术后12个月内具有良好的长期疗效和安全性。此外，何亮亮在2024年提出了一种快速、准确定位C_2背根神经节的超声方法，有效解决了C臂等传统影像引导下精准穿刺C_2背根节的临床难题。

2.5.6　颈椎间盘低温等离子气化消融术（coblation discoplasty）

颈椎间盘低温等离子气化消融术是适用于颈椎间盘造影阳性患者的一种治疗方案。盘源性疼痛的发病机制源于椎间盘内窦椎神经和交感神经受到盘内高压或化学性伤害刺激的激惹，其疼痛性质以酸痛、胀痛为主，常定位模糊。而CEH发病机制与盘源性疼痛相似，可能因刺激支配椎间盘内部的神经末梢，诱发枕部、前额、耳内、面部等部位疼痛，即为颈椎盘源性头痛。2016年，首都医科大学宣武医院疼痛科何亮亮等的一项包含40例CEH患者的前瞻性队列研究发现，20例颈椎盘源性头痛患者接受低温等离子椎间盘气化消融术后，头痛症状可缓解1～2年。

2.5.7　颈椎开放性手术治疗

颈椎开放性手术治疗可作为微创神经介入手术治疗无效或效果不佳的下一步治疗方案。有综述表明，高位（C_2～C_3/C_3～C_4）和低位（C_4～C_5/C_5～C_6/C_6～C_7）颈椎间盘摘除融合术均可有效缓解CEH，而低位椎间盘摘除融合术治疗CEH的机制可能与神经根减压和间接改

变高位颈椎椎体位置结构有关。同样，其治疗CEH的疗效证据级别不足，有待进一步证实。

2.5.8 其他治疗

2.5.8.1 针灸治疗（acupuncture therapy）

针灸可以通过促进5-羟色胺、内源性阿片肽等镇痛物质的释放实现镇痛目的；通过调节神经系统功能，协调肌肉活动实现止痛作用；通过刺扳机点，放松紧张肌肉纤维，改善局部血液循环、抑制痛觉敏化。尽管研究报道针灸可有效缓解CEH，但其治疗CEH的机制尚有待进一步研究。张红等对针灸治疗CEH相关文献进行可视化分析，阐述了该领域的研究现状及发展趋势。1993—2000年该领域研究处于起步阶段；2000—2005年以临床疗效观察为主，治疗手段单一；2006—2010年治疗手段逐渐多样化，与西医的西药、神经阻滞、牵引，以及中药汤剂、穴位埋线、中成药、推拿、针刀结合，有效提高了临床疗效；2011—2015年，研究领域不再局限于简单临床观察，在文献、名医经验、取穴规律、进针点、针刺手法、临床试验设计、机制探索等方面均有涉及；2016—2023年，射频消融、微创介入与针灸治疗相结合，学科交融不断加强，借助磁共振成像技术、多普勒彩超、相关检验技术的发展，有效提高了针灸治疗CEH的临床疗效并推动了其机制研究。

2.5.8.2 小针刀治疗（small-needle-knife therapy）

小针刀治疗是一种介于注射治疗和手术治疗之间的有创治疗方法，其主要作用是肌筋膜减压，促进肌张力势能释放，改善局部血液循环，减少代谢产物的聚集，从而达到局部松解及调节平衡的目的。目前已有多项研究表明，针刀可以有效缓解颈源性头痛。例如，2022年肖田甜等的一篇Meta分析指出，针刀治疗颈源性头痛效果明显优于对照组。2018年李石良等的综述提出，针刀的主要适应证为CEH神经卡压型，对被卡压神经走行区的软组织进行松解，解除神经卡压。同年，刘福水等采用了国内外公认的诊断标准及疗效标准，对国内18篇相关RCT研究进行荟萃分析后发现，针刀组在治疗CEH近期有效率、近期治愈率、远期有效率、远期治愈率、近期VAS评分、远期VAS评分方面均优于对照组，但由于纳入的研究数量有限且文献质量不高，因此仍需开展大样本高质量RCT验证。

2.5.8.3 肉毒素治疗（botox therapy）

肉毒素A通过减少神经肌肉接头乙酰胆碱释放，松弛痉挛肌肉，改善颈部活动度。肉毒素A在颈部肌筋膜扳机点注射可治疗CEH。2003年，一项纳入40例CEH患者的RCT研究表明，肉毒素A颈部肌筋膜扳机点注射治疗颈部骨骼肌源性头痛有效。目前国内相关文献数量较少，证据级别有限。

通过CBM/SinoMed、PubMed进行CEH及相关流行病学、危险因素、诊断、治疗、护理、社区防治、经济负担、指南等的标题检索，辅以主题词或关键词检索，回顾我国CEH的治疗研究热点现状，可视化显示国人CEH治疗相关文献报道趋势如图9-2-2所示。

目前，针对CEH的治疗方案存在以下几个问题：①没有证据支持药物治疗对CEH有效；②颈部骨骼肌肉损伤相关性CEH适用于手法治疗；③手法治疗包括推拿、按摩、正骨等，但是证据不足；④考虑到证据级别较低和潜在的严重并发症，应慎用脊柱正骨疗法；⑤神经阻滞注射治疗CEH证据有限（2C-）；⑥手术治疗CEH疗效需进一步验证。

2.6 CEH防治和护理

2.6.1 CEH的预防和早期治疗

2.6.1.1 纠正不良姿势和习惯。正确指导患者头颈功能锻炼，减少慢性损伤。功能锻炼要循序渐进、持之

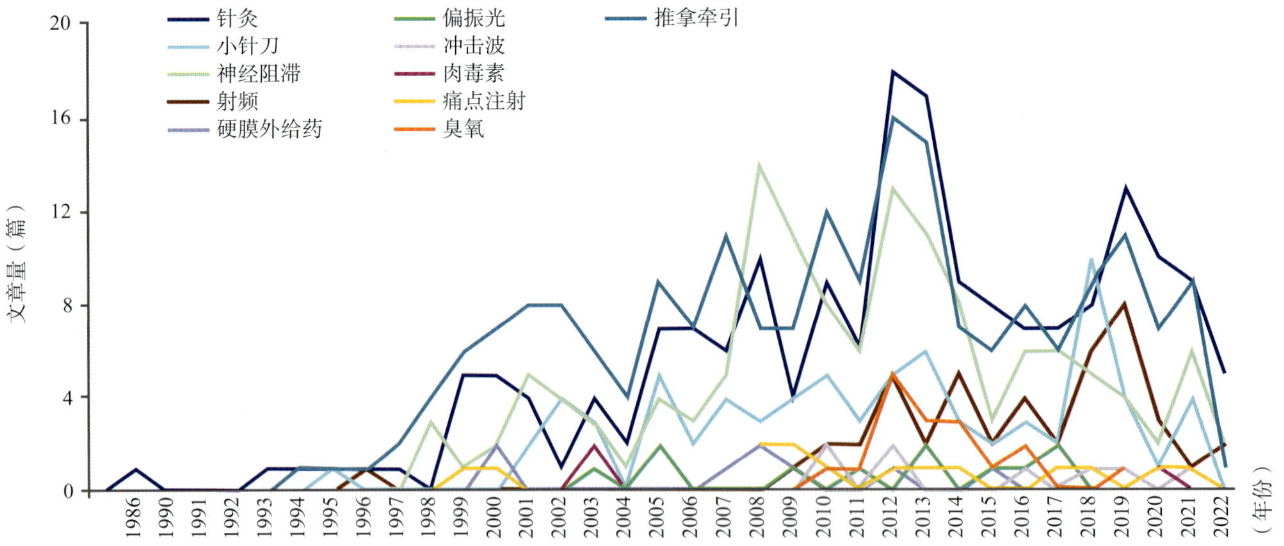

图9-2-2 中国CEH治疗相关文献报道趋势

以恒。适当的颈部锻炼可有效减轻颈部肌肉损伤引起的疼痛，如屈颈运动、旋颈运动、亚历山大健身方法等。

2.6.1.2　避免低头时间过长（＜1h），保持视线与电脑屏幕俯视角度＜25°。

2.6.1.3　CEH的症状在寒冷和潮湿时易加重，因寒冷刺激可促进血管痉挛，诱发疼痛。平时应注意颈肩部保暖，避免空调或电扇直吹颈部。

2.6.1.4　CEH属心身疾病范畴，过度的精神压力可增加颈部压力，延长病程。适当的心理护理，如深呼吸、冥想、自我催眠或生物反馈等有助于防治CEH。

2.6.2　护理

2.6.2.1　对患者进行良好的健康教育能改善预后，加速康复。

2.6.2.2　微创治疗或开放性手术后，观察病情变化，如生命体征的变化，头痛部位、性质、程度、频率有无变化，头枕部麻木感有无改善，穿刺处有无渗血、红肿，皮下有无血肿，敷贴有无松动等。

2.6.2.3　术后配合理疗，以促进局部血液循环，缓解疼痛症状。

2.7　指南与共识

颈源性头痛临床诊疗：中国疼痛科专家共识解读。

颈源性头痛针刀临床诊疗指南。

参　考　文　献

[1] Sjaastad O, Saunte C, Hovdahl H, et al. “Cervicogenic” headache. An hypothesis. Cephalalgia, 1983, 3（4）: 249-256.

[2] Jm P. Cervicogenic headache: an early description. J Neurol Neurosurg Psychiatry, 1995, 58（6）: 698.

[3] 姜婷婷，陈宝田，白方会，等. 偏头痛与颈源性头痛临床特点分析及头痛方的疗效观察. 安徽中医药大学学报，2015，34（2）：23-25.

[4] 朱守荣，于生元，侯克东，等. 颈椎病致颈源性头痛的临床诊断及治疗初探. 中国疼痛医学杂志，2005，11（6）：330.

[5] 李石良，韩峰，张辰宇. 330例颈源性头痛临床特征回顾性分析. 中国骨伤，2010，23（3）：208-211.

[6] 申毅锋，周俏吟，李石良，等. 颈源性头痛的临床表现及影像学分析. 中国骨伤，2019，32（2）：130-135.

[7] 崔言举. 某市高校教师颈源性头痛的影响因素. 环境与职业医学，2014，31（6）：467-468.

[8] 黄祖辉，盛凯华，黄群群. 酷似成人颈椎病的儿童颈源性头痛. 中华现代儿科学杂志，2004，1（2）：117-119.

[9] Gonzalez-Martinez A, Ray J C, Haghdoost F, et al. Time and headache: insights into timing processes in primary headache disorders for diagnosis, underlying pathophysiology and treatment implications. Cephalalgia, 2024, 44（11）: 3331024241297652.

[10] 唐文静，金瑛，封鹭琪. 颈源性头痛的病因及物理疗法研究进展. 中国医药导报，2023，20（31）：68-71.

[11] 王宏岩，何亮亮，窦智，等. 颈源性头痛发病机制和诊断的研究进展. 中国疼痛医学杂志，2023，29（9）：685-690.

[12] 刘进，汪继武，张川，等. 颈源性头痛的影像诊断研究进展. 影像研究与医学应用，2023，7（1）：4-6.

[13] Diener H C, Kaminski M, Stappert G, et al. Lower cervical disc prolapse may cause cervicogenic headache: prospective study in patients undergoing surgery. Cephalalgia, 2007, 27（9）: 1050-1054.

[14] Dragan, Jankovic, Darius, et al. Multiple myeloma presenting as a cervical intraforaminal tumor: a case report and review of literature. Front Surg, 2023, 10: 1011152.

[15] Wanwipha, Malaithong, Sithapan, et al. Combined continuous radiofrequency ablation and pulsed neuromodulation to treat cervical facet joint pain and alleviate postcervical radiofrequency side effects. Anesth Pain Med, 2022, 12（6）: e129747.

[16] Djouhri L, Zeidan A, Alzoghaibi M, et al. L5 Spinal nerve axotomy induces distinct electrophysiological changes in axotomized l5-and adjacent l4-dorsal root ganglion neurons in rats in vivo. J Neurotrauma, 2021, 38（3）: 330-341.

[17] Hargraves W D. Referred pain. Br Dent J, 1994, 176（7）: 248.

[18] Vincent MB. Cervicogenic headache: the neck is a generator: con. Headache, 2010, 50（4）: 706-709.

[19] Jiří, Šedý, Mariano, et al. Neural basis of etiopathogenesis and treatment of cervicogenic orofacial pain. Medicina（Kaunas）, 2022, 58（10）: 1324.

[20] Mollie M, Johnston, Sheldon E, et al. Pain referral patterns of the C1 to C3 nerves: implications for headache disorders. Ann Neurol, 2013, 74（1）: 145-148.

[21] Gebara M A, Iwanaga J, Dumont A S, et al. Nervous interconnection between the lesser occipital and auriculotemporal nerves. Cureus, 2022, 14（6）: e25643.

[22] Steel S J, Robertson C E, Whealy M A. Current understanding of the pathophysiology and approach to tension-type Headache. Curr Neurol Neurosci Rep, 2021, 21（10）: 56.

[23] Bogduk N. Cervicogenic headache: anatomic basis and pathophysiologic mechanisms. Curr Pain Headache Rep, 2001, 5（4）: 382-386.

[24] Olivier B, Pramod A, Maleka D. Trigger point sensitivity is a differentiating factor between cervicogenic and non-cervicogenic headaches: a cross-sectional, descriptive study. Physiother Can, 2018, 70（4）: 323-329.

[25] Cohen S P, Vase L, Hooten W M. Chronic pain: an

update on burden，best practices，and new advances. Lancet，2021，397（10289）：2082-2097.
[26] 徐静. 颈源性头痛的发病诱因分析及预防. 中国现代药物应用，2015，9（4）：222-223.
[27] 姚旭，林咸明. 基于颈源性头痛病因“项四穴”进针点解剖位置微调. 针刺研究，2016，41（4）：351-355.
[28] 谌剑飞. 颈源性头痛的临床诊治特点研究. 中西医结合心脑血管病杂志，2012，10（9）：1061-1062.
[29] 章瑛，周江南，周锦财，等. 枕后腱弓在颈源性头痛中的发病机制. 颈腰痛杂志，2005，26（5）：342-344.
[30] 廖新玲，张江辉，俞宏辉，等. 颈源性头痛的病因及祛因治疗. 南昌大学学报・医学版，2010，50（10）：66-69，73.
[31] 王善金，张学利，夏英鹏，等. 颈源性头痛与颈椎曲度的相关性研究. 中国疼痛医学杂志，2008，14（5）：260-262.
[32] 孙艳红，王海艳. 颈源性头痛程度与颈椎生理曲度异常的相关性研究. 海南医学，2017，28（5）：755-758.
[33] 崔新东. 运动损伤性颈性头痛42例临床分析. 颈腰痛杂志，2005，26（2）：128-130.
[34] 贾绍芳，左欣鹭，李娜，等. 瞬目反射在颈源性头痛诊断中的应用研究. 中国全科医学，2015，18（34）：4206-4209.
[35] 陈波，潘恩，周鑫，等. 红外偏振光照射C2背根神经节治疗颈源性头痛. 颈腰痛杂志，2021，42（2）：250-252.
[36] 金建慧，罗芳. 体外冲击波联合神经阻滞治疗颈源性头痛的疗效观察. 中国医刊，2022，57（1）：69-72.
[37] 郭张海，闫晓瑞，蔡红梅，等. 寰枢关节定点旋转上提复位法治疗颈源性头痛的疗效观察. 中西医结合心脑血管病杂志，2021，19（23）：4206-4208.
[38] 熊林波，艾海波，梁元，等. 筋膜手法松解联合动态关节松动术在颈源性头痛中的应用. 山东中医杂志，2021，40（11）：1235-1239.
[39] 占茂林，蔡荣林，郭耀斌，等. 恢刺法结合改良颈椎扳法治疗寰枢关节错位所致颈源性头痛的临床疗效观察. 中华中医药杂志，2021，36（8）：5092-5096.
[40] 丁育忠. 邵铭熙正骨手法配合针刀治疗颈源性头痛经验. 现代医学，2021，49（10）：1235-1237.
[41] Fernandez-de-las-penas C，Cuadrado ML. Therapeutic options for cervicogenic headache. Expert Rev Neurother，2014，14（1）：39-49.
[42] 司娜，毛建辉，严香菊，等. 加巴喷丁联合神经阻滞治疗颈源性头痛的临床效果. 中国医药，2015，10（10）：1463-1465.
[43] 金建慧，刘延青，范愈燕，等. 度洛西汀联合神经阻滞治疗颈源性头痛的疗效. 中国疼痛医学杂志，2017，23（9）：89-90.
[44] 孙韶刚，高旭光. 天麻素片口服配合推拿治疗颈源性头痛45例. 中国实验方剂学杂志，2013，19（12）：294-296.
[45] 郭建一，李明超. 天麻素治疗颈源性头痛近期疗效观察. 中西医结合心脑血管病杂志，2009，7（11）：1299-1300.
[46] Hv S，Jv Z，S N，et al. Cervicogenic headache. Pain Pract，2010，10（2）：124-130.
[47] 李路明，段勇明，张书洲. 超声引导治疗颈源性头痛研究进展. 按摩与康复医学，2023，14（10）：108-112.
[48] 纪亮，王军，张丽环. 星状神经节阻滞治疗颈源性头痛48例报告. 中国疼痛医学杂志，1999，5（4）：57.
[49] 孙崇毅，刘庆鹏，姜永庆，等. C6星状神经节阻滞治疗颈源性头痛. 哈尔滨医科大学学报，2001，35（6）：472.
[50] 胡云，王黎，张珍，等. 星状神经节阻滞与颈横突局部注射疗法对颈源性头痛的疗效评价. 中国康复，2006，（4）：227-228.
[51] 胡云，王黎，张珍，等. 星状神经节阻滞治疗颈源性头痛疗效评价及对C-反应蛋白的影响. 中国中医骨伤科杂志，2006，14（4）：23-25.
[52] 庞晓燕. 星状神经节联合颈2神经根阻滞治疗颈源性头痛的疗效观察. 山西医药杂志，2006，35（6）：540-541.
[53] 黄国志，黄穗萍，梁东辉. 星状神经节阻滞治疗颈源性头痛的临床疗效观察. 中华神经医学杂志，2007，6（5）：514-516.
[54] 孙西霞，马彩云. 星状神经节阻滞联合颈（1、2）脊神经节阻滞治疗颈源性头痛的临床观察. 疑难病杂志，2010，9（5）：372-373.
[55] 兰培丽，孟凌新. 星状神经节连续阻滞联合神经妥乐平治疗颈源性头痛的临床观察. 中国医科大学学报，2011，40（6）：559-561.
[56] 夏明万，曹春辉，邓丽萍. 星状神经节及颈椎旁双阻滞治疗颈源性头痛66例疗效观察. 医学临床研究，2012，29（8）：1578-1579.
[57] 白志勇，李水清，张华斌，等. 超声引导下星状神经节阻滞联合药物治疗颈源性头痛的临床研究. 中国疼痛医学杂志，2015，（6）：434-436.
[58] 高寅秋，金利荣. 星状神经节阻滞联合穴位注射治疗颈源性头痛. 中国中西医结合外科杂志，2017，23（5）：514-517.
[59] 皮铎波，鲍骏侃，朱沙利. 细银针联合星状神经节阻滞治疗颈源性头痛的疗效观察. 中国疼痛医学杂志，2021，27（9）：711-713.
[60] 万瑞莲，浦少峰，王建光. 超声引导下星状神经节阻滞联合盐酸乙哌立松治疗颈源性头痛的临床研究. 临床和实验医学杂志，2022，21（11）：1218-1222.
[61] 刘华波，赵彩红. 红外偏振光照射星状神经节治疗颈源性头痛的疗效观察. 浙江临床医学，2023，25（6）：854-855.
[62] 王建民，乔英杰，刘金勇，等. 李华东运用微针刀及

手法治疗颈源性头痛经验．山东中医杂志，2023，42（2）：182-185．
[63] 万瑞莲，浦少峰，王建光．不同浓度罗哌卡因星状神经节阻滞对颈源性头痛的药效时间观察．中华疼痛学杂志，2023，19（6）：929-934．
[64] 路洁辉，刁亚炜，李莉，等．星状神经节阻滞联合温通刮痧疗法治疗颈源性头痛的疗效观察．中国中医基础医学杂志，2024，30（4）：687-690．
[65] 马超，曾海辉，伍少玲，等．颈2横突局部注射配合直线偏振光近红外线治疗颈源性头痛的疗效观察．中华物理医学与康复杂志，2005，27（11）：45-47．
[66] 黄洪，储辉，李波，等．颈2脊神经节脉冲射频与颈2横突阻滞治疗颈源性头痛的疗效比较．东南国防医药，2012，14（4）：294-296．
[67] 陆琴，张莎，孙艳萍，等．射频治疗颈源性头痛的护理体会．东南国防医药，2013，15（1）：74-75．
[68] 张广建，李华，李美睿，等．颈2背根节脉冲射频联合硬膜外持续镇痛治疗颈源性头痛．中国疼痛医学杂志，2018，24（9）：694-696．
[69] 刘振鹏，刘娜，宫小文，等．颈2背根神经节脉冲射频联合硬膜外阻滞治疗难治性颈源性头痛．中国疼痛医学杂志，2018，24（7）：567-558，560．
[70] 赵利涛，吕海文．颈2背根神经节脉冲射频联合连续硬膜外阻滞治疗颈源性头痛的效果分析．颈腰痛杂志，2019，40（3）：386-388．
[71] 祝建斌，申文，陈博，等．颈2、3脊神经后内侧支阻滞联合牛痘疫苗接种家兔炎症皮肤提取物注射液治疗颈源性头痛临床观察．国际麻醉学与复苏杂志，2021，42（11）：1166-1169．
[72] 李泽敏，李航，王奇，等．颈2背根神经节射频治疗颈源性头痛疗效及影响因素分析．中国疼痛医学杂志，2022，28（1）：65-68．
[73] 李富波，龚格格．臭氧注射对颈2背根神经节脉冲射频治疗颈源性头痛患者疗效的优化效果．中华疼痛学杂志，2022，18（5）：636-642．
[74] 陈超，张玮．颈2背根神经节高电压长时程脉冲射频在颈源性头痛中的近期疗效观察．临床外科杂志，2022，30（6）：521-523．
[75] 王仕斌，李成，任梦楠，等．颈2背根神经节脉冲射频治疗颈源性头痛的疗效及对血清疼痛介质水平的影响．医学临床研究，2023，40（12）：1956-1958．
[76] 乌日勒格，翟志超，单志婧．超声引导下颈2神经根阻滞联合触发点注射治疗颈源性头痛疗效观察．中华养生保健・学术版，2023，41（16）：59-61．
[77] 翟志超，单志婧．颈源性头痛患者采用触发点臭氧注射联合颈2背根神经节脉冲射频治疗的疗效观察．中华疼痛学杂志，2023，19（1）：59-64．
[78] 岳莉，沙凯，王丹，等．超声引导颈2神经根阻滞联合激痛点针刺治疗颈源性头痛短期临床疗效观察．中国疼痛医学杂志，2023，29（11）：865-868．
[79] 刘昭华，李欣餘，李彦平．C2及C3脊神经后支阻滞联合斜方肌上束伸拉训练治疗颈源性头痛的疗效观察．临床和实验医学杂志，2018，17（8）：890-893．
[80] 高珊，王飞．颈椎旁神经阻滞联合针刺治疗颈源性头痛临床疗效及其机制．中国疼痛医学杂志，2019，25（6）：426-431．
[81] 史传岗，徐小青．超声引导下C2神经根脉冲射频与C2神经根阻滞治疗颈源性头痛的疗效分析．介入放射学杂志，2018，27（5）：432-435．
[82] 韩江，买买提．依斯热依力，柯雪茹．颈源性头痛中西医治疗进展．中国医师杂志，2023，25（6）：945-950．
[83] 王莉，苗振华，王利波，等．超声引导下C2神经根阻滞联合冲击波治疗颈源性头痛的临床研究．生物医学工程与临床，2021，25（3）：316-320．
[84] 庞晓林，关圆，杨立强，等．连续硬膜外阻滞联合臭氧治疗颈源性头痛的疗效分析．临床麻醉学杂志，2015，31（7）：671-674．
[85] 严伟，杨立强，郭玉娜，等．脉冲射频联合硬膜外腔阻滞治疗颈源性头痛的疗效观察．重庆医学，2017，46（12）：1621-1623．
[86] 王鑫，孔涛．超声引导下枕大神经新径路脉冲射频治疗颈源性头痛的临床疗效观察．中国临床医生杂志，2018，46（3）：303-304．
[87] 赵晓静，梁惠，郭玉娜，等．高电压长时程脉冲射频术与低温等离子消融术治疗颈源性头痛的疗效比较．实用医学杂志，2024，40（1）：85-90．
[88] 陈超，张玮．颈2背根神经节高电压长时程脉冲射频在颈源性头痛中的近期疗效观察．临床外科杂志，2022，30（6）：3．
[89] 宋莉，窦智，刘京杰，等．低温等离子消融颈神经后支治疗颈源性头痛的效果及安全．中国医药导报，2019，16（25）：107-109，113．
[90] BS W，Y l，Fl S，et al．The feasibility and efficacy of ultrasound-guided C2 nerve root coblation for cervicogenic headache．Pain Med，2019，20（6）：1219-1226．
[91] 刘祖耀，纪秀波，杨等．等离子射频治疗对颈源性头痛患者颈椎活动度和炎性因子水平的影响．中华老年骨科与康复电子杂志，2024，10（1）：33-38．
[92] 杨茂江，席豪，秦泽，等．超声联合C臂引导下等离子消融治疗颈源性头痛——一项回顾性研究．介入放射学杂志，2023，32（11）：1110-1114．
[93] He L，Zhao W，Su P P，et al．A novel ultrasonographic method to quickly and accurately access the C2 dorsal root ganglion．Pain Physician，2024，27（8）：e927-e935．
[94] 何亮亮，倪家骧．颈源性头痛诊断及治疗研究进展．中国全科医学，2016，19（12）：1392-1395．
[95] Bogduk N，Govind J．Cervicogenic headache：an assessment of the evidence on clinical diagnosis，invasive tests，and treatment．Lancet Neurol，2009，8（10）：

959-968.
[96] 薛春焕，李京俊. 针灸配合复位手法治疗颈源性头痛的效果观察. 每周文摘·养老周刊，2024（8）：113-115.
[97] 官磊瑶，王瑞奇，徐添，等. 针灸治疗颈源性头痛的系统评价/Meta分析的再评价. 中国民族民间医药，2022，31（9）：90-95，102.
[98] 张涛，杨永晖. 针灸配合复位手法治疗颈源性头痛疗效观察. 内蒙古中医药，2023，42（2）：56-57.
[99] 吴双. 推拿结合针灸治疗颈源性头痛65例. 实用中医药杂志，2022，38（7）：1225-1226.
[100] 王迪，程程，马双雨，等. 针灸为主治疗颈源性头痛的研究进展. 广州中医药大学学报，2021，38（9）：1927-1932.
[101] 张红，张永臣，贾红玲. 针灸治疗颈源性头痛知识图谱可视化分析. 中国中医药信息杂志，2022，29（4）.
[102] 郭煌辉，潘自元. 针刀治疗颈源性头痛临床观察. 实用中医药杂志，2022，38（3）：483-484.
[103] 陆英俊，陈日兰，朱英，等. 针刀联合壮医药线点灸治疗颈源性头痛的临床研究. 反射疗法与康复医学，2022，3（14）：4-6，32.
[104] 刘静，乔雅馨，李新民. 超声下针刀松解联合关节阻滞治疗颈源性头痛临床研究. 临床心身疾病杂志，2023，29（5）：40-45.
[105] 肖田甜，李向荣，王希典. 针刀治疗颈源性头痛的Meta分析. 中国医学创新，2022，19（13）：166-171.
[106] 申毅锋，周俏吟，李石良. 基于解剖结构的针刀治疗颈源性头痛的研究进展. 中国医药导报，2018，15（15）：150-153.
[107] 刘福水，游建宇，金德忠，等. 针刀治疗颈源性头痛疗效和安全性的系统评价和Meta分析. 中华中医药学刊，2018，36（10）.
[108] 张宗峰，姚猛，张毅. 肉毒毒素A治疗颈源性头痛的双盲研究. 中国临床康复，2003，7（2）：260-261.
[109] 倪芝琳，金军，申文，等. A型肉毒毒素在治疗颈源性头痛中的临床应用. 实用药物与临床，2020，23（1）：89-92.
[110] 刘萃，李荣春. 颈椎脊神经后支脉冲射频治疗顽固性颈源性头痛的护理观察. 中国疼痛医学杂志，2015，21（5）：399-400.
[111] 肖红，刘慧. 颈源性头痛临床诊疗：中国疼痛科专家共识解读. 实用疼痛学杂志，2019，15（2）：953-959.

三、带状疱疹后神经痛

带状疱疹（herpes zoster，HZ）是水痘-带状疱疹病毒原发感染后重新激活引起的病毒综合征，表现为单侧、按神经节段分布的集簇性疱疹，并伴有疼痛。HZ主要累及肋间神经（53%）、颈神经（20%）、三叉神经（15%）和腰骶神经（11%）；其病程一般为2～3周，老年人为3～4周。带状疱疹后神经痛（postherpetic neuralgia，PHN）定义为带状疱疹皮疹愈合后持续1个月及以上的疼痛，是带状疱疹最常见的并发症。PHN会给患者的睡眠、饮食、情绪等多方面带来不利影响，同时，疼痛可能会持续数月甚至数年，容易导致患者抑郁、焦虑等心理问题，严重降低患者的生活质量。

3.1 流行病学

3.1.1 发病率

3.1.1.1 带状疱疹发病率

由于带状疱疹并未被列入中国法定传染病报告范畴，因此目前没有建立起针对性的监测和评价系统。带状疱疹及带状疱疹后神经痛的发病率数据主要源自医疗机构的病例系列研究和针对特定人群的抽样调查，这些数据受到潜在偏差的限制，无法提供人口发病率的可靠估计值。2023年，一项针对浙江省、江苏省共五个地区12 475名≥40岁人群的研究显示，带状疱疹发病率为13.47‰。2021年，北京市昌平区带状疱疹首次就诊病例流行病学分析显示，发病率为4.94‰。2019年，一项针对湖北宜昌市主城区常住人口的横断面研究显示，该地区带状疱疹发病率为5.80/（1000人·年）（95%CI：5.80～5.81）。2018年，一项北京市的全人群研究显示，带状疱疹发病率为1.9/（1000人·年），其中50岁以上人群为4.7/（1000人·年），发病率随年龄增长而升高（图9-3-1）。中国疾病预防控制中心对江苏省、黑龙江省、江西省、河北省各1个乡镇（代表农村地区）和上海市1个社区（代表城市地区）进行的回顾性调查结果显示，2010—2012年我国50岁及以上人群的带状疱疹发病率为3.4/（1000人·年）。一项基于中国台湾健康保险数据库中带状疱疹患者登记数据的研究显示，2000—2008年中国台湾全人群的带状疱疹发病率波动在（4.04～6.89）/（1000人·年）。根据全人群（1.9～6.89）/（1000人·年）的发病率推测，我国每年新发带状疱疹患者277万～1000万例。

3.1.1.2 带状疱疹后神经痛发病率

一项评估中国带状疱疹疾病负担的系统综述显示，2000—2019年，共有39项研究报告了PHN的发病率，带状疱疹患者PHN的发病率从1.85%到80.2%不等。PHN发病率的异质性受研究设计和纳入人群特征的影响。针对50岁以上人群的研究表明，带状疱疹患者中PHN发生率在16.2%～40.2%。鉴于住院的带状疱疹患者疼痛程度更重，或者年龄较大且有潜在的合并症，在医院环境中进行的研究观察到的PHN发病率可能高于基于社区或回顾性数据库的研究。2019年湖北宜昌和2018年北京基于全人群的回顾性研究分别报道了当地带状疱疹病例的PHN发病率为12.5%和4.6%。而一项针对2016年中国7个城市的24家医院进行的横断面研究显示，带状疱疹病例的PHN发病率为29.8%。

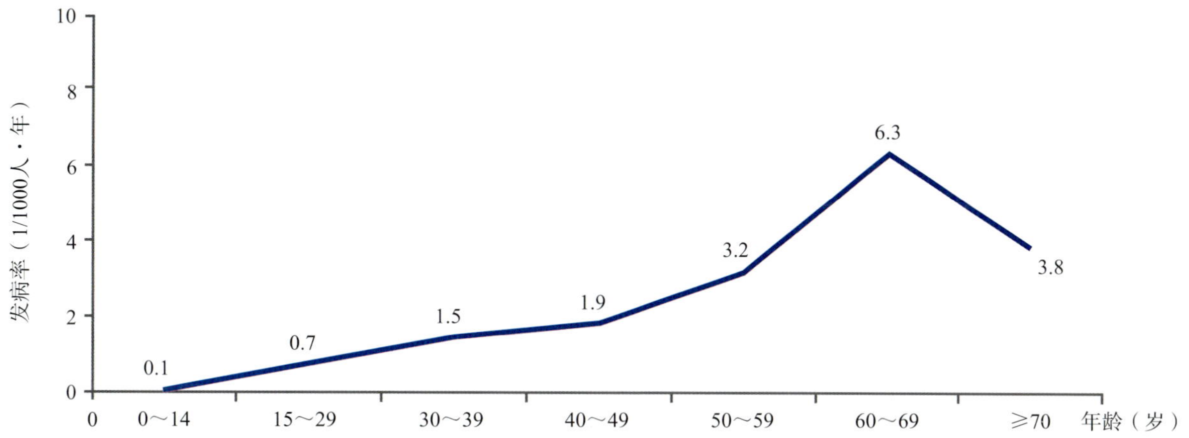

图9-3-1　北京市全人群的带状疱疹发病率

3.1.1.3　带状疱疹疫苗覆盖率

接种带状疱疹疫苗是目前预防HZ和降低PHN发病率的主要手段，目前，我国带状疱疹疫苗的接种率较低。2023年，一项针对北京市朝阳区疫苗接种情况的研究显示，50岁以上人群HZ疫苗接种率为9.95%。具体内容详见下文“3.4.带状疱疹疫苗”。

3.1.2　危险因素

3.1.2.1　年龄

2016年，在广州、深圳、北京、上海、南京、西安、成都7个城市的24家医院进行的一项横断面研究，共纳入36 170名40岁及以上患者，其中40～50岁组PHN患病率为1.0%，51～59岁组为2.0%，60～69岁组为2.5%，≥70岁组为4.1%。2022年，中日友好医院基于门诊就诊带状疱疹患者的前瞻性队列研究发现，PHN发生率为29.9%，其中50岁及以下组PHN发生率为12.2%，50岁以上组PHN发生率为35.3%。2023年，济宁第一人民医院基于皮肤科就诊患者的研究发现，800例带状疱疹患者中，共有272例发生PHN，年龄（50～59岁，OR＝4.91；60～69岁，OR＝6.98；70～79岁，OR＝9.75）是PHN发生的危险因素。针对国内人群PHN危险因素的Meta分析也显示，年龄≥50岁（OR＝5.54，95%CI：4.21～7.92）是PHN的独立危险因素。其原因可能与老年人组织及神经修复能力减弱及水痘-带状疱疹病毒介导的特异性细胞免疫功能逐渐降低有关。

3.1.2.2　急性期疼痛程度、前驱期疼痛、皮损面积及程度

带状疱疹急性期症状的严重程度，与PHN的发生密切相关。2019—2024年在北京、天津、山东、湖南等地进行的前瞻性队列研究均发现，带状疱疹急性期重度疼痛是PHN的独立危险因素。此外，严重的疱疹皮损（大疱型、出血型和播散型）（OR＝3.31，95%CI：1.04～10.56）、皮损面积≥3%体表面积（OR＝6.41，95%CI：1.76～23.34）、前驱期疼痛（OR＝3.99，95%CI：2.46～6.48）均预示着PHN发生风险的升高。

急性期症状的严重程度直接反映了病毒的复制情况及神经损伤的程度，而神经损伤后的重塑性改变是PHN的主要发病机制。那些能够减轻急性期炎症反应、缓解疼痛的因素，例如初治时间＜3天（OR＝0.41，95%CI：0.31～0.54）、早期应用小剂量糖皮质激素（OR＝0.34，95%CI：0.19～0.62）是PHN的保护因素。

3.1.2.3　其他因素

多项研究表明，高血压（OR＝1.96，95%CI：1.51～2.55）、系统性应用免疫抑制药物（OR＝2.17，95%CI：1.254～3.753）及糖尿病（OR＝1.45，95%CI：1.28～1.65）也是PHN的危险因素。

3.2　诊断

PHN的诊断一般不依赖于特殊的实验室检查，其主要依据是病史及临床表现。若患者有明确的急性带状疱疹病史，且皮损痊愈≥1个月后相应神经支配区仍存在持续或发作性剧烈疼痛，即可诊断为PHN，因此典型的PHN有较高的诊断准确率。但是，对于无皮疹型带状疱疹（zoster sine herpete，ZSH）引发的PHN，漏诊和误诊率较高，因此需做排他性诊断，或者通过PCR检测病毒DNA，以及免疫荧光法测定病毒抗体等手段进行辅助诊断。

3.3　治疗

PHN的治疗应强调早期干预，并针对带状疱疹全过程不同时期疼痛的发生机制，给予连续性和针对性的干预措施，合理选择和组合药物治疗、微创介入治疗、中医中药治疗等，以实现个体化治疗。

3.3.1　药物治疗

药物治疗是PHN的基本治疗手段。2010年欧洲神经病学会联盟（European Federation of Neurological Societies，EFNS）、2015年国际疼痛学会（International Association for the Study of Pain，IASP）、2016年带状疱疹后神经

痛诊疗中国专家共识、2021年带状疱疹相关性疼痛全程管理专家共识共同推荐的PHN一线药物包括钙离子通道阻滞剂（普瑞巴林和加巴喷丁）、三环类抗抑郁药（阿米替林）和5%利多卡因贴剂。第三代钙离子通道阻滞剂如克利加巴林正逐渐在PHN临床治疗中得到广泛应用。

加巴喷丁和普瑞巴林作为电压门控钙离子通道阻滞剂，可抑制痛觉超敏及中枢敏化，并改善患者睡眠障碍。其中加巴喷丁常用有效剂量为1200～2400mg/d，普瑞巴林剂量为150～600mg/d。两药均应遵循夜间起始、逐渐加量和缓慢减量的原则，以降低头晕、嗜睡等不良反应的发生率，提高药物耐受性。2023年，一项纳入19篇文献的Meta分析显示，与加巴喷丁相比，普瑞巴林对PHN治疗的疗效更好，健康状况更佳，安全性更高。但因文献数量的局限性，仍需更多RCT研究进一步证实。

阿米替林可能通过阻断神经元钠离子通道、增加突触间钠离子和5-HT、激活α_2受体等多种途径抑制神经痛。但考虑到阿米替林的心脏毒性及抗胆碱能效应给老年患者带来的潜在风险，近年来多推荐以低剂量（12.5～25mg/d）联合用药的方式用于治疗PHN。

针对疱疹皮损区局限性的痛觉超敏或痛觉过敏，可以考虑使用5%利多卡因贴剂进行辅助性治疗，尤其对于老年患者，以及接受多种药物治疗的患者，其有效性和安全性良好。近期一项针对PHN外用药物的网络Meta分析显示，5%利多卡因贴剂的镇痛效果及耐受性均优于辣椒素、双氯芬酸钠和吲哚美辛，但此项研究中并未纳入中国人群的数据。

3.3.2 微创介入治疗

3.3.2.1 射频治疗

射频是目前国内最常用的PHN微创介入治疗手段，其靶点是带状疱疹病毒累及的神经根或外周神经，通过调整射频参数能够实现对神经的射频毁损或者脉冲调控。脉冲射频（pulsed radiofrequency，PRF）具有调节神经突触活动、促进损伤神经元修复等作用。其不会对神经造成永久性损伤，因此适用于绝大部分PHN患者。现有研究表明，脉冲射频能够降低PHN患者的疼痛评分并改善生活质量。对于胸段PHN，则有学者主张使用射频毁损来达到更好的远期治疗效果。

3.3.2.2 电刺激治疗

药物治疗或神经射频疗效欠佳的患者可以电刺激治疗，电刺激治疗是运用各种电刺激仪对人体目标区域进行直接电刺激。目前的研究表明，电刺激的镇痛机制是通过电流的作用，产生一种更加愉悦的刺痛感（感觉异常），以此来代替疼痛感，或在将电信号发送到感兴趣区域的同时，调节体内神经递质和神经细胞。电刺激治疗包括脊髓电刺激（spinal cord stimulation，SCS）、周围神经电刺激（peripheral nerve stimulation，PNS）和经皮神经电刺激等（transcutaneous electrical nerve stimulation，TENS）。

脊髓电刺激由脉冲发生器发放持续电脉冲，通过放置于硬膜外或周围神经附近的电极刺激脊髓背柱、脊神经根、背根神经节或周围神经，调节神经系统功能达到缓解疼痛的目的。一项纳入了国内6项研究、包含509名PHN患者的荟萃分析显示，相较脉冲射频组，短时程SCS组的疼痛强度更低（SMD＝−0.83，95%CI：−1.37～−0.30，P＝0.002）（图9-3-2），且不良事件发生率更低（RR＝0.32，95% CI：0.12～0.83，P＜0.05）。但是短时程SCS更适用于亚急性期的PHN患者，对于病史＞6个月的患者，可能需要置入永久性的脉冲发生器，才能获得长期疼痛缓解。

	SCS			PRF				标准均值差
子研究	均数	标准差	样本量	均数	标准差	样本量	权重	95% CI
韩磊等.2019	3.03	0.57	25	4.32	0.78	25	15.1%	−1.86（−2.53～−1.19）
韩磊等.2020	2.26	0.75	65	2.35	0.97	66	18.3%	−0.10（−0.45～0.24）
刘等.2020	4.37	2.43	30	4.23	2.64	30	16.8%	0.05（−0.45～0.56）
孟等.2020	1.47	1.18	30	2.89	1.05	30	16.3%	−1.25（−1.81～−0.70）
王等.2020	3.54	1.33	75	4.53	1.48	90	18.5%	−0.70（−1.01～−0.38）
杨等.2016	3.3	1	20	5.3	1.7	20	14.8%	−1.41（−2.11～−0.71）
总计（95%CI）			245			261	100%	−0.83（−1.37～−0.30）

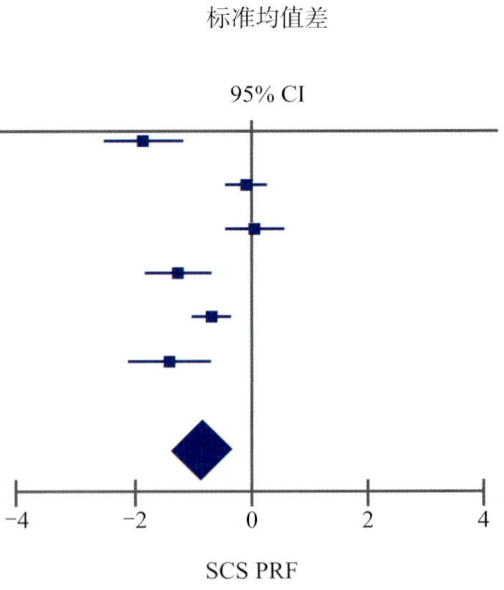

异质性：Tau^2＝0.38；Chi^2＝38.68，df＝5（P＜0.000 01）；I^2＝87%
合并效应量检验：Z＝3.03（P＝0.002）

图9-3-2 短时程脊髓电刺激（SCS）与脉冲射频（PRF）在随访结束时的疼痛评分对比

周围神经电刺激是一种治疗多种神经系统疾病的非药物干预手段，可通过刺激周围神经来调节神经传导达到治疗和缓解症状的目的。近年来，PNS在临床应用和研究领域取得了显著的进展，已被广泛用于PHN的治疗。2021年，一项针对106例带状疱疹后眼神经痛患者的研究显示，采用PNS治疗安全有效，同时可提高患者睡眠质量，有效减少镇痛药物的使用量。

经皮神经电刺激可激活中脑导水管周围灰质、头端延髓腹内侧区、阿片受体、γ氨基丁酸及脊髓抑制通路，并降低背角敏化，抑制谷氨酸和P物质的释放。带状疱疹发病4～8周采用无创经皮脊髓电刺激可控制疼痛并预防PHN发生。2017年，一项样本量为160例带状疱疹后神经痛的患者的研究显示，经皮神经电刺激联合药物治疗的有效率较单用药物治疗的差异有统计学意义。

3.3.3 中医中药

针灸疗法治疗PHN已经形成较成熟的体系，通过针灸夹脊穴或者刺激PHN疼痛区域皮下神经，在降低疼痛强度、缩短疼痛时间及改善睡眠情况等方面均被大量文献证实有效。近期的一项系统评价纳入了1344篇针灸治疗PHN的文献，并对其中18篇RCT进行了Meta分析，结果显示针灸疗法相比药物治疗的总有效率更高（OR＝6.05，95%CI：4.19～8.74）。

除了针灸疗法，中药内服或外用也常用于PHN的治疗，其中内服以活血化瘀、通络止痛为主，兼顾清解瘀热、调和气血，外用则以中药熏蒸或外敷为主要手段。多项研究表明，中西药结合治疗较单用西药更有效，且具有统计学上的显著差异。2024年，一项样本量为82例患者的研究显示，耳穴贴压联合穴位注射的应用，能够明显缓解带状疱疹后遗神经痛患者的疼痛感。相比西药及微创介入手术等治疗，患者普遍对中医中药的接受度更高，但此类疗法缺乏高质量临床研究作为支撑，尚未在指南或专家共识中形成标准化的治疗方案，严重阻碍其推广及应用。

3.4 带状疱疹疫苗

接种带状疱疹疫苗是目前预防HZ并降低PHN发病率的主要手段。佐剂重组带状疱疹疫苗（recombinant zoster vaccine，RZV，Shingrix，GSK）已于2019年5月在国内获批上市，采用自愿自费的形式接种。由于上市时间晚，目前尚无RZV在国内的上市后研究，缺乏疫苗在中国人群中的保护效力、免疫持久性研究及安全性数据。但在全球18个国家和地区进行的RZV Ⅲ期临床试验结果显示，RZV对50岁以上受试者的保护效力为97.2%（95%CI：93.7%～99.0%），对70岁以上受试者的保护效力为91.3%（95%CI：86.8%～94.5%），且疫苗保护效力在4年内无明显下降。有学者推断，假设RZV在中国人群中的保护效力与全球数据一致，那么大规模接种RZV仅在北京市便可预防435 681例HZ病例、51 558例PHN病例和15 703例其他HZ相关并发症（图9-3-3）。2022年，一项针对疫苗疗效和有效性的研究表明，RZV较带状疱疹活疫苗（ZVL）有更强的保护作用。

目前，公众对于带状疱疹疫苗的认知仍然存在较大的不足。2023年，一项针对北京市朝阳区疫苗接种情况的研究显示，50岁以上人群HZ疫苗接种率仅为9.95%，在尚未接种HZ疫苗的调查对象中，有56.75%表示愿意接种疫苗。多项研究显示，造成这种情况的主要原因为对于带状疱疹和疫苗的了解不足及疫苗价格昂贵。2023年，一项针对某社区中老年人对带状疱疹疫苗的认知度及接种意愿的研究显示，带状疱疹疫苗的知晓率仅

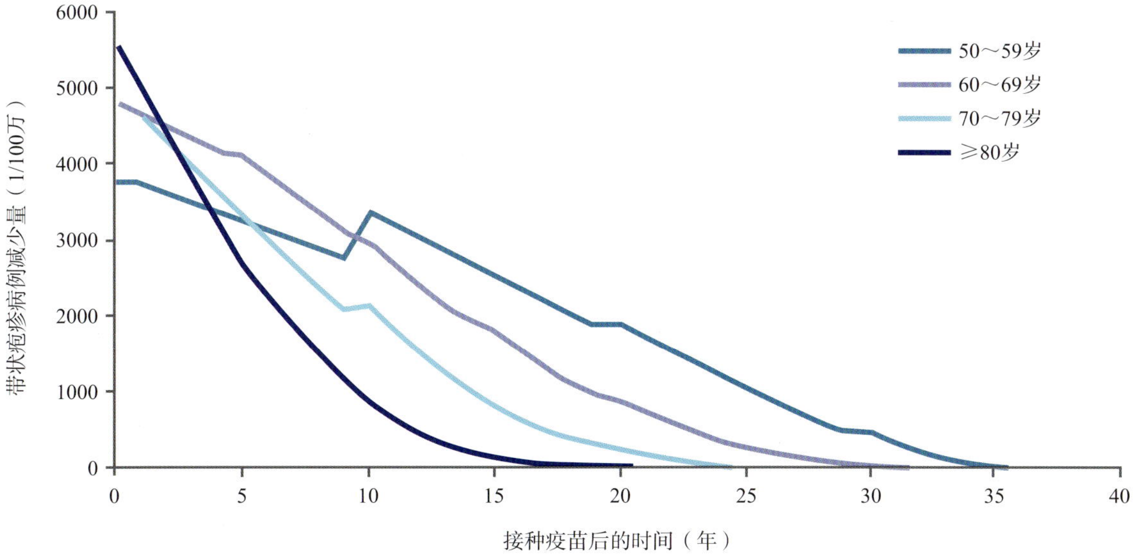

图9-3-3 50岁以上人群接种带状疱疹疫苗后每百万人可避免的带状疱疹例数

有20.3%。2021年，一项关于上海500名居民的调查研究表明，50岁以上成人对带状疱疹疫苗的知晓率仅有30.07%，对HZ疾病的认知情况也不甚理想。只有不足1/3的调查对象知道患过HZ后还可能复发，且仅约50%的调查对象认为疫苗可以预防HZ。此外，带状疱疹疫苗没有纳入医保范围也是限制公众接种意愿的一个重要原因。另一项纳入1672名受访者的研究也显示，在不同的支付场景下，人们为自己或家人接种带状疱疹疫苗的意愿存在显著差异。综合来看，公众对于带状疱疹疫苗的认知和接种意愿仍需要加强和引导。

3.5 指南与共识

近年来，国内专家总结了已有的PHN相关研究成果，制订并发布了若干PHN的专家共识（表9-3-1）。

表9-3-1 带状疱疹后神经痛指南及专家共识

年份	名称
2021	带状疱疹相关性疼痛全程管理专家共识
2021	经皮穿刺短时程神经电刺激治疗带状疱疹神经痛中国专家共识
2016	带状疱疹后神经痛诊疗中国专家共识

参 考 文 献

[1] 中国医师协会皮肤科医师分会带状疱疹专家共识组. 中国带状疱疹诊疗专家共识（2022版）. 中华皮肤科杂志，2022，55（12）：1033-1040.

[2] 中国医师协会皮肤科医师分会带状疱疹专家共识工作组. 带状疱疹中国专家共识. 中华皮肤科杂志，2018，51（6）：403-408.

[3]《中华医学杂志》社皮肤科慢病能力提升项目专家组，中国医师协会疼痛科医师分会国家远程医疗与互联网医学中心皮肤科专委会. 带状疱疹相关性疼痛全程管理专家共识. 中华皮肤科杂志，2021，54（10）：6.

[4] 于生元，万有，万琪，等. 带状疱疹后神经痛诊疗中国专家共识. 中国疼痛医学杂志，2016，(3)：161-167.

[5] 周武，李振鲁，李雪莉. 带状疱疹后遗神经痛临床特点与相关因素分析. 中国实用神经疾病杂志，2015，(24)：105-106.

[6] 熊梅，骆志成. 带状疱疹流行病学研究进展. 实用临床医药杂志，2022，26（7）：144-148.

[7] 郭春慧，潘红星，徐娜，等. 江浙部分地区40岁及以上人群带状疱疹发病率前瞻性研究. 中国预防医学杂志，2023，24（4）：393-396.

[8] 朱宗龙，杨俊英，许颖. 2021年北京市昌平区带状疱疹首次就诊病例流行病学特征分析. 疾病预防控制通报，2023，38（6）：50-53.

[9] 鲁芳芳，徐承中，田滔滔，等. 2016年宜昌市城区带状疱疹发病率分析. 中国病毒病杂志，2019，9（6）：475-478.

[10] Lu L，Suo L，Li J，et al. A retrospective survey on herpes zoster disease burden and characteristics in Beijing, China. Hum Vaccin Immunother, 2018, 14（11）：2632-2635.

[11] Li Y，An Z，Yin D，et al. Disease burden due to herpes zoster among population aged ≥50 years old in China：a community based retrospective survey. PLoS One，2016，11（4）：e0152660.

[12] Chao D Y，Chien Y Z，Yeh Y P，et al. The incidence of varicella and herpes zoster in Taiwan during a period of increasing varicella vaccine coverage，2000-2008. Epidemiol Infect，2012，140（6）：1131-1140.

[13] Yin D，Van Oorschot D，Jiang N，et al. A systematic literature review to assess the burden of herpes zoster disease in China. Expert Rev Anti Infect Ther，2021，19（2）：165-179.

[14] Yang F，Yu S，Fan B，et al. The epidemiology of herpes zoster and postherpetic neuralgia in China：results from a cross-sectional study. Pain and Therapy，2019，8（2）：249-259.

[15] 刘青，张态. 带状疱疹及其疫苗接种的研究进展. 预防医学论坛，2023，29（2）：157-160.

[16] Jiang M，Yao X，Peng J，et al. Cost-effectiveness of recombinant zoster vaccine for adults aged ≥50 years in China. Am J Prev Med，2023，65（5）：818-826.

[17] Oh H，Tan C，Williams C，et al. Public health impact of herpes zoster vaccination on older adults in Singapore：a modeling study. Hum Vaccin Immunother，2024，20（1）：2348839.

[18] Zhang H，Zhang L R，Chu L C，et al. Factors influencing herpes zoster vaccination among older people in China：results from a discrete choice experiment. Public Health，2023，220：33-34.

[19] 张娇，郭晓璟，李书明，等. 北京市朝阳区≥50岁慢性病患者带状疱疹疫苗接种率和接种意愿. 中国疫苗和免疫，2023，29（6）：687-693.

[20] Yang F，Yu S，Fan B，et al. The epidemiology of herpes zoster and postherpetic neuralgia in China：results from a cross-sectional study. Pain Ther，2019，8（2）：249-259.

[21] 刘星，樊碧发，李怡帆，等. 带状疱疹后神经痛发生的影响因素及临床预测模型构建. 中国疼痛医学杂志，2022，28（2）：106-112.

[22] 赵丽，赵萌，王爱敏. 带状疱疹后神经痛的危险因素. 济宁医学院学报，2023，46（2）：96-100.

[23] 谢和宾，曾鸿，田立红，等. 带状疱疹后神经痛危险因素的Meta分析. 中国疼痛医学杂志，2020，26（4）：

304-307.
[24] Wei S, Li X, Wang H, et al. Analysis of the risk factors for postherpetic neuralgia. Dermatology, 2019, 235 (5): 426-433.
[25] 孟丹，林维茹，刘国艳. 带状疱疹后遗神经痛相关危险因素分析. 中国麻风皮肤病杂志，2020，36（3）：147-150.
[26] 卢锦钊，陈志礼，余威. 基于Nomogram预测模型构建带状疱疹患者发生后遗神经痛的危险因素. 湖南师范大学学报·医学版，2022，19（5）：85-90.
[27] 思远，李璟蓉，李群，等. 199例带状疱疹后遗神经痛相关危险因素分析. 中国麻风皮肤病杂志，2023，39（1）：18-21.
[28] 柳安祺，蒲炳宇，王健. 带状疱疹后神经痛的危险因素及针灸治疗研究进展. 中国民间疗法，2024，32（4）：113-116.
[29] 周永红，刘一枝，李玲芳. 老年带状疱疹患者的临床特征及发生后遗神经痛的风险因素分析. 老年医学与保健，2024，30（1）：174-178.
[30] Zhang J, Ding Q, Li X L, et al. Support vector machine versus multiple logistic regression for prediction of postherpetic neuralgia in outpatients with herpes zoster. Pain Physician, 2022, 25 (3): e481-e488.
[31] 胡坚，钟灵芝，李婷婷，等. 带状疱疹后神经痛发生的相关风险因素研究. 中华医学杂志，2022，102（40）：3181-3185.
[32] Dworkin R H, Portenoy R K. Pain and its persistence in herpes zoster. Pain, 1996, 67 (2-3): 241-251.
[33] Ding S, Wen S, Kang H, et al. Association of the incidence of postherpetic neuralgia with early treatment intervention of herpes zoster and patient baseline characteristics: a systematic review and meta-analysis of cohort studies. Int J Infect Dis, 2024, 147: 107181.
[34] Wen S Y, Ou-Yang C, Chang C, et al. Impact of type 1 versus type 2 diabetes on developing herpes zoster and post-herpetic neuralgia: a population-based cohort study. Acta Derm Venereol, 2023, 103: adv9400.
[35] Nalamachu S, Morley-Forster P. Diagnosing and managing postherpetic neuralgia. Drugs Aging, 2012, 29 (11): 863-869.
[36] 杨静，刘智慧，赵国利，等. 老年患者带状疱疹后遗痛的临床特点和综合治疗. 中华老年多器官疾病杂志，2015，14（6）：406-409.
[37] Zhou J, Li J, Ma L, et al. Zoster sine herpete: a review. Korean J Pain, 2020, 33 (3): 208-215.
[38] Dayan R R, Peleg R. Herpes zoster-typical and atypical presentations. Postgrad Med, 2017, 129 (6): 567-571.
[39] Wen B, Wang Y, Zhang C, et al. Efficacy of different interventions for the treatment of postherpetic neuralgia: a Bayesian network meta-analysis. J Int Med Res, 2020, 48 (12): 300060520977416.
[40]《中华医学杂志》社皮肤科慢病能力提升项目专家组. 带状疱疹相关性疼痛全程管理专家共识. 中华皮肤科杂志，2021，54（10）：841-846.
[41] Attal N, Cruccu G, Baron R, et al. EFNS guidelines on the pharmacological treatment of neuropathic pain: 2010 revision. Eur J Neurol, 2010, 17 (9): 1113-e1188.
[42] Finnerup NB, Attal N, Haroutounian S, et al. Pharmacotherapy for neuropathic pain in adults: a systematic review and meta-analysis. Lancet Neurol, 2015, 14 (2): 162-173.
[43] Zhang M, Gao CX, Ma KT, et al. A meta-analysis of therapeutic efficacy and safety of gabapentin in the treatment of postherpetic neuralgia from randomized controlled trials. Biomed Res Int, 2018: 7474207.
[44] 朱谦，赵晶，覃旺军，等. 基于血药浓度监测普瑞巴林治疗带状疱疹后神经痛的临床观察. 中国疼痛医学杂志，2022，28（5）：340-346.
[45] 龚睿，朱珊珊，朱益. 普瑞巴林与加巴喷丁治疗带状疱疹后遗神经痛Meta分析. 实用药物与临床，2023，26（5）：390-400.
[46] 张明，杨洋，白楠. 阿米替林治疗带状疱疹后遗神经痛的文献计量分析. 中国药物应用与监测，2018，15（3）：177-180.
[47] Mallick-Searle T, Snodgrass B, Brant JM. Postherpetic neuralgia: epidemiology, pathophysiology, and pain management pharmacology. J Multidiscip Healthc, 2016, 9: 447-454.
[48] 努尔比亚. 阿布拉，杨旭，等. 5%利多卡因凝胶贴膏治疗带状疱疹后神经痛研究进展. 中国疼痛医学杂志，2023，29（4）：303-306.
[49] Liu X, Wei L, Zeng Q, et al. The treatment of topical drugs for postherpetic neuralgia: a network meta-analysis. Pain Physician, 2020, 23 (6): 541-551.
[50] 闫伟东，郑碧鑫，曾宪政，等. 脉冲射频技术治疗带状疱疹后神经痛的研究进展. 中国疼痛医学杂志，2019，25（10）：778-785.
[51] Liu Y, Feng Y, Zhang T. Pulsed radiofrequency treatment enhances dorsal root ganglion expression of hyperpolarization-activated cyclic nucleotide-gated channels in a rat model of neuropathic pain. J Mol Neurosci, 2015, 57 (1): 97-105.
[52] Jia Z, Ren H, Li Q, et al. Pulsed radiofrequency reduced neuropathic pain behavior in rats associated with upregulation of GDNF expression. Pain Physician, 2016, 19 (2): 49-58.
[53] Wu C Y, Lin H C, Chen S F, et al. Efficacy of pulsed radiofrequency in herpetic neuralgia: a meta-anal-

ysis of randomized controlled trials. Clin J Pain，2020，36（11）：887-895.

[54] 金文哲，任婷婷，李仁淑，等．背根神经节射频热凝对老年带状疱疹后遗神经痛疗效的影响．中国疼痛医学杂志，2015，（1）：69-71.

[55] Li X，Wang Y，Chen K，et al. Efficacy analysis of temporary spinal cord stimulation in the treatment of refractory postherpetic neuralgia. Pain Physician，2024，27（7）：e715-e724.

[56] 杨玉凤，李艳红，王雨辉，等．电刺激和重复经颅磁刺激在带状疱疹后神经痛中的应用现状．中华皮肤科杂志，2023，56（1）：86-89.

[57] Ginn C，Patel B，Walker R. Existing and emerging applications for the neuromodulation of nerve activity through targeted delivery of electric stimuli. Int J Neurosci，2019，129（10）：1013-1023.

[58] Sato KL，Sanada LS，Silva M DD，et al. Transcutaneous electrical nerve stimulation，acupuncture，and spinal cord stimulation on neuropathic，inflammatory and，non-inflammatory pain in rat models. Korean J Pain，2020，33（2）：121-130.

[59] 中国医师协会疼痛科医师分会，中国医师协会神经调控专业委员会．经皮穿刺短时程神经电刺激治疗带状疱疹神经痛中国专家共识．中国疼痛医学杂志，2021，27（11）：801-805.

[60] Xue S，Yang WJ，Cao ZX，et al. Comparing the efficacy and safety of short-term spinal cord stimulation and pulsed radiofrequency for zoster-related pain：a systematic review and meta-analysis. Medicine（Baltimore），2022，101（11）：e1-e13.

[61] 黄佳彬，杨少敏，孙武平，等．短时程脊髓电刺激对不同病程带状疱疹性神经痛的疗效分析．中国疼痛医学杂志，2019，25（10）：749-757.

[62] 汤天津，于炎冰，张黎．周围神经电刺激的临床应用与研究进展．中华脑科疾病与康复杂志・电子版，2024，14（1）：51-55.

[63] Fan X，Ren H，Xu F，et al. Comparison of the efficacy of short-term peripheral nerve stimulation and pulsed radiofrequency for treating herpes zoster ophthalmicus neuralgia. Clin J Pain，2022，38（11）：686-692.

[64] 薛兰霞，吴川丽，陈光裕，等．经皮神经电刺激联合加巴喷丁治疗带状疱疹后遗神经痛的临床疗效．中国康复医学杂志，2017，32（9）：1063-1065.

[65] Ma K，Zhou QH，Xu YM，et al. Peripheral nerve adjustment for postherpetic neuralgia：a randomized，controlled clinical study. Pain Med，2013，14（12）：1944-1953.

[66] 朱毅，朱黎婷，李凝，等．夹脊穴结合局部围针治疗带状疱疹后遗神经痛的Meta分析．中国组织工程研究与临床康复，2011，15（11）：2064-2068.

[67] 李绪杰，王真，韩秋玥，等．不同针刺方法治疗带状疱疹后遗神经痛的网状Meta分析．世界中医药，2023，18（19）：2752-2757.

[68] 黄蓉，董志威，颜纯钏．针灸治疗带状疱疹后遗神经痛的系统评价与meta分析．中国医药科学，2022，12（24）：32-36.

[69] 魏伊，赵敏，林茂．毫火针治疗带状疱疹及后遗神经痛研究进展．中医外治杂志，2023，32（5）：104-106.

[70] 罗银香，李瑞雨，徐丛丛，等．皮肤针治疗带状疱疹后遗神经痛研究进展．河南中医，2024，44（1）：156-162.

[71] 钱馨，刘涛峰，袁爱红．针灸治疗带状疱疹后遗神经痛的Meta分析．光明中医，2022，37（7）：1241-1245.

[72] 江月，余泽宇，郑偌祥，等．中医药治疗艾滋病带状疱疹及后遗神经痛随机对照试验方法学及报告质量评价．世界中医药，2022，17（17）：2456-2463.

[73] 凌洁，王慧，凌晓雅，等．中药复方治疗带状疱疹后遗神经痛的疗效及安全性的Meta分析．浙江中医药大学学报，2023，47（5）：569-578.

[74] Zheng G，Ren J，Shang L，et al. Role of autophagy in the pathogenesis and regulation of pain. Eur J Pharmacol，2023，955：175859.

[75] 张则润，杨继国，刘源香．基于数据挖掘探讨中药内服方治疗带状疱疹后遗神经痛用药规律．国际中医中药杂志，2023，45（11）：1453-1457.

[76] 凌晓瑜，张慧君，卜林凌，等．近5年中医药治疗带状疱疹神经痛概况．中医文献杂志，2018，36（5）：69-72.

[77] 陈均莉，张仁怡，李艳红，等．血府逐瘀汤加减结合西医治疗带状疱疹后遗神经痛临床疗效的Meta分析．湖南中医杂志，2023，39（5）：116-124.

[78] 赵娥，王俊，李倩，等．血府逐瘀汤治疗带状疱疹后遗神经痛疗效的Meta分析．新疆医科大学学报，2023，46（3）：390-397.

[79] 赵静，李晓静，曹慧娜，等．耳穴贴压联合穴位注射对带状疱疹后遗神经痛患者生活的影响．国际护理学杂志，2024，43（3）：393-396.

[80] 王富珍，张伟，汤奋扬，等．美国和加拿大免疫实践咨询委员会带状疱疹疫苗接种指南解读．中华医学杂志，2021，101（5）：363-368.

[81] 李娟，吴疆．带状疱疹的流行病学和疫苗免疫策略．慢性病学杂志，2021，（8）：1141-1151.

[82] Lal H，Cunningham AL，Godeaux O，et al. Efficacy of an adjuvanted herpes zoster subunit vaccine in older adults. N Engl J Med，2015，372（22）：2087-2096.

[83] Lee C，Jiang N，Tang H，et al. Potential public health impact of the adjuvanted recombinant zoster vaccine among people aged 50 years and older in Beijing. Hum

Vaccin Immunother，2021，17（10）：3735-3746.
[84] Xia Y，Zhang X，Zhang L，et al. Efficacy，effectiveness，and safety of herpes zoster vaccine in the immunocompetent and immunocompromised subjects：a systematic review and network meta-analysis. Front Immunol，2022，13：978203.
[85] Wang M，Hu M，Wang Y，et al. Willingness to vaccinate against herpes zoster in Chinese urban population：a mixed-methods study. BMJ Open，2023，13（12）：e079115.
[86] 李春圆，赵洁. 上海市崇明区50岁及以上成人带状疱疹疫苗接种意愿及影响因素分析. 实用预防医学，2023，30（2）：230-233.
[87] 王小龙，张恩铭，戴正悦，等. 上海市老年人带状疱疹疫苗犹豫现状及影响因素. 中国预防医学杂志，2024，25（2）：222-227.
[88] 胡筱媛，沈亚红，倪小英，等. 上海松江区泖港镇社区带状疱疹疫苗接种意愿及其相关因素分析. 上海医药，2023，44（2）：49-52.
[89] 许璐洁，杨瑾，卢媛媛，等. 西安市某社区中老年人对带状疱疹疫苗的认知和接种意愿调查. 中国乡村医药，2023，30（5）：75-76.
[90] 仇静，孙晓冬，胡家瑜，等. 2020年5～6月上海市≥50岁成人带状疱疹疫苗接种意愿调查. 中国疫苗和免疫，2021，27（3）：307-310，327.
[91] 陆佳，陆昕悦，张莉萍，等. 上海市闵行区50岁以上人群流感、肺炎、带状疱疹疫苗接种意愿及其相关因素分析. 中华预防医学杂志，2022，56（2）：125-131.

第十章　创伤性颅脑损伤

关键数据

1. 创伤性颅脑损伤（traumatic brain injury，TBI）是一个需要迫切关注的世界性难题，我国TBI占创伤患者人数的10%～20%。

2. TBI发生率为每年55.4～64.0例/10万人，相当于中国每年新增77.28万～89.28万例TBI病例。

3. 所有住院不同伤情TBI患者总的预后良好率为85.8%，预后不良率为5%，死亡率为9.2%。但是，重型颅脑创伤患者死亡率20%～30%、致残率>30%。

4. 我国的TBI死亡率从2008年的每10万人17.06人下降到了2013年的每10万人12.99人。

5. 道路交通事故是TBI的主要原因，其中汽车伤占全部交通伤的59.34%，这与汽车数量增长有关。随着电动自行车数量的增长，电动自行车导致的TBI逐渐增多。

创伤性颅脑损伤（traumatic brain injury，TBI）是由于撞击、打击、挤压、传递等外力直接或间接作用于头部，导致颅骨骨折或颅内结构，如脑血管、脑组织、脑神经等损伤，从而造成头颅结构及神经功能障碍的一类疾病。

一、流行病学

TBI是一个需要迫切关注的世界性难题，在我国占创伤患者人数的10%～20%。2018年全国人口普查数据显示，中国人口已达13.95亿，约占世界人口的18.37%。中国TBI患者的总人数远超其他国家，给患者、家庭和整个社会造成了巨大负担。TBI与社会经济发展水平、生产活动和生活方式密切相关。我国自改革开放以来，经济高速发展，但仍然存在地区经济发展不均衡的情况，因此TBI的流行病学也呈现地区性不同的特点。

1.1　患病率

1983—1985年，我国对全国多个省、自治区、直辖市的TBI患病率进行了调查。城市地区比较了长沙、成都、广州、哈尔滨、上海和银川6个城市，结果显示长沙的患病率最高（1100.7/10万），上海最低（537.1/10万）；而在农村及少数民族地区，除了重庆（64.53/10万）、贵州（1007.7/10万）和广东（1039.72/10万）外，其他地区TBI患病率范围为（116.22～893.66）/10万。我国在20世纪80年代进行的几项大规模调查显示，TBI发生率为每年（55.4～64.0）/10万，相当于中国每年新增77.28万～89.28万例TBI病例。2013年，一项基于人口的大型TBI流行病学调查结果显示，在中国31个省、自治区、直辖市的583 870名全年龄段受访者中，有2673人曾发生过TBI，加权患病率为442.4/10万（95%CI：342.2～542.6），且TBI的患病率随着年龄的增长而增加。

1.2　致伤原因

TBI的致伤原因包括交通伤、打击伤、坠落伤、跌倒伤和火器伤等。道路交通事故是TBI的主要原因。2022年一项基于电子病历首页的4058例颅脑创伤患者的分析发现，交通事故伤病死率高于摔伤（$P<0.001$），交通事故伤、摔伤、其他致伤原因病死率均高于暴力打击伤（$P<0.001$）。2020年，一项对来自中国22个省、自治区、直辖市52家医院的13 138例患者的数据分析显示，TBI受伤的主要原因是道路交通事故，共6548例（占50%），其次是意外跌倒，共4363例，占33%，其他原因导致的损伤共1714例（占13%）。在意外跌倒的伤者中，平地跌倒的有2321例（占18%），高空摔伤的有2042例（占16%）。不同省市致伤原因各不相同（图10-1-1）。2001—2017年，中国的25项回顾性临床研究中报告了152 870例急性TBI的统计结果，其中最常见的致伤原因是道路交通伤，共发生80 809例（占52.9%），其次是坠落和跌倒伤，共有44 130例（占28.9%），打击伤共有11 974例（占7.8%），其他原因共有15 957例（占10.4%）。道路交通事故主要发生于18～65岁的人群。随着年龄的增长，老年人因道路交通事故导致TBI的概率降低，但是平地跌倒导致TBI的概率增加。道路交通事故导致的TBI患者通常病情较重，有56%的患者需要收住重症监护室，只有44%的TBI患者收住普通病房。此外，高空坠落导致的TBI的严重程度要明显重于平地跌倒的TBI。华山医院神经外科创伤中心一项针对1243例老年TBI患者的研究显示，老年人TBI主要原因为摔伤，占38.94%，而受伤地点以家中最多，占44.65%，其次是公共场所。

天津医科大学总医院神经外科纳入TBI数据库的共2368例患者，发现其中1424例患者系因交通事故受伤，位居第一。该研究将道路交通伤分为不同类型，包

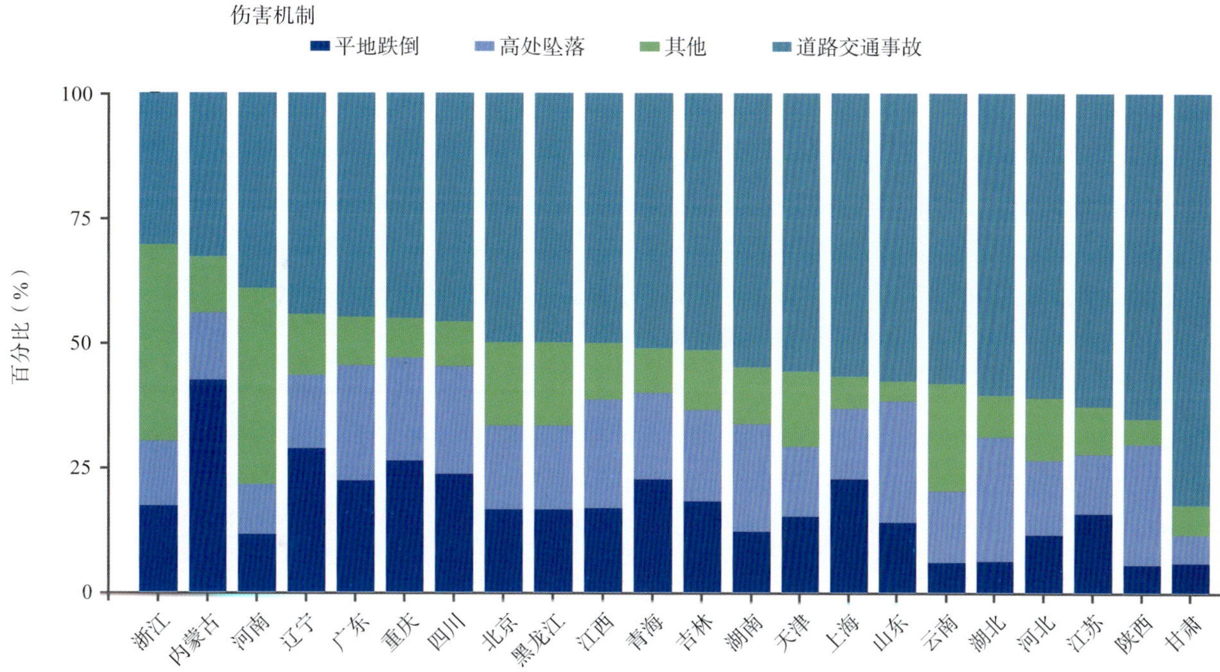

图10-1-1　中国部分省市TBI致伤原因分布图

括汽车伤、摩托车伤、电动车伤、自行车伤、步行伤和其他（少见的或不明原因的致伤原因）。其中汽车伤占全部交通伤的59.34%，电动车伤占17.35%，自行车伤占9.76%，而摩托车伤仅占4.56%。中国道路交通事故导致的TBI高发生率与汽车数量的增长相吻合。中国的汽车数量从2000年的6000万辆增长到2016年的2.95亿辆，增长了近5倍。在同一时期，与交通有关的死亡和受伤人数从8.3万人增至38.8万人，增加了367%。2011年中国对醉酒驾驶进行了立法，所有被发现酒精浓度超过法定上限（血液中酒精浓度≥80mg/100ml）的司机可被判处拘役。此后，与酒精相关的交通事故迅速下降，2001—2015年，受伤人数下降了64.2%（从508 308人降至181 528人）。2004—2015年，与交通相关的死亡率也下降了44.3%（死亡人数从97 456降至54 279）（图10-1-2）。特别是在2011年之后，与交通有关的死亡和受伤人数均开始下降，这至少部分与中国实施《中华人民共和国道路交通安全法》规定的酒后驾车处罚标准有关。

河南省的一项调查发现，2017—2020年河南省颅脑创伤（TBI）住院患者15 345例，其中男性占多数（男：女＝3.65：1），16～55岁患者占77.1%。交通事故是主要致伤原因（63.4%），其中骑乘电动自行车成为主要因素。

20世纪90年代，摩托车作为当时主要代步工具，其相关的TBI数量约占全部伤的50%。随着经济水平的发展，摩托车相关交通伤发生率逐渐减少，电动自行车逐渐作为日常主要的代步工具，而与其相关的交通伤发生率也逐年增加。中国电动自行车的数量在过去10年内增长显著，从2008年的1.01亿辆增长到2016年的2.26亿辆，增长了124%。截至2016年，因电动自行车导致死亡和受伤的数量分别是2008年的2.74倍和2.40倍（图10-1-3）。

2007年，一项对中国11家医院的调查显示，在23 816例TBI住院患者中，有2254例（占10%）由暴力所致，其中1890例（83.89%）为男性和364例（16.11%）为女性。暴力相关TBI患者以青壮年为主（≤20岁356例，占15.80%；21～40岁1216例，占53.95%；41～60岁576例，占25.55%；＞60岁106例，占4.70%）。与暴力相关的TBI主要由钝器［1260例（55.90%）］、尖锐或切割工具［271例（12.02%）］、枪击［10例（＜1%）］和其他原因［713例（31.63%）］引起，而拳击伤并不常见。

1.3　疾病分布

1.3.1　性别

2021年，一项基于中国颅脑创伤数据库文献的研究，探讨了性别对7145例急性TBI患者结局的影响。在创伤原因、年龄、格拉斯哥昏迷量表评分、计算机断层扫描结果和手术治疗方面，研究发现男性和女性之间没有统计学差异。7145例男性和女性急性TBI患者的死亡率分别为7.48%和7.22%，相应的不良结局分别为16.05%和17.23%（$P > 0.05$）。1626例重度TBI患者的死亡率分别为19.68%和20.72%，相应不良结局分别为

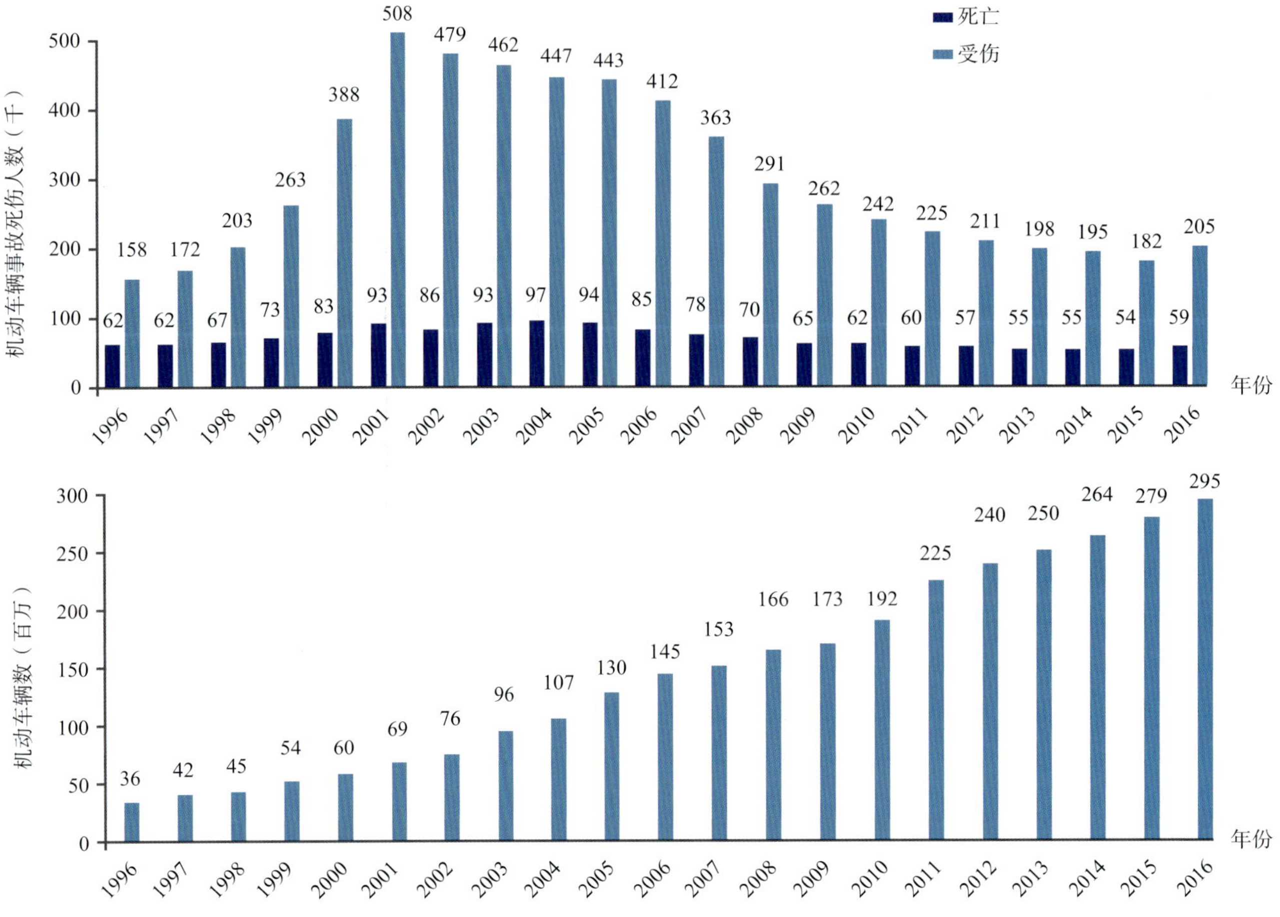

图 10-1-2　1996—2016 年中国汽车数量及 TBI 死亡和受伤人数

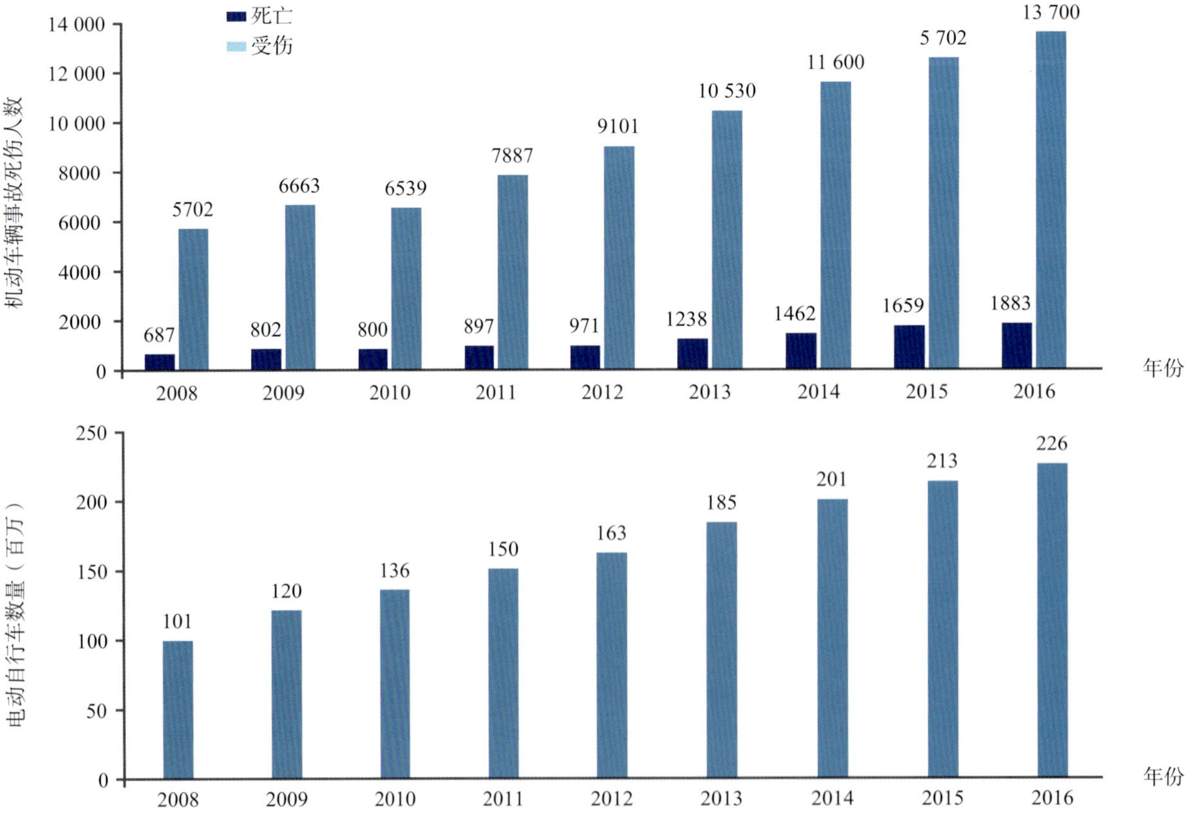

图 10-1-3　中国电动自行车数量及导致的死亡和受伤数量

46.96%和48.85%（$P>0.05$）。

1.3.2 年龄

TBI的发生率和死亡率与年龄密切相关。2020年一项对来自中国22个省、自治区、直辖市52家医院的13 138例患者的数据分析显示，TBI患者的中位年龄为48岁（IQR：33～61）。不同年龄段TBI的发生原因也不相同。18～65岁的人群发生TBI的主要原因是道路交通事故，随着年龄的增长，道路交通事故的占比逐渐下降，但是平地跌倒的占比逐渐增加。暴力或试图自杀导致的TBI在18～30岁年龄段占比也较高，之后逐步下降（图10-1-4）。而张溢华等对我国包含338 083例TBI患者的数据库资料进行分析发现，11～60岁的TBI人数占85.4%，其中31～40岁最多，占24.28%。有研究显示年龄越大则TBI死亡率越高。Cheng等研究显示，从5岁开始，我国TBI随着年龄增长死亡率逐渐升高，75岁以上老年人的死亡率最高。国家统计局发布的《中国统计年鉴2020》显示，截至2019年底，中国65岁以上的老年人有17 603万人，占全国人口12.6%。高龄人口占跌倒伤的比例从20世纪90年代的10%左右逐渐增长到近30%，老年人占比增加明显。2022年发表的一项在中国22个省、自治区、直辖市的56个中心进行的前瞻性观察研究，纳入2415例65岁以上的患者，中位年龄为72岁（IQR：68～78），其中1588例（65.76%）为男性。研究发现，意外摔伤（1044例，43.23%）是导致老年人TBI的主要原因，其次是道路交通伤（1034例，42.82%）（图10-1-5）。道路和房屋是主要的受伤场所。在纳入研究的患者中，格拉斯哥昏迷评分（GCS）中位数为13分（IQR：9～15）；1397例（57.85%）为轻度TBI（GCS：13～15），530例（21.95%）为中度（GCS：9～12），488例（20.21%）为重度（GCS：3～8）。此外，共有546例（22.61%）患者接受了颅内手术。住院总死亡率为8.24%（199例），大多数存活者均出院回家。这项研究揭示了中国老年TBI患者的人口结构和损伤机制正在发生变化，因此应重视老年脑外伤高发的现状，

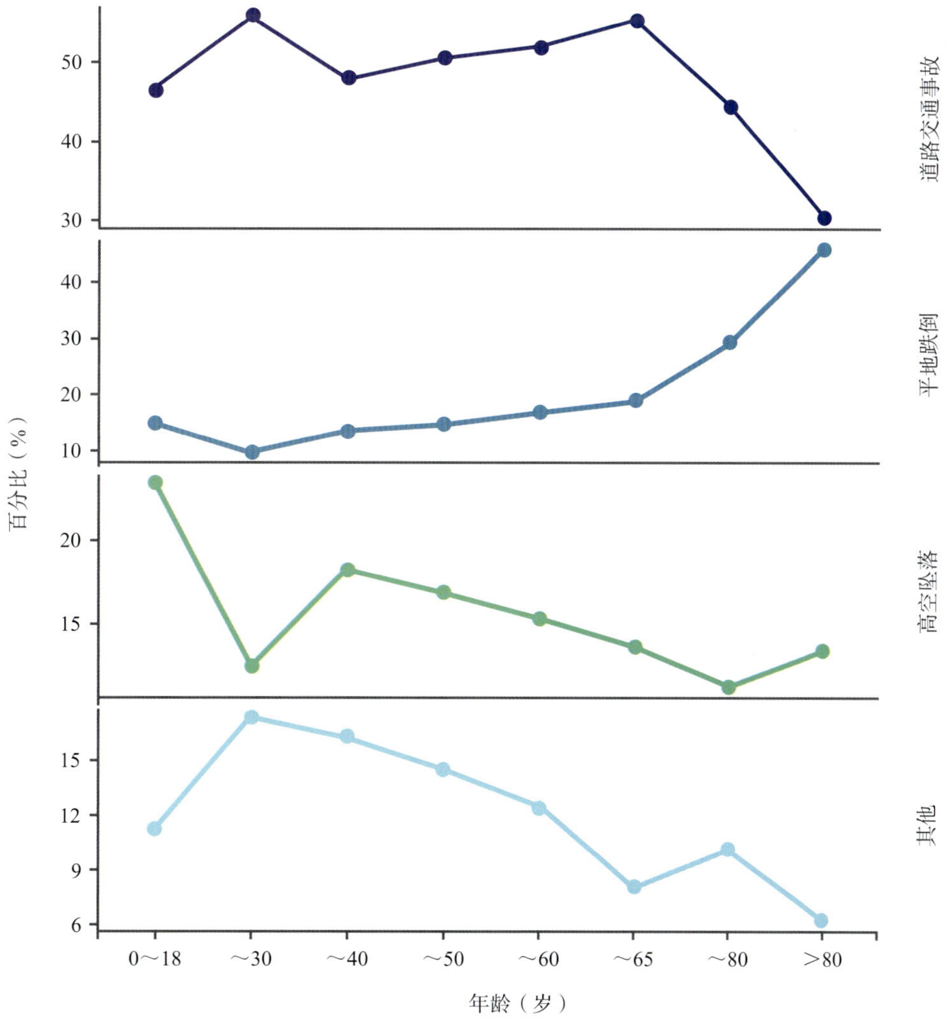

图10-1-4 导致TBI原因在不同年龄段的分布图

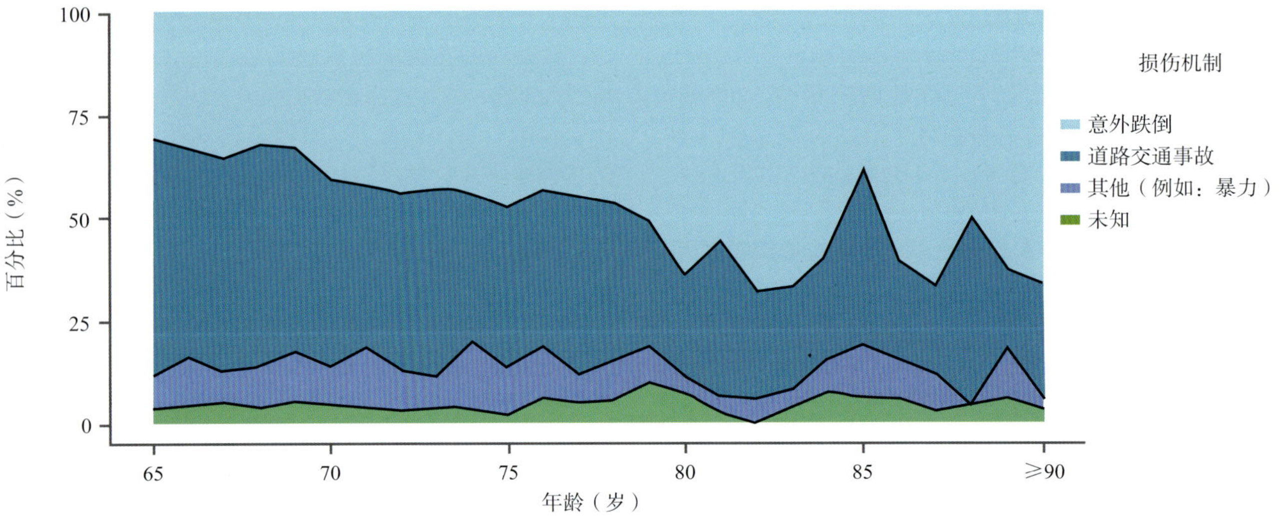

图10-1-5　老年创伤性脑损伤（TBI）损伤机制的分布。患者按年龄从65岁到90岁及以上进行排列。按损伤机制用不同颜色对各年龄层的患者数量进行分层。随着年龄的增长，意外摔伤患者的比例呈上升趋势，而道路交通事故的比例则相反

并改进预防和管理策略。

1.3.3　文化程度

2014年，一项对西安市TBI住院患者的流行病学调查显示，收治入院的2025例TBI患者中，文盲77例（3.80%），小学385例（19.01%），初中675例（33.33%），高中473例（23.36%），大专及以上295例（14.57%），不详31例（1.53%）。文化程度为小学及以下的患者占23.41%，文化程度为初中及以上的患者占76.59%。我国国家统计局公布的第七次人口调查数据显示，我国文盲率已经不足3%。因此，TBI人群中文化程度较低者占比较少，可能与我国义务教育普及率提高、文化教育水平在提升有关。

1.3.4　时间分布

2020年统计的2014—2017年13 138例TBI患者的数据提示，TBI多发生在早9时到晚23时，高峰期为早10时。患者发生TBI的时间点与到达医院急诊就医时间点的趋势基本相同（图10-1-6）。道路交通事故在一天24h均可发生，而平地跌倒和高空坠落伤多发生在9时到19时这个区间，并随时间变晚而逐渐升高（图10-1-7）。

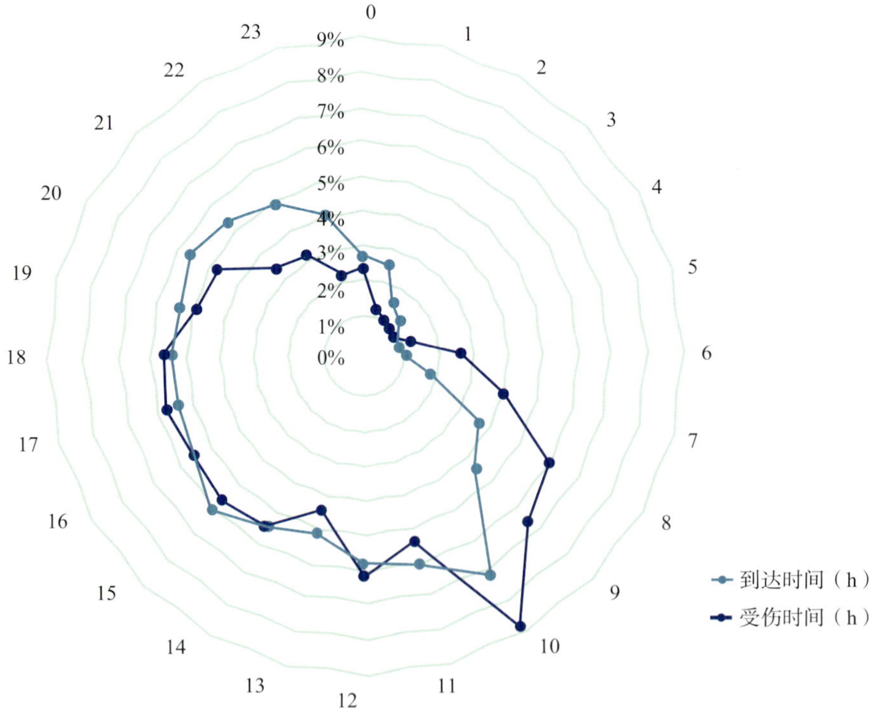

图10-1-6　患者发生TBI的时间与到达医院急诊的时间趋势基本相同

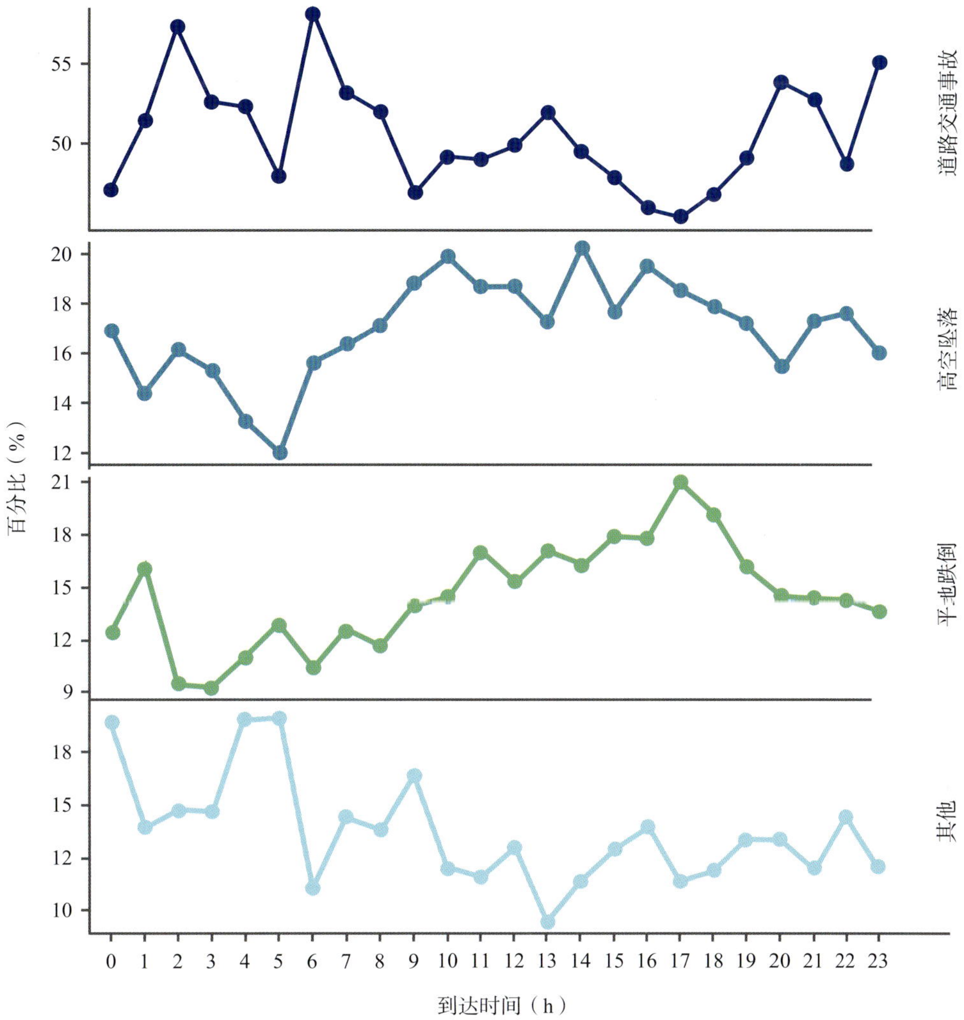

图 10-1-7 交通事故致 TBI 24h 均有发生，但是白天发生率低于夜间。平地跌倒和高空坠落伤致 TBI 的数量从白天到夜间逐渐增多。平地跌倒和高空坠落伤平均到达医院时间稍晚，而交通事故等则高达 55% 以上病例可望在 6h 左右到达医院

1.3.5 损伤地点

2020年，一项对来自中国22个省、自治区、直辖市52家医院的13 138例患者的数据提示：55%的TBI发生在街道和高速公路上，导致的颅脑损伤程度较重，22%的TBI发生在家中，导致的颅脑损伤较轻。

2022年发表的一项在中国22个省、自治区、直辖市的56个中心进行的前瞻性观察研究（表10-1-1），比较了65岁以上和65岁以下TBI患者的损伤特点和地点。就受伤地点而言，道路和居家室内是老年人和年轻人受伤的主要地点。在老年TBI患者中，家中（n＝903，37.39%）是平地跌倒（n＝535，70.03%）和高处坠落（n＝189，67.50%）的主要地点，其次是道路和公共场所。交通事故中，老年人受伤以行人为主（n＝509，49.23%），乘客较少（n＝96，9.28%）。值得注意的是，在交通事故中受伤的摩托车驾驶员占严重TBI的比例最高（29.13%）。大部分患者在损伤后24h内可以入院治疗，老年TBI患者从损伤到入院的中位时间为2.17h（IQR：1.00～6.00）。

1.3.6 严重程度

根据格拉斯哥昏迷评分（glasgow coma score，GCS）、意识状态及记忆丧失持续时间，可将TBI按损伤程度分为轻、中、重度三型，部分文章还会增加第四型——特重型。如果TBI患者同时存在身体其他部位的损伤，还可以采用简明损伤评分和创伤严重程度评分（injury severity scale，ISS）来评估全身的创伤情况。

2020年发表的一项对中国22个省、自治区、直辖市52家医院的13 138例患者的数据分析显示，TBI患者的GCS中位数为13分，21%的患者为重型TBI（GCS：3～8），其中42%的患者需入住ICU，这些患者容易出现瞳孔变化和低氧血症；22%为中型TBI（GCS：9～12），其入住普通病房和ICU的患者数量基本平衡；56%的患者为轻型TBI（GCS：13～15），其中70%的患者在普通病房接受治疗。

2004—2017年的11项研究显示，在74 815例TBI患者中，轻型患者46 325例，占61.9%；中型患者13 792例，占18.4%；重型患者14 698例，占19.7%。部分研究

表 10-1-1　老年与年轻颅脑外伤患者损伤特点的比较

	≥65岁	<65岁	*P*值
数量	2415	10 752	
损伤特点			
损伤机制，*n*（%）			<0.001
意外跌倒	1044（43.23%）	3325（30.92%）	<0.001
平地跌倒	764（31.64%）	1558（14.49%）	<0.001
高处坠伤	280（11.59%）	1767（16.43%）	<0.001
道路-交通事故	1034（42.82%）	5532（51.45%）	<0.001
其他*	224（9.28%）	1495（13.90%）	<0.001
未知原因	113（4.68%）	400（3.72%）	0.032
受伤地点，*n*（%）			<0.001
街道/交通	1197（49.57%）	6107（56.80%）	<0.001
家	903（37.39%）	2013（18.72%）	<0.001
工作地点	45（1.86%）	1013（9.42%）	<0.001
运动场/馆	12（0.50%）	94（0.87%）	0.080
公共场所	243（10.06%）	1464（13.62%）	<0.001
其他	15（0.62%）	61（0.57%）	0.868

注：*包括暴力和自杀

按照TBI四型对10 790例患者进行了统计，结果显示轻型患者7538例，占69.86%；中型1456例，占13.49%；重型1070例，占9.92%；特重型726例，占6.73%。张溢华等对33多万例TBI患者采用损伤严重度评分（ISS评分）系统进行统计，ISS≤15分为轻-中度损伤，共295 627例，占87.44%；ISS>15分为重度损伤，共42 456例，占12.56%。可见，轻型TBI的发生率较高，但需要预防并动态监测病情有无恶化。重型TBI发生率虽相对较低，但患者损伤重，预后差，是TBI诊治的重点和难点。目前各地级市基本已创建了急诊创伤中心，使急性TBI患者能够得到及时的救治。同时神经外科ICU的建设也日趋受到重视并有了较大发展，有助于提高重症TBI患者的救治成功率。

1.3.7　损伤类型

在一项包含2368例TBI患者的统计中，有783例被诊断为颅骨骨折，占33.07%；其他依次为718例脑挫裂伤伴脑实质出血，占30.32%；439例硬膜下血肿，占18.54%；214例硬膜外血肿，占9.04%；186例外伤性蛛网膜下腔出血，占7.85%。其他损伤诊断还包括脑室出血、颅内积气、弥漫性轴索损伤、头皮下血肿、头皮裂伤等，其中硬膜下和硬膜外血肿比例为2.05∶1。此外，有28%的患者伴有颅外损伤。多数脑挫裂伤伴脑实质出血患者还同时伴颅骨骨折、急性硬膜下血肿及外伤性蛛网膜下腔出血，少见单纯的脑挫裂伤伴脑实质内血肿。硬膜外血肿或硬膜下血肿也经常合并相近部位的颅骨骨折。老年患者急性硬膜下血肿（acute subdural hematoma，ASDH）和脑挫伤的发生率较高，而硬膜外血肿（epidural hematoma，EDH）的发生率则较低。

二、治疗

2.1　概况

我国2020年的一项统计数据显示：在13 627例重型TBI患者中，有2656例患者接受了紧急气管插管，其中6%的TBI患者在院前即接受紧急插管，94%的患者在急诊室行气管插管。28%的患者接受了颅内压（intracranial pressure，ICP）监测，5.9%的患者接受了脑室外引流，17%的患者接受了去骨瓣减压术（表10-2-1）。在单侧或双侧瞳孔对光反射消失的患者中，颅内压监测、脑室外引流和去骨瓣减压均与较低的死亡风险相关，但是对于瞳孔对光反射正常的患者，这些操作与死亡风险无明

表 10-2-1 TBI 患者的治疗措施的分布特征

变量	总体*（n＝13 138）	入院（n＝8317）	ICU（n＝4747）
转诊			
首诊	9249（70%）	6144（74%）	3053（64%）
二次转诊	3882（30%）	2173（26%）	1691（36%）
未知	7（0.0%）	0（0.0%）	3（0.1%）
紧急插管	2656（20%）	855（10%）	1791（38%）
院前插管	154（1.2%）	25（0.3%）	129（2.7%）
急诊科插管	2502（19%）	830（10%）	1662（35%）
ICP 监测	1509（11%）	172（2.1%）	1334（28%）
重症患者的ICP 监测	780（28%）	55（7.1%）	725（36%）
脑室外引流	774（5.9%）	83（10%）	690（15%）
重症患者的脑室外引流	368（13%）	23（3.0%）	345（17%）
血肿开颅手术	2679（20%）	662（8.0%）	2015（42%）
重症患者血肿开颅手术	1399（50%）	253（33%）	1145（57%）
颅骨修补手术	2170（17%）	416（5.0%）	1751（37%）
重症患者颅骨修补手术	1354（48%）	199（26%）	1153（57%）
颅外手术	208（1.6%）	79（0.9%）	127（2.7%）

注：颅外手术：肢体固定、开胸、开腹和腹膜外盆腔填塞。*.74 例患者缺乏分层信息

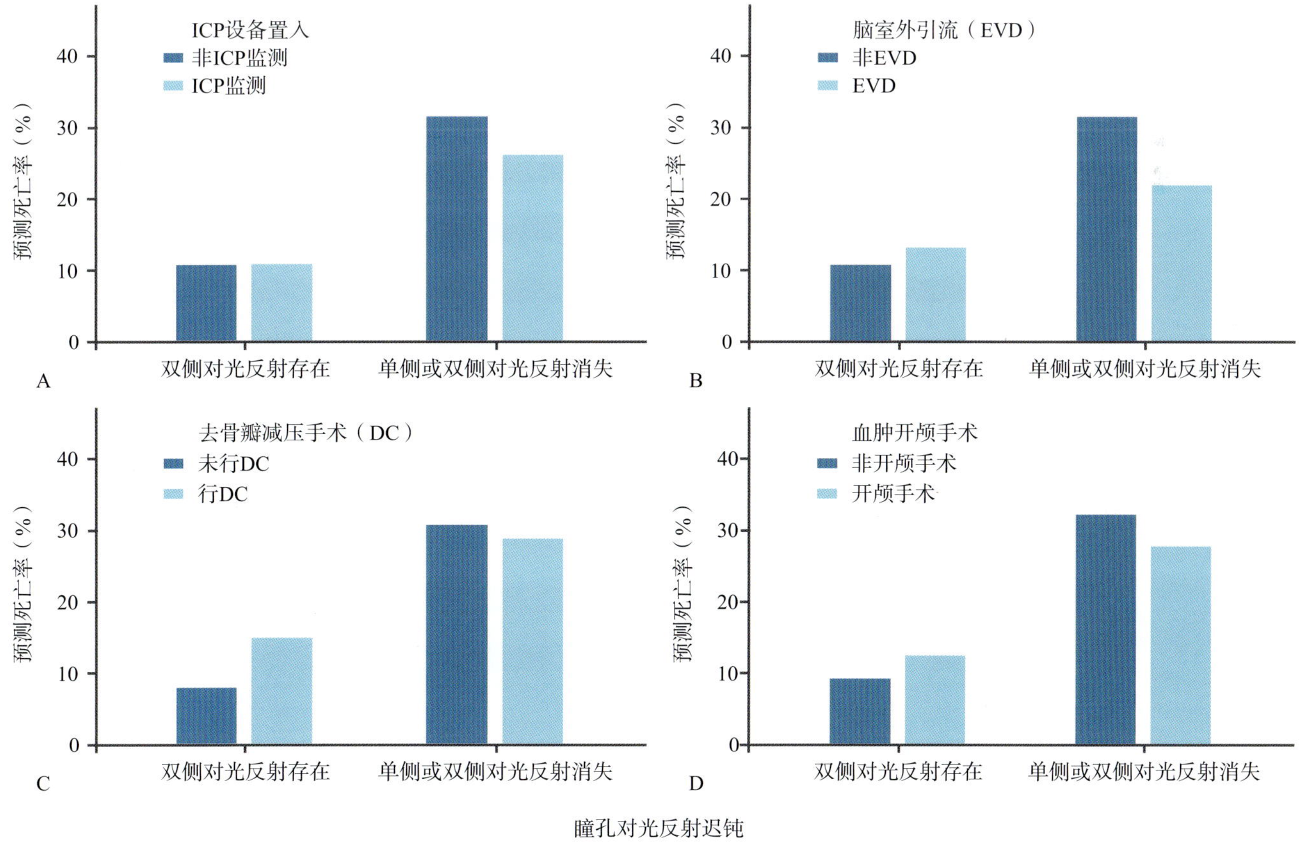

图 10-2-1 有创操作、瞳孔对光反射与患者死亡率预测

显的正相关关系（图10-2-1）。2018年天津市的一项研究共纳入2368例TBI患者，其中有783例（33.07%）患者接受了手术治疗，开颅血肿清除术（包括去骨瓣减压手术）693例（88.51%），单纯去骨瓣减压术418例（60.32%）。实施颅内压监测的患者，其好转率要高于未实施颅内压监测的患者，接受手术的患者好转率高于未做手术的患者。2004年北京天坛医院对3700例TBI患者治疗结果分析得出：重型颅脑损伤死亡率为46%，中型为12%，轻型为0，所有死亡病例的死亡率分布及其临床特点有明显的阶段性，据此提出了新的分期及各阶段的治疗重点。高颅内压脑疝患者若接受紧急手术可使死亡率降至32%，而非手术组高达97%。充分认识颅脑损伤后各阶段的临床特点非常重要，及时、正确的治疗方案（包括紧急手术和颅内压重症监护）是降低死亡率的关键。

冯军峰等调查了拥有神经重症监护病房（neurological intensive care unit，NICU）的37家医院。这37家医院来自全国18个省、自治区、直辖市，其中22家（59.5%）来自东部地区，6家（16.2%）来自中部地区，6家（16.2%）来自西部地区，3家（8.1%）来自于东北地区，37家医院均为三级甲等综合医院。这37家医院的NICU均隶属于神经外科，其床位中位数为19（12～24）张，所在神经外科专科床位数的中位数为118（90～203）张。GCS≤8分、TBI术后是主要的收住指征，大部分NICU会直接收住；GCS 9～12分或GCS 13～15分的患者，大部分NICU则要在合并其他危险因素时才收住（图10-2-2）。对于中型、轻型TBI患者，则会考虑是否合并其他危险因素，或进一步评估；NICU收住TBI患者的早期，镇痛药物常用芬太尼，镇静药物常用咪达唑仑，抗癫痫药物最常用丙戊酸钠；而伤后2h内发作癫痫、贯通性脑损伤、皮质挫伤则是主要的抗癫痫药物使用指征，这可为后期疗效比较提供参考。

2.2 创伤性颅脑损伤神经监测

关于TBI患者颅内压（intracranial pressure，ICP）监测的有效性，全球范围内仍存在争议。2015年在一项纳入了中国22家医院1443例TBI患者的多中心研究中，有838例患者（58.1%）放置了ICP监测，发现其可以降低入院时GCS为3～5分患者的6个月死亡率；也可以降低24h内GCS评分明显下降的患者的6个月死亡率（从入院9～12分进行性下降至3～8分）；还可以降低预期6个月死亡率超过60%的患者的死亡率。2022年，一项针对350例评分较低（GCS：9～11）的急性中型TBI患者的回顾性队列研究也显示，使用ICP监测治疗的患者，颅脑损伤后6个月死亡率及不良预后（GOS-E≤4）发生率均低于非ICP治疗组，提示颅内压监测有可能改善GCS评分较低的中型颅脑损伤患者预后。北京天坛医院数据表明实施ICP监护可使严重TBI死亡率降至36%，而非ICP监护组死亡率为47%，提示对严重的TBI患者进行ICP监测可能是有益的。2015年一项前瞻性观察性临床试验对122例急性TBI患者进行

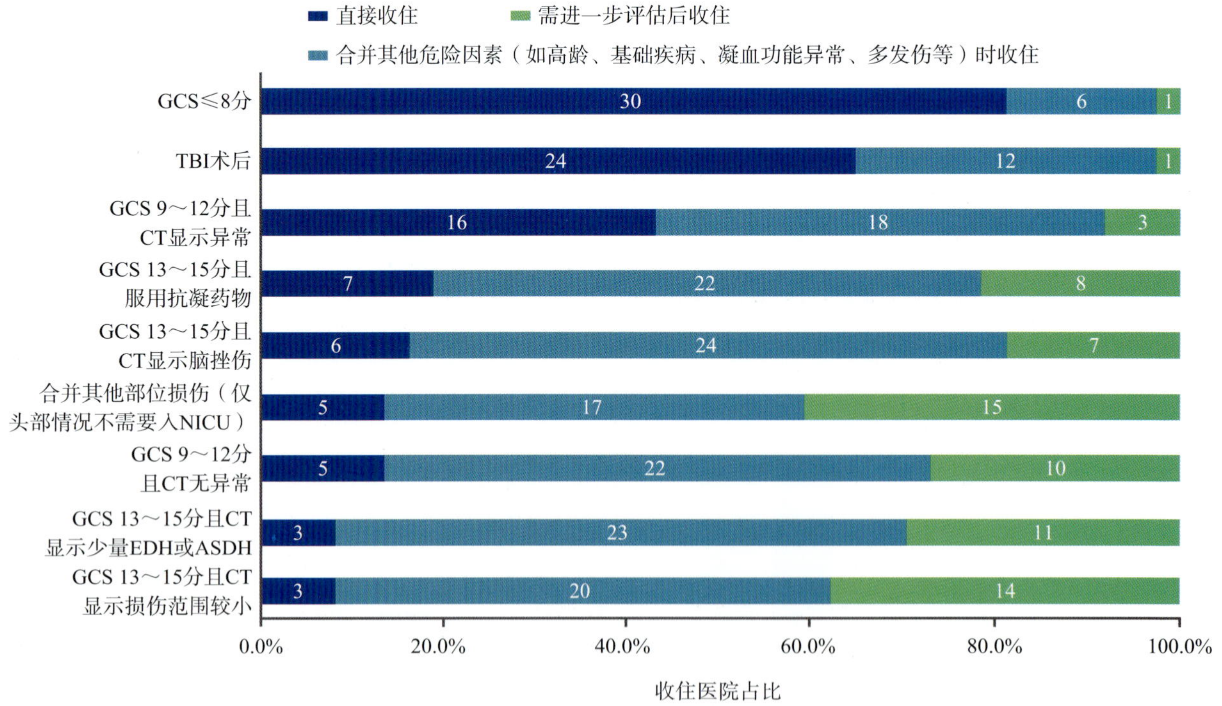

图10-2-2 TBI患者收住NICU的指征。GCS≤8分、TBI术后是主要的收住指征，大部分NICU会直接收住；GCS9～12分或GCS13～15分的患者，大部分NICU则要在合并其他危险因素时才收住

GCS.格拉斯哥昏迷评分

了研究，比较使用脑室外引流器（external ventricular drainage，EVD）或脑实质内监测仪监测颅内压的效果。结果显示采用EVD监测的患者损伤后6个月生存率明显高于采用脑实质内监测仪监测的患者（图10-2-3）。这些发现提示，在TBI患者中常规放置EVD可能是有益的。

2022年发表的一项前瞻性、多中心、纵向、观察性、队列研究，分析了全国52家ICU收治的颅脑损伤患者接受ICP监测和未接受ICP监测的数据。共纳入2029例严重TBI并入住ICU的患者：737例（36.32%）接受ICP监测，1292例（63.68%）未接受ICP监测。在非匹配队列（18.86% vs. 26.63%，$P<0.001$）和倾向评分匹配队列（19.82% vs. 26.83%，$P=0.003$）中，有无ICP监测在住院死亡率方面存在差异。多因素Logistic回归进一步表明，年龄较大、损伤严重程度评分升高、格拉斯哥昏迷评分较低、单侧和双侧瞳孔异常、全身性低血压（收缩压≤90mmHg）、入院时缺氧（SpO_2<95%）及未进行ICP监测与住院死亡率较高相关（图10-2-4）。与未接受ICP监测的患者相比，接受ICP监测的患者在ICU住院（11.79d vs. 7.95d，$P<0.001$）和整个住院（25.96d vs. 21.71d，$P<0.001$）的时间较短，并且出院后在自我护理中恢复较好的比例更高。另一项研究也表明，与未进行ICP监测的患者相比，ICP监测组患者在多方面表现出显著优势。ICP监测组的开颅手术率较低（30.1% vs. 46.2%），输血总量以及甘露醇和高渗盐水的输注量和时间均减少，检查转运次数较少，电解质紊乱和肾功能不全的发生率也较低，住院天数更短（18.7d vs. 21.3d）。此外，ICP监测组的病死率明显低于未监测组（6.5% vs. 14.9%）。这些结果表明，ICP监测在降低手术和并发症发生率、缩短住院时间及降低病死率方面具有显著优势。相较于非手术治疗，颅内压监测和去骨瓣减压术可明显改善无中线移位的重型TBI合并脑肿胀患者大脑动脉血流速度与脑灌注情况，调节神经功能，降低并发症，提高良好预后率。

脑组织氧分压和脑组织温度也用于TBI患者的监测。2014年一项研究表明，在112例重症TBI患者中，60例患者的颅内压、脑灌注压和脑组织氧分压是判断预后的有用指标。2019年一项多中心、前瞻性、观察性研究测量了51例急性TBI患者的脑组织温度，发现术后峰值温度超过39℃与入院时损伤程度更高和预后更差相关。因此，脑组织温度可能是预测TBI患者预后的一个重要指标。

2.3　去骨瓣减压治疗难治性颅内高压

难治性颅内高压是指当采用包括过度通气、甘露醇、呋塞米等常规措施，不能使升高的ICP最大值下降50%以上，且ICP持续高于正常。其由严重TBI导致大量脑挫伤、脑内或硬膜下血肿和脑水肿所引起，与临床不良预后相关。TBI的外科治疗已成为国际公认的共识，但是否对难治性颅内高压进行手术减压仍有争议。我国2005年一项多中心、随机对照试验和2009年一项单中心随机对照试验比较了大骨瓣减压术（定义为12cm×15cm）与常规去骨瓣减压术（定义为6cm×8cm）对额颞挫伤、脑内或硬脑膜下血肿或脑水肿导致的难治性颅内高压的重型TBI患者的治疗效果。两项随机对照研究均显示，与接受常规小骨瓣减压术的患者相比，接受大骨瓣减压术的患者预后有显著改

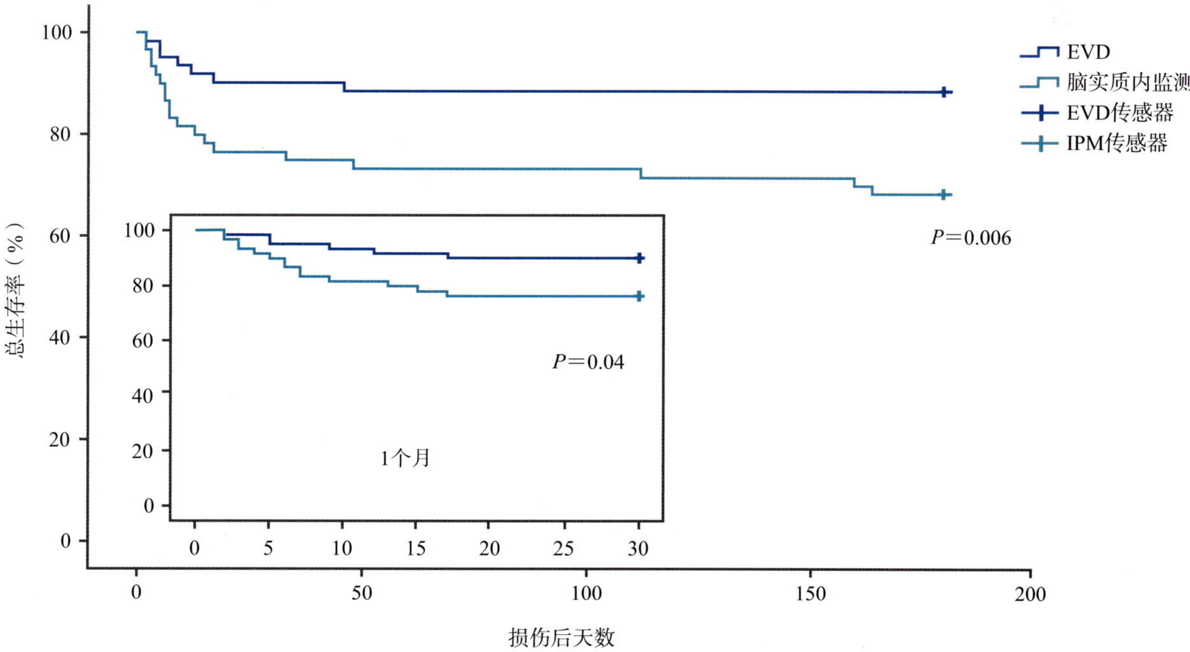

图10-2-3　Kaplan-Meier生存图显示，采用脑室外引流（EVD）治疗的患者与采用实质内监测（IPM）治疗的患者6个月累积生存率（$P=0.006$）。插图显示1个月时的累积生存率（$P=0.04$）

参数	OR	95% CI	P值
年龄（岁）	1.022	1.014～1.030	＜0.001
性别			
女性	Ref		
男性	1.134	0.853～1.516	0.390
损伤前健康情况			
ASA-PS 1	Ref		
ASA-PS 1	0.998	0.711～1.392	0.991
ASA-PS 1	1.089	0.609～1.908	0.770
ASA-PS 1	1.217	0.531～2.731	0.636
损伤机制			
道路交通事故	Ref		
意外跌倒	0.954	0.725～1.251	0.734
其他（例如：暴力）	1.105	0.711～1.691	0.652
ISS评分	1.019	1.009～1.028	＜0.001
GCS评分	0.609	0.560～0.660	＜0.001
瞳孔反射			
双侧存在	Ref		
一侧或双侧消失	1.716	1.299～2.271	＜0.001
收缩压			
＞90mmHg	Ref		
≤90mmHg	1.781	1.109～2.869	0.017
SpO_2			
＞95%	Ref		
≤95%	1.361	1.030～1.797	0.030
ICP监测			
无	Ref		
有	0.698	0.541～0.897	0.005

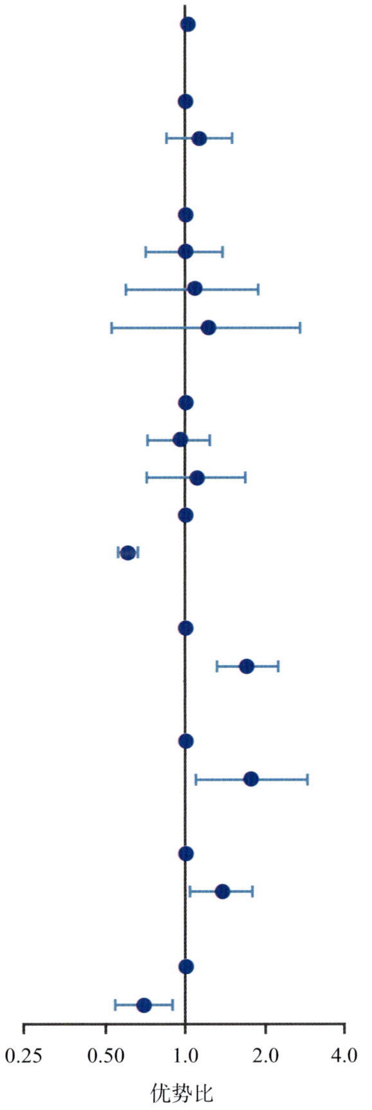

图10-2-4　重症监护室收治的严重TBI患者住院死亡率的多变量模型森林图

OR＞1.0反映了住院期间较高的死亡风险。缺氧被定义为入院时氧饱和度≤95%，全身性低血压定义为到达医院时收缩压≤90mmHg。ASA-PS. 美国麻醉师协会身体状况分类系统；CI. 置信区间；GCS. 格拉斯哥昏迷评分；ICP. 颅内压；ISS. 损伤严重度评分

善。这些结果提示，对于伴有难治性颅内高压的重型TBI患者，应采用大骨瓣减压术（≥12cm×15cm或直径15cm）。此外，中国神经外科医师学会还推荐单侧或双侧额冠切大骨瓣减压术治疗重型TBI合并难治性颅内高压患者，并形成专家技术共识。

去骨瓣减压手术在缓解TBI导致难治性颅内高压的同时，也会引起严重的并发症，如硬膜下积液、颅骨缺损合并脑移位导致的头皮凹陷、手术减压后出现的脑积水。之前通常在去骨瓣减压术后至少6个月后进行颅骨修补手术。而2007年一项回顾性研究比较了在去骨瓣减压术后5～8周接受早期颅骨修补术的患者和在去骨瓣减压术后至少12周接受晚期颅骨修补术患者的预后，发现早期接受手术患者的格拉斯哥预后评分和Karnofsky表现评分在统计学上优于晚期手术患者。此外，接受早期颅骨成形术的患者与接受晚期颅骨成形术的患者相比，脑血流灌注也有所改善。2016年创伤性颅骨缺损成形术中国专家共识推荐：如无手术禁忌证，在病情允许的情况下，提倡早期行颅骨成形术。国内外均有进行早期颅骨修补的临床研究，但目前支持去骨瓣减压术后早期行颅骨修补术的安全性和有效性的证据仍然需要更多高质量循证医学研究的支持。

2022年一项回顾性多中心研究收集了22例TBI患者在发病后72h内接受内镜辅助微创神经外科手术的数据，通过保留更多的正常脑组织，微创神经外科手术可能对创伤性脑损伤患者的康复和神经系统预后产生有益的影响。2022年另外一项单中心随机对照研究选取了78例

重型颅脑损伤患者，按治疗方式分为常规开颅减压术组（6cm×8cm）和标准大骨瓣开颅术组（12cm×15cm），每组39例。比较两组患者的预后（GOS评分）、术前、术后颅内压、神经功能（NIHSS评分）、脑血流动力学（Vm、Vs、PI）、生活质量（SF-36评分）及术后并发症。标准大骨瓣开颅术组GOS评分达到5级的患者明显多于常规开颅减压术组（$P<0.05$）。标准大骨瓣开颅术组术后颅内压、NIHSS评分均低于常规开颅减压术组（$P<0.001$）。标准大骨瓣开颅术组术后Vm、Vs、PI均低于常规开颅减压术组（$P<0.001$）。两组患者并发症发生率无统计学差异（$P>0.05$）。标准大骨瓣开颅术组SF-36评分高于常规开颅减压术组（$P<0.01$）。相反，一项收集了120例术后6～24个月的TBI患者数据的回顾性研究发现，单纯行开颅手术未去骨瓣患者的认知和日常行为功能更好。

2.4　低温治疗

应用低温治疗创伤性颅脑损伤导致的组织损伤由来已久，但治疗的获益尚未得到肯定。除了对神经元的保护作用外，低温更广为人知的作用是降低颅内压。不过低温治疗也有风险，包括凝血障碍和免疫功能抑制，深度低温甚至有额外的心律失常和死亡风险。2022年，宣武医院神经外科王宁团队发表了《神经重症目标温度管理中国专家共识（2022版）》，对低温治疗的分类、适应证、禁忌证、方法、操作流程及并发症的防治进行了详细陈述，以推动低温治疗的同质化管理。

20世纪90年代以来，中国、欧洲、日本、美国等国家应用轻-中度低温治疗重型TBI患者已经超过1000例。然而，轻-中度低温是否能改善重型TBI患者的预后仍有争议。在中国进行的随机对照试验比较了长时程（＞5d）轻度低温和正常体温对严重TBI患者预后的影响。这些研究发现，重型TBI后的治疗性低温可显著降低颅内压，改善脑组织氧合，改善患者预后。值得注意的是，长时程治疗性低温并没有显示出颅内压反弹，也没有导致严重的并发症，尤其是肺炎。2021年发表的一项前瞻性、多中心、随机、对照临床试验纳入302例患者，评估成人TBI患者低温治疗的安全性和有效性。在14家医院随访6个月，低温组156例，常温组146例。结果显示，两组患者预后无明显差异（$OR=1.55$，95%CI：0.91～2.64，$P=0.105$），死亡率无明显差异（$P=0.111$）。然而，低温组良好预后的比例相对高于正常体温组，常温组死亡率高于低温组（图10-2-5）。在低温组中，58.7%的患者预后良好，而正常体温组为48.1%。低温组死亡率为13.77%，常温组死亡率为21.80%。对于初始颅内压≥30mmHg的患者，采用低温治疗组与常温组比较，最后预后较好的比例分别为60.82%和42.71%（$OR=1.861$，95%CI：1.031～3.361，$P=0.039$）。此外，长时程低温不会增加并发症的发生率（表10-2-2）。目前倾向于认为，在监护条件良好的NICU中实施低温治疗对改善重型TBI的总体预后有利；而对条件不佳的NICU实施低温治疗，可能增加重型TBI的并发症而导致预后变差。迄今为止，多项关于低温治疗重型TBI的多中心临床医学研究均未能获得低温改善重型TBI预后的确凿证据，可能与加入研究的医学中心良莠不齐、部分中心并没有规范的神经重症诊疗能力有关。2022年一项前瞻性随机对照研究表明，对

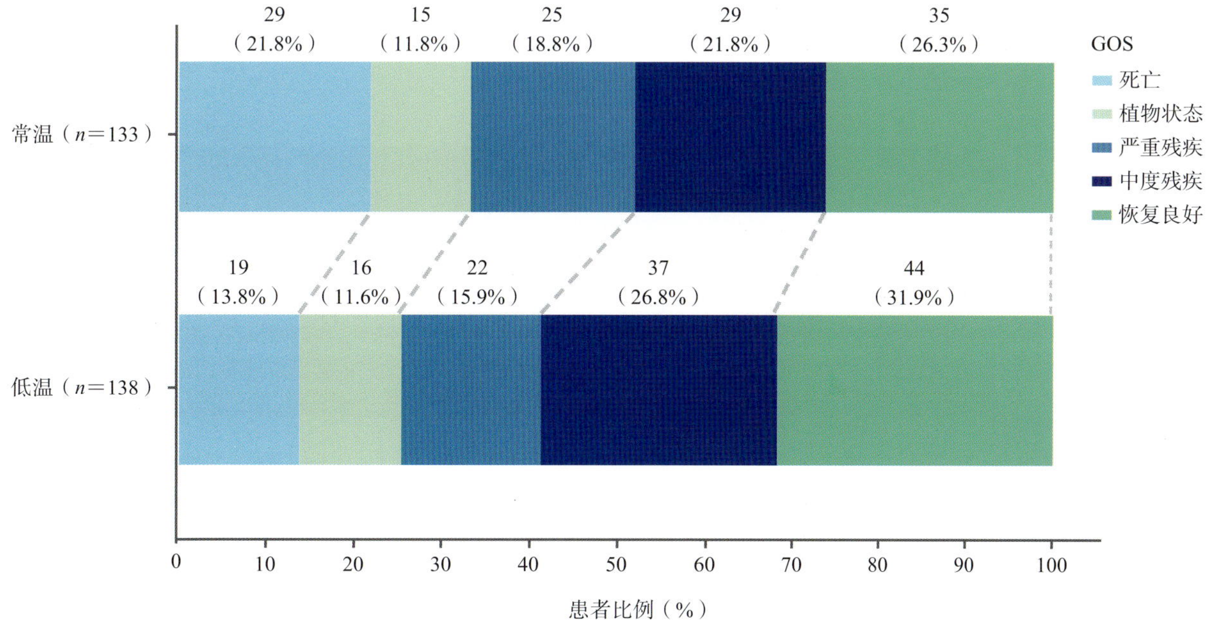

图10-2-5　6个月后低温组和常温组患者预后情况

表 10-2-2　低温组和常温组6d内并发症的发生率

并发症	常温组（n＝146）	低温组（n＝156）	P值
肺炎	45（30.82%）	44（28.21%）	0.62
低钾血症	39（26.71%）	53（33.97%）	0.172
胃肠道出血	6（4.11%）	2（1.28%）	0.162
凝血障碍	4（2.74%）	0（0.00%）	
颅内感染	0（0.00%）	0（0.00%）	

注：数据表示为数字（%）。随机分组后前6d的并发症。低钾血症是指血清钾水平≤3.0 mmol/L

于重型TBI患者，院前实施低温治疗（33℃～35℃），在24h、48h、72h的ICP（17.38mmHg±4.88mmHg、18.40mmHg±4.50mmHg、16.40mmHg±4.13mmHg）明显低于后期实施低温治疗组（20.63mmHg±3.00mmHg、21.80mmHg±6.00mmHg、18.81mmHg±4.50mmHg）（$P<0.05$）。院前低温组预后良好（GOS：4～5分）率高于后期低温组（65.1% vs. 37.2%；$P<0.05$），且无并发症发生。

2.5　右正中神经电刺激

10%～15%的严重TBI患者处于昏迷或植物状态，一项单中心随机对照试验对437例严重TBI昏迷患者的研究显示，接受右正中神经电刺激（right median nerve stimulation，RMNS）治疗的患者GCS明显增加，与未接受正中神经刺激治疗的患者相比，这些患者恢复意识的比例更高，植物状态的比例更低。此试验已发表，即下文的22个中心的RCT。天津医科大学总医院团队收治5例重型TBI患者，除常规治疗外，给予他们右侧正中神经刺激2周，收集治疗前后脑脊液做miRNA表达谱分析，同时评估治疗前后脑电图，体感诱发电位，脑干诱发电位和弥散张量成像。结果发现右侧正中神经刺激导致的miRNA差异表达与减少神经元凋亡相关因子和调高儿茶酚胺相关因子表达有关，所有5例患者的上述电生理和弥散张量成像指标都获得了改善。该研究进一步佐证右侧正中神经刺激可能有助于患者苏醒。

一项在中国22个中心进行的随机对照试验（NCT02645578），研究了右正中神经电刺激对严重创伤性脑损伤后昏迷患者的效果（图10-2-6）。329名参与者被分为RMNS组和对照组，结果显示在损伤后6个月，RMNS组恢复意识的患者比例显著高于对照组（72.5% vs. 56.8%，$P=0.004$）。此外，RMNS组在第3个月和第6个月的GOSE评分以及第28d的FOUR评分也显著优于对照组。GCS、CRS-R和DRS的改善速度在RMNS组中更快。两组不良事件发生率相似，未发现与刺激器械相关的严重不良事件。

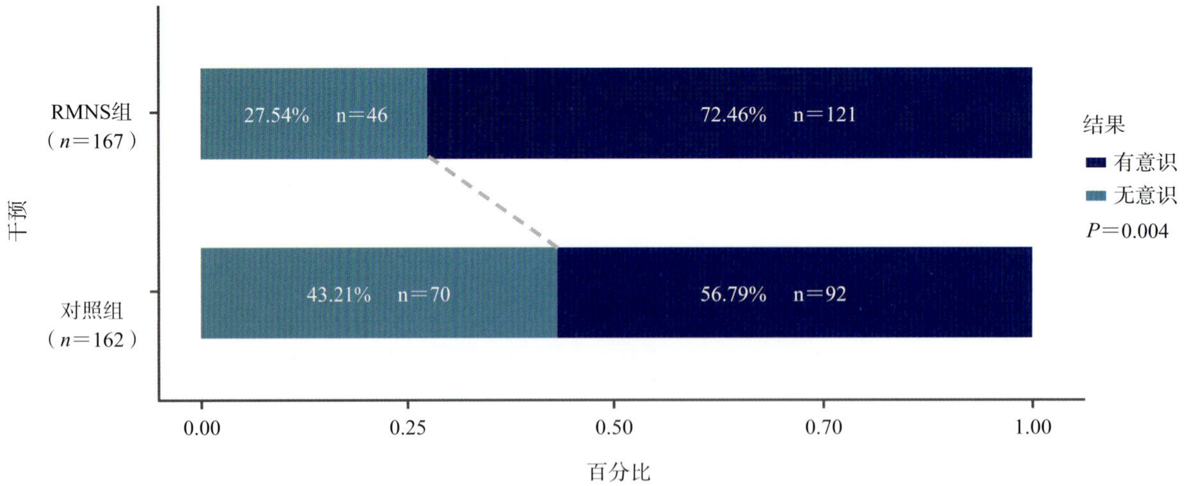

图 10-2-6　两组不同干预措施在损伤后6个月恢复意识的患者百分比

2.6　经颅直流电刺激

一项回顾性队列研究分析了在常规治疗基础上加入经颅直流电刺激（transcranial direct current stimulation，tDCS）对TBI后意识障碍患者的疗效。60名患者被分为两组，分别接受常规治疗和常规治疗加tDCS刺激。结果显示，tDCS治疗组在治疗期间及治疗结束后6个月和12个月的意识恢复量表和脑干听觉诱发电位评分显著高于仅接受常规治疗组，差异具有统计学意义（$P<0.05$）。tDCS组的临床有效率为73%，明显优于常规治疗组的57%（$P<0.05$）。虽然tDCS治疗组有部分患者出现局部轻微泛红，但未发生严重不良反应。结论表明，tDCS作为常规治疗的补充能够更有效地改善TBI后患者的意识状态，且安全性良好。

三、相关并发症

3.1　颅脑创伤后癫痫

颅脑创伤后癫痫（post-traumatic epilepsy，PTE）是TBI后，由神经元损伤、变性、胶质细胞增生等引起神经回路、神经网络、神经元异常、同步化电活动，导致患者癫痫发作的一类疾病，是TBI后需要进行诊断评估、预防或进行治疗的临床疾病。2020年中国西部三家医院的一项纳入2135例TBI患者的研究表明，发生PTE的患者中以男性更常见，占82.7%。发生PTE的患者颅脑损伤程度更加严重，其中严重TBI患者占61.9%。发生PTE的患者存在神经功能障碍的占55.8%，伴有意识丧失的占74.3%。在2135例TBI患者中，有7.7%诊断为创伤后癫痫发作，1.5%诊断为即刻创伤后癫痫发作（＜24h），5.8%诊断为早期创伤后癫痫发作（≤1周），0.4%诊断为晚期创伤后癫痫发作（＞1周），10.6%诊断为PTE。PTE患者中6.2%发生在TBI的1年时间以内，5年时上升至9.7%，8年时上升至10.6%。在PTE患者中，1.7%为轻型TBI，2.3%为中型TBI，6.6%为重型TBI。

PTE患者头颅CT通常有异常表现。一项研究表明，43.5%的患者存在硬膜下血肿，35%的患者存在硬膜外血肿，30.1%的患者存在脑内血肿。28.4%的患者存在蛛网膜下腔出血，10.7%的患者存在弥漫性轴索损伤，19.4%的患者并发额颞叶的挫伤，25.9%的患者并发其他部位的挫伤，6.9%的患者为开放性TBI，38.3%的患者存在颅骨线性骨折，8.9%的患者存在凹陷性骨折。PTE的危险因素包括：男性（HR＝1.6，95%CI：1.1～2.2，$P=0.009$）、早期创伤后癫痫发作（HR＝2.9，95%CI：2.2～4.1，$P<0.001$）、TBI的严重程度（中型TBI：HR＝3.0，95%CI：1.8～5.0，$P=0.001$；重型TBI：HR＝4.3，95% CI：2.3～7.6，$P<0.029$）、意识丧失超过30min（30min～24h：HR＝1.8，95%CI：1.02～3.1，$P=0.041$；＞24h：HR＝2.4，95%CI：1.4～2.4，$P=0.001$）、硬膜下血肿（HR＝1.9，95%CI：1.4～2.5，$P<0.001$）、脑挫伤（额颞叶：HR＝2.7，95%CI：1.9～3.9，$P<0.001$；其他脑区：HR＝1.5，95%CI：1.01～2.3，$P=0.042$）和开颅手术（HR＝1.7，95%CI：1.3～2.3，$P<0.001$）。发生PTE的患者住院时间显著延长。

早期创伤后癫痫发作（EPTS）是指脑损伤后1周内发生的癫痫发作。北京儿童医院PICU进行了一项单中心回顾性研究，共纳入108例脑外伤患儿。研究表明EPTS总发生率为33.98%（35/108）。EPTS与凹陷性骨折呈正相关（$P=0.023$）。EPTS与颅内出血、蛛网膜下腔出血呈正相关（$P=0.011$、$P=0.004$）。EPTS在脑电图监测中的检出率为80.00%。两组脑电图监测率比较，差异有统计学意义（$P=0.041$）。41例（37.86%，41/108）在神经外科手术后给予预防性抗癫痫药物（AED）治疗，8例（19.51%，8/41）仍有癫痫发作。两组预防性使用AED的差异无统计学意义（$P=0.519$）。Logistic回归分析显示开放性颅脑损伤和入院时发热是发生EPTS的危险因素，而手术干预和使用高渗盐水与未发生EPTS有关。

3.2　进展性硬膜外血肿

进展性硬膜外血肿（progressive epidural hematoma，PEDH）是指在重复头颅CT时出现新的硬膜外血肿或与初始CT比较，发现硬膜外血肿增大。头颅CT常发现TBI患者发生PEDH。2012年上海一项412例TBI患者的研究显示，所有患者在损伤后24h内进行至少2次头颅CT检查，以及伤后3d、5d、7d继续进行CT，结果显示9.2%的患者出现PEDH，大部分PEDH病例发生在TBI后3d内。低血压（OR＝0.38，95%CI：0.17～0.84）、距离第一次CT的时间（OR＝0.42，95%CI：0.19～0.83）、凝血功能障碍（OR＝0.36，95%CI：0.15～0.85）、去骨瓣减压（OR＝0.46，95%CI：0.21～0.97）是发生PEDH的独立危险因素。

3.3　慢性硬膜下血肿

2018年一项多中心随机对照试验比较阿托伐他汀和安慰剂治疗慢性硬膜下血肿的结果。纳入标准包括年龄18～90岁的患者，经CT诊断为单侧或双侧幕上慢性硬膜下血肿，未进行慢性硬膜下血肿手术，6个月前未接受他汀类药物治疗。98例患者服用阿托伐他汀，98例患者服用安慰剂。治疗后8周，阿托伐他汀组的血肿体积减少量比安慰剂组多12.55ml（95%CI：0.9～23.9ml，$P=0.003$）。阿托伐他汀组有45例（45.9%）患者神经功能明显改善，安慰剂组有28例（28.6%）患者神经功能明显改善（OR＝1.957，95%CI：1.07～3.58；$P=0.03$）（图10-3-1）。2020年来自天津医科大学总医院江荣才教授的一项概念对照研究证实，阿托伐他汀钙联合小剂量地塞米松短期应用治疗慢性硬膜下血肿相比于单用阿托伐他汀治疗，其疗效更佳，促进血肿吸收效率更高，且其发挥作用机制可能与二药联合使用对CD4/CD8T细胞抑制率提高有关。因此，基于阿托伐他汀可能是一种安全有效的非手术治疗慢性硬膜下血肿的方法，这项发现可能改变未来慢性硬膜下血肿治疗的一线方案。2024年华山医院在新英格兰医学杂志发表文章，统计分析了722名非急性硬膜下血肿患者，其中360名被分配到（接受或不接受钻孔引流）组，362名被分配到常规治疗（钻孔引流）组。共有78.3%的患者接受了钻孔引流术；而在接受钻孔引流术的患者中，99.6%的患者是在栓塞术后进行的该操作。在90d内，栓塞组和常规治疗组分别有24名患者（占6.7%）和36名患者（占9.9%）的硬膜下血肿出现症状复发或进展的情况，但不存在统计学差异。栓塞组中严重不良事件的发生率低于常规治疗组（6.7% vs. 11.6%，$P=0.02$）。由此可见，在有症状的非急性硬膜下血肿患者（其中78%接受了钻孔引流术）中，脑膜中动脉栓塞术导致的90d症状复发或进展发生率与常规治疗相似，但严重不良事件的发生率更低。令人感兴趣的是，这些入组患者平均97.9%接受了他汀类药物或者地塞米松治疗。两组接受他汀类药物治疗的患者比例高达96.4%和97%。与该论文同期刊发表的另外2项来自美国的同样是比较标准治疗加或不加脑膜中动脉栓塞的临床研究则显示脑膜中动脉栓塞减少了术后复发率，而该研究未使用他汀类药物。显然这有理由让人联想，是否他汀类药物在降低术后复发率方面发挥了一定作用？

3.4 创伤性颅脑损伤后脑积水

根据病因，脑积水可分为原发性和继发性两类，其中继发于颅脑创伤的脑积水称为创伤性颅脑损伤后脑积水。创伤后脑积水发病率为0.7%～86%，典型表现为痴呆、尿失禁、走路不稳。目前比较公认的诊断标准包括以下三点：①脑积水发生于颅脑创伤后12个月以内；②头颅CT提示脑室增大（排除脑萎缩）；③临床上表现为神经功能的进行性退化或无显著临床好转。创伤性颅脑损伤后脑积水是颅脑创伤最常见的并发症之一，凡创伤后昏迷持续1周以上者，继发脑积水可高达90%。颅脑创伤后的脑积水按发生的时间可分为急性型和慢性型。急性脑积水通常发生在颅脑创伤后2周之内，最快在伤后3d即可出现。慢性脑积水则多在创伤后3～6周形成，亦有迟至数月或6个月才发生者。急性脑积水应当通过脑室外引流或分流手术积极处理，绝大多数可有理想的治疗效果。

周雷廷等将86名脑外伤去骨瓣减压术后脑积水患者分成两组，A组采用早期颅骨修补联合脑室腹腔分流术，在2个月内同期进行颅骨修补术和脑室腹腔分流术；B组在2个月内采用脑室腹腔分流术，再于2～3个月后实施颅骨修补术。研究发现早期颅骨修补联合脑室腹腔分流术治疗脑外伤去骨瓣减压术后脑积水，可提高患者的临床治疗效果，加快其术后神经功能、意识状态和机体功能恢复，利于提高患者的生活自理能力并改善预后。

邓庆芬等比较了62例颅脑外伤术后颅骨缺损患者接受晚期（颅脑外伤术后3～6个月）颅骨修补术与早期（颅脑外伤术后1～3个月）颅骨修补术的效果。研究发现早期颅骨修补术治疗颅脑外伤术后颅骨缺损的效果

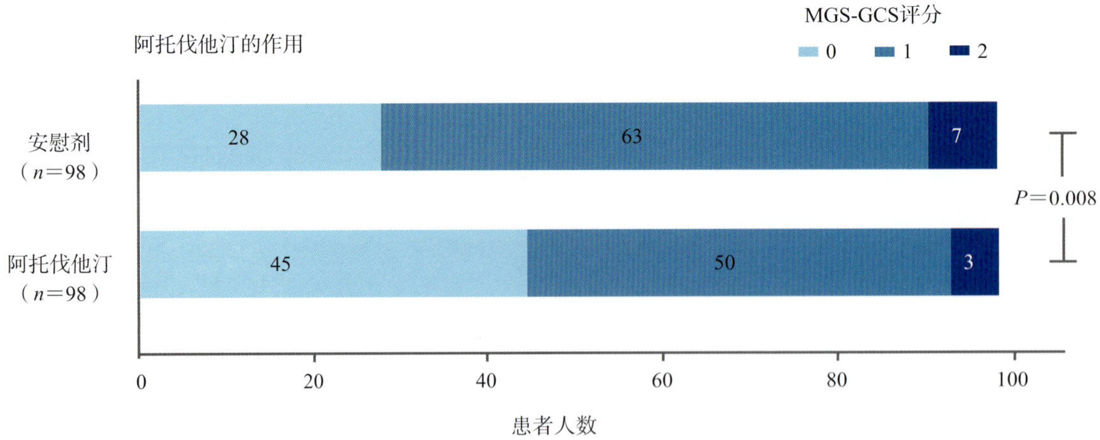

图10-3-1 慢性硬膜下血肿患者应用阿托伐他汀和安慰剂后，阿托伐他汀组MGS-GCS评分（Markwalder分级评分/格拉斯哥昏迷评分）优于安慰剂组

较好，能减少术中出血量，明显改善颅骨缺损部位大脑中动脉血流速度，恢复患者神经功能，且能降低并发症发生率。

3.5　低钠血症

2022年发表的一项回顾性研究收集了90例TBI患者的数据，根据患者是否合并低钠血症分为低钠血症组（50例）和非低钠血症组（40例）。研究显示，颅脑损伤程度、脑室出血、脑水肿、颅底骨折是颅脑损伤并发低钠血症的主要因素。

3.6　肺部感染

肺部感染是重型STBI患者常见的严重并发症。2022年一项回顾性队列研究探讨了重型TBI患者气管切开后肺部感染的预测因素。共纳入216例重型TBI后气管切开的患者，发现肺部感染是一个常见和严重的并发症。糖尿病、低蛋白血症、昏迷时间≥22h、机械通气时间≥5d、住院时间≥21d是肺部感染的危险因素。肺部感染以革兰阴性菌为主。肺部感染发生率为26.85%。糖尿病（r＝0.782）、低蛋白血症（r＝0.804）、昏迷时间（r＝0.672）、机械通气时间（r＝0.724）、住院时间（r＝0.655）、气管切开后住院时间（r＝0.554）、死亡情况（r＝0.598）均与肺部感染相关（P＜0.05）（表10-3-1）。肺炎克雷伯菌（33.87%）和金黄色葡萄球菌（29.03%）是TBI患者肺部感染中最常见的病原菌。Logistic回归分析显示，糖尿病（OR＝2.232，95%CI：1.215～3.904）、血浆总蛋白＜60g/L的低蛋白血症（OR＝1.922，95%CI：1.083～3.031）、昏迷时间≥22h（OR＝2.864，95%CI：1.344～5.012）、机械通气时间≥5d（OR＝3.602，95%CI：1.297～5.626）、住院时间≥21d（OR＝2.048，95%CI：1.022～3.859）是TBI气管造瘘患者发生肺部感染的危险因素。

2023年一项研究表明，积极干预患者糖尿病和低血清白蛋白，促进意识清醒、减少术前不合理使用抗生素以及减少气管插管或切开均可有效降低颅脑创伤患者术后肺部感染的发生风险。另外一项研究纳入189例颅脑外伤患者，其中并发感染47例，感染发生率为24.87%；感染部位以肺部最为常见。

3.7　创伤后应激性心肌病

研究显示，在重型TBI后，神经源性应激性心肌病（neurogenic stress cardiomyopathy，NSC）的临床特

表10-3-1　肺部感染和相关因素的Pearson相关分析结果

参数	R	P值
性别	0.124	0.088
年龄（岁）	0.211	0.092
BMI（kg/m^2）	0.161	0.074
饮酒史	0.107	0.115
吸烟史	0.244	0.079
高血压	0.175	0.103
糖尿病	0.782	0.033
高脂血症	0.121	0.079
低蛋白血症	0.804	0.014
TBI类型	0.626	0.011
入院时GCS	0.239	0.075
气管切开前机械通气时间（h）	0.599	0.026
昏迷时间（h）	0.672	0.012
机械通气时间（d）	0.724	0.003
住院时间（d）	0.655	0.037
气管切开后住院时间（d）	0.554	0.041
死亡	0.598	0.029

点和住院病死率与年龄密切相关。通过对65例患者的分析，发现中青年组（18～60岁）和老年组（≥60岁）在心电图异常的发生率上差异不显著，分别为92.9%和91.3%，但中青年组更易出现T波倒置，比例为28.6%，而老年组为4.3%。老年组表现出更严重的心肌损伤，如射血分数降低（91.3%对比中青年组的35.7%）、RWMA（87.0%对比中青年组的28.6%）和肌钙蛋白水平升高（78.3%对比中青年组的52.4%）。此外，老年组的低血压发生率为21.7%，高于中青年组的7.1%，NSC评分中位数为5（1～11），住院病死率为30.4%，显著高于中青年组。多因素分析表明，NSC评分是重症TBI并发NSC患者病死率的独立危险因素，提示老年患者在颅脑损伤后需更密切监测心肌病的病情。

3.8 胃肠道并发症

丁春龙等采用回顾性队列研究分析2020年5月至2023年2月东南大学附属中大医院无锡分院收治的101例重型TBI患者的临床资料，发现术前GCS≤5分、术中iICP＞23 mmHg、肠内营养启动时间＞24 h是sTBI患者术后发生肠屏障功能障碍（intestinal barrier dysfunction，IBD）的独立危险因素。术中iICP对重型TBI患者术后发生IBD的预警价值最大，术前GCS预警价值次之，肠内营养启动时间预警价值最低。

四、预后

随着我国TBI诊治水平的提高，TBI患者的预后有了很大的改善。2017年的一项研究表明我国的TBI死亡率从2008年的每10万人17.06人下降到2013年的12.99人。2020年一项包含13 138例患者的数据分析提示：13 138例TBI患者共有637例（5%）患者死亡，其中包括552例（20%）严重TBI患者。30d生存率为94.5%，90d生存率为91.4%（图10-4-1）。死亡的主要原因是原发性损伤（占64%），其次是继发性损伤（占24%）。5%的患者死于并发症，4%的患者死于全身损伤。死亡原因不同，生存时间也不相同。不同城市、不同中心TBI患者的死亡率也各不相同。上海的一项研究表明，患者年龄、瞳孔对光反射、运动GCS评分、CT特征及ICP等与患者预后密切相关，并据此建立中-重度脑外伤患者预后预测工具。老年（OR＝1.066，95%CI：1.045～1.087，P＜0.001）、较低的GCS评分（OR＝0.737，95%CI：0.660～0.824，P＜0.001）、高D-二聚体（OR＝1.005，95%CI：1.001～1.009，P＝0.015）、凝血功能障碍（OR＝2.965，95%CI：1.808～4.864，P＜0.001）、低血压（OR＝3.862，95%CI：2.176～6.855，P＜0.001）、基底池完全消失（OR＝3.766，95%CI：2.255～6.290，P＜0.001）是1年死亡率的预测因素。2020年一项从北京市红十字急救中心收集的3327例因交通事故死亡的统计数据表明，患者从受伤到死亡的平均时间为36.90h±89.57h；46.7%的伤者在受伤后10min内死亡；9.02%的患者在10min～1h内死亡；30.33%的患者在1h～3d内死亡；13.95%的患者在3～30d死亡。

目前对于TBI患者的预后评估通常采用格拉斯哥预后评分（Glasgow outcome score，GOS）。2004—2017年，综合国内多项研究数据显示，40 150例TBI患者在出院时有34 453例预后良好（GOS：4～5分），占85.8%；预后不良共2027例（GOS：2～3），占5%；死亡共3671例（GOS：1分），占9.2%。仅从住院患者的统计数据来看，2001—2007年338 083例TBI患者的死亡例数为10 756例，占3.18%。另外一项研究表明，2008—

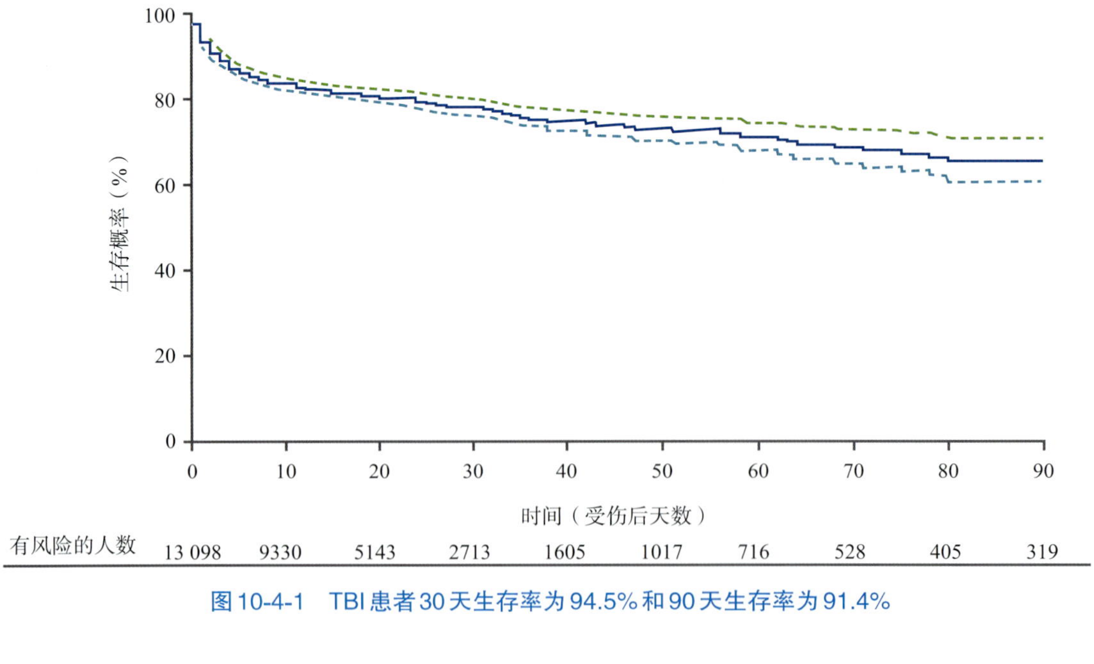

图10-4-1　TBI患者30天生存率为94.5%和90天生存率为91.4%

	系数	标准错误	冒险比率	Z值	P值
年龄	0.25	0.03	1.29	9.79	＜0.0001
性别（参考女性）					
男性	0.19	0.10	1.21	1.95	0.051
伤害机制（参考道路交通事故）					
偶然坠落	−0.06	0.09	0.95	−0.59	0.56
其他	0.11	0.17	1.12	0.68	0.50
损伤严重程度评分［参考轻-中度（1～8）］					
严重（9～15）	1.59	0.74	4.89	2.16	0.031
重度（16～24）	1.71	0.73	5.53	2.36	0.018
极重（25～75）	2.14	0.73	8.53	2.96	0.0031
GCS分数	−0.40	0.02	0.67	−19.49	＜0.0001
瞳孔光反射（参考两者都存在）					
一侧或双侧消失	0.25	0.11	1.28	2.21	0.027
氧饱和度（参考＞95%）					
≤95%	0.35	0.11	1.42	3.29	0.0010
收缩压（参考＞90 mmHg）					
≤90mmHg	0.59	0.14	1.80	4.18	＜0.0001
基底池受压（参考存在）					
压缩的	0.48	0.12	1.61	3.96	＜0.0001
中线偏移（参考无中线偏移）					
移位0～4mm	0.14	0.14	1.15	1.03	0.30
移位≥5mm	0.44	0.14	1.56	3.13	0.0018
tSAH（参考无tSAH）					
有tSAH	0.27	0.15	1.31	1.82	0.069
颅内损伤（参考无颅内病变）					
有颅内损伤	0.15	0.28	1.16	0.55	0.59
海拔高度（参考≤100m）					
＞100m～≤500m	0.47	0.32	1.60	1.48	0.14
＞500m	0.95	0.47	2.58	2	0.045
国内生产总值	0.06	0.03	1.06	2.06	0.039

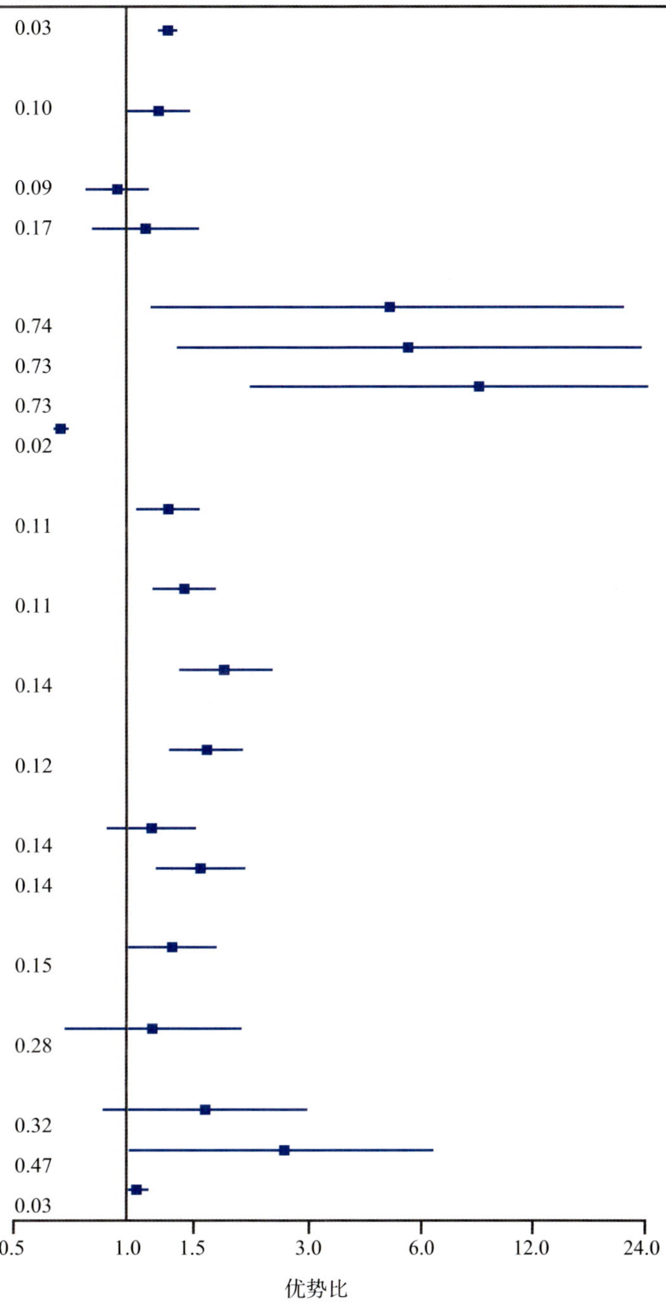

图10-4-2　TBI患者死亡率的预测因素

2012年国内47家医院共收治了11 937例TBI住院患者，其中重型TBI有2776例，占23%。在重型患者中，有1476例（53%）患者GOS为2～3分，死亡756例，占全部住院患者的27%。我国参与的欧盟CENTER-TBI国际项目中，39家医院登记的11 770例急性TBI患者数据显示，二级医院和三级医院的死亡率差异显著，分别为7.31%和2.75%。

在2020年的一项对13 138例患者的单因素分析中，确定了主要结局（如住院死亡率）的潜在预测因素。多变量混合效应Cox回归分析显示，高龄、低GCS评分、高ISS、瞳孔对光反射缺失、缺氧、系统性低血压、基底池变窄、中线移位超过5mm、地理海拔高度超过500m和人均GDP较低与TBI患者预后不良有关（表10-4-1，图10-4-2）。2022年一项回顾性研究表明血管经颅多普勒搏动指数与TBI患者住院死亡率呈非线性关系。当搏动指数＜1.11时，搏动指数与住院死亡率呈显著正相关（图10-4-3）。2022年一项纳入61例TBI患者的回顾性研究结果表明，肠内营养联合肠外营养干预对创伤性

表10-4-1 多变量混合效应Cox回归分析TBI预后的影响因素

变量	生存（$n=12501$）	死者（$n=637$）	P值*
年龄（中位数，IQR）	48（32～61）	54（44～68）	＜0.0001
男性	9286（74%）	496（78%）	0.048
损伤特征			
道路交通事故	6168（49%）	380（60%）	
意外摔伤	4186（33%）	177（28%）	
平地摔伤	2248（18%）	73（11%）	＜0.0001
高空坠落	1938（16%）	104（16%）	
其他（例如：暴力、自杀）	1655（13%）	59（9.3%）	
未知	492（3.9%）	21（3.3%）	
GCS总分	14（10～15）	4（3～7）	＜0.0001
ISS分数（中值，IQR）			
轻-中度（1～8）	884（7.1%）	2（0.3%）	＜0.0001
严重（9～15）	4354（35%）	33（5.2%）	
重度（16～24）	4146（33%）	156（24%）	
极重（25～75）	3117（25%）	446（70%）	
瞳孔对光反射			
一侧或双侧反射消失	982（7.9%）	383（60%）	＜0.0001
系统性低血压	212（1.7%）	67（11%）	＜0.0001
缺氧	1058（8.5%）	199（31%）	＜0.0001
基底池受压中线移位	2970（24%）	468（73%）	＜0.0001
无移位	7679（61%）	109（17%）	
移位0～4mm	3406（27%）	172（27%）	＜0.0001
移位≥5mm	1133（9.1%）	345（54%）	
未知	283（2.3%）	11（1～7%）	
tSAH	8244（66%）	572（90%）	＜0.0001
颅内病变	9879（79%）	621（97%）	＜0.0001
海拔高度（m）			
≤100	8370（67%）	385（60%）	
＞100～≤500	2414（19%）	165（26%）	＜0.0001
＞500	1717（14%）	87（14%）	
GDP（元）			
＜10 000	6014（48%）	353（55%）	
10 000～15 000	2176（17%）	64（10%）	＜0.0001
＞15 000	4311（34%）	220（35%）	

注：GCS.格拉斯哥昏迷量表；ISS.损伤严重程度评分；tSAH.创伤性蛛网膜下腔出血；GDP.国内生产总值；严重颅外损伤：任何AIS非头部≥3；全身性低血压：收缩压≤90mmHg；缺氧：SpO_2≤95%。所有13 138名患者的潜在死亡预测因素包括年龄、性别、临床严重程度、放射学结果、生命体征和医院相关变量，包括海拔和经济水平

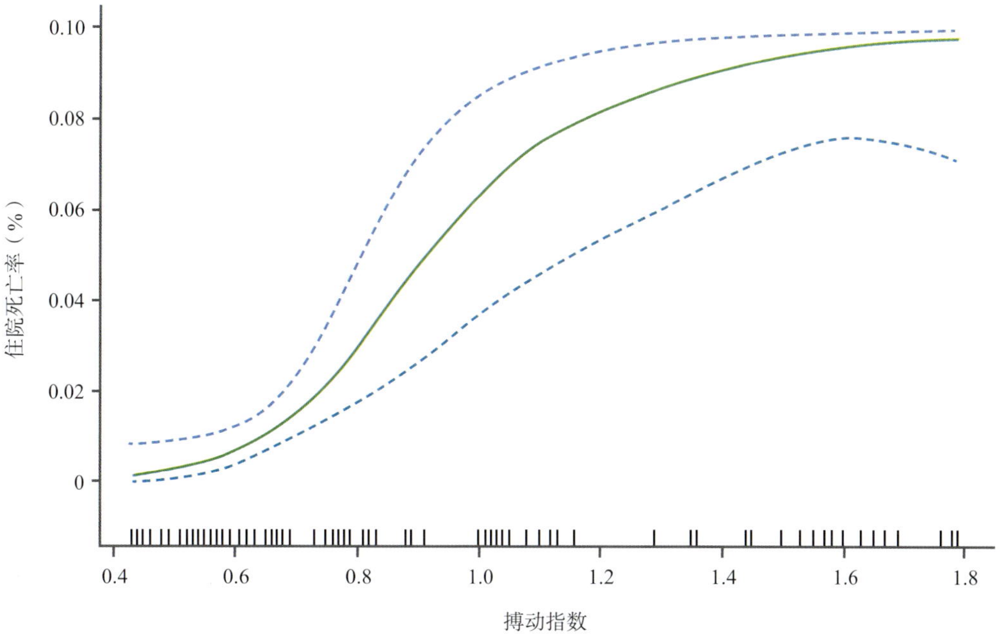

图10-4-3 搏动指数与住院死亡率的关系。红色实线表示变量之间的平滑曲线拟合。黑点表示拟合的95%置信区间。模型根据年龄、性别、糖尿病、高血压、血小板与淋巴细胞比值、入院时GCS、输血量、经皮冠状动脉腔内血管成形术、脉搏波基线、呼吸机使用、休克、血红蛋白计数、Na^+浓度、创伤性凝血功能障碍、镇静和镇痛进行调整

脑损伤患者的临床预后有积极的影响。

研究表明，重症颅脑损伤昏迷患者接受系统化早期康复训练，可促进患者神经功能和运动功能改善，提升患者日常生活能力，降低并发症发生率，促进生活质量改善。

五、创伤性颅脑损伤相关临床研究

在中国临床试验注册中心、注册的中国TBI临床研究CENTER-TBI项目是一项前瞻性的国际合作项目，该项目收集的注册数据（中国12 844例，欧洲国家21 968例）旨在对TBI患者进行特征分析和疗效研究。在过去的3年里，中国政府每年提供数十项资金支持前瞻性TBI临床研究项目，包括国际合作项目。根据PubMed的搜索，自20世纪80年代以来，中国在国际同行评议期刊上发表的TBI研究论文数量从30年前的零增加到2010年以来的每年数百篇。根据SinoMed（中国生物医学文献服务系统）的数据，仅在2018年，就有202篇关于TBI的中国论文在英文期刊上发表（其中大部分为同行评议的），而在中文期刊上仍有125篇论文发表。2018年11月12日，我们在临床试验网站和中国临床试验注册中心上能够检索到56项由中国神经外科医师或神经学家进行的TBI随机对照试验（图10-5-1，表10-5-1，表10-5-2）。

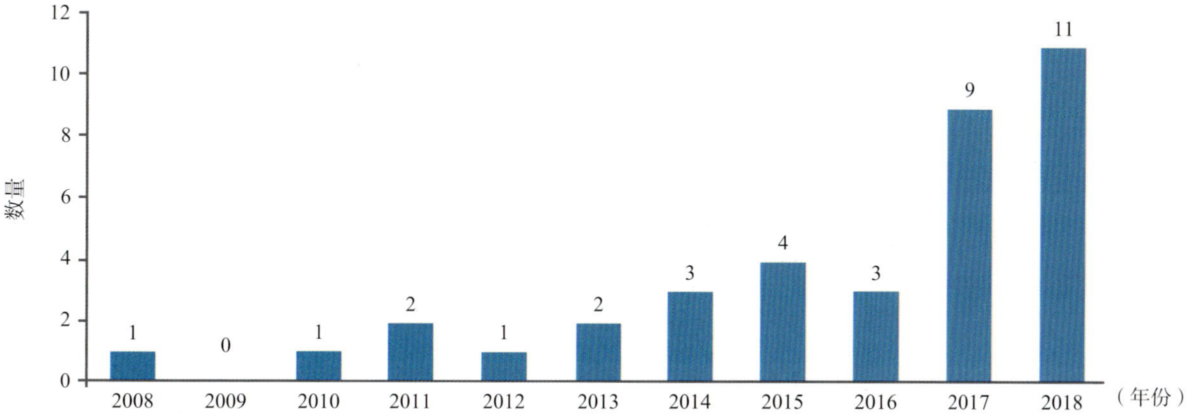

图10-5-1 2008—2018年中国注册的TBI临床试验数量

表10-5-1　中国注册的TBI临床试验列表
在中国临床试验注册中心、注册的中国TBI临床研究

序号	检索词	注册号	研究名称	研究类型	注册日期
1	brain/cerebral injury/trauma	ChiCTR1800018993	Effect of cerebral protective drugs on cognitive function in patients with traumatic brain injury during general anesthesia	interventional	2018/10/20
2	brain/cerebral injury/trauma	ChiCTR1800018911	Brain functional network on the motor recovery after traumatic brain injury	relative factors research	2018/10/16
3	brain/cerebral injury/trauma	ChiCTR1800018868	Relationship between plasma high density lipoprotein and deep venous thrombosis in ICU patients after craniocerebral trauma	relative factors research	2018/10/14
4	brain/cerebral injury/trauma	ChiCTR1800018251	Dynamic changes in growth factors levels over a 7-day period predict the functional outcomes of traumatic brain injury	relative factors	2018/9/7
5	brain/cerebral injury/trauma	ChiCTR1800016909	A Randomized，Multicenter and Controlled Study to Evaluate the Efficacy of Controlled Decompression technique for Severe Traumatic Brain Injury（2 phase）	research	2018/7/2
6	brain/cerebral injury/trauma	ChiCTR1800016777	Clinical feasibility and safety of single and double guidewires guided sequentially bedside blind intubation of nasojejunal tube inpatients with severe brain injury	interventional	2018/6/23
7	brain/cerebral injury/trauma	ChiCTR1800016434	Compare the effect of dexmedetomidine and midazolam in patients with brain injury	interventional	2018/6/1
8	brain/cerebral injury/trauma	ChiCTR1800015515	The influence of intermittent limb ischemia perconditioning on the outcome of severe traumatic brain injury patients before decompression craniotomy.	interventional	2018/4/4
9	brain/cerebral injury/trauma	ChiCTR-INR-17013901	The efct oflow-dose， early FFP transfusion on early complications and long-term outcomes of patients with severe trauma brain injury	interventional	2017/12/13
10	brain/cerebral injury/trauma	ChiCTR-IOR-17013575	The effects of nimodipine on postoperative cognitive dysfunction in patients with traumatic brain injury undergoing non craniocerebral surgery	interventional	2017/11/28
11	brain/cerebral injury/trauma	ChiCTR-INR-17012910	The study of goal-directed fluid therapy during traumatic brain injury	interventional	2017/10/9
12	brain/cerebral injury/trauma	ChiCTR-INR-17012612	The application and basic research of target CPP management in severe traumatic brain injury	interventional	2017/9/7
13	brain/cerebral injury/trauma	ChiCTR-TRC-10000835	A prospetctive randomised trial of early enteral nutrition combined with synbiotics inpatients with severe head injury	interventional	2010/3/31
14	brain/cerebral injury/trauma	ChiCTR-OCN-15006094	Research progress on early limb function interventions for children with severe traumatic brain injury	interventional	2015/3/14
15	brain/cerebral injury/trauma	ChiCTR-OCH-14004473	Nomogram for predicting patient survival after withdrawal of lifesus- taining treatment inpatients with devastating neurological injury	observational	2014/4/2

续表

序号	检索词	注册号	研究名称	研究类型	注册日期
16	brain/cerebral injury/trauma	ChiCTR-TRC-14004212	The metabolic mechanism of therapeutic hypothermia and the effects of innovative endpoint based on rest metabolic ratio on outcomes	interventional	2014/1/24
17	brain/cerebral injury/trauma	ChiCTR-TRC-14004209	Effect on calorie adherence and clinical outcomes of traumatic brain injury with different nutrition strategies：A randomized control trial for 180 patients	interventional	2014/1/24
18	brain/cerebralinjury/traum a	ChiCTR-TRC-08000174	A multicenter，randomized double blinding，large scale，placebo controlled，prospective clinical study of progesterone for acute craniocerebral injury	interventional	2008/5/30
19	brain/cerebral injury/trauma	ChiCTR-1800016699	Study on rTMS to treat PTST posttraumatic brain injury	correlative factor	2018/6/18
20	brain/cerebral injury/trauma	ChiCTR1800015070	The mechanism of H3K4me1/2 and other protein and gene index in traumatic brain injury	N.A.	2018/3/6
21	brain/cerebral injury/trauma	ChiCTR1800014414	Reconstruction of lower extremity motor function in stroke and traumatic brain injury with contralaterallumbosacral nerve transfer	interventional	2018/1/12
22	brain/cerebral injury/trauma	ChiCTR-INR-17014177	Efficiency of Butylphthalide on the Prognosis of Patients with Traumatic Brain Injury	interventional	2017/12/27
23	brain/cerebral injury/trauma	ChiCTR-INR-17011674	Efficacy of electro-acupuncture treatment in improving the conscious- ness of patients with traumatic brain injury	interventional	2017/6/16
24	brain/cerebral injury/trauma	ChiCTR-ROC-17011342	The correlation between invasive intracranial pressure monitoring and cerebral blood oxygen saturation in children with traumatic brain injury	correlative factor	2017/5/9
25	brain/cerebral injury/trauma	ChiCTR-IOR-17011313	The effect of intravenous anesthesia and inhalation anesthesia on neuroinflammation reaction in traumatic brain injury patients	interventional	2017/5/6
26	brain/cerebral injury/trauma	ChiCTR-IOR-16010091	Magnetic resonance imaging study of hyperbaric oxygen treatment on cognitive dysfunction after traumatic brain injury	interventional	2016/12/5
27	brain/cerebral injury/trauma	ChiCTR-OOC-16008574	Study on the cognitive function and biomarkers of post Traumatic Brain Injury	observational	2016/5/31
28	brain/cerebral injury/trauma	ChiCTR-TNRC-11001528	Efficacy of Umbilical cord Mesenchymal stem cells transplantation in the treatment of brain trauma sequela patients	observational	2011/7/7
29	brain/cerebral injury/trauma	ChiCTR-TCC-13004002	Randomized，Single-blind，Controlled Study to Evaluate the Efficacy of Controlled	interventional	2013/12/14
30	brain/cerebral injury/trauma	ChiCTR-TRC-13003557	Decompression during Severe Traumatic Brain Injury Craniotomy	interventional	2013/9/3
31	brain/cerebral injury/trauma	ChiCTR-ENC-12002306	Gut microflora study of traumatic brain injury and cerebral vascular accident patients	epidemiologic	2012/5/11

续表

序号	检索词	注册号	研究名称	研究类型	注册日期
32	brain/cerebral injury/trauma	ChiCTR-IPR-17010565	Effects of dexmedetomidine on traumatic brain injury	interventional	2017/2/7
33	brain/cerebral injury/trauma	ChiCTR-OPC-16007687	Personalized Prophylactic Antiepileptic Treatment by Valproate in Patients with Moderate or Severe Traumatic Brain Injury	observational	2016/1/1
34	brain/cerebral injury/trauma	ChiCTR- Ⅱ R-15007514	Induced Normal Temperature in severe Traumatic Brain Injury	interventional	2015/11/21
35	brain/cerebral injury/trauma	ChiCTR-OPC-15006983	Research on age-related therapeutic thresholds of intracranial pressure and cerebral perfusion pressure after severe traumatic brain injury in children	observational	2015/8/29
36	brain/cerebral injury/trauma	ChiCTR-RPC-15006770	The mechanisms and Intervention of organ and system dysfunction after severe brain injury	correlative factor	2015/7/19
37	brain/cerebral injury/trauma	ChiCTR-TRC-11001226	Study on clinical evaluation of treating severe traumatic brain injury by pricking blood on twelve hand well points and combined nasal coixenolide with mild hypothermia	interventional	2011/1/5

表 10-5-2　在Clinicaltrials.gov上注册的中国TBI临床研究

序号	检索词	注册号	研究名称	状态	研究类型	工作单位	发表
1	Brain Injuries＋China	NCT02645552	Pre-hospital Administration of Tranexamic Acid for Moderate and Severe Traumatic Brain Injury	unknown	interventional	Department of Neurosurgery，Ren ］i Hospital，School of Medicine，Shanghai Jiao TongUni- versity，Shanghai，Shanghai，China	none
2	Brain Injuries＋China	NCT02767817	Injectable Collagen Scaffold TM Combined With MSCs Transplantation for Brain Injury	recruiting	interventional	Affliated Hospital of Logistics Universtiy of CAPF，Tianjin，China	none
3	Brain Injuries＋China	NCT02229643	Serum Neuroglobin and Nogo-A Concentrations in Acute Traumatic Brain Injury	completed	observational	Shanghai Sixth People's Hospital，Shanghai，China	none
4	Brain Injuries＋China	NCT01212679	Effects of Intranasal Nerve Growth Factor for Traumatic Brain Injury	completed	interventional	Department of Neurology，Jinling Hospital，Nanjing University School of Medicine，Nanjing，Jiangsu，China	none

续表

序号	检索词	注册号	研究名称	状态	研究类型	工作单位	发表
5	Brain Injuries + China	NCT01886222	Randomized Controlled Trial of Long-term Mild Hypothermia for Severe Traumatic Brain Injury	recruiting	interventional	Department of Neurosurgery, Ren] i Hospital, School of Medicine, Shanghai Jiao Tong University, Shanghai, Shanghai, China	none
6	Brain Injuries + China	NCT03212482	Patient-ventilator Asynchrony inPatients With Brain Injury	recruiting	observational	Jian-Xin Zhou, Beijing. Beijing. China	none
7	Brain Injuries + China	NCT03027011	Remote Ischemic Preconditioning on Brain Injury in Carotid Endarterectomy	recruiting	interventional	The ffiliated Hospital of Xuzhou Medical University, Xuzhou, Jiangsu, China	none
8	Brain Injuries + China	NCT02071407	A Clinical Trial of the Effect of Midazolam on the Cerebral Metabolism and Inflammatory Response in Patients With Moderate and Severe Traumatic Brain Injury	unknown	interventional	Subei People 's Hospital of Jiangsu Province, Yangzhou, Jiangsu, China	none
9	Brain Injuries + China	NCT02027987	Traumatic Neuroprotection and Epilepsy Prevention of Valproate Acid	unknown	interventional	Institute of Neurosurgery, Xijing Hospital, Fourth Military Medical University , X' an City , Shaanxi, China	none
10	Brain Injuries + China	NCT02863237	Predictors of Weaning Outcomes for Brain Injured Patients	recruiting	observational	ICU, Beijing Tiantan Hospital, Capital Medical University, Beijing, Bejing, China	none
11	Brain Injuries + China	NCT02161055	Intensive Versus Nonintensive Insulin Therapy for Hyperglycemia After Traumatic Brain Injury	unknown	interventional	Lianyungang Oriental Hospital, Lianyungang, Jiangsu, Chin-alThe First People's Hospital of Lianyungang, Lianyungang, Jiangsu, China	none
12	Brain Injuries + China	NCT00562146	Rate of Postpyloric Migration of Spiral Nasojejunal Tubes in Brain Injured Patients	completed	observational	ICU, Beijing Tiantan Hospital, Capital Medical University, Beiig. Beijing, China	none

续表

序号	检索词	注册号	研究名称	状态	研究类型	工作单位	发表
13	Brain Injuries＋China	NCT02517073	Practice of Mechanical Ventilation in Patients With Severe Brain Injury in China	completed	observational	ICU，Bejing Tiantan Hospital，Capital Medical University，Bejjing，Beijing，China	Chin MedJ（EngI）.2016 PMID：27411450
14	Brain Injuries＋China	NCT02874027	The Clinical Research on the Relationship Between Depression and Gut Microbiota in TBI Patients	unknown	observational	General Hospital of Ningxia Medical University Yinchuan，Ningxia，China	none
15	Brain Injuries＋China	NCT03368326	Use of Critical-Care Pain Observation Tool and Bispectral Index for Detection of Pain in Brain Injured Patients	completed	observational	Intensive care unit，Beijing Tian- tan Hospital，Capital Medical University，Beiing，Beijing，China	Medicine（Bal-timore）.2018 PMID：29851854
16	Brain Injuries＋China	NCT03068143	Postoperative Temperature Monitoring In Brain Trauma	completed	observational	Department of Neurosurgery，Renji Hospital，School of Medicine，Shanghai Jiao Tong University，Shanghai，Shanghai，China	Neurotrauma.2018 PMID：30215286
17	Brain Injuries＋China	NCT02240394	TCD Detection of Ophthalmic Artery Blood Flow Velocity Prediction Feasibility Study of Intracranial Pressure	unknown	observational	NCU，ShangHai，Shanghai，China	none
18	Brain Injuries＋China	NCT 02849028	The Clinical Research on the Relationship Between Circadian Rhythm and Gut Microbiota in TBI Patients	unknown	observational	General Hospital of Ningxia Medical UniversityYinchuan，Ningxia，China	none
19	Brain Injuries＋China	NCT 02027857	Comparison of the Application in Traumatic Brain Edema Between EIT and Non-invasive ICP Monitoring	unknown	interventional	Department of Neurosurgery，Xijing Hospital，Fourth Mili- tary Medical University，Xi’an City，Shaanxi，China	none

注：以上研究均与TBI密切相关。
以上所有研究来自于采用检索词“Brain injury ＋ China”检索出来的44项研究，均与TBI密切相关。

六、面临的挑战和机遇

尽管我国TBI的救治取得了一定进展，但仍然存在挑战（图10-6-1）。体现在：①在中国大多数城市，救护交通转运时间延长较为常见。尽管一些三级大型医院有直升机起降点，但只有极少数严重TBI患者被直升机或医疗飞机送往医院，而地面交通响应急救呼叫后到达救治点的时间还不理想。2024年北京市急救车应答120呼救到达伤者身边平均需要12min。紧急治疗的不够迅速往往导致严重TBI患者失去救治“黄金时间”，特别是那些需要紧急外科干预以清除颅内大血肿或进行去骨瓣减压术以减少难治性颅内高压的患者。此外，TBI的院前救治仍不理想，中国迫切需要适当的院前TBI管理

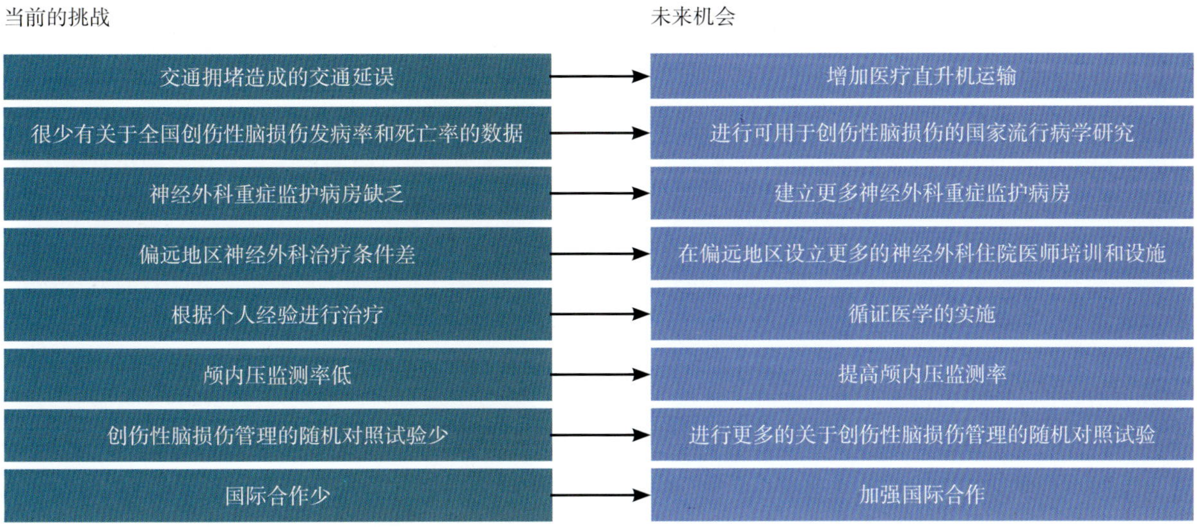

图10-6-1 中国在提高TBI患者救治和改善预后方面所面临的挑战和机遇

培训。②我国颅脑创伤缺乏临床流行病学证据，严重影响了国家相关卫生政策的制定。我国仅在20世纪80年代初有过一次流行病学调查，至今已有30多年。③颅脑创伤救治缺乏规范化治疗，循证医学是运用最新、最有力的科研信息，指导临床医师采用最适宜的诊断方法、最精确的预后估计和最安全有效的治疗方法来对患者进行治疗。虽然过去20年中我国先后出版了《急性颅脑创伤手术指南》《中国颅脑创伤病人脑保护药物治疗指南》《颅脑创伤临床救治指南》等，为颅脑创伤救治提供了很好的帮助，但至今仍没有一项是经过严格设计的多中心、大样本的随机对照试验得出的Ⅰ级证据。由于大多数中国医院缺乏神经外科重症监护病房，大多数严重TBI患者仍在综合重症监护病房接受治疗，而没有专业神经外科医师参与监测与治疗。训练有素的神经外科医师数量相对不足，患者获得专科治疗的机会有限，尤其是在中国西部地区及大城市郊区。全国共有1.5万名神经外科医师，而他们需要治疗每年100多万例TBI患者。此外，循证管理在中国的实施还处于初级阶段，使用未经证实有明确效果的治疗方法仍然很普遍，许多神经外科医师仍然依靠个人经验治疗TBI患者。颅内压监测手术或其他脑功能监测导管的费用问题阻碍了临床医师对重型TBI患者的精准监测和干预，也影响了我国TBI患者的治疗水平与国际同步化。④颅脑创伤患者康复治疗未广泛纳入早期救治体系，以往通常对颅脑创伤的救治是采取“三步走模式”，即院前（“120”）→院内救治→康复治疗的各自独立的救治模式，缺乏对颅脑创伤救治的全过程，多学科及整体化救治，应当结合NICU建设，积极推进“颅脑损伤单元”的建设，形成院前（“120”）→院内NICU救治→康复科治疗→社区康复的救治模式，尽早促进生存患者回归社会。⑤基础科研创新能力需要加强，颅脑创伤后重则死亡，轻则伤残。其伤后的病理生理机制十分复杂，治疗十分棘手。患者的转归要经历急性期、过渡期和恢复期3个阶段，各时期患者内在的病理过程和临床表现也不一样。损伤后神经血管单元的病理及功能变化、创伤半暗带的转归、神经元间的网络连接、新药的研发、神经组织的重塑及功能重建等，都是未来的研究目标。轻型脑外伤的救治常被忽视，欧美等国家已经高度重视该类患者的诊疗，甚至出台相关规范。⑥一些新技术，新材料的自主创新和研发能力不足，比如TBI监测最常用的ICP设备，费用高昂，且由于微芯片的桎梏，仅有少数几家国产设备得以获准上市，该市场主要为国外公司所占领。脑积水分流装置也少见国产品牌，尚未见国产可以兼容磁共振信号且能准确调压的脑积水分流管；未见有创的可监测脑氧的多参数脑组织监测仪。

近年来，国家已为改善医疗设施包括TBI医疗设施提供一定资金支持。2018年7月，中国国家卫生健康委员会发布文件，要求所有一级、二级医院设立创伤科，为包括TBI在内的所有创伤患者服务。越来越多的三级大型医院现设立了医疗直升机降落点，以利在交通拥堵城市快速运送TBI患者。在治疗急性TBI患者的医院设立了神经外科重症监护室，以确保经验丰富的神经外科医师能够及时开展必要的治疗。中国医学院校每年培养神经外科住院医师约500人，能够满足全国特别是西部地区的临床需求。此外，在中国10多个大城市开展3～4年的神经外科专科培训，保证了高水平神经外科医师队伍不断壮大。随着国际交往的增多，中国神经外科医师通过访学、交流和合作交流的方式，提升了TBI基础理论知识和临床技能，提升了中国TBI研究在国际上的知名度和地位。由于技术和信息的进步，远程保健干预措施有望为TBI生存患者提供远程康复服务，以提高TBI患者在康复期间的症状管理和自我康复训练。未来的远程医疗项目可以重点开发远程医疗模块的内容。在药物治疗方面，急性TBI的药物治疗尚无共识。在临床前研究中，包括ω-3多不饱和脂肪酸、褪黑素、*N*-乙酰半胱氨酸和他汀类药物在内的几种候选药物显示出减轻继发性损伤和改善神经功能缺损的潜在益处，但仍需在临床试验中进一步研究。目前急性TBI的药物治疗本质上是经验性的，主要以减轻症状为目标。精心设计的临床试验现在有理由提供高水平的证据。此外，大规模临床队列研究显示：使用ICP监测的管理似乎与重型TBI患者的住院死亡率较低相关，但因此需要普及ICP监测并提高ICP监测的管理能力更加复杂，当然也会导致医疗护理成本增加。

七、小结

中国目前在TBI的预防和救治方面取得了较大的进展：如形成更高效快捷的救治通道，建立更多的神经外科重症监护病房，完善多模态脑功能监测设备，积极开展脑成像技术、药物治疗和细胞治疗等临床研究）等。这些措施的有力推行，将改善中国TBI患者的预后。然而，在实现全国TBI救治的规范化方面仍有诸多方面亟待改进，例如可开展年轻神经外科医师培训项目，改善偏远地区的医疗设施等。中国大量的TBI患者和许多高水平的救治中心为随机对照试验和比较有效性研究提供了可能，应不断积累循证医学证据，指导临床实践。国内中心应进一步加强国内合作，同时积极推进国际交流。通过上述努力，尽最大可能改善TBI患者的预后和生活质量。

八、指南与共识

创伤性颅脑损伤相关指南及专家共识见表10-8-1。

表10-8-1　创伤性颅脑损伤相关指南及专家共识

年份	名称
2020	颅脑创伤后加重继发性脑损伤的危险因素防治专家共识
2020	成人多发伤合并严重脑损伤最初24h的监测与处理指南
2020	创伤性脑损伤患者气道雾化吸入治疗中国专家共识
2020	中国成人重型颅脑损伤大骨瓣开颅手术标准技术专家共识
2020	颅脑创伤患者脑监测技术中国专家共识
2019	颅脑创伤患者肠内营养管理流程中国专家共识（2019）
2019	颅脑创伤患者脑脊液管理中国专家共识
2019	成人急危重症脑损伤患者目标温度管理临床实践专家共识
2018	颅脑创伤后应激性溃疡防治中国专家共识
2017	中国重型颅脑创伤早期康复管理专家共识（2017）
2017	颅脑创伤后癫痫防治中国专家共识
2015	颅脑创伤长期昏迷诊治中国专家共识
2015	颅脑创伤去骨瓣减压术中国专家共识
2015	中国颅脑创伤外科手术指南
2014	重症脑损伤患者镇痛镇静治疗专家共识
2011	中国颅脑创伤颅内压监测专家共识

参 考 文 献

[1] Yang Y, Li S, Chung X, et al. The epidemiology of craniocerebral injury in 6 cities of China. Chin J Neurosurg, 1987, 3: 23-24.
[2] Zhu G, Song J, Zhang D, et al. The epidemiology of head injury in rural and minority areas of China. Chin J Neurosurg, 1989, 5: 44-47.
[3] Jiang JY, Gao GY, Feng JF, et al. Traumatic brain injury in China. Lancet Neurol. 2019, 18 (3): 286-295.
[4] Sun D, Jiang B, Ru X, et al. Prevalence and altered causes of traumatic brain injury in China: a nationwide survey in 2013. Neuroepidemiology, 2020, 54 (2): 106-113.
[5] 蒋丽丹，杨俊，张洪兵，等. 基于电子病历首页的颅脑创伤出院时结局影响因素：附4058例分析. 中国现代神经疾病杂志，2022，22 (7): 608-614.
[6] Gao G, Wu X, Feng J, et al. Clinical characteristics and outcomes in patients with traumatic brain injury in China: a prospective, multicentre, longitudinal, observational study. Lancet Neurol, 2020, 19 (8): 670-677.
[7] 蒋丰泽. 河南省颅脑创伤流行病学调查初步分析 [硕士]: 郑州大学，2018.
[8] 邹隽风，黄贤键，吴楚伟，等. 中国颅脑创伤流行病学中存在的部分问题探讨. 中华神经创伤外科电子杂志，2021，7 (1): 59-62.
[9] 章昊苏，吴雪海，胡锦，等. 老年脑损伤住院患者流行病学调查及对策分析. 中华急诊医学杂志，2016，25 (6): 779-783.
[10] 王鹏，刘津贤，高闯，等. 2368例创伤性脑损伤患者临床特点分析. 中华创伤杂志，2018，34 (10): 906-910.
[11] 周少龙，付旭东，马建，等. 河南省15 345例颅脑创伤住院患者的临床特征分析. 中华神经外科杂志，2022，38 (5): 452-455.
[12] 李冰，李宗敏，郭建欣，等. 6496例颅脑损伤的流行病学特征. 中华神经外科杂志，2005，21 (4): 197-199.
[13] Jiang JY, Feng H, Fu Z, et al. Violent head trauma in China: report of 2254 cases. Surg Neurol, 2007, 68 Suppl 2: S2-5; discussion S5.
[14] Chinese Head Trauma Study Collaborators. Chinese head trauma data bank: effect of gender on the outcome of patients with acute traumatic brain injury. J Neurotrauma, 2021, 38 (8): 1164-1167.
[15] 张溢华，邱俊，王昊，等. 338083例颅脑损伤流行病学特点分析. 创伤外科杂志，2016，18 (6): 328-330.
[16] Cheng P, Yin P, Ning P, et al. Trends in traumatic brain injury mortality in China, 2006-2013: a population-based longitudinal study. PLoS Med, 2017, 14 (7): e1002332.
[17] 黄贤键，吴楚伟，邹隽风，等. 创伤性脑损伤后脑积水发生的危险因素分析. 中华创伤杂志，2019，35 (3): 216-220.
[18] Yang C, Lang L, He Z, et al. Epidemiological characteristics of older patients with traumatic brain injury in China. J Neurotrauma, 2022, 39 (11-12): 850-859.
[19] 马锦华，高静，王珊珊，等. 西安市2025例颅脑损伤住院患者临床及流行病学特点. 创伤外科杂志，2017，19 (6): 411-416.
[20] 袁淮涛，管健，张文，等. 珠三角地区基层医院1898例颅脑损伤患者的流行病学调查研究. 中国中西医结合急救杂志，2014，4: 303-306.
[21] 刘佰运，张玉琪，张文. 急性颅脑损伤治疗结果分析. 中国急救医学，2004，24 (6): 391-393.
[22] 郎力键，杨春，冯军峰，等. 神经重症监护病房收住创伤性脑损伤患者的指征及早期用药情况调查. 中华创伤杂志，2022，38 (9): 785-790.
[23] Yuan Q, Wu X, Yu J, et al. Effects and clinical characteristics of intracranial pressure monitoring-targeted management for subsets of traumatic brain injury: an observational multicenter study. Crit Care Med, 2015, 43 (7): 1405-1414.
[24] Chen M, Wu H, Li Z, et al. Intracranial-pressure-monitoring-assisted management associated with favorable outcomes in moderate traumatic brain injury patients with a GCS of 9-11. J Clin Med, 2022, 11(22): 6661.
[25] Liu H, Wang W, Cheng F, et al. External ventricular drains versus intraparenchymal intracranial pressure monitors in traumatic brain injury: a prospective observational study. World Neurosurg, 2015, 83 (5): 794-800.
[26] 朱勋，曹明，陈军辉，等. 颅内压监测在颅脑创伤合并多发伤中的应用价值. 中华神经外科杂志，2022，38 (11): 1144-1148.
[27] 郑海军，娄晓辉，蔡烨琰. 颅内压监护应用于无中线移位的重型颅脑外伤合并脑肿胀患者中的临床研究. 中国医师杂志，2023，25 (11): 1719-1722.
[28] Weng WJ, Yang C, Huang XJ, et al. Effects of brain temperature on the outcome of patients with traumatic brain injury: a prospective observational study. J Neurotrauma. 2019; 36 (7): 1168-1174.
[29] Jiang JY, Xu W, Li WP, et al. Efficacy of standard trauma craniectomy for refractory intracranial hypertension with severe traumatic brain injury: a multicenter, prospective, randomized controlled study. J Neurotrauma, 2005; 22 (6): 623-628.
[30] Qiu W, Guo C, Shen H, et al. Effects of unilateral

decompressive craniectomy on patients with unilateral acute post-traumatic brain swelling after severe traumatic brain injury. Crit Care，2009，13（6）：R185.

[31] 刘佰运，侯立军，张赛，等. 中国成人重型颅脑损伤大骨瓣开颅手术标准技术专家共识. 中华神经创伤外科电子杂志，2020，6（2）：68-75.

[32] Zhu H，Ji C，Shen Z，et al. Early cranioplasty benefits patients with obvious bilateral frontotemporal bone window collapse after decompressive craniectomy. World Neurosurg，2018，113：198-203.

[33] Wen L，Lou HY，Xu J，et al. The impact of cranioplasty on cerebral blood perfusion in patients treated with decompressive craniectomy for severe traumatic brain injury. Brain Inj，2015，29（13-14）：1654-1660.

[34] 温良，杨小锋，江基尧. 创伤性颅骨缺损成形术中国专家共识. 中华神经外科杂志，2016，32（8）：767-770.

[35] Tseng WL，Kuo LT，Chen CM，et al. Surgical application of endoscopic-assisted minimally-invasive neurosurgery to traumatic brain injury：case series and review of literature. J Formos Med Assoc，2022，121（7）：1223-1230.

[36] Huang Z，Yan L. Clinical efficacy and prognosis of standard large trauma craniotomy for patients with severe frontotemporal craniocerebral injury. Am J Transl Res，2022，14（1）：476-483.

[37] Guo Z，Ding W，Cao D，et al. Decompressive craniectomy vs. craniotomy only for traumatic brain injury：a propensity-matched study of long-term outcomes in neuropsychology. Front Neurol，2022，13：813140.

[38] 中国医师协会神经外科分会神经重症专家委员会，北京医学会神经外科分会神经外科危重症学组，中国神经外科重症管理协作组. 神经重症目标温度管理中国专家共识（2022版）. 中华神经医学杂志，2022，21（7）：649-656.

[39] Jiang J，Yu M，Zhu C. Effect of long-term mild hypothermia therapy in patients with severe traumatic brain injury：1-year follow-up review of 87 cases. J Neurosurg，2000，93（4）：546-549.

[40] Zhi D，Zhang S，Lin X. Study on therapeutic mechanism and clinical effect of mild hypothermia in patients with severe head injury. Surg Neurol，2003，59（5）：381-385.

[41] Zhi DS，Zhang S，Zhou LG. Continuous monitoring of brain tissue oxygen pressure in patients with severe head injury during moderate hypothermia. Surg Neurol，1999，52（4）：393-396.

[42] Hui J，Feng J，Tu Y，et al. Safety and efficacy of long-term mild hypothermia for severe traumatic brain injury with refractory intracranial hypertension（LTH-1）：a multicenter randomized controlled trial. EClinicalMedicine，2021，32：100732.

[43] Qiu W，Chen M，Wang X，et al. Pre-hospital mild therapeutic hypothermia for patients with severe traumatic brain injury. Brain Inj，2022，36（1）：72-76.

[44] Lei J，Wang L，Gao G，et al. Right median nerve electrical stimulation for acute traumatic coma patients. J Neurotrauma，2015，32（20）：1584-1589.

[45] Wu X，Zhang C，Feng J，et al. Right median nerve electrical stimulation for acute traumatic coma（the Asia Coma Electrical Stimulation trial）：study protocol for a randomised controlled trial. Trials，2017，18（1）：311.

[46] Jia Y，He YF，Tian Y，et al. MicroRNA alteration in cerebrospinal fluid from comatose patients with traumatic brain injury after right median nerve stimulation. Exp Brain Res，2022，240（9）：2459-2470.

[47] Wu X，Xie L，Lei J，et al. Acute traumatic coma awakening by right median nerve electrical stimulation：a randomised controlled trial. Intensive Care Med，2023，49（6）：633-644.

[48] 余泽，蒋秋霞，董燕，等. 常规治疗辅以长时程经颅直流电刺激对创伤性脑损伤后微意识状态患者意识恢复的作用. 中华创伤杂志，2022，38（5）：401-406.

[49] Wang XP，Zhong J，Lei T，et al. Epidemiology of traumatic brain injury-associated epilepsy in western China：an analysis of multicenter data. Epilepsy Res，2020，164：106354.

[50] Ji J，Qian SY，Liu J，et al. Occurrence of early epilepsy in children with traumatic brain injury：a retrospective study. World J Pediatr，2022，18（3）：214-221.

[51] Chen H，Guo Y，Chen SW，et al. Progressive epidural hematoma in patients with head trauma：incidence，outcome，and risk factors. Emerg Med Int，2012，2012：134905.

[52] Jiang R，Zhao S，Wang R，et al. Safety and efficacy of atorvastatin for chronic subdural hematoma in Chinese patients：a randomized clinical trial. JAMA Neurol，2018，75（11）：1338-1346.

[53] Wang D，Gao C，Xu X，et al. Treatment of chronic subdural hematoma with atorvastatin combined with low-dose dexamethasone：phase Ⅱ randomized proof-of-concept clinical trial. J Neurosurg，2020，134（1）：235-243.

[54] Liu J，Ni W，Zuo Q，et al. Middle meningeal artery embolization for nonacute subdural hematoma. N Engl J Med，2024，391（20）：1901-1912.

[55] 胡安明，王宇，孙炜. 神经外科康复单元脑外伤后脑积水发生危险因素分析. 中国康复理论与实践，

2020，26（9）：1083-1088.
［56］杨小锋，詹仁雅．外伤性脑积水的概念和流行病学．中华创伤杂志，2013，29（2）：97-99.
［57］周雷廷，付涛，皮亮．早期颅骨修补联合脑室腹腔分流术治疗脑外伤去骨瓣减压术后脑积水的效果观察．中国实用医刊，2022，49（22）：15-18.
［58］邓庆芬，周维坚，刘晓丽，等．早期颅骨修补术治疗颅脑外伤术后颅骨缺损的效果分析．中国实用医刊，2023，38（9）：45-48.
［59］Zhang J，Dong W，Dou X，et al．Etiology analysis and diagnosis and treatment strategy of traumatic brain injury complicated with hyponatremia．Front Surg，2022，9：848312.
［60］Zhang X，Zhou H，Shen H，et al．Pulmonary infection in traumatic brain injury patients undergoing tracheostomy：predicators and nursing care．BMC Pulm Med，2022，22（1）：130.
［61］梁晓娟，吴开丽，李芬．颅脑创伤患者术后并发肺部感染的病原学特点及危险因素分析．中国实用医刊，2022（11）：27-30.
［62］王瑞方，梁晓艳．颅脑外伤患者感染发生情况及影响因素的Logistic回归分析．中国急救复苏与灾害医学杂志，2023，18（4）：479-483.
［63］王文豪，刘性强，白映红．不同年龄组重度创伤性颅脑损伤患者并发神经源性应激性心肌病临床特点及结局对比．中国急救复苏与灾害医学杂志，2023，18（11）：1436-1439.
［64］丁春龙，陈俊杰，奚少东，等．重型创伤性脑损伤患者术后发生肠道屏障功能障碍的危险因素及其预警效能分析．中华创伤杂志，2024（2）：127-132.
［65］Yuan F，Ding J，Chen H，et al．Predicting outcomes after traumatic brain injury：the development and validation of prognostic models based on admission characteristics．J Trauma Acute Care Surg，2012，73（1）：137-145.
［66］袁方，田恒力．正确认识与评价颅脑创伤的伤情和预后．上海医学，2017，40（11）：642-645.
［67］Cui W，Ge S，Shi Y，et al．Death after discharge：prognostic model of 1-year mortality in traumatic brain injury patients undergoing decompressive craniectomy．Chin Neurosurg J，2021，7（1）：24.
［68］Wang T，Wang Y，Xu T，et al．Epidemiological and clinical characteristics of 3327 cases of traffic trauma deaths in Beijing from 2008 to 2017：a retrospective analysis．Medicine（Baltimore），2020，99（1）：e18567.
［69］惠纪元，龚如，梁玉敏，等．中国颅脑创伤数据库：短期预后因素分析．中华神经外科杂志，2014，30（1）：56-58.
［70］江基尧．颅脑创伤：规范与创新．中华神经创伤外科电子杂志，2019，5（2）：65-67.
［71］Mei T，Zhou Q，Chen L，et al．Cerebral pulsatility index and in-hospital mortality in chinese patients with traumatic brain injury：a retrospective cohort Study，J Clin Med，2022，11（6）：1559.
［72］Li X，Yang Y，Ma ZF，et al．Enteral combined with parenteral nutrition improves clinical outcomes in patients with traumatic brain injury．Nutr Neurosci，2022，25（3）：530-536.
［73］华道蕊，辛庆昭，李迎光，等．系统化早期康复训练在重症颅脑损伤昏迷患者中的应用效果．国际医药卫生导报，2022，28（18）：2566-2570.
［74］刘佰运，张皓．颅脑损伤单元的探索与实践．中华神经外科杂志，2017，33（3）：230-233.
［75］张玉琪，薛超强，毛颖，等．中国神经外科医师队伍的现状和发展．中华神经外科杂志，2011，27（3）：217-219.
［76］Kou K，Hou XY，Sun JD，et al．Current pre-hospital traumatic brain injury management in China．World J Emerg Med，2014，5（4）：245-254.
［77］Lin SQ，Cai K．The analysis on allocation status and problem of the large medical equipment．China Medical Equipment，2016（13）：121-123.
［78］Suarilah I，Zulkarnain H，Saragih ID，et al．Effectiveness of telehealth interventions among traumatic brain injury survivors：a systematic review and meta-analysis．J Telemed Telecare，2024，30（5）：781-794.
［79］Gao C，Nie M，Huang J，et al．Pharmacotherapy for mild traumatic brain injury：an overview of the current treatment options．Expert Opin Pharmacother，2022，23（7）：805-813.

第十一章　脊柱脊髓疾病

关键数据

1.脊柱退行性疾病是指随着个体年龄增长，其脊柱在自然老化、退化的病理过程中出现的一系列疾病的统称，以颈椎病、腰椎病最为常见。我国成年人群颈椎病的患病率约为13%，腰椎退行性疾病的总患病率在成年人群中也预计超过10%。

2.我国每年因脊柱退行性疾病住院治疗的人数预计可达500万～1000万人次，总治疗费用约为516亿～1031.6亿元。

3.我国创伤性脊髓损伤发病率约为50/100万，预期年发病人数74 890例；东部地区的发病率最高，约为54/100万；中部地区发病率约为49/100万；西部地区发病率最低，为47/100万。损伤原因主要为高处坠落伤和交通伤。

4.我国中枢神经系统肿瘤的年发病率约为6.21/10万，其中椎管内肿瘤约占7%，粗略推算椎管内肿瘤的年发病率约为0.43/10万。

一、脊柱退行性疾病

脊柱退行性疾病是指随着个体年龄的增长，其脊柱自然老化、退化的生理及病理过程，是因为椎间盘脱水、纤维环破裂、韧带增厚、小关节及椎体骨质增生等引起脊髓和神经卡压、脊柱不稳，从而导致疼痛和神经功能障碍的一系列疾病。以颈椎病、腰椎病最为常见。我国总患病人数保守估计可达3亿。2021年人口普查显示，我国60岁及以上人口2.64亿，较前次普查上升5.44%。随着人口老龄化现象的加剧，智能手机、电子设备的普及，生活及劳动方式的改变，脊柱退行性疾病的患病人数有明显的上升和年轻化趋势。我国成年人群颈椎病的患病率约为13%，在城市、郊区和农村人群中存在差异，其危险因素主要包括高龄、轻体力劳动、睡眠时间不足及个体发育因素。我国缺乏腰椎退行性疾病的流行病学数据，预计成年人群中总患病率超过10%，其危险因素主要包括高龄、肥胖、久坐、外伤及个体发育因素。社区防治工作在我国普遍缺乏，少数区域试行健康教育、病友互助及“综合医院-康复医院-社区”三级康复服务体系，值得推广。根据2023年全国医疗卫生机构的入院总人次为3.02亿（30 187.3万人次），参考临床数据，骨科疾病占住院总人次的比例约为5%～10%，而脊柱退行性疾病是骨科常见病，占骨科疾病的1/3左右。据此粗略估算，我国每年因脊柱退行性疾病住院的人数可能在500万～1000万人次，总治疗费用约为516亿～1031.6亿元，甚至更高。

1.1　颈椎病

1.1.1　定义

颈椎病是指颈椎椎间盘退行性改变及其继发的相邻结构病理改变累及周围组织结构（神经、血管等）并出现与影像学改变相应临床表现的疾病。

1.1.2　流行病学

1.1.2.1　患病率

中国人群中以社区为基础的颈椎病患病率及其相关因素的报道较少。2018年，Lv等对中国6个社区进行了基于社区的横断面调查研究，共调查了3859名成年社区成员，颈椎病的总体患病率为13.76%，但在城市、郊区和农村人群中存在差异（分别为13.07%、15.97%和12.25%）（图11-1-1）。不同年龄组的患病率呈倒U形分布趋势，发病率最高的年龄组为45～60岁（图11-1-2）。此外，女性患病率高于男性（分别为16.51%、10.49%）（图11-1-3）。

2011年，章仁杰等报道了一项安徽医科大学第一附属医院的横断面研究，共纳入616例脊髓型颈椎病（degenerative cervical myelopathy，DCM）患者，按照就诊时间分组后发现，DCM患者逐年增加，且年轻患者亦有逐年增加的趋势（表11-1-1）。

此外，亚洲人群中DCM患者应注意评估是否合并后纵韧带骨化症（ossification of posterior longitudinal ligament，OPLL），因为合并OPLL患者发生脊髓损伤（spinal cord injury，SCI）的风险更高。上海长征医院一项研究回顾了1999年1月—2013年12月诊治的DCM患者，共有17 258例DCM患者接受了随访。这些DCM患者的SCI总发病率为2.022/（1000人·年）。伴OPLL并经非手术治疗的DCM患者SCI发病率最高，为4.11/（1000人·年）。伴OPLL并接受手术治疗的DCM患者SCI发生率较低，为3.69/（1000人·年）。无OPLL并经非手术治疗的DCM患者SCI发生率更低，为2.41/（1000人·年）。无OPLL并经手术治疗的DCM患者SCI发生率最低，为1.31/（1000人·年）。DCM患者SCI的总发病率约为每

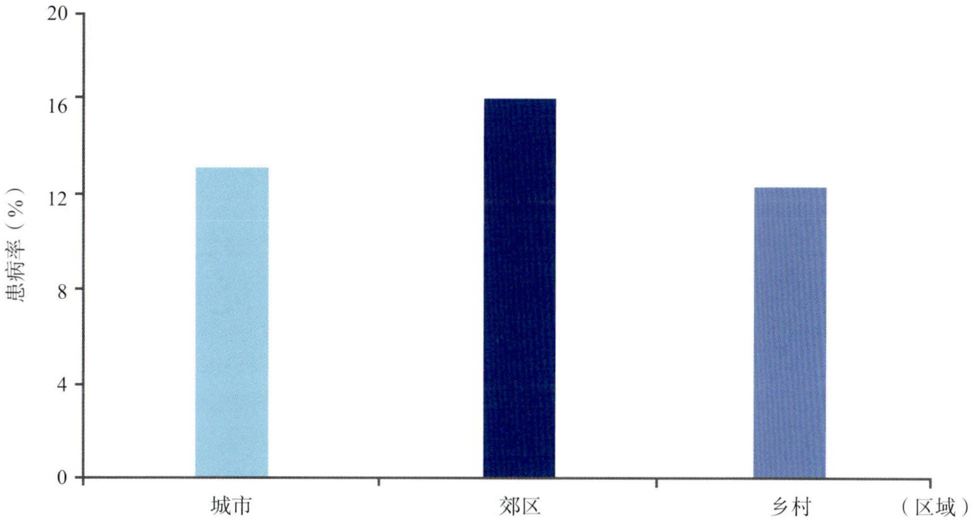

图 11-1-1　城市、郊区和农村人群中颈椎病的患病率

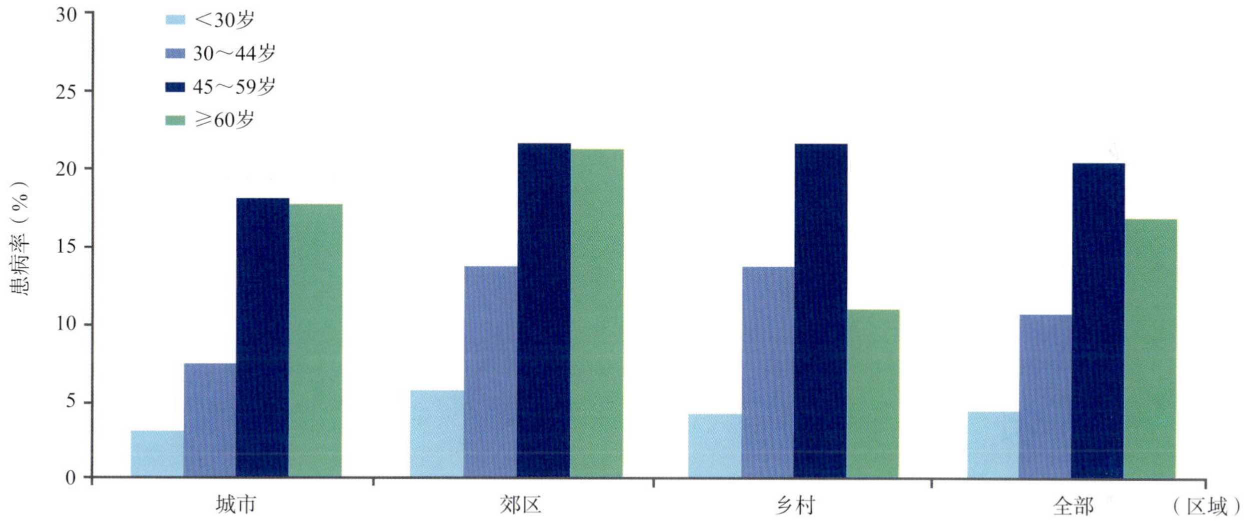

图 11-1-2　不同区域人群中颈椎病患者的年龄分布特征

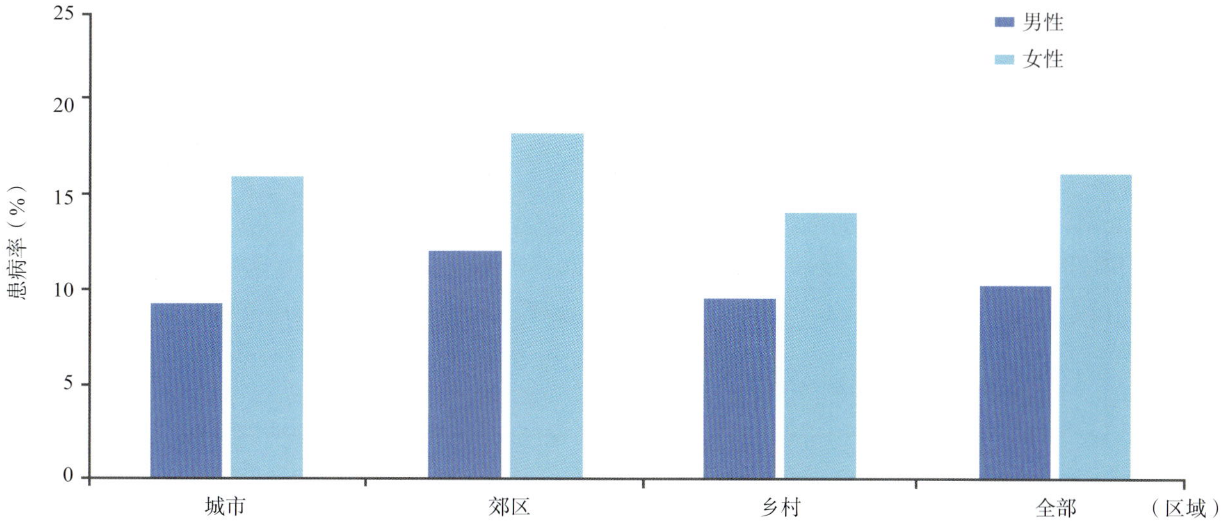

图 11-1-3　不同区域人群中颈椎病患者的性别差异

表11-1-1　不同年龄段、性别的脊髓型颈椎病患者人数（例）

年龄组（岁）	1995—1999年			2000—2004年			2005—2009年			1995—2009年		
	男	女	合计	男	女	合计	男	女	合计	男	女	合计
20～29	1	0	1	1	0	1	3	1	4	5	1	6
30～39	11	1	12	14	8	22	26	6	32	51	15	66
40～49	22	11	33	26	10	36	75	24	99	123	45	168
50～59	39	13	52	43	8	51	66	32	98	148	53	201
60～69	25	4	29	32	13	45	36	18	54	93	35	128
≥70	2	1	3	8	2	10	18	16	34	28	19	47
合计	100	30	130	124	41	165	224	97	321	448	168	616

年0.2%。Cox回归模型表明，SCI发生风险在男性患者和OPLL患者中显著增加（HR分别为2.00和2.24，$P<0.001$和$P=0.007$）。手术可显著降低约50%的SCI风险（HR＝0.52，$P<0.001$）。男性、合并OPLL和非手术治疗与继发SCI的相关性最高。因此，对于有OPLL的男性DCM患者，建议及早进行手术治疗。

1.1.2.2　住院率

2013年，中国台湾的一项回顾性队列研究，利用中国台湾健康保险研究数据库中12年的数据，分析了DCM引起的住院率。1998—2009年，3.495亿人·年的随访中，14 140例患者因DCM住院（图11-1-4）。与DCM相关的总住院率为4.04/（10万人·年）。具体而言，男性和老年人DCM的发病率较高。在对这些患者进行13 461人·年的随访期间，共有166例患者发生了SCI，非手术治疗组的SCI发生率高于手术组［分别为13.9/（1000人·年）和9.4/（1000人·年）］。在随访期间，相较于手术治疗的患者，非手术治疗的DCM患者更容易发生SCI（HR＝1.48，$P=0.023$；校正HR＝1.57，$P=0.011$）（图11-1-5）。因此，非手术治疗的DCM患者应警惕SCI。

1.1.3　临床表现

颈椎病患者症状较为复杂，一般可出现颈背疼痛、

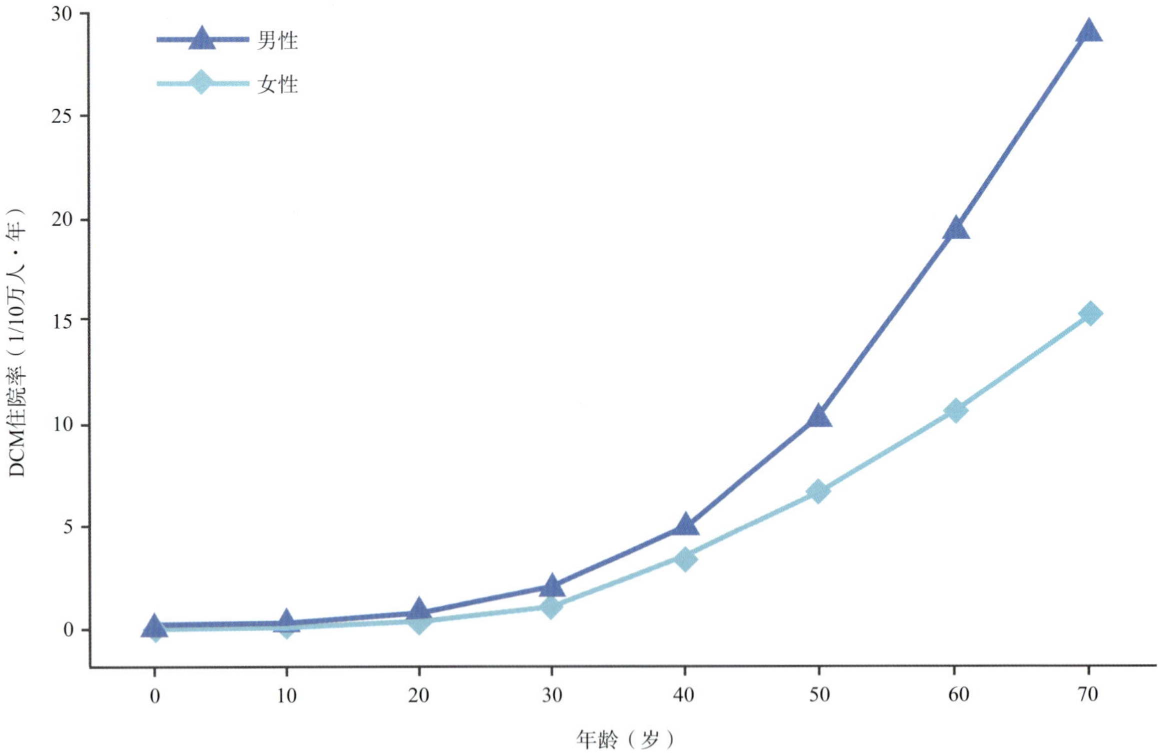

图11-1-4　需要住院治疗的DCM的年龄和性别特异性发病率（1998—2009年）

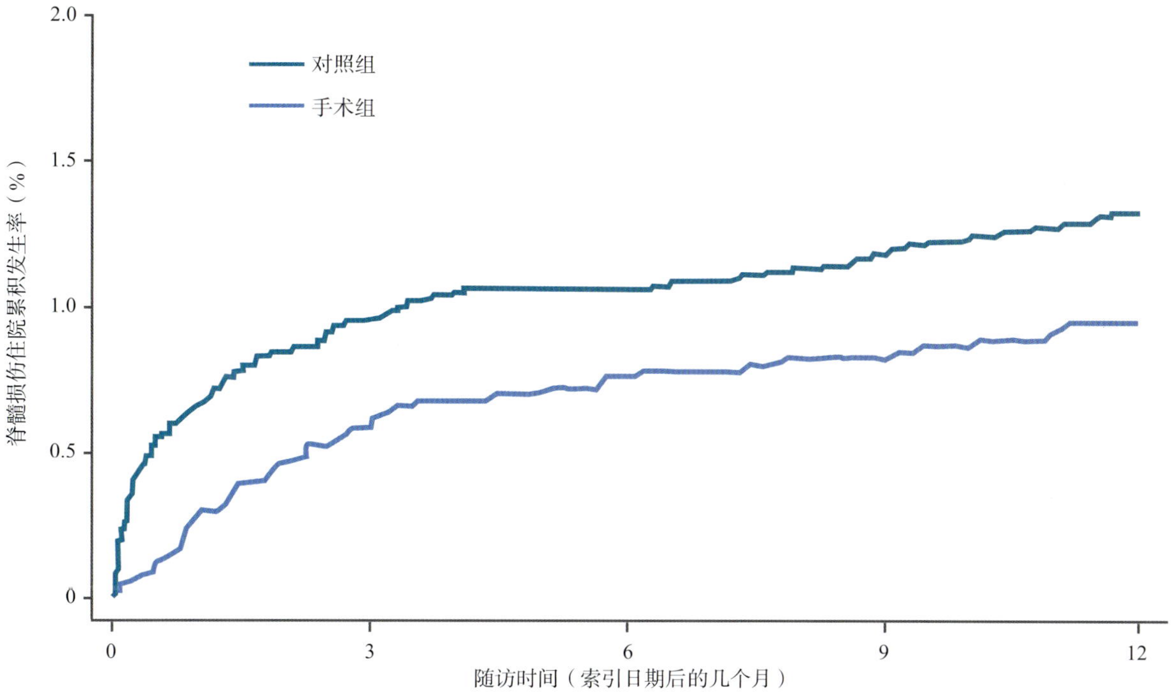

图11-1-5 脊髓型颈椎病患者接受手术或非手术治疗后随访期间因脊髓损伤导致的住院率

僵硬、四肢麻木无力伴不灵活、头晕、恶心、呕吐等症状，严重时甚至可表现行走困难、大小便失禁等症状。

（1）颈型颈椎病：其主要症状为枕部、颈部和肩部疼痛及感觉异常。体检无明显的神经功能障碍，部分患者颈椎活动受限，或者活动时疼痛加重，患者可能存在颈肩部肌肉紧张表现，压颈试验可能诱发颈痛，颈椎棘突可有压痛。

（2）神经根型颈椎病：发病率最高，占颈椎病人群的70%～80%。患者的典型症状为上肢放射性疼痛或麻木，此疼痛和麻木可沿受压神经根的走向放射；当头部或上肢姿势不当或突然牵扯患肢时可发生剧烈的放电样锐痛；严重时患者感觉上肢沉重、无力、握力减退，有时会出现持物坠落。

（3）脊髓型颈椎病：约占颈椎病人群的15%。患者下肢多有麻木、沉重，行走时双脚有如踩棉花感；上肢麻木、疼痛，双手无力、不灵活，难以完成写字、系扣、持筷等精细动作，持物易落；躯干部出现感觉异常，患者常感觉在胸部腹部或双下肢有如皮带样捆绑感。在脊髓型颈椎病患者中，上肢麻木为最常见症状，可占70%（表11-1-2）。除了表中所列症状外，其他症状及其发生率分别为：行走时有踩棉花感，占22.1%；持物无力及手指不灵活，占20.5%；大小便障碍，占18.3%；胸部束带感，占18.0%；躯干麻木，占4.2%。在616例患者中，有6.3%出现DCM相关症状中的1种症状，19.0%出现2种症状，21.9%出现3种症状，22.4%出现4种症状，30.4%出现5种及以上症状，在发病过程中出现DCM相关症状平均有3.76种±1.68种（中位数为4.0）。

（4）其他类型的颈椎病，如交感型、椎动脉型、食管型颈椎病等，约占颈椎病人群的5%。主要表现为眩晕、视物模糊、耳鸣、听力障碍、心动过速等。

表11-1-2 脊髓型颈椎病患者发病过程中出现的相关临床症状

相关症状	患者人数（%）
上肢麻木	431（70.0）
行走障碍	416（67.5）
下肢麻木	335（54.4）
下肢无力	258（41.9）
上肢无力	225（36.5）
颈部不适	144（23.4）

1.1.4 危险因素

1.1.4.1 年龄

2014年的一项病例对照研究纳入了200名受试者（男性100名，女性100名），受试者年龄在20岁或以上，主诉有颈部疼痛、颈部僵硬、臂神经痛、颈椎神经根病或脊髓病症状，并分为三组。Ⅰ组：确诊神经根型颈椎病或DCM的患者；Ⅱ组：颈椎疼痛主诉患者，通过非手术治疗而未改善的患者，观察时间超过2周；Ⅲ组：对照组，包括所有门诊报告与颈椎病无关的主诉，并查体没有颈椎病的体征。

Ⅰ组和Ⅱ组均为50例，Ⅲ组100例。利用多变量Logistic回归分析比较对照组（Ⅲ组）和颈椎病患者（Ⅰ组），结果显示只有年龄是两组间有显著性差异的因素（$P<0.05$）（表11-1-3）。但是随着电子产品的大量使用及生活习惯的改变，颈椎病有年轻化的趋势，18～40岁患者所占手术的比例有逐年增加的趋势。

1.1.4.2　劳动类型和睡眠时间

2018年，Lv等对中国6个社区进行的基于社区的横断面调查研究中，多因素分析表明，居住在郊区（较居住在城区）、30岁以上人群（较30岁以下人群）、从事脑力劳动（较从事体力和混合劳动）、高强度家务劳动（较低强度家务劳动）、睡眠时间每天少于7h（较睡眠时间每天＞7h）与颈椎病的发生之间存在正相关。步行上班（较自行车上班和非人力交通工具上班）是颈椎病的一个保护性因素（表11-1-4）。

不同年龄段的危险因素有所差异。对于30岁以下人群来说，每天保持相同的工作姿势1～3h（较每天保持相同的工作姿势1h以内）是一个危险因素；对于30～45岁人群，家务劳动强度是唯一危险因素；对于45～60岁人群来说，郊区居住（较城区居住）、男性（较女性）、从事脑力劳动（较从事体力劳动和混合性劳动）、睡眠时间不足每天7h（较睡眠时间每天＞7h）及工作中振动暴露是危险因素；对于60岁以上人群来说，家务劳动强度大（较家务劳动强度小）、从事脑力劳动（较从事体力劳动和混合性劳动）、睡眠时间不足每天7h（较睡眠时间每天＞7h）是危险因素（表11-1-4）。

不同性别的危险因素也有所差异。对于男性而言，年龄在30岁及以上（较年龄在30岁以下）和工作环境中有振动暴露是颈椎病的危险因素；对于女性来说，居住在郊区（较居住在城区）、年龄在30岁以上（较年龄在30岁以下）、更年期（较未在更年期）、从事脑力劳动（较从事体力劳动及混合性劳动）、家务劳动强度大（较家务劳动强度小）和睡眠时间少于每天7h（较睡眠时间每天＞7h）是颈椎病的危险因素，而步行上班是颈椎病的保护性相关因素（表11-1-4）。

1.1.4.3　影像学危险因素

陈树东等分析了颈椎病的影像学因素，包括颈椎稳定性、脊髓高信号、脊髓受压迫类型、压迫程度、压迫节段数目、发育性椎管狭窄，并进行多因素分析。结果发现，DCM患者以中老年人多见，无性别差异。其发病节段最多见于$C_{5/6}$节段和$C_{4/5}$节段，且与颈椎稳定性、脊髓高信号、受压迫类型等危险因素相关，与压迫程度、发育性椎管狭窄、压迫节段数目无相关性。

Yin等报道了磁共振成像（magnetic resonance imaging，MRI）T_2WI信号强度增加是脊髓型颈椎病进展及发生脊髓损伤的危险因素。

1.1.4.4　颈椎椎体大小

2017年，北京协和医院一项回顾性研究收集了182例颈椎病患者的临床资料和CT矢状位重建图像，分析颈椎病患者小椎体的特点。患者包括74名男性和108名女性，平均年龄31.8岁（范围20～40岁）。测量Torg-Pavlov比值和椎体矢状径。Torg-Pavlov比值＞1.2被视为小颈椎（small cervical vertebral body，SCVB），＜1.2被视为非小椎体（non-small cervical vertebral body，NSCVB）。NSCVB组比SCVB组更容易出现神经症状（$P<0.05$），两组患者颈痛发生率无显著性差异（$P>0.05$），SCVB组和NSCVB组非手术治疗的治愈率相似（分别为81.8%和93.6%，$P>0.05$），SCVB组的症状（如轴颈痛）复发率和持续率显著高于NSCVB组。

表11-1-3　临床颈椎病患者组（Ⅰ组）与对照组（Ⅲ组）多因素分析

参数	系数	St. Er.	*Z*值	*P*值	优势比		
					OR	下界	上界
年龄	0.055 0	0.014 3	3.844 8	0.000 1	1.057	1.027	1.087
身高	−0.038 5	0.027 0	−1.427 5	0.153 4	0.962	0.913	1.014
职业	0.199 4	0.278 0	0.717 3	0.473 2	1.221	0.708	2.105
种族	−0.462 7	0.395 4	−1.170 2	0.241 9	0.630	0.290	1.367
性别	−0.177 1	0.439 0	−0.403 4	0.686 6	0.838	0.354	1.981
体重	0.021 2	0.021 5	0.987 3	0.323 5	1.021	0.979	1.065
测试	统计		DF		*P*值		
分数	22.625 3		6		0.000 9		
似然比	23.940 4		6		0.000 5		

表 11-1-4　颈椎病危险因素的多因素分析

	N	n	P^a	Sp	X^2	P
居住地						
城市	1293	169	13.07	0.94	8.257	0.016
郊区	1284	205	15.97	1.02		
乡村	1282	157	12.25	092		
年龄（岁）						
＜30	813	37	4.55	0.73	118.304	＜0.001
30～44	1065	114	10.70	0.95		
45～59	1199	245	20.43	1.16		
≥60	772	130	16：54	1.35		
性别						
男性	1820	191	10.49	0.72	29.432	＜0.001
女性	2029	335	16.51	0.82		
教育						
研究生及以上	598	60	10.03	1.23	18.503	＜0.001
大学本科	689	75	10.89	1.19		
高中	1121	167	14.90	1.06		
初中以下	1414	225	15.91	0.97		
体重指数（kg/m²）						
＜18.5	235	15	638	1.60	15.559	0.001
18.5～23.9	1912	250	13.08	0.77		
24.0～27.9	1324	201	15.18	0.99		
≥28.0	366	59	16.12	2.92		
劳动性质						
体力劳动	1466	202	13.78	0.90	2.785	0.426
文职	919	140	15.23	1.19		
混合	894	114	12.75	1.12		
人均月收入水平（元）						
＜2000	2194	300	13.67	0.73	0.765	0.682
2000～4999	1400	198	14.14	0.93		
≥5000	217	26	12.98	2.21		
饮酒						
是	768	115	14.97	1.29	1.191	0.275
否	3091	416	13.46	0.61		

续表

	N	n	P^a	Sp	X^2	P
吸烟						
是	929	110	11.84	1.06	3.798	0.051
否	2930	421	1437	0.65		
工作姿势						
久坐	1280	180	1 406	0.97	5.746	0.219
久站	799	104	13.02	1.19		
经常弯腰	216	37	17.13	2.57		
经常移动	1156	166	1 436	1.03		
其他	405	44	10.86	1.55		
日常交通工具						
非人力运输工具	2116	271	12.81	0.73	8.744	0.013
自行车	743	127	17.09	1.38		
徒步	992	132	13.31	1.08		
每天的睡眠时间（h/d）						
＞7	3002	374	12.46	0.60	28.354	＜0.01
≤7	762	152	19.95	1.45		
振动						
是	334	50	14.97	2.96	0.451	0.502
否	3525	481	13.65	0.58		
相同工作姿势的持续时间（h/d）						
＜1	981	124	12.64	1.06	10.440	0.015
1～1.9	987	164	16.62	1.19		
2～2.9	477	69	14.47	1.61		
≥3	1411	174	12.33	0.88		
运动频率						
≥2次/周	1107	201	18.16	1.16	35.174	＜0.001
1次/周	281	41	14.59	2.11		
1次/2周	77	8	10.39	3.50		
≤1次/月	37	10	27.03	7.40		
不运动	2336	267	11.43	0.66		
运动强度						
无	2389	272	11.39	0.65	45.389	＜0.001
轻度	759	150	19.76	1.45		

续表

	N	n	P^a	Sp	X^2	P
中度	158	36	22.78	3.35		
剧烈	553	73	13.20	1.44		
腰臀比						
正常	1602	187	11.67	0.80	9.369	0.002
中心型肥胖	2243	339	15.11	0.76		
绝经						
是	775	188	24.26	1.54	52.193	＜0.001
否	1145	134	11.70	0.95		

注：a.患病率

故颈椎椎体较小是颈椎病的一个危险因素。颈椎椎体较小的患者容易出现持续性轴颈疼痛，但不会出现神经受累症状。

1.1.5 诊断评估技术

1.1.5.1 磁共振脊髓高信号

MRI在我国各级别医院中已经普遍推广。MRI检查T_2WI信号强度增加是脊髓型颈椎病进展及发生脊髓损伤的危险因素。

2001年，Chen等分析64例脊髓型颈椎病患者的MRI特征，结合患者的临床特点，将脊髓高信号分为两型：1型，高信号边界主要（＞50%）是微弱和模糊的；2型，高信号边界主要（＞50%）是清晰、对比显著的。结合患者的临床特点、手术预后等，发现1型比2型的手术效果好。

1.1.5.2 弥散张量成像

弥散张量成像（diffusion tensor imaging，DTI）目前尚未在颈椎病的临床诊疗中推广，但有数篇文献报道了该技术的临床研究。2019年，Jin等招募了75例接受颈椎病手术治疗的患者进行DTI，并根据1年的随访恢复情况分为两组。结果显示DTI较常规MRI与预后结果的相关性更高。2020年，戴等报道了将3.0T磁共振DTI技术用于预测颈椎病的预后研究，通过对60例患者进行常规MRI和DTI扫描，再进行纤维束示踪成像（diffusion tensor tractography，DTT）处理，发现DTT分级与术前JOA评分和术后JOA评分改善率的相关系数较常规MRI更高，对于脊髓型颈椎病分级诊断和预后预测价值优于常规MRI。2022年，Liang等发现DTT可清晰检测并显示脊髓和颈神经根的受压程度，与健康志愿者相比，DCM患者的FA值显著降低，ADC值显著升高。mJOA评分与DTI指数（ADC和FA）值显著相关。这也更加支持DTI参数用于DCM患者的临床评估。

1.1.5.3 动力位磁共振

脊髓型颈椎病是静态因素和动态因素协同作用的结果，其中动态因素起着重要作用。在一些患者中，T_2图像上的脊髓高信号仅在颈部屈曲时可见。动力位MRI有助于更准确地确定脊髓受损的节段数量，更好地评估椎管狭窄和脊髓高信号部分。动力位MRI代表了传统静态磁共振成像的一种有效改进，并且有可能显示以前可能遗漏的病理学特征。2017年，Xu等对动力位MRI方面的13项研究进行了综述，结果发现动力位MRI可以更灵敏地显示脊髓压迫，提高脊髓型颈椎病的诊断准确性，进而可能会影响患者的手术计划。

1.1.5.4 手指运动测试系统

脊髓型颈椎病患者症状的发展是渐进和隐匿的，以往的研究使用握放测试、虚拟现实或可穿戴传感器客观评估手部运动，但这些方法存在局限性，如辨别能力有限或不便用于简单筛查。2024年，Li等开展了一项关于使用基于手指运动参数的工具评估脊髓型颈椎病的横断面研究，研究共纳入297名无症状志愿者和258名脊髓型颈椎病患者，使用可穿戴加速度/陀螺仪传感器，放置在参与者的小指上，进行40周期的全范围握放测试，数据被转化为运动参数，统计分析发现脊髓型颈椎病患者的小指运动参数显著低于无症状参与者，提示该测试系统可用于评估脊髓型颈椎病患者和监测神经功能的变化。

1.1.6 救治与转归

颈椎管狭窄（cervical spinal canal stenosis，CSCS）患者症状可能轻微或无症状，但CSCS可能因为轻微外伤导致严重脊髓损伤。对于“无症状”CSCS患者是否进行预防性手术，目前存在争议。在2017年中国香港和日本联合开展的一项回顾性研究中，32例“无症状”颈椎管狭窄患者出现颈脊髓损伤后大多数患者不能恢复到损伤前的神经状态。所有这些受试者都有预先存在的椎管狭窄，因此有脊髓损伤的风险。考虑到CSCS的神经系统预后较差，可以早期进行手术来避免脊髓损伤的灾难性后果。

1997年中国台湾一项前瞻性队列研究中，56例患者接受了完整的神经系统检查、影像学检查或电生理学检查，确诊脊髓型颈椎病：17例（男性11例，女性6例；平均年龄52岁）接受非手术治疗，14例（男性11例，女性3例；平均年龄50岁）接受手术治疗。非手术治疗组的平均随访时间为54个月，手术治疗组的平均随访时间（从症状和体征出现到手术）为23个月。该研究中，非手术治疗组35%的患者症状改善，手术治疗组改善率为43%。因此，正确的病例选择和手术治疗效果优于非手术治疗。

MRI检查T_2WI髓内有异常信号，则应早期治疗：病程较长的患者发生脊髓异常信号增加的风险更大。治疗方式主要包括以下几种。

1.1.6.1　颈椎前路减压融合术

2018年一项荟萃分析表明，在JOA评分、NDI评分、颈椎前凸和融合率方面，零切迹椎间融合器和钢板治疗单节段或多节段颈椎病的效果相似。尽管零切迹组的下陷率高于钢板组，但零切迹组术后吞咽困难率较低，相邻节段骨化率可能较低。

其中，在颈椎前路减压融合术（anterior cervical decompression and fusion，ACDF）中若不切除椎体后方骨赘，将影响治疗效果。

2021年，刘正蓬等报道了使用3D打印椎间融合器在脊髓型颈椎病中的应用效果，6个月随访期时3D打印椎间融合器可减少并发症，促进颈椎曲度、椎间高度恢复，提高颈椎稳定性，且机体应激反应、轴性症状轻。张亚等也报道了3D椎间融合器置入治疗脊髓型颈椎病临床疗效确切，并且在维持椎间隙高度、颈椎曲度和T_1倾斜角方面更具优势。

1.1.6.2　颈椎前路椎体次全切除融合术

2016年，一项荟萃分析比较了ACDF和颈椎前路椎体次全切除融合术（anterior cervical corpectomy and fusion，ACCF）治疗多节段脊髓型颈椎病的临床、影像学和手术结果。研究共纳入了8项研究，878例患者。结果显示在最终随访时，ACDF在术后C_2～C_7曲度、C_5神经根麻痹、失血量、融合率、融合器沉降率和总体并发症发生率方面优于ACCF。然而，在住院时间、手术时间、JOA评分、NDI评分、术前C_2～C_7曲度、吞咽困难、声音嘶哑、感染、脑脊液漏、硬膜外血肿、移植物移位和假关节发生率等方面没有显著性差异。

2021年，蔡璇等报道了使用3D打印可动人工颈椎假体置入治疗DCM，随访6周内，2例患者效果良好，患者颈椎生理曲度恢复良好，椎间高度维持良好；3D-CT显示减压效果良好，人工椎体部件与周边颈椎骨质贴合良好；动力位X线片可见假体终板部件在屈伸及侧屈活动时具有一定的角度开合变化，无颈椎失稳，提示假体保留了部分颈椎运动功能。

1.1.6.3　颈椎前路椎体致压物复合体前移融合术

2018年，孟亚轲等报道了使用颈椎前路椎体致压物复合体前移融合术（anterior controllable antedisplacement and fusion，ACAF）治疗多节段脊髓型颈椎病（multilevel cervical spondylotic myelopathy，mCSM）的手术技巧和临床疗效。研究纳入2017年6～8月的13例mCSM患者，平均年龄58.5岁，责任节段＞3个并有椎管狭窄。手术步骤包括颈前路显露、去除责任节段骨赘和椎间盘、磨除椎体前部骨质、植入融合器、放置钛板、两侧开槽、前移椎体致压物复合体并锁定接骨板，最后关闭切口。观察指标包括神经功能评估（JOA评分和NDI指数）和影像学评估（颈椎曲度、椎管矢状径等）。结果显示，手术时间平均233.5min，出血量平均204.2ml，随访平均37个月。1例患者术后出现吞咽不适，2例早期出现单侧上肢无力，均在数周内恢复，无其他严重并发症。末次随访时，JOA评分显著提高，NDI指数显著降低。影像学检查显示颈椎曲度和椎管矢状径显著改善。

1.1.6.4　椎板切除减压＋融合

2016年，Su等报道了椎管扩大成形术结合侧块螺钉融合治疗DCM的长期疗效和影响预后的因素。回顾性分析2008年2月—2012年2月治疗的49例多节段脊髓型颈椎病患者，平均59.44岁，平均随访4.6年。术前和术后JOA评分存在显著性差异，临床改善率为80.27%。在随访中，5例患者主诉颈部和肩部疼痛，但未发现C_5神经麻痹。所有患者术前均存在发育性颈椎管狭窄。术前与术后颈椎曲度无显著性差异。多变量线性回归分析结果显示，年龄、术前JOA评分和术前ISI对术后JOA评分有显著影响。除1例硬膜外血肿外，无手术并发症。但应注意后路减压融合术后可能发生神经根麻痹。

1.1.6.5　椎板成形术

2020年，Chen等报道了多节段脊髓型颈椎病（multiple-level DCM，MDCM）双开门椎管成形术（french-door laminoplasty，FDL）10年的手术结果和术后并发症发生情况，并分析FDL治疗MDCM的预后因素。研究纳入64例接受FDL手术的MDCM患者，并随访至少10年。临床评估包括改良日本骨科协会（mJOA）评分、手术年龄、术前症状持续时间、手术时间、失血量和术后并发症，影像学评估包括Cobb角、颈椎活动度、MRI上的髓内高信号、椎管狭窄率等指标。结果显示，术后mJOA评分较术前有明显改善，证实该手术的有效性。最终随访时mJOA评分的平均改善率为69.10%±7.32%，颈椎Cobb角和颈椎活动度显著降低。MRI髓内出现高信号或椎管狭窄率超过50%的患者，mJOA评分的改善率较低。FDL的10年临床结果总体令人满意。MRI的髓内信号强度越高，椎管狭窄率越大，预后越差。

1.1.7　并发症

1.1.7.1　轴性症状

轴性症状（axial symptoms，AS）是指颈肩部疼痛，常伴有酸胀、僵硬、沉重、肌肉痉挛等不良反应。2015年徐金林等回顾了山东省莱州市人民医院155例颈椎病患者，发现术后轴性症状的发生率高达41.29%。多因素回归分析结果表明，术前有轴性疼痛、术前颈椎曲度变直、术后融合不良、术后锻炼不足是AS发生的危险因素。

1.1.7.2　术后感染

2014年朱修桥等回顾了山东省210例颈椎病患者，术后感染率为5.24%，导致颈椎术后感染的危险因素为手术时间与合并症，手术时间为术后感染的独立危险因素（OR＝2.164，P＜0.05）。

1.1.8　二级预防、社区防治

潘细桂等分析了以“综合医院-康复医院-社区”三级康复服务模式为依托的社区防治神经根型颈椎病的具体方法与效果。通过分析社区65例神经根型颈椎病患者，以改良Macnab疗效评定标准评估患者症状体征改善情况，以视觉模拟评分法（VAS）评估患者疼痛程度，研究三级康复服务体系指导下的社区干预及综合防治措施。神经根型颈椎病患者经过2个疗程治疗后，临床症状及疼痛程度较干预前的治疗总优良率为90.77%（表11-1-5）。因此，通过“综合医院-康复医院-社区”三级康复服务体系为指导，社区综合管理颈椎病的新服务模式值得推广应用。

表11-1-5　神经根型颈椎病症状体征疗效改善情况比较

疗程	总例数	优	良	可	差	总优良率
治疗1个疗程	65	12	34	17	2	70.77%
治疗2个疗程	65	43	16	6	0	90.77%

1.1.9　指南与共识

颈椎病相关指南和共识见表11-1-6。

表11-1-6　颈椎病相关指南共识

年份	专家共识
2020	颈椎病牵引治疗专家共识
2019	颈椎前路手术加速康复外科实施流程专家共识
2019	颈椎后路手术加速康复外科实施流程专家共识
2018	颈椎病的手术治疗及围手术期管理专家共识2018
2018	颈椎病的分型、诊断及非手术治疗专家共识2018
2015	神经根型颈椎病诊疗规范化的专家共识2015

参考文献

[1] Lv YW, Tian W, Chen DF, et al. The prevalence and associated factors of symptomatic cervical spondylosis in Chinese adults: a community-based cross-sectional study. BMC Musculoskelet Disord, 2018, 19（1）: 325.

[2] 章仁杰，申才良，张秀军，等. 脊髓型颈椎病患病特征的流行病学调查. 安徽医科大学学报，2011，46（9）: 973-976.

[3] Wu JC, Ko CC, Yen YS, et al. Epidemiology of cervicalspondylotic myelopathy and its risk of causing spinal cord injIry: a national cohort study. Neurosurg Focus, 2013, 35（1）: E10.

[4] 中华外科杂志编辑部. 颈椎病的分型、诊断及非手术治疗专家共识（2018）. 中华外科杂志，2018，56（6）: 401-402.

[5] Singh S, Kumar D, Kumar S. Risk factors in cervical spondylosis. J Clin Orthop Trauma, 2014, 5（4）: 221-226.

[6] 陈树东，苏国义，李永津，等. 脊髓型颈椎病的影像学危险因素分析. 广东医学，2017，38（22）: 3458-3462.

[7] Yin LQ, Zhang J, Wu YG, et al. Increased signal intensity of spinal cord on T2W magnetic resonance imaging for cervical spondylotic myelopathy patients: risk factors and prognosis（a STROBE-compliant article）. Medicine（Baltimore）, 2020, 99（49）: e23098.

[8] Lu X, Tian Y, Wang SJ, et al. Relationship between the small cervical vertebral body and the morbidity of cervicalspondylosis. Medicine（Baltimore）, 2017, 96（31）: e7557.

[9] Chen CJ, Lyu RK, Les ST, et al. Intramedullary high signal intensity on T2-weighted MR images in cervical spondylotic myelopathy: prediction of prognosis with type of intensity. Radiology, 2001, 221（3）: 789-794.

[10] Jin RC, Luk KD, Cheung JPY, et al. Prognosis of cervical myelopathy based on diffusion tensor imaging with artificial intelligence methods. NMR Biomed, 2019, 32（8）: e4114.

[11] 戴飞，武刚. 3.0T 磁共振纤维束示踪成像对脊髓型颈椎病的诊断和预后预测价值研究. 哈尔滨医科大学学报，2020（3）: 329-332.

[12] Liang S, Yang F, Zhang Y, et al. Changes and clinical correlation of diffusion tensor imaging parameters of compressed spinal cord and nerve root in patients with cervical spondylosis. BMC Med Imaging, 2022, 22（1）: 107.

[13] Xu NF, Wang SB, Yuan HS, et al. Does dynamic supinemagnetic resonance imaging improve the diagnostic accuracy of cervical spondylotic myelopathy? A review of the current evidence. World Neurosurg, 2017, 100:

474-479.
[14] Li X, Wang H, Xu Z, et al. A pilot study of a finger kinematic parameter-based tool for evaluating degenerative cervical myelopathy. Spine (Phila Pa 1976), 2024, 49 (5): 321-331.
[15] Shigematsu H, Cheung JP, Mak KC, et al. Cervical spinal canal stenosis first presenting after spinal cord injury due to minor trauma: an insight into the value of preventive decompression. J Orthop Sci, 2017, 22 (1): 22-26.
[16] Wang YL, Tsau JC, Huang MH. The prognosis of patients with cervical spondylotic myelopathy. Kaohsiung J Med Sci, 1997, 13 (7): 425-431.
[17] He SH, Feng HL, Lan ZM, et al. A randomized trial comparing clinical outcomes between zero-profile and traditional multilevel anterior cervical discectomy and fusion surgery for cervical myelopathy. Spine (Phila Pa 1976), 2018, 43 (5): e259-e266.
[18] Liu Y, Luo XM, Zhou JH, et al. Prognosis of posteriorosteophyte after anterior cervical decompression and fusion in patients with cervical spondylotic myelopathy using three-dimensional computed tomography study. Eur Spine J, 2016, 2 (5 6): 1861-1868.
[19] 刘正蓬，王雅辉，张义龙，等. 3D打印椎间融合器置入治疗脊髓型颈椎病：颈椎曲度及椎间高度恢复的半年随访. 中国组织工程研究，2021，25（6）：849-853.
[20] 张亚，刘志维，方忠，等. 3D打印钛合金椎间融合器置入治疗脊髓型颈椎病的临床疗效及颈椎矢状位参数变化. 骨科，2021，12（2）：97-102.
[21] Wang T, Wang H, Liu S, et al. Anterior cervical discectomy and fusion versus anterior cervical corpectomyand fusion in multilevel cervical spondylotic myelopathy: a meta-analysis. Medicine (Baltimore), 2016, 95 (49): e5437.
[22] 蔡璇，秦杰，贺西京，等. 3D打印可动人工颈椎假体置入治疗脊髓型颈椎病：国际首例报道. 中国组织工程研究，2021，25（36）：5810-5813.
[23] 孟亚轲，孙荣鑫，王顺民，等. 颈椎前路椎体致压物复合体前移融合术治疗多节段脊髓型颈椎病的手术技巧及临床分析. 中华骨与关节外科杂志，2018，11（10）：726-730.
[24] Su N, Fei Q, Wang BQ, et al. Long-term outcomes and prognostic analysis of modified open-door laminoplastywith lateral mass screw fusion in treatment of cervical spondylotic myelopathy. Ther Clin Risk Manag, 2016, 12: 1329-1337.
[25] Chen GL, Liu XZ, Chen NN, et al. Ten-year surgical outcomes and prognostic factors for french-door laminoplastyin the treatment of multilevel cervical spondylotic myelopathy. Biomed Res Int, 2020, 3627071.
[26] 徐金林. 脊髓型颈椎病患者ACDFP术后轴性症状发生危险因素研究. 中国临床实用医学，2015，6（3）：59-61.
[27] 朱修桥. 颈椎病与腰椎管狭窄症术后感染的危险因素分析. 中华医院感染学杂志，2014，24（17）：4319-4321.
[28] 潘细桂，修忠标. 以三级康复服务模式为依托的神经根型颈椎病社区防治探讨. 岭南急诊医学杂志，2016，21（5）：489-491.
[29] 中国康复医学会颈椎病专业委员会. 颈椎病牵引治疗专家共识. 中国脊柱脊髓杂志，2020，30（12）：1136-1143.
[30] 丁琛，洪瑛，王贝宇，等. 颈椎前路手术加速康复外科实施流程专家共识. 中华骨与关节外科杂志，2019，12（7）：486-497.
[31] 周非非，韩彬，刘楠，等. 颈椎后路手术加速康复外科实施流程专家共识. 中华骨与关节外科杂志，2019，12（7）：498-508.
[32] 中华外科杂志编辑部. 颈椎病的手术治疗及围手术期管理专家共识（2018）. 中华外科杂志，2018，56（12）：881-884.
[33] 神经根型颈椎病诊疗规范化研究专家组. 神经根型颈椎病诊疗规范化的专家共识. 中华外科杂志，2015，53（11）：812-814.

1.2 腰椎管狭窄症

1.2.1 定义

腰椎管狭窄症（lumbar spinal stenosis，LSS）是一种退行性疾病，是指构成椎管、神经根孔的结构，由于退变等因素造成椎管容积减小或神经根孔狭窄，导致椎管所容纳的神经、马尾及血管等受压，并产生相应临床症状的一类疾病。

1.2.2 流行病学

LSS患病率高，是导致腰腿痛或腰痛的常见病之一，也是脊柱外科常见的疾病之一。老年人群发生率较高，腰椎管狭窄患者通常在60岁以上，平均年龄64.6岁。在50岁以上正常人群中腰椎管狭窄的发生率为1.7%～8.0%。目前国内尚无关于LSS的大规模流行病学研究。随着老龄化社会的到来，诊断LSS的人数会越来越多。

先天性狭窄较为少见（2.6%～4.7%），主要因发育过程失调引起。大多数LSS是因腰椎退行性改变所致，随着年龄的增长，椎间盘高度丧失，椎间盘膨出，关节突关节增生，黄韧带肥厚导致腰椎管退行性狭窄。这种退变性狭窄最初的改变往往是腰椎间盘退变，也有医源性、感染或外伤性等其他原因。

1.2.3 危险因素

LSS的危险因素包括肥胖、吸烟、日常习惯及尚未完全阐明的遗传因素。LSS常见于肥胖患者和老年人，这主要是因为LSS本质是脊柱的退行性改变。

脊柱的生理曲度改变和体重指数的增加可能是LSS最相关的危险因素。在影像学上，糖尿病和低踝臂指数与中度狭窄的LSS显著相关，但这两个因素与重度狭窄的LSS无显著相关性。

多裂肌变性包括体积减小、脂肪浸润增加和双侧肌肉不对称，与LSS有关。2017年，Jiang等回顾性分析了40例LSS患者的临床资料，选择40名健康人作为对照。经1.5T腰椎磁共振成像扫描，使用ImageJ软件测量磁共振成像上多裂肌的肌量、脂肪浸润率和$L_{4/5}$水平的双侧不对称性，以分析和比较两组之间的多裂肌参数。发现与对照组相比，LSS患者$L_{4/5}$水平的多裂肌肌层较低，脂肪浸润率较大，肌肉不对称性更为显著，两组之间的差异具有显著统计学意义。说明多裂肌变性是LSS的危险因素。

1.2.4　临床表现

疼痛是最主要的症状，也是患者就医的重要原因。疼痛的主要部位有腰、臀、大腿、小腿等。不适感往往难以描述，或表达为抽搐、麻木、灼烧感或酸胀乏力。症状可以是双下肢，可以不对称，一侧椎间孔或侧隐窝狭窄的患者往往表现为单侧肢体的放射痛。首都医科大学宣武医院一项回顾性研究中，25例LSS患者中15例（60%）存在腰痛，22例（88%）存在下肢疼痛或麻木。

LSS最核心的症状是间歇性神经源性跛行，但仅有约40%的患者出现典型的间歇性跛行症状。神经源性跛行包括发作性且逐渐进展的下肢疼痛、麻木无力、腰部及臀部刺痛感，站立、行走时加重，坐或前屈时缓解。患者以"推购物车"的姿势来缓解症状是典型的体态。患者往往弯腰不能直立是最主要的问题。

LSS的主要鉴别诊断是血管性跛行。一般来说，血管性跛行可在直立休息时改善，而神经性跛行在坐位或腰部前屈时改善。

LSS会影响患者的日常生活自理能力及生活活动范围，从而降低患者的生活质量。大多数有症状的LSS患者行走能力有限，他们可能需要助行器或完全无法步行，这种身体上的限制可能对身心健康产生影响。由于活动不便，大多数患者倾向于不同程度的久坐。

1.2.5　诊断评估技术

LSS目前尚无客观诊断标准，主要通过结合病史、体格检查和影像学资料进行诊断。间歇性跛行是LSS最核心的症状，其他有助于诊断的病史包括下肢放射痛、站立或行走后加重、身体前屈或卧倒休息后改善，患者往往双下肢分开站立。LSS往往还伴有肌力下降、感觉麻木、腱反射降低等。

临床诊断：在一项Delphi研究中，共有来自28个不同国家的432名临床医师参与，首次就LSS临床诊断中应使用的诊断试验达成国际共识。最终建议包括3个核心诊断项目：神经系统检查、MRI/CT和步行测试步态观察。还建议进行3项"排除"测试：足部脉搏/踝肱指数、髋部检查和颈脊髓病测试。

影像诊断：影像学检查可为临床考虑LSS的患者提供明确的诊断信息，也是确诊LSS和制订有创治疗计划的依据。

MRI可以了解椎管、椎间孔的大小以及脊柱与神经之间的关系，是目前诊断LSS的推荐手段。当患者存在MRI禁忌证或不能使用MRI时可考虑CT检查。虽然MRI对软组织的成像能力较突出，但没有证据表明其诊断准确性优于CT。MRI和CT检查在我国各级别医院中已广泛应用。脊髓造影曾被广泛使用，但由于对LSS的诊断准确性并不优于MRI，因此现在已不推荐使用。

2012年进行的Delphi研究发现，很难应用定量标准来定义影像学上的LSS。LSS患者的症状严重程度常与影像学狭窄程度不符。目前常用来定量描述LSS的参数包括中央椎管前后径（＜10mm）和横断面椎管面积（＜70mm^2），椎间孔狭窄高度和面积被用来描述神经根孔狭窄。Delphi研究中最重要的两项影像诊断指标是椎间盘突出和椎间孔神经周围脂肪。一项关于MRI的临床测量研究定义了发育性LSS为L_1前后径＜20mm，L_2、L_3前后径＜19mm，L_4前后径＜17mm，L_5、S_1前后径＜16mm。

MRI诊断LSS的敏感度为87%～96%，特异度为68%～75%。研究发现MRI诊断中央椎管狭窄可靠，但诊断侧隐窝狭窄和椎间孔狭窄的可靠性较差。新的基于硬膜囊形态和中央椎管脑脊液与神经根关系半定量评估系统已经初步显示出评估LSS的应用前景。在MRI检查中，神经根沉降征（nerve root sedimentation sign，NRSS）诊断LSS具有较高的敏感性、特异性和有效性，因此具有良好的临床应用价值，可作为临床诊断和筛查的辅助工具。

利用MRI对腰椎疾病的严重程度进行准确分级，对选择合适的治疗方法具有重要意义。然而，对临床医师来说，准确、客观的分级并非易事。2022年，中山大学附属第五医院Su等开发了一种基于人工智能的多任务分类模型，用于腰椎间盘突出症（lumbardischerniation，LDH）、腰椎中央管狭窄（lumbar central spinal stenosis，LCCS）和腰椎轴位MRI上的腰椎神经根压迫的自动分级方法。共评估了1115例患者，其中1015例患者来自内部数据集，100例患者来自外部测试数据集。在测试数据集上，LDH、LCCS和LNRC的总体评分准确率分别 为84.17%（74.16%）、86.99%（79.65%） 和81.21%（74.18%）。该模型在腰椎轴位T_2W磁共振成像中LDH、LCCS和LNRC的自动分级中取得了良好效果。

尽管腰椎管解剖狭窄与影像上血管神经受压是诊断LSS的必需条件，但这并不充分。LSS是临床表现，并不仅仅是解剖或影像学表现，21%的解剖狭窄的患者并无临床症状，事实上很多老年人在影像上存在椎管狭窄却并没有临床症状。因此影像上的狭窄需要结合病史和临床表现才能诊断LSS。这种临床症状与影像学表现的不一致可能是因为磁共振检查是取仰卧位，而LSS的症状是在站立和行走时出现，仰卧时减轻。

1.2.6 治疗与转归

1.2.6.1 非手术治疗

LSS有多种非手术治疗方式，包括药物、理疗、注射治疗、改善生活方式和多学科康复。但非手术治疗并不足以改善间歇性跛行和影像学表现，更确切的结论需要设计良好的大样本研究证实。尽管如此，多数LSS患者仍希望通过非手术治疗来改善间歇性跛行，而临床也会先尝试非手术治疗。

1.2.6.1.1 药物

尽管有很多非处方和处方药都被用于治疗LSS，临床循证依据却很少。前列腺素、加巴喷丁和维生素B_1可能对改善疼痛和行走距离有所帮助。NSAID药物、阿片类药物及肌松剂的效果并不优于乙酰氨基酚。激素与抗抑郁药物也是临床常用药物，但其效果尚缺乏临床循证依据。2022年，Chen等完成的网状荟萃分析显示利马前列素（limaprost）在提高JOA评分和降低ODI评分方面可能具有更好的疗效。

1.2.6.1.2 理疗

理疗也是常用的非手术治疗方式，包括有氧或力量锻炼、特殊的腰背肌锻炼、在额外支持下跑步机行走、肌肉协调性训练、平衡训练、腰椎支具、缓解疼痛的治疗（热敷、冰敷、电刺激、按摩、超声波治疗）、脊柱推拿、改善姿势等。关于理疗对于LSS疗效的研究很少，一些低级别的证据显示理疗对于腰腿痛有短期效果。

1.2.6.1.3 椎旁或硬膜外阻滞

关于硬膜外阻滞的研究结果差异较大。腰椎硬膜外皮质类固醇注射是基于神经根和压迫交界面炎症可能导致症状的假设。有研究认为硬膜外阻滞在2周内效果优于理疗。也有研究认为其效果并不优于安慰剂组。还有研究认为使用激素与单纯使用利多卡因相比，效果并没有差异。

1.2.6.2 手术治疗

非手术治疗无效时通常会考虑手术。

1.2.6.2.1 单纯减压

LSS手术的首要目的是解除神经压迫，从而改善神经功能和症状。手术入路因椎管狭窄位置、节段、是否伴有畸形或腰椎不稳、既往腰椎手术史及医师偏好而异。这些入路包括传统的椎板切除、单侧入路双侧减压及椎板成形术等。现有证据尚不足以得出何种入路更好的结论。由于狭窄的位置、节段、严重程度和医师的技巧各异，很难对不同的减压方式做出准确比较。

1.2.6.2.2 融合手术

LSS手术的一个主要争议是是否应该融合。脊柱融合被推荐用于退行性腰椎滑脱、LSS术后复发狭窄、腰椎不稳定或脊柱侧弯。2014年腰椎管狭窄症手术治疗规范中国专家共识认为：在没有腰椎不稳定或脊柱侧弯的情况下，融合并不能提高手术效果（证据等级C）。同样，NASS指南也建议，在没有腰椎滑脱或脊柱侧弯的情况下使用减压治疗单纯下肢症状且不伴腰椎不稳定的LSS（证据等级B）。

2012年，Pearson等总结SPORT队列研究的随访结果，探索预测LSS减压手术效果的影响因素，发现对抑郁、心血管疾病、影响行走能力的疾病及脊柱侧弯患者的预后较差。相反，行走能力更好、自我健康评价更好、更高的收入、更少的合并症、显著的中央狭窄预后更好。然而，尚不清楚这些指标是否可预测非手术治疗的结果。在手术结果预测因子的研究中，吸烟是手术结果差的重要预测因素。其他预测因素包括一般情况不佳、椎间孔狭窄、腿痛为主、不能抬腿和已经存在神经功能障碍。

目前普遍认为术后康复对于LSS手术治疗比非手术治疗效果更好。2020年，李海霞等的荟萃分析探讨了功能锻炼对LSS术后结局的影响，发现术后积极康复治疗与普通护理相比对术后短期和长期功能状态及腰痛都更有利。

1.2.7 并发症

1.2.7.1 术后残留麻木

2007年，崔志明等的回顾性研究中纳入了80例腰椎管狭窄经手术治疗的患者，术前81.3%的患者有麻木，经手术治疗后，术后10d、1个月、3个月和1年分别有42.5%、38.8%、33.7%和36.3%的患者残留麻木，研究显示残留麻木与病程、术前JOA评分和椎管狭窄类型有关，与年龄和神经根直径无明显相关（表11-1-7）。

1.2.7.2 术后感染

2011年，杨林等报道了一项回顾性研究，对2009年1月—2010年12月首都医科大学附属北京朝阳医院骨科206例腰椎管狭窄症患者临床资料进行统计分析。腰椎管狭窄症术后感染发生率为3.4%，其中上呼吸道感染占42.9%，肺部感染占57.1%，伴有伤口局部感染占42.9%；病原菌以革兰阴性菌为主，占57.1%，其次是革兰阳性菌，占42.9%，且对多种抗菌药物有不同程度的耐药性。2014年，朱修栎等回顾性分析了200例腰椎管狭窄患者，术后感染率为4%。

1.2.7.3 硬膜撕裂

2023年，Chen等报道了一项回顾性研究，共纳入14项研究，对707名腰椎管狭窄患者进行的单侧双孔内镜脊柱手术的并发症进行了荟萃分析，结果显示总并发症发生率为8.1%，其中，硬膜撕裂发生率为4.5%。

1.2.8　卫生经济学

2018年，陆兵分析了南阳市骨科医院脊柱外科收治的80例腰椎管狭窄的预后和治疗成本，其中非手术治疗40例，手术治疗40例。非手术治疗组平均住院12.98d，花费8570元，总有效率为72.5%；手术组平均住院23.57d，花费48 530元，总有效率为95%（表11-1-8，表11-1-9）。

1.2.9　指南与共识

相关指南共识包括腰椎管狭窄症手术治疗规范中国专家共识（2014年）、内镜辅助后入路腰椎管狭窄减压手术专家共识（2022）。

表11-1-7　腰椎管狭窄术后残留麻木的发生率

组别	例数	年龄（岁）	病程（月）	术前JOA评分	神经根直径（mm）
无麻木	51	59.3±11.4	31.9±18.3	18.2±1.5	3.9±1.2
有麻木	29	64.1±5.4	41.5±24.4	16.5±1.7	4.2±1.5
t值	/	0.25	2.05	2.83	1.02
P值	/	$P>0.05$	$P<0.05$	$P<0.01$	$P>0.05$

表11-1-8　患者非手术治疗和手术治疗的住院时间和住院费用比较

组别	例数	住院时间（d）	治疗成本（千元）
手术组	40	23.57±4.25	48.53±18.62
保守组	40	12.98±6.13	8.57±4.12
t值		8.979	13.249
P值		0.000	0.000

表11-1-9　患者非手术治疗和手术治疗的治疗效果比较

组别	例数	治愈	显效	有效	无效	总有效率
手术组	40	10（25.00）	16（40.00）	12（30.00）	2（5.00）	38（95.00）
保守组	40	3（7.50）	12（30.00）	14（35.00）	11（27.50）	29（72.50）
x^2值						7.439 7
P值						0.006 4

参考文献

［1］Szpalski M，Gunzburg R．Lumbar spinal stenosis in the elderly：an overview．Eur Spine J，2003，12（suppl 2）：S170-S175．

［2］Kalichman L，Cole R，Kim DH，et al．Spinal stenosis prevalence and association with symptoms：the FraminghamStudy．The Spine Journal，2009，9（7）：545-550．

［3］Katz JN，Harris MB．Clinical practice．lumbar spinal stenosis．N Engl J Med，2008，358（8）：818-825．

［4］Bagley C，MacAllister M，Dosselman L，et al．Current concepts and recent advances in understanding and managing lumbar spine stenosis．F1000 research，2019，8：F1000 Faculty Rev-137．

［5］Hirano K，Imagama S，Hasegawa Y，et al．Impact of spinal imbalance and BMI on lumbar spinal canal stenosis determined by a diagnostic support tool：cohort study in community-living people．Arch Orthop Trauma Surg，2013，133（11）：1477-1482．

［6］Maeda T，Hashizume H，Yoshimura N，et al．Factors

associated with lumbar spinal stenosis in a large-scale, population-based cohort: The Wakayama Spine Study. PLOS ONE, 2018, 13(7): e0200208.
[7] Jiang JY, Wang HB, Wang L, et al. Multifidus degeneration, a new risk factor for lumbar spinal stenosis: a case-control study. World Neurosurg, 2017, 99: 226-231.
[8] 刘振磊，段婉茹，菅凤增，等. 微创后路椎间融合术治疗腰椎退行性疾病的初步研究. 中华神经外科杂志，2018，34(9)：926-930.
[9] Tomkins-Lane C, Melloh M, Wong A. Diagnostic tests in the clinical diagnosis of lumbar spinal stenosis: consensusand results of an international delphi study. Eur Spine J, 2020, 29(9): 2188-2197.
[10] De Schepper EI, Overdevest GM, Suri P, et al. Diagnosisof lumbar spinal stenosis: an updated systematic review of the accuracy of diagnostic tests. Spine, 2013, 38(8): E469-E481.
[11] Mamisch N, Brumann M, Hodler J, et al. Radiologic criteria for the diagnosis of spinal stenosis: results of a delphi survey. Radiology, 2012, 264(1): 174-179.
[12] Wang GY, Peng Z, Li J, et al. Diagnostic performance of the nerve root sedimentation sign in lumbar spinal stenosis: a systematic review and meta-analysis. Neuroradiology, 2019, 61(10): 1111-1121.
[13] Su ZH, Liu J, Yang MS, et al. Automatic grading of disc herniation, central canal stenosis and nerve roots compression in lumbar magnetic resonance image diagnosis. FrontEndocrinol (Lausanne), 2022, 13: 890371.
[14] Cheung JP, Samartzis D, Shigematsu H, et al. Defining clinically relevant values for developmental spinalstenosis: a large-scale magnetic resonance imaging study. Spine, 2014, 39(13): 1067-1076.
[15] Chen XW, Zheng ZZ, Lin JH. Clinical effectiveness of conservative treatments on lumbar spinal stenosis: a network meta-analysis. Front Pharmacol, 2022, 13: 859296.
[16] North American Spine Society, diagnosis and treatment of degenerative lumbar spinal stenosis. NASS Clinical-Guidelines, 2011.
[17] Pearson A, Lurie J, Tosteson T, et al. Who should have surgery for spinal stenosis? Treatment effect predictorsin SPORT. Spine (Phila Pa 1976), 2012, 37(21): 1791-1802.
[18] 李海霞，郭清，陈红，等. 功能锻炼对腰椎管狭窄症患者术后结局影响的Meta分析. 宁夏医学杂志，2020，42(10)：941-943.
[19] 崔志明，保国锋，蔡卫华，等. 腰椎间盘突出症和腰椎管狭窄症术后下肢麻木的发生率和影响因素. 颈腰痛杂志，2007，28(5)：377-379.
[20] 杨林，海涌，周君琳，等. 腰椎管狭窄症术后感染及危险因素分析. 中华医院感染学杂志，2011，21(14)：2906-2908.
[21] 朱修桥，郭景东，吕慧，等. 颈椎病与腰椎管狭窄症术后感染的危险因素分析. 中华医院感染学杂志，2014，24(17)：4319-4321.
[22] Chen Z, Zhou H, Wang X, et al. Complications of unilateral biportal endoscopic spinal surgery for lumbar spinal stenosis: a meta-analysis and systematic review. World Neurosurg, 2023, 170: e371-e379.
[23] 陆兵. 保守及手术治疗对腰椎管狭窄患者预后及治疗成本的影响. 医药论坛杂志，2018，39(2)：97-99.
[24] 腰椎管狭窄症手术治疗规范中国专家共识组. 腰椎管狭窄症手术治疗规范中国专家共识(2014年). 中华医学杂志，2014(35)：2724-2725.
[25] 北京医学会骨科分会微创学组，首都医科大学骨外科学系微创学组. 内镜辅助后入路腰椎管狭窄减压手术专家共识(2022). 中华腔镜外科杂志(电子版)，2022(6)：321-326.

1.3 腰椎滑脱

1.3.1 定义

腰椎滑脱(lumbar spondylolisthesis, LS)是由于先天性发育不良(例如峡部裂)、创伤、劳损等原因造成相邻椎体骨性连接异常而发生的上位椎体与下位椎体部分或全部滑移，表现为腰骶部疼痛、坐骨神经受累、间歇性跛行等症状的疾病。

1.3.2 流行病学

LS是一种常见的腰椎疾病，不同国家或地区LS的患病率并不一致。

2021年一项流行病学研究纳入北京社区居民4548人，年龄50～64岁。根据CT图像研究L_1～L_5椎体的滑动情况(表11-1-10，表11-1-11)。在4548名受试者中，有785名受试者患有腰椎滑脱，总发生率为17.26%。50～54岁男性患病率13.55%，女性患病率12.53%，55～59岁男性患病率14.77%，女性患病率14.93%，差异无统计学意义。但60～64岁女性LS患病率(28.57%)与55～59岁女性(14.93%)相比显著升高，且和60～64岁男性(18.76%)相比亦显著升高。共有847个节段发生滑脱：$L_5/S_1 > L_{4/5} > L_{3/4} > L_{2/3} > L_{1/2}$。其中以后倾滑脱最多，占61.51%(521/847)；前倾滑脱占38.49%(326/847)，其中前倾滑脱Ⅰ度占95.71%(312/326)，前倾滑脱Ⅱ度占4.29%(14/326)。前移和后移均不超过Ⅲ度。在所有受试者中，318人有前移，总发生率为6.99%，467人仅有后移。研究显示，北京市社区中年人群LS总患病率为17.26%，男性15.98%，女性18.80%，60岁以后女性更易患LS。

一项南昌大学附属第一医院的回顾性研究根据腰椎正侧位X线评估有无滑脱、滑脱部位及滑脱程度纳入了2014年7月—2016年10月50～60岁受检者5510名（男性2198名，女性3312名）（表11-1-12）。结果显示，该人群中腰椎滑脱总体发生率为11.20%，男性腰椎滑脱发生率为8.19%，女性腰椎滑脱发生率为13.19%。男女腰椎滑脱的人数比为1∶1.61。腰椎滑脱在$L_{4/5}$水平更常见，以Ⅰ度滑脱更常发生。

男性受检者与女性受检者腰椎滑脱患病率之比为1∶1.61（8.19% vs. 13.19%）。女性腰椎滑脱患病率高于男性（$P<0.001$），男性更易发生腰椎后滑脱（$P<0.001$）。而Ⅱ度及以上腰椎滑脱患病率（$P=0.837$）及同时有腰椎前后滑脱者（$P=0.151$）无明显的男女倾向。一项针对≥65岁老年人骨骼健康的大规模前瞻性人群研究中，对1994例男性和1996例女性患者的腰椎侧位片进行分析，结果发现老年男性腰椎滑脱的患病率为19.1%，老年女性腰椎滑脱的患病率为25.0%。

1.3.3　临床表现

腰椎滑脱所引起的临床症状有很大的差异，并非所有的滑脱都有临床症状，且不同的患者可能临床症状的表现及轻重程度均可不一。这除了与脊柱周围结构的代偿能力有关外，还取决于继发损害的程度，如关节突增生、椎管狭窄、马尾及神经根的受压等。

腰椎滑脱常见症状包括腰骶部疼痛，多表现为钝痛，极少数患者可发生严重的尾骨疼痛；坐骨神经受累，表现为下肢放射痛和麻木，这是由于峡部断裂处的纤维结缔组织或增生骨痂可压迫神经根；间歇性跛行，若神经受压或合并腰椎管狭窄则常出现间歇性跛行症状；马尾神经受牵拉或受压迫症状，可出现下肢乏力、鞍区麻木及大小便功能障碍等症状；生理曲度变化，腰椎前凸增加，臀部后凸。

1.3.4　诱发因素及危险因素

1.3.4.1　先天性发育

腰椎在发育时有椎体及椎弓骨化中心，每侧椎弓有

表11-1-10　北京社区腰椎滑脱发病情况

年龄（岁）	患有LS的受试者（n，%）		
	男性	女性	合计
50～54	87（13.55）	62（12.53）	149（13.10）
55～59	132（14.77）	133（14.93）	265（14.85）
60～64	179（18.76）	192（28.57）	371（22.82）
总计	398（15.98）	387（18.80）	785（17.26）

表11-1-11　腰椎滑脱的节段分布特征

性别	椎体水平					
	$L_{1/2}$	$L_{2/3}$	$L_{3/4}$	$L_{4/5}$	L_5S_1	合计
男性	7	60	128	123	160	478
女性	3	32	87	141	106	369
总计	10	92	215	264	266	847

表11-1-12　中国中老年人腰椎滑脱的发生率

性别	有滑脱例数	所有椎体中有Ⅱ度及以上滑脱例数	向后滑脱：向前滑脱	既有向前滑脱又有向后滑脱
男性	180（8.19）	21（10.82）	30：146（20.55）	3（1.67）
女性	437（13.19）	51（11.38）	25：411（6.08）	1（0.23）
	$P<0.001$	$P=0.837$	$P<0.001$	$P=0.151$

两个骨化中心，其中一个发育为上关节突和椎弓根，另外一个发育为下关节突、椎板和棘突的一半，如果两者之间没有愈合，则会导致先天性峡部崩裂不连，引起腰椎滑脱。另外也可因骶骨上部或L_5椎弓发育异常而产生滑脱，但这种情况下其峡部并无崩裂。

2021年为了探讨退变性腰椎滑脱的相关因素，魏见伟等的一项病例对照研究纳入了198例腰腿疼痛患者，其中退变滑脱组95例，无滑脱组103例，通过测量两组患者的体重指数（BMI）、骨盆入射角、骨盆倾斜体、骶骨倾斜角、腰骶角、腰椎前凸角，采用Kalichman关节突退变分级和Pfirrmann椎间盘退变分级评价退变程度。结果显示两组的BMI、骨盆入射角、骨盆倾斜角、骶骨倾斜角、腰骶角、腰椎前凸角差异无统计学意义（$P > 0.05$）。退变滑脱组的骨盆入射角明显大于无滑脱组，$L_{4/5}$节段关节突关节角明显大于无滑脱组。因此，结果提示退变性腰椎滑脱的关节突关节和椎间盘退变程度重，骨盆入射角较大，$L_{4/5}$关节突关节的方向更趋向矢状位。

在2019年一项关于脊柱骨盆矢状位参数预测退变性腰椎滑脱发生及发展危险因素的研究中，周子玉等研究了脊柱骨盆矢状位参数预测退变性腰椎滑脱的关系，发现高骨盆入射角度（pelvicincidence，PI）可能引起退变性腰椎滑脱发生及发展，L_5椎体倾斜角是退变性腰椎滑脱发生的预测因素之一，退变性腰椎滑脱下腰椎骨盆前凸明显小于退变性腰椎管狭窄症。

1.3.4.2 创伤

急性外伤、后伸性外伤产生急性骨折可导致腰椎滑脱，这种情况多见于竞技运动类活动中或劳动搬运中。

1.3.4.3 疲劳骨折或慢性劳损

人体处于站立时，下腰椎负重较大，导致前移的分力作用于骨质相对薄弱的峡部，长期反复作用可导致疲劳性骨折及慢性劳损损伤。

1.3.4.4 退变性因素

由于长时间持续的下腰不稳或应力增加，使相应的小关节磨损，发生退行性改变，关节突变得水平，加之椎间盘退变、椎间不稳、前韧带松弛，从而逐渐发生滑脱，但峡部仍然保持完整，又称为假性滑脱，多见于老年人。

1.3.5 诊断评估技术

1.3.5.1 前后位X线片

不易显示峡部病变。通过仔细观察，可能发现在椎弓根阴影下有一密度减低的斜行或水平裂隙，多为双侧。明显滑脱的患者，滑脱的椎体倾斜，下缘模糊不清。

1.3.5.2 侧位X线片

能清楚显示椎弓崩裂形态。裂隙于椎弓根后下方，在上关节突与下关节突之间，边缘常有硬化征象。侧位片可显示腰椎滑脱征象，并能测量滑脱分度。LS常用的程度分级是Meyerding分级，即将下位椎体上缘分为4等份，根据椎体相对下位椎体向前滑移的程度分为Ⅰ～Ⅳ度。Ⅰ度：指椎体向前滑动不超过椎体中部矢状径的1/4者。Ⅱ度：超过1/4，但不超过2/4者。Ⅲ度：超过2/4，但不超过3/4者。Ⅳ度：超过椎体矢状径的3/4者。

1.3.5.3 斜位X线片

可清晰显示椎弓峡部病变。在椎弓峡部裂时，峡部可出现一条裂隙，称为苏格兰（Scotty）狗颈断裂征。

1.3.5.4 动力位X线片

可判断滑移的活动性，对判断有无腰椎不稳价值较高。腰椎不稳的X线诊断标准有过伸、过屈位片上向前或向后位移＞3mm或终板角度变化＞15°。

1.3.5.5 腰椎CT

腰椎滑脱的CT表现主要有：①双边征；②双管征；③椎间盘变形，即出现滑脱水平的纤维环变形，表现为前一椎体后下缘出现对称的软组织影，而下一椎体后下缘无椎间盘组织；④峡部裂隙出现在椎弓根下缘平面，走行方向不定，边缘呈锯齿状。三维CT或矢状面重建可以明确椎间孔变化及滑脱程度。

1.3.5.6 腰椎磁共振成像

MRI可观察腰椎神经根受压情况及各椎间盘退变程度，有助于确定减压和融合范围。

1.3.6 治疗与转归

1.3.6.1 非手术治疗

Ⅰ度以下的腰椎滑脱，可以采取非手术治疗，包括卧床休息、腰背肌锻炼、戴腰围或支具；可进行适当有氧运动以减轻体重；禁止进行增加腰部负重的活动，如提重物、弯腰等；此外还可结合物理治疗如红外线、热疗；如有疼痛等症状可口服抗炎镇痛药如塞来昔布、布洛芬等对症治疗。

1.3.6.2 手术治疗

国内未见关于LS的大样本量研究报道。在2017年报道的SPORT队列研究中，7%的腰椎滑脱患者接受了单纯减压治疗，21%的患者接受了非固定的脊柱融合术，71%的患者接受内固定的融合手术治疗。

1.3.6.2.1 神经减压术

主要目的是充分让神经根减压，可通过单侧或双侧椎板开窗减压。如果椎板切除不可避免，则必须附加脊柱融合术。而如果腰椎滑脱的症状是由腰椎不稳引起的，不存在椎管狭窄的情况，则只需腰椎融合固定而不必行椎管减压。

1.3.6.2.2 脊柱融合术

长期的稳定性有赖于坚强的生物性融合。脊柱融合的方法很多，按照植骨的部位可分为椎间融合、后外侧融合、椎体环周360°融合等；按手术入路椎间融合又可分为前路椎间融合与后路椎间融合、经椎间孔椎间融合。目前以后路TLIF手术为主流手术，即经单侧椎间孔椎间融合手术。

1.3.6.2.3　腰椎滑脱复位术

目前普遍认为如果能够复位尽量复位，因为可以重建正常的腰椎及神经根的解剖位置。但不主张扩大手术强行完全解剖复位，因为长期形成的腰椎滑脱，其周围结构发生了相应改变，具有对抗牵拉、维持滑脱的固有应力，强行复位不仅难以完全复位，而且会破坏已适应的解剖关系，易导致术后神经根紧张、神经牵拉损伤等并发症。

1.3.6.2.4　脊柱内固定术

主要是指坚强的椎弓根螺钉内固定。廖腾等回顾性分析了2016年3月—2019年7月采用PLIF后路腰椎椎体间融合术治疗的147例腰椎滑脱症患者。结果显示，119例PLIF术后未再行手术治疗，28例PLIF术后再行手术治疗（再手术率19%）。多因素Logistic回归分析显示年龄>60岁、合并硬膜外血肿、合并糖尿病、术后不合理功能锻炼是PLIF术后二次手术的危险因素。叶贵生等回顾性分析2020年2月—2022年3月收治的48例Ⅰ～Ⅱ度腰椎滑脱症手术病例，其中24例采用DELTA内镜下腰椎间融合术（DELTA组），24例采用传统微创经椎间孔入路腰椎椎间融合（MIS-TLIF）术式（MIS-TLIF组）。统计发现DELTA组手术时间长于MIS-TLIF组，术后引流量、切口长度、住院时间均少于MIS-TLIF组，差异有统计学意义，两组患者在术后1周、3个月、末次随访时的腰腿痛VAS评分、腰椎JOA评分均较术前明显改善，且DELTA组术后各时点的腰腿痛VAS评分、腰椎JOA评分均优于MIS-TLIF组，差异有统计学意义。

1.3.6.2.5　峡部关节直接修复术

即进行峡部重建或峡部直接修补。方法有螺钉固定、椎板钩等。适用于年轻患者。

1.3.7　并发症

1.3.7.1　腰椎邻近节段退变

腰椎融合术的一个潜在长期并发症是腰椎邻近节段退变（adjacent segment disease，ASD）的发展，这可能需要二次手术并对结果产生不利影响。2017年Zhong等回顾性评估了2006年1月—2012年12月因腰椎滑脱接受减压和内固定融合术的成年患者，分析了ASD的发病率。研究共纳入154例患者（平均年龄58.4岁），平均随访时间为28.6个月。18例（11.7%）因ASD再次手术，15例在近端ASD再次手术，3例在远端ASD再次手术。研究确定相邻节段同时减压（$P=0.002$）和颅骨相邻节段先前存在的椎管狭窄（$P=0.01$）是ASD的危险因素。ASD的发生不受患者相关因素、腰椎滑脱的类型、分级和程度、手术入路、融合程序、融合水平、融合水平的数量、骨移植类型、骨形态发生蛋白（bone morphogenetic protein，BMP）的使用及矢状面序列的影响。在成人腰椎滑脱患者中，融合术后ASD的总发生率为11.7%。

1.3.7.2　脑脊液漏

2016年陈智等回顾了2013年1月—2016年7月于重庆市中医院接受骨科腰椎滑脱术的患者214例，有脑脊液漏并发者共28例，发生率为13.08%（28/214）。患者年龄超过70岁（OR＝2.088，95%CI：1.079～4.286）、有吸烟史（OR＝1.774，95%CI：1.321～2.894）、Meyerding分度高（OR＝2.617，95%CI：1.032～3.672）是造成患者术后脑脊液漏的危险因素。类似地，王飞等在另一项回顾性研究中报道，201例患者中共有20例并发脑脊液漏，发生率为9.95%（20/201）。

1.3.7.3　伤口感染

2019年刘春等对2013年1月—2017年12月因腰椎滑脱症行后路减压融合内固定术的296例患者进行回顾性分析，术后伤口感染29例，发生率10%。其中男性13例，女性16例，平均年龄67.03岁±1.01岁。多因素Logistic回归分析显示：年龄≥74岁、糖尿病史、激素药物使用史、引流管时间>48h是术后伤口感染的独立危险因素。

1.3.7.4　上位神经根损伤

2016年肖善富等回顾了2006年4月—2014年8月行PLIF手术治疗的腰椎滑脱症患者228例，术后出现上位神经根损伤8例，发生率为3.5%。对出现上位神经根损伤患者立即行CT和MRI检查，显示椎弓根螺钉均在椎弓根内；其中1例螺钉位置较靠下，造成椎弓根下壁膨胀，形成神经根管狭窄，压迫神经根；1例神经根管处明胶海绵填塞较多，1例神经根严重水肿增粗，1例椎间融合器稍大，其他原因不明。

参考文献

[1] He D，Li ZC，Zhang TY，et al. Prevalence of lumbar spondylolisthesis in middle-aged people in Beijing community. OrthopSurg，2021，13（1）：202-206.

[2] 邬莺莺，罗琼，陈玲珑，等. 中老年人腰椎滑脱发生率等情况的调查与分析. 江西中医药，2018，49（8）：31-34.

[3] He LC，Wang YX，Gong JS，et al. Prevalence and risk factors of lumbar spondylolisthesis in elderly Chinese men and women. Eur Radiol，2014，24（2）：441-448.

[4] North american spine society，diagnosis and treatment of adult isthmic spondylolisthesis NASS clinical guidelines. 2014.

[5] 魏见伟，陈龙伟，姜良海，等. 退变性腰椎滑脱发病的相关因素探讨. 中国矫形外科杂志，2021，29（2）：131-134.

[6] 周子玉，侯彩云，司建炜. 脊柱骨盆矢状位参数预测退变性腰椎滑脱发生及发展的危险因素. 临床外科杂志，2019（4）：324-327.

[7] Guigui P, Ferrero E. Surgical treatment of degenerative spondylolisthesis. Orthop Traumatol Surg Res, 2017, 103(1): S11-S20.
[8] Koslosky E, Gendelberg D. Classification in brief: the meyerding classification system of spondylolisthesis. Clin Orthop Relat Res, 2020, 478(5): 1125-1130.
[9] Gerling MC, Leven D, Passias PG, et al. Risk factors for reoperation in patients treated surgically for degenerativespondylolisthesis: a subanalysis of the 8-year data from the SPORT trial. Spine, 2017, 42(20): 1559-1569.
[10] 廖腾，于凤宾，董丰琴，等. 腰椎滑脱症PLIF术后再次手术危险因素分析与防范措施. 中国骨与关节损伤杂志，2021，36(3): 259-261.
[11] 叶贵生，唐海波，周长征，等. DELTA内镜下腰椎间融合术治疗腰椎滑脱症的临床疗效分析. 中国医师杂志，2023，25(8): 1176-1180.
[12] Zhong ZM, Deviren V, Tay B, et al. Adjacent segmentdisease after instrumented fusion for adult lumbar spondylolisthesis: incidence and risk factors. Clin Neurol Neurosurg, 2017, 156: 29-34.
[13] 陈智，蔡明. 退行性腰椎滑脱术后脑脊液漏的发生率及危险因素分析. 基因组学与应用生物学，2017，36(8): 3384-3389.
[14] 王飞，关凯，文天林，等. 退行性腰椎滑脱术后脑脊液漏的发生率及原因分析. 中国脊柱脊髓杂志，2016，26(7): 609-613.
[15] 刘春，钱志刚，孙启才. 腰椎滑脱症术后伤口感染危险因素分析. 中国骨伤，2019(10): 882-885.
[16] 肖善富，张喜善，从先锐. 腰椎滑脱症椎间融合后出现上位神经根损伤的病因分析. 中国现代手术学杂志，2016(2): d126-d128.

1.4 腰椎间盘突出

1.4.1 定义

腰椎间盘各部分（髓核、纤维环及软骨板）有不同程度的退行性改变后，在外力因素作用下，椎间盘的纤维环破裂，髓核组织从破裂之处突出（或脱出）于后方或椎管内，导致相邻脊神经根遭受刺激或压迫，从而产生腰部疼痛，一侧下肢或双下肢麻木、疼痛等一系列临床症状。

1.4.2 流行病学

2009年一项以人群为基础的横断面研究报告显示，湖南省某市3个乡全部50 123名常住居民中，其中男性25 855人（51.5%），女性24 268人（48.5%）。经医院确诊腰椎间盘突出（lumbar disc herniation，LDH）患者303例，患病率6.045%。同年湖南省四市的一项流行病学研究中，对15～89岁人群采用分层整群抽样方法，调查了15岁以上、居住6个月以上的常住人口1904人（其中男性970人，女性934人），检出LDH患者145人，检出率7.62%（表11-1-13～表11-1-15）。有76例疑似LDH，检出率3.99%。

表11-1-13　2009年湖南省四市腰椎间盘突出流行病学研究不同地区LDH检出率

区域	组别	男女样本数检出数		Ⅰ类		Ⅱ类		合计	
				检出数	检出率（%）	检出数	检出率（%）	检出数	检出率（%）
长沙市	A	男性	175	12	6.86	7	4.00	19	10.86
		女性	156	14	8.97	3	1.92	17	10.90
	B	男性	92	7	7.60	4	4.35	11	11.96
		女性	105	5	4.76	2	1.90	7	6.67
常德市	A	男性	153	13	8.50	6	3.92	19	12.42
		女性	157	12	7.64	5	3.18	17	10.83
	B	男性	86	5	5.86	5	5.81	10	11.63
		女性	74	7	9.46	1	1.35	8	10.81
娄底市	A	男性	91	8	8.79	5	5.49	13	14.29
		女性	102	9	8.82	4	3.92	13	12.75
	B	男性	129	12	9.30	6	4.65	18	13.95
		女性	133	7	5.26	9	6.77	16	12.03

续表

区域	组别	男女样本数	检出数	Ⅰ类		Ⅱ类		合计	
				检出数	检出率（%）	检出数	检出率（%）	检出数	检出率（%）
永州市	A	男性	128	13	10.16	5	3.91	18	14.06
		女性	110	9	8.18	3	2.73	12	10.91
	B	男性	116	6	5.17	7	6.03	13	11.21
		女性	97	6	6.19	4	4.12	10	10.31
总计			1904	145	7.62	76	3.99	221	11.61

注：Ⅰ类为患者；Ⅱ类为疑似患者；A.城镇组；B.农村组

表11-1-14　2009年湖南省四城市腰椎间盘突出流行病学研究不同年龄段LDH检出率

年龄（岁）	总人数	Ⅰ类		Ⅱ类		合计	
		检出数	检出率（%）	检出数	检出率（%）	检出数	检出率（%）
15～24	324	1	3.09	8	2.47	9	2.78
25～39	402	46	11.44	10	2.49	56	13.93
40～54	621	60	9.66	25	4.03	85	13.69
≥55	557	38	6.82	33	5.92	71	12.75
合计	1904	145	7.62	76	3.99	221	11.61

表11-1-15　2009年湖南省四城市腰椎间盘突出流行病学研究不同职业LDH检出率

职业性质	男性			女性			合计			排序
	样本数	检出数	检出率（%）	样本数	检出数	检出率（%）	样本数	检出数	检出率（%）	
重力劳动	89	17	19.10	56	9	16.07	145	26	17.93*	1
车辆驾驶	76	15	19.74	30	2	6.67	106	17	16.04**	2
教学工作	121	17	14.05	141	19	13.48	262	36	13.74**	3
农活劳动	217	28	12.90	132	19	14.39	349	47	13.47	4
电脑操作	49	5	10.20	64	8	12.50	113	13	11.50	5
手工劳动	84	9	10.71	30	4	13.33	114	13	11.40	6
家务劳动	48	4	8.33	167	15	8.98	215	19	8.84	7
文秘办公	34	3	8.82	46	4	8.70	80	7	8.75	8
商贸工作	199	19	9.55	236	17	7.20	435	36	8.28*	9
管理工作	53	4	7.55	32	3	9.38	85	7	8.23**	10
合计	970	121	12.47	934	100	10.71	1 904	221	11.61	

注：*.组间比较$P<0.05$（$\chi^2=10.62$）；**.组间比较$0.01<P<0.05$（χ^2值分别为4.10、5.81、5.27、5.51）

青少年腰椎间盘突出相对少见，文献中报道青少年腰椎间盘突出症的发病率占全部腰椎间盘突出症的0.6%～2.6%。

LDH的患病率随着年龄的增长而增加，但LDH的发病率随年龄的增长逐渐降低。2013年安徽省一项回顾性研究中分析了601例腰椎间盘突出症的临床资料，纳入65岁以上LDH患者。LDH最常见的部位是L_4～L_5和（或）L_5～S_1节段。老年人LDH的发病率随年龄的增长而下降，尤其是80岁以后，其中老年女性LDH发病率降低更明显（图11-1-6）。

1.4.3 诱发因素

腰椎间盘的早期退变与意外的外伤及长期的运动劳损有关。青少年腰椎间盘突出症的发病原因比较复杂，外伤及椎间盘早期退行性变可能是其发病的主要原因。

1.4.4 危险因素

1.4.4.1 年龄

老年人LDH的发病率随年龄的增长而下降，尤其是在80岁以后更为明显。老年女性的发病率降低尤为显著。

1.4.4.2 吸烟

2015年的一项综述对截至2014年12月的6项队列研究和6项病例对照研究进行了分析，综合报告值显示，吸烟与LDH之间的相关风险总体为1.27（95%CI：1.15～1.40）。病例对照研究为1.48（95%CI：1.27～1.73），队列研究为1.17（95%CI：1.05～1.30）。说明吸烟是LDH危险因素。

1.4.4.3 家族史、腰椎负荷、工作强度和有无紧迫时间感

2009年一项病例对照研究，对4180名受试者调查家族史、职业特征、吸烟状况、工作心理社会因素等，并采用多元非条件Logistic回归分析确定了危险因素。结果发现，家族史（OR＝3.6，$P<0.001$，95%CI：1.932～6.528）是LDH最重要的危险因素，其次是腰椎负荷大（OR＝2.1，较腰椎负荷小）、工作努力（OR＝1.8，较工作懈怠）以及有时间紧迫感（OR＝1.1，较无时间紧迫感）。此外，体育锻炼（OR＝0.5）和睡眠于硬床（OR＝0.4）似乎是腰椎间盘突出症的保护因素。根据年龄分层分析后，30岁以下人群的危险因素是家族史（OR＝14.5）、从事体力劳动（OR＝5.2）和体育锻炼少（OR＝5.0）。在30～55岁的受试者中，家族史（OR＝5.1）、腰椎负荷大（OR＝1.91）、工作强度大（OR＝1.9）、体育锻炼少（OR＝2.0）、有时间紧迫感（OR＝1.3）、睡眠于软床（OR＝2.5）是危险因素。在55岁以上的受试者中，腰椎负荷大（OR＝2.9）和睡眠于软床（OR＝2.5）是腰椎间盘突出症的主要危险因素。所以可以得出家族史、腰椎负荷大、工作强度大和有时间紧迫感是腰椎间盘突出症的主要危险因素，体育锻炼和睡眠于硬床是保护因素。

1.4.4.4 体重指数、持续久坐时间、腰部损伤史、弯腰程度

多因素Logistic回归分析显示腰椎间盘突出症与BMI、持续久坐时间、腰部损伤史、弯腰程度等指标有关。因而，倡导健康的工作和生活方式与饮食习惯，有助于降低腰椎间盘突出症的发病率。

1.4.4.5 腰椎许莫结节

2010年一项横断面人群磁共振成像研究对2449名志愿者的腰椎矢状位T_2加权磁共振成像进行分析，结果显示16.4%的中国南方受试者有1个或更多腰椎水平的许莫结节（schmorl nodules，SN），男性、身高和体重较高的个体患SN的可能性增加，且SN与椎间盘退变的严重程度高度相关（图11-1-7）。

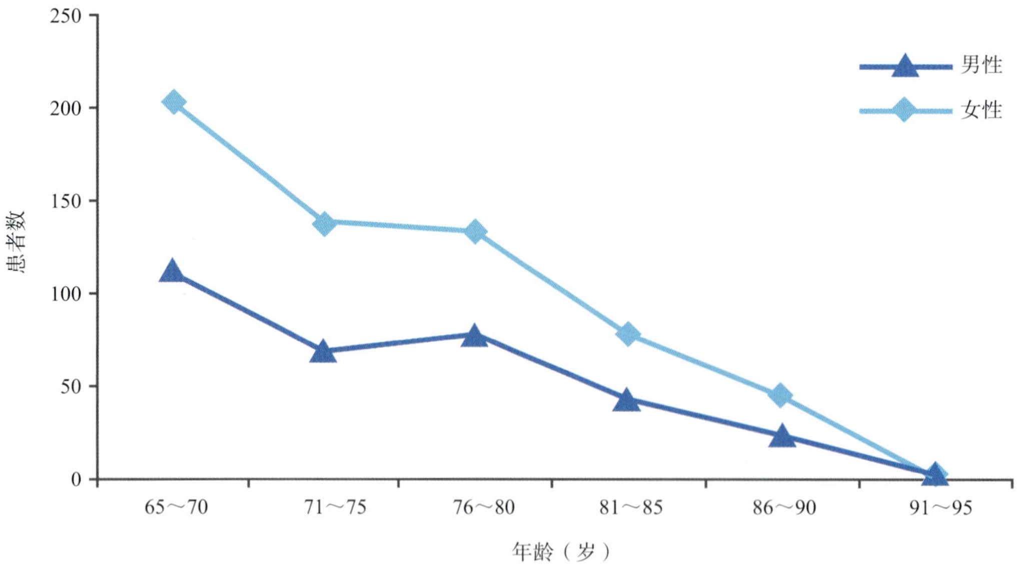

图11-1-6 老年人腰椎间盘突出的年龄分布

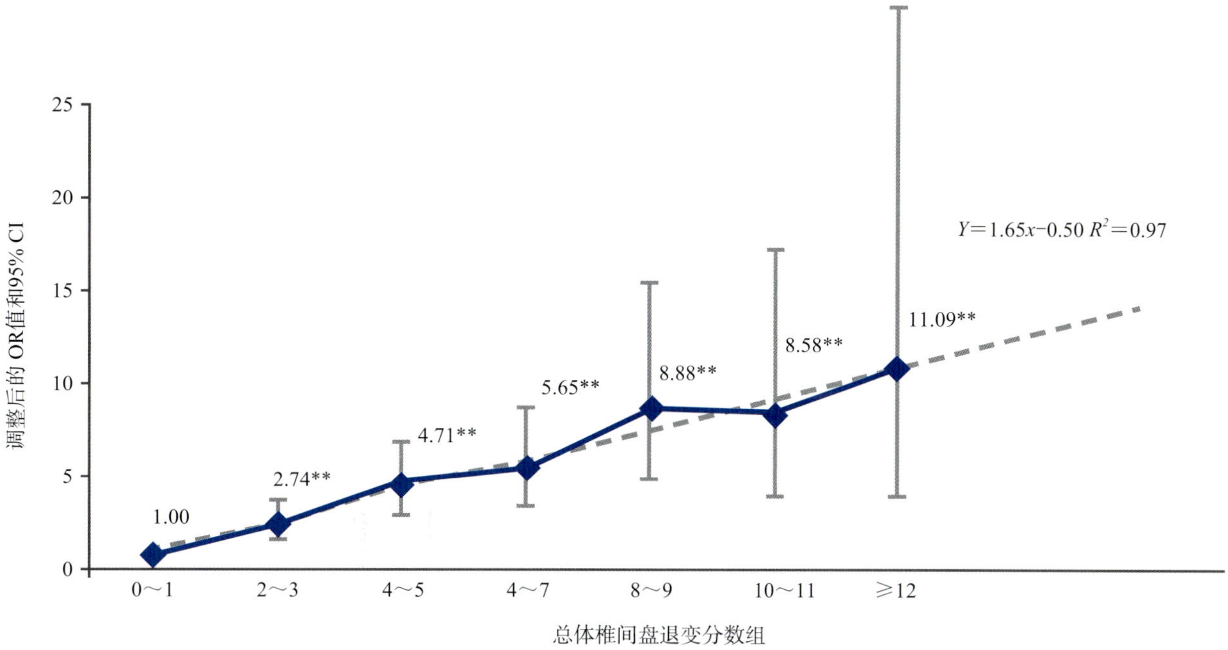

图11-1-7　Schmorl结节与椎间盘退变的严重程度高度相关

**.$P < 0.01$

1.4.4.6　椎体楔形变合并胸腰椎后凸

2019年一项回顾性研究纳入了2012年1月—2016年12月在河北医科大学第三医院-河北省骨科医院医疗中心行手术治疗的65例单节段上腰椎间盘突出症患者，结果显示椎体楔形变合并胸腰椎后凸的患者发生上腰椎间盘突出症的风险较高。

1.4.4.7　矢状位脊柱骨盆参数

2018年的一项回顾性分析纳入了2013年1月—2016年12月收治的284例腰椎退变性椎间盘疾病（腰椎间盘突出和退变性腰椎不稳）患者的临床资料进行相关性分析，结果显示脊柱-盆腔矢状面形态影响腰椎间盘退变的发生位置。骨盆入射角（pelvicincidence，PI）值小的人群在$L_{4/5}$和L_5/S_1椎间盘易发生退变，PI值大的人群在$L_{3/4}$和$L_{4/5}$椎间盘易发生退变。矢状垂直轴（sagittalverticalaxis，SVA）值与腰椎间盘退变的总体程度呈正相关。

1.4.4.8　遗传因素

2019年的一项研究采用聚合酶链反应-限制性片段长度多态性检测380例腰椎间盘突出症患者（病例组）和400名健康人（对照组）的基因型频率分布，进行等位基因、基因型和单倍型分析，结果表明CHRNA5/CHRNA3基因变异与腰椎间盘突出症的风险相关。

另外TRP2等位基因是退行性变发展和严重程度的重要危险因素，且这种联系与年龄有关，该基因在某些年龄组中比在其他年龄组中更为普遍。芬兰人和中国人之间TRP等位基因频率的对比表明椎间盘退行性疾病的遗传危险因素在不同种族间存在差异。FasL、CASP-9基因和腰椎负荷及其交互作用在LDH发病机制中发挥重要作用。

1.4.4.9　心理因素

2019年的一项研究评估了腰椎间盘突出症患者的抑郁和焦虑状况及相关危险因素，研究使用视觉模拟量表和Oswestry残疾指数评估疼痛强度和腰椎功能，采用Zung抑郁和焦虑自评量表评估患者的抑郁和焦虑状况。研究纳入了65例患者，在多因素Logistic回归分析中，性别（OR＝6.281，$P＝0.03$）、疼痛强度（OR＝4.672，$P＝0.01$）、焦虑自评量表（SAS）（OR＝11.213，$P＝0.00$）和病程（OR＝7.955，$P＝0.001$）被确定为抑郁状态的独立危险因素；疼痛强度（OR＝6.771，$P＝0.02$）、病程（OR＝4.361，$P＝0.002$）和SDS（Zung抑郁自评量表）（OR＝9.436，$P＝0.003$）是腰椎间盘突出症患者焦虑状态的独立危险因素，如表11-1-16中所示。腰椎间盘突出症患者Zung抑郁自评量表与焦虑量表有显著相关性（$P < 0.05$）。心理干预对腰椎间盘突出症患者至关重要，尤其是对疼痛严重、病程较长的女性患者。

表11-1-16 患者抑郁和焦虑的独立危险因素

变量	P值	OR值	95% CI	
			下界	上界
抑郁				
性别	0.03	6.281	1.745	29.501
VAS	0.01	4.672	1.985	10.462
SAS	0.00	11.213	4.701	45.681
病程	0.001	7.955	2.391	19.872
焦虑				
VAS	0.02	6.771	3.596	26.812
SDS	0.003	9.436	1.892	31.259
病程	0.002	4.361	2.392	11.581

1.4.5 临床表现

2012年，四川省自贡市第一人民医院康复科回顾了收治的12～18岁的63例青少年腰椎间盘突出症患者，所有患者均有腰部活动受限，以弯腰受限明显为主。63例患者中，椎旁肌肉紧张42例，占67%；椎旁有压痛28例，占44%；疼痛向单侧或双下肢放射28例，占44%；直腿抬高试验检查均为阳性，加强试验检查均呈阳性，小腿外侧和足背皮肤感觉有减退12例，占19%。足肌力减弱15例，占24%；膝反射减弱12例，占19%；跟腱反射减弱16例，占25%。

1.4.6 诊断评估技术

1.4.6.1 X线

腰椎间隙后方弧形软组织影：腰椎侧位片椎间隙后方可见一弧形软组织影。腰椎间隙改变：腰椎侧位片示椎间隙变窄，或前后等宽、前窄后宽，有明确的定位意义。生理曲度的改变：正位片示腰椎向一侧偏曲，侧位片示生理曲度变直。腰椎骨质改变：以椎间盘面硬化及椎体后缘软骨结节和许莫结节形成为诊断标准。

1.4.6.2 CT

椎间盘后缘形态改变：正常间盘形态改变，后方可见软组织影向后突出。硬膜外脂肪间隙变窄、移位或消失，硬膜囊受压、变形，椎间孔型LDH还可见神经根受压、移位征象。2021年，马千里等报道了CT低剂量扫描联合SAFIRE技术对腰椎间盘突出症的诊断效能，相较于常规剂量扫描，低剂量并不会影响诊断效果，与临床诊断结果也有较好的一致性，同样具有理想的应用价值。

1.4.6.3 MRI

MRI可以清楚地显示腰椎间盘突出的位置、程度，以及硬膜囊受压的程度、神经根是否受到压迫等。从脊柱解剖和形态学角度分析腰椎间盘突出症的病因，为腰椎间盘突出症的早期诊断和预防提供依据。腰骶丛神经成像可以更好地显示神经受压节段及位置，亦可通过神经根是否有强化表现协助判断受压部位或神经症状来源。曾少良等回顾性分析80例腰椎间盘突出症患者，探讨了PROSET序列对腰椎间盘突出症受压责任神经根的诊断价值，结果显示PROSET序列在诊断L_5和S_1神经根受压与临床诊断结果的一致性较好，敏感度、特异度、准确性、阳性预测值和阴性预测值均高于MRI常规扫描。

1.4.6.4 诊断性椎间孔神经阻滞

可通过诊断性椎间孔阻滞技术提高责任节段确定的准确性，改善选择性经皮内镜下腰椎间盘切除术治疗伴有单神经根症状的多节段椎间盘突出症的临床疗效。

1.4.7 治疗与转归

1.4.7.1 非手术治疗

1.4.7.1.1 卧床休息、牵引、理疗、推拿、药物治疗

大多数腰椎间盘突出症患者可以经非手术治疗缓解或治愈，包括卧床休息、牵引、理疗、推拿、药物治疗。其治疗原理并非将退变突出的椎间盘组织恢复原位，而是改变椎间盘组织与受压神经根的相对位置或部分回纳，减轻对神经根的压迫，松解神经根的粘连，消除神经根的炎症，从而缓解症状。非手术治疗主要适用于：①年轻、初次发作或病程较短者；②症状较轻，休息后症状可自行缓解者；③影像学检查无明显椎管狭窄。

1.4.7.1.2 封闭治疗

皮质激素硬膜外注射。皮质激素是一种长效抗炎剂，可以减轻神经根周围炎症和粘连。一般采用长效皮质类固醇制剂＋2%利多卡因行硬膜外注射，每周1次，3次为1个疗程，2～4周后可再用1个疗程。

1.4.7.1.3 髓核化学溶解法

利用胶原蛋白酶或木瓜蛋白酶，注入椎间盘内或硬脊膜与突出的髓核之间，选择性溶解髓核和纤维环，而不损害神经根，以降低椎间盘内压力或使突出的髓核变小从而缓解症状。但该方法有产生过敏反应的风险。

1.4.7.1.4 腰椎间盘突出自发吸收

Zhong等开展了一项队列研究的荟萃分析和系统回顾，使用PubMed、Embase和Cochrane数据库对1990年1月—2015年12月发表的文献进行搜索，纳入了11项队列研究的汇总结果，得出LDH后自发吸收的总发生率为66.66%（95%CI：51%～69%）。另一项荟萃分析显示，中国人腰椎间盘突出后重吸收的发生率为54%（图11-1-8）。Zou等的一项荟萃分析探讨了非手术治疗后腰椎间盘突出的自发吸收发生率，共纳入31项研究，包括2233名接受非手术治疗的患者，结果显示总体椎间盘吸收率为70.39%，不同类型椎间盘突出的吸收率不同，

研究	事件总数	全部	部分	95% CI	比重
刘建兴2010	28	54	0.52	[0.38～0.66]	5.1%
郑寿鹏2010	0	64	0.00	[0.00～0.06]	5.1%
葛恒清2011	7	10	0.70	[0.35～0.93]	4.6%
孟彩云2011	14	20	0.70	[0.46～0.88]	4.9%
俞鹏飞2011	62	95	0.65	[0.55～0.75]	5.1%
韩　松2012	3	23	0.13	[0.03～0.34]	4.9%
冯　伟2013	0	52	0.00	[0.00～0.07]	5.1%
戴国钢2014	13	13	1.00	[0.75～1.00]	4.7%
韩　松2014	63	106	0.59	[0.49～0.69]	5.1%
俞鹏飞2015	42	86	0.49	[0.38～0.60]	5.1%
刘锦涛2015	34	72	0.47	(0.35～0.59]	5.1%
郑　杨2016	9	19	0.47	[0.24～0.71]	4.8%
石有才2016	92	127	0.72	[0.64～0.80]	5.1%
戴　锋2017	14	42	0.33	[0.20～0.50]	5.0%
王玉巧2017	53	80	0.66	[0.55～0.76]	5.1%
崔运能2018	10	27	0.37	(0.19～0.58]	4.9%
孙博文2019	7	24	0.29	[0.13～0.51]	4.9%
颜宏宾2019	141	141	1.00	(0.97～1.00]	5.1%
马智佳2019	95	95	1.00	[0.96～1.00]	5.1%
王　丰2020	36	64	0.56	[0.43～0.69]	5.1%
随机效应模型	723	1214	0.54	[0.36～0.72]	100.0%

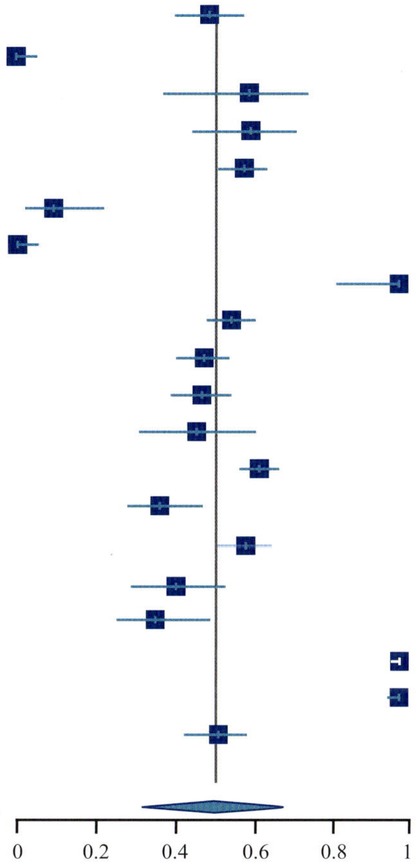

异质性：

$I^2=98\%$，$T^2=0.1694$，$P<0.01$

图11-1-8　中国人腰椎间盘突出后重吸收的发生率荟萃分析

其中椎间盘分离的吸收率最高（87.77%），椎间盘突出的吸收率最低（13.33%）。不同国家间吸收率差异显著，且这种吸收主要发生在6个月内。

1.4.7.1.5　重复经颅磁刺激（rTMS）联合康复训练法

王明等选取腰椎间盘突出症患者72例，随机分为rTMS组、训练组和联合组，每组24例。rTMS组给予2Hz rTMS治疗，训练组给予康复训练（麦肯基力学疗法和腰背部核心肌群稳定性训练），联合组给予康复训练和rTMS治疗。治疗后，3组患者的疼痛和功能障碍均有所缓解。与rTMS组比较，训练组治疗后和随访时的VAS评分较高、ODI评分较低。联合组治疗后和随访时的VAS、ODI评分均较rTMS组和训练组低，总有效率分别为62.50%、95.83%、100.00%，训练组和联合组的总有效率显著高于rTMS组。随访发现，rTMS组、训练组、联合组的复发率分别为37.50%、25.00%、8.33%，联合组的复发率显著低于rTMS组和训练组。

1.4.7.2　手术治疗

1.4.7.2.1　经皮内镜腰椎间盘切除术

经皮内镜腰椎间盘切除术（percutaneous endoscopic lumbar discectomy，PELD）在腰椎间盘突出症的外科治疗中取得了与显微内镜椎间盘切除术（microendoscopic discectomy，MED）相似的满意长期临床效果。然而，与MED相比，FELD具有手术时间短、住院时间短、术后恢复快等优点。

单节段LDH患者PELD术后再手术多发生于术后1年以内，发生率约为7.6%（36/476），BMI≥24kg/m^{2}是导致PELD术后再手术的危险因素，而椎间盘未突出部位钙化可能是再手术的保护性因素。Shi等报道PELD术后复发率为3.1%（68/2186），低级别手术椎间盘退变、高级别邻近椎间盘退变、高椎间盘高度指数（disc height index，DHI）和大矢状运动范围（sagittal range of motion，sROM）是PTED后复发LDH的影像学独立危险因素。小关节参数显著影响相应节段的生物力学，小关节参数可能在复发LDH的发病机制中发挥更重要的作用。

Wang等报道了280例PELD的手术经验，与年轻患者相比，≥60岁（$P=0.001$）患者的失败率更高。随着外科医师对手术的熟悉程度提高，成功率有所提高。早期使用PELD技术（病例1～70）的失败率为17.1%；失败率随后降至5.7%（$P=0.034$）（病例141～210），最后稳定在10.0%（病例211～280和病例281～350）。总体来说，PELD治疗腰椎间盘突出症的总失败率为

10.3%。

1.4.7.2.2　自体椎间盘源性细胞移植

2022年，Xuan等报道了自体椎间盘源性细胞移植联合椎间盘切除术治疗腰椎间盘突出症，术后共随访了72个月，证实椎间盘切除联合自体椎间盘源性细胞移植治疗腰椎间盘突出症是安全可行的。影像学检查发现椎间盘源性细胞移植可以减缓椎间盘的进一步退变，减少椎间盘切除术的并发症。

1.4.7.2.3　显微内镜椎间盘切除术

显微内镜椎间盘切除术（MED）具有微创优势，能有效减少术中出血量、降低操作对病变髓核周围组织造成的损伤，提高患者术后恢复速度，缓解临床症状与体征，但手术应建立在严格筛查手术适应证的基础上。

1.4.7.2.4　纤维环修复技术

2024年，Wang等从PubMed、Embase和Cochrane Library（CENTRAL）数据库中筛选关于腰椎间盘突出症治疗和环状修复的文章，时间范围从数据库收录开始至2022年4月2日，共纳入7项随机对照研究和8项观察性研究，涉及2161名参与者，总结了近年来出现的不同类型的腰椎间盘突出症环状缺陷修复方法的临床效果和安全性。结果发现，与单纯腰椎间盘切除术相比，纤维环修复技术能降低术后复发率、再手术率和椎间盘高度丢失。并且基于不同环状修复技术的亚组分析显示，Barricaid纤维环闭合装置在预防再突出和降低再手术率方面有效，而其他亚组（包括环状纤维缝合AFS和其他生物材料BM）之间无显著差异。

1.4.7.2.5　腰椎融合术

合并腰椎不稳、脊柱畸形、纤维环破口较大或复发椎间盘突出的患者，需要同时行脊柱融合术。近年来，内镜融合手术越发流行。Xiao等报道了46例腰椎间盘突出症和腰椎不稳患者内镜辅助经椎间孔腰椎椎间融合（Endo-TLIF）和传统开放式TLIF治疗的对比结果，证实内镜下TLIF治疗腰椎间盘突出症和腰椎不稳是安全有效的，内镜融合手术具有恢复时间短、创伤小、出血少、无须术后引流、医源性损伤小等优点。

1.4.8　并发症

在2016年一项关于后路椎体间融合术治疗复发性腰椎间盘突出症围手术期并发症及其危险因素的研究中，赵新华等报道了71例PLIF治疗腰椎间盘突出的结果，术后出现短暂神经功能缺失或神经痛（10例次，14.1%）和硬膜囊撕裂（6例次，8.5%）最常见，其他并发症包括神经根或马尾损伤（3例，4.2%）、浅表或深部感染（5例，7.0%）、泌尿系统感染（5例，7.0%）、呼吸系统并发症（1例）、心血管并发症（1例）、谵妄（1例）。

2021年Fan等回顾了2016—2020年738例经皮椎间孔下腰椎间盘切除术术后患者，总体并发症的发生率为9.76%（72/738），其中复发率2.30%（17/738）；持续性腰骶部或下肢疼痛，3.79%（28/738）；硬脊膜撕裂，1.90%（14/738）；减压不完全，0.81%（6/738）；手术部位感染，0.41%（3/738）；硬膜外血肿，0.27%（2/738）。

1.4.8.1　腰椎间盘突出症复发

在2019年的一项有关腰椎间盘突出症患者椎间孔镜手术后复发危险因素的分析中，魏兵等回顾性分析了2016年1月—2017年2月接收的130例经椎间孔镜手术后治疗的LDH患者的临床资料，发现术后1年内复发13例，复发率10%。2021年Fan等报道的队列中复发率为2.30%（17/738），这可能与手术技术、随访期限、复查方法等因素有关。

1.4.8.2 术后残留症状

2007年有关腰椎间盘突出症和腰椎管狭窄症术后下肢麻木的发生率和影响因素的研究发现，在腰椎间盘突出症患者中，术前有76.2%的患者有麻木症状，术后10d、1个月、3个月和1年分别有33.7%、25.0%、22.5%和21.3%的患者下肢残留麻木。这种现象与患者的手术年龄、神经根直径、椎间盘突出症类型和椎间盘钙化有关（表11-1-17）。

表11-1-17　LDH突出类型与术后残留麻木发生率的关系

组别	旁侧型突出	中央型突出	极外侧型突出	椎间盘钙化
无麻木	52	10	1	8
有麻木	14	1	2	15
麻木发生率（%）	21.2	9.1	66.7	65.2

1.4.8.3　术后感染

2020年有关腰椎间盘突出症患者术后椎间隙感染发生情况及危险因素分析中，李大猛等回顾了2013年1月—2019年1月河北省唐山市遵化市人民医院手术治疗的932例腰椎间盘突出症患者，34例术后发生椎间隙感染，感染率3.65%。其中25例患者在有氧条件下培养出病原菌26株，检出率最高的为金黄色葡萄球菌，占30.77%，其次为大肠埃希菌（19.23%）和表皮葡萄球菌（15.38%）。多因素Logistic回归分析显示，年龄≥55岁、有糖尿病史、BMI≥27kg/m^2、营养不良、手术时间≥3h、术后合并其他系统感染为腰椎间盘突出症患者术后椎间隙感染发生的独立危险因素（$P<0.05$）。2018年一项3500例腰椎间盘突出症患者术后伴椎间隙感染的危险因素分析及其防治对策研究显示，腰椎间盘突出症患者术后发生椎间隙感染与年龄＞50岁、BMI＞28kg/m^2、手术时间＞3h、术中出血量＞1500ml、合并糖尿病、合并高血压、合并呼吸系统感染和合并泌尿系统疾病相关，其中年龄＞50岁、BMI＞28kg/m^2、合并糖尿病、合并高血压、合并呼吸系统感染和合并泌尿系统疾病是

引发感染的独立危险因素。

1.4.8.4　足下垂

2013年，王健伟等回顾分析了563例腰椎间盘突出症手术病例，发现术后发生足下垂患者17例。多因素分析显示，神经牵拉程度、术后血肿、神经根紧张度、神经根粘连与术后足下垂密切相关。

1.4.9　二级预防

社区内腰椎间盘突出症患者的健康教育是社区卫生服务的重要内容，配合合理的功能锻炼，更是治疗过程中极为重要的一环。一些社区已探索出防治腰椎间盘突出症的措施：以社区为中心，管理本辖区腰椎间盘突出症的慢性患者，并成立互助组，通过患者之间相互交流使患者消除担忧、害怕的心理，以积极的态度和行为配合治疗；通过授课使患者了解脊柱骨盆的解剖知识和腰椎间盘突出的原因，并懂得如何提高腰椎稳定性及改变生活方式和习惯以防止疼痛，自觉自主地自我防病抗病；在社区医院内开展以增强腰背肌力量为主的一些服务项目，添置医疗设备并请有经验的医师培训，开展腰椎间盘突出症的康复治疗以改善和提高社区医院的综合医疗服务能力。真正做到"小病在社区，大病进医院"，这样不仅符合成本效益原则，也为社区居民提供了有效、经济、方便、综合的卫生服务。

1.4.10　卫生经济学

2013年，喻新华分析了山东省某医院663例腰椎间盘突出症患者的数据，平均住院8.69d，平均住院费用10 027.18元，平均药费1877.71元（药费占比18.73%）；手术和住院天数是腰椎间盘突出症治疗费用的主要影响因素（表11-1-18）。

2020年，谢世伟等分析了攀枝花市中心医院腰椎间盘突出患者的住院费用，将2018年就诊的腰椎间盘突出患者954例作为研究样本，使用因子分析法分析各项医疗费用，费用构成方面：材料费37.94%，手术费15.44%，药费15.17%，检查费10.74%（表11-1-19）。

2011年，卢粲等分析了腰椎间盘突出症实施临床路径治疗的医疗费用控制及效果，共纳入102例患者。结果显示，与非临床路径患者比较，进入临床路径患者总住院天数、手术前后住院天数、总住院费用、手术前后及手术日住院费均显著减少（$P<0.05$）（表11-1-20，表11-1-21）。说明临床路径可缩短患者住院时间，降低住院费用，规范诊疗行为，节约卫生资源。

1.4.11　指南与共识

腰椎间盘突出专家共识与指南见表11-1-22。

表11-1-18　不同特征患者住院医疗费用比较

特征分类	因素	因素分类	例数	中位数	上四分位数	下四分位数	统计量t	P值
社会经济学特征变量	性别	男	385	7058.23	6051.89	9874.13	88.30	0.000
		女	278	7234.89	5858.80	10 487.90		
	年龄（岁）	＜30	64	6400.96	4400.06	7080.27	80.45	0.000
		30～40	157	7122.21	6351.47	7838.24		
		40～50	236	7007.28	5931.21	9079.38		
		50～60	127	7862.46	6145.20	20 450.45		
		≥60	79	8178.71	6081.12	21 033.71		
临床特征变量	出院情况	治愈	419	7279.61	6644.92	17 006.84	78.18	0.000
		好转	226	6725.78	3398.40	8570.08		
		未愈及其他	18	2067.74	1637.65	2395.45		
	是否手术	没有	101	2692.16	2163.30	3516.84	47.41	0.000
		手术	562	7331.97	6670.83	18 137.15		
	住院次数（次）	1	629	7138.08	6082.73	9949.06	139.01	0.048
		2	29	6609.64	4577.75	19 245.56		
		＞2	5	7287.20	3481.80	14 339.29		

表 11-1-19　腰椎间盘突出患者住院费用构成情况

变量	例数	均数（元）	中位数（元）	费用值（元）	构成比（%）
床位费	972	153.11	130.50	148 822.92	1.07
治疗费	974	1274.42	285.00	1 241 285.08	8.93
护理费	972	232.00	167.50	225 504.00	1.62
检查费	960	1555.15	1428.00	1 492 944.00	10.74
检验费	970	757.25	684.00	734 532.50	5.29
手术费	456	4704.35	2383.00	214 518 3.60	15.44
药费	958	2200.26	791.00	2 107 849.08	15.17
血费	56	1047.64	157.00	58 667.84	0.42
材料费	968	5447.65	165.07	5 273 325.20	37.94
其他费用	970	484.05	341.00	469 528.50	3.38
合计				13 897 642.72	100.00

表 11-1-20　临床路径组和非临床路径组住院天数比较

组别	住院天数	手术前住院天数	手术后住院天数
临床路径组	15.36±6.15	5.24±1.16	10.12±4.28
非临床路径组	11.27±3.17	4.35±1.02	6.92±2.82
*P*值	＜0.05	＜0.05	＜0.05

表 11-1-21　临床路径组和非临床路径组住院费用比较

组别	住院费用（元）	诊所护理费用（元）	药费（元）	检查和测试费用（元）	手术费用（元）
临床路径组	6 015±4 537	258±220	1 752±1 274	713±524	1 585±774
非临床路径组	4 665±2 614	219±196	1 372±1 013	564±513	1 409± 725
*P*值	＜0.05	＜0.05	＜0.05	＜0.05	＜0.05

表 11-1-22　腰椎间盘突出专家共识与指南

年份	专家共识与指南
2022	腰椎间盘突出症诊治与康复管理指南
2021	Chinese Association for the Study of Pain：Expert consensus on diagnosis and treatment for lumbar disc herniation
2020	腰椎间盘突出症诊疗中国疼痛专家共识
2020	腰椎间盘突出症诊疗指南
2017	“腰椎间盘突出症的康复治疗”中国专家共识
2014	腰椎间盘突出症的介入和微创治疗操作规范的专家共识

参 考 文 献

[1] 张斯钰，黄鹏，黄昕，等. 湖南省农村居民腰椎间盘突出的危险因素及预测模型研究. 中华流行病学杂志，2009，30（11）：1152-1155.

[2] 王国基，王国军，彭健民，等. 腰椎间盘突出症致病因素的流行病学研究. 现代预防医学，2009，36（13）：2401-2403.

[3] 章荣. 63 例青少年腰椎间盘突出症康复治疗疗效分析及临床病因初探. 临床医学，2012，32（9）：13-14.

[4] 张帮可，卢旭华. 青少年腰椎椎间盘突出症流行病学及病因学研究进展. 脊柱外科杂志，2015，13（4）：247-249.

[5] Ma DY，Liang YB，Wang DM，et al. Trend of the incidence of lumbar disc herniation：decreasing with aging in the elderly. Clin Interv Aging，2013，8：1047-1050.

[6] Huang WM，Qian Y，Zheng K，et al. Is smoking a risk factor for lumbar disc herniation?. Eur Spine J，2016，25（1）：168-176.

[7] Zhang YG，Sun ZM，Zhang Z，et al. Risk factors for lumbar intervertebral disc herniation in Chinese population：a case-control study. Spine（Phila Pa 1976），2009，34（25）：E918-E922.

[8] 菅新民，周健华，胡亚威，等. 86 例腰椎间盘突出症相关危险因素分析. 医学综述，2014，20（15）：2875-2876.

[9] 柯东港. 腰椎间盘突出症发病危险因素及CT 影像特点分析. 中国CT 和MRI 杂志，2016，14（6）：133-136.

[10] Mok FP，Samnrtzzs D，Karppinen J，et al. ISSLS prize winner：prevalence，determinants，and associationof schmorl nodes of the lumbar spine with disc degeneration：a population-based study of 2449 individuals. Spine（Phila Pa 1976），2010，35（21）：1944-1952.

[11] Wang F，Dong Z，Li YP，et al. Wedge-shaped vertebraeis a risk factor for symptomatic upper lumbar disc herniation. J Orthop Surg Res，2019，14（1）：265.

[12] Xu W，Li GW，Chen C，et al. Correlations between the sagittal plane parameters of the spine and pelvis and lumbar disc degeneration. J Orthop Surg Res，2018，13（1）：137.

[13] Yang XJ，Guo XD，Huang Z，et al. CHRNA5/CHRNA3 gene cluster is a risk factor for lumbar disc herniation：a case-control study. J Orthop Surg Res，2019，14（1）：243.

[14] Jim JJ，Hietala N，Cheung KM，et al. The TRP2 allele of COL9A2 is an age-dependent risk factor for the development and severity of intervertebral disc degeneration. Spine（PhilaPa 1976），2005，30（24）：2735-2742.

[15] 袁启令，李新友，刘亮，等. Fas/FasL/Caspase-9 凋亡基因多态性和环境危险因素的交互作用与腰椎间盘突出症的关系. 西安交通大学学报·医学版，2015，36（3）：349-356.

[16] Mu WZ，Shang Y，Zhang CC，et al. Analysis of the depression and anxiety status and related risk factors in patients with lumbar disc herniation. Pak J Med Sci，2019，35（3）：658-662.

[17] 李彦，石峰. 青年人腰椎间盘突出症的X 线平片与CT 诊断及病因分析. 中国中西医结合影像学杂志，2011，9（3）：271-273.

[18] 马千里，张中. CT低剂量扫描联合SAFIRE技术对腰椎间盘突出症的诊断效能. 临床医学，2021，41（4）：10-13.

[19] 曾少良，包权，赵金义，等. PROSET序列诊断腰椎间盘突出症责任病灶的价值. 中华消化病与影像杂志（电子版），2022，12（2）：88-93.

[20] Li K，Zhang T，Gao K，et al. The utility of diagnostic transforaminal epidural injection in selective percutaneous endoscopic lumbar discectomy for multilevel disc herniation with monoradicular symptom：a prospective randomized control study. World Neurosurg，2019，126：e619-e624.

[21] 中华医学会骨科学分会脊柱外科学组，中华医学会骨科学分会骨科康复学组. 腰椎间盘突出症诊疗指南. 中华骨科杂志，2020，40（8）：477-487.

[22] 中华医学会放射学分会介入学组. 腰椎间盘突出症的介入和微创治疗操作规范的专家共识. 中华放射学杂志，2014（1）：10-12.

[23] Zhong M，Liu JT，Jiang H，et al. Incidence of spontaneous resorption of lumbar disc herniation：a meta-analysis. Pain Physician，2017，20（1）：E45-E52.

[24] 王一，李泠，王澜洁，等. 中国人腰椎间盘突出后重吸收发生率的Meta 分析. 中医正骨，2021，33（1）：27-33.

[25] Zou T，Liu XY，Wang PC，et al. Incidence of spontaneous resorption of lumbar disc herniation：a meta-analysis. Clin Spine Surg，2024，37（6）：256-269.

[26] 王明，杨玲，黄新，等. 重复经颅磁刺激联合康复训练治疗腰椎间盘突出症的疗效观察. 中华物理医学与康复杂志，2023，45（3）：243-247.

[27] Tu ZM，Li YW，Wang B，et al. Clinical outcome of full-endoscopic interlaminar discectomy for single-level lumbar disc herniation：a minimum of 5-year follow-up. Pain Physician，2017，20（3）：E425-E430.

[28] 张坡，王运涛，洪鑫，等. 经皮内窥镜下腰椎间盘切除术治疗腰椎间盘突出症术后再手术的危险因素分析. 中国脊柱脊髓杂志，2019，29（4）：319-324.

[29] Shi H，Zhu L，Jiang ZL，et al. Radiological risk factors for recurrent lumbar disc herniation after percutaneous transforaminal endoscopic discectomy：a retrospec-

tive matched case-control study. Eur Spine J，2021，30（4）：886-892.
[30] Li ZH，Gui GM，Zhang Y，et al. Are facet joint parameters risk factors for recurrent lumbar disc herniation? A pilot study in a Chinese population. J Clin Neurosci，2020，77：36-40.
[31] Wang HW，Zhou Y，Li CQ，et al. Risk factors for failure of single-level percutaneous endoscopic lumbar discectomy. J Neurosurg Spine，2015，23（3）：320-325.
[32] Xuan A，Ruan D，Wang C，et al. Intradiscal injection of autologous discogenic cells in patients with discectomy：a prospective clinical study of its safety and feasibility. StemCells Transl Med，2022，11（5）：490-503.
[33] 李云建，刘志明，李志荣，等. 后路显微内镜下椎间盘切除术对腰椎间盘突出症患者症状改善及预后的影响. 医学综述，2020，26（22）：319-324.
[34] Wang Y，He X，Chen S，et al. Annulus fibrosus repair for lumbar disc herniation：a meta-analysis of clinical outcomes from controlled studies. Global Spine J，2024，14（1）：306-321.
[35] Xiao C，Yin W，Zhao K，et al. Early clinical effcacy of endo-TLIF in the treatment of lumbar disc herniation. Z Orthop Unfall，2022，160（6）：670-678.
[36] 赵新华，袁航，钱金黔，等. 后路椎体间融合术治疗复发性腰椎间盘突出症围手术期并发症及其危险因素. 中华骨科杂志，2016，36（17）：1121-1125.
[37] Fan N，Yuan S，Du P，et al. Complications and risk factors of percutaneous endoscopic transforaminal discectomyin the treatment of lumbar spinal stenosis. BMC Musculoskelet Disord，2021，22（1）：1041.
[38] 魏兵. 腰椎间盘突出症患者椎间孔镜手术后复发的危险因素分析. 实用骨科杂志，2019，25（2）：101-104，116.
[39] 崔志明，保国锋，蔡卫华，等. 腰椎间盘突出症和腰椎管狭窄症术后下肢麻木的发生率和影响因素. 颈腰痛杂志，2007，28（5）：377-379.
[40] 李大猛，鲁锋，田云，等. 腰椎间盘突出症患者术后椎间隙感染发生情况及危险因素分析. 颈腰痛杂志，2020，41（2）：140-142.
[41] 张在恒，赵朝阳，邓少杰. 3500 例腰椎间盘突出症患者术后伴椎间隙感染的危险因素分析及其防治对策. 抗感染药学，2018，15（5）：802-804.
[42] 王建伟，杨良锁，鹿永良，等. 563 例腰椎间盘突出症术后并发足下垂危险因素的相关性分析. 河南外科学杂志，2013，19（5）：17-19.
[43] 黄锦军，孙大为，雷龙鸣. 社区医疗中如何对腰椎间盘突出症患者实施功能锻炼. 长春中医药大学学报，2010，26（4）：582-583.
[44] 徐宝华. 腰椎间盘突出症病因及社区防治. 社区医学杂志，2010（14）：64-65.
[45] 喻新华. 山东省某医院腰椎间盘突出症住院医疗费用影响因素研究. 医学与社会，2013，26（9）：47-49.
[46] 谢世伟，赵晨阳，肖衡，等. 攀枝花市某三甲医院腰椎间盘突出患者住院费用因子分析. 中国卫生产业，2020，17（9）：178-179，182.
[47] 卢鏊，陈秋燕，范召辉，等. 腰椎间盘突出症实施临床路径治疗的医疗费用控制及效果评价. 中国组织工程研究与临床康复，2011，15（39）：7399-7402.
[48] 中国康复医学会脊柱脊髓专业委员会基础研究与转化学组，冯世庆，曹富江，等. 腰椎间盘突出症诊治与康复管理指南. 中华外科杂志，2022，60（5）：401-408.
[49] Cheng ZX，Zheng YJ，Feng ZY，et al. Chinese association for the study of pain：expert consensus on diagnosis and treatment for lumbar disc herniation. World J Clin Cases，2021，9（9）：2058-2067.
[50] 中华医学会疼痛学分会脊柱源性疼痛学组. 腰椎间盘突出症诊疗中国疼痛专家共识. 中国疼痛医学杂志，2020，26（1）：2-6.
[51] 中国康复医学相关专家组. “腰椎间盘突出症的康复治疗”中国专家共识. 中国康复医学杂志，2017，32（2）：130-135.

二、脊髓损伤

脊髓损伤（spinal cord injury，SCI）是指由各种原因（创伤及非创伤）导致椎管内脊髓及神经根结构损伤，并出现脊髓功能（运动、感觉、自主神经等）障碍的一类疾病。脊髓损伤可导致终身残疾，是一种灾难性损伤，给患者及社会带来巨大负担。脊髓损伤的修复是众所周知的世界性难题。

2.1 流行病学

2.1.1 患病率和发病率

根据美国国家脊髓损伤统计中心发布的结果，美国2010年创伤性SCI发生率约为每年40人次/100万人。郝定均等采用分层整群抽样的方法，从我国9个省、27个市随机抽取具有收治SCI患者能力的医院，回顾分析2018年收治的创伤性SCI患者共4134例，计算全国及各区域的发病率，发现我国2018年创伤性SCI发病率为50.484人次/100万人（95%CI：50.122～50.846），预期发病人数74 890例；东部地区的发病率最高，为53.791人次/100万人（95%CI：53.217～54.365），预期发病人数33 724例；中部地区发病率为49.140人次/100万人（95%CI：48.499～49.781），预期发病人数22 573例；西部地区发病率最低，为46.818人次/100万人（95%CI：46.145～47.491），预期发病人数18 593例。

2.1.2 致伤原因

大部分SCI的发生都与脊柱损伤相关，包括脊柱骨折、脱位、韧带撕裂及椎间盘突出等。根据发病机制，脊髓损伤可分为原发性损伤和继发性损伤两种。原发性损伤是指创伤的直接作用，压迫脊髓或导致脊髓挫伤甚至横断。继发性损伤通常在原发性损伤之后数分钟内开始，并持续进展。可能的机制包括：炎症、缺血、缺氧、细胞凋亡/焦亡、离子稳态失衡等。在美国，SCI的病因包括：机动车辆事故（48%）、跌落（16%）、暴力及枪伤（12%）、体育运动事故（10%）及其他（14%）。郝定均等研究发现，我国SCI首要致伤原因为高处坠落伤（29.58%）。但在地区分布上存在差异：西部地区首要原因为高坠伤（40.68%），而东部地区和中部地区以交通伤为首（31.22%、30.10%）。我国SCI损伤水平多为颈髓（64.49%），且中部地区颈髓损伤的比例最高（74.68%），西部地区腰骶髓损伤的比例最高（32.30%）（图11-2-1）。

2.2 临床表现及危险因素

2.2.1 临床表现

脊髓损伤患者通常有局部疼痛，同时经常伴随颅脑和全身性损伤，例如：胸部骨折、四肢骨折和腹腔脏器损伤。目前国际通行采用美国脊髓损伤协会（American Spinal Injury Association，ASIA）量表对脊髓综合征的严重程度进行评级。通常可将脊髓损伤分为完全性和非完全性。完全性脊髓损伤（ASIA A级）患者损伤节段水平下方紧邻的平面感觉减退、肌力减弱，再往下方则感觉丧失，同时肌力完全丧失。急性期内，损伤平面以下腱反射消失，球海绵体肌反射通常也缺失，通常伴随尿潴留。而对于不完全性脊髓损伤（ASIA B～D级），损伤平面以下可保留不同程度的运动功能和皮区感觉。肛区感觉和球海绵体肌反射常常部分保留。康海琼总结了我国60岁以上老年脊髓损伤患者的临床特征，发现最常见的为ASIA D级（38.08%），其余依次为C级（28.76%）、A级（21.50%）、B级（11.66%），与青壮年SCI患者有一定区别。刘俊总结了252例单中心创伤性SCI患者流行病学数据，发现ASIA评分A级121例（48.0%），B级38例（15.1%），C级36例（14.3%），D级57例（22.6%）。

2.2.2 危险因素

脊髓损伤与可导致外伤的因素有密切关系。近年来SCI中位发病年龄呈现增加趋势，可能与老龄化相关。一些具有基础脊柱疾病的患者更容易发生SCI，例如：脊髓型颈椎病、脊髓空洞、寰枢椎脱位、骨质疏松等，这些疾病患者遭遇轻微暴力时即可发生SCI。刘趁心分析了207例重度颈脊髓损伤患者的临床特点，发现中青年男性患者发病率最高，损伤部位好发于C_4、C_5节段，以高能量暴力创伤为主。

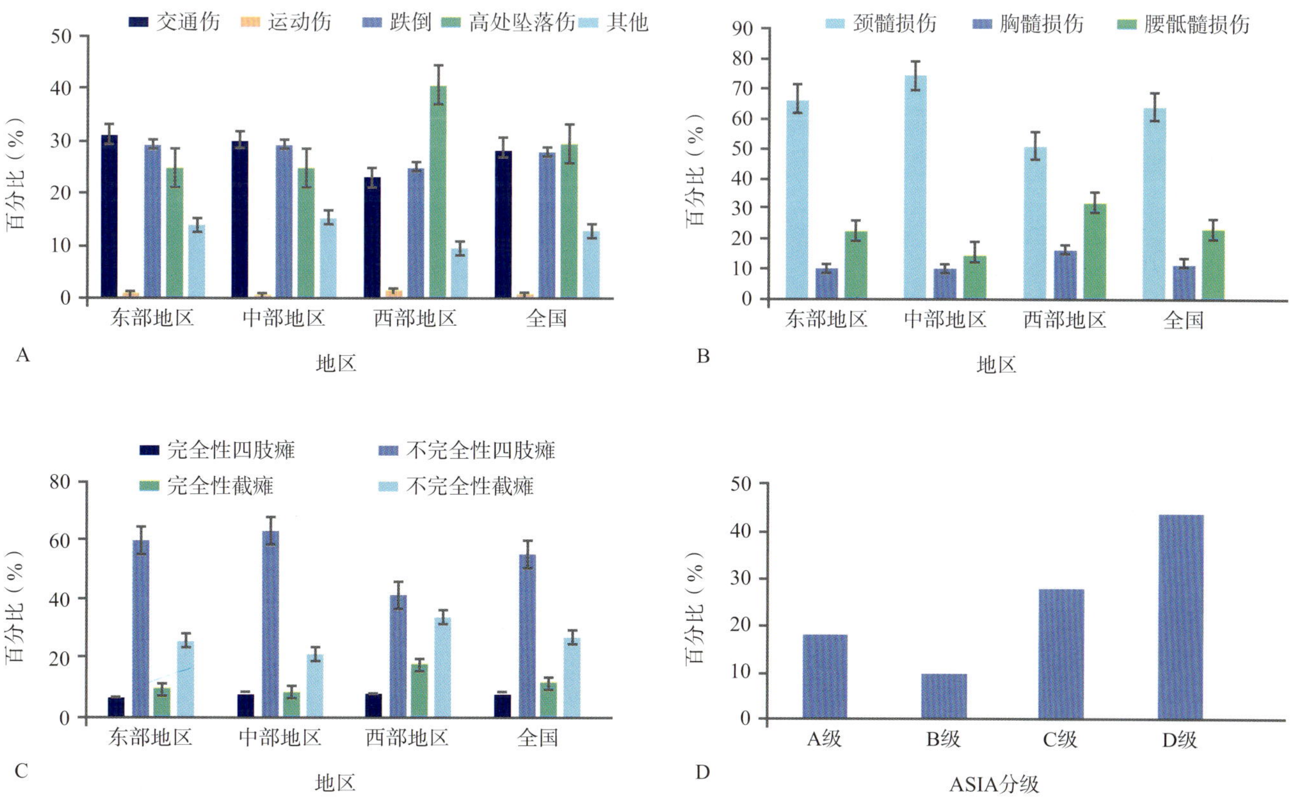

图11-2-1 致伤原因、损伤水平、损伤程度及ASIA分级在不同地区的内部构成比例 注：ASIA分级为美国髓损伤协会分级

A.致伤原因；B.损伤水平；C.损伤程度；D.ASIA分级

2.3 诊断评估技术

影像学检查技术如下。

（1）X线片：X线片可对脊柱序列、骨折和软组织损伤进行快速评估，通常是首先进行的评估方法。如果存在脊髓损伤的神经系统体征和症状，但X线片检查结果正常，则需要进一步的影像学检查。

（2）CT：三维CT对于准确评估脊柱损伤情况效果很好，对于可能存在脊柱骨折的患者，均应在X线片后行三维CT检查，这有助于手术方案的确定。由于CT的敏感性比平片高，所以怀疑脊柱骨折但平片显示正常的患者也应该接受CT检查。

（3）MRI：相较于CT，MRI的主要优势在于能提供关于脊髓、椎间盘的高区分度成像，并对识别硬膜外血肿有很高的敏感性。梅毅军对苏州大学附属医院70例脊髓损伤患者进行MRI检查，发现9例脊髓震荡伤、22例脊髓受压、17例脊髓挫伤伴髓内出血、14例脊髓横断伤以及8例脊髓变性、萎缩和外伤性脊髓空洞形成。MRI具有良好的诊断效能，能够较好指导临床治疗。李维对80例脊髓损伤患者使用磁共振扩散张量成像（DTI），发现其对于急性隐匿性颈髓损伤的诊断具有较高价值。程黎明等进行的循证研究发现，对于过伸性颈脊髓损伤，除了X线片和CT检查外，尚需行MRI检查，以明确脊髓损伤节段与程度，同时判断椎间盘韧带复合体损伤情况。袁媛使用磁共振成像对创伤性颈脊髓损伤患者华勒氏变性进行研究，发现创伤性颈脊髓损伤患者的常规MRI的T_2WI序列可检测到华勒氏变性信号，且其出现与伤后时间存在关联。

2.4 治疗

脊髓损伤的治疗是多学科合作的综合治疗，主要包括急救治疗、内科治疗、手术治疗及其他治疗。

在院前急救阶段，需要持续监测生命体征，包括心率、血压、体温和呼吸。在脊柱骨折被排除之前，必须使用颈托、捆绑带、固定块维持颈部和躯体固定，尤其是在搬运过程中。

高位颈髓损伤的患者可能会出现呼吸抑制，可能需要辅助通气和气管插管。约1/3的颈髓损伤患者在损伤后的最初24h内需要气管插管。低血压可导致脊髓灌注不足，加剧脊髓损伤进程，对预后造成不良影响。低血压的可能原因包括损伤导致的失血，或者自主神经损伤导致的四肢血液蓄积。可根据情况补充血液和（或）给予血管活性药物。在急救阶段，必须通过触诊或超声检查患者是否存在尿潴留，如有应尽快进行导尿，以避免膀胱膨胀造成的伤害。

（1）内科治疗：有研究提示糖皮质激素（甲泼尼龙）能改善急性创伤性脊髓损伤患者的神经系统结局，然而，相关证据有限，其应用仍存在争议。高章泉等对35例脊髓损伤患者进行了甲泼尼龙冲击治疗，发现治疗后观察组患者感觉、运动功能评分高于对照组，差异有统计学意义。仅建议对急性脊髓损伤后8h内的成人患者进行24h大剂量甲泼尼龙静脉注射，超过8h的患者不建议进行该治疗。

（2）手术治疗：对SCI患者进行手术干预的目的包括神经减压及恢复脊柱稳定性。手术方式取决于损伤部位、严重程度及外科医师的偏好。手术指征包括：脊髓明显压迫伴神经功能障碍，或脊柱骨折、脱位造成脊柱不稳定。多项病例系列研究显示少部分完全性脊髓损伤患者能够获得神经功能改善。一般认为，对于完全性脊髓损伤（ASIA A级）患者，手术主要目的为固定脊柱并恢复脊柱稳定性，这有助于预防二次脊髓损伤，并为可能的脊髓损伤恢复提供物理条件。

（3）其他治疗：主要包括一些新药、细胞、电刺激及中医治疗。其中利鲁唑为谷氨酸调节剂，被批准用于肌萎缩侧索硬化症，目前被尝试用于脊髓损伤的治疗。侯婷婷对104例脊髓损伤患者进行随机对照试验，发现高压氧治疗可显著改善脊髓损伤患者的神经功能，提高运动及感觉神经传导速度。中华医学会高压氧分会推荐，在条件允许的情况下，应尽早开始高压氧治疗，以减轻炎症损伤、促进神经修复。古茹发现手术室强化保温策略能够改善颈脊髓损伤患者核心体温和凝血功能，降低患者心肌损伤和心血管事件发生率。外泌体治疗也展现出一定的治疗潜力。曲新军发现使用机器人辅助步态训练结合rTMS有助于改善创伤性不完全性脊髓损伤患者的下肢功能，并取得了一定的效果。

2.5 并发症

2.5.1 呼吸系统并发症

呼吸系统并发症是脊髓损伤后住院期间最常见的并发症之一，也是导致早期死亡的重要因素。吴倩等发现在ICU救治的创伤性颈脊髓损伤患者中有34.12%合并呼吸系统并发症。郝定均等发现中国2018年4134例脊髓损伤患者中，32.90%并发呼吸系统并发症。呼吸系统并发症主要包括肺炎、呼吸衰竭、肺水肿和肺栓塞，最高发于高位颈髓损伤时（高达84%），也可见于胸椎病变中（65%）。康君伟回顾了108例颈部脊髓损伤患者，发现发病后1个月内55例发生肺部感染，肺部感染发生率为50.9%，低血红蛋白水平、ASIA分级、低钠血症、呼吸机辅助通气可能是肺部感染的危险因素。

如果患者出现呼吸衰竭的征象，如呼吸频率增加、PCO_2升高或PO_2下降，提示应紧急行气管插管和辅助通气。ASIA A级颈髓损伤患者可能需要行气管切开术。慢性期脊髓损伤患者坠积性肺炎发病率急剧升高，需要频繁气道吸痰或使用促排痰药物。

2.5.2 心血管系统并发症

脊髓内自主神经通路受到破坏导致血管阻力降低可

引起低血压，通常伴有心动过缓。合适的血压对于维持受损脊髓组织充足的灌注，从而限制继发性缺血性损伤至关重要。

2.5.3　静脉血栓栓塞和肺栓塞

深静脉血栓形成（deep venous thrombosis，DVT）是脊髓损伤的常见并发症。所有患者都应接受预防血栓形成治疗。李斌对136例急性创伤性脊髓损伤患者进行分析，发现输血、ASIA A级、D-二聚体＞1.6mg/L以及未进行肢体气压治疗及踝泵练习是急性创伤性SCI患者术后DVT形成的独立危险因素。

2.5.4　压疮

压疮是脊髓损伤患者最常见的并发症之一，最常见的部位是臀部和足跟部等承重部位。如患者不能及时翻身，数小时内就会出现压疮。预防压疮应贯穿脊髓损伤治疗及康复护理的全程。曾丽萍对90例脊髓损伤患者进行分析，发现规范化围手术期护理可预防脊柱骨折伴脊髓损伤患者的压疮发生，减轻患者术后疼痛并缩短住院时间。

2.5.5　尿路感染

大多数脊髓损伤患者都发生过一次以上尿路感染。为了降低膀胱感染的发生率，应使用间歇性导尿术。刘芳芳分析了308例SCI患者的临床资料，发现62例（20.13%）住院期间发生泌尿系感染，入院时留置导尿管、合并DVT、球海绵体反射消失是SCI住院患者发生尿路感染的主要影响因素。

2.6　预后

已知的影响预后的因素有患者的年龄、脊髓损伤的平面和神经损伤分级。运动功能评分的改善率也与损伤平面及损伤的初始严重程度有关。不完全性损伤患者预后远好于完全性损伤。初始评级为ASIA B级的患者中，54%能够恢复到C级或D级。初始为ASIA C级的患者，62%患者有可能独立行走。积极治疗及进行康复训练也是预后的前提。崔尧等对2016年9月至2018年12月110例成年脊髓损伤截瘫住院患者的病历资料进行回顾性分析，发现出院改良Barthel指数（MBI）与入院MBI、入院国际标准下肢运动总分LEMS（入院LEMS）、入院针刺觉PP总分、入院LT总分、发病到康复治疗介入的天数、手术次数和合并症数显著相关（图11-2-2），提示

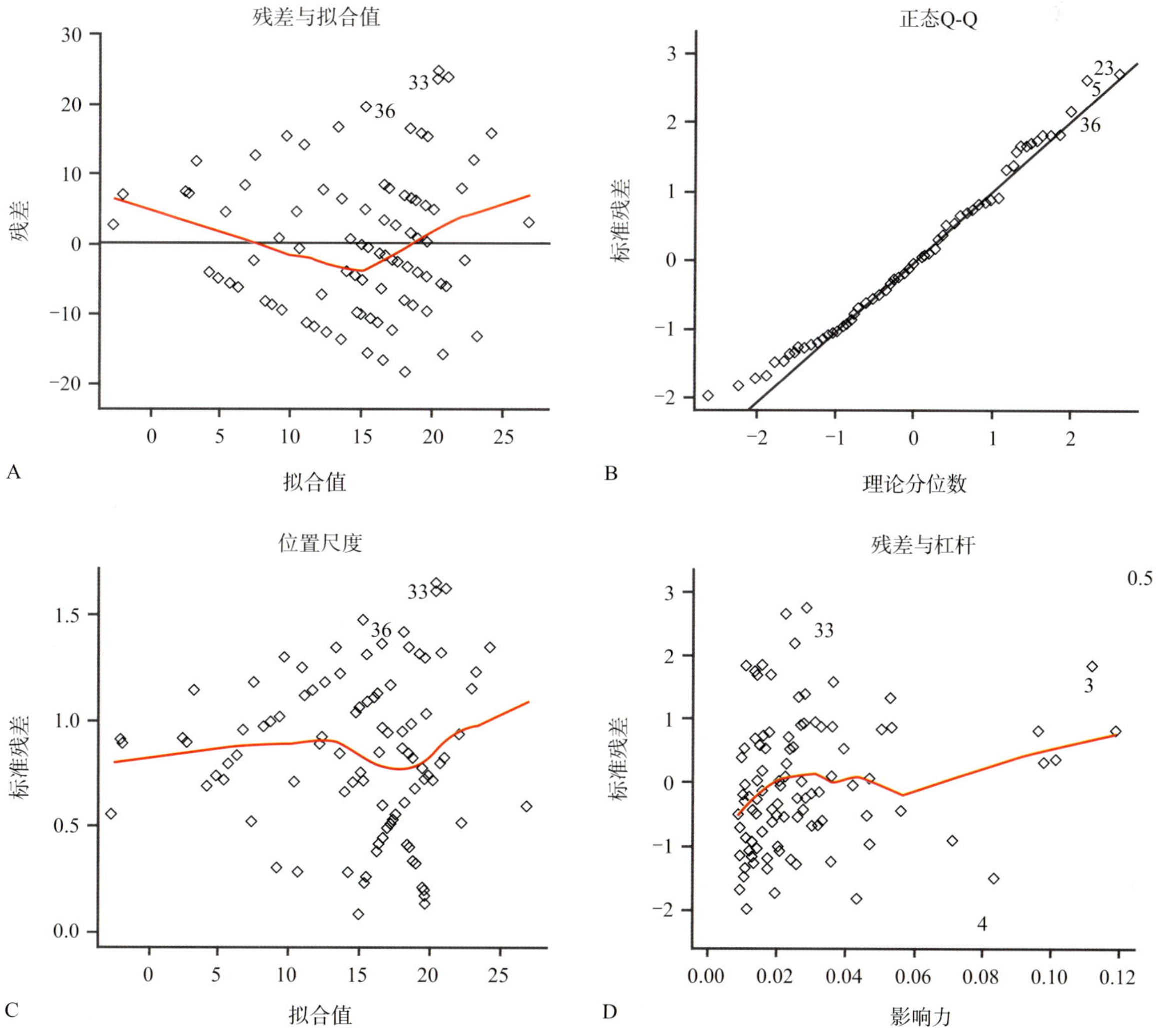

图11-2-2　脊髓损伤患者出入院MBI总分变化值的多元线性回归模型诊断图

脊髓损伤患者入院时功能状态好，运动评分高，合并症少，住院时间长，则预期功能恢复良好。巴成磊发现脊柱骨折合并脊髓损伤的患者血清中Ghrelin和CTRP3水平与脊髓损伤严重程度相关，提示这两种物质有潜力成为脊柱骨折合并脊髓损伤的预后评估标志物。石秀秀分析148例创伤性脊髓损伤患者，发现损伤平面、ASIA损伤分级、排尿方式是影响创伤性脊髓损伤患者日常生活能力的主要因素，损伤平面高、AISA A级、留置导管的患者日常生活能力较差。贺少杰对133例创伤性SCI患者资料进行分析，发现伤后3 d内NLR（中性粒细胞与淋巴细胞计数比值）、ASIA分级、术后3 d MAP（平均动脉压）是影响伤后6个月预后的危险因素。苏日罕对457例急性重度外伤性颈脊髓损伤患者进行分析，发现高损伤节段、肺部感染对患者早期死亡的预测具有重要意义，尽早手术能够降低早期死亡率。

2.7 指南与共识

脊髓损伤相关指南及专家共识见表11-2-1。

表11-2-1 脊髓损伤相关指南共识

年份	名称
2024	脊髓损伤中西医结合康复临床实践指南
2024	急性颈脊髓损伤围手术期临床护理常见问题专家共识
2024	基于循证医学证据的脊髓损伤患者躯干控制障碍康复评定和康复治疗专家共识
2024	急性脊髓损伤高压氧治疗专家共识
2023	脊髓损伤康复治疗临床实践指南
2022	创伤性脊柱脊髓损伤诊断与治疗专家共识（2022版）
2022	创伤性脊柱脊髓损伤的系统管理及常见并发症处理专家共识（2022版）
2022	儿童急性过伸性脊髓损伤诊疗指南（2022版）
2021	过伸性颈脊髓损伤诊疗临床循证指南
2020	创伤性脊柱脊髓损伤康复治疗专家共识（2020版）
2020	脊髓损伤神经修复临床治疗指南
2019	成人急性胸腰段脊柱脊髓损伤循证临床诊疗指南
2019	急性脊柱脊髓损伤围术期管理临床指南
2019	急性成人胸腰段脊柱脊髓损伤后路手术加速康复外科实施流程专家共识
2018	成人急性下颈段脊柱脊髓损伤循证临床诊疗指南
2017	“创伤性脊柱脊髓损伤评估、治疗与康复”专家共识

参考文献

[1] The National Spinal Cord Injury Statistical Center. http://www.spinalcord.uab.edu/show.asp?durki＝21446（Accessed on May 11，2007）.

[2] 郝定均，贺宝荣，闫亮，等. 2018年中国创伤性脊髓损伤流行病学特点. 中华创伤杂志，2021；37（7）：618-627.

[3] Ambrozaitis KV，Kontautas E，Spakauskas B，et al. Pathophysiology of acute spinal cord injury. Medicina（Kaunas），2006，42（3）：255-261.

[4] Fehlings MG，Perrin RG. The role and timing of early decompression for cervical spinal cord injury：update with a review of recent clinical evidence. Injury，2005，36 Suppl 2：B13-26.

[5] Devivo MJ. Epidemiology of traumatic spinal cord injury：trends and future implications. Spinal Cord，2012，50（5）：365-372.

[6] Hasler RM，Exadaktylos AK，Bouamra O，et al. Epidemiology and predictors of cervical spine injury in adult major trauma patients：a multicenter cohort study. J Trauma Acute Care Surg，2012，72（4）：975-981.

[7] American Spinal Injury Association. International standards for neurological classification of spinal cord injury.

American Spinal Injury Association，Chicago，2002.
[8] 康海琼，周红俊，卫波，等. 老年脊髓损伤患者的临床特点分析. 中国康复理论与实践，2021，27（8）：943-950.
[9] 刘俊，高峰，李建军. 创伤性脊髓损伤患者的流行病学及住院费用影响因素研究. 中国康复，2020，35（3）：139-142.
[10] 刘趁心，孟冰，杨照，等. 急性重度颈脊髓损伤患者临床特征分析及远期死亡危险因素初探. 中国脊柱脊髓杂志，2019，29（3）：247-253.
[11] Stevens RD，Bhardwaj A，Kirsch JR，et al. Critical care and perioperative management in traumatic spinal cord injury. J Neurosurg Anesthesiol，2003，15（3）：215-229.
[12] Katzberg RW，Benedetti PF，Drake CM，et al. Acute cervical spine injuries：prospective MR imaging assessment at a level I trauma center. Radiology，1999，213（1）：203-212.
[13] 梅毅军. 磁共振诊断脊髓损伤的影像学分析. 系统医学，2020，5（9）：114-116.
[14] 李维. 探讨磁共振扩散张量成像在急性隐匿性颈髓损伤中的诊断价值. 中国医药指南，2020，18（16）：98-99.
[15] 程黎明. 过伸性颈脊髓损伤诊疗临床循证指南. 中华创伤杂志，2021，37（7）：586-592.
[16] 袁媛，周红俊，卫波，等. 创伤性颈脊髓损伤患者华勒氏变性的磁共振成像研究. 中国康复理论与实践，2024，30（4）：487-492.
[17] Gardner BP，Watt JW，Krishnan KR. The artificial ventilation of acute spinal cord damaged patients：a retrospective study of forty-four patients. Paraplegia，1986，24（4）：208-220.
[18] Breslin K，Agrawal D. The use of methylprednisolone in acute spinal cord injury：a review of the evidence，controversies，and recommendations. Pediatr Emerg Care，2012，28（11）：1238-1245.
[19] 高章泉，余飞跃，刘崇梅，等. 甲基泼尼松龙冲击治疗脊髓损伤效果及并发症临床疗效评价. 深圳中西医结合杂志，2021，31（6）：156-157.
[20] Wang W，Zuo B，Liu H，et al. Intermittent injection of methylprednisolone sodium succinate in the treatment of cervical spinal cord injury complicated with incomplete paraplegia. Pak J Med Sci，2019，35（1）：141-145.
[21] Huang YH，Yang TM，Lin WC，et al. The prognosis of acute blunt cervical spinal cord injury. J Trauma，2009，66（5）：1441-1445.
[22] Wu Q，Zhang W，Yuan S，et al. A single administration of riluzole applied acutely after spinal cord injury attenuates pro-inflammatory activity and improves long-term functional recovery in rats. J Mol Neurosci，2022，72（4）：730-740.
[23] 侯婷婷，王楠，于亚男，等. 高压氧治疗脊髓损伤的临床效果及对神经电生理的影响. 中国医刊，2024，59（8）：875-878.
[24] 刘璐，梁芳，康南，等，中华医学会高压氧医学分会. 急性脊髓损伤高压氧治疗专家共识. 中华航海医学与高气压医学杂志，2024，31（5）：577-582.
[25] 古茹，赵丽燕，李桜臻，等. 手术室强化保温策略在颈脊髓损伤患者中的应用效果. 中华创伤杂志，2024，40（11）：1022-1027.
[26] 潘禹熹，万俊明. 外泌体在脊髓损伤中的应用进展. 中华骨科杂志，2024，44（21）：1432-1440.
[27] 曲新军，茅丽丹，陈晓丹. 机器人辅助步态训练结合重复经颅磁刺激对创伤性不完全性脊髓损伤患者下肢功能影响的综合分析. 颈腰痛杂志，2024，45（4）：678-682.
[28] 康君伟，帅浪，全莉娟，等. 颈部脊髓损伤急性期肺部感染危险因素. 中国感染控制杂志，2021，20（10）：916-920.
[29] 刘瑞端，靳安民. 颈脊髓损伤后早期并发症的处理及其治疗的研究进展. 华夏医学，2021，34（6）：116-120.
[30] 吴倩，辛海亮，骆建军，等. ICU创伤性颈髓损伤流行病学特征分析. 浙江创伤外科，2021，26（3）：444-445.
[31] 中国康复医学会脊柱脊髓专业委员会基础研究学组. 急性脊柱脊髓损伤围术期管理临床指南. 中华创伤杂志，2019，35（7）：577-587.
[32] 李斌，石岩，黄承，等. 胸腰段脊柱骨折合并急性创伤性脊髓损伤患者术后深静脉血栓的危险因素分析. 中国脊柱脊髓杂志，2022，32（8）：713-719.
[33] 曾丽萍，许素琼，王燕萍. 规范化围术期护理对脊柱骨折伴脊髓损伤患者压疮的预防效果观察. 医学理论与实践，2024，37（23）：4076-4078.
[34] 刘芳芳，孙晓龙，袁华，等. 脊髓损伤住院患者泌尿系感染危险因素的回顾性研究. 军事护理，2024，41（6）：27-30.
[35] 崔尧，丛芳，李建军，等. 成年脊髓损伤患者功能结局的预测模型研究. 中国康复理论与实践，2019，25（10）：1125-1132.
[36] 巴成磊，杜金龙，纪强，等. 脊柱骨折合并脊髓损伤患者血清胃饥饿素、补体C1q/肿瘤坏死因子相关蛋白3水平及与预后不良的关系. 医学研究与战创伤救治，2024，37（2）：150-154.
[37] 石秀秀，原艳丽，王丽慧，等. 创伤性脊髓损伤患者日常生活能力的影响因素分析. 中国脊柱脊髓杂志，2024，34（10）：1022-1029.
[38] 贺少杰，赵振宇，余信诚，等. 创伤性脊髓损伤预后的危险因素分析. 中华创伤骨科杂志，2024，26（7）：590-596.

[39] 苏日罕，包亮. 急性重度颈脊髓损伤患者临床特征及早期死亡的危险因素分析. 颈腰痛杂志，2021，42（4）：466-469.

三、脊柱脊髓肿瘤

我国中枢神经系统肿瘤的年发病率约为6.21/10万人，其中椎管内肿瘤约占7%，粗略推算椎管内肿瘤的年发病率约为0.43/10万人。椎管内肿瘤根据肿瘤与硬脊膜和脊髓的位置关系，分为髓外硬膜下肿瘤和髓内肿瘤，而髓外硬膜下肿瘤占椎管内肿瘤的70%～77%，且以神经鞘瘤和脊膜瘤最常见；髓内肿瘤相比髓外硬膜下肿瘤少见，以室管膜瘤和星形细胞瘤最为常见。

3.1 髓外硬膜下肿瘤–神经鞘瘤和脊膜瘤

3.1.1 定义

神经鞘瘤和脊膜瘤是常见的髓外硬膜下肿瘤。神经鞘瘤起源于背侧神经根的施万细胞，绝大多数为良性肿瘤，少数为恶性。脊膜瘤与脑膜瘤类似，起源于硬脊膜下的蛛网膜细胞。2021 年WHO中枢神经系统肿瘤分类将其分为15个病理亚型，3个不同级别（WHO Ⅰ～Ⅲ级）。

3.1.2 流行病学

3.1.2.1 发病率

国内疾病登记制度尚不完善，缺乏椎管内肿瘤较为精确的年发病率数据。根据《2008-2012年中国肿瘤登记地区脑及神经系统肿瘤发病与死亡分析》的结果，我国中枢神经系统肿瘤的发病率约为6.21/10万。其中，椎管内肿瘤占7%～7.5%。一项2009—2013年天坛医院的病例回顾研究，共纳入2447例椎管内肿瘤，其中，神经鞘瘤795例（32.5%），脊膜瘤248例（10.1%），神经鞘瘤比例明显高于脊膜瘤（表11-3-1）。另一项来自北京大学第三医院的单中心回顾性研究，纳入了660例椎管内肿瘤的病例，其中神经鞘瘤273例（40.4%），脊膜瘤178例（26.3%）。结合上述国内流行病学数据，推测我国椎管内神经鞘瘤和脊膜瘤的年发病率分别在（0.14～0.17）/10万人和（0.04～0.11）/10万人，以神经鞘瘤相对多见。

3.1.2.2 年龄和性别

椎管内神经鞘瘤发病年龄集中在40～55岁，女性发病率略低于男性（女/男：0.85：1）（图11-3-1A）。而脊膜瘤的发病年龄略大于神经鞘瘤，以55岁以上人群为主，且女性更多见（女/男：3.88～4.0：1）（图11-3-1B）。2014年天坛医院一项2447例椎管内肿瘤的单中心回顾性研究结果表明，在所有病例中，神经鞘瘤782例，平均发病年龄为44.7岁（6～82岁），脊膜瘤248例，平均发病年龄为50.8岁（12～79岁）。

3.1.2.3 部位

椎管内神经鞘瘤以颈椎最常见，其次为胸椎和腰椎。一项纳入831例椎管神经鞘瘤的回顾性研究结果表明，41.3%神经鞘瘤位于颈椎，32.1%位于腰椎，26.6%位于胸椎。发生于脊髓内的神经鞘瘤较为罕见。脊膜瘤以胸椎最多见，其次为颈椎，腰椎最少见。国内一项483例脊膜瘤回顾性研究结果显示，48%位于胸椎，30.2%位于颈椎，11.6%为于颈胸结合部，9.1%位于胸腰结合部，1.0%位于腰椎，且多数位于椎管内侧方（62.89%），其次为腹侧（24.22%）和背侧（12.89%）。

3.1.2.4 病理类型

椎管内神经鞘瘤以良性最常见，良性神经鞘瘤组织学亚型可分为古典型、细胞型、微囊型及丛状型。恶性周围神经鞘瘤（malignant perpheral nerve sheath tumor，MPNST）罕见，且近1/3以上的MPNST见于神经纤维瘤病1型患者。大样本的流行病学研究提示，93.2%的脊神经根肿瘤为良性神经鞘瘤，1.5%为MPNST。脊膜瘤90%为WHO Ⅰ级，其中以纤维型和脊膜上皮型为主（图11-3-2）。WHO Ⅱ～Ⅲ级脊膜瘤少见，上海长征医院的一项回顾性研究旨在分析WHO Ⅱ～Ⅲ级脊膜瘤的临床特征，结果表明481例脊膜瘤中仅25例（5.2%）为WHO Ⅱ～Ⅲ级脊膜瘤，其中20例为WHO Ⅱ级，5例为WHO Ⅲ级。

3.1.3 危险因素

3.1.3.1 性别因素

如上文所述，椎管内神经鞘瘤和脊膜瘤在不同性别中的发病率存在差异。荟萃国内大样本椎管内神经鞘瘤

表11-3-1 2447例椎管内肿瘤的组织学类型、性别、年龄分布和比例

组织学类型	例数	比例（%）	性别		儿童组（0～19岁）		成人组（20岁以上）	
			男	女	例数	比例（%）	例数	比例（%）
神经上皮组织肿瘤	665	27.18	362	303	63	25.30	602	27.39
星形细胞肿瘤	90	3.68	59	31	19	7.63	71	3.23
少突胶质细胞瘤	6	0.25	2	4	0	0	6	0.27

续表

组织学类型	例数	比例（%）	性别		儿童组（0～19岁）		成人组（20岁以上）	
			男	女	例数	比例（%）	例数	比例（%）
少突星形细胞肿瘤	18	0.74	10	8	7	2.81	11	0.50
室管膜肿瘤	514	21.01	286	228	24	9.64	490	22.29
其他神经上皮肿瘤	2	0.08	0	2	0	0	2	0.09
神经元和混合性神经元-胶质肿瘤	21	0.86	0	21	4	1.61	17	0.77
胚胎性肿瘤	14	0.57	5	9	9	3.61	5	0.23
颅、椎旁神经肿瘤	839	34.29	441	398	32	12.85	807	36.72
神经鞘瘤	782	31.95	415	367	28	11.24	754	34.30
神经纤维瘤	44	1.80	20	24	4	1.61	40	1.82
MPNST	13	0.53	6	7	0	0	13	0.59
脑（脊）膜肿瘤	512	20.92	208	304	56	22.49	456	20.75
脊膜瘤	248	10.13	49	199	3	1.20	245	11.15
血管母细胞瘤	133	5.44	81	52	21	8.43	112	5.10
间叶肿瘤	127	5.19	75	52	32	12.85	95	4.32
原发性黑色素细胞病变	4	0.16	3	1	0	0	4	0.18
淋巴与造血系统肿瘤	8	0.33	5	3	1	0.40	7	0.32
生殖细胞肿瘤与囊肿	386	15.77	219	167	92	36.95	294	13.38
生殖细胞瘤	3	0.12	1	2	1	0.40	2	0.09
卵黄囊瘤	1	0.04	—	0	0	0	1	0.05
畸胎瘤	99	4.05	56	43	19	7.63	80	3.64
囊肿疾病[a]	283	11.57	161	122	72	28.92	211	9.60
转移瘤	11	0.45	4	7	0	0	11	0.50
其他	26	1.06	14	12	5	2.00	21	0.96
脊索瘤	5	0.20	2	3	0	0	5	0.23
骨源性肿瘤	5	0.20	3	2	3	1.20	2	0.09
未分类肿瘤	16	0.65	9	7	2	0.80	14	6.37
合计	2 447	100.00	1 268	1 179	249	100.00	2 198	100.00

注：MPNST. 恶性周围性神经鞘瘤；a. 囊肿疾病包括：表皮样囊肿、皮样囊肿、肠源性囊肿、呼吸上皮源性囊肿

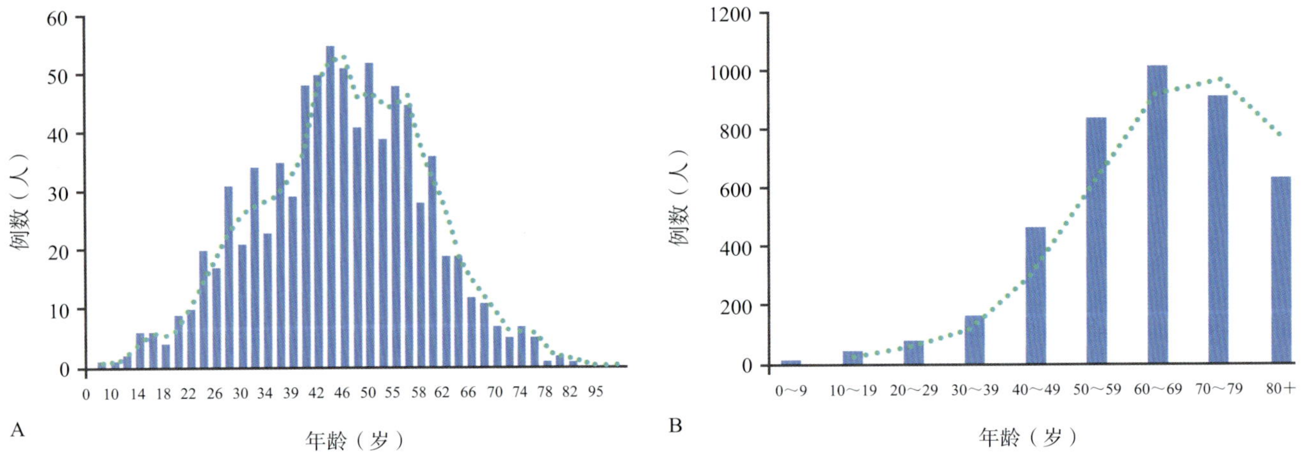

图 11-3-1　椎管内神经鞘瘤（A）和脊膜瘤（B）发病年龄分布情况

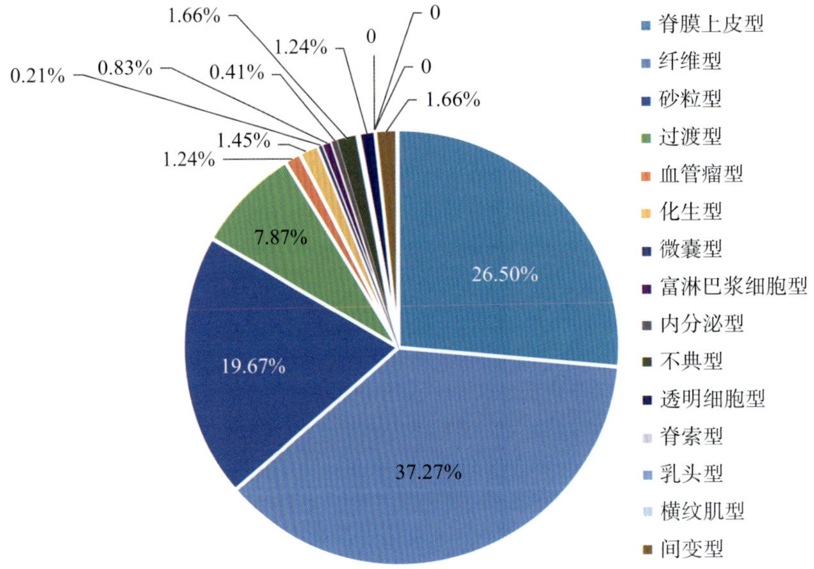

图 11-3-2　脊膜瘤的组织亚型

研究数据，结果显示椎管内神经鞘瘤在男性中发病率稍高于女性（男/女：1.15∶1）（表 11-3-2）。同样，荟萃分析国内大样本脊膜瘤研究数据发现，脊膜瘤中女性的所占比例显著高于男性（女/男：4.13∶1）（表 11-3-3）。

3.1.3.2　理化因素及环境因素

外部的理化环境因素参与肿瘤的发生发展过程。目前对外部环境与神经鞘瘤患病风险的相关性知之甚少，有文献报道辐射可增加神经鞘瘤的患病风险，但具体多大的辐射剂量会显著增加神经鞘瘤的患病风险，目前并不清楚。

至于电离辐射与脑（脊）膜瘤的患病风险是否相关，尚存争议。有研究提示头颈部的放射治疗与脑膜瘤有关（OR＝3.7，95%CI：1.5～9.5）。另一项病例对照研究提示电磁波是脑膜瘤发病的独立危险因素。因此，从这些研究来看，辐射或许与脊膜瘤同样存在一定的相关性。但大样本长随访周期的流行病学调查研究和Meta分析结果提示，手机所产生的电离辐射并未增加脑膜瘤的患病风险，因此推测手机电离辐射可能亦不会增加脊膜瘤的患病风险。故尚需大样本研究论证电离辐射与脊膜瘤患病风险的相关性。

此外，临床上所见的一些现象或许提示激素与脑膜瘤风险存在一定的关系，如脑膜瘤在女性中多见、脑膜瘤与乳腺癌存在相关性、月经黄体期以及妊娠期间脑膜瘤体积会出现变化等。一项大型的回顾性研究评估激素替代治疗（雌激素或孕激素）与脑膜瘤患病风险的相关性，研究共纳入1887例女性，其中629例脑膜瘤患者，多因素Logistic回归分析提示激素替代治疗与脑膜瘤患病风险存在独立相关性（OR＝1.2，95%CI：1.0～1.4）。

3.1.4　临床表现

总体来看，髓外硬膜下肿瘤发病早期症状以感觉异常最常见，运动功能障碍或括约肌功能障碍多较晚出现。感觉异常包括疼痛或感觉减退/麻木，而神经鞘瘤

表 11-3-2　椎管内神经鞘瘤性别分布荟萃分析

研究	总数	男性	女性	男/女比例
李德志等	795	421	374	1.13 : 1
Li Peng等	831	443	388	1.14 : 1
何飞等	121	78	51	1.53 : 1
任斌等	79	39	32	1.22 : 1
朱双芳等	108	55	53	1.04 : 1
合计	1934	1036	898	1.15 : 1

表 11-3-3　脊膜瘤性别分布荟萃分析

研究	总数	男性	女性	女/男比例
李德志等	248	49	199	4.06 : 1
许文豪等	93	10	83	8.30 : 1
朱双芳等	54	11	43	3.91 : 1
桂松柏等	97	21	76	3.62 : 1
Hua L等	483	99	384	3.88 : 1
合计	975	190	785	4.13 : 1

和脊膜瘤由于起源不同，初始表现出来的感觉异常也有所差异。国内一项大样本神经鞘瘤研究表明，神经鞘瘤的初始感觉异常症状以疼痛常见（69.5%），其次为感觉减退/麻木（35.5%）。相比之下，脊膜瘤的初始感觉异常以感觉减退/麻木多见（42.3%）（包含深感觉障碍引起的步态异常），其次为疼痛（26.3%）。此外，髓外硬膜下肿瘤引起的感觉异常多自下而上发展，这一点与髓内肿瘤不同，髓内肿瘤引起的感觉异常常表现为自上而下发展。运动障碍或者括约肌功能障碍多见于肿瘤体积比较大，脊髓受压明显的情况。严重脊髓受压甚至可引起脊髓半切综合征，表现为肿瘤平面以下同侧瘫痪和深感觉消失，对侧痛温觉缺失。括约肌功能障碍多表现尿潴留和（或）便秘（图 11-3-3）。

3.1.5　诊断评估技术

3.1.5.1　MRI

脊柱增强MRI是评估椎管内占位的首选检查方式，可清晰地显示肿瘤与周围神经组织的位置关系，但对脊柱骨组织显影不如X线和CT。增强MRI中，椎管内神经鞘瘤多呈长T_1长T_2信号，均质增强，可伴囊变，87%的病灶形态多呈卵圆形，10.5%左右肿瘤可沿神经根伸展，穿过椎间孔，呈现哑铃形，罕见位于脊髓实质的神经鞘瘤。脊膜瘤多呈长T_1长T_2信号，均质强化，65%以上的病灶可见典型的“脊膜尾”征。

3.1.5.2　CT与X线

脊柱CT与X线评估脊柱骨性结构优于MRI，部分椎管内神经鞘瘤可造成局部骨质破坏或椎间孔扩大。

3.1.6　治疗与转归

3.1.6.1　手术

髓外硬膜下肿瘤的首选治疗方式是手术治疗。2015年天坛医院一项831例神经鞘瘤的回顾性研究结果显示，90%以上的椎管内神经鞘瘤可实现全切，且绝大多数患者术后症状消失或改善/平稳，仅2.5%的患者症状加重。来自第三军医大学西南医院的回顾性研究，纳入129例椎管内神经鞘瘤共151个病灶，其中全切除134个（88.8%），近全切除17个（11.2%），在13～58个月（平均31.7个月）的随访期间，5例（3.9%）复发。相比较，MPNST预后较差。一项来自上海长征医院的24例MPNST的回顾性研究结果表明，中位随访时间13个月时，75%的患者出现复发，3年和5年生存率仅30.4%和23.1%。

接近90%以上的脊膜瘤可实现肿瘤全切。国内一项194例脊膜瘤的回顾性研究结果表明，96.3%的肿瘤实现全切，41.2%患者术后神经功能得到改善，49.0%患者神经功能稳定，10.0%神经功能恶化。中位随访时间（94.34±29.49）个月期间，4.1%的肿瘤出现复发。多因素分析提示高级别肿瘤以及高Ki-67指数均是术后神经

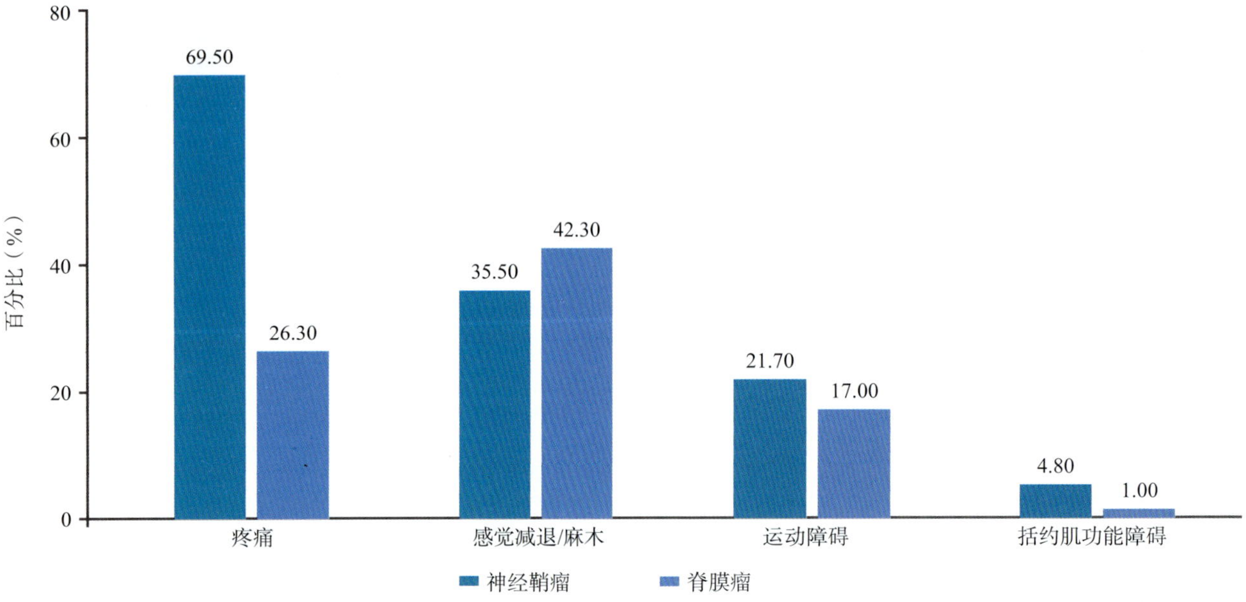

图11-3-3 椎管内神经鞘瘤和脊膜瘤发病症状特点

功能恶化的独立相关因素，而不完全切除、高级别、女性患者以及复发肿瘤是肿瘤再次复发的危险因素。相比较，WHO Ⅱ～Ⅲ级脊膜瘤预后较差，术后复发率更高。一项来自上海长征医院的25例WHO Ⅱ～Ⅲ级脊膜瘤回顾性研究结果表明，其5年复发率高达60%，5年生存率为68.0%。

3.1.6.2 辅助治疗

术后的辅助治疗主要包括放疗和化疗。良性的椎管内神经鞘瘤和脊膜瘤全切后预后良好，且生长缓慢，无须辅助放化疗。而对于MPNST，从已发表的数据来看，现有的放化疗策略效果并不理想，5年生存率仅24%左右。至于WHO Ⅱ～Ⅲ级脊膜瘤，术后的辅助治疗方式目前主要是参考颅内恶性脑膜瘤的治疗经验，且从现有研究数据来看，术后给予辅助放疗可降低术后局部复发风险，改善无进展生存预后。一项来自华中科技大学同济医学院附属同济医院的回顾性研究，共纳入206例高级别脑膜瘤患者，112例接受了术后放疗（包括普通放疗和立体定向放疗），结果表明术后放疗改善了无进展生存时间。浙江大学附属第二医院进行的一项荟萃分析结果表明，术后放疗可改善WHO Ⅱ级脑膜瘤的无进展生存期。然而，Li D等进行的一项研究表明，术后放疗可改善WHO Ⅲ级脑膜瘤的无进展生存期，但对于WHO Ⅱ级脑膜瘤，术后放疗未提供显著生存获益。因此，需要在前瞻性研究中进一步评估辅助放疗对于脑（脊）膜瘤的治疗效果。至于化疗，目前尚无高等级证据证实现有药物能显著有效改善高级别脑（脊）膜瘤的预后。

3.1.7 并发症

3.1.7.1 术后脑脊液漏

术后脑脊液漏是椎管内肿瘤最常见的手术并发症。一项来自广西医科大学第一附属医院的回顾性研究，分析了400例髓外硬膜下肿瘤的手术治疗效果，发现脑脊液漏发生率约为13%。脑脊液漏会增加脑脊液感染和伤口并发症的发生风险，术中严密缝合硬脊膜是关键。如已发生脑脊液漏，应早期识别并积极处理，绝大多数脑脊液漏可通过腰大池引流或二次硬膜修补得以治愈。

3.1.7.2 椎管内感染

髓外硬膜下肿瘤术后椎管内感染的发生率约为4.5%。相关危险因素包括脑脊液漏、手术时间、手术节段长短以及患者合并症等。早期识别是关键，随着宏基因组测序技术的进步，临床上已逐步采用该技术用于明确感染的病原微生物。明确病原菌后针对性地给予抗生素治疗，绝大多数患者预后良好。

3.1.7.3 术后血肿

术后血肿可引起急性脊髓压迫，需要急诊手术减压。2018年Hua L等报道194例椎管内脊膜瘤的手术情况，其中2例出现术后血肿，均进行了急诊血肿清除。一项来自上海长征医院的单中心回顾性研究共纳入了5421例行脊柱脊髓肿瘤切术的患者，术后硬膜外血肿发生率0.3%。早期进行血肿清除的患者通常预后良好。

3.1.7.4 伤口并发症

伤口并发症主要为伤口感染和伤口延迟愈合。刘琦等报道了120例椎管内肿瘤术后切口并发症的发生情况，结果表明高达20%左右的患者术后出现伤口并发症。许春召等进行的大样本椎管内肿瘤回顾性研究结果表明，椎管内肿瘤术后切口并发症发生率约为4%。伤口并发症的发生风险与手术时间、合并症、内固定及脑脊液漏等因素存在密切相关。

3.1.7.5 神经功能损伤

Li P等报道了831例椎管内神经鞘瘤的手术效果，仅2.5%患者术后神经功能加重。Chen X等纳入的100例椎管内神经鞘留回顾性研究结果表明，1%患者术后神经功能恶化，27%术后神经功能改善，72%术后神经功能同术前。Hua L 等报道了121例脊膜瘤手术治疗效果，9.79%的患者术后出现神经功能加重。神经功能损伤严重程度与术前神经功能状况存在密切相关，术前神经功能损伤严重，则术后发生神经功能损伤风险增大，因此手术时机应选在神经功能出现严重损伤前。如出现神经功能损伤，目前主张早期进行康复治疗，急性期还可给予激素改善脊髓神经水肿及神经营养因子等治疗。

3.1.7.6 脊柱畸形

椎管内肿瘤术后发生脊柱畸形是脊柱手术关注的热点问题。椎管内肿瘤术后出现脊柱畸形主要与手术部位、手术节段长短及是否内固定等因素有关。颈胸交界、胸腰交界及长手术节段均会增加术后脊柱畸形的风险，合理的内固定可降低术后脊柱畸形的风险。一项来自广西医科大学的400例椎管内肿瘤的单中心回顾性研究对比了不同手术方式术后脊柱畸形的情况，其中195例椎管内肿瘤患者接受了全椎板切除＋钉棒内固定＋肿瘤切除，54例半椎板切除＋钉棒内固定＋肿瘤切除，76例全椎板切除＋肿瘤显微切除，30例半椎板切除＋肿瘤显微切除，22例椎板成形＋肿瘤显微切除术。结果表明，≥2个节段的椎管内肿瘤行全椎板切除术后发生脊柱失稳的风险显著高于其他手术方式，1个节段椎管内肿瘤不同术式间术后脊柱失稳风险无显著差异。一项来自第三军医大学西南医院的单中心回顾性研究，分析了272例椎管内肿瘤患者术后发生脊柱畸形的情况，在平均21.8个月（中位随访时间14个月，范围6～114个月）的随访期内，13.2%的患者出现脊柱畸形。多因素Logistic回归分析结果提示年龄＜18岁、肿瘤累及节段长度及术前已存在脊柱畸形是术后发生脊柱畸形的独立危险因素。

3.1.8 卫生经济学

椎管内肿瘤手术费用与手术方式和手术节段长短密切相关。刘春召等比较了不同手术方式产生的直接医疗成本，发现行内固定会显著增加患者的手术费（表11-3-4）。

3.1.9 指南与共识

目前尚无专门针对椎管内肿瘤的专家共识和指南。

参 考 文 献

[1] Hou X, Song Z, Zhang F, et al. Burden of brain and other central nervous system cancer in China, 1990–2019: a systematic analysis of observational data from the global burden of disease study 2019. BMJ Open, 2022, 12 (1): e059699.

[2] Wang X, Chen J, Zhou Q, et al. Statistical report of central nervous system tumors histologically diagnosed in the sichuan province of China from 2008 to 2013: a west China glioma center report. Ann Surg Oncol, 2016, 23 (Snppl 5): 946-953.

[3] 查震球，刘志荣，郑荣寿，等. 2008-2012年中国肿瘤登记地区脑及神经系统肿瘤发病与死亡分析. 中华疾病控制杂志，2018，22（11）：1101-1105.

[4] 李德志，孔德生，郝淑煜，等. 2447例椎管内肿瘤的流行病学特点. 中华神经外科杂志，2014，30（7）：653-657.

[5] 谢京城，王振宇，马长城，等. 660例椎管内肿瘤的手术治疗. 中国微创外科杂志，2009，9（10）：940-945.

[6] Li P, Zhao F, Zhang J, et al. Clinical features of spinal schwannomas in 65 patients with schwannomatosis compared with 831 with solitary schwannomas and 102 with neurofibromatosis type 2: a retrospective study at a single institution. J Neurosurg: Spine, 2016, 24 (1): 145-154.

[7] 许文豪. 脊膜瘤的流行病学、临床特征及预后相关因素研究. 吉林大学，2022：57.

[8] Cao Y, Jiang Y, Liu C, et al. Epidemiology and survival of patients with spinal meningiomas: a SEER analysis. Eur J Surg Oncol, 2021, 47 (9): 2340-2345.

[9] Li J, Song Z, Shang A. Clinical features and surgical management of intramedullary schwannoma of the spinal cord. World Neurosurg, 2024, 185: e1280-e1286.

[10] Hua L, Zhu H, Deng J, et al. Clinical and prognostic features of spinal meningioma: a thorough analysis from a single neurosurgical center. J Neuro oncol, 2018, 140: 639-647.

[11] 马骏，王贵怀. 原发椎管内恶性周围神经鞘瘤6例

表11-3-4 髓外硬膜下肿瘤5种术式直接医疗成本对比 （单位：元）

医疗成本	全椎板切除＋钉棒内固定（n＝206）	半椎板切除＋钉棒内固定（n＝56）	全椎板切除（n＝82）	半椎板切除（n＝33）	椎板成形（n＝23）	P值
手术费用	34 247.6± 17 158.3	33 727.5±20 805.6	8 316.6±48 75.5	8 838.0±3 751.5	14 093.1±7 210.0	＜0.05
非手术费用	14 886.2±11 458.6	12 467.8±6 730.7	31 251.9±25 450.5	30 211.0±9 360.9	37 198.3±15 404.4	＜0.05
住院总费用	49 133.8±22 067.7	46 195.3±24 217.9	39 568.5±27 960.3	39 049.0±10 850.4	51 291.4±15 483.8	＜0.05

并文献复习. 临床神经外科杂志，2013，10（1）：22-26.
[12] Ye J，Lv G，Qian J，et al. Clinical features and prognostic factors of WHO Ⅱ and Ⅲ adult spinal meningiomas：analysis of 25 cases in a single center. J Neuro oncol，2016，128：349-356.
[13] 何飞，吴刚，陈景宇，等. 椎管内神经鞘瘤的显微外科治疗. 中国微侵袭神经外科杂志，2012，17（8）：368-369.
[14] 任斌，蔡林，王建平，等. 后路椎板切除入路手术治疗椎管内神经鞘瘤的疗效. 中国脊柱脊髓杂志，2012，22（8）：688-692.
[15] 朱双芳，黄学良，林雨聪，等. 230例椎管内肿瘤的诊断及手术治疗经验. 中国矫形外科杂志，2019，27（3）：230-234.
[16] 桂松柏，李储忠，朴明学，等. 脊膜瘤的显微手术治疗. 中国微侵袭神经外科杂志，2010，15：109-111.
[17] 李宏建. 原子弹辐射的生还者患神经鞘瘤的危险高. 南京军医学院学报，2003，25（2）：116.
[18] Phillips L. E. FCLD. 医疗和职业设备中的电离辐射与颅内脑膜瘤. 世界核心医学期刊文摘（神经病学分册），2005（6）：46.
[19] 许铵，宋英晖，赵景波，等. 脑膜瘤危险因素的病例对照研究. 中国公共卫生学报，1998（2）：17-18.
[20] 手机辐射与脑肿瘤发病风险研究. 实用肿瘤学杂志，2022，36（2）：172.
[21] Chen F，Wang P，Lan J，et al. Wireless phone use and adult meningioma risk：a systematic review and meta-analysis. Br J Neurosurg，2021，35（4）：444-450.
[22] Xu P，Luo H，Huang G，et al. Exposure to ionizing radiation during dental x-rays is not associated with risk of developing meningioma：a meta-analysis based on seven case-control studies. PLOS One，2015，10（2）：e0113210.
[23] Hu J，Little J，Xu T，et al. Risk factors for meningioma in adults：a case-control study in northeast China. Int J Cancer，1999，83（3）：299-304.
[24] Qi Z，Shao C，Huang Y，et al. Reproductive and exogenous hormone factors in relation to risk of meningioma in women：a meta-analysis. PLOS One，2013，8（12）：e83261.
[25] Shu X，Jiang Y，Wen T，et al. Association of hormone replacement therapy with increased risk of meningioma in women：a hospital-based multicenter study with propensity score matching. Asia Pac J Clin Oncol，2019，15（5）：e147-e153.
[26] 顾思婧. 椎管内原发肿瘤的MRI影像学表现. 苏州大学，2018：48.
[27] 张唐锋，隋建美，韩锋，等. 胸段脊髓髓内神经鞘瘤1例并文献复习. 临床神经外科杂志，2021，18（6）：706-708.
[28] Zhai X，Zhou M，Chen H，et al. Differentiation between intraspinal schwannoma and meningioma by MR characteristics and clinic features. La radiologia medica，2019，124（6）：510-521.
[29] 王霆，杨兴海，肖建如. 脊柱恶性周围神经鞘膜瘤外科治疗及预后因素分析. 国际骨科学杂志，2014，35（3）：196-198.
[30] Ren X，Wang J，Hu M，et al. Clinical，radiological，and pathological features of 26 intracranial and intraspinal malignant peripheral nerve sheath tumors. J Neurosurg，2013，119（3）：695-708.
[31] Fan Q，Yang J，Wang G. Clinical and molecular prognostic predictors of malignant peripheral nerve sheath tumor. Clin Transl Oncol，2014，16（2）：191-199.
[32] Wang T，Yin H，Han S，et al. Malignant peripheral nerve sheath tumor（MPNST）in the spine：a retrospective analysis of clinical and molecular prognostic factors. J Neuro oncol，2015，122（2）：349-355.
[33] 钱晨，袁以刚，吴亢，等. 成人颅内高级别脑膜瘤的长期随访研究. 临床神经外科杂志，2022，19（2）：198-201.
[34] 何灵哲. 非典型脑膜瘤患者预后的相关因素研究. 浙江大学，2019：114.
[35] Li D，Jiang P，Xu S，et al. Survival impacts of extent of resection and adjuvant radiotherapy for the modern management of high-grade meningiomas. J Neuro oncology，2019，145（1）：125-134.
[36] 许春召. 400例椎管内髓外肿瘤不同术式临床疗效对照研究. 广西医科大学，2020：59.
[37] 刘琦，马肃，吴浩，等. 椎管内肿瘤行切除术后发生切口并发症的危险因素分析. 颈腰痛杂志，2017，38（6）：552-554.
[38] Chen X，Han D，Mao T，et al. Unilateral hemilaminectomy vs. laminoplasty for the resection of spinal schwannomas：an analysis of 100 patients. Front Neurol，2024，15：1383980.
[39] Wang P，Ma K，Chen T，et al. Risk factor analysis for progressive spinal deformity after resection of intracanal tumors—a retrospective study of 272 cases. BMC Neurol，2020，20（1）：34.

3.2 脊髓髓内肿瘤－室管膜瘤和星形细胞瘤

3.2.1 定义

髓内肿瘤是指起源于脊髓实质结构的肿瘤，包括髓内室管膜瘤、星形细胞瘤、血管网状细胞瘤、海绵状血管瘤、脂肪瘤及淋巴瘤等。其中，髓内胶质瘤最为常见，其病理类型主要包括室管膜瘤和星形细胞瘤，其中室管膜瘤占髓内胶质瘤的60%～70%。

3.2.2 流行病学

3.2.2.1 发病率

不同于颅内室管膜瘤和星形细胞瘤，髓内室管膜瘤和星形细胞瘤在实际的临床工作当中并不常见，尤其是髓内星形细胞瘤，临床当中属于罕见疾病。但目前尚缺乏关于国内髓内肿瘤较为精确的发病率数据。一项关于2008—2012年中国脑和神经系统肿瘤发病率和死亡率分析的研究结果表明，国内中枢神经系统肿瘤的发病率约为6.21/10万，这其中，椎管内肿瘤占中枢神经系统肿瘤的7%左右，而在椎管内肿瘤中，髓内室管膜瘤和星形细胞瘤分别约占18.2%和3.7%，因此，综合这些数据推测我国髓内室管膜瘤和星形细胞瘤的年发病率约为0.08/10万和0.016/10万。

3.2.2.2 年龄和性别

髓内室管膜瘤和星形细胞瘤呈现不同的年龄分布特点。室管膜瘤以中-老年多见，星形细胞瘤好发于青少年。国内一项纳入165例髓内肿瘤的临床回顾性研究结果表明，成年组以室管膜瘤多见（40%），青少年组以星形细胞瘤多见（32%）（$P<0.001$）。髓内室管膜瘤的中位发病年龄为36～44.8岁，髓内星形细胞瘤的中位发病年龄为29～30岁。其中毛细胞型星形细胞瘤主要见于儿童，极少见于成人。在性别分布方面，对国内大样本研究的荟萃分析发现，髓内室管膜瘤和星形细胞瘤均在男性当中略常见些（室管膜瘤：男∶女＝1.3∶1；星形细胞瘤：男∶女＝1.7∶1）（表11-3-5，表11-3-6）。

3.2.2.3 部位

髓内室管膜瘤以颈髓最为常见。一项来自天坛医院的210例髓内室管膜瘤的回顾性研究表明，66.2%的病灶位于颈髓，其次为胸髓（29.5%）（图11-3-4）。一项包含108例髓内星形细胞瘤的回顾性研究结果表明，40.8%肿瘤位于胸髓，37.0%位于颈髓，14.8%位于颈胸交界处。对几项研究进行综合荟萃分析，发现髓内星形细胞瘤以颈髓和胸髓多见（图11-3-5）。

3.2.2.4 病理类型

2021年最新版WHO中枢神经系统肿瘤分类指南将室管膜瘤和星形细胞瘤分为几种不同的亚型。在髓内室管膜瘤中，室管膜瘤2级最为常见，占髓内室管膜瘤的90%以上，室管膜瘤3级少见（图11-3-6）。一项273例髓内室管膜瘤的回顾性研究发现，仅20例（7.3%）为3级室管膜瘤。此外，该指南还单独提出新的脊髓室管膜瘤亚型，即脊髓室管膜瘤伴*MYCN*扩增型，其组织类型多为WHO Ⅲ级（2021 WHO指南尚未指定其级别）。而髓内星形细胞瘤中高级别肿瘤占50%以上，特别是弥漫中线胶质瘤，H3K27变异型，其次为星形细胞瘤Ⅱ级，而毛细胞型星形细胞瘤少见（图11-3-7）。

3.2.3 危险因素

目前，绝大多数髓内室管膜瘤和星形细胞瘤的病因并不明确。有研究报道2型神经纤维瘤病患者更容易合并脊髓室管膜瘤，且病灶主要累及上颈髓。NF2患者在整个疾病病程中发生脊髓室管膜瘤的风险显著高于正常人群。而对于髓内星形细胞瘤，有个案报道1型神经纤维瘤病患者可能出现髓内星形细胞瘤，因此，推测NF1患者患髓内星形细胞瘤的风险增加。

3.2.4 临床表现

3.2.4.1 症状特点

髓内室管膜瘤的早期症状以感觉异常最为常见，Li T等进行的一项回顾性研究，共纳入201例髓内室管膜瘤的患者，34.2%的髓内室管膜瘤首发症状为感觉异常，33.2%患者出现运动障碍，20.52%的患者早期即出现疼痛，括约肌功能障碍相对少见（图11-3-8）。

而相比较，髓内星形细胞瘤起源于脊髓实质内的星形胶质细胞，早期出现运动障碍的患者比例更高。有研究表明，32.6%的髓内星形细胞瘤首发症状包含运动障碍，21.2%出现疼痛，17.8%出现感觉异常，8.1%出现括约肌功能障碍（图11-3-9）。

3.2.4.2 神经功能

就诊时的神经功能更能反映出肿瘤对脊髓神经系统的损伤程度。改良McCormick评分（MMS评分）是目前广泛被接受的用于椎管内肿瘤的神经功能评估系统。荟萃分析国内大样本髓内肿瘤的研究结果发现，多数髓内室管膜瘤患者就诊时功能完全独立（＜Ⅲ级），严重功能障碍或截瘫（Ⅳ级）患者占10%左右（图11-3-10）。

表11-3-5 髓内室管膜瘤性别分布特点

研究	男性	女性	男/女 比例
Deng Y et al	63	55	1.1∶1
范雁东等	55	47	1.2∶1
Li T et al	120	90	1.3∶1
王忠诚 等	107	76	1.4∶1
李德志等	286	228	1.3∶1
合计	631	496	1.3∶1

表 11-3-6　髓内星形细胞瘤性别分布特点

研究	男性	女性	男/女 比例
Zhang YW et al	67	41	1.6 : 1
Cheng L et al	37	22	1.7 : 1
李德志等	59	31	1.9 : 1
朴明学等	32	27	1.2 : 1
Zou Y et al	64	30	2.1 : 1
合计	259	151	1.7 : 1

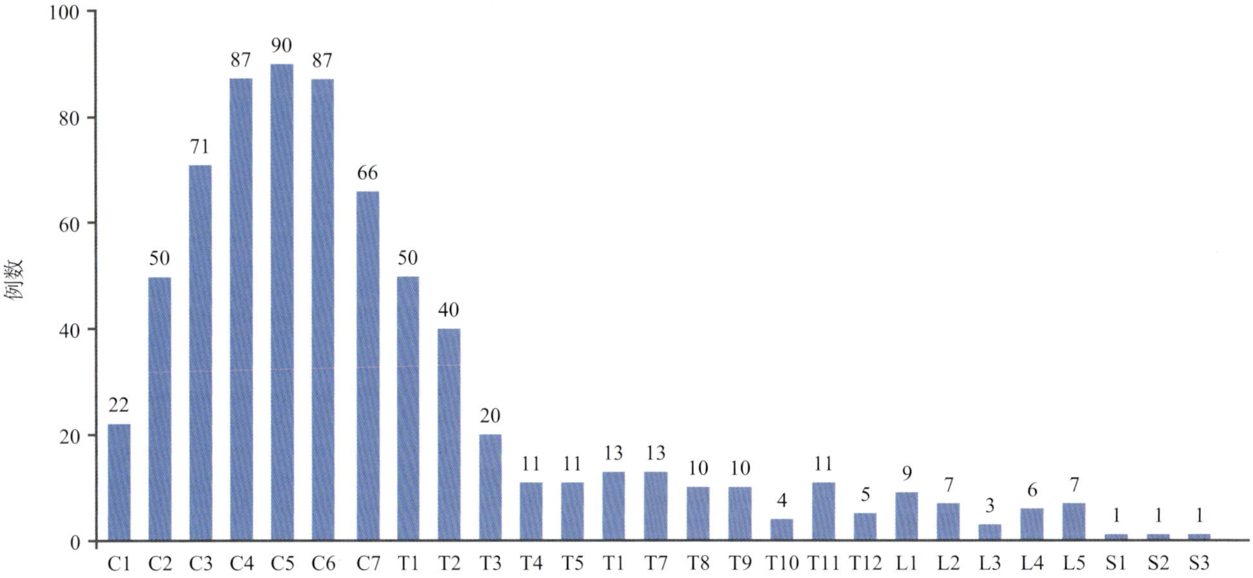

图 11-3-4　髓内室管膜瘤发病部位

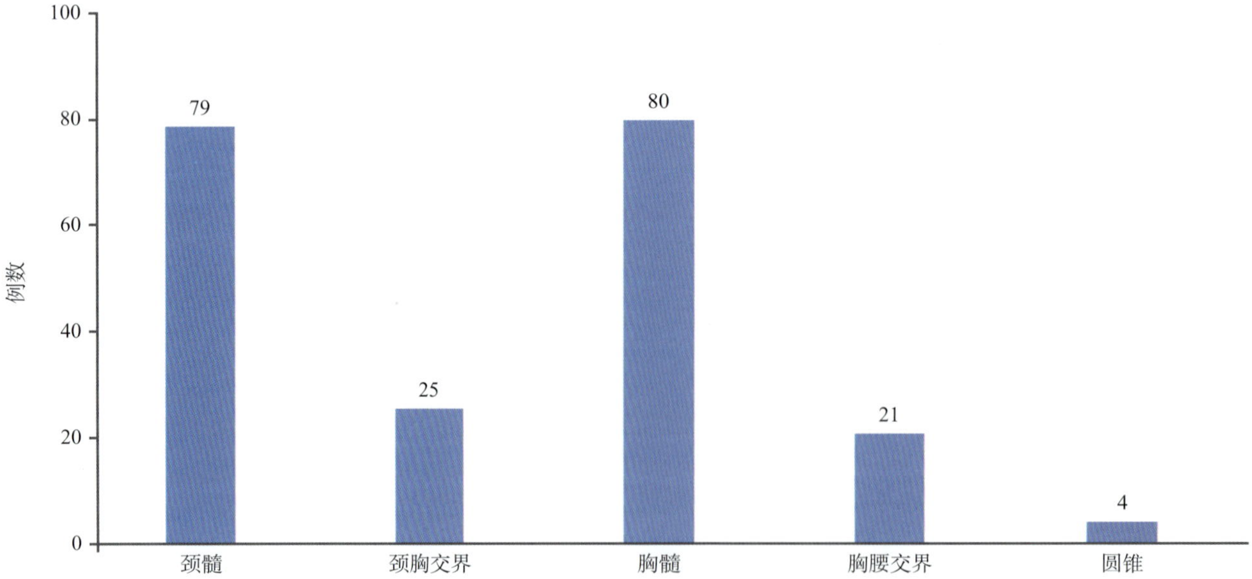

图 11-3-5　髓内星形细胞瘤发病部位荟萃分析

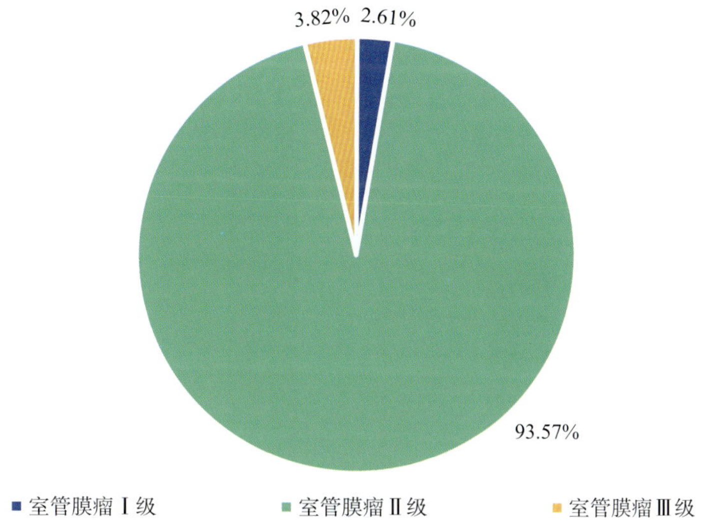

图 11-3-6 髓内室管膜瘤病理类型分布特点

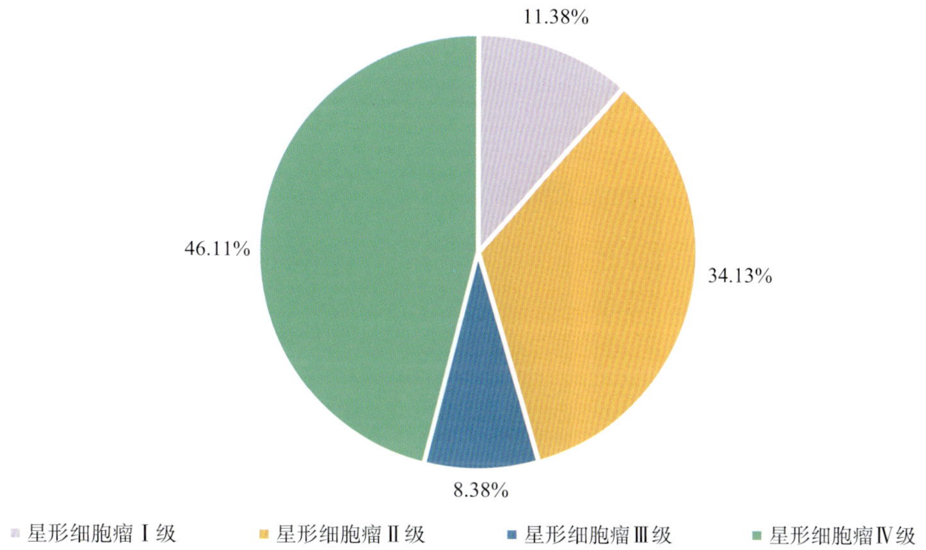

图 11-3-7 髓内星形细胞瘤病理类型分布特点

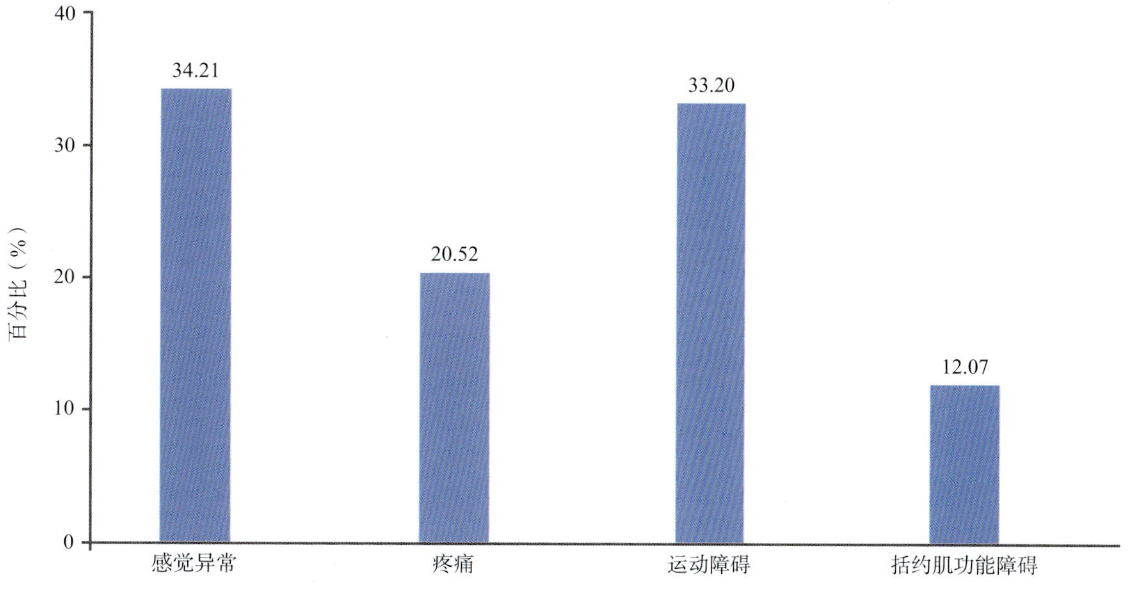

图 11-3-8 髓内室管膜瘤就诊时症状特点

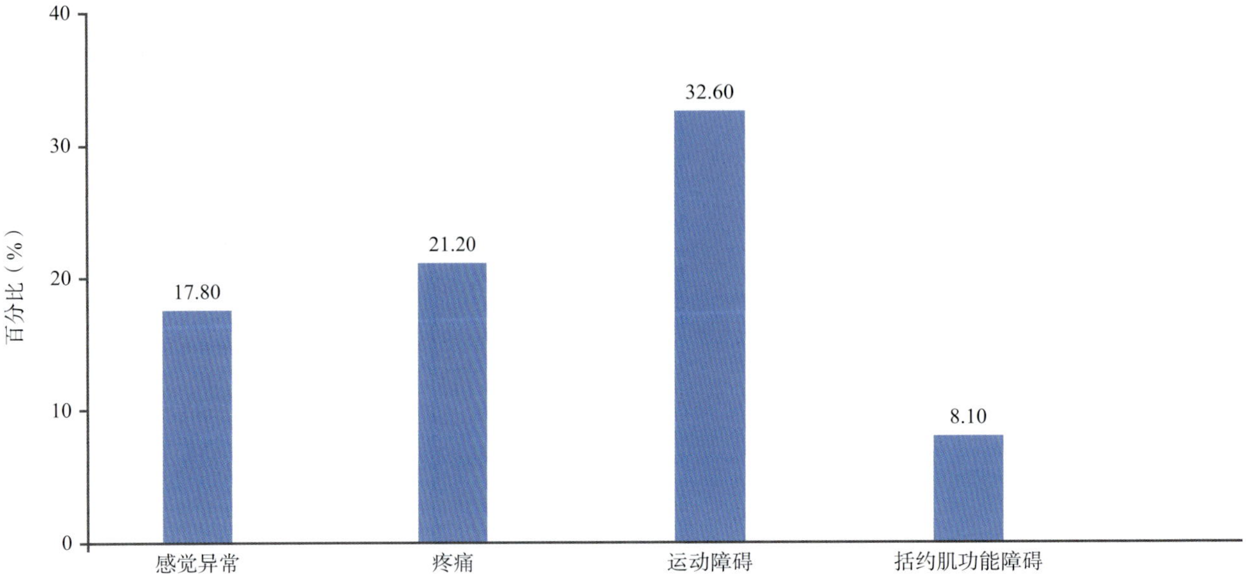

图11-3-9　髓内星形细胞瘤就诊时症状特点

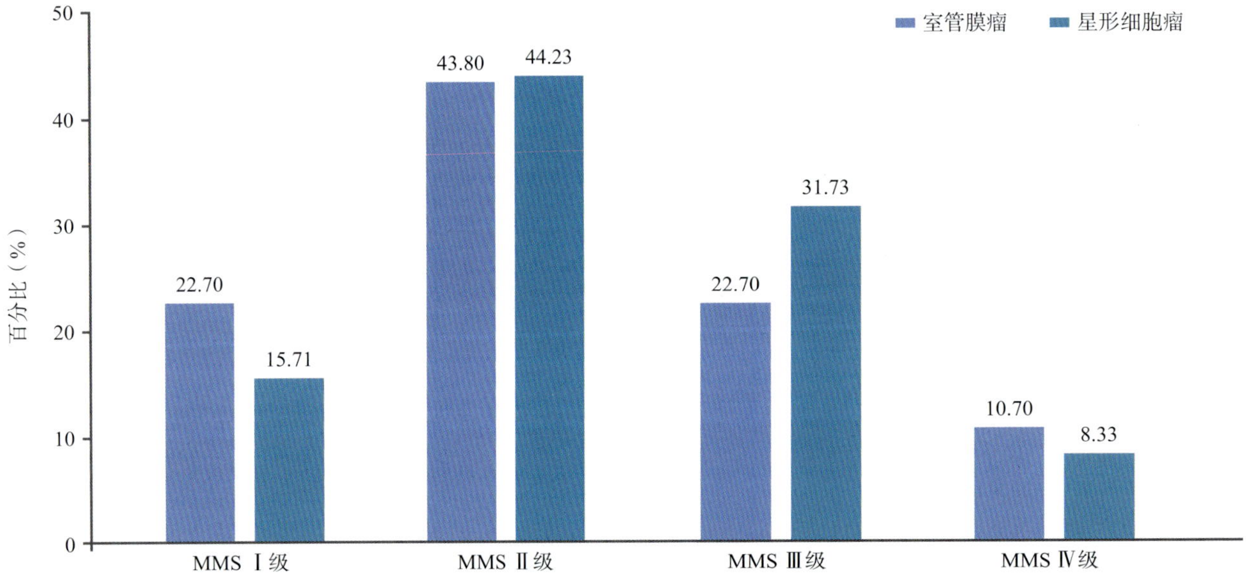

图11-3-10　髓内室管膜瘤和星形细胞瘤就诊时MMS功能评分

而髓内星形细胞瘤患者就诊时出现中度以上神经功能损伤（≥Ⅲ级）比例稍高于髓内室管膜瘤，这种差异主要是由于髓内星形细胞瘤起源于脊髓实质的星形细胞，早期即可出现皮质脊髓束损伤的表现。

3.2.4.3　病情进展

病情进展速度与肿瘤的恶性程度存在相关性。低级别肿瘤病情进展较缓慢，高级别肿瘤则进展迅速，短期内可出现肢体活动或二便功能障碍。髓内经典型室管膜瘤（WHO Ⅱ级）中位症状持续时间约（22.3±23.2）个月，而间变型室管膜瘤仅9个月左右。相比较，髓内星形细胞瘤出现显著症状的时间更早，宣武医院菅凤增团队的研究数据表明，髓内高级别星形细胞瘤的中位症状持续时间约2个月，低级别星形细胞瘤约6个月，且就诊时近65%的高级别肿瘤患者已出现中度以上神经功能障碍（MMS Ⅲ级以上）。天坛医院王永志团队的研究结果表明，髓内高级别星形细胞瘤，特别是弥漫中线胶质瘤，出现中枢神经系统播散的风险显著增高，这也是高级别髓内星形细胞瘤的主要致死原因。

3.2.5　诊断评估技术

3.2.5.1　MRI

增强MRI是髓内肿瘤的首选检查手段。髓内室管膜瘤多呈等/低T_1信号，高T_2信号，肿瘤位于脊髓中央，可出现囊变，脊髓空洞常见，瘤周可见低信号带（含铁血黄素），即所谓的“帽征”，增强可见肿瘤显著强化。髓内星形细胞瘤T_1呈等/低信号，T_2呈高信号，肿瘤多偏心性生长，脊髓空洞较室管膜瘤少见，肿瘤可伴强化，组织类型为胶质母细胞瘤可呈现不规则强化。

3.2.5.2　PET-CT/MRI

髓内病灶的鉴别诊断有时充满挑战，常规的增强MRI有时很难将髓内胶质瘤和炎性或脱髓鞘性病变有效区别开来。PET-CT在髓内肿瘤和非肿瘤性病变的鉴别诊断方面中有一定的帮助。常用的PET肿瘤示踪剂包括18氟脱氧葡萄糖（FDG）和11C-蛋氨酸（MET）。FDG或MET PET-CT可有效鉴别出高级别肿瘤和非肿瘤性病变，但对于髓内低级别肿瘤和非肿瘤性病变的鉴别特异性尚不足。随着技术的进步，近些年发展出来的PET-MRI克服了PET-CT对软组织分辨率不足的问题，且新近开发的新颖示踪剂，如^{18}F-氟乙基-L-酪氨酸（^{18}F-FET）在中枢神经系统肿瘤的鉴别诊断中有着更好的敏感性及特异性。因此，对于增强MRI上模棱两可的病灶，PET-MRI可作为进一步筛查手段。

3.2.5.3　CT及X线

CT及X线在髓内肿瘤中更多用于评估是否合并脊柱畸形或者术前评估骨质结构，制订手术计划。

3.2.6　治疗

3.2.6.1　手术治疗

髓内室管膜瘤与正常脊髓常存在清晰的边界，多数能获得全切。一项来自天坛医院的210例髓内室管膜瘤的研究表明，81.9%的肿瘤可实现全切，且术后64.3%的患者神经功能改善，3.8%出现神经功能恶化，随访时间56～176个月，术后复发率为2.9%。而髓内星形细胞瘤与正常脊髓边界不清，全切肿瘤存在挑战，不到20%的肿瘤可实现全切，尽管大样本研究多因素分析提示切除范围可能与总体生存率无显著相关性，但尽可能地降低肿瘤负荷能提高肿瘤对后续辅助治疗的治疗反应，因此，目前主张在电生理监测下进行最大安全切除。

3.2.6.2　辅助治疗

髓内室管膜瘤以WHO Ⅱ级最多见，手术全切后多预后良好，无须给予辅助治疗。而对于未全切的残留室管膜瘤，术后是否需要行放疗尚无定论。有研究提示未全切的髓内室管膜瘤术后放疗可有效控制残留肿瘤进展，改善无进展生存期。考虑到放疗本身对正常脊髓的损伤作用，对于WHO Ⅰ～Ⅱ级髓内室管膜瘤，如未全切除，术后定期随访观察不失为一种选择，如观察期间病灶进展迅速，再考虑行放疗可能更为合理。至于WHO Ⅲ级髓内室管膜瘤，其预后较低级别室管膜瘤差，放疗能显著改善其总体生存期，而化疗药物该如何选择，尚缺乏有力循证医学证据提示现有化疗或靶向药物能显著改善髓内室管膜瘤的生存预后。综合现有相关研究数据，对于髓内室管膜瘤应该争取手术全切，未实现全切的WHO Ⅰ～Ⅱ级肿瘤，可先考虑术后定期观察，严密监测病灶进展情况；对于WHO Ⅲ级髓内室管膜瘤，尽可能争取手术全切，术后辅以放疗。

低级别髓内星形细胞瘤术后是否需要给予放化疗一直存在争议，一项来自天坛医院的回顾性研究，纳入106例髓内星形细胞瘤的患者，其中54例为低级别星形细胞瘤，低级别髓内星形细胞瘤5年总体生存率为77%，多因素Cox分析提示放化疗与低级别髓内星形细胞瘤的预后无显著相关性。而对于高级别髓内星形细胞瘤，现有的数据表明放疗可改善患者生存预后。而化疗药物的选择，很多学者借鉴了颅内星形细胞瘤的化疗方案，给予替莫唑胺和（或）贝伐单抗治疗，但效果欠佳，这主要是由于髓内星形细胞瘤的分子特性不同于颅内胶质瘤，髓内星形细胞瘤的MGMT（6-甲基鸟嘌呤-DNA甲基转移酶）启动子甲基化的发生率相对较低，因此对传统的脑胶质瘤治疗药物替莫唑胺治疗效果欠佳。随着基因检测的不断推广，胶质瘤的化疗方案变得更加个体化。Lin J等对1例难治性WHO Ⅲ级髓内星形细胞瘤进行分子检测，发现肿瘤存在CDK4扩增，CDK4是细胞周期通路中促进RB1磷酸化的关键分子，可促进细胞从G1进入S期，遂对该患者针对性地给予CDK4抑制剂哌柏西利进行治疗，肿瘤得到有效控制。此外，有研究表明BRAF-MEK抑制剂对存在*BRAF*突变的星形细胞瘤治疗有效。因此基因检测对髓内星形细胞瘤的精准治疗有较好的指导意义。总而言之，对于髓内星形细胞瘤，低级别肿瘤不推荐常规进行放疗，高级别肿瘤术后应辅以放疗；至于化疗方案，不管低级别还是高级别星形细胞瘤，过分盲目地采用颅内星形细胞瘤的化疗方案是不合理的，术后的靶向药物选择可以依据基因检测结果来制订个体化治疗方案。

3.2.7　并发症

髓内胶质瘤的常见手术并发症主要包括神经功能损伤、脑脊液漏、伤口并发症、血肿形成及脊柱畸形等。综合国内外数据，髓内胶质瘤术后脑脊液漏的发生率在3%左右，伤口并发症发生率为3.5%～8%，血肿发生率0.3%～2%，这些并发症经积极治疗，多预后良好。其中，神经功能损伤在髓内室管膜瘤和星形细胞瘤中发生率略有差异。Li T等切除210例髓内室管膜瘤，81.9%的肿瘤获得全切，术后6个月随访时，近5%的患者遗留神经功能加重，且肿瘤体积越大出现神经功能损伤风险越高。Zou Y等手术治疗94例髓内星形细胞瘤患者，仅29.6%的肿瘤全切，70.4%肿瘤获得次全切除，术后24.5%的患者出现神经功能损伤。髓内星形细胞瘤与正常脊髓边界不清，因此，造成神经功能损伤风险相对较高，术中电生理监测能有效指导手术切除范围，可最大限度地避免手术对神经功能造成的二次损伤。脊柱畸形是椎管内肿瘤术后值得关注的问题。一项来自北京长庚医院的单中心回顾性研究分析了105例接受肿瘤切除＋椎管成行术的髓内肿瘤患者术后脊柱畸形发生率的情况，结果表明，在平均27.6个月的随访期内，25.7%的患者术后出现脊柱畸形，多因素Logistic回归分析提示年龄≤25岁和术前已存在脊柱畸形是术后出现脊柱畸形的独立相关因素。

3.2.8　预后

3.2.8.1　功能预后

髓内室管膜瘤能获得较高的全切率，术后功能预后良好，77%的患者术后神经功能可获得改善，18.8%患者术后神经功能稳定，且神经功能预后与肿瘤体积及术前神经功能状况存在相关性（表11-3-7）。

而髓内星形细胞瘤手术全切难度较大，多数患者术后神经功能得不到改善。一项来自天坛医院的108例髓内星形细胞瘤的回顾性研究结果表明（107例有MMS评分数据），78.5%的患者术后神经功能无改善，15%的患者术后神经功能加重，其中，WHO Ⅳ级星形细胞瘤患者术后神经功能几乎均无改善，且术前74%的患者MMS评分为Ⅲ～Ⅳ级，术后这一比例上升至83.4%（图11-3-11）。张亮等回顾性分析27例髓内间变型星形细胞瘤的临床特点，术前14例已出现中-重度神经功能障碍，其中7例截瘫，末次随访（中位随访时间23个月）仅8例存活。即使是WHO Ⅰ级的髓内毛细细胞型星形细胞瘤，手术也常无法改善患者神经功能。Zhang L回顾性分析了20例髓内毛细胞星形细胞瘤的治疗效果情况，11例患者肿瘤全切，9例肿瘤次全切除，至末次随访时仅5（25%）例患者神经功能改善，8例（40%）术前术后神经功能无改变，5例（25%）神经功能恶化，2例（10%）死亡。

3.2.8.2　生存预后

WHO Ⅰ～Ⅱ级髓内室管膜瘤总体预后良好，全切后复发率较低，国内几项随访时间＞5年的大样本回顾性研究结果提示，髓内室管膜瘤术后复发率约在6.4%（2.9%～10.5%），肿瘤全切后无进展生存时间达（185.2±14.2）个月。相比较，WHO Ⅲ级髓内室管膜瘤预后相对较差。一项来自华山医院的20例间变型室管膜瘤的回顾性研究结果表明，10年总体生存率约67.9%，末次随访时（中位随访时间69个月），3例出现局部复发。一项系统性综述研究共纳入40例椎管内间变型室管膜瘤，中位无进展生存期为24个月，61%的患者出现局部复发或肿瘤进展，5年总体生存率为63.1%。

WHO Ⅰ～Ⅱ级髓内星形细胞瘤预后良好，Ⅲ～Ⅳ级预后较差。有研究表明Ⅰ级、Ⅱ级、Ⅲ级以及Ⅳ级5年生存率分别为100%、77%、61%及7～8%，其中，Ⅳ级星形细胞瘤中位生存期为10～14个月。张亮等回顾性分析27例髓内间变型星形细胞瘤的生存预后情况，

表11-3-7　髓内室管膜瘤术后6个月功能改善情况

功能评估	MMS评分				
	Ib	Ⅱ	Ⅲ	Ⅳ	总体（%）
术前	37	85	45	9	176
术后6个月					
＜5 cm					
改善	18	35	13	1	67（88.2）
无改变	4	1	2	1	8（10.5）
加重	0	0	1	0	1（1.3）
5～10 cm					
改善	13	31	13	0	57（83.8）
无改变	0	2	3	3	8（11.8）
加重	0	0	3	0	3（4.4）
＞10 cm					
改善	1	6	4	0	11（34.4）
无改变	1	7	5	4	17（53.1）
加重	0	3	1	0	4（12.5）

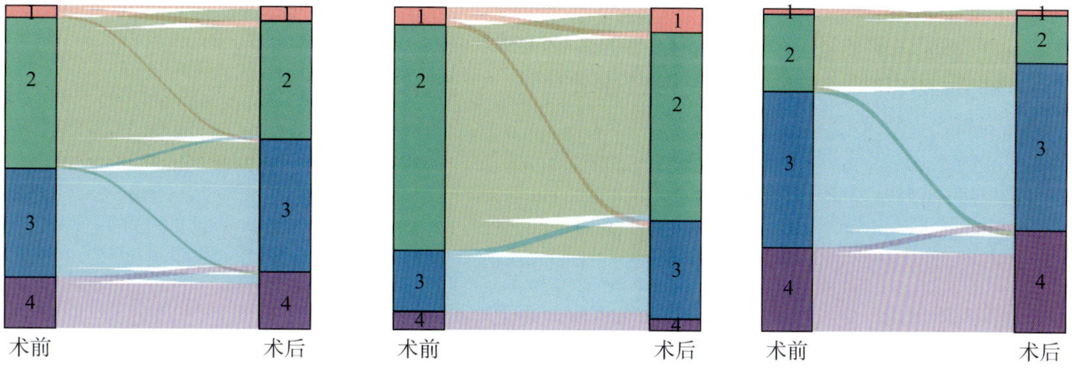

总体（107例样本）　　低级别星形细胞瘤（53例样本）　　高级别星形细胞瘤（54例样本）

图11-3-11　髓内星形细胞瘤术后神经功能改善情况（术前及术后MMS评分）

结果表明2年生存率为50.0%，中位生存期23个月。

综上所述，髓内室管膜瘤患者的神经功能预后和生存预后通常良好。低级别髓内星形细胞瘤进展缓慢，生存预后较好，但由于手术难以完全切除肿瘤，随着肿瘤缓慢生长，远期功能预后较室管膜瘤欠佳；高级别髓内星形细胞瘤无论是功能预后还是生存预后均较差。

3.2.9　指南与共识

2024年，国内发布了脊髓胶质瘤诊疗中国专家共识。

参 考 文 献

[1] 李德志，孔德生，郝淑煜，等. 2447例椎管内肿瘤的流行病学特点. 中华神经外科杂志，2014，30（7）：653-657.

[2] 罗霜，杨开勇，鞠延，等. 显微手术切除脊髓髓内肿瘤141例. 中华外科杂志，2009，47（16）：1273-1274.

[3] 赵恺，雷琢玮，蒋伟，等. 脊髓髓内肿瘤的显微外科治疗分析. 中华脑科疾病与康复杂志（电子版），2014，4（2）：76-80.

[4] 查震球，刘志荣，郑荣寿，等. 2008-2012年中国肿瘤登记地区脑及神经系统肿瘤发病与死亡分析. 中华疾病控制杂志，2018，22（11）：1101-1105.

[5] Wang X，Chen J，Zhou Q，et al. Statistical report of central nervous system tumors histologically diagnosed in the Sichuan province of China from 2008 to 2013：a west China glioma center report. Ann Surg Oncol，2016，23（Suppl 5）：946-953.

[6] Deng Y，Chen H，Wang C，et al. Risk factors for the recurrence of world health organization grade Ⅱ ependymomas of spinal cord in adults after microsurgical resections：a retrospective study of 118 patients in a single center. Clin Neurol Neurosurg，2020，195：105856.

[7] 王忠诚，张俊廷，罗麟. 脊髓髓内室管膜瘤及其手术治疗（附183例报告）. 中华神经外科杂志，2004（2）：19.

[8] 张忠，王贵怀，万伟庆，等. 脊髓髓内室管膜瘤的外科治疗. 癌症进展，2010，8：84-87.

[9] Cheng L，Wang L，Yao Q，et al. Clinicoradiological characteristics of primary spinal cord H3 K27M-mutant diffuse midline glioma. J Neurosurg Spine，2021，24：1-12.

[10] Zou Y，Sun J，Zhou Y，et al. Prognostic factors and treatment of spinal astrocytomas. Spine，2018，43（10）：E565-E573.

[11] 范雁东，孙宏杰，马木提江・木尔提扎，等. 显微手术治疗脊髓室管膜瘤的临床效果及其预后影响因素分析. 中外医学研究，2022，20（11）：45-48.

[12] Li T，Chu J，Xu Y，et al. Surgical strategies and outcomes of spinal ependymomas of different lengths：analysis of 210 patients. Journal of Neurosurgery：Spine，2014，21（2）：249-259.

[13] Zhang YW，Chai RC，Cao R，et al. Clinicopathological characteristics and survival of spinal cord astrocytomas. Cancer Med，2020，9（19）：6996-7006.

[14] 朴明学，王贵怀，杨俊. 脊髓髓内星形细胞瘤的显微外科治疗. 中国微侵袭神经外科杂志，2010，15（3）：106-108.

[15] 谢京城，王振宇，马长城，等. 660例椎管内肿瘤的手术治疗. 中国微创外科杂志，2009，9（10）：940-945.

[16] 王金龙，刘亚军，罗坤. 显微手术治疗脊髓室管膜瘤预后的影响因素分析. 中国临床神经外科杂志，2018，23（1）：10-12.

[17] Liu X，Sun B，Xu Q，et al. Outcomes in treatment for primary spinal anaplastic ependymomas：a retrospective series of 20 patients. J Neurosurg. Spine，2013，19（1）：3.

[18] Tao XG，Hou ZG，Hao SY，et al. Two cases of spinal tanycytic ependymoma associated with neurofibroma-

tosis type 2. Chin Med J (Engl), 2017, 130 (7): 872-873.

[19] 孔垂广，贺晓生. Ⅱ型神经纤维瘤病合并多类型肿瘤的最新研究进展. 中华神经医学杂志，2019，18（7）：732-735.

[20] 张明山，戚继，张力伟，等. 并发于颈髓室管膜瘤的神经纤维瘤病2型四例. 中华医学杂志，2008，88（45）：3230-3231.

[21] 刘莉丽，陈东，韩福刚，等. 胸髓内神经纤维瘤合并部分星形细胞瘤样变一例. 临床放射学杂志，2008，27（7）：995.

[22] Fei X, Jia W, Gao H, et al. Clinical characteristics and surgical outcomes of ependymomas in the upper cervical spinal cord: a single-center experience of 155 consecutive patients. Neurosurg Rev, 2021, 44 (3): 1665-1673.

[23] 王贵怀，杨俊，王忠诚. 脊髓髓内室管膜瘤的外科治疗策略与疗效分析. 中国微侵袭神经外科杂志，2010，15（3）：99-102.

[24] An S, Lin H, Zhang Y, et al. Central nervous system dissemination in spinal cord astrocytomas: association with H3 K27M mutation. J Neurosurg: Spine, 2024, 41: 716-725.

[25] 白博锋，赵红亮，王立学，等. WHO Ⅱ级脊髓室管膜瘤MRI特征. 临床放射学杂志，2020，39（8）：1494-1497.

[26] 李琰. 脊髓室管膜瘤和星形细胞瘤在MRI上的影像特征及其诊断准确率分析. 临床研究，2021，29（6）：129-130.

[27] Shen G, Ma H, Pan L, et al. FDG PET/CT and MRI in primary spinal cord glioblastoma. Clin Nucl Med, 2020, 45 (3): e144-e145.

[28] Song S, Cheng Y, Ma J, et al. Simultaneous FET-PET and contrast-enhanced MRI based on hybrid PET/MR improves delineation of tumor spatial biodistribution in gliomas: a biopsy validation study. Eur J Nucl Med Mol Imag, 2020, 47 (6): 1458-1467.

[29] 丁兴华，车晓明，徐伟. 166例脊髓髓内肿瘤的手术疗效分析. 中国临床神经科学，2005，13（2）：166-169.

[30] Chai R, Zhang Y, Liu Y, et al. The molecular characteristics of spinal cord gliomas with or without H3 K27M mutation. Acta Neuropathol Commun, 2020, 8 (1): 40.

[31] Lin Y, Huang C, Wong T, et al. Treatment of spinal cord ependymomas by surgery with or without postoperative radiotherapy. J Neuro oncol, 2005, 71 (2): 205-210.

[32] Chen P, Sui M, Ye J, et al. An integrative analysis of treatment, outcomes and prognostic factors for primary spinal anaplastic ependymomas. J Clin Neurosci, 2015, 22 (6): 976-980.

[33] Cheng L, Yao Q, Ma L, et al. Predictors of mortality in patients with primary spinal cord glioblastoma. Eur Spine J, 2020, 29 (12): 3203-3213.

[34] Lin J, Yu L, Fu Y, et al. A refractory case of CDK4-amplified spinal astrocytoma achieving complete response upon treatment with a Palbociclib-based regimen: a case report. BMC Cancer, 2020, 20 (1): 630.

[35] Lin ZY, Xu HY, Yang RW, et al. Effective treatment of a BRAF V600E-mutant epithelioid glioblastoma patient by Vemurafenib: a Case Report. Anticancer Drugs, 2022, 33 (1): 100-104.

[36] Gao X, Li L, Cao J, et al. Symptomatic postoperative spinal epidural hematoma after spine tumor surgery: incidence, clinical features, and risk factors. Spinal Cord, 2019, 57 (8): 708-713.

[37] 朱双芳，黄学良，林雨聪，等. 230例椎管内肿瘤的诊断及手术治疗经验. 中国矫形外科杂志，2019，27（3）：230-234.

[38] Shi W, Wang S, Zhang H, et al. Risk factor analysis of progressive spinal deformity after resection of intramedullary spinal cord tumors in patients who underwent laminoplasty: a report of 105 consecutive cases. J Neurosurg Spine, 2019, 30 (5): 655-663.

[39] 张亮，贾文清，孔德生，等. 脊髓间变性星形细胞瘤显微外科手术疗效分析. 中华外科杂志，2017，55（6）：441-445.

[40] Zhang L, Li T, Qiao G, et al. Clinical characteristics and long-term surgical outcomes of spinal pilocytic astrocytoma: a report of twenty cases. Acta Neurochirurgica, 2021, 163 (11): 3005-3013.

[41] Wang Y, Cai R, Wang R, et al. Outcome predictors in the management of intramedullary classic ependymoma. Medicine, 2018, 97 (23): e10870.

[42] Cheng X, Lou S, Huang S, et al. Primary spinal cord glioblastoma multiforme: a retrospective study of patients at a single institution. World Neurosurg, 2017, 106: 113-119.

第十二章　中枢神经系统肿瘤

关键数据

1. 中枢神经系统肿瘤指起源于或转移到中枢神经系统内的组织或结构的一组良恶性疾病，病变主要位于颅内或椎管内。近年来，国内确诊病例呈持续上升趋势。原发性中枢神经系统肿瘤的年发病率为（4.11～6.74）/10万，位于全身肿瘤的第14位，我国神经系统肿瘤年患病例数在全世界排在第1位。研究机构预测，2030年我国该类肿瘤的发病数将接近10万例，死亡数将超过7万例。

2. 全国登记地区的数据显示，脑及神经系统肿瘤年死亡率为2.48/10万，占全部恶性肿瘤死亡总数的1.39%，神经系统肿瘤在各种恶性肿瘤死亡原因中排列第12位。

3. 目前我国在www.clinicaltrials.gov网站针对脑胶质瘤注册的临床试验多达240余项，大多针对神经上皮性肿瘤及垂体腺瘤等恶性或具有内分泌功能的肿瘤，但目前尚缺乏对恶性胶质瘤绝对有效的靶向药物。

中枢神经系统（central nervous system，CNS）肿瘤指起源于或转移到中枢神经系统内的组织或结构的一组良恶性疾病，病变主要位于颅内或椎管内，约占全身肿瘤的1.6%。包括良性肿瘤和恶性肿瘤两类：良性肿瘤生长缓慢且大部分具有完整包膜，对周围脑神经组织的影响主要以推挤和压迫作用为主；恶性肿瘤起源自神经元细胞及胶质细胞，以浸润性生长为特点，可浸润正常脑组织、软硬脑膜甚至颅骨等，具有较高的致残率和致死率。根据世界癌症报告（GLOBOCAN2022）的数据，我国中枢神经系统肿瘤的年发病率为4.2/10万，死亡率为2.5/10万。虽然年发病率和死亡率近年来呈下降趋势，但仍需深入分析中枢神经系统肿瘤在我国的现状，这对重大疾病防治相关决策的制定和效果评价具有极其重要的指导意义，有利于卫生医疗资源的合理配置。

一、流行病学

1.1　发病率

1.1.1　整体情况

根据2022年世界癌症报告（GLOBOCAN2022）的报道，全球范围内有约1996万癌症新发病例及974万癌症死亡病例，其中脑及神经系统肿瘤占新发病例1.6%，占死亡病例2.6%。在我国，中枢神经系统肿瘤的年发病率为4.2/10万，发病率位于全身肿瘤第14位，死亡率位于全身肿瘤第11位。因此，中枢神经系统肿瘤已经成为危害我国居民健康的主要疾病之一。《2008—2012年中国肿瘤登记地区脑及神经系统肿瘤发病与死亡分析》的结果提示，我国神经系统肿瘤年新发病例数在全球范围内排在第一位。《2005—2016年中国脑及神经系统肿瘤发病及死亡趋势分析》统计结果提示，2005-2016年全国、男女、城乡脑及神经系统肿瘤标化发病率均呈上升趋势，平均年度变化百分比（AAPC）分别为3.58%、3.15%、4.01%、2.82%、6.08%（均$P<0.05$），标化发病率无显著性别差异，城市整体标化发病率（5.65/10万）高于农村（4.64/10万）。中枢神经系统肿瘤已经成为危害我国居民健康的主要疾病之一。

1.1.2　基于病理分型分析

依照WHO 2021年的新分类标准分型，我国原发神经系统肿瘤的病理分类主要以脑膜瘤（28.05%）、鞍区肿瘤（25.98%）、弥漫性星形细胞和少突胶质细胞肿瘤（18.52%）、椎管内神经肿瘤（13.33%）和间质/非脑膜上皮性肿瘤（6.35%）为主。转移到中枢神经系统的肿瘤以脑部为主，在我国肺癌脑转移居首位。

（1）脑胶质瘤（glioma）：据统计，脑胶质瘤约占全部原发性中枢神经系统肿瘤的26.3%。其中弥漫性和间变性星形细胞瘤约占胶质瘤的 25.2%；少突胶质细胞瘤（包括间变性少突胶质细胞瘤）约占胶质瘤的 18%；胶质母细胞瘤约占胶质瘤的 30%。

（2）脑膜瘤（meningioma）：据统计，脑膜瘤约占全部原发性中枢神经系统肿瘤的28.05%，是最常见的非恶性组织病理学分型。2018年我国的一项统计结果显示脑膜瘤占中枢神经系统肿瘤19.2%～28.1%，其中女性发病人数约为男性的2.76倍。

（3）垂体腺瘤（pituitary adenoma）：占原发性中枢神经系统肿瘤的10%～15%，是垂体前叶细胞（腺垂体细胞）来源的颅内良性肿瘤，但在尸检中的发现率为20%～30%，人群发病率为10/10万～12/10万。2018年我国的一项统计结果提示，鞍区肿瘤占中枢神经系统肿瘤的25%，而垂体瘤为鞍区肿瘤中的最主要病种，占90%左右。

（4）脑转移瘤（brain metastases，BM）：是成人最常见的脑肿瘤类型，来源于25%～35%的恶性肿瘤。肺癌、乳腺癌和皮肤癌（黑色素瘤）最常发生脑转移瘤，占67%～80%，以肺癌脑转移最多见（48%），其病理类型以小细胞癌及腺癌居多，其次是黑色素瘤、乳腺癌、泌尿生殖道和消化道肿瘤。但以上病理类型在儿童的颅内转移癌中少见，儿童中以神经母细胞瘤、肉瘤、肾母细胞瘤、黑色素瘤和生殖细胞肿瘤较为多见。2020年发表的一项对同仁医院611名儿童全身恶性肿瘤颅内转移结果显示：CNS转移的神经母细胞瘤15例（5.9%，15/264）、肝母细胞瘤13例（4.8%，13/274）、肾母细胞瘤2例（3.2%，2/63）、肾透明细胞肉瘤3例（30%，3/10）。

因此，结合全球数据及我国情况，对神经系统肿瘤的防控重点应集中在脑膜瘤、神经上皮肿瘤（胶质瘤为主）、鞍区肿瘤（垂体瘤为主）、转移瘤等领域。

1.1.3 性别特征

我国中枢神经系统肿瘤的发病率与性别有一定关系，多项全国范围的统计研究均显示，男性神经系统肿瘤的整体发病率高于女性。2008—2012年全国肿瘤登记地区数据显示，中枢神经系统肿瘤的年发病率为9.45/10万，其中女性为2.88/10万。2015年中国癌症报告提示，中枢神经系统肿瘤发病人数为101.6万人，其中男性52.3万，占比52.7%；女性49.3万，占比47.3%，男性发病率高于女性患者（表12-1-1）。根据世界癌症报告（GLOBOCAN2022）数据，2022年我国中枢神经系统肿瘤新发病例数为87 498例，其中男性发病例数42 398例，发病率为4.1/10万；女性发病例数45 100例，发病率为4.2/10万。几项研究结果存在一定差异，这可能是由于统计方式及登记情况的不同造成的，但具体肿瘤病理分型中，各研究均显示脑膜瘤的发病率在女性中显著高于男性。

1.1.4 年龄特征

中国脑和神经系统肿瘤的发病率随着年龄增长而上升，国内几项流行病学调查按10年一个年龄段进行，发现75～85岁或高于85岁组的中枢神经系统肿瘤发病率最高，2011年的统计调研结果提示85岁及以上年龄组的发病率略有回落（图12-1-1）。其中髓母细胞瘤好发低年龄儿童，胶质瘤好发中青年，脑转移瘤好发中老年。

1.1.5 中枢神经系统肿瘤的分布特征

（1）城乡分布：城市地区中枢神经系统肿瘤年发病率为7.59/10万（男性11.57/10万，女性3.52/10万），高于农村地区的4.07/10万（男性6.20/10万，女性1.86/10万），城乡地区的标准化发病率分别为4.60/10万和2.78/10万。2008—2012年城市男性中枢神经系统肿瘤新发病例占全部癌症发生的3.56%，女性占1.28%，而农村地区分别为2.08%和0.87%。2011年城市地区脑

表12-1-1 2015年中国中枢神经系统肿瘤的发病和死亡人数

肿瘤位置	ICD-10	发病人数（万人）			死亡人数（万人）		
		总人数	男性	女性	总人数	男性	女性
大脑，中枢神经系统	C70-C72	101.6	52.3	49.3	61.0	35.8	25.2

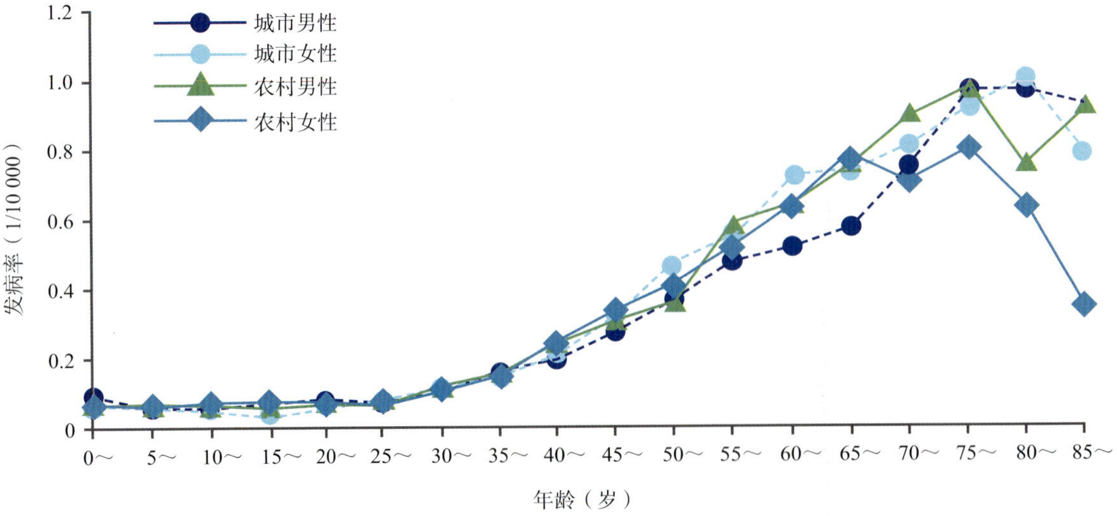

图12-1-1 2011年中国中枢神经系统肿瘤发病率的性别、年龄及城乡分布特点

肿瘤年发病率为6.53/10万，其中男性为6.09/10万，女性为7.00/10万。农村发病率为6.41/10万，其中男性为6.46/10万，女性为6.36/10万，城市稍高于农村。经调整年龄结构后，农村稍高于城市；城市男性脑肿瘤新发病例占全部的2.16%，女性占2.92%，而农村分别为2.36%和3.16%。2015年的中国癌症报告提示：脑肿瘤共诊断10.15万人，其中城市5.58万人，乡村4.57万人。城镇略高于乡村，这一差异与就医诊断条件、检出率等因素有关（表12-1-2）。

（2）地区分布：据统计，2015年中国北部地区脑肿瘤发病人数为1.1万例，东北地区8500例，东部地区2.96万例，中部地区2.06万例，南部地区1.08万例，西南地区1.28万例，西北地区8300例。总体来看，发病人数与人口基数分布一致，以东部和中部地区最多。

（3）职业分布：2018年一项来自江苏省人民医院的统计性研究分析了中枢神经系统肿瘤发病的职业分布：农民（占比40.35%）、自由职业（占比17.27%）和工人（占比11.08%）居前3位（图12-1-2）。

1.2　死亡率

全国登记地区中枢神经系统肿瘤年死亡率为2.48/10万，占全部恶性肿瘤死亡总数的1.39%，中枢神经系统肿瘤在各种恶性肿瘤死亡原因中排列第12位。我国2011年统计，因脑肿瘤死亡病例数50 777例，死亡率为3.77/10万，中标率为2.95/10万，世标率为2.94/10万，在全部恶性肿瘤死亡率中排名第八。其中，男性脑肿瘤死亡28 543例，年死亡率为4.13/10万，女性死亡22 234例，年死亡率为3.39/10万。男性死亡率是女性的1.22倍。从整体趋势来看，各个地区脑及神经系统肿瘤

表12-1-2　2011年中国城乡不同年龄段神经系统肿瘤发病率（1/10万）

年龄（岁）	城乡合计			城市地区			农村地区		
	合计	男性	女性	合计	男性	女性	合计	男性	女性
总计	6.47	6.27	6.69	6.53	6.09	7.00	6.41	6.46	6.36
0～	1.41	1.73	1.04	1.90	2.40	1.33	1.00	1.17	0.80
1～	1.86	1.89	1.83	1.87	1.89	1.85	1.86	1.89	1.82
5～	1.65	1.79	1.49	1.61	1.79	1.40	1.69	1.78	1.58
10～	1.66	1.75	1.54	1.51	1.80	1.18	1.78	1.72	1.86
15～	1.49	1.82	1.11	1.10	1.48	0.67	1.79	2.08	1.46
20～	1.88	1.95	1.80	1.79	1.89	1.67	1.94	1.99	1.88
25～	2.01	2.24	1.77	2.00	2.25	1.74	2.03	2.22	1.81
30～	2.70	2.75	2.65	2.58	2.52	2.63	2.87	3.06	2.68
35～	3.63	3.64	3.61	3.63	3.58	3.68	3.62	3.72	3.51
40～	5.52	5.42	5.62	5.14	5.01	5.29	5.97	5.92	6.02
45～	7.65	7.24	8.09	7.36	6.83	7.94	8.00	7.75	8.26
50～	9.97	8.96	11.02	10.37	9.16	11.67	9.43	8.71	10.18
55～	13.25	13.24	13.26	12.79	11.96	13.64	13.76	14.66	12.85
60～	15.66	14.34	17.00	15.46	12.91	18.03	15.86	15.79	15.94
65～	17.68	16.55	18.80	16.36	14.32	18.33	18.99	18.71	19.27
70～	19.81	20.69	18.96	19.58	18.94	20.17	20.06	22.50	17.58
75～	22.90	24.32	21.65	23.58	24.30	22.94	22.15	24.35	20.22
80～	20.92	21.65	20.34	24.45	24.10	24.75	17.11	18.83	15.85
85＋	17.41	23.07	14.10	20.89	23.12	19.50	13.62	23.02	8.54

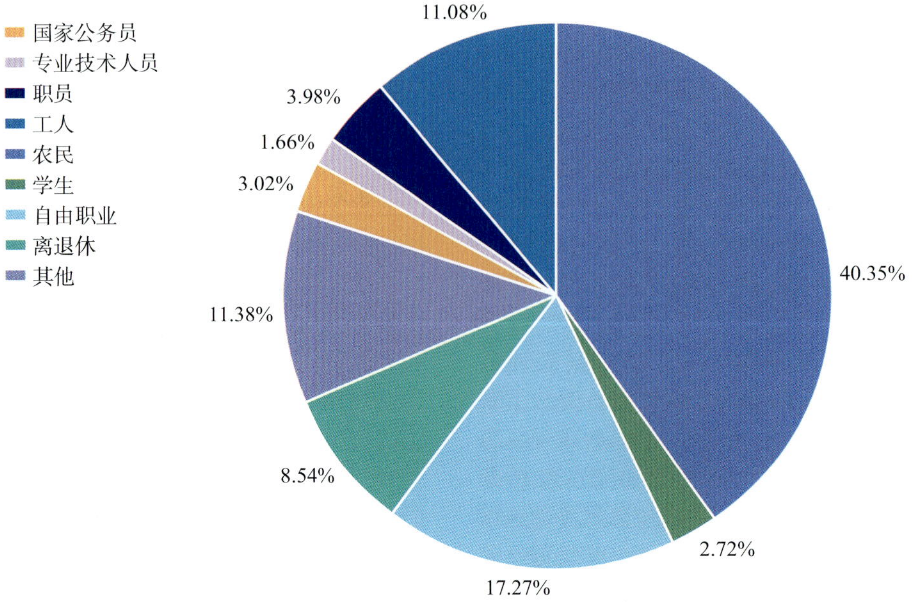

图12-1-2　中枢神经系统肿瘤发病率的职业分布

年龄别死亡率均随年龄增长而上升。其中，东部、中部以及西部地区整体均在85岁以上年龄组达到最高，死亡率分别为61.94/10万、33.10/10万和45.11/10万。分性别来看，各地区男性和女性年龄别死亡率均为85岁及以上年龄组最高，其中东部地区男性和女性分别为113.66/10万和28.88/10万，西部地区分别为82.19/10万和18.39/10万，中部地区分别为60.85/10万和16.29/10万（表12-1-3，表12-1-4）。此外，根据世界癌症报告（GLOBOCAN2022）数据，2022年我国死于脑及神经系统肿瘤的人数为56 648人，年死亡率为2.5/10万，其中男性死亡人数31 579人，年死亡率2.9/10万；女性死亡人数25 069人，年死亡率2.2/10万。

在中枢神经系统肿瘤中，恶性的胶质母细胞瘤占脑肿瘤的35%～60%，对于这类肿瘤，单纯手术治疗的患者生存期很难超过2年。由于颅腔为封闭骨性结构，容积固定，脑肿瘤的出现则会使颅腔内压力增加，从而引起头痛、呕吐、视物不清、抽搐、昏迷等症状，这些症状会严重影响患者的生活和生存质量。此外，我国属于脑肿瘤高发病率的国家，特别是在农村地区，发病率呈现明显的上升趋势，应加强脑肿瘤的相关预防与控制工作。

二、发病及死亡趋势预测

对脑和神经系统肿瘤的发病和死亡趋势的评估具有临床和公共卫生价值，将为疾病防控及治疗政策的制订提供参考，此外还有助于诊断方法的改进和新危险因素的发现。发达国家近20年来脑和神经系统肿瘤发病率呈普遍下降趋势，而我国的发病率在过去几十年内呈持续上升趋势。研究机构预测，到2030年，我国中枢神经系统肿瘤的发病例数及死亡例数将分别比2008年增加3万人左右。2030年发病数将接近10万，死亡数将超过7万（表12-2-1）。因此，应加大力度开展神经系统肿瘤的防治工作。

三、危险因素及预测模型

3.1　危险因素

中枢神经系统肿瘤病因不明。我国东北地区一项研究显示，终身大量饮酒的男性人群脑肿瘤发病率较高，既往颅脑疾病或需要医疗救治的脑外伤也是胶质瘤的危险因素。另一项对我国北方地区脑膜瘤患者患病危险因素的分析结果显示，女性患者中，吸烟也会增加脑膜瘤的患病风险，同时，接触锡、镉和电场射线等也可能是脑膜瘤的危险因素。我国江苏省另一项研究提示，长期工作在工业辐射区的室外人群脑膜瘤发病风险较高。此外，周良辅院士团队对手机使用及胶质瘤发病率关系做了荟萃分析，发现长期使用手机与低级别胶质瘤患病率相关，但与高级别胶质瘤发病率并无相关性。

3.2　风险预测模型

3.2.1　临床预测模型在脑胶质瘤疾病中应用的研究进展

相对于预后模型，神经系统肿瘤相关的临床诊断模型报道较少，但是其在临床运用中的潜在价值却很高。国内一项基于胶质母细胞瘤（glioblastoma multiforme,

表 12-1-3　中枢神经系统肿瘤城乡地区死亡率统计（1/10万）

年龄（岁）	合计			城市地区			农村地区		
	男性	女性	合计	男性	女性	合计	男性	女性	合计
0～	0.04	0.00	0.02	0.00	0.00	0.00	0.07	0.00	0.04
1～	0.05	0.00	0.03	0.08	0.00	0.04	0.02	0.00	0.01
5～	0.00	0.00	0.00	0.00	0.00	0.00	0.00	0.00	0.00
10～	0.00	0.01	0.01	0.00	0.03	0.01	0.00	0.00	0.00
15～	0.00	0.00	0.00	0.00	0.00	0.00	0.01	0.00	0.01
20～	0.01	0.00	0.01	0.01	0.00	0.00	0.03	0.00	0.01
25～	0.04	0.00	0.02	0.03	0.00	0.01	0.06	0.00	0.03
30～	0.06	0.03	0.05	0.06	0.03	0.04	0.06	0.03	0.05
35～	0.15	0.05	0.10	0.12	0.05	0.08	0.19	0.06	0.13
40～	0.30	0.13	0.22	0.25	0.09	0.17	0.37	0.20	0.29
45～	0.63	0.23	0.43	0.62	0.25	0.44	0.64	0.19	0.42
50～	1.55	0.37	0.97	1.57	0.37	0.98	1.53	0.37	0.96
55～	2.87	0.72	1.8	2.76	0.76	1.76	3.05	0.66	1.87
60～	4.70	1.15	2.93	4.84	1.16	2.99	4.49	1.14	2.83
65～	9.45	2.64	6.01	9.44	2.81	6.06	9.46	2.38	5.95
70～	18.95	5.15	11.82	20.25	6.02	12.8	16.84	3.64	10.16
75～	36.1	10.27	22.33	39.93	11.94	25.01	28.93	7.14	17.31
80～	64.38	16.68	37.82	73.37	19.43	43.68	46.52	11.63	26.66
≥85	104.32	26.46	56.78	123.8	32.51	68.56	63.8	14.73	33.3
总计	3.71	1.21	2.48	4.32	1.47	2.91	2.78	0.81	1.81

表 12-1-4　中枢神经系统肿瘤分区死亡率统计（1/10万）

年龄（岁）	东部地区			中部地区			西部地区		
	男性	女性	合计	男性	女性	合计	男性	女性	合计
0 -	0.00	0.00	0.00	0.13	0.00	0.07	0.00	0.00	0.00
1 ～	0.08	0.00	0.04	0.00	0.00	0.00	0.00	0.00	0.00
5 ～	0.00	0.00	0.00	0.00	0.00	0.00	0.00	0.00	0.00
10 ～	0.00	0.01	0.00	0.00	0.00	0.00	0.00	0.07	0.03
15 ～	0.00	0.00	0.00	0.02	0.00	0.01	0.00	0.00	0.00
20 ～	0.02	0.00	0.01	0.02	0.00	0.01	0.00	0.00	0.00
25 ～	0.04	0.00	0.02	0.05	0.00	0.03	0.00	0.00	0.00
30 ～	0.05	0.02	0.04	0.06	0.04	0.05	0.18	0.05	0.12
35 ～	0.13	0.04	0.09	0.17	0.09	0.13	0.18	0.04	0.11
40 ～	0.25	0.13	0.19	0.39	0.14	0.27	0.48	0.12	0.3
45 ～	0.56	0.21	0.39	0.74	0.26	0.50	0.96	0.27	0.62
50 ～	1.52	0.37	0.96	1.83	0.31	1.08	1.21	0.49	0.86
55 ～	2.70	0.71	1.70	3.17	0.78	1.99	3.75	0.74	2.24
60 ～	4.78	1.06	2.92	4.46	1.25	2.88	4.51	1.82	3.16
65 ～	9.76	2.51	6.09	8.89	3.19	6.04	7.97	2.57	5.24
70 ～	19.68	5.36	12.24	16.41	4.55	10.36	18.22	4.60	11.23
75 ～	37.71	10.68	23.28	32.54	9.16	20.11	26.44	8.24	16.85
80 ～	68.13	17.86	40.06	53.16	12.72	30.64	45.97	11.58	27.49
≥85	113.66	28.88	61.94	60.85	16.29	33.1	82.19	18.39	45.11
合计	4.20	1.37	2.80	2.62	0.86	1.76	2.46	0.78	1.64

表 12-2-1　中枢神经系统肿瘤2030年发病例数预测

年份	发病例数			死亡例数		
	男性	女性	合计	男性	女性	合计
2008	33 244	33 210	66 454	25 253	20 320	45 573
2010	34 742	34 596	69 338	26 481	21 255	47 736
2015	38 448	38 282	76 730	29 697	23 883	53 580
2020	41894	42 242	84 136	32 993	26 942	59 935
2025	45 248	46 176	91 424	36 305	30 089	66 394
2030	48 585	49 549	98 134	39 633	32 976	72 609

GBM）基因型的预后研究提示：IDH、1p/19q亚型是评价脑胶质瘤预后重要标志物，通过建立传统的MRI列线图，结合MRI特征和临床特征，对较低级别胶质瘤患者IDH、1p/19q亚型可采用影像学进行术前基因型预测，可以有效指导治疗方案。

脑胶质瘤预后模型目前被广泛应用，包括分别基于放射组学因素、自噬相关基因、DNA甲基化、非编码RNA和其他因素构建的脑胶质瘤预后模型。国内一项脑胶质瘤风险模型研究通过收集289例患者资料进行Lasso回归分析显示，年龄、性别、肿瘤类别、肿瘤分级、化疗、放疗、IDH突变状态、1p/19q共缺失情况是胶质瘤重要的预后因素。基于以上因素构建的诺莫图模型在训练集及验证集的C指数分别为0.790±0.012和0.794±0.014，内部验证1年、3年、5年受试者特征曲线曲线下面积值分别为0.855、0.870和0.850，外部验证中则分别为0.833、0.877和0.886，校正曲线观察值与预测值之间有良好的一致性，该模型显示出较好的预测能力及准确度。多组学数据逐渐被用于构建脑胶质瘤基因及预后预测模型。另一项研究表明，术前MRI强化特征可用于预测胶质母细胞瘤患者术后复发风险；同时PET-MRI也被广泛用于构建脑胶质瘤预后模型；环状RNA等表达也被证实对脑胶质瘤具有预后预测价值。

我国另外一项对The Cancer Genome Atlas（TCGA）数据库653例国人胶质瘤的RNA测序数据进行单因素生存分析，通过筛选与WHO Ⅳ级胶质母细胞瘤患者预后相关的基因，发现这些患者的保护性基因的表达量明显低于非肿瘤患者，而危险性基因的表达量则明显高于其他患者。在研究所涉及的40个基因中，只有少数几个被发现与肿瘤患者的预后相关，风险分数的风险比和权重均高于年龄，这说明风险分数对预后的影响要比年龄更重要。

我国研究人员为探讨蛋白磷酸酶2A癌性抑制因子（CIP2A）的表达对脑胶质瘤患者的临床预后、胶质瘤细胞迁移和侵袭的影响及其作用机制，从中国脑胶质瘤基因组图谱（CGGA）提取CIP2A mRNA表达的相关数据和临床资料，分析CIP2A在胶质瘤中的表达情况；随后选取67例来源于2016年1月至2018年10月贵阳市第二人民医院神经外科的胶质瘤手术标本。结果显示：CIP2A低表达组患者的总生存期长于高表达组（CGGA数据库资料：$P<0.001$；临床样本资料：$P<0.05$）。siRNA可抑制胶质瘤细胞U87和U251中CIP2A mRNA和蛋白的表达（均$P<0.05$），低表达CIP2A的U87和U251细胞的划痕愈合能力、细胞迁移和侵袭能力均明显下降（均$P<0.05$）。提示CIP2A在脑胶质瘤中呈高表达，并与患者预后不良相关，CIP2A低表达可能通过调控上皮-间质转化抑制胶质瘤细胞的迁移和侵袭。

3.2.2　非小细胞肺癌术后患者脑转移风险预测列线图的构建

非小细胞肺癌占肺癌的70%，容易发生颅内转移，对高危肺癌脑转移患者应进行分析和识别。我国一项636例非小细胞肺癌（non small-cell lung cancer，NSCLC）患者研究中，术后发生脑转移94例。Logistic回归分析结果显示，吸烟史（OR＝1.783，95%CI：1.037～3.066）、非腺癌病理类型（OR＝0.453，95%CI：0.275～0.744）、T分期（OR＝2.047，95%CI：1.511～2.774）和N分期（OR＝1.588，95%CI：1.154～2.184）是脑转移发生的危险因素。列线图的一致系数为0.73（0.71～0.82），平均错误率为0.012，该模型具备优越的稳定性。

3.2.3　脑膜瘤临床信息与Ki-67相关性研究及意义

Ki-67蛋白是脑膜瘤预后的重要指标。温州医科大学附属第一医院的一项研究显示，在脑膜瘤中，女性患者、较大体积肿瘤、瘤周水肿、T_2WI肿瘤与脑皮质信号强度比、中性粒细胞百分比、淋巴细胞百分比、中性粒细胞淋巴细胞比值等因素是Ki-67高表达的危险因素（$P<0.05$）。肿瘤大小、瘤周水肿、中性粒细胞绝对值/淋巴细胞绝对值（NLR）是Ki-67高表达的独立危险因素（$P<0.05$）。将上述独立危险因素行多重线性回归

分析，建立模型：Ki-67数值＝-0.427＋1.754×X1＋2.665×X2＋0.544×X3。已验证纳入模型的各因素之间相互独立（Durbin-Watson检验值为1.636），回归模型具有统计学意义（F＝12.279，P＜0.001，调整R2＝0.237）。

3.2.4 经鼻蝶窦手术后男性无功能垂体腺瘤复发或进展的风险因素分析和预测模型

手术通常是无功能性垂体腺瘤（non functional pituitary adenoma，NFPA）的首选治疗方法。但无论是经鼻蝶还是经颅入路手术，效果都不理想。研究人员回顾性分析了在福州第900医院接受经鼻蝶窦手术治疗的126例男性NFPA患者的临床和随访数据。在126例病例中，7例（5.56%）术后肿瘤复发，18例（14.29%）术后残留再生（进展）。年龄（P＝0.024）、肿瘤最大直径（P＜0.001）、改良Knosp分级（P＜0.001）、切除范围（P＜0.001）、Ki-67（P＜0.001）、压迫症状（P＜0.001）、术前垂体功能减退（P＝0.048）、术后新发的垂体功能减退（P＝0.017）在复发组、进展组和缓解组之间存在显著差异。影响术后缓解的三个独立风险因素（Ki-67、改良Knosp分级和切除范围）被用于构建术后长期未缓解的预测模型。诺莫图模型的C指数为0.823，表明该模型具有较高的判别能力，ROC曲线下面积的AUC为0.9（95%CI：0.843～0.958）。基于改良Knosp分级（3B-4级）、切除范围（部分切除）和Ki-67（≥3%）的诺莫图预测模型可预测男性经鼻蝶窦手术后NFPA的复发或进展。

四、中枢神经系统肿瘤的临床试验及当前诊疗措施

4.1 临床试验

中枢神经系统肿瘤的临床试验主要集中在神经上皮性肿瘤及垂体腺瘤等恶性或具有内分泌功能的肿瘤中，目前我国在www.clinicaltrials.gov网站上针对脑胶质瘤注册的临床试验多达240余项。我们列举部分针对不同机制的，且由我国发起或全球范围内与我国密切相关的临床试验。

（1）MET抑制剂伯瑞替尼治疗复发高级别胶质瘤：江涛团队针对我国复发胶质母细胞瘤患者，开展了利用MET抑制剂伯瑞替尼（PLB-1001）治疗高级别脑胶质瘤的Ⅰ期临床试验（NCT02978261），结果显示在试验中的6名sGBM患者中2人部分反应，2人疾病稳定，2人疾病进展；在9名Ⅲ级胶质瘤患者中，5人疾病稳定，4人疾病进展。此外该药物具有良好的药代动力学和药效学特性，初步显示了积极的疗效，且未观察到剂量限制性毒性，最终确定了Ⅱ期临床试验的推荐剂量为300mg每天2次。在此基础上，正在开展新的Ⅱ期临床试验（NCT06105619），以进一步评估伯瑞替尼肠溶胶囊治疗PTPRZ1-MET（ZM）融合基因阳性复发的继发性胶质母细胞瘤患者的安全性、有效性及耐受性。

（2）国人CAR-T细胞治疗复发高级别胶质瘤：我国学者针对脑胶质瘤CAR-T细胞治疗开展了多项临床试验。其中，首都医科大学宣武医院团队首次针对EphA2-靶点的细胞治疗脑胶质母细胞瘤（NCT03423992），在入组患者中取得较好疗效，生存期达86～181d。首都医科大学附属天坛医院团队利用慢病毒转导的自体外周血T细胞表达双靶点、截短的IL7Ra修饰嵌合抗原受体（CAR）进行了复发性胶质母细胞瘤局部治疗的1期临床研究（NCT05577091），旨在评估Tris-CAR-T给药的安全性，以及CAR-T细胞在脑脊液和外周血中的分布情况、CAR-T细胞输注后的肿瘤进展情况。西京医院团队针对CD147治疗复发胶质母细胞瘤（NCT04045847）以及浙江大学第二医院针对B7-H3靶点CAR-T治疗临床试验（NCT04077866）等。

（3）抑肽酶安罗替尼（anlotinib）治疗复发胶质母细胞瘤：抑肽酶治疗复发胶质母细胞瘤（WHO Ⅳ）的临床试验（NCT04822805）旨在评估安罗替尼（anlotinib）单药或联合贝伐单抗（Bev）治疗复发高级别脑胶质瘤（rHGG）的疗效和安全性。研究结果显示，安罗替尼无论是单独应用还是与贝伐单抗联合应用，均具有良好的疗效和安全性。此外，我国的一项病例报道也显示，复发胶质母细胞瘤患者使用安罗替尼治疗2个月后出现部分缓解（PR），进一步提示了其在复发胶质母细胞瘤治疗中的潜在临床价值（NCT04004975）。这些研究为安罗替尼在复发性胶质母细胞瘤中的应用提供了重要证据。

（4）溶瘤病毒治疗高级别脑胶质瘤：天坛医院神经外科团队率先针对国人采用新型溶瘤病毒ON-01及其增效剂ONF治疗颅内恶性脑胶质瘤（ChiCTR1900022570），探索治疗高级别脑胶质瘤的新方法。目前临床试验进行中。

（5）EGFR/HER2靶向治疗难治性库欣病：北京协和医院及宣武医院团队联合发起了EGFR/HER2靶向抑制剂lapatinib治疗难治性库欣病单中心临床研究，该研究目前正在进行中。

（6）尼妥珠单抗治疗儿童弥漫内生型脑桥胶质瘤（DIPG）：针对EGFR靶点的大分子抗体靶向药物，由上海新华医院和北京天坛医院联合牵头的“同步放化疗治疗新诊断DIPG的多中心研究”目前正在开展。

（7）垂体瘤的全球范围内临床试验结果证实，pasireotide（SOM230，帕瑞肽）可有效治疗垂体腺瘤引起促肾上腺皮质激素异常分泌征（图12-4-1）。

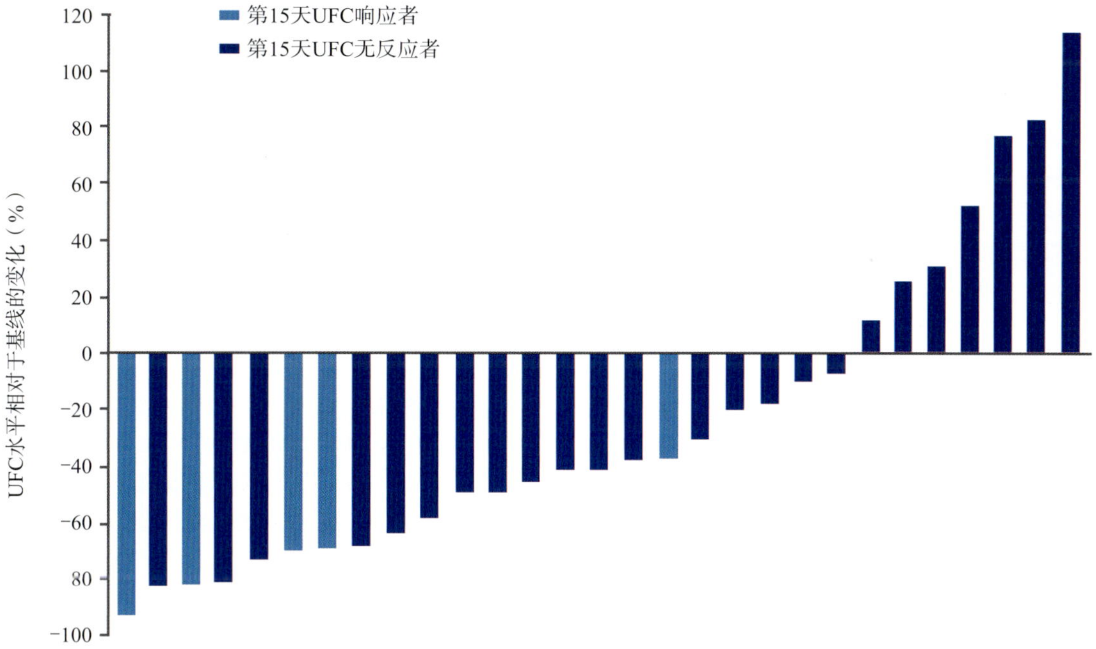

图12-4-1　SOM230有效减少库欣综合征患者尿游离皮质醇（urinary free cortisol，UFC）水平

4.2　治疗措施

中枢神经系统肿瘤由于颅内压迫、恶性病变性质，具有一定致残率、致死率，给患者及家庭带来极大痛苦。治疗方案通常包括手术治疗及非手术治疗，手术治疗的原则是在保证安全及重要功能完整性的前提下，尽可能最大范围切除肿瘤。包括常规手术、微创手术、姑息性手术及立体定向活检术。非手术治疗主要指综合治疗：包括药物治疗、放化疗、个体化免疫及靶向治疗、基因记忆及病毒治疗和电场治疗等。

4.2.1　手术治疗

手术治疗分为完全切除、次全切除及部分切除。手术可获取精准病理诊断，同时缓解由肿瘤压迫引起的高颅压，降低肿瘤负荷，为辅助治疗提供条件。研究表明，手术治疗是有效提高神经系统肿瘤生存期、缓解症状的首要治疗方法。目前手术切除已经被应用于胶质瘤以及脑膜瘤、听神经瘤、垂体瘤等的中枢神经系统各种良恶性肿瘤。

肿瘤切除程度是高级别胶质瘤的独立预后因素之一。新疆医科大学一项对我国384例高级别胶质瘤的预后分析结果提示，肿瘤未全切（RR＝2.101，P＜0.001）是影响高级别胶质瘤总体生存率的独立危险因素。进一步研究显示，只有切除78%以上肿瘤，才可以显示生存获益，并且随着切除体积增加而增加获益。此外，手术治疗还包括：微创手术、姑息性手术和立体定向活检技术，可明确颅内病变的性质和病理分型，起到为放化疗及综合治疗提供治疗指导的作用。

4.2.2　综合治疗

（1）药物治疗：神经系统肿瘤的并发症及手术相关并发症需对症药物治疗，如抗癫痫、脱水降颅内压、预防中枢应激反应带来的溃疡抑酸药等。

在神经系统肿瘤中，目前我国针对垂体腺瘤等内分泌肿瘤，可采用药物治疗手段。中国垂体瘤治疗协作组意见：溴隐亭、卡麦角林等多巴胺激动剂是垂体泌乳素细胞腺瘤患者的首选治疗药物；奥曲肽微球注射剂、长效兰瑞肽、兰瑞肽缓释水凝胶等生长抑素类似物可直接抑制生长激素的合成和生长激素类垂体瘤的生长。对于垂体促肾上腺皮质激素细胞腺瘤，可应用垂体抑制ACTH分泌的药物，如帕瑞肽。至于垂体无功能腺瘤，治疗药物包括多巴胺受体激动剂和生长激素受体拮抗剂培维索孟等。

（2）放化疗：放化疗是中枢神经系统肿瘤的重要治疗方法。对于恶性脑胶质瘤，目前国内外指南建议对恶性胶质瘤采用手术和放疗和（或）化疗的综合治疗方式。首先，手术方面，推荐在保留神经功能的前提下，最大程度安全切除肿瘤。放疗推荐分次外照射，化疗推荐替莫唑胺（TMZ）治疗。放化疗是延长患者生存时间、改善神经症状、提高生活质量的优选手段。此外，国内研究数据显示，替莫唑胺同步全脑放疗（WBI）治疗脑转移瘤，尤其非小细胞肺癌可获得较好疗效。西安交通大学利用替莫唑胺对复发非典型性脑膜瘤的治疗显示出一定疗效，但是否具有临床价值需要进一步研究。北京协和医院神经外科正在开展全国多中心临床研究，观察TMZ对难治性垂体腺瘤的疗效，并探讨影响替莫唑胺对难治性垂体腺瘤效果的分子标志物。在化疗药物中，除替莫唑胺外，洛莫司汀、伊立替康（CTP-11）、BCNU［1,3-双（2-氯乙基）-1-亚硝基脲］以及紫杉醇等药物也被推荐用于高级别胶质瘤的治疗，但它们的疗效均低于TMZ。

中枢神经系统放射治疗一般用于恶性中枢神经系统肿瘤（高级别胶质瘤、颅内转移瘤、恶性脑膜瘤等）。对于高级别胶质瘤、术后仅接受放疗的生存获益并不理想，而联合TMZ化疗明显改善放疗的效果。对于恶性脑膜瘤（WHO Ⅲ级）治疗，目前尚无标准化的方案，手术切除后辅以外照射放疗或立体定向放射外科治疗仍为主要的治疗方案，手术切除辅助放疗可有效降低复发率。

（3）脑部复发或转移瘤伽马刀治疗：我国四川一项对伽马刀治疗978例颅内转移瘤的临床分析提示，伽马刀治疗脑转移瘤具有良好疗效和安全性，能有效提高患者生活质量，延长生存期。关于脑胶质瘤的伽马刀治疗目前有待商榷，但可作为患者的一种治疗选择，不良反应轻，能够有效改善患者的生活质量，延长生存期，尤其是对于手术风险高、不愿意手术以及术后残留或复发的患者，不失为一种较好的治疗方法。福建省一项单中心研究提示：伽马刀联合替莫唑胺序贯疗法治疗脑胶质瘤的近期疗效确切，可有效抑制肿瘤细胞增殖，降低复发率，且安全性较高。北部战区总医院一项研究提示，伽马刀治疗复发高级别脑胶质瘤、残存胶质瘤是一种安全可靠的治疗手段，不良反应少，可提高患者生存率。

（4）个体化分子靶向治疗：此外，根据NCCN2021中枢神经系统指南，毛细胞型星形细胞瘤（pilocytic astrocytoma，PA）、多形性黄色星形细胞瘤（pleomorphic xanthoastrocytoma，PXA）以及神经节胶质细胞瘤患者，如果携带BRAF V600E突变，辅助治疗可考虑使用BRAF和MEK抑制剂，如达拉非尼/曲美替尼，维罗非尼/考比替尼。室管膜下巨细胞星形细胞瘤，推荐使用mTOR抑制剂，如依维莫司等。携带NTRK融合复发或者疾病进展的患者，推荐使用NTRK抑制剂，如拉罗替尼、恩曲替尼。高级别胶质瘤最显著的一个病理特征为血管生成，肿瘤以及其周围相关组织中的血管生长因子（vascular endothelial growth factor，VEGF）处于高水平的状态，因此使用贝伐单抗可具有潜在治疗价值。2021年报道的一项单中心研究结果提示，贝伐珠单抗相关治疗方案均可有效提高患者的无进展生存期，可以推荐用于复发性高级别胶质瘤患者的治疗。由首都医科大学附属北京天坛医院牵头的靶向于PTPRZ1-MET融合基因治疗IDH突变型GBM（继发性GBM、sGBM）的药物——伯瑞替尼的产生，是中国第一个从大数据模拟、靶点验证到高通量筛选中研究得到的潜在治疗药物，也是国际上第一个针对sGBM特异亚型的靶向小分子化合物。目前该研究已在国内多中心开展Ⅱ期随机对照临床试验。

我国目前使用的神经系统肿瘤的分子靶向治疗药物包括贝伐珠单抗（BEV）、针对瘤抗表皮生长因子受体（epidermal growth factor receptor，EGFR）的尼妥珠单抗及Rindopepimut肽疫苗等均被中国脑胶质瘤协作组建议使用。此外，依维莫司（针对不能手术的结节性硬化症相关的室管膜下巨细胞星型细胞瘤的患者）已纳入我国医保范围（表12-4-1，表12-4-2）。

（5）电场治疗（TTFields）：TTFields已经被《胶质母细胞瘤的肿瘤电场治疗专家共识》推荐用于治疗胶质母细胞瘤（WHO Ⅳ级），并已应用于临床。在我国，电场治疗的临床试验也在中南大学湘雅医院、中国人民解放军总医院展开研究。脑胶质瘤EF14临床试验（2017年）是目前全球范围内最权威的胶质母细胞瘤临床试验之一，其试验结果在全球范围内被参考使用。在新诊断WHO Ⅳ级胶质母细胞瘤患者中进行的一项Ⅲ期临床试验（EF-14）中，TTFields联合替莫唑胺治疗组的中位无进展生存期为6.7个月，而TMZ单用组仅有4.0个月；总生存期分别为20.9个月和16.0个月，$P<0.01$。加用TTFields治疗能够显著延长患者的无进展生存期和总生存期（图12-4-2）。

（6）其他疗法：对于恶性胶质瘤，免疫治疗、基因治疗和容瘤病毒是目前具有潜力的探索性治疗方法。在我国已经初步得到使用，其中针对EphA2靶向的CAR-T疗法在国人复发胶质瘤患者中进行了首次试验，并取得较好临床效果。其他可选的免疫疗法包括免疫检查点抑制剂（Opdivo纳武单抗以及Keytruda可瑞达）。

（7）人工智能技术在神经系统肿瘤诊疗中的应用：利用人工智能模拟人类思维，高效进行数据挖掘整合，从而实现精确诊断、鉴别诊断的数字医学正迅猛发展。从影像大数据中提取肉眼难以有效识别的图像信息，通过分析这些信息来诊断疾病和建立预测模型，已成为具有广阔应用前景的技术手段。我国一项中心研究结果提示，基于MRI的深度学习模型可有效预测脑胶质瘤级别及分子突变。同时，我国近期一项研究提示，人工智能在垂体瘤的诊断治疗中也扮演着越来越重要的角色。

4.2.3 多学科诊疗模式

多学科协作（multidisciplinary team，MDT）模式是倡导多学科合作，实现以患者为中心的治疗模式。神经系统肿瘤的MDT是由神经外科、神经内科、放疗科、放射科、病理科等科室及一些其他相关科室人员组成工作组，通过会议形式提出患者最佳诊治方案，并由相关学科进行，从而为患者提供最佳、最合理、最经济的诊疗方案。神经系统肿瘤中首先应用MDT的是脑胶质瘤及颅内转移瘤。

（1）我国脑胶质瘤MDT开展现状：2021年，首都医科大学附属北京天坛医院李文斌教授对我国目前脑胶质瘤MDT建设情况做了如下阐述：2004年，天坛医院在王忠诚院士的倡导和组织下成立了脑胶质瘤诊疗中心，负责人为江涛教授，是国内最早的“脑胶质瘤

表 12-4-1　基于相关信号通路的脑胶质瘤靶向药物

靶向药物提示

信号通路	基因	突变	突变频率	功能状态	临床提示
PI3K 通路	PIK3CA	p.H1047Yp. W1051*	1.33/4.79% 1.33/6.86%	正常 / 未知 正常 / 未知	“激活突变”或“扩增”提示PI3K通路活化，进一步提示下游mTOR抑制剂（如依维莫司、西罗莫司、替西罗莫司等）潜在敏感
PI3K 通路	NF2	splice site c.1558_1574＋25del	2.00/28.42%	正常 / 未知	“失活突变”或“缺失”提示PI3K通路活化，进一步提示下游mTOR抑制剂（如依维莫司，西罗莫司、替西罗莫司等）潜在敏感
PI3K 通路	FBXW7	p.G459R	1.29/7.01%	正常 / 未知	“失活突变”或“缺失”提示mTOR/Notch1/CyclinE1/MYC蛋白表达紊乱，进一步提示mTOR抑制剂（如依维莫司、西罗莫司、替西罗莫司等）潜在敏感且可能预后较差
CDK 周期通路	RB1	p.A74fs	1.30/45.00%	正常 / 失活　预测	“失活突变”或“缺失”提示上游CDK2/4/6通路活化或G1细胞周期活化，进一步提示细胞周期增殖干预的潜在有效性（CDK4/6抑制剂或周期依赖性化疗方案）
BRCAness 通路	BRCA1	p.E1038G	1.84/8.67%	正常 / 未知	“失活突变”或“缺失”提示PARP1抑制剂（如奥拉帕尼、尼拉帕尼、Rucaparib）潜在敏感
经典 RTK 通路	IGF1R	p.K927R	2.01/18.52%	正常 / 未知	“激活突变”或“扩增”提示IGF1R抑制剂潜在敏感，目前该靶向抑制剂处于临床试验阶段

表 12-4-2　基于免疫治疗的临床提示

免疫药物提示

信号通路	基因	突变	突变频率	功能状态	临床提示
免疫分型相关指标	rTMB		301；8.51/Mb；ORR：22.43%	TMB-H	“TMB-H（肿瘤突变负荷高）”提示免疫分型潜在获益
免疫分型相关指标	BRCA1	p.E1038G	1.84/6.67%	正常 / 未知	“失活突变”或“缺失”提示免疫分型潜在获益

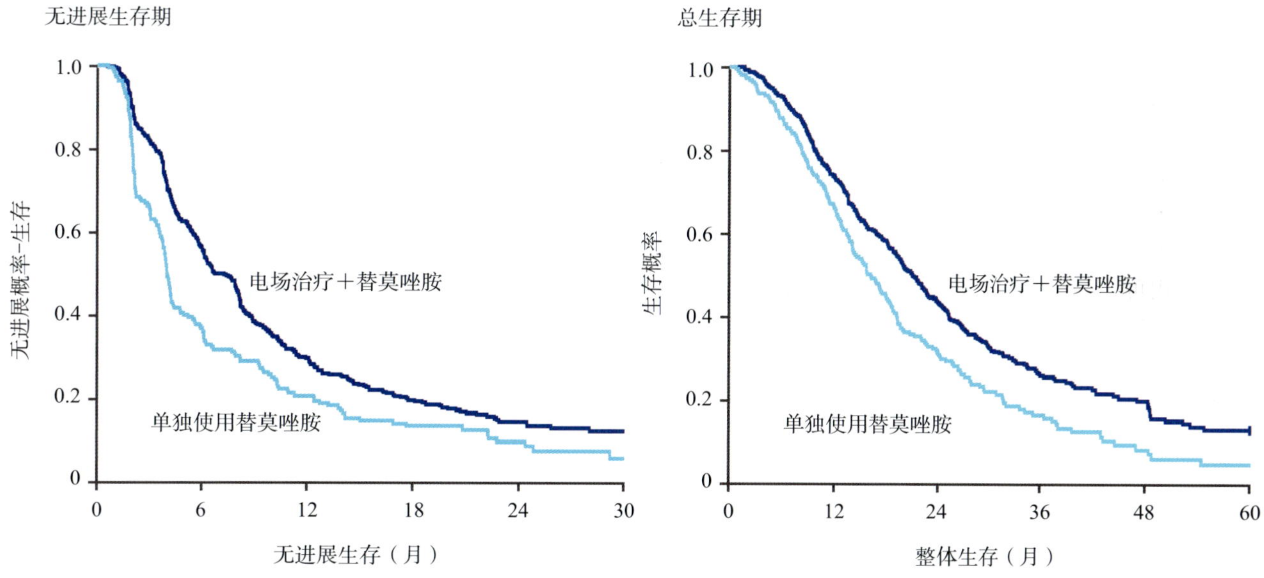

图 12-4-2　电场治疗合并替莫唑胺对脑胶质瘤总生存期及无进展生存期影响

MDT”团队；随后在2010年左右，包括中山大学肿瘤防治中心、复旦大学附属华山医院、四川大学华西医院、天津医科大学总医院、首都医科大学宣武医院等一批神经外科中心成立了脑胶质瘤诊疗中心。目前我国已有超过100家大型神经外科开展脑胶质瘤MDT诊疗模式。国家卫健委组织编写的《脑胶质瘤诊疗规范（2022版）》已将MDT纳入专业规范，并强调未来需在所有具有脑胶质瘤诊疗能力的中心推展及建设MDT。

2022年，国家神经疾病医学中心脑胶质瘤多学科诊疗（MDT）专科联盟成立，旨在提高不同地区和医院间脑胶质瘤MDT管理的一致性，并制定了《脑胶质瘤MDT专家共识（第2版）》。该共识更新了MDT的过程管理规则和质量控制标准，为相关临床学科和医务人员提供参考和指导，推动脑胶质瘤诊疗指南的新方案实施。联盟还致力于通过建立国家、区域和地方医疗机构之间的协同网络平台，为患者提供更加规范化、个性化和综合的诊疗服务。

（2）其他中枢神经肿瘤MDT：多学科诊疗模式可有效提高颅内转移瘤患者疗效。武警上海总医院一项研究显示，多学科治疗组与非多学科治疗组的颅内转移肿瘤局部控制率分别为90.9%与85.5%（$P=0.704$），中位总生存期分别为15.3个月与11.8个月（$P=0.031$），提示多学科治疗模式可能有效改善患者预后，延长脑转移瘤患者的生存期。2型神经纤维瘤病等神经系统肿瘤也被推荐进行多学科协作诊疗策略，并且已有相关专家共识发表。

（3）中枢神经肿瘤MDT实例：湖南省儿童医院团队探讨了基于 MDT 的儿童脑肿瘤新兴诊疗学科的应用对改善脑肿瘤患儿生活质量的价值应用。该研究对2017年1月至2018年12月本院收治的122例脑肿瘤患儿进行了分析，根据随机数表法将其分为观察组和对照组，每组各61例。对照组接受常规诊疗方式，观察组接受多学科协作流程治疗。研究比较了两组患儿术后临床症状改善情况及生活质量情况。结果显示观察组术后头痛、头晕、恶心呕吐、眼底水肿、肿瘤压迫症状的发生率均低于对照组，差异有统计学意义（$P<0.05$）。治疗前两组生活质量评分差异无统计学意义（$P>0.05$）；治疗后观察组生活质量评分均高于对照组，差异有统计学意义（$P<0.05$）。研究表明基于 MDT 的儿童脑肿瘤新兴诊疗学科的应用可较好地改善患儿临床症状，有助于提高脑肿瘤患儿生活质量。

五、护理及社区防治情况

5.1 护理

神经系统肿瘤术后致残率较高，由于肿瘤占位破坏情况及手术影响，神经功能缺失的可能性大，尤其是对于生长在功能区或包裹脑神经的肿瘤。一旦因疾病的破坏作用及手术切除造成神经功能丧失，将会给患者术后身心健康带来一定影响，此外，也会导致患者与医护人员的配合度下降。若患者在术中出现应激反应，从生理层面而言，会影响到医护人员对于生命体征的监测，从而产生误导性判断，影响手术效果。因此，身心水平上的护理也是挑战之一。

（1）针对心理问题的护理：我国一项针对脑胶质瘤护理相关研究提示，以下几方面护理内容有助于显著降低患者的心理紧张，焦虑和抑郁评分：①提高患者对疾病的认识，缓解患者心理紧张、不安等情绪；②护理人员主动和患者沟通，帮助患者尽早熟悉医院环境；③术前护理人员指导患者禁食并向患者讲解大致手术过程，治疗后可能出现的并发症；④术中对患者隐私进行适当保护，保持舒适体位，给予患者精神关怀，缓解紧张情绪，严密监测患者血压、心率等指标；⑤护理人员术后指导并监督患者进行功能训练，关注患者情绪变化，并对不良负面情绪进行适当心理疏导；⑥实施集束化认知行为干预能够改善脑胶质瘤患者疾病恐惧及负面情绪，增强心理安全感。

（2）针对神经功能缺失及并发症预防的护理：胶质瘤患者可能出现多种神经功能缺失。海南医学院第二附属医院针对我国患者，将其中心制定的“八步流程联合四轨交叉质控”规范化的护理方案用于脑胶质瘤患者术后护理。结果提示，该方案可减少护理不良事件和并发症发生，缓解患者不良情绪，改善癌因性疲乏，并提升生活质量。桥小脑区肿瘤术后最常见并发症是面神经损伤，表现为病侧表情肌完全瘫痪，包括额纹消失，不能皱额、蹙眉、闭眼，口角下垂，进食时咳嗽，食物滞留于齿颊之间，影响容貌及日常生活。我国一项针对面神经损伤护理的研究结果表明，术后体位、营养支持、心理护理、面肌功能康复训练、高压氧、预防眼部并发症及理疗等，可有效减少并发症，促进康复，提高患者对治疗的信心。首都医科大学附属北京天坛医院护理团队自创的面肌操可促进听神经鞘瘤术后患者面瘫的恢复，并能改善患者的焦虑情绪。

5.2 社区防治情况

我国目前对肿瘤科普知识的宣传严重缺乏，导致很多肿瘤性疾病在早期不能得到准确诊疗，延误了最佳治疗时机，导致目前恶性肿瘤患者的死亡率不断上升。2010年，北京市恶性肿瘤新增病例38 411例，较30年前增长了143.53%。“预防”是社区“六位一体”功能的重要组成部分，社区的预防工作和早诊工作的落实，能切实减少晚期癌症患者的数量和死亡率。

我国目前神经系统肿瘤主要为在院治疗，而社区的防治工作集中在筛查、健康教育及康复管理三个重要步骤上。

（1）筛查：神经系统肿瘤虽然无临床分期，但早期发现有助于在肿瘤未造成严重压迫及神经系统损伤前进行及时救治。目前，我国尚缺乏对神经系统肿瘤的社区防治项目，常规体检缺少头部MRI等对中枢神经系统肿瘤的必要诊断内容。

（2）健康教育：健康教育的目的是预防，预防是以病因预防为主。主要是通过定期检查以及远离有害物质来防止脑肿瘤疾病的发生，如远离有害物质，减少具有辐射性用品的使用。

（3）康复管理：患者术后回到社区康复，社区医师可以指导药物、饮食、功能锻炼，特别是心理辅导，良好的术后康复管理可以提高患者生存率和最大限度地避免病情复发。

当前我国社区神经系统肿瘤防治工作存在着不少难点，而“经费和人才”的问题是制约工作开展的最大因素。因此，积极开展脑及神经系统肿瘤防治知识的健康教育，在高危人群中推进脑及神经系统肿瘤的早诊早治工作，优化城乡临床诊治资源配置，以减少人群中脑及神经系统肿瘤的发生，最大限度地减轻脑及神经系统肿瘤疾病造成的社会负担是我国脑及神经系统肿瘤综合防治工作的重要任务与目标。

2021年，我国专家共识指出，生酮饮食（高脂肪、低碳水化合物、适量蛋白质及其他营养素的配方饮食）作为脑胶质瘤治疗的新方法，具有安全性及一定的有效性。

2023年，我国研究表明，新诊断胶质母细胞瘤术后采取肿瘤电场治疗同步放化疗方案是安全可靠的。

六、指南与共识

中国肿瘤整合诊治指南（CACA）2022年版列出了中枢神经系统肿瘤的相关信息（表12-6-1）。

近年来，国内专家总结了现有的神经系统肿瘤相关研究成果，制订并发布了一系列针对神经系统肿瘤诊治的临床指南和专家共识。以下是按主要病种分类列举的主要指南名称见表12-6-2。

表12-6-1 中国神经系统肿瘤名称

年份	名 称
2022	脑胶质瘤
2022	髓母细胞瘤
2022	中枢神经系统生殖细胞肿瘤
2022	中枢神经系统转移瘤
2022	原发性中枢神经系统淋巴瘤
2022	脑膜瘤
2022	鼻咽癌

表12-6-2 中国神经系统肿瘤指南及共识

年份	名称
2021	中国肢端肥大症诊疗共识
2021	Clinical practice guidelines for the management of adult diffuse gliomas
2021	GD2抗体达妥昔单抗β治疗神经母细胞瘤的临床应用专家共识（2021年版）
2021	成人丘脑胶质瘤手术治疗中国专家共识
2021	生酮饮食干预在恶性胶质瘤中的应用专家共识
2021	胶质母细胞瘤的肿瘤电场治疗专家共识
2021	脑膜癌病诊断专家共识
2021	肺癌脑转移中国治疗指南（2021年版）
2020	中国中枢神经系统胶质瘤免疫和靶向治疗专家共识（第2版）

续表

年份	名称
2020	中国结直肠癌脑转移多学科综合治疗专家共识（2020版）
2019	中国复发性垂体腺瘤诊治专家共识
2019	中国难治性垂体腺瘤诊治专家共识
2019	脊柱转移瘤外科治疗指南
2018	胶质瘤多学科诊治（MDT）中国专家共识
2018	唤醒状态下切除脑功能区胶质瘤手术技术指南（2018版）
2017	胶质瘤放疗中国专家共识（2017）
2017	中国肺癌脑转移诊治专家共识（2017年版）
2017	儿童髓母细胞瘤多学科诊疗专家共识（CCCG-MB-2017）
2017	脑干胶质瘤综合诊疗中国专家共识
2016	听神经瘤多学科协作诊疗中国专家共识
2016	颅咽管瘤治疗专家共识（2016）
2015	中国中枢神经系统胶质瘤诊断与治疗指南
2015	中国垂体腺瘤外科治疗专家共识
2015	儿童神经母细胞瘤诊疗专家共识
2014	中国脑胶质瘤分子诊疗指南

参 考 文 献

[1] Bray F, Laversanne M, Sung H, et al. Global cancer statistics 2022: GLOBOCAN estimates of incidence and mortality worldwide for 36 cancers in 185 countries. CA Cancer J Clin, 2024, 74（3）: 229-263.

[2] Louis D N, Perry A, Wesseling P, et al. The 2021 WHO classification of tumors of the central nervous system: a summary. Neuro Oncol, 2021, 23（8）: 1231-1251.

[3] 申楠茜，张佳璇，甘桐嘉，等. 2021年WHO中枢神经系统肿瘤分类概述. 放射学实践，2021，36（7）：818-831.

[4] 查震球，刘志荣，郑荣寿，等. 2008-2012年中国肿瘤登记地区脑及神经系统肿瘤发病与死亡分析. 中华疾病控制杂志，2018，22（11）：1101-1105.

[5] 徐灵烽，方硕文，任晓晴，等. 2005-2016年中国脑及神经系统肿瘤发病及死亡趋势分析. 现代肿瘤医学，2023，31（11）：2105-2110.

[6] 陆坤，顾培元，魏栋，等. 中枢神经系统肿瘤的临床调查与分析. 临床神经外科杂志，2018，15（4）：296-300.

[7] Ostrom Q T, Price M, Neff C, et al. CBTRUS statistical report: primary brain and other central nervous system tumors diagnosed in the United States in 2016-2020. Neuro Oncol, 2023, 25（12 Suppl 2）: iv1-iv99.

[8] Jiang T, Mao Y, Ma W, et al. CGCG Clinical Practice Guidelines for the management of adult diffuse gliomas. Cancer Lett, 2016, 375（2）: 263-273.

[9] 中国垂体腺瘤协作组. 中国垂体腺瘤外科治疗专家共识. 中华医学杂志，2015，95（5）：324-329.

[10] Suh J H, kotecha R, Chao S T, et al. Current approaches to the management of brain metastases. Nat Rev Clin Oncol, 2020, 17（5）: 279-299.

[11] 胡慧敏，张伟令，黄东生，等. 儿童恶性实体瘤发生中枢神经系统转移的临床分析. 中华神经科杂志，2020，53（5）：348-355.

[12] Chen W, Zheng R, Baade P D, et al. Cancer statistics in China, 2015. CA Cancer J Clin, 2016, 66（2）: 115-132.

[13] 丛明华，宋晨鑫，郑荣寿，等. 2011年中国脑和神经系统肿瘤发病和死亡分析. 中国肿瘤，2015，24（5）：349-353.

[14] 柯居中，郑莹，卢伟. 中国2008年脑和神经系统肿瘤发病、死亡和患病情况的估计及预测. 中华流行病学杂志，2012，33（10）：1060-1063.

[15] Hu J, Johnson K C, Mao Y, et al. Risk factors for glioma in adults: a case-control study in northeast China. Cancer Detect Prev, 1998, 22 (2): 100-108.
[16] Hu J, Little J, Xu T, et al. Risk factors for meningioma in adults: a case-control study in northeast China. Int J Cancer, 1999, 83 (3): 299-304.
[17] 龚秀，吴劲松，毛颖，等. 手机使用与胶质瘤发病率关系的荟萃分析. 中华医学杂志，2014 (39): 3102-3106.
[18] Wang Q, Zhang J, Li F, et al. Diagnostic performance of clinical properties and conventional magnetic resonance imaging for determining the IDH1 mutation status in glioblastoma: a retrospective study. PeerJ, 2019, 7: e7154.
[19] 郭张超，夏祥国，陈礼刚，等. 基于CGGA数据库的胶质瘤临床预测模型的构建与验证. 临床肿瘤学杂志，2020，25 (6): 538-543.
[20] 雷常贵，贾学渊，孙文靖. 基于癌症基因组图谱计划多组学数据构建胶质母细胞瘤六基因预后模型. 遗传，2021，43 (7): 665-679.
[21] 黄晓星，汪泽燕，肖学红，等. 术前MRI强化特征预测胶质母细胞瘤患者术后复发风险的价值. 临床放射学杂志，2022，41 (2): 217-223.
[22] 黄华驰，崔惠勤，陈达桂，等. 11C-MET PET与MRI异机融合对胶质瘤术后残留复发的诊断价值. 重庆医学，2021，50 (19): 3338-3341，3345.
[23] 魏攀，周晓丰，李岩，等. 环状RNA circ_0014359在神经胶质瘤中的表达水平及其临床意义. 临床神经外科杂志，2021，18 (4): 424-428.
[24] 黄冠又，侯小红，张欣，等. 蛋白磷酸酶2A癌性抑制因子的表达对脑胶质瘤患者的预后意义及其作用机制的探讨. 中华神经外科杂志，2024，40 (3): 291-298.
[25] 崔方博，曹向明，李敏，等. 非小细胞肺癌术后患者脑转移风险预测列线图的构建. 医学研究生学报，2017，30 (8): 849-853.
[26] 林孝瑜，马涛，倪智慧，等. 脑膜瘤术前资料与Ki-67相关性研究及意义. 中国微侵袭神经外科杂志，2020，25 (1): 5-8.
[27] Zhong J, Chen Y, Wang M, et al. Risk factor analysis and prediction model to establish recurrence or progression of non-functioning pituitary adenomas in men after transnasal sphenoidal surgery. Sci Rep, 2024, 14 (1): 21607.
[28] Hu H, Mu Q, Bao Z, et al. Mutational landscape of secondary glioblastoma guides met-targeted trial in brain tumor. Cell, 2018, 175 (6): 1665-1678. e1618.
[29] Lin Q, Ba T, Ho J, et al. First-in-human trial of EphA2-Redirected CAR T-cells in patients with recurrent glioblastoma: a preliminary report of three cases at the starting dose. Front Oncol, 2021, 11: 694941.
[30] Zhao S, Zhang M, Zhang Q, et al. Anlotinib alone or in combination with bevacizumab in the treatment of recurrent high-grade glioma: a prospective single-arm, open-label phase Ⅱ trial. BMC Cancer, 2024, 24 (1): 6.
[31] Wang Y, Liang D, Chen J, et al. Targeted therapy with anlotinib for a patient with an oncogenic FGFR3-TACC3 fusion and recurrent glioblastoma. Oncologist, 2021, 26 (3): 173-177.
[32] Boscaro M, Ludlam W H, Atkinson B, et al. Treatment of pituitary-dependent Cushing's disease with the multireceptor ligand somatostatin analog pasireotide (SOM230): a multicenter, phase Ⅱ trial. J Clin Endocrinol Metab, 2009, 94 (1): 115-122.
[33] Wang P, Luo C, Hong P J, et al. The role of surgery in IDH-Wild-Type lower-grade gliomas: threshold at a high extent of resection should be pursued. Neurosurgery, 2021, 88 (6): 1136-1144.
[34] 朱国华，麦麦提力·米吉提，李彦东，等. 高级别胶质瘤的预后影响因素分析. 临床神经外科杂志，2019，16 (05): 430-433，438.
[35] Sanai N, Polley M Y, Mcdermott M W, et al. An extent of resection threshold for newly diagnosed glioblastomas. J Neurosurg, 2011, 115 (1): 3-8.
[36] Zhang R, Fang Y F, WU D M, et al. Comparison of the efficacy of minimally invasive and open surgery on children with neuroblastoma: a meta-analysis. J Laparoendosc Adv Surg Tech A, 2021, 31 (7): 829-838.
[37] Woo P Y M, Zhuang J T F, Ho J M K, et al. Intraventricular urokinase to treat a blocked ventriculoperitoneal shunt in a glioblastoma patient with leptomeningeal spread. Acta Neurochir (Wien), 2018, 160 (5): 1073-1077.
[38] Jin T, Ren Y, Zhang H, et al. Application of MRS-and ASL-guided navigation for biopsy of intracranial tumors. Acta Radiol, 2019, 60 (3): 374-381.
[39] 包新杰，姜桑种，郭晓鹏，等. 垂体腺瘤诊治的最新进展. 中国科学：生命科学，2021，51 (8): 979-987.
[40] Stupp R, Mason W P, Van Den Bent M J, et al. Radiotherapy plus concomitant and adjuvant temozolomide for glioblastoma. N Engl J Med, 2005, 352 (10): 987-996.
[41] 王晓宏. 替莫唑胺联合放疗对非小细胞肺癌脑转移瘤患者生存期的影响. 中国合理用药探索，2020，17 (10): 39-42.
[42] 吕健，王举波，权瑜，等. 复发非典型性脑膜瘤的治疗（附3例报告）. 中国临床神经外科杂志，2018，23 (10): 682-684.

[43] 刘宝辉，孙前，袁凡恩，等. 高级别胶质瘤的治疗进展. 中国临床神经外科杂志，2021，26（5）：380-384.
[44] 刘宙，赵学明. 恶性脑膜瘤的诊断和治疗研究进展. 中国医师进修杂志，2019，42（5）：463-466.
[45] 吴高峰，雷进，吴娜娜，等. 伽玛刀治疗颅内转移瘤978例临床分析. 四川医学，2016，37（5）：542-544.
[46] 王怀碧，赖宗浪，汪宇宏. 伽马刀治疗脑胶质瘤106例临床疗效观察. 海军医学杂志，2016，37（5）：467-468.
[47] 黄俊龙，高振文，董桂江. 伽马刀联合替莫唑胺序贯疗法治疗脑胶质瘤的临床疗效及其复发情况研究. 临床合理用药杂志，2021，14（30）：58-60.
[48] 陶真宁，孙颖，张海波，等. 伽玛刀立体定向放射治疗复发高级别脑胶质瘤疗效分析. 临床军医杂志，2021，49（6）：611-613，617.
[49] Brown NF，Carter T，Kitchen N，et al. Dabrafenib and trametinib in BRAFV600E mutated glioma. CNS Oncol，2017，6（4）：291-296.
[50] Hyman DM，Puzanov I，Subbiah V，et al. Vemurafenib in multiple nonmelanoma cancers with BRAF V600 mutations. N Engl J Med，2015，373（8）：726-736.
[51] Bissler J J，Kingswood J C，Radzikowska E，et al. Everolimus for angiomyolipoma associated with tuberous sclerosis complex or sporadic lymphangioleiomyomatosis（EXIST-2）：a multicentre，randomised，double-blind，placebo-controlled trial. Lancet，2013，381（9869）：817-824.
[52] Hong DS，Dubois SG，Kummar S，et al. Larotrectinib in patients with TRK fusion-positive solid tumours：a pooled analysis of three phase 1/2 clinical trials. Lancet Oncol，2020，21（4）：531-540.
[53] Fangusaro J，Onar-Thomas A，Young Poussaint T，et al. Selumetinib in paediatric patients with BRAF-aberrant or neurofibromatosis type 1-associated recurrent，refractory，or progressive low-grade glioma：a multicentre，phase 2 trial. Lancet Oncol，2019，20（7）：1011-1022.
[54] 王朝翔，王震宇，倪兰春. 分子靶向药物治疗脑胶质瘤的研究. 当代医学，2019，25（22）：190-192.
[55] 刘秋华，范学政. 分子靶向药物治疗脑胶质瘤的研究进展. 山东医药，2017，57（17）：106-109.
[56] 陈雯琳，孔梓任，马文斌，等. 贝伐珠单抗相关治疗对复发性高级别胶质瘤患者疗效的单中心研究. 中华神经医学杂志，2021，20（2）：153-159.
[57] 中国医师协会脑胶质瘤专业委员会，上海市抗癌协会神经肿瘤分会. 中国中枢神经系统胶质瘤免疫和靶向治疗专家共识（第2版）. 中华医学杂志，2020，100（43）：3388-3396.
[58] Stupp R，Taillibert S，Kanner A，et al. Effect of tumor-treating fields plus maintenance temozolomide vs maintenance temozolomide alone on survival in patients with glioblastoma：a randomized clinical trial. JAMA，2017，318（23）：2306-2316.
[59] Xu S，Tang L，Li X，et al. Immunotherapy for glioma：current management and future application. Cancer Lett，2020，476：1-12.
[60] 赵维维，孙静，诸静其. 人工智能在脑胶质瘤MRI诊断中的研究进展. 磁共振成像，2021，12（8）：88-90.
[61] 薛彩强，杜晓灏，金龙，等. 基于MRI深度学习模型预测WHO Ⅱ、Ⅲ级胶质瘤MGMT启动子甲基化状态. 中华放射学杂志，2021，55（7）：734-738.
[62] 王磊，王宏飞，王妍，等. 人工智能在垂体腺瘤诊断、治疗及预后预测的应用进展. 临床神经外科杂志，2021，18（5）：588-590，593.
[63] 李文斌，康勋. MDT在我国脑胶质瘤诊疗方面的开展情况. 中华医学信息导报，2020，35（22）：5.
[64] Wu J，Zhou Z，Wu Z，et al. Consensus of Chinese experts on glioma multidisciplinary team management（2nd edition）. Chin Med J（Engl），2024，137（11）：1267-1270.
[65] 王猛，李勇，梁康宁，等. 脑转移瘤患者多学科治疗模式的预后分析. 中华转移性肿瘤杂志，2020，3（1）：20-24.
[66] 中国抗癌协会神经肿瘤专业委员会. 2型神经纤维瘤病神经系统肿瘤多学科协作诊疗策略中国专家共识. 中华神经外科杂志，2021，37（7）：663-668.
[67] 陈朝晖. 基于MDT的儿童脑肿瘤新兴诊治学科应用对改善脑肿瘤患儿生活质量的价值. 医学临床研究，2020，37（12）：1850-1852.
[68] 邱游. 系统规范化护理对脑胶质瘤手术患者疗效及应激反应的影响. 智慧健康，2020，6（15）：178-179.
[69] 毕波. 系统规范化护理对脑胶质瘤手术患者干预效果及应激反应的影响. 中国民康医学，2017，29（7）：71-73.
[70] 高波，宗雪荣，盛艳，等. 集束化认知行为干预对脑胶质瘤患者疾病恐惧及心理安全感的影响. 中华行为医学与脑科学杂志，2024，33（3）：252-258.
[71] 谢晓虹. 八步流程联合四轨交叉质控在脑胶质瘤手术患者术后护理中的应用. 中华现代护理杂志，2020，26（10）：1354-1358.
[72] 李雪玲，李京连，付小雪，等. 自创面肌操在听神经鞘瘤术后患者面瘫护理中的应用. 中华现代护理杂志，2019，25（30）：3873-3876.
[73] 李振水，郝春满，许英霞，等. 生酮饮食干预在恶性胶质瘤中的应用专家共识. 肿瘤代谢与营养电子杂志，2021，8（3）：251-256.

[74] 李金潭，陆泓宇，范啸，等．肿瘤电场治疗同步放化疗方案治疗新诊断胶质母细胞瘤的安全性评估．中国肿瘤外科杂志，2023，15（2）：128-132．

[75]《放射性粒子治疗脑胶质瘤专家共识》发布．中华医学信息导报，2022，37（17）：9-9．

[76] 中华医学会病理学分会头颈疾病组，嗅神经母细胞瘤病理诊断中国专家共识（2023版）．中华病理学杂志，2023，52（11）：1107-1113．

[77] 中华医学会神经外科学分会神经肿瘤学组．脑膜瘤分子诊疗专家共识（2022版）．中华神经外科杂志，2023，39（4）：325-338．

[78] 中国抗癌协会肿瘤微创治疗专业委员会骨与软组织肿瘤学组，中华骨科杂志编辑部．微波消融治疗脊柱转移瘤临床指南．中华骨科杂志，2022，42（2）：65-76．

[79] 国家卫生健康委员会医政医管局，中国抗癌协会脑胶质瘤专业委员会，中国医师协会脑胶质瘤专业委员会．脑胶质瘤诊疗指南（2022版）．中华神经外科杂志，2022，38（8）：757-777．

[80] 中国抗癌协会肿瘤微创治疗委员会粒子治疗分会，中国医药教育协会介入微创治疗专业委员会，中国医师协会介入分会放射粒子治疗专家委员会．放射性粒子治疗脑胶质瘤专家共识．中华内科杂志，2022，61（8）：867-873．

[81] 中国抗癌协会小儿肿瘤专业委员会，中华医学会小儿外科学分会肿瘤学组，儿童神经母细胞瘤诊疗专家共识CCCG-NB-2021方案．中华小儿外科杂志，2022，43（7）：588-598．

第十三章 发作性睡病

关键数据

1. 发作性睡病是一种慢性睡眠-觉醒障碍，以不可控的日间思睡、猝倒和夜间睡眠紊乱为特征。中国患病率约为1/2000，成人患者平均确诊时间为2.98年，且常被误诊。

2. I型发作性睡病占68.57%，发病高峰为8～12岁，男性居多（成人中占64.77%）；患者多集中于东部经济发达地区。儿童确诊时长（0.7年）短于成人，但整体诊断延迟仍显著。

3. 发作性睡病患者生活满意度（成人0.61，儿童0.63）低于高血压等慢性病，共患焦虑抑郁（25%～57%）、肥胖（儿童25%～60%）、睡眠呼吸暂停（24.8%）比例高，社交与职业功能严重受限。

4. 发作性睡病的就诊经济成本中，成人年人均总成本为3.75万元，儿童达5.41万元，远超居民可支配收入；治疗药物可及性差（部分属管制类或未纳入医保），近1/3成人因费用问题中断治疗，间接成本（如劳动力损失）占总成本50%以上。

发作性睡病（narcolepsy）是一种慢性的睡眠-觉醒障碍疾病，其特征是患者白天出现不可控制的睡意和突然的猝倒发作，严重影响日常生活和工作能力。这种疾病通常表现为日间过度思睡（excessive daytime sleepiness，EDS）、猝倒（cataplexy）和夜间睡眠紊乱等，并且可能导致社会功能损害、认知缺陷及心理问题，如抑郁和焦虑等。依据国际睡眠障碍分类-第3版修订版（ICSD-3-TR），发作性睡病分为两型：1型发作性睡病（NT1型）和2型发作性睡病（NT2型）。NT1型发作性睡病患者脑脊液中下丘脑分泌素-1（Hcrt-1）水平显著下降，而NT2型发作性睡病则通常脑脊液中Hcrt-1水平无显著下降。治疗发作性睡病的主要目标是减少白天过度睡眠、控制猝倒发作、改善夜间睡眠，并尽可能恢复患者的日常生活和社会功能。治疗方法包括心理行为疗法和药物治疗。药物治疗主要治疗目标包括改善日间嗜睡、改善猝倒症状及改善夜间睡眠障碍。发作性睡病对患者的生活质量有显著影响，患者可能会经历误诊、治疗满意度不高以及经济负担重等问题。此外，患者可能会因为疾病而遭受社会的误解和歧视，导致心理和情绪问题。因此，发作性睡病的治疗不仅需要医疗干预，还需要社会支持和心理辅导，以帮助患者更好地适应生活和社会环境。

一、流行病学

1.1 流行病学数据

全球各地区发作性睡病患病率为0.000 23%～0.05%，中国台湾患病率为0.012 9%。而中国大陆暂无系统性、大规模的流行病学研究。据估计，全球每100 000人中就有30人患病，其中约有50%未得到诊断。中国华北地区、华东地区2010年发作性睡病新发病例数约为历年的3倍，分析认为可能与2009年冬季甲型H1N1流感感染及接种含有AS03佐剂的甲型流感疫苗关系密切。

1.2 流行病学特征

中国发作性睡病的发病高峰为8～12岁，发作性睡病在所有睡眠障碍类型中所占比例并不高，约为3.7%，以男性患者居多。发作性睡病在青年睡眠障碍人群（＜40岁）中较为多见（6.8%），平均年龄为22.41岁，就诊年龄以2岁～29岁居多（75.9%），与国外的相关报道较为类似，是导致青少年日间过度思睡的主要疾病。男女均可患病，多数报道称男性患病比例略高于女性。在中国发作性睡病患者疾病经济负担与生命质量研究中，所调查的成人患者中男性占比64.77%，儿童患者中男性占比59.77%。国内的一项回顾性研究结果显示中国伴猝倒发作性睡病患者男女比率为2∶1。通常认为本病是一类终身性疾病，但近年来研究发现，发作性睡病在发病数年后，部分患者症状有缓解趋势，但具体机制尚不明确。

据中国发作性睡病患者疾病经济负担与生命质量研究数据显示，在所调查的发作性睡病患者中，NT1型占比（68.57%）明显高于NT2型（16.79%），另有14.64%的患者分型不确定。发作性睡病患者多居住于东部经济较发达地区，其中成年患者中居住于东部地区者占比为51.3%，儿童/青少年患者中居住于东部地区者占比62.07%。

二、疾病影响因素

2.1 遗传易感性

尽管发作性睡病的确切病因仍然未知，但越来越多的证据支持自身免疫机制发挥主要作用。这种疾病与人类白细胞抗原（human leukocyte antigen，HLA）系统，特别是HLA DQB1*06：02等位基因之间有强关联性。DQB1*06：02见于超过98%的NT1和50%的NT2患者。DQB1*06：02也存在于12%～30%的普通（无症状）人群中，预计会使发作性睡病的风险增加200倍，这进一步强调了遗传易感性在疾病发展中的重要性。

2.2　免疫反应

异常的免疫反应攻击自身抗原导致炎症、细胞损伤或功能障碍，并呈现临床症状。许多研究显示，T细胞可能在发作性睡病的发病机制中扮演重要角色。在发作性睡病中，这种免疫反应可能针对下丘脑分泌素神经元，导致神经元选择性破坏。有研究使用一种在识别自身免疫性抗原特异性T细胞方面更为敏感的方法，即T细胞库方法，来研究NT1、NT2和健康对照队列中反应性抗Hcrt的T细胞的存在。该研究发现了具有对多个Hcrt表位有特异性反应的自身免疫性T细胞克隆，在所有NT1患者中都检测到$CD4^+$自身免疫性T细胞克隆，而一些患者中还检测到$CD8^+$自身免疫性T细胞克隆。

2.3　病毒感染

既往研究报道发作性睡病与某些病毒感染，如H1N1流感病毒的感染有关。流行病学监测数据显示，2009年甲型H1N1流感大流行后，我国北京地区发作性睡病发病率呈现显著波动特征。据北京大学人民医院团队研究显示，该病发病率在流感流行期间达到基线水平的3倍峰值，随着疫情平复逐渐回归基线水平。这一特殊流行病学现象在上海第二军医大学长征医院的研究以及中国台湾的监测数据中均得到验证，显示该发病模式在中国东部地区具有跨区域一致性。这种关联可能是由于病毒感染触发了针对下丘脑分泌素神经元的自身免疫反应。

2.4　疫苗接种

在一项荟萃分析中，研究者发现在2009年广泛使用Pandemrix疫苗的国家（芬兰、法国、爱尔兰、荷兰、挪威、瑞典和英国），儿童和青少年发作性睡病的发病率增加了5～14倍，成人发病率增加了3～7倍。这可能是由于疫苗成分与下丘脑分泌素神经元的某些部分具有分子模仿性，从而触发了免疫反应，引发下丘脑分泌素神经元损伤，产生发作性睡病相关临床症状。

2.5　自身抗体

尽管尚未发现直接针对下丘脑分泌素神经元的自身抗体，但研究者们正在探索是否存在其他可能与发作性睡病发病有关的自身抗体。神经肽谷氨酸异亮氨酸/α-黑色素细胞刺激素（NEI/αMSH），hypocretin2型受体（HcrtR2），前列腺素受体D2和轴突蛋白-1-alpha（NRXN1），已被确定为发作性睡病患者自身抗体的靶标。也有研究表明TRIB2作为NT1的自身抗原能够在16%～26%的发作性睡病患者中检测到自身抗体阳性。

三、评估及诊断现状

3.1　评估现状

3.1.1　问卷评估

在疾病筛查方面，EDS常使用Epworth嗜睡量表（ESS），包含8个与日常生活相关的特定场景下思睡程度的评估，总分为0～24分，当界值＞10分时对EDS诊断的灵敏度为93.5%，特异度为100.0%。Ullanlinna发作性睡病量表（ullanlinna narcolepsy scale，UNS）包括11个条目，主要涉及过度思睡和猝倒症状的评估。总分为0～44分，以14分为临界值，在我国人群中灵敏度和特异度分别为94.1%和93.5%。瑞士嗜睡量表（swiss narcolepsy scale，SNS）包括5个问题，主要对过度思睡和猝倒进行筛查，对鉴别发作性睡病尤其是NT1特异度较高，其灵敏度为96%，特异度为98%。此外在疾病严重程度评估方面，也可使用发作性睡病症状状态问卷（narcolepsy symptom status questionnaire，NSSQ）、发作性睡病症状评估量表（narcolepsy symptom assessment questionnaire，NSAQ）、发作性睡病严重程度量表（narcolepsy severity scale，NSS）等。对于儿童青少年中的EDS评估，Chan等曾在18岁以下睡眠呼吸暂停患者中，将其中原有ESS中的第8个问题“开车遇到堵车时思睡程度”改为“坐车遇到堵车时思睡程度”，这有助于识别打鼾儿童人群中的高阻塞性睡眠呼吸暂停低通气指数（apnea hypopnea index，AHI）患者。2011年Lewandowski等综述了21个儿童睡眠评估问卷，发现只有2项关于EDS评估的问卷达到“公认的（well-established）”循证评估标准，即儿童日间睡眠障碍量表（pediatric daytime sleepiness scale，PDSS）和儿童睡眠紊乱量表（sleep disturbance scale for children，SDSC）。其中PDSS主要适用于11～15岁的青少年，用于评估日间在不同场所的思睡程度。SDSC是针对多维度睡眠紊乱的评估，包含入睡困难、睡眠维持困难、睡眠呼吸障碍、觉醒障碍、睡眠觉醒转换障碍、夜间多汗等方面，但上述儿童青少年问卷在评估EDS方面仍需要更多的信效度验证。

3.1.2　神经电生理检查

全面的神经电生理检查包括夜间多导睡眠监测（nocturnal polysomnography，nPSG）及次日进行日间多次睡眠潜伏期小睡试验（multiple sleep latency test，MSLT）。诊断NT1时，nPSG及MSLT为可选检查项目，诊断NT2时，nPSG和MSLT为必选检查项目。此外，nPSG还有助于评估夜间睡眠状况，发现夜间睡眠中伴随的发作性事件，如REM睡眠期肌张力失弛缓现象（REM sleep without atonia，RWA），并有助于鉴别其他睡眠障碍如睡眠呼吸障碍和周期性肢体运动（periodic limb movement，PLM）事件等，对于病情的全面评估具有重要价值。

多次睡眠潜伏期试验是发作性睡病的重要诊断依据，可量化日间思睡程度。MSLT应该在nPSG监测次日进行，并确保前夜总睡眠时间大于6h。nPSG检查结束时，注意避免在REM期唤醒受试者。按照美国睡眠医学会（American academy of sleep medicine，AASM）3.0版本指南，MSLT由连续5次每次间隔2h的小睡测试组成。第一次小睡测试应在nPSG结束后1.5～3h进行，以后每2h进行1次，应进行5次，如果已采集到2次睡眠始发快速眼动期（sleep onset rapid eye movement periods，SOREMP），测试次数可以减少为4次。SOREMP不仅见于发作性睡病，也可见于睡眠剥夺、睡眠呼吸障碍、抑郁状态等。既往研究表明，在NT1患者中，MSLT的敏感度为93%～100%，特异度为95%～100%。但相比之下，对于NT2与其他中枢性嗜睡患者的鉴别，MSLT则并不可靠。一项回顾性研究表明，在未接受药物治疗的患者中，NT1、NT2患者与对照组的MSLT阳性率分别为78%、18%与7%；其中26%和57%的NT2病例分别转变为特发性嗜睡（idiopathic hypersomnia，IH）或MSLT阴性。这表明，尽管MSLT是发作性睡病的重要诊断依据，但其阴性结果并不能完全排除诊断，尤其在诊断NT2和IH时，其重测信度具有明显局限性。此外，Mignot等的研究表明，在一般人群中4%～13%健康人的MSLT也会出现2次及以上SOREMP，其中符合发作性睡病MSLT诊断标准的不到3%～6%，且一般人群中出现多次SOREMP的情况以男性为主。一项系统回顾还强调了MSLT在区分精神病性过度嗜睡与其他中枢神经系统过度嗜睡症方面的局限性，约25%的精神病性过度嗜睡患者平均睡眠潜伏期低于8min，即目前用于定义病理性嗜睡的临界值。发作性睡病患者的年龄对MSLT的诊断也具有显著影响，尤其在儿童发作性睡病的临床诊断中，由于缺乏6岁以下儿童的MSLT参考值和脑脊液Hcrt测定的数据支持，更进一步造成诊断困难。因此，在必要时需要重复进行nPSG和MSLT检查。重复进行MSLT检查的指征包括：首次检查受药物、外部环境、检查条件或其他因素的影响而得到阴性结果，或临床怀疑发作性睡病，但之前的MSLT结果为阴性。

3.1.3 脑脊液液Hcrt-1检测

脑脊液中Hcrt-1水平的下降有助于发作性睡病的确诊。患者有发作性睡病的临床症状，且脑脊液Hcrt-1浓度≤110pg/ml或低于正常参考值的1/3时，诊断为发作性睡病1型。这一诊断指标的特异度和敏感度均约为90%。推荐测定脑脊液Hcrt1的指征包括：患者具有EDS症状，但MSLT检查1次或多次结果为阴性；新发病例，MSLT结果阴性，却伴有典型猝倒发作；由于个人原因或研究条件限制无法完成MSLT检查者；患者使用中枢神经系统药物并可能会对MSLT结果造成影响时；伴随睡眠呼吸紊乱或其他类型睡眠障碍，而MSLT阳性但无法明确诊断者。

然而，一项回顾性横断面研究表明，在具有典型猝倒的患者中，88%为Hcrt低水平，7%为Hcrt中间水平（110～200 ng/L），5%为正常范围。该研究认为Hcrt界值≤150 ng/L能更好预测典型猝倒和（或）阳性PSG及MSLT结果。Andlauer的研究则显示，在不伴猝倒的发作性睡病患者中，24%患者脑脊液Hcrt低于110ng/L，8%的患者为中间值（110～200ng/L）。如果以200ng/L作为临界值，发作性睡病的诊断特异度可高达99%，但灵敏度只有33%。因此，对于不伴猝倒的发作性睡病，Hcrt检测对临床诊断的帮助有限。因此，当Hcrt水平为中间值时，可能会造成疾病诊断困难，建议重新评估临床症状和睡眠监测指标。

3.2 诊断现状

根据《睡眠障碍国际分类》第3版修订版（ISCD-3-TR），NT1的诊断需同时满足以下条件：

（1）患者存在白天难以遏制的困倦和睡眠发作。

（2）满足以下1项或2项条件：①有猝倒发作（符合定义的基本特征）。经过标准的MSLT检查平均睡眠潜伏期≤8 min，且出现≥2次SOREMP。nPSG检查出现SOREMP现象。②放免法检测脑脊液中Hcrt-1浓度≤110 pg/ml或＜正常参考值的1/3。

NT2的诊断需满足：

（1）患者存在白天难以遏制的困倦和睡眠发作，症状持续至少3个月以上。

（2）满足以下1项或2项条件：①经过标准的MSLT检查平均睡眠潜伏期≤8 min，且出现≥2次SOREMP。②nPSG出现SOREMP。③放免法检测脑脊液中Hcrt-1浓度＞110 pg/ml或＞正常参考值的1/3。

幼儿期的发作性睡病可能表现为夜晚睡眠时间过长或白天打盹时间延长；如果临床强烈怀疑NT1，但MSLT的诊断标准不能满足，推荐重复MSLT检查；患者存在EDS和脑脊液Hcrt-1水平低下或难以检测时，即使不伴有猝倒发作，仍应诊断为发作性睡病1型。

诊断延迟在发作性睡病中较为普遍。1976年就有研究提到发作性睡病的确诊往往晚于症状出现。2004年的一项研究指出，最常见的诊断延迟是10～15年，这一现象存在于包括欧洲多国和美国在内的多个国家。一项针对九个欧洲国家的研究发现，各国之间诊断延迟持续时间存在显著差异。

2022年，中国罕见病联盟联合北京大学医药管理国际研究中心、北京大学药学院药事管理与临床药学系共同完成的《中国发作性睡病患者疾病经济负担与生命质量研究》报告指出，我国超过50%的发作性睡病患者存在误诊经历，通常被误诊为精神或心理障碍，成人患者确诊时长长于儿童/青少年患者。多数患者为了确诊疾病曾辗转多家医院就诊（平均2家，最多8～10家），成人患者平均确诊时长为2.98年，儿童/青少年患者平均确诊时长为0.7年。随着时间的推移，诊断延迟有缩短的趋势，这可能部分归因于对发作性睡病认识的增加。然而，延迟的持续存在表明，对发作性睡病的认识仍然不足，需要识别和解决这种延迟的原因。几项研究的数据表明，诊断延迟的主要原因可能是缺乏对症状的早期识别，通常导致误诊。

Kryger等报道，在发作性睡病患者在确诊前一年，常被误诊为多种精神和神经系统疾病。在这些患者（$n=77$）中，与1155名非发作性睡病对照组相比，被诊断出精神或神经系统疾病的可能性要高出4.06倍和5.05倍。对252名患者的病历进行的详细回顾也发现了类似的结果，其中60%的患者在被确诊为发作性睡病之前，曾被误诊为抑郁症、失眠症、注意力缺陷多动障碍（attention deficit hyperactivity disorder，ADHD）、癫痫等神经精神疾病。

四、共患病

由于发作性睡病本身特殊的病理机制及长久积累形成的疾病负担，成人、儿童/青少年患者绝大多数都有并发症，如精神心理疾病、夜间睡眠紊乱（disrupted/disturbed nighttime sleep，DNS）、认知功能障碍、代谢综合征、自主神经功能障碍、偏头痛、癫痫等多种共病。其中，最常见的并发症为焦虑和抑郁，其次是阻塞性睡眠呼吸暂停（obstructive sleep apnea，OSA）和向心性肥胖（尤其在儿童患者中）。

4.1 精神心理疾病

发作性睡病患者中焦虑和抑郁的发生率较高。一项大型数据库研究结果显示，与对照组相比，发作性睡病患者中罹患心境障碍的比例占37.9%，抑郁障碍占35.8%，焦虑障碍占25.1%。18%～57%的患者伴有惊恐发作、社交恐惧、情绪抑郁、兴趣低下、快感缺乏。这些精神症状的出现可能与脑脊液食欲素及细胞因子水平改变、EDS、认知功能下降、对疾病的过度担忧等因素相关，并进一步造成患者的疾病的慢性性质、社会功能障碍和生活质量下降。

根据独立流行病学估算，普通人群中发作性睡病与精神分裂症的合并发生率为（18～36）/1000万，尤其儿童青少年共病精神心理疾病的风险更高。虽然发作性睡病与精神分裂症之间的直接关联尚不明确，但有研究提出，两者可能存在某些共同的神经生物学基础，如多巴胺系统的异常。临床上常因两种疾病症状的相似性而导致误诊。然而，关于发作性睡病共病精神分裂症的研究相对较少，亟待更多的流行病学与病因机制研究来阐明两者之间的关系。

4.2 夜间睡眠紊乱

既往研究表明，33%～80%的NT1患者会出现睡眠幻觉和（或）睡眠瘫痪，如果发生在夜间睡眠期间，则会导致患者夜间睡眠紊乱或维持困难。其他研究表明约7%～61%的NT1患者确诊存在快眼动睡眠行为障碍（REM sleep behavior disorder，RBD），高达25%～50%发作性睡病患者出现不宁腿综合征（restless legs syndrome，RLS）。出现上述夜间睡眠紊乱的机制可能与脑脊液食欲素缺乏、多巴胺功能减退、铁缺乏相关。发作性睡病共病夜间睡眠紊乱不仅降低患者的睡眠质量，亦可能影响患者的日间生活与工作效率。

既往研究表明，24%～73%的发作性睡病共病OSA。在一项回顾性分析中，与没有发作性睡病的人相比，发作性睡病患者的OSA患病率明显更高（高出45.6%）。发作性睡病共病OSA的机制可能是脑脊液食欲素缺乏和EDS所致的代谢率减低、体力活动减少，交感神经兴奋性增加，过度摄食，瘦素水平减低或瘦素抵抗性增加，生长激素缺乏，遗传因素等多因素继发肥胖从而导致OSA的发生。发作性睡病共病OSA可能影响患者的睡眠持续性，导致睡眠质量不满意，从而影响患者的日常工作与生活。

4.3 代谢综合征

Inocente等进行的一项大规模多中心临床研究发现，发作性睡病患者的肥胖患病率约为60%。以色列学者指出，至少25%的发作性睡病患儿在疾病早期即出现体质量增长过快的表现。发作性睡病患者中肥胖的发生率可能高于普通人群，这与睡眠质量差、生活方式和代谢紊乱可能存在相关性。同时，体重增加可能进一步影响代谢，增加糖代谢与血脂代谢异常的风险。此外，另有研究阐述了肥胖与OSA的症状学因果关系，因此应高度重视发作性睡病患者共病肥胖的问题。

另外，国外报道显示，约17%的儿童期发病的发作性睡病患者伴有性早熟，而国内报道的比例为7.4%，其机制可能与Hcrt能神经障碍相关的神经-内分泌-代谢紊乱有关。发作性睡病共病性早熟不仅影响青少年的生理性发育进程，且对患者本人的心理健康亦有损害。因此，应关注青少年发作性睡病患者共病性早熟的问题，并尽早给予干预措施。

4.4 认知功能障碍

目前研究表明，发作性睡病，尤其是NT1型患者，其注意力与警觉性均有明显下降。有研究报道，发作性睡病患者中ADHD的总体患病率为25%。值得注意的，与健康对照组相比，发作性睡病的ADHD发生率显著升高9.59倍。这可能是由于两种疾病在神经递质调节进程方面具有相似性；此外，EDS、失眠和疲劳等因素亦可能与二者共病有关。另有研究表明，NT1患者在程序记忆、工作记忆、记忆巩固能力上受损，但现阶段关于发作性睡病认知功能相关的研究缺乏，且现有研究结论之间存在矛盾之处。

4.5 自主神经功能障碍

发作性睡病共病自主神经功能障碍可表现在心血管系统。既往研究表明，49.8%的发作性睡病患者共患有高血压，较多见于成人患者，其机制可能与REM睡眠异常调节、发作性睡病本身的药物治疗作用、其他共病疾病负担有关。由于发作性睡病的部分治疗药物具有兴奋神经性作用，应重视患者自主神经功能变化情况，避免相关症状造成患者生活质量进一步下降。另有累及中枢神经系统、消化系统、泌尿生殖系统、体温调节系统、视觉系统等自主神经功能障碍的病例报道，但其具体流行病学与病理机制尚不明确。

4.6 偏头痛

发作性睡病患者中偏头痛的患病率为37%，其机制可能与脑干功能失调、脑脊液食欲素水平降低有关，但目前相关研究仍较少。由于偏头痛有时可在发作性睡病症状出现多年前发生，因此，应重视其与发作性睡病共病的现象，以及其在发作性睡病早期诊断中的临床意义。

4.7 癫痫

既往曾有多个发作性睡病共患癫痫的病例报道。目前相关研究表明，全面性和局灶性癫痫均可患有伴猝倒的发作性睡病。食欲素在发作性睡病共病癫痫的病理机制中或起关键作用，即反复发作的癫痫导致脑脊液中食欲素水平下调，从而增加了发作性睡病的发病率，但目前相关研究仍较少。此外，应重视癫痫与发作性睡病猝倒症状的相似性，以避免临床误诊现象的产生。

五、治疗

5.1 治疗现状

在中国，发作性睡病的治疗和管理正在逐步得到改善，但仍然存在一些挑战和缺口。目前，中国在发作性睡病的治疗方面主要面临专业人才缺乏和诊疗设施不足的问题。此外，发作性睡病缺乏治愈性药物，且对症治疗药物有限。在我国上市的常用药物多数为一类精神管制药物，处方管理严格，降低了药物可及性。在中国，由于针对发作性睡病的特效药物有限，抗抑郁药常被超适应证使用，以缓解部分症状。然而，发作性睡病患者普遍有很高的治疗需求，其中儿童患者的治疗需求极其强烈。在满意度满分为10分的评估中，儿童患者/家属的评分平均为9.3分，成人患者评分平均为7.7分。儿童患者确诊后接受西药治疗的比例高达89.7%，成人患者治疗率约为80%。调查显示，大部分接受治疗的患者对治疗的满意程度不高，且存在药物治疗可持续性的困扰。成人患者自述在过去一年接受西药治疗的平均用药时长为7个月，但仅有40%左右的患者在过去3个月里持续用药。儿童患者接受西药治疗的平均用药时长为9个月，过去3个月持续用药的患者比例为64.37%，显著高于成人患者。未能持续用药的主要原因是：治疗药物有限且可及性差；治疗药物疗效与安全性限制；因治疗药物未被纳入医保报销，导致确诊后有近1/3的成人患者因经济负担无法坚持治疗。

5.2 我国睡眠医学发展现状

我国现代睡眠医学起源于20世纪50年代初，并在20世纪60年代中期正式形成。20世纪80年代，黄席珍教授在北京协和医院创立了国内第一家睡眠呼吸障碍诊疗中心。1981年，刘协和教授在四川医学院精神病学研究室创建了我国第一个精神科多导睡眠监测实验室。1994年，中国科协领导成立了国家一级学会中国睡眠协会，由中国科学院上海生命科学院刘世熠教授担任第一届理事长，现有核心会员约2000人。2000年，中华医学会呼吸病学分会成立了睡眠学组。1994年，中国睡眠研究会（CSRS）成立，为睡眠医学研究提供了学术交流的平台，推动了中国睡眠医学的发展。2019年，中国医师学会将睡眠医学正式纳入专科医师规范化培训目录名单，标志着睡眠医学成为独立的学科。据中国睡眠研究会统计，迄今为止全国已有2000多家医院成立了睡眠中心或睡眠实验室，医师结构多样，包括睡眠医学专家、神经科医师、精神科医师、呼吸科医师、耳鼻喉科医师、口腔科医师和儿科医师等。睡眠中心通常配备有多导睡眠监测仪、脑电图机、呼吸机等设备，为睡眠障碍患者提供了专业的诊疗服务。多数睡眠中心建立于近10年内，随着对睡眠医学重视程度的提升，睡眠中心的数量也在逐年增加。

5.3 非药物治疗

中国发作性睡病诊断与治疗指南（2022版）指出，控制发作性睡病首先应考虑非药物治疗，其对改善发作性睡病的夜间睡眠和白天觉醒程度非常重要且效果显著。这些措施包括：合理安排白天小睡，小睡时间一般控制在30 min内为宜；小睡次数根据思睡发生频率而定，一般每天1～3次。适当的小睡不仅可以缓解白天睡眠压力，恢复良好的精力，还有助于减少药物剂量。保持良好的睡眠卫生习惯同样关键，包括建立有规律的睡眠和觉醒时间；避免酒精和镇静药（非医师处方）；避免过多巧克力和含咖啡因的饮料；避免睡眠剥夺；避免吸烟等。

此外，对患者进行沟通和心理干预是十分必要的。帮助患者认识发作性睡病的症状，了解出现症状后的应对措施、不同药物对疾病的治疗效果、不良反应以及疾病的预后与转归，可减轻由于过度担心而带来额外的心理负担，有助于增强患者信心、积极面对疾病。来自父母、配偶、同事的家庭和社会支持，更有利于患者采取积极而健康的生活态度，回归日常生活。对于有心理症状的患者应给予专业的心理干预治疗。

5.4　药物治疗

药物治疗是发作性睡病的主要治疗手段，发作性睡病患者的治疗药物选择包括替洛利生、莫达非尼、羟丁酸钠、索安非托、哌甲酯、苯丙胺类衍生物及抗抑郁剂等，但部分药物如羟丁酸钠和索安非托尚未在中国大陆及中国台湾上市，而哌甲酯和苯丙胺类衍生物则属于超说明书用药。

对于成人发作性睡病相关的EDS，早期纳入10项研究的汇总分析显示，莫达非尼、右旋安非他明和哌甲酯可有效改善发作性睡病患者的EDS，但只有右旋安非他明和哌甲酯可使清醒维持测试（maintenance of wakefulness test，MWT）睡眠潜伏期维持在正常水平的70%以上。在国外，右旋安非他明和哌甲酯被美国食品药品监督管理局（Food and Drug Administration，FDA）批准用于发作性睡病和ADHD；而在我国右旋安非他明尚未获批，哌甲酯属于第一类精神药品，属特殊管理药品，仅获批用于治疗ADHD。

2023年，一项关于多种促醒药物的荟萃分析指出：莫达非尼/阿莫达非尼、羟丁酸钠、替洛利生、索安非托和低羟丁酸钠这5种药物在不同程度上有效地控制了发作性睡病的症状，且具有可接受的安全性。此外，抗抑郁药也对发作性睡病症状有改善作用。西京医院在2012年8月至2017年8月纳入了148名发作性睡病患者，他们接受了氟西汀、舍曲林或文拉法辛等SSRI/SNRI类抗抑郁药物治疗，并在治疗前后进行了ESS和MWT评估。治疗后对患者进行了1～6年的随访。治疗后患者的MWT平均睡眠潜伏期、SOREMP、ESS评分、猝倒和类似猝倒发作均有显著改善。其中，文拉法辛在平均睡眠潜伏期改善方面显著优于SSRI组。另外，有研究发现，抗抑郁药马吲哚可能对成人难治性（莫达非尼、哌甲酯和羟丁酸钠治疗无效）发作性睡病患者有效。一项回顾性分析（$n=139$）显示，马吲哚治疗30个月后，患者的ESS评分（-4.6分）和猝倒频率（-2.6次/周）显著降低。

对于儿童发作性睡病相关的EDS，现有证据仅支持使用莫达非尼和替洛利生。一项小样本（$n=13$）病例报道显示，莫达非尼有助于延长患儿睡眠潜伏期（3.6min）；然而莫达非尼与儿童史蒂文斯-约翰逊综合征和皮疹的风险升高相关，因此通常不推荐在儿科人群中应用。另一项随机、双盲、安慰剂对照、多中心研究（$n=115$）显示，相较于安慰剂，替洛利生（4周滴定方案，4周稳定剂量）治疗儿童发作性睡病，可显著降低UNS总评分。因此，替洛利生是目前儿童发作性睡病相关EDS治疗的更优选择。此外，2015年，首都医科大学附属北京儿童医院的一项研究纳入了66例发作性睡病儿童，旨在探讨盐酸托莫西汀治疗儿童发作性睡病的临床疗效和安全性。66例发作性睡病患儿接受治疗后，62例患者ESS评分得到改善，证实了盐酸托莫西汀在儿童发作性睡病治疗中的良好耐受性、安全性和有效性，可作为治疗儿童发作性睡病的良好选择。

六、疾病负担与生活质量

我国发作性睡病患者负担沉重。在经济方面，发作性睡病患者往往需要进行长期的药物治疗、多次诊断检查和住院治疗。使用一些新型药物或治疗措施进行治疗可能会进一步增加医疗费用。大部分发作性睡病患者存在较为严重的日间嗜睡倾向，在NT1型患者中，50%以上的患者每月猝倒频率大于10次，超过1/3的患者每月猝倒超过30次，超过5%的患者每月猝倒次数大于150次。这些症状不仅干扰患者的日常生活、工作或学习，还可能影响工作能力和职业发展，导致收入减少，并使社会负担增加。同时，发作性睡病会使共患病风险增加，长期患病会使患者出现肥胖、OSA等问题。患者日常生活中常需要家人及朋友的关注和照顾，这会对患者及其家庭成员造成极大的心理负担。

2022年《中国发作性睡病患者疾病经济负担与生命质量研究》指出，我国成人发作性睡病患者的人均总成本为37 537.10元，儿童/青少年发作性睡病患者的人均总成本为54 109.12元，儿童/青少年患者人均总成本高于成人患者，且儿童/青少年患者和成人患者的人均总成本均高于2021年我国居民人均可支配收入。儿童/青少年患者的人均直接医疗成本约为成人患者的2倍，人均直接非医疗成本约为成人患者的2.5倍。此外，我国发作性睡病患者自行治疗总花费（如心理咨询）也较高，且儿童/青少年的自行治疗总花费高于成人患者，侧面反映了我国发作性睡病患者存在一定的心理健康问题，且在儿童/青少年中更为严重。此外，发作性睡病患者的间接成本同样不可忽视。过去一年内，成人患者的间接成本占总成本的比重超过50%，儿童/青少年则约为30%，反映出发作性睡病给我国社会劳动力造成了严重的损失。

在住院患者中，发作性睡病住院患者男性多于女性，多为2～29岁的患者，占发作性睡病患者的75%。我国发作性睡病患者的生命质量低于常见慢性病患病人群。首先是日间活动的受限，突发困倦、睡眠与猝倒严重影响他们的任务完成能力，难以享受生活。另外，由于睡眠和猝倒的不可预测性，患者往往会避免参加社交活动，以免给他人带来不便和尴尬，这会使患者的社交圈子逐渐缩小，社交活动受限，同时患者自身也可能会产生不良的情绪。此外，发作性睡病患者不仅在白天经历严重的嗜睡，夜间也可能出现频繁觉醒和睡眠片段化，进一步干扰睡眠。部分患者还可能伴有睡眠瘫痪和入睡前幻觉等现象，这些症状会显著影响整体睡眠质量和休息体验。在生存质量方面，《中国发作性睡病患者疾病经济负担与生命质量研究》显示，发作性睡病成人和儿童患者的健康效用值均值分别为0.61和0.63，远低于中国一般人群的0.83，甚至低于许多常见的慢性病患病人群效用值。对比基于中国大陆一般人群的SF-6Dv2测量结果，发作性睡病患者的效用值水平低于高血压人群（0.79）、胃病或其他消化系统疾病人群（0.78）、血糖异常人群（0.77）和血脂异常人群（0.77），与脑卒中人群的效用值水平相当（0.63）。可以看出，作为罕见病，尽管发作性睡病患者人数有限，但患者生存质量受到疾病的严重影响，应当引起社会更广泛的关注。

七、指南与共识

近年来，国内专家总结了已有的发作性睡病的相关研究成果，制订并发布了一系列诊治临床指南和专家共识（表13-7-1）。

表13-7-1　发作性睡病专家共识与指南

年份	名称
2023	中医治疗发作性睡病专家共识
2022	中国发作性睡病诊断与治疗指南（2022版）
2015	中国发作性睡病诊断与治疗指南

参考文献

[1] Morse AM. Narcolepsy in children and adults: a guide to improved recognition, diagnosis and management. Med Sci (Basel), 2019, 7 (12): 106.

[2] 中华医学会神经病学分会睡眠障碍学组. 中国发作性睡病诊断与治疗指南（2022版）. 中华神经科杂志, 2022, 55 (5): 406-420.

[3] 赵显超, 程金湘, 雷革胜, 等. 单中心8037例睡眠障碍患者的流行病学及临床特征分析. 中华神经科杂志, 2017, 50 (8): 579-584.

[4] Wu H, Zhuang J, Stone WS, et al. Symptoms and occurrences of narcolepsy: a retrospective study of 162 patients during a 10-year period in eastern China. Sleep Med, 2014, 15 (6): 607-613.

[5] Han F, Chen E, Wei H, et al. Childhood narcolepsy in North China. Sleep, 2001, 24 (3): 321-324.

[6] Kallambella K, Hussain N. Approach to a child with excessive daytime sleepiness. Arch Dis Child Educ Pract Ed, 2015, 100 (6): 288-294.

[7] 中国发作性睡病患者疾病经济负担与生命质量研究. 2022, 北京罕见病诊疗与保障学会.

[8] Han F, Lin L, Li J, et al. Presentations of primary hypersomnia in Chinese children. Sleep, 2011, 34 (5): 627-632.

[9] Scammell TE. Narcolepsy. N Engl J Med, 2015, 373 (27): 2654-2662.

[10] Tafti M, Hor H, Dauvilliers Y, et al. DQB1 locus alone explains most of the risk and protection in narcolepsy with cataplexy in Europe. Sleep, 2014, 37 (1): 19-25.

[11] Bergman P, Adori C, Vas S, et al. Narcolepsy patients have antibodies that stain distinct cell populations in rat brain and influence sleep patterns. Proc Natl Acad Sci U S A, 2014, 111 (35): E3735-3744.

[12] Latorre D, Kallweit U, Armentani E, et al. T cells in patients with narcolepsy target self-antigens of hypocretin neurons. Nature, 2018, 562 (7725): 63-68.

[13] Han F, Lin L, Warby SC, et al. Narcolepsy onset is seasonal and increased following the 2009 H1N1 pandemic in China. Ann Neurol, 2011, 70 (3): 410-417.

[14] Han F, Lin L, Li J, et al. Decreased incidence of childhood narcolepsy 2 years after the 2009 H1N1 winter flu pandemic. Ann Neurol, 2013, 73 (4): 560.

[15] Sarkanen TO, Alakuijala APE, Dauvilliers YA, et al. Incidence of narcolepsy after H1N1 influenza and vaccinations: systematic review and meta-analysis. Sleep Med Rev, 2018, 38: 177-186.

[16] Ahmed SS, Volkmuth W, Duca J, et al. Antibodies to influenza nucleoprotein cross-react with human hypocretin receptor 2. Sci Transl Med. 2015, 7 (294): 294ra105.

[17] Sadam H, Pihlak A, Kivil A, et al. Prostaglandin D2 receptor DP1 antibodies predict vaccine-induced and spontaneous narcolepsy type 1: large-scale study of antibody profiling. EBioMedicine, 2018, 29: 47-59.

[18] Zandian A, Forsstrom B, Haggmark-Manberg A, et al. Whole-proteome peptide microarrays for profling autoantibody repertoires within multiple sclerosis and narcolepsy. J Proteome Res, 2017, 16: 1300-1314.

[19] Wallenius M, Lind A, Akel O, et al. Autoantibodies in pandemrix®-induced narcolepsy: nine candidate autoantigens fail the conformational autoantibody test. Autoimmunity, 2019, 52 (4): 185-191.

[20] Johns MW. A new method for measuring daytime sleepiness: the epworth sleepiness scale. Sleep, 1991, 14 (6): 540-545.

[21] Wing YK, Li RH, Ho CK, et al. A validity study of ullanlinna narcolepsy scale in Hong Kong Chinese. J Psychosom Res, 2000, 49 (5): 355-361.

[22] Bargiotas P, Dietmann A, Haynes AG, et al. The Swiss Narcolepsy Scale (SNS) and its short form (sSNS) for the discrimination of narcolepsy in patients with hypersomnolence: a cohort study based on the Bern sleep-wake database. J Neurol, 2019, 266 (9): 2137-2143.

[23] 赵显超，张慧敏，任佳封，等. 发作性睡病诊断标准的更新及诊断技术新进展. 中华医学杂志，2024，104 (27): 2572-2577.

[24] Chan EY, Ng DK, Chan CH, et al. Modified epworth sleepiness scale in Chinese children with obstructive sleep apnea: a retrospective study. Sleep Breath, 2009, 13 (1): 59-63.

[25] Lewandowski AS, Toliver-Sokol M, Palermo TM. Evidence-based review of subjective pediatric sleep measures. J Pediatr Psychol, 2011, 36 (7): 780-793.

[26] Richardson GS, Carskadon MA, Flagg W, et al. Excessive daytime sleepiness in man: multiple sleep latency measurement in narcoleptic and control subjects. Electroencephalogr Clin Neurophysiol, 1978, 45 (5): 621-627.

[27] Folkerts M, Rosenthal L, Roehrs T, et al. The reliability of the diagnostic features in patients with narcolepsy. Biol Psychiatry, 1996, 40 (3): 208-214.

[28] Zwyghuizen-Doorenbos A, Roehrs T, Schaefer M, et al. Test-retest reliability of the MSLT. Sleep, 1988, 11 (6): 562-565.

[29] Filardi M, Demir N, Pizza F, et al. Prevalence and neurophysiological correlates of sleep disordered breathing in pediatric type 1 narcolepsy. Sleep Med, 2020, 65: 8-12.

[30] Trotti LM, Staab BA, Rye DB. Test-retest reliability of the multiple sleep latency test in narcolepsy without cataplexy and idiopathic hypersomnia. J Clin Sleep Med, 2013, 9 (8): 789-795.

[31] Lopez R, Doukkali A, Barateau L, et al. Test-retest reliability of the multiple sleep latency test in central disorders of hypersomnolence. Sleep, 2017, 40 (12): zsx164.

[32] Ruoff C, Pizza F, Trotti LM, et al. The MSLT is repeatable in narcolepsy type 1 but not narcolepsy type 2: a retrospective patient study. J Clin Sleep Med, 2018, 14 (1): 65-74.

[33] Torstensen EW, Haubjerg Østerby NC, Kornum BR, et al. Repeated polysomnography and multiple sleep latency test in narcolepsy type 1 and other hypersomnolence disorders. Sleep Med, 2023, 110: 91-98.

[34] Mignot E, Lin L, Finn L, et al. Correlates of sleep-onset REM periods during the multiple sleep latency test in community adults. Brain, 2006, 129 (Pt 6): 1609-1623.

[35] Plante DT. Sleep propensity in psychiatric hypersomnolence: a systematic review and meta-analysis of multiple sleep latency test findings. Sleep Med Rev, 2017, 31: 48-57.

[36] Medicine AAoS. International Classification of Sleep Disorders. Darien, IL: American Academy of Sleep Medicine, 2014.

[37] van der Hoeven AE, Fronczek R, Schinkelshoek MS, et al. Intermediate hypocretin-1 cerebrospinal fluid levels and typical cataplexy: their significance in the diagnosis of narcolepsy type 1. Sleep, 2022, 45 (5): zsac052.

[38] Andlauer O, Moore Ht, Hong SC, et al. Predictors of hypocretin (orexin) deficiency in narcolepsy without cataplexy. Sleep, 2012, 35 (9): 1247-1255f.

[39] Morrish E, King MA, Smith IE, et al. Factors associated with a delay in the diagnosis of narcolepsy. Sleep Med, 2004, 5 (1): 37-41.

[40] Luca G, Haba-Rubio J, Dauvilliers Y, et al. Clinical, polysomnographic and genome-wide association analyses of narcolepsy with cataplexy: a European narcolepsy network study. J Sleep Res, 2013, 22 (5): 482-495.

[41] Kryger MH, Walid R, Manfreda J. Diagnoses received by narcolepsy patients in the year prior to diagnosis by a sleep specialist. Sleep, 2002, 25 (1): 36-41.

[42] Carter LP, Acebo C, Kim A. Patients' journeys to a narcolepsy diagnosis: a physician survey and retrospective chart review. Postgrad Med, 2014, 126 (3): 216-224.

[43] 赵显超，宿长军. 重视发作性睡病的共病问题. 中国实用内科杂志，2024，44 (10): 822-826.

[44] Ruoff CM, Reaven NL, Funk SE, et al. High rates of psychiatric comorbidity in narcolepsy: findings from the burden of narcolepsy disease (BOND) study of 9, 312 patients in the united states. J Clin Psychiatry, 2017, 78 (2): 171-176.

[45] Vignatelli L, Plazzi G, Peschechera F, et al. A 5-year prospective cohort study on health-related quality of life

in patients with narcolepsy. Sleep Med, 2011, 12 (1): 19-23.

[46] Sansa G, Gavaldà A, Gaig C, et al. Exploring the presence of narcolepsy in patients with schizophrenia. BMC Psychiatry, 2016, 16: 177.

[47] Hanin C, Arnulf I, Maranci JB, et al. Narcolepsy and psychosis: a systematic review. Acta Psychiatr Scand, 2021, 144 (1): 28-41.

[48] American Academy of Sleep Medicine. International classification of sleep disorders–third edition (ICSD-3). Darien IL: American Academy of Sleep Medicine, 2014: 123.

[49] Antelmi E, Pizza F, Franceschini C, et al. REM sleep behavior disorder in narcolepsy: a secondary form or an intrinsic feature? Sleep Med Rev, 2020, 50: 101254.

[50] Bassetti CLA, Adamantidis A, Burdakov D, et al. Narcolepsy-clinical spectrum, aetiopathophysiology, diagnosis and treatment. Nat Rev Neurol, 2019, 15 (9): 519-539.

[51] Dunne L, Patel P, Maschauer EL, et al. Misdiagnosis of narcolepsy. Sleep Breath, 2016, 20 (4): 1277-1284.

[52] Frauscher B, Ehrmann L, Mitterling T, et al. Delayed diagnosis, range of severity, and multiple sleep comorbidities: a clinical and polysomnographic analysis of 100 patients of the innsbruck narcolepsy cohort. J Clin Sleep Med, 2013, 9 (8): 805-812.

[53] Sansa G, Iranzo A, Santamaria J. Obstructive sleep apnea in narcolepsy. Sleep Med, 2010, 11 (1): 93-95.

[54] Black J, Reaven NL, Funk SE, et al. Medical comorbidity in narcolepsy: findings from the burden of narcolepsy disease (BOND) study. Sleep Med, 2017, 33: 13-18.

[55] Díez JJ, Sangiao-Alvarellos S, Cordido F. Treatment with growth hormone for adults with growth hormone deficiency syndrome: benefits and risks. Int J Mol Sci, 2018, 19 (3): 893.

[56] Inocente CO, Lavault S, Lecendreux M, et al. Impact of obesity in children with narcolepsy. CNS Neurosci Ther, 2013, 19 (7): 521-528.

[57] Aran A, Einen M, Lin L, et al. Clinical and therapeutic aspects of childhood narcolepsy-cataplexy: a retrospective study of 51 children. Sleep, 2010, 33 (11): 1457-1464.

[58] Fortuyn HA, Swinkels S, Buitelaar J, et al. High prevalence of eating disorders in narcolepsy with cataplexy: a case-control study. Sleep, 2008, 31 (3): 335-341.

[59] Cohen A, Mandrekar J, St Louis EK, et al. Comorbidities in a community sample of narcolepsy. Sleep Med, 2018, 43: 14-18.

[60] Beitinger PA, Fulda S, Dalal MA, et al. Glucose tolerance in patients with narcolepsy. Sleep, 2012, 35 (2): 231-236.

[61] Plazzi G, Parmeggiani A, Mignot E, et al. Narcolepsy-cataplexy associated with precocious puberty. Neurology, 2006, 66 (10): 1577-1579.

[62] Filardi M, D'Anselmo A, Agnoli S, et al. Cognitive dysfunction in central disorders of hypersomnolence: a systematic review. Sleep Med Rev, 2021, 59: 101510.

[63] Zamarian L, Högl B, Delazer M, et al. Subjective deficits of attention, cognition and depression in patients with narcolepsy. Sleep Med, 2015, 16 (1): 45-51.

[64] Ren J, Zhao X, Su C, et al. ADHD in narcolepsy: a closer look at prevalence and ties. Neurosci Biobehav Rev, 2024, 156: 105471.

[65] 任佳封，赵显超，宿长军. 发作性睡病中ADHD的患病率及其影响因素分析：一项系统回顾和Meta分析//中国睡眠研究会. 中国睡眠研究会第16届全国学术年会暨湖北科学技术学术年会论文汇编.

[66] Park YK, Kwon OH, Joo EY, et al. White matter alterations in narcolepsy patients with cataplexy: tract-based spatial statistics. J Sleep Res, 2016, 25 (2): 181-189.

[67] Dauvilliers Y, Jaussent I, Krams B, et al. Non-dipping blood pressure profile in narcolepsy with cataplexy. PLoS One, 2012, 7 (6): e38977.

[68] Bosco A, Lopez R, Barateau L, et al. Effect of psychostimulants on blood pressure profile and endothelial function in narcolepsy. Neurology, 2018, 90 (6): e479-e491.

[69] Donadio V, Liguori R, Vandi S, et al. Lower wake resting sympathetic and cardiovascular activities in narcolepsy with cataplexy. Neurology, 2014, 83 (12): 1080-1086.

[70] Jin T, Jiang Z, Luan X, et al. Exogenous orexin-A microinjected into central nucleus of the amygdala modulates feeding and gastric motility in rats. Front Neurosci, 2020, 14: 274.

[71] Wang Y, Sun Q, Tang Q, et al. Progress of autonomic disturbances in narcolepsy type 1. Front Neurol, 2023, 14: 1107632.

[72] Dahmen N, Kasten M, Wieczorek S, et al. Increased frequency of migraine in narcoleptic patients: a confirmatory study. Cephalalgia, 2003, 23 (1): 14-19.

[73] Tiseo C, Vacca A, Felbush A, et al. Migraine and sleep disorders: a systematic review. J Headache Pain, 2020, 21 (1): 126.

[74] 袁潇，孙美珍．发作性睡病的流行病学特征及临床研究进展．中国现代医学杂志，2022，32（2）：49-53．
[75] 黄路遥，丁晶，汪昕．癫痫与睡眠障碍共病的研究进展．中国临床医学，2025，1-7．
[76] Mitler MM，Hajdukovic R．Relative efficacy of drugs for the treatment of sleepiness in narcolepsy．Sleep，1991，14（3）：218-220．
[77] Zhan S，Ye H，Li N，et al．Comparative efficacy and safety of multiple wake-promoting agents for the treatment of excessive daytime sleepiness in narcolepsy：a network meta-analysis．Nat Sci Sleep，2023，15：217-230．
[78] Jin L，Shi L，Zhang Y，et al．Antidepressants for the treatment of narcolepsy：a prospective study of 148 patients in northern China．J Clin Neurosci，2019，63：27-31．
[79] Nittur N，Konofal E，Dauvilliers Y，et al．Mazindol in narcolepsy and idiopathic and symptomatic hypersomnia refractory to stimulants：a long-term chart review．Sleep Med，2013，14（1）：30-36．
[80] Ivanenko A，Tauman R，Gozal D．Modafinil in the treatment of excessive daytime sleepiness in children．Sleep Med，2003，4（6）：579-582．
[81] Dauvilliers Y，Lecendreux M，Lammers GJ，et al．Safety and efficacy of pitolisant in children aged 6 years or older with narcolepsy with or without cataplexy：a double-blind，randomised，placebo-controlled trial．Lancet Neurol，2023，22（4）：303-311．
[82] 张坤，丁昌红，吴沪生，等．盐酸托莫西汀治疗儿童发作性睡病66例临床观察．中华儿科杂志，2015，10）：760-764
[83] Jiang C，Qian J，Jiang X，et al．Is pitolisant safe for clinical use? A retrospective pharmacovigilance study focus on the post-marketing safety．Pharmacol Res Perspect，2024，12（1）：e1161．
[84] 彭晓音，李尔珍，王立文，等．发作性睡病伴肥胖患儿的临床特征．中华实用儿科临床杂志，2015，30（20）：1573-1576．
[85] 张晓喆，董霄松，李静，等．发作性睡病患者呼吸中枢低氧反应性与临床表现的相关性．中华医学杂志，2014（24）：1870-1873．
[86] 董霄松，李玉茜，李静，等．脑脊液下丘脑分泌素水平测定对中国发作性睡病患者的诊断价值．中华医学杂志，2013，93（26）：2038-2042．
[87] 世界中医药学会联合会睡眠医学专业委员会．中医治疗发作性睡病专家共识．世界睡眠医学杂志，2023，10（7）：1447-1454．
[88] 中华医学会神经病学分会，中华医学会神经病学分会睡眠障碍学组，解放军医学科学技术委员会神经内科专业委员会睡眠障碍．中国发作性睡病诊断与治疗指南．中华神经科杂志，2015，48（6）：445-452．

第十四章　神经系统疾病护理

关键数据

2011年，护理学被国务院批准为一级学科，与临床医学并列。

2017年，首都医科大学宣武医院开设了全国首家认知训练护理门诊。

2019年，北京市医院管理中心开展市属医院护理工作室认定工作，与神经疾病相关的有认知训练护理工作室、帕金森照护护理工作室、脑卒中护理工作室、癫痫护理工作室、小儿癫痫护理工作室等，使患者享有连续性、专业化的专科护理服务。

2017年，我国启动“卒中健康管理师”（2018年更名为“脑心健康管理师”）培训项目，国家级培训已举办二十余届，培养人数约2000余人，各省也积极举办省级脑心健康管理师培训。

2020年，北京护理学会启动国内首个以学会为主导的脑卒中专科护士培养认证体系，至今共培养了来自全国的546名脑卒中专科护士，遍布全国多省、北京市近217家脑卒中中心。

近年来，我国神经疾病护理伴随神经疾病医学的发展逐渐向专业化、专科化发展。

一、脑血管疾病的护理进展

护理贯穿于脑血管疾病患者的全生命周期，涉及脑血管病一、二、三级预防，急性期救治与管理，延续性护理等全过程，对促进患者预后及减少致残起着重要的作用。

脑血管病护理实践以临床指南、团体标准、专家共识的发布为引领，不断开创新局面。中华护理学会相继发布了《缺血性脑卒中静脉溶栓护理》《脑卒中吞咽障碍患者进食护理》等团体标准；2023年，中华护理学会又发布了《急性缺血性脑卒中静脉溶栓护理指南》。此外，基于循证医学的证据总结，分别从脑卒中后认知障碍管理、脑卒中康复管理、出血性脑卒中患者颅内压管理等方面进行证据整合，为临床护理实践提供了最佳循证依据。随着影像学和血管内治疗的发展，运用科学的围手术期护理方案、优化术中路径化护理、构建敏感指标等也促进了脑血管疾病护理质量的提升。针对脑卒中常见并发症如下肢深静脉血栓、吸入性肺炎等的预防与风险预测，也开展了研究或证据总结，为临床护理策略的制订提供了依据。在脑卒中康复护理领域，有学者制订了多模块康复护理模式并应用于脑卒中患者智能化随访中，显示出对脑卒中患者症状体验及生活质量等的改善；有研究验证了认知联合吸吮双重任务训练对脑卒中患者口面部运动功能和吞咽功能的促进作用；还有研究采用质性研究方法，描述了缺血性脑卒中后运动功能障碍患者参与虚拟现实康复训练的体验。为了完善对脑卒中患者及其照顾者进行针对性的护理评估，近年来逐渐开发并验证了缺血性脑卒中患者复发风险感知量表、脑卒中患者行为决策评估量表、照顾者对脑卒中患者自我护理贡献量表，为该领域的研究及疾病干预提供了有效工具。

专业护士在脑卒中护理中扮演着关键的角色。有学者构建了脑卒中专科护士理论培训课程体系，并依托北京护理学会开展脑卒中专科护士培训工作。基于医院创建的脑卒中急救专科护士培训及脑卒中急救专科护士引导的脑卒中院内救治模式，提高了脑卒中院内救治总体效率，且脑卒中急救专科护士自身也获得了较高的职业认同感。护士在脑卒中患者早期康复中也起着重要的协同作用，指南建议护士应与康复治疗师一起参与康复实践。我国有研究探讨了护士主导的、以运动及日常生活活动能力（activities of daily living，ADL）为主的康复护理干预对急性缺血性脑卒中患者的效果，结果表明该干预效果不劣于治疗师主导的治疗，应进一步发掘护士在康复中的作用，促进MDT成员间的充分理解。脑卒中专科护士作为移动脑卒中单元的重要组成成员，负责严密监测、配合抢救、精准给药以及安全转运等工作，减少了院前延误，提升了脑卒中患者的紧急救治效率。此外，脑血管病的护理已从病房延伸至门诊。在我国，护士主导的脑卒中护理门诊以及远程护理咨询等创新护理门诊工作模式为脑卒中长期服务支持提供了关键见解。

未来，应进一步加强预防及管理脑血管疾病的循证、整体护理方法的研究，着力构建基于循证基础和临床需求的护理规范和技术标准体系，切实提高护理水平。同时，随着数字技术的不断普及与应用，鼓励临床护士打破传统思维，采取跨学科管理模式推动临床护理实践的发展，以提高脑卒中患者的生活质量。

参 考 文 献

[1] 国家卫生健康委脑卒中防治工程委员会. 中国脑卒中防治指导规范. 北京：人民卫生出版社，2021：391.
[2] 时丽甫. 综合护理干预对脑血管病患者康复效果的影响. 国际护理学杂志，2019，38（5）：686-688.
[3] 中华护理学会内科专业委员会，首都医科大学宣武医院. 急性缺血性脑卒中静脉溶栓护理指南. 中华护理杂志，2023，58（1）：10-15.
[4] 陈昕灏，卢根娣. 缺血性脑卒中后认知障碍危险因素及预防策略的系统综述. 中华现代护理杂志，2022，28（30）：4291-4296.
[5] 张远星，邓悦，胡宇帆，等. 脑卒中患者运动康复依从性管理的证据总结. 中国护理管理，2023，23（7）：1020-1025.
[6] 朱金凤，张远星，王芳，等. 脑卒中患者远程康复运动管理有效性及安全性的系统评价再评价. 中华护理杂志，2022，57（12）：1447-1455.
[7] 闫程坤，李思慧，付焕旭，等. 水上运动对脑卒中患者平衡和步态功能影响的Meta分析. 中国护理管理，2023，23（10）：1525-1532.
[8] Mi Y，Qu S，Huang J，et al. Effective evaluations of community nursing on rehabilitation for stroke survivors：a meta-analysis. Geriatr Nurs，2024，57：80-90.
[9] 薛雅婷，安晓，夏雨，等. 出血性脑卒中患者颅内压管理的最佳证据总结. 中国实用护理杂志，2023，39（18）：1429-1435.
[10] Xue X，Zhang L，Zhen J，et al. Effects of evidence-based nursing in patients with stroke：a systematic review and meta-analysis. Nurse Educ Pract，2024，76：103921.
[11] 龙晓霞. 综合护理对脑血管介入术患者康复的影响. 国际医药卫生导报，2024，30（3）：430-433.
[12] 刘祥祥，张艳，马婕，等. 急性缺血性脑卒中介入取栓患者护理质量敏感指标体系的构建. 中国实用护理杂志，2023，39（12）：908-914.
[13] 陆海霞，刘凤芹，刘冬华. 基于ERAS理念的护理专案对缺血性脑卒中患者介入治疗围术期的护理效果. 国际护理学杂志，2022，41（13）：2404-2407.
[14] 陆秋芳，应燕萍，覃艳勤，等. 急性期脑卒中患者下肢深静脉血栓风险预测模型的构建及应用. 中华护理杂志，2022，57（16）：1948-1955.
[15] 颜兵倩，张延红，刘延敏，等. 卒中后吸入性肺炎预防与管理的证据总结. 中国护理管理，2023，23（1）：93-99.
[16] 段春梅，王媛媛，王玲玲. 多模块康复护理模式在脑卒中患者智能化随访中的应用效果. 中华护理杂志，2023，58（3）：276-282.
[17] 汤巧敏，金静芬，田秀林，等. 双重任务训练对改善脑卒中患者口面部运动功能和吞咽功能的效果. 中国护理管理，2022，22（9）：1306-1310.
[18] 李苏爱，常红，田思颖，等. 缺血性脑卒中后运动功能障碍患者参与虚拟现实康复训练的体验. 中国护理管理，2023，23（5）：744-748.
[19] 韩艳，胡晶，戴舒惠，等. 缺血性脑卒中患者复发风险感知量表的编制及信效度检验. 中华护理杂志，2022，57（11）：1359-1366.
[20] 林蓓蕾，张振香，梅永霞，等. 脑卒中患者行为决策评估量表的编制及信效度检验. 中华护理杂志，2022，57（13）：1605-1610.
[21] 王文娜，张振香，张杜杜，等. 照顾者对脑卒中患者自我护理贡献量表的编制及信效度检验. 中华护理杂志，2023，58（1）：39-45.
[22] 常红，赵洁，范凯婷，等. 脑卒中专科护士理论培训课程体系的构建与初步评价. 中国实用护理杂志，2023，39（5）：355-362.
[23] 金学敏. 院内救治流程优化下综合护理对急性缺血性脑卒中患者的影响. 国际护理学杂志，2020，39（14）：2668-2670.
[24] 中华医学会神经病学分会. 中国脑卒中早期康复治疗指南. 中华神经科杂志，2017，50（6）：405-412.
[25] Wang J，Zhang Y，Chen Y，et al. Effectiveness of rehabilitation nursing versus usual therapist-led treatment in patients with acute ischemic stroke：a randomized non-inferiority trail. Clin Interv Aging，2021，16：1173-1184.
[26] 张小兰，冉晔，霍云云，等. 移动卒中单元应用现状及对我国护士培养的启发. 中华护理杂志，2022，57（11）：1396-1400.
[27] Wong A K C，Kwok V W Y，Lee F K Y W. Improving post-acute stroke follow-up care by adopting telecare consultations in a nurse-led clinic：study protocol of a hybrid implementation-effectiveness trial. Journal of advanced nursing，2024，80（3）：1222-1231.
[28]《全国护理事业发展规划（2021-2025年）》政策解读_政策解读_中国政府网［EB/OL］.［2024-10-12］. https：//www.gov.cn/zhengce/2022-05/09/content_5689353.htm.
[29] 胡晓昭，孙一勤，马红丽，等. 人工智能赋能护理进展及发展策略. 中华现代护理杂志，2021，27（6）：701-707.

二、痴呆与认知障碍疾病的护理进展

痴呆与认知障碍患者的护理是一项系统、整体、延续且多层次的工作，在痴呆诊疗体系中发挥着重要的作用。2017年，首都医科大学宣武医院成立了全国首家认知训练护理门诊，并于2019年经北京市医院管理中心批准设立认知训练护理工作室，形成了门诊-住院-居家的闭环护理体系，通过护理干预为患者制订个性化认知功能训练方案，为认知障碍患者及照顾者提供系统化、专业化的护理服务。该体系通过构建认知训练护理门诊护理质量指标，将促进认知训练护理门诊质量的持续改进及门诊的规范化管理。认知训练护理门诊的实施对维持患者的认知功能、提高护士职业认同感及推动专科护理发展具有重要意义。研究表明，以护士为主导的记忆门诊结合开放转诊政策，可较早地识别轻度认知障碍，降低患者因为认知退化在就诊上的心理障碍，还有助于提高教育程度较低和社会经济收入较低人群的就诊率。中华护理学会发布的《认知障碍患者激越行为非药物管理》团体标准，有助于医护人员更好地理解患者的状况，并为制订个性化激越行为干预策略提供了借鉴。同时，对认知障碍患者开展计算机认知训练、重复经颅磁刺激、虚拟现实技术、有氧运动等认知干预，也被证实能有效促进患者的认知康复。

现阶段，发达国家已经建立了相对完整的针对痴呆患者的护理模式，国内老年性痴呆疾病全程管理和照护体系也在不断完善。痴呆患者的延续护理模式主要包括居家照护、社区护理和专业照护机构的照护。近年来，国内的社会服务中心也在不断探索及构建有效的社会支持体系，如国际老年痴呆协会中国委员会、北京老年痴呆防治协会等社会组织。随着我国养老服务体系建设的全面推进，养老机构、社区和居家层面的认知照护服务均取得了一定发展。

我国的认知障碍护理研究尚处于起步阶段，建议研究者基于全人群和认知障碍高危人群扩展研究对象并丰富研究类型。遵循疾病发展规律，充分运用三级预防策略，开展循证研究，探索认知障碍疾病有效的预防及护理干预手段。此外，由于家庭结构的变化和护理体系的不完善，建立适合中国的认知障碍全生命周期护理管理计划是一个亟待解决的重要问题。未来，我们应结合本土化需求，考虑将更多的学术资源引入社区，鼓励大型学术中心与社区联合，在多场景实践中进一步探索护理门诊服务模式及开业护士的引用，提高护理门诊照护能力，发展医护一体化工作模式，针对老年痴呆症特点开展有针对性的痴呆终末期及临终关怀护理服务，为患者提供及时、有效、专业、优质的专科护理服务。

参考文献

[1] 解恒革，康丰娟. 痴呆患者的护理——老龄化社会的挑战与改善照护质量的可能途径. 中国护理管理，2019，19（9）：1286-1289.

[2] 常红，乔雨晨，赵洁，等. 认知训练护理门诊护理质量指标的构建研究. 中华护理杂志，2021，56（1）：97-102.

[3] 北京护理学会神经内科专业委员会. 认知训练护理门诊构建的专家共识. 中华护理杂志，2019，54（10）：1504-1508.

[4] 乔雨晨，王佳妹，于燕，等. 认知功能训练护理门诊的构建与实施. 中国护理管理，2018，18（7）：962-965.

[5] Minstrell M，Bentley M，Bucher H，et al. Open referral policy within a nurse-led memory clinic：patient demographics，assessment scores，and diagnostic profiles. Int Psychogeriatr，2015，27（6）：967-979.

[6] 中华护理学会. 认知障碍患者激越行为非药物管理团体标准. T/CNAS 06-2019. http：//www.zhhlxh.org.cn/cnaWebcn/article/2865.

[7] 谭绍英，林晓丽，刘赞，等. 重复经颅磁刺激联合认知训练对缺血性脑卒中患者淡漠的效果研究. 中华护理杂志，2023，58（3）：282-288.

[8] 颜景政，董文烁，王美娟，等. 计算机化认知训练对轻度认知障碍患者干预效果的系统评价再评价. 中华护理杂志，2023，58（5）：617-623.

[9] Wen J，Yan H，Wang S，et al. The effectiveness of nursing interventions for elderly dementia patients based on virtual reality technology：a systematic review and meta-analysis. Ageing Res Rev，2024，93：102135.

[10] Yao X，Liu B，Hua N，et al. Physical activity mediates the relationship between sarcopenia and cognitive function among older adults in nursing homes. Clin Interv Aging，2023，18：1863-1871.

[11] Li S，Wu W，Ge H，et al. Effects of multidisciplinary collaborative nursing combined with cognitive stimulation therapy on cognitive function，quality of life，and daily activities in patients with Alzheimer's disease. J Popul Ther Clin Pharmacol，2022，29（4）：e86-e96.

[12] Han Y，Jia J，Li X，et al. Expert Consensus on the care and management of patients with cognitive impairment in China. Neurosci Bull，2020，36（3）：307-320.

三、帕金森病的护理进展

帕金森病（Parkinson disease，PD）的自然病程及药物治疗引起的症状变化使得此种慢性疾病的管理变得复杂，需要提供以患者为中心的协调、综合护理，以改善患者结局和生活质量。目前，PD护理在患者运动与非运动症状干预、情绪调节、睡眠管理及照顾者负担、心理等领域开展了一系列研究。护理人员已通过应用下肢运动训练、抗阻训练联合规律康复运动、听觉注意训练联合强化肌力训练等方法，有效改善了PD患者的肌张力和步行能力，并提升了患者的自理能力和生活质量。评估患者的吞咽功能，提供个性化吞咽护理干预，已被证实在改善患者的吞咽功能、减少误吸率方面具有一定效果。

PD护理还积极从非药物治疗的角度为解决PD患者睡眠障碍提供帮助。2018年，国内PD照护护理工作室的成立，扩展了PD护理工作的深度与广度。目前已有多家医院通过移动医疗应用程序对PD患者开展延续性护理，为患者提供远程医疗健康指导和心理护理等服务。可穿戴设备的应用能够对症状进行客观评估与监测，有助于个体化方案的制订；同时可作为辅助干预手段改善患者的生活质量，如防抖勺辅助进食、通过视/听觉提示改善冻结步态等。但在临床应用中，仍需定期评估人工智能及移动技术在患者管理方面的有效性及可能存在的问题。

未来，我国PD护理领域可借鉴国外较为成熟的专家培养与实践模式，拓展护理服务至医院、诊所和家庭环境中，以减轻疾病负担。同时，构建多学科合作的有效模式以改善患者安全和护理质量，建立以护士为中心的策略，以促进PD患者与医护人员的积极合作，使患者从多维度的连续管理中受益。

参 考 文 献

[1] 吴克琴，艾文伟. 应用下肢运动训练法改善老年帕金森病人肌张力和步行能力的效果观察. 护理研究，2016，30（33）：4167-4169.

[2] 王凤姣，刘晶，刘思思. 节律性听觉注意刺激联合强化肌力训练对老年帕金森病人下肢功能及平衡功能的影响. 护理研究，2018，32（2）：229-233.

[3] 朱彤，桑九英，孙彩花，等. 抗阻运动联合规律康复训练在帕金森病患者护理中的应用. 齐鲁护理杂志，2022，28（5）：22-25.

[4] 李少芳，麦训良，刘丽红，等. 吞糊试验和才藤氏评级法在帕金森吞咽障碍老年病人吞咽训练中的应用观察. 护理研究，2012，26（35）：3312-3314.

[5] 冯艳艳，郭琳，盛井香，等. 容积-黏度吞咽测试在帕金森病患者吞咽障碍筛查中的应用. 齐鲁护理杂志，2019，25（5）：39-42.

[6] 李小琴，刘思思，刘晶. 问题导向干预模式护理对帕金森老年患者心理、睡眠及生活质量的影响. 神经疾病与精神卫生，2017，17（6）：431-433.

[7] 纪林林. 生物反馈治疗联合康复护理干预对帕金森患者步态功能及睡眠质量的影响. 护理实践与研究，2020，17（14）：39-41.

[8] 许艳，朱彤，胡喆，等. 渐进式康复干预结合经颅磁治疗对帕金森病患者睡眠障碍及负性情绪的影响. 齐鲁护理杂志，2021，27（19）：95-98.

[9] 柳欣，李京连，尹志科，等. 基于多学科协作下帕金森照护护理工作室的构建与管理. 中华现代护理杂志，2020（7）：962-966.

[10] 张素，白玉琴，王月芹. 数字化的延续性护理在帕金森病患者中的应用. 国际护理学杂志，2018，37（3）：324-327.

[11] 孟茜，刘凤春，许二赫，等. 绿色激光线辅助视觉干预训练在帕金森病患者冻结步态中的应用. 现代临床护理，2021，20（10）：35-39.

[12] Pitts E，Wylie K，Loftus A M，et al. Communication strategies used by Parkinson's nurse specialists during healthcare interactions：a qualitative descriptive study. J Adv Nurs，2022，78（6）：1773-1786.

[13] Hellqvist C，Bertero C. Support supplied by Parkinson's disease specialist nurses to Parkinson's disease patients and their spouses. Appl Nurs Res，2015，28（2）：86-91.

[14] Calabresi P，Nigro P，Schwarz H B. A nurse-led model increases quality of care in Parkinson disease. Neurology，2019，92（16）：739-740.

四、癫痫的护理进展

癫痫作为WHO重点防治的神经精神疾病之一，其高残疾率、社会孤立风险和癫痫猝死等不良后果加重了社会公共负担。癫痫的诊断和治疗发展都依赖于有效的护理网络。为制订有效的护理策略，有学者构建了癫痫发作期的护理评估内容。2023年，为了推动护士规范、安全地对癫痫持续状态患者进行急救、监护与支持，对并发症进行有效防控，加速控制癫痫发作，《成人癫痫持续状态护理专家共识》正式发布。在院外，护理干预能够提高癫痫患者的治疗依从性，减少病情反复，降低疾病不确定感，并改善癫痫患者的家庭支持系统。

此外，由于癫痫的疾病特点，60%以上患者首次发病在儿童或青少年时期，50%的青少年癫痫会发展为成人癫痫。在针对儿童癫痫患者的护理过程中，国内部分医院开设儿童癫痫专科护理门诊，组建以护士为主导的多学科协作团队，制订服务流程和管理制度，以适应癫痫患儿的需求，有效提升医疗质量及满意度。针对青少年到成人过渡期癫痫患者，提供有关癫痫的相关教育，帮助学会承担个人责任，告知青少年并帮助其适应生活方式的变化，帮助其建立与其他人的持续亲密关系。在过渡过程中，护士要关注青少年的生理、心理需求，综合考虑患者的智力状况、疾病状态、心理成熟度、独立性、自我管理能力以及患者自身的观点和想法，同时采用适当的运动锻炼来降低焦虑抑郁的情绪。对于药物治疗不佳需要手术治疗的癫痫患者，通过完善术前评估、预判护理风险、提高护理人员的安全防范意识等策略，以达到保证手术效果，减少患者手术并发症的目的。

目前，国内癫痫患者延续性护理干预的形式包括电话随访、家庭随访、座谈会、门诊随访和网络随访等。基于可穿戴设备的远程监测、健康管理软件等移动健康的发展为我国癫痫患者的延续性管理提供了新的方案。护士使用“癫痫日记”等自我管理软件对患者进行远程干预，明显改善了其生活管理行为和用药依从性，提高了癫痫患者的生活质量。

未来，应通过培养癫痫护理工作经验丰富的护士，结合不同时期癫痫患者特点，促进以护士为主导的多学科癫痫过渡团队的建设，提供持续的随访、咨询等服务，从而为患者提供全程的专科专业护理。

参 考 文 献

[1] Thijs R D, Surges R, O'brien T J, et al. Epilepsy in adults. Lancet, 2019, 393 (10172): 689-701.

[2] 俞群，林吒吒，王爽，等. 癫痫发作期护理评估内容的构建. 中华护理杂志，2022，57（14）：1709-1716.

[3] 刘芳，王晓英，陈卫碧，等. 成人癫痫持续状态护理专家共识. 中华现代护理杂志，2023，29（6）：701-709.

[4] 余祖琳，胡素君，潘月琮，等. 赋能心理护理干预在癫痫患儿直接照顾者中的应用. 中华现代护理杂志，2021，27（13）：1797-1801.

[5] Camfield P R, Bahi-Buisson N, Trinka E. Transition issues for children with diffuse cortical malformations, multifocal postnatal lesions, (infectious and traumatic) and Lennox-Gastaut and similar syndromes. Epilepsia, 2014, 55 Suppl 3: 24-28.

[6] 黄珂，谭一冰. 基于跨理论模型的健康教育对癫痫患儿自尊水平、神经功能及生活质量的影响. 国际护理学杂志，2023，42（5）：823-827.

[7] 辛洁，申英华. 青少年癫痫患者参与共享决策的研究进展. 中华现代护理杂志，2023，29（17）：2376-2380.

[8] Wei SH, Lee WT. Comorbidity of childhood epilepsy. J Formos Med Assoc, 2015, 114 (11): 1031-1038.

[9] 陈海丽，肖志田，叶敬花，等. 癫痫患者从青少年到成人过渡期护理的研究进展. 中华护理杂志，2022，57（1）：118-123.

[10] 崔璀，李双子，魏晓琼，等. 癫痫青少年至成人过渡期准备中自我管理支持的证据总结. 中国护理管理，2024，24（2）：244-250.

[11] 宣烨菁，尹潇潇，牛姗，等. 癫痫患者运动锻炼效果的Meta分析. 中国护理管理，2024，24（2）：224-230.

[12] 张珊珊，常红. 可穿戴技术在癫痫患者监测及自我管理中的应用进展. 中华护理杂志，2023，58（19）：2422-2427.

[13] 薄琳，王乾贝，郑颖，等. 以癫痫日记APP为主导的远程干预在青少年癫痫病人中的应用. 护理研究，2019，33（22）：3964-3968.

五、神经系统自身免疫性疾病的护理进展

神经系统自身免疫性疾病（autoimmune diseases of the nervous system，ADNS）是一组严重致残性疾病，针对相关临床症状的护理干预可以极大提升患者的生活质量。多发性硬化（multiple sclerosis，MS）病程长、易复发、伴随症状多，护士应对视力障碍、语言障碍、吞咽障碍、肢体活动障碍、感染、痛性痉挛、膀胱功能障碍等临床症状进行护理。研究显示，对多发性硬化缓解期患者适时给予护理能够有效预防功能障碍的发生。血浆置换是多种神经系统免疫性疾病常采用的治疗方式，但作为一种侵入性治疗，其过程复杂、影响因素较多，可能出现多种不良反应及并发症。优化护理流程可降低并发症发生率，提高膜式血浆置换治疗效率，规范重症神经免疫患者血浆置换护理实践。2024年，重症自身免疫性脑炎血浆置换护理专家共识正式发布。

目前，重症肌无力（myasthenia gravis，MG）危象的预测评估集中在胸腺切除术后。应用危象预测评分后，患者并发症发生率和平均住院时间减少，护理缺陷减少，患者满意度提高。国内有学者总结了重症肌无力早期综合干预实施方式，涵盖了康复锻炼、综合护理干预、多元化护理和多学科协作。同时，MG症状波动性大，疾病发展具有不可预测性，使患者承受巨大的精神压力，产生心理疲劳感。因此，需要增强自我效能干预，提供多维度社会支持，并提供精神支持，帮助患者学会接纳疾病，实现疾病创伤后的成长。许多研究集中在ADNS患者健康相关生活质量（health-related quality of life，HRQL）方面。神经功能缺陷通常可以解释HRQL减少的40%～50%，而抑郁、疲劳、疼痛和认知障碍解释了其余部分。以多发性硬化症为例，抑郁和疲劳除了对生活质量造成直接影响外，也会导致认知功能障碍的进一步恶化，并对日常生活活动能力产生间接影响。因此，应该发挥开业护士在ADNS患者治疗护理中的作用，使护士参与到共享决策、用药护理、心理护理以及姑息治疗的评估与管理中。早期应根据患者的年龄、文化背景和家庭经济条件等个体情况，制订针对性的心理护理计划，改善患者负性情绪，提升患者生活质量。

随着计算机的普及以及大数据挖掘技术在护理领域的应用，构建科学有效的神经免疫性疾病预测模型或预警工具，以及利用信息技术进行远程护理管理，正成为护理研究的热点。此外，网络化长期护理管理及心理干预也是未来的探索方向。

六、指南与共识

见表14-6-1。

表14-6-1　指南与共识

年份	名称
2024	重症自身免疫性脑炎血浆置换护理专家共识
2024	住院阿尔茨海默病患者安全管理专家共识
2023	成人癫痫持续状态护理专家共识
2023	无抽搐电休克治疗全流程护理专家共识
2023	急性缺血性脑卒中静脉溶栓护理指南
2023	难治性癫痫患儿生酮饮食指南及专家共识的质量和报告规范评价
2022	中国脑性瘫痪康复指南（2022）第六章：康复护理
2022	脑卒中患者人文护理实践指南的制定
2022	卒中后癫痫诊治的中国专家共识
2022	终止癫痫持续状态发作的专家共识
2022	中国神经免疫病免疫吸附治疗临床应用指南
2021	中国卒中肠内营养护理指南
2021	中国脑卒中防治指导规范（2021年版）
2021	卒中后认知障碍管理专家共识（2021）
2021	中国老年期痴呆防治指南（2021）
2021	中国视神经脊髓炎谱系疾病诊断与治疗指南（2021版）
2020	阿尔茨海默病的诊疗规范
2020	血管性认知障碍的诊疗规范（2020）
2020	中国阿尔茨海默病痴呆诊疗指南（2020年版）
2020	中国阿尔茨海默病一级预防指南
2020	癫痫共患病筛查工具的中国专家共识
2020	中国重症肌无力诊断和治疗指南（2020版）
2019	中国社区吞咽功能障碍康复护理与照护专家共识
2019	2019年中国血管性认知障碍诊治指南
2019	阿尔茨海默病患者日常生活能力和精神行为症状及认知功能全面管理中国专家共识
2019	认知训练中国专家共识
2019	阿尔茨海默病康复管理中国专家共识（2019）
2019	认知训练护理门诊构建的专家共识
2019	脑小血管病相关认知功能障碍中国诊疗指南

续表

年份	名称
2019	适用于记忆门诊和痴呆风险筛查的电子化测评工具与应用专家共识（2019）
2019	成人弥漫性胶质瘤相关癫痫临床诊疗指南
2019	中国吉兰-巴雷综合征诊治指南2019
2018	认知功能损害患者睡眠障碍评估和管理的专家共识
2018	成人全面性惊厥性癫痫持续状态治疗中国专家共识
2018	多发性硬化诊断和治疗中国专家共识（2018版）
2017	卒中后认知障碍管理专家共识
2017	神经认知障碍精神行为症状群临床诊疗专家共识
2017	颅脑创伤后癫痫防治中国专家共识
2017	癫痫中心分级标准（试行）
2016	中国简短认知测试在痴呆诊断中的应用指南
2016	中国认知障碍患者照料管理专家共识
2016	癫痫诊疗指南
2015	记忆门诊标准操作规程指南
2014	惊厥性癫痫持续状态监护与治疗（成人）中国专家共识
2013	关于成人癫痫患者长程管理的专家共识
2013	儿童癫痫长程管理专家共识

参 考 文 献

[1] 龚立超，常红，赵洁，等．神经系统疾病患者膜式血浆置换发生滤器破膜的影响因素分析．中华护理杂志，2021，56（6）：831-836.

[2] 龚立超，常红，赵洁，等．重症抗NMDAR脑炎患者膜式血浆置换护理流程的优化．中国护理管理，2022，22（3）：475-480.

[3] 龚立超，常红，刘芳，等．重症自身免疫性脑炎血浆置换护理专家共识．中华现代护理杂志，2024，30（14）：1821-1828.

[4] 梁艳春，蔡继红．重症肌无力患者症状负担及心理体验质性研究的Meta整合．中华现代护理杂志，2023，29（27）：3662-3669.

[5] 张若琳，张丽．医院-家庭联合多学科5E康复模式对重症肌无力患者的应用效果研究．中国实用护理杂志，2023，39（10）：768-774.

[6] Liu Y，Tang X．Depressive syndromes in autoimmune disorders of the nervous system：prevalence，etiology，and influence．Front Psychiatry，2018，9：451.

[7] 龚立超，常红，吴瑛．国外开业护士在多发性硬化症患者管理中的作用．中华现代护理杂志，2022，28（17）：2262-2265.